（第8版）

Wills 眼科手册

主编 ［美］Kalla A. Gervasio
［美］Travis J. Peck
主译 曲 毅

The Wills Eye Manual

(Eighth Edition)

山东科学技术出版社
·济南·

图书在版编目（CIP）数据

Wills 眼科手册：第 8 版 /（美）卡拉 · A · 杰尔瓦西奥（Kalla A. Gervasio），（美）特拉维斯 · J · 佩克（Travis J. Peck）主编；曲毅主译 . -- 济南：山东科学技术出版社，2022.5（2024.1 重印）

ISBN 978-7-5723-1244-1

Ⅰ . ① W… Ⅱ . ①卡… ②特… ③曲… Ⅲ . ①眼科学 - 手册 Ⅳ . ① R77-62

中国版本图书馆 CIP 数据核字（2022）第 080947 号

Wills 眼科手册：第 8 版

WILLS YANKE SHOUCE : DI 8 BAN

责任编辑：崔丽君
装帧设计：李晨溪

主管单位：山东出版传媒股份有限公司
出 版 者：山东科学技术出版社
地址：济南市市中区舜耕路 517 号
邮编：250003 电话：（0531）82098088
网址：www.lkj.com.cn
电子邮件：sdkj@sdcbcm.com
发 行 者：山东科学技术出版社
地址：济南市市中区舜耕路 517 号
邮编：250003 电话：（0531）82098067
印 刷 者：济南新先锋彩印有限公司
地址：济南市工业北路 188-6 号
邮编：250101 电话：（0531）88615699

规格：32 开（143 mm × 210 mm）
印张：21.25 **字数：**450 千 **印数：**4001~6000
版次：2022 年 5 月第 1 版 **印次：**2024 年 1 月第 3 次印刷
定价：198.00 元

编者名单

第 8 版编者

Michael D. Abendroth, M.D., M.B.A.
Dilru C. Amarasekera, M.D.
Cherie A. Fathy, M.D., M.P.H.
Ollya V. Fromal, M.D.
Kalla A. Gervasio, M.D.
Michele D. Markovitz, M.D.
Douglas R. Matsunaga, M.D.
Kyle B. McKey, M.D.
Austin R. Meeker, M.D.
Rakhi Melvani, M.D.
Erin E. Nichols, M.D.
Samir N. Patel, M.D.
Travis J. Peck, M.D.
Marisa A. Schoen, M.D.
Vikram A. Shankar, M.D.
Meera D. Sivalingam, M.D.
Joshua H. Uhr, M.D.
Connie M. Wu, M.D.

第 7 版编者

Murtaza K. Adam, M.D.
Faheem Ahmed, M.D.
Blair Armstrong, M.D.
Michael N. Cohen, M.D.
Nathan Cutler, M.D.
Brenton Finklea, M.D.
Alison Huggins, M.D.
Marta McKeague, M.D.
Nina Ni, M.D.
Jinali Patel, M.D.
Priya Sharma, M.D.
Christine Talamini, M.D.
Alice L. Williams, M.D.
Michelle Wilson, M.D.

第 6 版编者

Fatima K. Ahmad, M.D.
Christopher J. Brady, M.D.
Adam T. Gerstenblith, M.D.
Meg R. Gerstenblith, M.D.
Katherine G. Gold, M.D.
Sebastian B. Heersink, M.D.
Suzanne K. Jadico, M.D.
Brandon B. Johnson, M.D.
Jennifer H. Kim, M.D.

Amanda E. Matthews, M.D.
Melissa D. Neuwelt, M.D.
Anne M. Nguyen, M.D.
Linda H. Ohsie, M.D.
Kristina Yi-Hwa Pao, M.D.
Michael P. Rabinowitz, M.D.
Mindy R. Rabinowitz, M.D.
Vikram J. Setlur, M.D.
Gary Shienbaum, M.D.
Eileen Wang, M.D.
Douglas M. Wisner, M.D.

第 5 版编者

Text Contributors

Paul S. Baker, M.D.
Shaleen L. Belani, M.D.
Shawn Chhabra, M.D.
John M. Cropsey, M.D.
Emily A. DeCarlo, M.D.
Justis P. Ehlers, M.D.
Gregory L. Fenton, M.D.
David Fintak, M.D.
Robert E. Fintelmann, M.D.
Nicole R. Fram, M.D.
Susan M. Gordon, M.D.
Omesh P. Gupta, M.D., M.B.A.
Eliza N. Hoskins, M.D.
Dara Khalatbari, M.D.
Bhairavi V. Kharod, M.D.
Matthew R. Kirk, M.D.
Andrew Lam, M.D.
Katherine A. Lane, M.D.
Michael A. Malstrom, M.D.
Chrishonda C. McCoy, M.D.
Jesse B. McKey, M.D.
Maria P. McNeill, M.D.
Joselitio S. Navaleza, M.D.
Avni H. Patel, M.D.
Chirag P. Shah, M.D., M.P.H.
Heather N. Shelsta, M.D.
Bradley T. Smith, M.D.
Vikas Tewari, M.D.
Garth J. Willis, M.D.
Allison P. Young, M.D.

Photo Contributors

Elizabeth L. Affel, M.S., R.D.M.S.
Robert S. Bailey, Jr., M.D.
William E. Benson, M.D.
Jurij R. Bilyk, M.D.
Elisabeth J. Cohen, M.D.
Justis P. Ehlers, M.D.
Alan R. Forman, M.D.
Scott M. Goldstein, M.D.
Kammi B. Gunton, M.D.
Becky Killian
Donelson R. Manley, M.D.
Julia Monsonego, C.R.A.
Christopher J. Rapuano, M.D.
Peter J. Savino, M.D.
Bruce M. Schnall, M.D.

Robert C. Sergott, M.D.

Chirag P. Shah, M.D., M.P.H.

Heather N. Shelsta, M.D.

Carol L. Shields, M.D.

Jerry A. Shields, M.D.

George L. Spaeth, M.D.

William Tasman, M.D.

Medical Illustrator

Paul Schiffmacher

第 4 版编者

Seema Aggarwal, M.D.

Edward H. Bedrossian, Jr., M.D.

Brian C. Bigler, M.D.

Vatinee Y. Bunya, M.D.

Christine Buono, M.D.

Jacqueline R. Carrasco, M.D.

Sandra Y. Cho, M.D.

Carolyn A. Cutney, M.D.

Brian D. Dudenhoefer, M.D.

John A. Epstein, M.D.

Colleen P. Halfpenny, M.D.

ThucAnh T. Ho, M.D.

Stephen S. Hwang, M.D.

Kunal D. Kantikar, M.D.

Derek Y. Kunimoto, M.D.

R. Gary Lane, M.D.

Henry C. Lee, M.D.

Mimi Liu, M.D.

Mary S. Makar, M.D.

Anson T. Miedel, M.D.

Parveen K. Nagra, M.D.

Michael A. Negrey, M.D.

Heather A. Nesti, M.D.

Vasudha A. Panday, M.D.

Nicholas A. Pefkaros, M.D.

Robert Sambursky, M.D.

Daniel E. Shapiro, M.D.

Derrick W. Shindler, M.D.

第 3 版编者

Christine W. Chung, M.D.

Brian P. Connolly, M.D.

Vincent A. Deramo, M.D.

Kammi B. Gunton, M.D.

Mark R. Miller, M.D.

Ralph E. Oursler III , M.D.

Mark F. Pyfer, M.D.

Douglas J. Rhee, M.D.

Jay C. Rudd, M.D.

Brian M. Sucheski, M.D.

Medical Illustrator

Marlon Maus, M.D.

第 2 版编者

Mark C. Austin, M.D.

Jerry R. Blair, M.D.

Benjamin Chang, M.D.

Mary Ellen Cullom, M.D.

R. Douglas Cullom, Jr., M.D.

Jack Dugan, M.D.

Forest J. Ellis, M.D.

C. Byron Faulkner, M.D.

Mary Elizabeth Gallivan, M.D.

J. William Harbour, M.D.

Paul M. Herring, M.D.

Allen C. Ho, M.D.

Carol J. Hoffman, M.D.

Thomas I. Margolis, M.D.

Mark L. Mayo, M.D.

Michele A. Miano, M.D.

Wynne A. Morley, M.D.

Timothy J. O'Brien, M.D.

Florentino E. Palmon, M.D.

William B. Phillips, M.D.

Tony Pruthi, M.D.

Carl D. Regillo, M.D.

Scott H. Smith, M.D.

Mark R. Stokes, M.D.

Janine G. Tabas, M.D.

John R. Trible, M.D.

Christopher Williams, M.D.

Medical Illustrator

Neal H. Atebara, M.D.

第 1 版编者

Melissa M. Brown, M.D.

Catharine J. Crockett, M.D.

Bret L. Fisher, M.D.

Patrick M. Flaharty, M.D.

Mark A. Friedberg, M.D.

James T. Handa, M.D.

Victor A. Holmes, M.D.

Bruce J. Keyser, M.D.

Ronald L. McKey, M.D.

Christopher J. Rapuano, M.D.

Paul A. Raskauskas, M.D.

Eric P. Suan, M.D.

Medical Illustrator

Marlon Maus, M.D.

顾 问

角膜

顾问

Brandon D. Ayres, M.D.

Brad H. Feldman, M.D.

Brenton D. Finklea, M.D.

Beeran B. Meghpara, M.D.

Parveen K. Nagra, M.D.

Irving M. Raber, M.D.

Christopher J. Rapuano, M.D

Zeba A. Syed, M.D.

青光眼

主要顾问

Natasha N. Kolomeyer, M.D.

Reza Razeghinejad, M.D.

Aakriti G. Shukla, M.D.

顾问

Scott J. Fudemberg, M.D.

L. Jay Katz, M.D.

Daniel Lee, M.D.

Anand V. Mantravadi, M.D.

Marlene R. Moster, M.D.

Michael J. Pro, M.D.

神经眼科

顾问

Adam A. Debusk, D.O.

Mark L. Moster, M.D.

Robert C. Sergott, M.D.

眼整形外科与眼眶

主要顾问

Jurij R. Bilyk, M.D.

顾问

Blair K. Armstrong, M.D.

Jacqueline R. Carrasco, M.D.

Scott M. Goldstein, M.D.

Alison B. Huggins Watson, M.D.

Robert B. Penne, M.D.

Michael P. Rabinowitz, M.D.

Sathyadeepak Ramesh, M.D.

Mary A. Stefanyszyn, M.D.

肿瘤学

顾问

Carol L. Shields, M.D.

儿科

顾问

Alex V. Levin, M.D.

Jade M. Price, M.D.

Bruce M. Schnall, M.D.

Barry N. Wasserman, M.D.

Yoshihiro Yonekawa, M.D.

视网膜

主要顾问

William E. Benson, M.D.

Sunir J. Garg, M.D.

Omesh P. Gupta, M.D., M.B.A.

Allen C. Ho, M.D.

Jason Hsu, M.D.

Carl D. Regillo, M.D.

James F. Vander, M.D.

顾问

Julia A. Haller, M.D.

Richard S. Kaiser, M.D.

Marc J. Spirn, M.D.

葡萄膜炎

顾问

James P. Dunn, M.D.

Sunir J. Garg, M.D.

眼科学概论

主要顾问

Bruce J. Markovitz, M.D.

顾问

Elizabeth N. Derham, M.D.

Brad H. Feldman, M.D.

Christina B. McGowan, M.D.

同事

Shaza N. Al-Holou, M.D.

Michael J. Ammar, M.D.

John C. Anhalt, M.D.

Jordan D. Deaner, M.D.

Maya Eiger-Moscovich, M.D.

Jason S. Flamendorf, M.D.

Zachary C. Landis, M.D.

Lindsay A. Machen, M.D.

Ravi R. Pandit, M.D., M.P.H.

Luv G. Patel, M.D.

Archana Srinivasan, M.D.

Matthew R. Starr, M.D.

Michael E. Sulewski, Jr., M.D.

Neil R. Vadhar, M.D.

David Xu, M.D.

序　言

犹记得十多年前，在万象的奥比斯眼科飞行医院，我与来自老挝、柬埔寨、越南、泰国和缅甸的东南亚眼科医生一起为患者做检查。一位患有严重玻璃体炎的中年女士前来就诊，我使用间接检眼镜透过混浊的玻璃体，在后极看到了活动性危及黄斑的弓形虫病变。我们开始找寻当地可供使用的抗生素，为了方便讨论，我去大巴车上拿了一本最新版的《Wills 眼科手册》。当我们翻阅关于弓形虫病的章节时，我听到房间内一阵窃窃私语，我疑惑地抬起头看向翻译，问他发生了什么。"是因为你的书，每个人都很激动，他们曾经在曼谷见过这本书的复印版。"他解释道。

我十分自豪地告诉这群激动的朋友，我为他们每人准备了一本从费城带来的《Wills 眼科手册》。他们收到这份特殊礼物的喜悦就是回馈给我的最大礼物。

如今，《Wills 眼科手册》在 Eye Canon 已成为标准著作，是眼科学领域的全球畅销书，当我仔细阅读这本新版手册时，感到非常自豪。最初，两位 Wills 眼科医院的住院医师 Christopher Rapuano 和 Mark Friedberg 将一些对临床非常有帮助的笔记进行了汇编。他们将这本不同寻常的口袋笔记与在诊所和急诊室工作的其他参加培训的同事分享，供大家参考，后来发展成为本书第一版，于 1990 年出版。30 年后的今天，尽管已经进行多次迭代和更新，它仍然保持着与临床的密切相关性。这是因为它仍然由 Wills 眼科医院的住院医师撰写，他们知道临床一线的需求：即时、易得、简明、准确和最新。

William Tasman 博士和 Edward Jaeger 博士，这两位巨人已经离我们而去，但是如果没有对他们的感谢，这篇序言不能称之为完整。他们出色的编写水平支撑了这本手册三十余年。同时感谢认真负责的校对和顾问人员，他们的指导和支持是该手册成功并影响深远的关键。

看到这本新版的《Wills 眼科手册》，我要特别向伟大且精明能干的 Wills 眼科医院医生致敬，同时向其高超的编写水准、提供的睿智建议、临床高敏锐度和敬业乐群的精神致敬。

Julia A. Haller MD

Ophthalmologist-in-Chief

Wills Eye Hospital

Wills 眼科手册主编

First Edition, 1990:
Editors: Mark A. Friedberg, M.D. and Christopher J. Rapuano, M.D.
Second Edition, 1994:
Editors: R. Douglas Cullom, Jr., M.D. and Benjamin Chang, M.D.
Third Edition, 1999:
Editors: Douglas J. Rhee, M.D. and Mark F. Pyfer, M.D.
Fourth Edition, 2004:
Editors: Derek Y. Kunimoto, M.D., Kunal D. Kanitkar, M.D., and Mary S. Makar, M.D.
Fifth Edition, 2008:
Editors: Justis P. Ehlers, M.D. and Chirag P. Shah, M.D.
Associate Editors: Gregory L. Fenton, M.D., Eliza N. Hoskins, M.D., and Heather N. Shelsta, M.D.
Sixth Edition, 2012:
Editors: Adam T. Gerstenblith, M.D. and Michael P. Rabinowitz, M.D.
Associate Editors: Behin I. Barahimi, M.D. and Christopher M. Fecarotta, M.D.
Seventh Edition, 2017:
Editors: Nika Bagheri, M.D. and Brynn N. Wajda, M.D.
Multimedia Editors: Charles M. Calvo, M.D. and Alia K. Durrani, M.D.
Eighth Edition, 2022:
Editors: Kalla A. Gervasio, M.D. and Travis J. Peck, M.D.
Multimedia Editors: Cherie A. Fathy, M.D., M.P.H., and Meera D. Sivalingam, M.D.

前　言

很荣幸将《Wills 眼科手册》第 8 版呈现给您。本版集以往各版所有编写者的工作之大成，一如既往。本版的面世得益于 Wills 眼科医院医师及眼科专家的团结协作、精益求精。我们希望能为读者提供眼科门诊和急诊常见疾病相关检查、诊断、管理、治疗的最新信息和综合建议。

《Wills 眼科手册》第 8 版涵盖了自上一版问世以来的主要临床试验结果，以及一些眼科亚专业的检查、分类和治疗的变化趋势，包括眼外伤、眼整形外科、角膜、儿童眼科学、神经眼科、葡萄膜炎及视网膜疾病。我们自豪地与大家分享全新的《Wills 眼科手册》多媒体部分，囊括各种临床信息的电子数据库，以及新增的眼科门诊和急诊程序。在结合当前的医学与技术趋势的同时，我们努力保持第一代编者的初心：提供流畅、简明、易于获取的资源，使眼科从业者能够更好地为眼疾患者服务。

我们希望您在工作中继续使用《Wills 眼科手册》第 8 版，将其作为您处理眼科疾病的便捷、实用、易用的指南。

Kalla A. Gervasio, M.D.

Travis J. Peck, M.D.

Cherie A. Fathy, M.D., M.P.H.,

Meera D. Sivalingam, M.D.

首版前言

我们编写此书的目的是为读者提供简明且涵盖眼病相关基本诊断提示和具体治疗信息的诊疗手册。我们在美国最大、最繁忙的眼科医院之一的急诊室工作时，深刻体会到这样一本手册的重要性。到目前为止，可靠的信息只能从笨重的教科书或难以获取的杂志中获得。

作为 Wills 眼科医院的住院医师，在编写这本书的过程中，我们得到诸多世界著名眼科专家的帮助。更重要的是，我们知道眼科住院医师、主治医师以及急诊科医师（未接受过眼科培训者）面对患者时想要立即得到答案的问题。

本书为眼科从业者而写，他们在评估眼科疾患的过程中需要迅速得到诸多信息。在编写过程中，我们试图尽可能具体地描述我们医院使用的治疗方案，但是，这些建议中的许多内容并非治疗特定疾病的唯一方式，只是代表了医生个人的诊疗偏好。这些治疗方案可作为指导方针，但不是必须遵守的原则。

由于眼科知识永远在更新变化，疏漏和错误在所难免，尤其在疾病的治疗方面。本书所列药物剂量虽已经过仔细校正，但要求医生们在使用不熟悉的药物时，应查阅案头参考资料。书中并未罗列所有禁忌证和不良反应。

我们相信此书将成为很多医生在治疗眼科疾患时的工作良伴。

一册在手，别无所求。

Christopher J. Rapuano, M.D.

Mark A. Friedberg, M.D.

译者前言

《Wills眼科手册》第8版中文版即将面世了。一如既往，本书秉承原版简明、准确、易用、即时、最新的理念，涵盖眼科的主要亚专科领域，提供常见眼科疾病的诊室、急诊室疾病管理和治疗的最新信息和临床试验的最新结果，增加了眼整形、青光眼、角膜、小儿眼科、神经眼科、葡萄膜炎和视网膜等领域的最新进展。本书采用大纲格式，包含200余种眼科疾病的精美图解，重点介绍了常见的操作程序，并提供了一系列标准操作的分布说明。译者在忠实于原作的基础上，根据国内临床需要，对部分内容加以简单说明。

《Wills眼科手册》最初由美国Wills眼科医院的两位住院医生Mark Friedberg和Christopher Rapuano将自己的临床笔记整理汇编，于1990年出版。历经32年，始终是眼科学领域的全球畅销书。山东科学技术出版社于2005年引进第4版，由我和周芳教授主持翻译，开启了《Wills眼科手册》在中国的眼路历程。如今17年过去，斗转星移，最初的翻译者都已成为国内眼科界的中坚，而《Wills眼科手册》中文版的风格始终与原作同步，并且做到本土化，已成为一代又一代眼科人的口袋书。山东科学技术出版社引进《Wills眼科手册》第8版，继续交由我主持翻译，是信任也是责任。本版首次尝试由20多岁的未来眼科医生担纲翻译，江山代有才人出，在这个百年未有之大变局的时代，

《Wills眼科手册》第8版中文版将为大家带来全新且熟悉的翻译风格。

《Wills眼科手册》第8版中文版将继续为中国的眼科医生、视光师、眼科相关从业人员服务，服务于中国人的全生命周期的眼健康。

山东大学齐鲁医院

曲毅

2022年1月

译者名单

主　译：曲　毅

副主译：赵婧婧　刘　艳　许　茜　白　云

译　者：（以姓氏汉语拼音排序）

白　云	初宝睿	樊　倩	李海铭	李梦瑶
刘　景	刘利军	刘　艳	蒋依琳	宋　先
李俊芳	曲　毅	宋　琦	苏奕菲	汤　娟
王存志	王淑雅	王宇芃	吴丽丽	吴晓莉
吴雨菡	许　茜	闫辰飞	张焕开	张晴晴
张秋洁	张　欣	张　钰	赵婧婧	赵雨晴

目　录

第1章

眼科常见症状的鉴别诊断

烧灼感

1. 常见病因

（1）眼睑疾病：睑缘炎、睑板腺炎。

（2）干眼综合征。

（3）结膜炎。

2. 少见病因

（1）结膜病变：翼状胬肉或睑裂斑发炎、上方角巩膜缘性角结膜炎。

（2）表层巩膜炎。

（3）眼部毒性：由药物、化妆品或角膜接触镜液残留所致。

（4）角膜接触镜所致眼部不适。

儿童斜视

参见 8.4 内隐斜（眼球内聚）或 8.5 外隐斜（眼球外展）。

视力下降

1. 单眼视力下降

（1）急性视力下降：①无痛性视力下降常见于视网膜动脉或静脉阻塞、眼动脉阻塞、缺血性视神经病变、巨细胞动脉炎、玻璃体积血、视网膜脱离、偶然发现的单眼视力低下（早已存在）。②视力下降合并眼痛常见于角膜病变（角膜擦伤、角膜溃疡或角膜水肿）、葡萄膜炎、干眼综合征、急性闭角型青光眼、眼内炎、角膜水肿、视神经炎（常伴眼球转动痛，约10% 的患者不伴眼痛）。

（2）一过性视力丧失：视力在24 小时内恢复正常。①无痛性一过性视力丧失：常见于一过性黑矇、视盘玻璃膜疣、视网膜中央静脉阻塞（CRVO）先兆、眼缺血综合征、直立性低血压。②一过性视力丧失合并眼痛：常见于偏头痛、干眼综合征、浅层点状角膜病变。

2. 双眼视力下降（急性或一过性）

（1）无痛性双眼视力下降：常见于中风（同侧偏盲）、椎基底动脉供血不足、睫状肌痉挛或睫状体旋转、视盘水肿。

（2）双眼视力下降伴眼痛：常见于偏头痛、干眼综合征、浅层点状角膜病变、垂体卒中、视盘水肿（可伴有头痛）。

3. 单眼 / 双眼视力下降（渐进性）

（1）无痛性视力下降：常见于屈光不正、白内障、开角型青光眼、慢性闭角型青光眼、角膜瘢痕、视神经病变、干眼综合征、慢性视网膜病变，如糖尿病视网膜病变和年龄相关性黄斑变性。

（2）视力下降伴眼痛：常见于干眼综合征、浅层点状角膜病变。

4. 外伤后视力丧失：常见于角膜不规则、前房积血、眼球破裂伤、外伤性白内障、视网膜震荡、视网膜脱离、视网膜出血、玻璃体积血、晶体脱位、外伤性视神经病变、脑神经病变、中枢神经系统损伤、交感性眼炎（偶见）。

*注：注意心因性视力丧失。

分泌物

参见本章的“眼红”部分。

视物变形

1. 常见病因

（1）屈光不正包括获得性散光：即由眼前节手术、眶周或眼睑的水肿或占位（睑板腺囊肿或眼眶外伤）造成的散光。

（2）黄斑疾病：如中心性浆液性脉络膜视网膜病变、黄斑水肿、年龄相关性黄斑变性等。

（3）角膜不规则：如圆锥角膜、上皮基底膜营养不良等。

（4）角膜混浊。

（5）乙醇或甲醇中毒所致的中毒性眼病。

2. 少见病因：边缘性角膜变性、屈光手术后角膜膨出、使用滴眼液（如缩瞳剂、睫状肌麻痹剂）、视网膜脱离、一过性偏头痛、低眼压、药物作用（抗胆碱能药物）和精神因素。

复视

1. 单眼复视：遮盖未受累的眼，复视依然存在。

（1）常见病因：屈光不正、配戴眼镜度数有误、角膜混浊或角膜不规则（包括圆锥角膜）、白内障、虹膜缺损（如虹膜周切手术所致）、干眼综合征和浅层点状角膜病变。

（2）少见病因：晶状体或人工晶体脱位、黄斑疾病、中枢神经系统疾病（偶见）、精神因素。

2. 双眼复视：遮盖任一眼，复视消失。

（1）典型间歇性复视：见于重症肌无力、隐斜的间歇性失代偿。

（2）持续性复视：①孤立性第Ⅵ、Ⅲ或Ⅳ脑神经麻痹。②眼眶疾病，如甲状腺相关性眼病、颈动脉海绵窦瘘。③海绵窦综合征。④眼部手术术后，麻醉作用残留、眼外肌异位、眼外肌术后、巩膜扣带术造成眼球活动受限、屈光手术后严重的屈光参差。⑤眼外伤后，眶壁骨折伴眼外肌嵌顿、眶内水肿。⑥集合 / 分离不足。⑦核间型眼外肌麻痹。⑧椎基底动脉供血不足。⑨其他中枢神经系统疾病。⑩眼镜片问题。

干眼

参见 4.3 干眼综合征。

睫毛缺失

见于外伤、烧伤、皮肤肿瘤（如皮脂腺癌）、眼睑感染或炎症、辐射损伤、慢性皮肤病（如斑秃）及拔毛发癖患者。

眼睑结痂

1. 常见病因：睑缘炎、睑板腺炎、结膜炎。

2. 少见病因：泪小管炎、鼻泪管阻塞、泪囊炎。

上睑下垂

参见 6.1 上睑下垂。

眼睑肿胀

1. 炎性肿胀：通常表现为眼睑红肿，触诊有压痛。

（1）常见病因：睑腺炎、睑缘炎、结膜炎、眶隔 / 眶蜂窝织炎、眼外伤、接触性睑皮炎、单纯疱疹病毒性皮炎、带状疱疹病毒性皮炎。

（2）少见病因：眼睑外翻、角膜疾病、荨麻疹或血管性水肿、蚊虫叮咬、泪腺炎、丹毒、眼睑或泪腺肿块、自身免疫性疾病（如盘状狼疮或皮肌炎）。

2. 非炎性肿胀：见于睑板腺囊肿、眶脂肪脱垂、眼睑或泪腺肿块、异物、心脏病、肾病、甲状腺疾病、上腔静脉综合征或眼袋。

眼睑痉挛

1. 眼轮匝肌痉挛：见于疲劳、咖啡因摄入过量、药物作用或压力所致。

2. 角膜或结膜刺激症状。

3. 干眼综合征、双侧眼睑痉挛、单侧面部痉挛、秽语抽动综合征、三叉神经痛、白化病或先天性青光眼（光敏感导致眼睑痉挛）。

睑裂闭合不全（兔眼症）

见于严重眼球突出、眼睑外翻或眼睑松弛、重度球结膜水肿、眼睑瘢痕、眼睑缩肌瘢痕、第Ⅶ脑神经麻痹、肉毒杆菌毒素注射后、面部美容手术或重建手术术后、甲状腺性眼病。

凸眼（眼球突出）

参见 7.1 眼眶疾病。

摆动幻视

自觉周围物体向某一方向转动，见于获得性眼球震颤、核间型眼外肌麻痹、重症肌无力、前庭功能丧失、斜视眼阵发性痉挛、眼扑动、上斜肌阵挛、各种中枢神经系统疾病。

闪光感

1. 常见病因：视网膜裂孔或视网膜脱离、玻璃体后脱离、偏头痛、眼球快速运动（尤其是在黑暗中）、眼部洋地黄刺激、人工晶体造成的闪光幻视。

2. 少见病因：视网膜炎 / 葡萄膜炎（如白点综合征）、中枢神经系统（尤其是枕叶部位）疾病、视神经病变、内视现象、药源性、幻视、医源性（如激光光凝术后）。

飞蚊症

参见本章“眼前黑影”部分。

异物感

见于干眼综合征、睑缘炎、结膜炎、倒睫、角膜或结膜异常（如摩擦、糜烂、异物、缝合线松动 / 断裂、缝合线尾 / 植入管 / 巩膜扣带 / 植片外露、结膜囊肿、复发性角膜糜烂、浅表点状角膜病变）、接触镜相关问题、表层巩膜炎、翼状胬肉、睑裂斑、眼部术后并发症。

眩光感

见于白内障、人工晶体眼、后囊混浊、角膜水肿或混浊、扩瞳药物使用后、瞳孔结构异常或反应异常、屈光手术术后或玻璃体后脱离。

幻视（先前图像在眼内存留）

见于玻璃体后脱离、视网膜或脉络膜脱离、视神经病变、失明、双眼遮盖（即 Charles Bonnet 综合征）、精神疾病、顶颞叶病变、其他中枢神经系统疾病、药物作用。

光晕现象

见于白内障、人工晶体眼、后囊混浊、急性闭角型青光眼或其他疾病造成的角膜水肿（如 Fuchs 角膜营养不良、无晶体眼或人工晶体眼大泡性角膜病变、角膜接触镜过度戴用造成磨损所致）、角膜营养不良、角膜混浊、屈光手术术后、分泌物、干眼综合征、浅表点状角膜病变、色素播散综合征、玻璃体混浊、药物作用（如洋地黄、氯喹）。

头痛

参见 10.26 头痛。

眼痒

见于结膜炎（特别是变应性结膜炎、春季结膜炎、病毒性结膜炎）、睑缘炎、干眼综合征、接触性皮炎、巨乳头性结膜炎或角膜接触镜相关性疾病。

畏光

1. 眼科检查发现异常

（1）常见病因：角膜病变（如角膜擦伤、溃疡或水肿）、前葡萄膜炎。

（2）少见病因：结膜炎（轻度畏光）、后葡萄膜炎、巩膜炎、白化病、全色盲、无虹膜症、各种原因导致的瞳孔开大（如药源性、外伤性）、先天性青光眼。

2. 眼科检查正常：见于偏头痛、脑膜炎、脑震荡、球后视神经炎、蛛网膜下腔出血、三叉神经痛、虹膜色素缺乏。

夜盲

1. 常见病因：屈光不正（特别是近视未矫正者）、青光眼晚期或视神经萎缩、小瞳孔（特别是药源性）、视网膜色素变性、先天性静止性夜盲、全视网膜光凝术后、药物作用（如吩噻嗪、氯喹或奎宁）。

2. 少见病因：维生素 A 缺乏症、回旋型脉络膜萎缩、无脉络膜症。

眼痛

1. 眼球痛

（1）典型轻度至中度：见于干眼综合征、睑缘炎、感染性结膜炎、表层巩膜炎、炎症性翼状胬肉或睑裂斑、角膜或结膜异物、浅层点状角膜病变、上方角巩膜缘性角结膜炎、眼部用药的毒性作用、角膜接触镜相关眼病、眼部手术术后、眼缺血综合征、由未经矫正的屈光不正（弱视）引起的视疲劳。

（2）典型中度至重度：见于角膜疾病（如擦伤、糜烂、浸润 / 溃疡、化学损伤、紫外线灼伤）、外伤、前葡萄膜炎、巩膜炎、眼内炎、急性闭角型青光眼。

2. 眶周痛：见于眼外伤、睑腺炎、

眶隔前蜂窝织炎、泪囊炎、皮炎（包括接触性、化学损伤性、单纯疱疹病毒性或带状疱疹病毒性）、牵涉痛（由牙齿或鼻窦引起）、巨细胞动脉炎或三叉神经痛。

3. 眼眶痛：见于眼外伤、鼻窦炎、眶蜂窝织炎、特发性眶炎症综合征、眶内肿瘤或包块、视神经炎、急性泪腺炎、偏头痛或丛集性头痛、微血管性脑神经麻痹、带状疱疹后神经痛。

4. 视疲劳性眼痛：见于屈光不正未矫正、隐斜或斜视、集合不足、调节痉挛、药物作用（如由缩瞳剂引起）。

眼红

1. 眼附属器病变所致：见于倒睫、双行睫、眼睑松弛综合征、睑内翻或睑外翻、睑裂闭合不全（兔眼症）、睑缘炎、睑板腺炎、红斑痤疮（酒渣鼻）、泪囊炎、泪小管炎。

2. 结膜病变所致：见于新生儿眼炎、结膜炎（包括感染性、化学性、过敏性、特应性、春季性、药物毒性）、结膜下出血、睑裂斑发炎、上方角膜缘角结膜炎、巨乳头性结膜炎、结膜异物、睑球粘连和相关疾病（如眼瘢痕性类天疱疮、Stevens-Johnson 综合征、中毒性表皮坏死松解症）、结膜肿物。

3. 角膜病变所致：见于感染性角膜炎、炎性角膜炎、角膜接触镜引起的病变（参见 4.20 接触镜相关病变）、角膜异物、复发性角膜糜烂、翼状胬肉、神经性营养性角膜病变、药物作用、紫外线灼伤或化学烧伤。

4. 其他：见于外伤、眼部手术术后、干眼综合征、眼内炎、前葡萄膜炎、表层巩膜炎、巩膜炎、药物作用（如前列腺素衍生物）、闭角型青光眼、颈动脉 – 海绵窦瘘（结膜血管呈螺旋状）、丛集性头痛。

眼前黑影

1. 一过性眼前黑影：见于偏头痛。

2. 持续存在的眼前黑影

（1）常见病因：玻璃体浓缩、玻璃体后脱离、玻璃体积血、中间或后葡萄膜炎。

（2）少见病因：少量前房积血、前房积血、视网膜裂孔或视网膜脱离、角膜混浊或角膜异物。

*注：某些患者视野中的盲点是由视网膜、视神经或中枢神经系统疾病引起的。

溢泪

1. 成人溢泪

（1）溢泪伴眼痛：①角膜病变，如擦伤、糜烂、异物或锈环存留、水肿。②前葡萄膜炎。③睫毛或眼睑疾病，如倒睫、睑内翻。④结膜异物。⑤泪囊炎、泪腺炎、泪小管炎。⑥外伤。

（2）溢泪伴有轻微疼痛或不伴疼痛：①干眼综合征。②睑缘炎、睑外翻。③鼻泪管阻塞、泪小点阻塞、泪囊肿物。④结膜炎，特别是变应性结膜炎或毒性结膜炎。⑤鳄鱼泪：先天性或第Ⅶ脑神经麻痹。⑥情绪激动。

2. 儿童溢泪：见于鼻泪管阻塞、先天性青光眼、角膜或结膜异物、其他刺激性因素。

第 2 章

眼科常见体征的鉴别诊断

前房 / 前房角

前房积血

见于外伤、医源性（如眼内手术或激光）、虹膜新生血管、血液恶病质或凝血机制异常（如血友病）、使用抗凝药、单纯疱疹病毒性或带状疱疹病毒性虹膜睫状体炎、Fuchs 异色虹膜睫状体炎、眼内肿瘤（如青少年型黄色肉芽肿、视网膜母细胞瘤、血管瘤）。

前房积脓

见于感染性角膜炎、重度前葡萄膜炎（如 HLA–B27 相关性虹膜睫状体炎、Behçet 病）、眼内炎、眼内手术过程中有污染（如眼前节毒性综合征）、残留的晶体微粒、眼内异物、眼内肿瘤坏死（如视网膜母细胞瘤造成的假性前房积脓）、角膜接触镜戴用过紧、复发性角膜糜烂造成的重度炎症反应、药物作用（如利福平）。

Schlemm 管积血（前房角镜检查所见）

见于医源性损伤（前房角镜压迫表层巩膜血管所致）、Sturge–Weber 综合征（又名脑 – 面血管瘤病）、动静脉瘘［如颈动脉 – 海绵窦瘘（c–c fisula）］、上腔静脉阻塞、低眼压。

角膜 / 结膜所见

结膜水肿

见于过敏、眼球或球周炎症、眼部手术后、药物反应、静脉阻塞（如颈动脉 – 海绵窦瘘）、血管神经性水肿、黏液性水肿。

结膜 / 角膜干燥（角结膜干燥症）

见于结膜 / 角膜暴露（如兔眼症、瞬目反射缺失、眼球突出）、Sjögren 综合征、维生素 A 缺乏症、眼瘢痕性类天疱疮、瘢痕后的结膜炎、Stevens–Johnson 综合征（又名重症多形性红斑、黏膜皮肤眼综合征等）、辐射损伤、慢性泪腺炎。

角膜结晶

参见 4.14 结晶样角膜病变。

角膜水肿

1. 先天性：见于产伤（如产钳损伤）、先天性青光眼、先天性遗传性角膜内皮营养不良（双侧）、后部多形性角膜内皮营养不良（又名遗传性角膜深层营养不良、遗传性角膜水肿，PPCD）。

2. 获得性：见于外伤、化学性损伤、角膜接触镜过度磨损、眼内压急性升高（如闭角型青光眼）、角膜水肿（圆锥角膜失代偿）、单纯疱疹病毒性或带状疱疹病毒性角膜炎、葡萄膜炎、眼部手术后角膜水肿、无晶体眼或人工晶体眼大泡性角膜病变、Fuchs 角膜内皮营养不良、角膜植片失败、虹膜角膜内皮综合征（ICE）、后部多形性角膜内皮营养不良。

婴幼儿角膜混浊

见于产伤（如产钳损伤）、感染性角膜炎、代谢性疾病（多累及双眼，如黏多糖病）、前节发育不良［如 Peters 异常、硬化性角膜（巩膜化角膜）］、水肿（如先天性青光眼）、先天性遗传性内皮或基质营养不良（双侧）、后部多形性角膜内皮营养不良、角膜皮样瘤。

表层巩膜血管扩张（无眼部刺激症状或眼痛）

见于潜在的葡萄膜肿瘤、动静脉瘘（如颈动脉海绵窦瘘）、真性红细胞增多症、白血病、眼静脉血栓或海绵窦血栓、眼静脉 / 眶静脉流出道血管外阻塞。

角膜神经粗大

见于多发性内分泌腺瘤 2 型（包括甲状腺髓质瘤、嗜铬细胞瘤）、神经纤维瘤病、棘阿米巴性角膜炎、圆锥角膜、角膜植片失败、Fuchs 角膜内皮营养不良、后部多形性角膜内皮营养不良、多发性骨髓瘤、Refsum 综合征（又名遗传性运动失调多发性神经炎综合征）、Riley-Day 综合征（又名家族性自主神经功能障碍）、外伤、先天性青光眼、麻风病、鱼鳞病、特发性、正常变异。

结膜滤泡

参见 5.1 急性结膜炎和 5.2 慢性结膜炎。

膜性结膜炎（经典教材描述为膜难以剥离，易出血）

见于链球菌性、肺炎双球菌性、白喉杆菌、单纯疱疹病毒、化学损伤性、木样结膜炎，眼牛痘感染。偶见于流行性角结膜炎或 Stevens-Johnson 综合征（多导致假膜性结膜炎）。

假膜性结膜炎（经典教材描述为假膜易剥离，剥离时无出血）

所有能够引起膜性结膜炎的病因均可引起假膜性结膜炎，还包括淋球菌、葡萄球菌、衣原体（特别是在新生儿）、眼瘢痕性类天疱疮、上方角膜缘性角结膜炎等。

角膜血管翳（角膜表面血管侵入）

见于角膜接触镜戴用过紧或过度磨损引起角膜缺氧、葡萄球菌超敏反应、角膜小疱、眼部红斑痤疮、单纯疱疹病毒或带状疱疹病毒感染、衣原体感染（沙眼和包涵体性结膜炎）、化学伤、上方角膜缘性角结膜炎（轻度血管翳）、春季角结膜炎、眼瘢痕性类天疱疮、无虹膜症、传染性软疣、麻风病。

结膜乳头

参见 5.1 急性结膜炎和 5.2 慢性结膜炎。

结膜色素沉着 / 结膜异色

见于肤色相关的黑变病（角膜缘）、痣、原发性获得性黑变病、黑素瘤、眼球和眼皮肤黑素细胞增多症（表层巩膜呈蓝灰色，非结膜）、Addison 病（又名特发性甲状旁腺功能减退合并念珠菌病）、妊娠、辐射损伤、黄疸、结膜下出血吸收阶段、结膜或结膜下异物、药物性（如氯丙嗪或肾上腺素滴眼液所致）、化妆品（如睫毛膏 / 化妆品沉淀、文身）。

睑球粘连（睑结膜与球结膜融合）

见于眼瘢痕性类天疱疮、Stevens–Johnson 综合征、化学损伤、外伤、流行性角结膜炎、特应性结膜炎、辐射损伤、药物作用、先天性、医源性（眼部手术后出现）。

角膜涡状营养不良（角膜上皮螺纹状混浊）

见于服用胺碘酮、氯喹、阿托喹酮者，Fabry 病和携带者（又名弥漫性全身性毛细血管角化瘤），吩噻嗪类药物、吲哚美辛、局部应用 Rho 激酶抑制剂（如奈妥舒迪、瑞舒地尔）等药物的患者。

眼睑异常

眼睑水肿

参见第 1 章眼科常见症状的鉴别诊断中“眼睑肿胀”部分。

眼睑损伤

参见 6.11 眼睑恶性肿瘤。

上睑下垂和假性上睑下垂

参见 6.1 上睑下垂。

眼底所见

骨细胞样色素沉积（播散性色素丛簇）

参见 11.28 视网膜色素变性和遗传性脉络膜视网膜营养不良。

牛眼样黄斑病变

见于年龄相关性黄斑变性、Stargardt 病（又名遗传性黄斑变性）或眼底黄色斑点症、白化病、视锥细胞营养不良、锥杆细胞营养不良、氯喹 / 羟氯喹性视网膜病变、成年后起病的黄斑中央凹卵黄样营养不良、Spielmeyer–Vogt 综合征（又名幼年型家族性黑矇性痴呆）、中心晕轮状脉络膜萎缩。

参见 11.32 氯喹 / 羟氯喹中毒。

脉络膜皱褶

见于眼眶肿瘤或脉络膜肿瘤、后巩膜炎、特发性眼眶炎症综合征、低眼压、甲状腺相关性眼病、视网膜脱离、高度远视、巩膜破裂伤、视盘水肿、眼部手术术后。

脉络膜新生血管（灰绿色膜或视网膜深层出血）

1. 常见病因：年龄相关性黄斑变性、特发性息肉样脉络膜血管病变、眼组织胞浆菌病、高度近视、血管样条纹、脉络膜撕裂（外伤所致）。

2. 少见病因：视盘玻璃膜疣、肿瘤、视网膜激光光凝术后瘢痕、后葡萄膜炎（如 Vogt 小柳原田综合征、多灶性脉络膜炎、匐行性脉络膜炎）、特发性。

棉绒斑

参见 11.5 棉绒斑。

栓子

参见 10.22 一过性视力丧失 / 一过性黑矇、11.6 视网膜中央动脉阻塞、11.7 视网膜分支动脉阻塞、11.33 结晶样视网膜病变。

1. 血小板 - 纤维蛋白性栓子：暗灰色、长条状，见于颈动脉疾病，偶见于心脏病。

2. 胆固醇栓子：亮黄色，通常位于动脉分叉处，见于颈动脉疾病。

3. 钙化斑：灰白色，分布于视盘周围或视盘表面，见于心脏病。

4. 心脏黏液瘤：多见于青年患者，左眼易发，通常阻塞眼动脉或视网膜中央动脉球后段而眼底检查无阳性发现。

5. 滑石粉和淀粉样变：黄斑区小动脉处黄白色闪光的细小颗粒，可导致周边部视网膜新生血管形成，见于经静脉吸毒者。

6. 脂质栓子或空气栓子：多表现为棉绒斑，而不是栓子，由于胸部外伤（Purtscher 视网膜病变）或长骨骨折导致。

7. 其他：肿瘤、寄生虫、其他眼内异物。

黄斑区渗出

1. 常见病因：糖尿病、脉络膜新生血管膜、高血压。

2. 少见病因：大动脉瘤、Coats 病（见于儿童）、周边部视网膜毛细血管瘤、视网膜静脉阻塞、视盘水肿、辐射性视网膜病变。

视力减退而眼底正常

见于球后视神经炎、其他视神经病变（浸润性、酒精或烟草毒性、Leber 遗传性视神经病变）、弱视、Stargardt 病或眼底黄色斑点症、视锥细胞变性、视杆细胞性全色盲、肿瘤相关性视网膜病变（CAR）、黑色素瘤相关性视网膜病变（MAR）、心因性视力丧失。

视盘视睫血管短路

见于眼眶或颅内肿瘤（特别是脑膜瘤）、视神经胶质瘤、曾患视网膜中央静脉阻塞、慢性视盘水肿（如由假性脑瘤造成）、慢性开角型青光眼。

视网膜新生血管

1. 后极部：见于糖尿病、曾患视网膜中央静脉或动脉阻塞。

2. 周边部：见于镰状细胞性视网膜病变、曾患视网膜分支静脉阻塞、糖尿病、结节病、梅毒、眼缺血综合征（颈动脉阻塞性疾病造成）、睫状体平坦部炎、Coats 病、早产儿视网膜病变、经静脉吸毒造成的栓塞（如滑石粉样视网膜病变）、慢性葡萄膜炎、白血病、贫血、Eales 病、家族性渗出性玻璃体视网膜病变。

Roth 斑（中心白点视网膜出血）

1. 常见病因：糖尿病、白血病、脓毒性脉络膜视网膜炎（如继发于细菌性心内膜炎）。

2. 少见病因：恶性贫血（偶见于其他类型的贫血）、镰状细胞病、败血症、系统性红斑狼疮、其他结缔组织病。

视网膜静脉鞘（视网膜静脉周围炎）

1. 常见病因：梅毒、结节病、睫状体平坦部炎、镰状细胞病。

2. 少见病因：结核病、多发性硬化、Eales 病、病毒性视网膜炎（如人类免疫缺陷病毒或单纯疱疹病毒）、Behçet 病、真菌性视网膜炎、菌血症。

肿瘤

参见 11.36 脉络膜痣和脉络膜恶性黑色素瘤。

眼内压

急性眼内压升高

见于急性闭角型青光眼、炎症性开角型青光眼、恶性青光眼、前房积血、青光眼睫状体危象（Posner–Schlossman 综合征）、术后并发症（参见本章“术后并发症”）、脉络膜上腔出血、颈动脉 – 海绵窦瘘、睫状体脱离的自发性关闭、球后出血、其他眼眶疾病。

慢性眼内压升高

参见 9.1 原发性开角型青光眼及 9.5 慢性闭角型青光眼。

眼内压降低（低眼压）

见于眼球破裂伤、眼球痨、视网膜或脉络膜脱离、虹膜睫状体炎、重度脱水、睫状体脱离、眼缺血、药物作用（如抗青光眼药物）、术后并发症（参见本章“术后并发症”）、外伤性睫状体休克。

虹膜

虹膜异色症(虹膜呈现不同的颜色)

1. 虹膜颜色变浅：见于先天性 Horner 综合征、Fuchs 异色性虹膜睫状体炎的大多数病例、慢性葡萄膜炎、青少年型黄色肉芽肿、转移癌、Waardenburg 综合征（又名眼间虹膜皮肤听力障碍综合征）。

2. 虹膜颜色加深：见于眼黑色素细胞增多症或眼皮肤黑色素细胞增多症、含铁血黄素沉着症、铁质沉着症、眼内异物存留、眼恶性黑色素瘤、弥散性虹膜色素痣、视网膜母细胞瘤、白血病、淋巴瘤、虹膜角膜内皮综合征、Fuchs 异色性虹膜睫状体炎的部分病例。

虹膜病变

1. 黑色素性病变（表现为棕色）：见于色素痣、黑色素瘤、腺瘤、虹膜色素上皮腺癌。

> * 注：在色素较重的虹膜，囊肿、异物、神经纤维瘤和其他病变也可表现为色素沉着。

2. 无色素性病变（表现为白色、黄色或橘黄色）：见于无色素性黑色素瘤、炎性结节或肉芽肿（如结节病、结核病、麻风病、其他肉芽肿性疾病）、神经纤维瘤、梅毒造成的斑片状充血、青少年型黄色肉芽肿、髓上皮瘤、异物、囊肿、平滑肌瘤、眼后节肿瘤种植。

虹膜新生血管

见于糖尿病视网膜病变、眼缺血综合征、既往视网膜中央静脉或动脉阻塞、既往视网膜分支静脉或动脉阻塞、慢性葡萄膜炎、慢性视网膜脱离、眼内肿瘤（如视网膜母细胞瘤、黑色素瘤）、其他视网膜血管性疾病。

晶状体

参见 13.1 获得性白内障。

晶状体脱位

参见 13.2 晶状体半脱位或脱位。

晶状体虹彩颗粒

见于药物反应、低钙血症、强直性肌营养不良、甲状腺功能减退、家族性、特发性。

圆锥形晶状体

1. 前晶体圆锥（晶体前表面显著前凸）：见于 Alport 综合征（遗传性肾炎）。

2. 后晶体圆锥（晶体后表面显著内凹）：通常为特发性，可能与原始永存玻璃体增生症有关。

神经眼科异常

传入性瞳孔障碍

1. 重度（2+ ~ 3+）：见于视神经疾病（如缺血性视神经病变、视神经炎、肿瘤、青光眼）、视网膜中央动脉或静脉阻塞，偶见于视交叉或视路病变、广泛的视网膜脱离或视网膜劈裂。

2. 轻度（痕迹 ~ 1+）：除上述病变外，还可见于弱视、浓密的玻璃体积血、晚期黄斑变性、视网膜分支动脉或静脉阻塞、次广泛的视网膜脱离或视网膜劈裂、其他视网膜疾病。

瞳孔大小不等

参见 10.1 瞳孔不等。

眼球运动受限

1. 伴有眼球突出和球后抵抗感：参见 7.1 眼眶疾病。

2. 不伴有眼球突出和球后抵抗感：见于孤立性第Ⅲ、Ⅳ或Ⅵ脑神经麻痹，多发性眼球运动神经麻痹[参见 10.10 海绵窦及相关综合征（多发性眼球运动神经麻痹）]，重症肌无力，慢性进行性眼外肌麻痹和相关综合征，眼眶爆裂性骨折伴眼外肌嵌顿，眼外肌麻痹性偏头痛，Duane 眼球后退综合征，其他中枢神经系统病变。

视盘萎缩

1. 常见病因：青光眼，曾患视网膜中央静脉或动脉阻塞，曾患缺血性视神经病变，慢性视神经炎，慢性视盘水肿，肿瘤或动脉瘤压迫视神经、视交叉或视路，曾患外伤性视神经病变。

2. 少见病因：梅毒、视网膜变性（如视网膜色素变性）、中毒性或代谢性视神经病变、Leber 遗传性视神经萎缩、Leber 先天性黑矇、辐射性神经病变、溶酶体贮积症（如 Tay-Sachs 病：婴儿型家族性黑矇性痴呆）、其他的先天性或遗传性视神经萎缩（先天性病例大多伴有眼球震颤）。

视盘水肿

参见 10.15 视盘水肿。

视睫血管短路

参见本章“眼底所见”部分。

瞳孔对光反射异常（光线照射时瞳孔扩大，光线消失时瞳孔缩小）

见于先天性静止性夜盲、先天性色盲、视神经发育不全、Leber 先天性黑矇、Best 病（黄斑卵黄状营养不良）、视神经炎、显性视神经萎缩、白化病、视网膜色素变性，偶见于弱视。

眼眶

影像学显示眼外肌肥厚

1. 常见病因：甲状腺眼眶病（通常不累及筋膜）、特发性眼眶炎症综合征（累及筋膜）。

2. 少见病因：肿瘤（如淋巴瘤、转移癌、泪腺肿瘤浸润眼外肌）、颈动脉－海绵窦瘘、眼上静脉栓塞、海绵状血管瘤（通常发生在肌圆锥而不伴有肌肉肥厚）、横纹肌肉瘤（发生在儿童）。

泪腺病变

参见 7.6 泪腺肿物 / 慢性泪腺炎。

视神经病变（孤立性）

1. 常见病因：视神经胶质瘤（特别是儿童）、视神经脑膜瘤（特别是成人）。

2. 少见病因：转移癌、白血病、特发性眼眶炎症综合征、结节病、颅内压升高伴继发性视神经水肿。

眼眶病变 / 眼球前突

参见 7.1 眼眶疾病。

小儿眼科

白瞳症（瞳孔区白色反光）

参见 8.1 白瞳症。

婴幼儿眼球震颤

参见 10.21 眼球震颤。

见于先天性眼球震颤、点头状痉挛、先天性白内障、先天性角膜混浊、无虹膜症、白化病、视神经发育不全、Leber 先天性黑矇、中枢神经（视丘）损伤、视神经或视交叉胶质瘤。

术后并发症

浅前房

1. 伴眼内压升高：见于青光眼瞳孔阻滞（急性房角关闭）、囊袋阻滞综合征、脉络膜上腔出血、恶性青光眼（房水迷留）。

2. 伴眼内压降低：见于手术切口渗漏、脉络膜脱离、青光眼滤过手术后滤过过强。

低眼压

见于手术切口渗漏、脉络膜脱离、睫状体脱离、视网膜脱离、睫状体休克、药物性房水生成抑制、青光眼滤过手术后滤过过强。

屈光问题

进行性远视

见于眶内肿瘤压迫眼球后壁、视网膜隆起（如中心性浆液性脉络膜视网膜病变导致的视网膜下液及后巩膜炎导致的脉络膜增厚）、老视、低血糖症、放射状角膜切开术后或其他屈光手术术后。

进行性近视

见于高度近视（病理性）、巩膜葡萄肿和眼轴拉长、糖尿病、白内障、角膜扩张（圆锥角膜或角膜屈光手术后遗症）、药物作用（如缩瞳药、磺胺药、四环素）、儿童（生理性）。

视野异常

垂直性视野缺损

1. 常见病因：缺血性视神经病变、视神经炎、视网膜半侧动脉或静脉阻塞。

2. 少见病因：青光眼、视神经或视交叉病变、视神经缺损。

弓形暗点

1. 常见病因：青光眼。

2. 少见病因：缺血性视神经病变（特别是非动脉炎性）、视盘玻璃膜疣、高度近视、视神经炎。

双眼鼻侧视野缺损

1. 常见病因：青光眼、双眼颞侧视网膜病变（如视网膜色素变性）。

2. 少见病因：双侧枕叶病变、肿瘤或动脉瘤压迫双侧视神经或视交叉、视交叉蛛网膜炎、心因性。

双眼颞侧偏盲

1. 常见病因：视交叉病变，如垂体腺瘤、脑膜瘤、颅咽管瘤、动脉瘤、胶质瘤。

2. 少见病因：视盘倾斜。

3. 偶见病因：鼻侧视网膜色素变性。

生理盲点扩大

见于视盘水肿、青光眼、视盘玻璃膜疣、视神经缺损、有髓鞘视神经纤维由视盘发出、药物作用、视盘旁近视性弧形斑、多发性一过性白点综合征（MEWDS）、急性特发性生理盲点扩大综合征（可能与 MEWDS 疾病谱相同）。

中心暗点

见于黄斑病变、视神经炎、缺血性视神经病变（多造成典型的垂直性视野缺损）、视神经萎缩（如肿瘤压迫神经、中毒性或代谢性疾病），偶见于枕叶皮质病变。

周边视野受限仅残留中心视野（管状视野）

见于青光眼、视网膜色素变性或其他周边部视网膜病变（如回旋状脉络膜视网膜萎缩）、慢性视盘水肿、全视网膜激光光凝术后或冷凝术术后、视网膜中央动脉阻塞合并睫状视网膜动脉回避、双侧枕叶梗死伴黄斑回避、心因性视力丧失、药物作用（如吩噻嗪）、维生素 A 缺乏症、癌症、黑色素瘤、自体免疫相关性视网膜病变。

同侧偏盲

见于大脑颞叶、顶叶或枕叶病变（多见于卒中和肿瘤，有时可见于动脉瘤和外伤）、视路或外侧膝状体病变、偏头痛可引起一过性同侧偏盲。

玻璃体

玻璃体混浊

见于星状玻璃体变性、玻璃体积血、源于玻璃体炎或后葡萄膜炎的炎症细胞、由扁平部睫状体炎或结节病造成的雪球样混浊、年龄相关性玻璃体变性产生的正常玻璃体内的丝状物、肿瘤细胞、异物、原始玻璃体残留、胆固醇沉积，偶见于淀粉样变性或 Whipple 病。

第3章

眼外伤

3.1 化学烧伤

应立即开始治疗，甚至是在视力检查前先治疗。如果怀疑眼球破裂，则治疗暂缓。

*注：导致眼部化学烧伤的物质包括碱（如碱液、水泥、石膏、安全气囊粉末、漂白剂和氨水）、酸（如蓄电池用酸、水池清洁剂和醋）、溶剂、清洁剂和其他刺激性物质（如肉豆蔻）。

紧急治疗

1. 应用大量生理盐水或乳酸林格液轻柔冲洗。若没有上述溶液，可以用自来水冲洗。对于碱烧伤患者，自来水比生理盐水能够更有效地抑制前房 pH 值的升高。禁止使用酸性溶液来中和碱性溶液，或者碱性溶液中和酸性溶液。这是由于酸碱反应本身能够产生有害物质并导致继发性热损伤。冲洗前可以使用开睑器和表面麻醉剂（如丙美卡因）。上下穹隆部必须翻转冲洗。排除眼球开放伤后，对于微粒状物质，必须冲洗至无或手动移除。使用静脉输液管连接冲洗液进行手动冲洗最有效。

2. 冲洗停止后等待 5~10 分钟，以保证稀释剂充分吸收，然后使用石蕊试纸测试穹隆的 pH 值。反复冲洗要持续至出现中性 pH 值（即 pH 值 7.0~7.4）时才能停止。应在试纸变干之前读取 pH 值。

*注：达到中性 pH 值所需冲洗液的用量取决于化学物质的种类和化学伤持续时间，用量可从 1L 到数升不等（可能超过 10L）。

3. 使用湿润棉签清除结膜穹隆部残留的腐蚀性物质及坏死的结膜组织，特别是 pH 值持续异常的病例。应用 Desmarres 眼睑拉钩再次翻转眼睑对发现和清除穹隆深部的残留物质尤为重要。

4. 酸性或碱性异物嵌入结膜、角膜、巩膜或者周围组织时，需行手术移除。

轻中度烧伤

体征

1. 主要体征：角膜上皮缺损的程度可由散在的浅层点状角膜病变（SPK）到局灶性上皮缺损，甚至完全性上皮剥脱。角膜缘无明显缺血，即结膜血管或表层巩膜血管无变白现象。

2. 其他体征：结膜上皮局灶性缺损、球结膜水肿、充血、出血，可单独或联合出现；眼睑轻度水肿；轻度前房反应；眼周围皮肤Ⅰ～Ⅱ度烧伤，伴有或不伴有睫毛缺失。

*注：如怀疑角膜上皮缺损但没有发现荧光素着染，需重复进行荧光素染色。因为有时角膜缺损区对荧光素的吸收较慢；如果角膜上皮完全剥脱，仅残留前弹力层，对荧光素吸收能力较差。

诊断

1. 病史：化学烧伤时间，化学物质名称，接触化学物质到开始冲洗的时间，冲洗持续时间，冲洗方式，冲洗液量，有无对眼睛采取过保护措施，致伤物质的样品、包装/标签或致伤物质的安全数据表均有助于识别致伤物并对其治疗。

2. 裂隙灯显微镜下荧光素染色检查：翻转眼睑寻找是否有异物。评估并画图标识出结膜和角膜上皮缺损和溃疡。测量眼压。对表面变形的角膜使用 Tono Pen 眼压计、气动眼压计或者回弹眼压计测量结果更为准确。检查时动作要轻柔。

治疗

1. 参见上述紧急治疗。

2. 如果出现明显的畏光、疼痛或前房炎症，使用睫状肌麻痹剂，如 1% 或 2% 环戊通、5% 后马托品，每日 2~3 次。如果怀疑角膜缘缺血，避免使用有收缩血管作用的去氧肾上腺素。

3. 根据角膜和（或）结膜上皮缺损是否出现以及确实范围，频繁（如清醒时每 1~2 小时 1 次）使用不含防腐剂的人工泪液滴眼液（润丽/润尔乐）或唯地息、人工泪液眼膏（如速高捷/兹养/立宝舒）或抗生素眼膏（如红霉素/杆菌肽或迪友/迪可罗）。

4. 考虑使用类固醇（如 1% 醋酸泼尼松龙）滴眼作为局部使用抗生素（如甲氧苄啶/多黏菌素 B 或氟喹诺酮滴眼液，如海伦）的辅助治疗，为期 1 周，尤其是对于碱烧伤病例（即使出现角膜上皮缺损）。

5. 必要时口服止痛药物，如含或不含可待因的对乙酰氨基酚。

6. 如果眼压升高，口服可乙酰唑胺 250mg，每日 4 次，或 500mg，每日 2 次，序贯治疗。或者口服醋甲唑胺 25~50mg，每日 2~3 次。患者使用这些药物时应监测血电解质，特别是血钾浓度。如眼压仍不能控制，加用 β 受体阻滞剂，如 0.5% 噻吗洛尔滴眼，每日 2 次。应避免使用 α 受体激动剂，因其具有收缩血管的作用，特别是存在角膜缘缺血时。

随访

最初每日复诊，随后调整为间隔几日复诊，直到角膜上皮缺损痊愈。如果有严重的炎症反应，应给予局部滴用类固醇滴眼液，监测有无角膜上皮溶解、基质层变薄和感染。

重度化学烧伤

体征（除上述体征外，图 3.1.1）

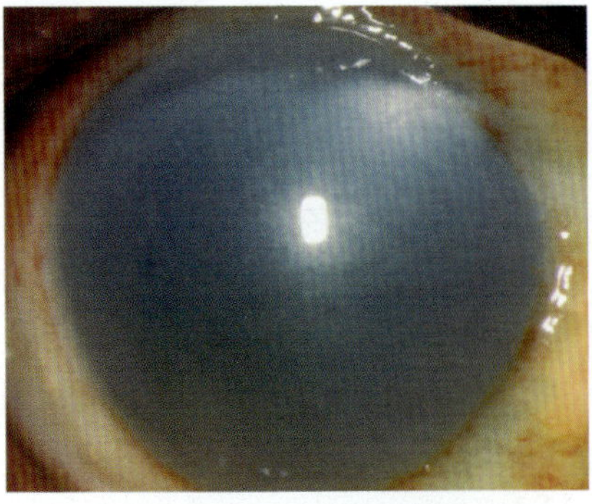

图 3.1.1 碱烧伤

1. 主要体征：球结膜高度水肿、苍白，角膜混浊水肿，前房反应中至重度（角膜混浊可导致窥不清前房）。

2. 其他体征：眼压升高，眼周皮肤Ⅱ ~ Ⅲ度烧伤。碱烧伤时，碱性物质可直接透过巩膜造成局部视网膜坏死。

诊断

同轻中度化学烧伤。

治疗

1. 参见上述紧急治疗。

2. 可住院密切监测眼压及角膜修复情况。

3. 清除含有异物的坏死组织。

4. 使用睫状肌麻痹剂，如 1% 或 2% 环戊通，每日 2~3 次；5% 后马托品，每日 2~3 次；或 1% 阿托品，每日 1~2 次。避免使用有收缩血管作用的去氧肾上腺素。

5. 局部滴用抗生素，如甲氧苄啶 / 多黏菌素 B 或氟喹诺酮（如海伦），每日 4 次；红霉素或者杆菌肽眼膏，或迪友 / 迪可罗，醒时每日 4 次至每 2 小时 1 次。大面积角膜上皮缺损者应慎用环丙沙星，因其可沉积于角膜。

6. 除使用抗生素外，应联合局部应用类固醇（如 1% 醋酸泼尼松龙或 0.1% 地塞米松，醒时每日 4 次至每 2 小时 1 次），尤其是有明显的前房反应或者角膜炎症者（即使出现角膜上皮缺损）。可应用抗生素 / 类固醇复方制剂，如妥布霉素 / 地塞米松滴眼液或眼膏，醒时每 1~2 小时 1 次。

7. 眼压升高或无法判断眼压状态时，应使用前述降眼压药物。

8. 如未频繁使用眼膏，则应该频繁（如清醒状态下每 1 小时 1 次）滴用无防腐剂的人工泪液，如润丽（润丽 / 润尔乐）或唯地息，或者凝胶（如速高捷 / 兹养 / 立宝舒）。

9. 口服四环素和维生素 C 类药物可以减轻胶原和角膜基质溶解，如多西环素 100mg，口服，每日 2 次，以及维生素 C 1000mg，口服，每日 1 次。

10. 冲洗穹隆部，每日 2 次，以分离结膜粘连。若在结膜分离后依然出现睑球粘连形成，可放置羊膜环（如 ProKera Plus Ring）或者巩膜壳以维持正常穹隆。

11. 对于球结膜和穹隆结膜有大面积上皮缺失的严重病例，考虑将一个大的羊膜缝入穹隆。

12. 其他治疗

（1）对于愈合不良的角膜上皮缺损，可戴治疗性软性角膜接触镜、胶原盾、羊膜移植（如缝合式 / 胶黏式羊膜，或自保留式羊膜），亦可进行睑裂缝合。

（2）据报道，碱烧伤患者使用抗坏血酸盐和枸橼酸盐可以加速愈合，有助于获得更好的视力。给药方式可为静脉注射、口服（抗坏血酸盐 500~2000mg，每日 1 次）或局部滴用（10% 抗坏血酸盐，每小时 1 次）。注意：有肾功能损害的患者可能出现肾毒性。

（3）如果出现角膜溶解，可应用其他胶原酶抑制剂，如 10%~20% 乙酰半胱氨酸滴眼，醒时每 4 小时 1 次。

（4）可局部应用生物液体促进上皮形成，包括自体血清、富含血小板的血浆、脐带血清和羊膜悬浮液滴眼。

（5）如果角膜溶解继续进展或出现角膜穿孔，可应用氰基丙烯酸酯组织胶合剂。必要时可进行急症修补术或角膜移植术，但伤后超过 12~18 个月再行移植手术预后会更好。

随访

密切观察病情变化，可住院或每日门诊复查。由于类固醇滴眼液能促进角膜溶解，用药 7~14 天后应逐渐减量。如果需要长期抗感染治疗，为防止角膜基质溶解，可改用 1% 醋酸甲羟孕酮。长期应用不含防腐剂的人工泪液（润丽 / 润尔乐），或唯地息，每 1~6 小时 1 次，以及润滑眼膏（如速高捷 / 兹养 / 立宝舒），每晚睡前 1 次至每日 4 次。严重干眼症患者可行睑裂缝合术或结膜瓣遮盖术。数周至数月内仍未愈合的单侧化学伤患眼，可移植对侧眼的结膜或角膜缘干细胞。

强力胶（氰基丙烯酸盐）造成的眼部损伤

*注：速干型强力胶遇潮后会迅速硬化。

治疗

1. 如果上下眼睑黏在一起，可以轻轻将其分开。必要时剪掉睫毛以分开眼睑。倒睫和变硬的胶会机械性刮擦角膜，黏在角膜表面的胶必须用精细镊仔细去除。应用大量温生理盐水冲洗，热敷或者眼膏有助于松解黏在眼睑、睫毛、角膜或结膜上的硬化胶水。

2. 角膜上皮缺损的治疗同角膜擦伤，参见 3.2 角膜擦伤。

3. 热敷，每日 4 次，有助于去除残留在睫毛上的胶，无须紧急去除。

4. 如果黏在睑缘处的胶难以完全去除，可以戴绷带式接触镜，联合局部滴用抗生素滴眼液（如海伦），直到胶完全脱落。

随访

起始每日 1 次复查，之后延长至隔几日复查，直至角膜上皮缺损愈合。

3.2 角膜擦伤

症状

刺痛、畏光、异物感、流泪、由于不适频繁眨眼、视物模糊、患眼有刮擦史或碰撞史。

体征（图 3.2.1）

1. 主要体征：角膜上皮缺损、荧光素着染，不伴有其下方的角膜混浊（角膜混浊提示角膜感染或炎症）。

2. 其他体征：结膜充血、眼睑肿胀、轻度前房反应。

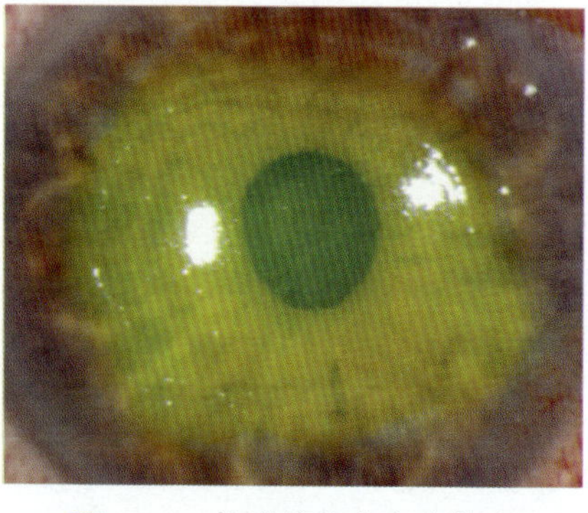

图 3.2.1　角膜擦伤荧光素着染

鉴别诊断

1. 复发性角膜糜烂：参见 4.2 复发性角膜糜烂。

2. 单纯疱疹病毒性角膜炎：参见 4.15 单纯疱疹病毒。

3. 融合性浅层点状角膜病变：参见 4.1 浅层点状角膜病变。

4. 紫外线性角膜病变：参见 4.7 紫外线性角膜病变。

5. 暴露性角膜病变：参见 4.5 暴露性角膜病变。

6. 神经营养性角膜病变：参见 4.6 神经营养性角膜病变。

7. 化学烧伤：参见 3.1 化学烧伤。

诊断

1. 裂隙灯检查：荧光素染色确定角膜擦伤的范围（高度和宽度），画图标记其位置。判断有无角膜异物、浸润（其下方角膜混浊），观察有无前房反应、前房积血、角膜裂伤和穿通伤。

2. 翻转上下眼睑检查有无异物，尤其是存在垂直或线状擦伤的病例。

治疗

1. 抗生素

（1）非角膜接触镜戴用者：抗生素眼膏，如红霉素、杆菌肽或杆菌肽 / 多黏菌素 B，或迪友 / 迪可罗，醒时每 2~4 小时 1 次；或抗生素滴眼液，如多黏菌素 B/ 甲氧苄啶，或氟喹诺酮（如海伦），每日 4 次。指甲或植物造成的角膜擦伤必须使用氟喹诺酮滴眼液（如氧氟沙星、莫西沙星或贝西沙星，或海伦），或眼膏（如环丙沙星，或迪友 / 迪可罗），至少每日 4 次。

（2）角膜接触镜戴用者：必须应用抗假单胞菌抗生素，即氟喹诺酮。可使用抗生素眼膏（迪友 / 迪可罗）或滴眼液（海伦），至少每日 4 次。

> *注：选用滴眼液还是眼膏要依据患者的具体情况而定。眼膏能在眼睑和擦伤的角膜之间形成更好的防护屏障，并起到润滑作用，但会造成暂时性视物模糊。患者可在卧床时增加滴眼液的使用频率，我们推荐频繁使用眼膏。

2. 睫状肌麻痹剂：如 1% 或 2% 环戊通，每日 2~3 次，用于伤后 24~72 小时发生的外伤性虹膜炎。不要使用类固醇治疗合并角膜上皮缺损的虹膜炎，因其会延缓角膜上皮愈合并增加感染的机会。对于小的角膜擦伤，不要用长效睫状肌麻痹剂，以便尽快恢复视力。

3. 一般不需要包扎患眼，如果操作不当可能会导致严重的角膜擦伤。角膜接触镜造成的角膜擦伤应避免包扎患眼，因其造成感染的风险较高。

4. 局部短期应用非甾体类抗炎滴眼液止痛，如 0.4%~0.5% 酮咯酸，或迪非，每日 4 次，连用 3 天。合并其他眼表疾病的患者禁用。还可以口服非甾体抗炎药（NSAIDs）或麻醉药品（用于严重病例）止痛。

*注：切勿使用表面麻醉剂（如丙哌卡因、丁卡因）止痛，因为这可能会延迟上皮愈合、增加感染和溃疡的风险。

5. 清除松脱的或悬浮的角膜上皮，有助于促进伤口愈合。使用蘸有表麻剂（如丙美卡因）的棉签或消毒后的精细镊子小心操作。

6. 戴用绷带式角膜接触镜可提高患者舒适度，并在愈合过程中保护角膜上皮。因为患者依从性及随访情况无法确定，在急诊室极少使用角膜接触镜。使用绷带式角膜接触镜过程中必须预防性使用抗生素滴眼，如多黏菌素 B/ 甲氧苄啶，或氟喹诺酮（如海伦），每日 4 次。密切随访，观察角膜上皮愈合情况，并及时更换角膜接触镜。如果是戴用角膜接触镜导致的擦伤或者怀疑存在感染，禁用此治疗方式。

随访

非角膜接触镜戴用者

1. 患眼包扎或者使用绷带式角膜接触镜治疗的患者，应在 24 小时内复诊。如果病情恶化应及早复诊。

2. 角膜中央或大片角膜擦伤：第 2 日复诊，观察角膜上皮缺损是否有改善。如果角膜擦伤表现为正在修复，可 2~3 日后复诊。告知患者若症状加重尽早复诊。之后每 3~5 日复查 1 次，直到上皮愈合。

3. 周边部或小片角膜擦伤：2~5 日后复诊。告知患者若症状加重尽早复诊。之后每 3~5 日复查 1 次，直到上皮愈合。

角膜接触镜戴用患者

密切随访，直到角膜上皮愈合。继续局部滴用抗生素如氟喹诺酮（如海伦），再持续 1~2 日后停药。患者在停药后感觉患眼正常至少 1 周后，可重新戴用角膜接触镜。这时应换用新的角膜接触镜。

3.3 角膜异物和结膜异物

症状

异物感、流泪、眼痛、眼红。

体征（图 3.3.1）

1. 主要体征：结膜或角膜异物，伴有或不伴有锈环。

2. 其他体征：结膜充血、眼睑肿胀、轻度前房反应、浅层点状角膜病变。角膜异物的周围可有细小的浸润环，通常是反应性、无菌性的。垂直的线性角膜擦伤或浅层点状角膜病变提示异物可能位于上眼睑下。

诊断

1. 病史：确定致伤的原因（如金属之间的撞击、使用电动工具或除草机、没有戴防护镜造成的直接损伤，以及患者与致伤物出发点的距离）。确定致伤物的大小、形状、速度、力量及其组成成分。时刻注意有可能存在眼内异物（IOFB）。

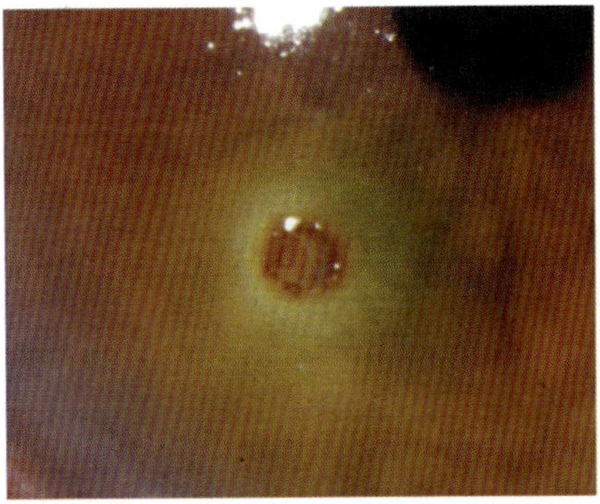

图 3.3.1 角膜金属异物伴有锈环

2. 在所有的处理措施开始之前，首先检查并记录视力。检查时可滴 1~2 滴表面麻醉剂，以使检查顺利进行。

3. 裂隙灯检查：确定异物的位置和深度，仔细检查异物可能的入口（排查自行闭合的裂伤），是否有瞳孔变形、虹膜裂伤、虹膜透照缺损（TIDs）、晶状体囊穿孔、晶状体混浊、前房积血、前房变浅（巩膜穿通伤时前房可加深）、受累眼出现低眼压。

*注：电动工具或爆炸碎片可造成多个异物伤。

如果未发现穿孔，翻转上下眼睑检查穹隆是否留有异物。使用 Desmarres 眼睑拉钩再次翻转上眼睑很有必要。仔细检查结膜裂伤，以排查其下方的巩膜裂伤或穿孔。测量并记录角膜或巩膜浸润的范围，观察前房反应的程度，以监测治疗反应和可能出现的感染的进展情况。

*注：若浸润伴有严重的前房反应、脓性分泌物或结膜高度水肿和疼痛，应做细菌培养以排查感染。应用抗生素积极治疗，密切观察。参见 4.11 细菌性角膜炎。

4. 散瞳检查眼后节，查找眼内异物，参见 3.15 眼内异物。

5. B 超、眼眶计算机断层扫描（CT）（轴位、冠状位和旁矢状位扫描，层厚 1mm）或超声生物显微镜（UBM）以排查眼内异物或眶内异物。我们更推荐 CT，X 线平片也可以用于排查不透 X 线的异物。疑为金属异物时禁行磁共振成像（MRI）检查。

治疗

角膜异物（浅表或部分厚度）

1. 丙美卡因表面麻醉，在裂隙灯下用异物铲或精细镊子去除异物。多发的浅表角膜异物采用冲洗去除更佳。

*注：如果怀疑有累及角膜全层的异物，探查和去除应在手术室进行。

2. 第一次就诊时尽可能彻底清除锈环，可使用眼科铲去除（图 3.3.2）。对位于角膜中央的深层锈环，不必急于刮除，经过一段时间后，锈环会逐渐迁移到角膜表面，此时更易去除。

3. 测量并画图标记角膜上皮缺损区的范围。

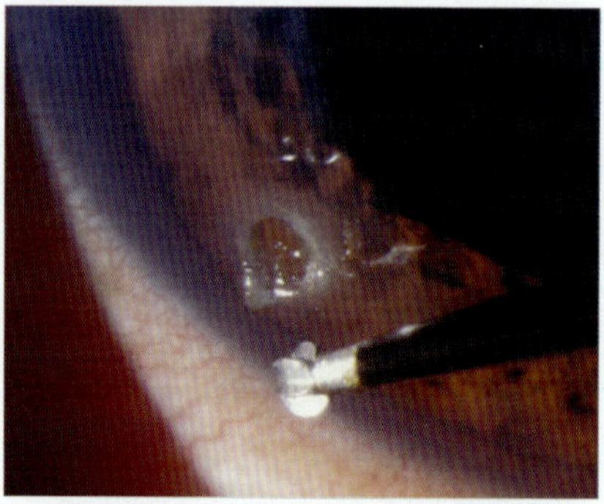

图 3.3.2 用眼科 burr 去除金属锈环

4. 治疗同角膜擦伤，参见 3.2 角膜擦伤。

*注：应避免使用红霉素眼膏治疗角膜异物导致的角膜上皮缺损，因其不能提供足够有效的抗菌作用。

5. 提醒患者如果症状加重需要尽快复诊。

6. 建议患者戴用护目镜。

结膜异物

1. 表面麻醉下去除结膜异物

（1）多发的或松散的浅表异物可以采用生理盐水冲洗去除。

（2）采用蘸有表麻剂的棉签或精细镊子去除异物。包埋较深的异物，可用蘸有 2.5% 去氧肾上腺素的棉签预处理，以减少结膜出血。

（3）小的、埋在结膜下的、难

以取出的异物，如果没有感染或炎症迹象，可暂时不取。随时间的推移，异物会逐渐迁移到结膜表面，此时更易于去除。有时可采取结膜切除术。

（4）如果怀疑伴有化学损伤应检查 pH 值，如烟花伤可伴有碱性损伤，参见 3.1 化学烧伤。

2. 用蘸有表麻剂的棉签清理穹隆结膜以除去残留的异物。

3. 如果有严重的结膜裂伤，参见 3.4 结膜裂伤。

4. 可局部应用抗生素，如杆菌肽眼膏或迪友 / 迪可罗、甲氧苄二嘧啶 / 多黏菌素 B，或氟喹诺酮滴眼液（如海伦），每日 4 次。

5. 可使用不含防腐剂的人工泪液（润丽 / 润尔乐），或唯地息，以缓解刺激症状。

随访

1. 角膜异物：随访同角膜擦伤，参见 3.2 角膜擦伤。如果残留有锈环，应在 24 小时后复查。

2. 结膜异物：根据病情需要随访。如果有结膜异物残留，1 周后复诊。

3.4 结膜裂伤

症状

疼痛、眼红、伴或不伴异物感。通常有眼外伤史。

体征

结膜荧光素着染，结膜可出现撕裂、边缘翻卷，可有白色的巩膜暴露，结膜和结膜下出血常见。

诊断

1. 病史：确定外伤的性质，是否存在眼球破裂，是否有眼内或眶内异物。如果怀疑有异物，要明确致伤物的性质，包括大小、形状和致伤物的运行速度。

2. 全面的眼科检查：如丙美卡因或黏性利多卡因表麻后，仔细探查结膜撕裂区的巩膜，以排查巩膜裂伤或结膜下异物。结膜撕裂下方的全部巩膜都要检查到。由于结膜具有活动性，检查的巩膜范围要尽可能大。可以使用沾有丙美卡因的无菌棉签操作。生理盐水冲洗有助于清除散在的异物碎片。Seidel 试验有助于寻找伤口（参见附录 5 Seidel 试验检查伤口渗漏）。纤维素手术枪可用于通过结膜伤口探查玻璃体。散瞳后用间接检眼镜仔细检查结膜伤口对应的眼底区域。

3. 眼眶 CT 平扫检查（轴位、冠状位和旁矢状位扫描，层厚 1mm）以排查眼内或眶内异物。B 超或超声生物显微镜（UBM）检查有助于诊断。

4. 怀疑眼球破裂时，尤其是儿童，应在手术室全麻下行伤口探查术。

治疗

眼球破裂伤或眼球穿通伤病例的治疗参见 3.14 眼球破裂伤和眼球穿通伤。其他病例的治疗如下：

1. 应用抗生素眼膏，如红霉素、杆菌肽或杆菌肽 / 多黏菌素 B 眼膏，或迪友 / 迪可罗，每日 4 次。伤后 24 小时内不应为了使患眼舒适而加压包扎患眼。

2. 大多数裂伤无须缝合即可痊愈。裂伤 ≥ 1.5cm 时可用 8–0 可吸收线（如 Vicryl）或 6–0 普通肠线缝合伤口。缝合时，注意应对合结膜，不要将结膜卷折入伤口，不要夹带有 Tenon 囊，不要将半月皱襞或泪阜与结膜缝合在一起。

随访

结膜裂伤较大但不合并眼球损伤的患者，应在 1 周内复查。裂伤较小的患者可延长复诊的时间，告知患者如果出现症状加重应立即就诊。

3.5 外伤性虹膜炎

症状

通常在外伤后 1~3 天内出现，伤眼感觉迟钝、疼痛或搏动性疼痛、畏光、流泪，有时感眼前漂浮物。

体征

1. 主要体征：前房出现白细胞和房水闪辉（调亮裂隙灯，使用小的、窄裂隙切线方向聚焦于前房，高倍镜下观察）。

2. 其他体征：光照对侧眼时伤眼疼痛（交感性畏光）；伤眼眼压降低（睫状体休克造成）或升高［由炎性碎屑阻塞小梁网和（或）小梁网炎造成］；伤眼瞳孔缩小、开大困难，或瞳孔扩大（虹膜括约肌撕裂造成）；角膜缘结膜充血；视力下降。

鉴别诊断

1. 非肉芽肿性前葡萄膜炎：无外伤史或伤情与炎症反应程度不符，参见 12.1 前葡萄膜炎（虹膜炎 / 虹膜睫状体炎）。

2. 外伤性前房微量积血或前房积血：前房可见红细胞，参见 3.6 前房积血和前房微量积血。

3. 外伤性角膜擦伤：可伴有无菌性前房反应，参见 3.2 角膜擦伤。

4. 外伤性视网膜脱离：可产生前房反应或前玻璃体中可见色素，参见 11.3 视网膜脱离。

诊断

全面的眼科检查，包括测量眼压和散瞳检查眼底。

治疗

局部使用睫状肌麻痹剂，如 1% 或 2% 环戊通，每日 2~3 次。可局部使用激素，如 0.125%~1% 醋酸泼尼松龙，每日 4 次。如合并角膜上皮缺损，不要滴用激素滴眼液。

随访

1. 5~7 天后复诊。

2. 痊愈则停用睫状肌麻痹剂，激素滴眼液减量。

3. 受伤后 1 个月，前房角镜检查房角是否后退，间接检眼镜联合巩膜压迫法检查视网膜是否有裂孔或脱离。

3.6 前房积血和前房微量积血

外伤性前房积血

症状

眼痛、视物模糊、眼球钝挫伤史或穿通伤史。

体征（图 3.6.1）

肉眼即可见前房积血或血凝块。

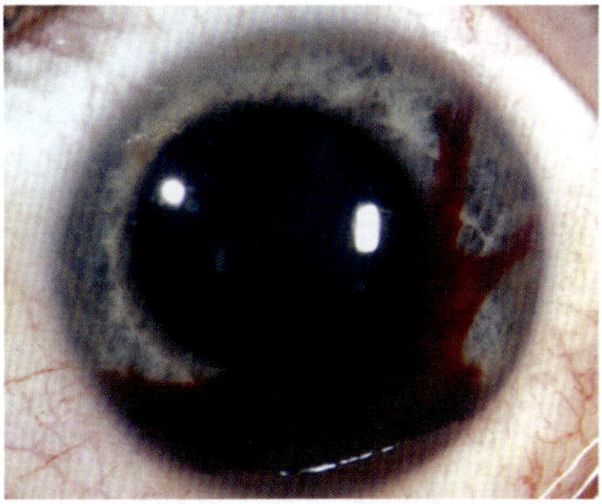

图 3.6.1　前房积血

完全性前房积血（100%）可呈黑色或红色。积血呈黑色时，称为“8 球”或“黑球”性前房积血，即去氧化血；呈红色时，循环血细胞可逐渐下沉，积血逐渐减少，低于 100%。

诊断

1. 病史：伤情的性质（包括致伤物的致伤力量、速度、类型和作用方向）、是否戴防护眼镜、致伤的确切时间、近期是否有眼部手术史、视力丧失的时间和程度。通常受伤当时即出现最严重的视力损害，随时间视力持续下降表明有再出血或出血仍在持续（可引起眼压升高）。是否用过抗凝药物（如阿司匹林、非甾体抗炎药、华法林或氯吡格雷），患者是否有镰状细胞贫血或有镰状细胞贫血家族史，是否有凝血功能异常（如鼻衄、刷牙时牙龈出血、易出现青紫以及血便）。

2. 眼科检查：首先确定有无眼球破裂伤，参见 3.14 眼球破裂伤和眼球穿通伤。检查外眼和球周有无其他外伤。记录前房积血程度（如积血的高度），以及血和血凝块的位置。测量眼压。散瞳检查视网膜，检查时勿压迫巩膜。若无法窥清眼底，可行 B 超检查，需操作轻柔。除非出现顽固性眼压升高，禁用房角镜检查。若必须使用房角镜，需操作轻柔。如果无法窥清眼前节，可行超声生物显微镜（UBM）检查，查找是否有晶状体囊膜破裂、眼内异物或其他眼前节病变。

3. 疑有眶骨骨折或眼内异物，而患者意识丧失的情况下，需行眼眶和颅脑 CT 检查（轴位、冠状位和旁矢状位扫描，眶部扫描层厚 1mm）。

4. 可根据临床需要，对患者进行镰状细胞遗传特性检查或镰状细胞病检查（做 Sickledex 筛查，必要时做血红蛋白电泳）。

治疗

许多方面存在争议，包括是否需要住院治疗、是否需要绝对卧床休息，但必须脱离致伤环境是肯定的。以下情况需要住院：依从性差的患者，有出血体质或血液恶病质的患者，合并其他严重眼球或眼眶损伤的患者和（或）并发眼压显著升高、镰状细胞遗传特性或镰状细胞病患者。此外，儿童患者，尤其是有造成弱视危险的 7~10 岁以下儿童，若无法做全面眼科检查或者疑有受到虐待者，应考虑住院并给予积极治疗。

1. 患者需卧床，可洗澡，限制活动。抬高床头促使血液下沉。禁止剧烈运动、弯腰或提重物。

2. 应用金属或透明塑料眼盾严格全天遮盖患眼。禁止包扎，便于及时发现再次出血造成的视力突然变化。

3. 睫状肌麻痹剂滴患眼，如 1% 或 2% 环戊通，每日 2~3 次；5% 后阿托品，每日 2~3 次；或 1% 阿托品，每日 1~2 次。

4. 如非病情需要，应避免使用抗血小板 / 抗凝药物（即含有阿司匹林的药物和非甾体抗炎药）。已接受抗凝治疗者应咨询相关医生，不要突然停止每日服用的阿司匹林。

5. 应用轻度止痛药物如对乙酰氨基酚，禁用镇静药。

6. 局部应用类固醇，如 1% 醋酸泼尼松龙，每 1~6 小时 1 次，用于治疗虹膜炎（表现为畏光、眼剧痛、睫状充血）、晶状体囊膜破裂、前房内有蛋白（如纤维蛋白）或白细胞。症状和体征好转后应立即降低滴用类固醇的频率，以降低诱发类固醇性青光眼的风险。

*注：目前没有明确的证据表明应用类固醇能够改善前房积血的预后。应充分衡量局部应用类固醇滴眼液的风险，如增加感染机会、升高眼压以及发生白内障。儿童局部使用类固醇更要特别注意：儿童的眼压升高迅速，而且长期使用会有发生白内障的风险。如上所述，对于某些病例，类固醇是有益的，使用时应做到个体化。儿童使用类固醇时必须密切监测眼压，一旦眼压升高，需立即减量。

7. 眼压升高者的治疗

（1）非镰状细胞病或镰状细胞遗传特性患者（眼压≥ 30mmHg）：①首选 β 受体阻滞剂滴眼液，如 0.5% 噻吗洛尔或 0.5% 左布诺洛尔，每日 2 次。②若眼压持续升高，加用 α 受体激动剂滴眼液如 0.5% 阿可乐定、0.1% 或 0.2% 溴莫尼定，每日 3 次，或碳酸酐酶抑制剂滴眼液，如 2% 多佐胺或 1% 布林唑胺，每日 3 次。避免使用前列腺素类似物和缩瞳剂，因其能增强炎症反应。2 岁以下的儿童禁用 α 受体激动剂滴眼液。③如果局部用药治疗无效，加用乙酰唑胺（成人最大剂量 500mg 口服，每日 2 次；儿童每日按 20mg/kg，分 3 次口服给药）；或甘露醇（1~2g/kg，静脉注射，超过 45 分钟完成，每日 1 次）。如果需要甘露醇控制眼压，必须尽早行外引流手术。

*注：眼压升高，尤其是外伤后迅速升高，可能只是暂时现象，继发于急性机械性小梁网阻塞。抬高患者头部可促使红细胞下沉、凝结，使眼压降低。

（2）镰状细胞病或镰状细胞遗传特性患者（眼压≥ 24mmHg）：①首选 β 受体阻滞剂滴眼液，如 0.5% 噻吗洛尔或 0.5% 左布诺洛尔，每日 2 次。②使用以下药物时必须高度注意：局部应用多佐胺和布林佐胺可降低房水 pH 值并导致镰状细胞增加；局部应用 α 受体激动剂滴眼液（如溴莫尼定或阿可乐定）能够影响虹膜血管；缩瞳药物和前列腺素类药物能增强炎症反应。③如有可能，避免全身使用利尿剂，因其能诱发酸中毒和减少体液容量，从而刺激镰状细胞形成。如果必须应用碳酸酐酶抑制剂，选择醋甲唑胺 50mg 或 100mg 口服，每日 2~3 次，代替乙酰唑胺（这样做有争议）。如果需要甘露醇控制眼压，必须尽早行外引流手术。④如果药物治疗不能安全降低眼压，可考虑行前房穿刺术，参见附录 13 前房穿刺。当病情需要急症手术引流时，前房穿刺术只是权宜之计。

8. 对住院患者，严重恶心呕吐者必要时可使用止吐药物，如昂丹司琼 4mg 或 8 mg，每 4~8 小时 1 次，或必要时；12 岁以下儿童，请参阅相应的剂量说明。

前房积血引流手术指征：

（1）角膜基质层血染，特别是儿童患者。

（2）视力严重下降。

（3）前房积血 8 天内减少量 ≤ 50%，手术目的是防止虹膜周边前粘连。

（4）已使用最大剂量药物治疗，眼压≥ 60mmHg 已持续 48 小时以上，手术目的是防止视神经萎缩。

（5）眼压≥ 25mmHg，合并前房完全积血≥ 5 天，手术目的是防止角膜基质层血染。

（6）镰状细胞遗传性状或镰状细胞病患者，眼压 24 mmHg ≥ 24 小时，或眼压一过性升高≥ 30mmHg。

（7）对于有造成弱视风险的儿童患者，应尽早手术。

＊注：过去住院患者使用氨基己酸以稳定血凝块，预防再出血，现已很少使用。目前关于支持局部应用抗纤维蛋白溶解剂如氨基己酸和氨甲环酸的研究尚无定论。一些研究认为应用抗纤维蛋白溶解剂能有效降低再出血的风险，但可能延长痊愈时间。此外，已有研究发现氨基己酸存在一些不良反应，抗纤维蛋白溶解剂治疗的优点和风险存在争议。

随访

1. 患者伤后应每天复诊，检查视力、眼压和裂隙灯。观察是否有新鲜出血（常出现在伤后 5~10 天）；是否眼压升高、角膜血染；积血吸收后观察是否有其他眼内异常，如虹膜根部离断、晶状体半脱位或脱位、白内障。前房血凝块溶解时，呈现为鲜红色液体，应与再出血的新鲜、鲜红色血凝块相鉴别。再出血可见于 0.4%~35% 的患者，常见于伤后 2~7 天。如果眼压升高，治疗同前。当临床检查结果持续好转时，复诊间隔时间可延长。

2. 告知患者如果突然出现眼痛加重或视力下降（可能是再出血或眼压升高的症状），应立即就诊。

3. 如果出现严重的再出血或顽固性眼压升高，患者必须住院治疗，或手术清除前房积血。

4. 经过初期的密切随访之后，根据病情，患者可使用长效睫状肌麻痹剂如 1% 阿托品，每日 1~2 次。积血、纤维蛋白和白细胞吸收后，局部用类固醇可逐渐减量。

5. 患者应白天戴防护眼镜或眼盾，夜间戴眼盾。

6. 伤后 1 周内或再出血 1 周内患者应避免剧烈活动（包括 Valsalva 动作）。出血吸收后，而且度过可能再出血的危险期后，患者可恢复正常活动。

7. 门诊患者的随访

（1）住院患者出院 2~3 天后复查，门诊患者需在初诊后每日复诊，然后根据病情的严重程度（如出血量、眼压升高的可能性、其他的眼部或眼眶损伤）改为间隔数天至 1 周复查。

（2）所有患者伤后 4 周行前房角镜检查、散瞳后巩膜压迫法检查眼底。

（3）有些专家建议每年复查，因为有发生房角后退性青光眼的可能。

（4）如出现任何并发症，则应增加随访的频率。

（5）滤过性手术后，随访期限和限制患者活动的情况，需依据手术医生的医嘱。

外伤性前房微量积血

症状

参见上述前房积血。

体征

裂隙灯显微镜下见前房中有悬浮的红细胞，无沉淀的血液或血凝块。有时前房悬浮红细胞较多，不用裂隙灯显微镜亦可见前房混浊（无法识别虹膜细节）；在这些病例，红细胞逐渐形成沉积，如同肉眼可见的前房积血。

诊断

参见前房积血。

治疗

1. 大部分前房微量积血的患者可以门诊治疗。

2. 参见上述前房积血的治疗。

随访

1. 伤后第 3 天和 1 周复诊。若眼压 >25mmHg，需每天监测眼压，连续 3 天，1 周时复查眼压。镰状细胞病患者若初诊眼压≥ 24mmHg，也应每天复诊，连续 3 天。

2. 其他方面，参见前房积血的随访。

自发性前房积血、术后前房积血或前房微量积血

症状

可出现视力减退或一过性视力丧失（间歇性出血可暂时性遮挡视物）。

病因学（自发性前房积血或前房微量积血）

1. 必须排查隐匿性外伤，儿童或老年患者需确定是否受虐待。

2. 虹膜或房角的新生血管，如源于糖尿病、陈旧性视网膜中央血管阻塞、眼缺血综合征、慢性葡萄膜炎。

3. 血液恶病质和凝血障碍。

4. 虹膜－人工晶状体摩擦。

5. 带状疱疹性角膜葡萄膜炎。

6. 使用抗凝药物，如乙醇、阿司匹林、华法林。

7. 其他，如 Fuchs 异色性虹膜睫状体炎、虹膜微动脉瘤、白血病、虹膜或睫状体黑色素瘤、视网膜母细胞瘤、幼年型黄色肉芽肿。

诊断

在外伤性前房积血检查的基础上增加以下检查项目：

1. 轻柔操作房角镜检查，观察房角是否有新生血管形成或肿物。

2. 增加以下检查

（1）凝血酶原时间（PT）/ 国际标准化比值（INR）、部分凝血酶原时间（PTT）、全血细胞计数（CBC）加血小板计数、出血时间、C 蛋白和 S 蛋白。

（2）超声生物显微镜（UBM）观察人工晶状体襻是否位置异常、是否存在睫状体肿物或其他前节病变。

（3）虹膜荧光血管造影。

治疗

给予睫状肌麻痹剂（参见前房积血），限制活动，抬高床头，不使用非必须使用的抗血小板或抗凝药物（如阿司匹林和非甾体抗炎药）。病因不明时，应用保护性的硬质金属或塑料眼盾。监测血压。手术后的前房积血或前房微量积血通常为自限性，仅需观察，但应密切监测眼压。

参考文献

Bansal S, Gunasekeran DV, Ang B, et al. Controversies in the pathophysiology and management of hyphema. Surv Ophthalmol. 2016; 61(3): 297-308.

3.7 虹膜根部离断和睫状体脱离

定义

1. 虹膜根部离断：虹膜由巩膜突断离，小梁网受损和（或）虹膜周边前粘连，导致眼压升高。

2. 睫状体脱离：睫状体由巩膜突断离，最初由于经葡萄膜巩膜引流增加造成低眼压。随后由于睫状体脱离造成的裂痕关闭使眼压升高，导致青光眼。

症状

如果不进展为青光眼、低眼压或者低眼压性黄斑病变，通常无症状。大范围虹膜根部离断可造成单眼复视、眩光和畏光。二者均为眼球钝挫伤或眼球穿通伤造成。通常为单眼发病。

体征（图 3.7.1）

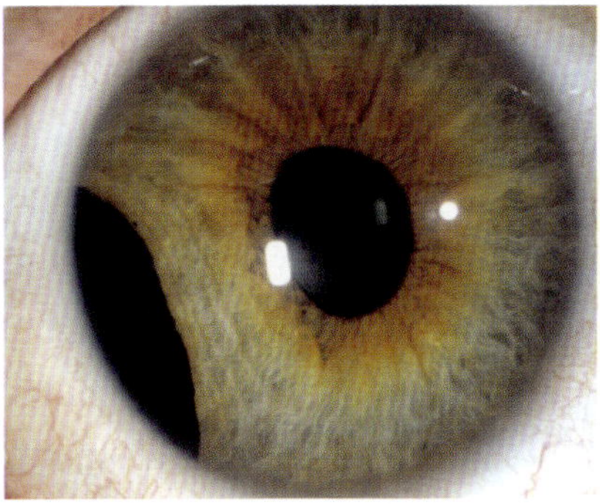

图 3.7.1　虹膜根部离断

1. 主要体征：房角镜下典型表现如上所述。

2. 其他体征：眼压降低或升高，青光眼性视神经改变（参见 9.1 原发性开角型青光眼），房角后退和低眼压综合征（参见 13.11 低眼压综合征）。外伤引起的其他表现有前房积血、白内障和瞳孔不规则。

鉴别诊断

表现为青光眼时，鉴别诊断参见 9.1 原发性开角型青光眼。

诊断

参见 9.6 房角后退性青光眼。

治疗

1. 戴太阳镜、具有人工瞳孔的角膜接触镜，如果虹膜根部离断范围大且患者有症状，则行手术矫正。

2. 如果出现青光眼，治疗同原发性开角型青光眼（参见 9.1 原发性开角型青光眼）。一线治疗通常是房水抑制剂。不要使用缩瞳剂，因其可使睫状体再脱离的裂隙再度开放，造成低眼压。强力散瞳剂可使睫状体脱离的裂隙关闭，造成眼压升高。通常眼压升高是一过性的，局部滴眼治疗即可控制，因为数小时后小梁网会恢复滤过房水。

3. 由睫状体脱离导致的低眼压综合征加重，应首选应用阿托品每日 2 次以促使睫状体与巩膜突贴合，并应用类固醇减轻炎症。进一步的手术治疗参见 13.11 低眼压综合征。

随访

1. 参见 9.1 原发性开角型青光眼。

2. 每次复诊应详查双眼：伤眼的迟发性开角型青光眼和类固醇性青光眼的发生率较高，未受累眼发生开角型青光眼的风险约为 50%。

参考文献

1. González-Martín-Moro J, Contreras-Martín I, Muñoz-Negrete FJ, et al. Cyclodialysis: an update. Int Ophthalmol. 2017;37:441-457.
2. Tesluk GC, Spaeth GL. The occurrence of primary open-angle glaucoma in the fellow eye of patients with unilateral angle-cleavage glaucoma. Ophthalmology. 1985;92:904-911.

3.8 眼睑裂伤

症状

眶周疼痛、流泪、出血、面部外伤史。

体征（图 3.8.1）

眼睑非全层或全层缺损，累及皮肤及皮下组织。浅表裂伤或擦伤可能掩盖深层裂伤、异物，或穿通伤/穿孔伤伤及泪道系统（如泪小点、泪小管、泪总管、泪囊）、眼球、眼眶、颅顶。

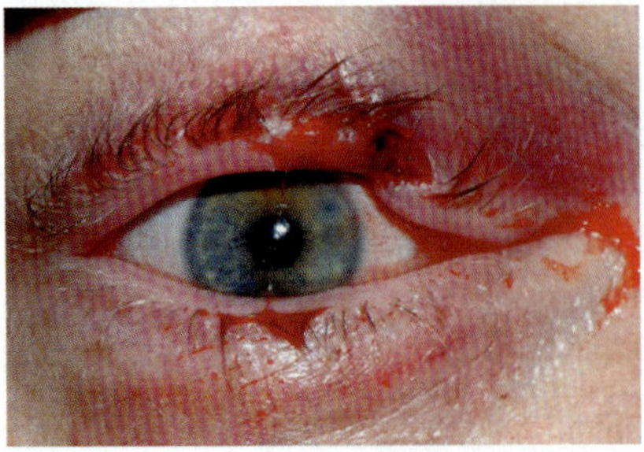

图 3.8.1　睑缘裂伤

诊断

1. 病史：确定致伤的途径和受伤时间，是否咬伤，是否有潜在的异物等。

2. 全面眼科检查：包括双眼散瞳检查眼底。在修复眼睑之前确定无眼球损伤，无眼眶软组织（包括视神经）损伤或颅内损伤。

3. 小心翻转眼睑，用有齿镊或棉签轻轻牵拉伤口的一侧以确定伤口深度，如果怀疑有异物，在进行进一步的伤口探查之前，行下述影像学检查。

4. 对有眼球穿通伤或严重钝挫伤的患者，应行颅脑、眶部和面中部的

CT 扫描（轴位、冠状位和旁矢状位扫描，层面厚 1~2mm），以排查是否存在骨折、异物存留、眼球破裂及颅内损伤。如果疑有深层损伤，修复眼睑撕裂伤前应先做影像学检查。意识丧失者必须先行颅脑 CT 检查。根据致伤的途径，可能需要排查颈椎是否损伤。

5. 如果伤口位于泪小点鼻侧，即使看上去没有伤及泪小管，也应行泪点扩张、探通和泪道冲洗，以排查是否伤及泪小管（图 3.8.2 和图 3.8.3，以及附录 7 泪道系统的诊断性探查和冲洗技术）。应高度警惕儿童患者易被忽视的泪小管撕裂，特别是犬咬伤患者。

6. 注意一侧面颊（颧骨）的蹭伤。一侧面颊的蹭伤可突然拉扯内眦，导致内眦腱膜撕裂，伴发泪小管裂伤。这种外伤造成的泪小管裂伤经常会被漏诊，是由于临床上只关注颧骨挫伤，内眦软组织通常在伤后能够复位，掩盖了受伤的范围。

*注：犬咬伤是常见的泪小管裂伤原因，主要发生于幼儿。这类病例即使裂伤看起来非常表浅也应行泪道探查。对不合作的患儿可给予镇静药物或在麻醉下进行眼睑、泪道引流系统和眼球的全面检查。

治疗

1. 破伤风预防治疗，治疗指征参见附录 2 破伤风预防。

2. 疑有伤口污染或异物，应全身应用抗生素 7~10 天，如阿莫西林 / 克拉维酸 500/125mg，口服，每日 2~3 次，或 875/125mg 口服，每日 2 次；

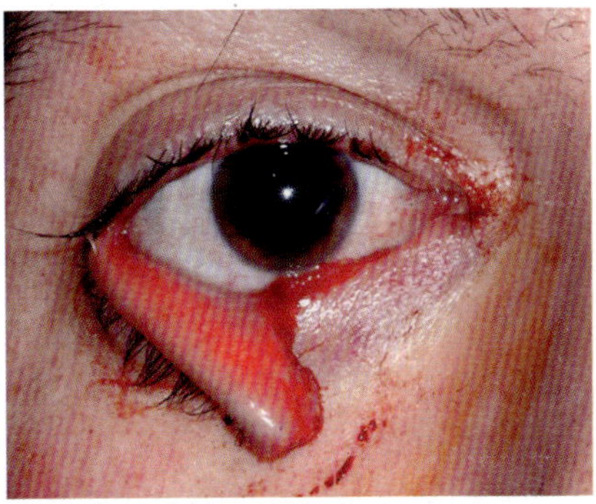

图 3.8.2　泪小管撕裂

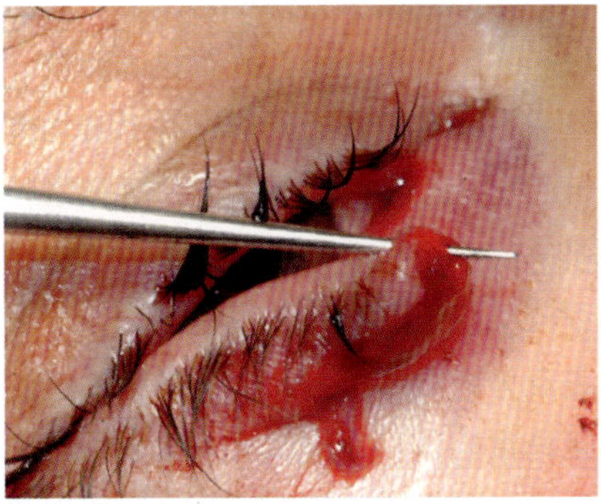

图 3.8.3　泪小管撕裂，探查泪小点时探针头暴露

多西环素 100mg 口服，每日 2 次；甲氧苄啶 / 磺胺甲噁唑 80/400mg 或 160/800mg 口服，每日 1~2 次；或头孢氨苄 250~500mg 口服，成人每日 4 次，儿童每日按 25~50mg/kg，分 4 次给药。被人或动物咬伤者给予青霉素 V，如果有指征，考虑狂犬疫苗预防注射。

*注：在美国大部分州，动物咬伤必须上报当地卫生部门。

3. 修复眼睑裂伤

（1）确定处理外伤的场所，手术室修复的指征如下：①合并眼或深层附属器损伤的眼睑裂伤需要手术，如眼球破裂或眶内异物。②泪道损伤。依从性好的患者出现较为简单、位于泪点附近的眼睑裂伤除外。注意：修复泪小管裂伤不是眼科急诊，可以延迟最多 4 天，不会产生不良后果。③上睑提肌腱膜损伤或上直肌损伤。④眼睑裂伤伤口处可见眶脂肪，提示眶隔穿通伤。所有这类患者均应行 CT 扫描，并记录上睑提肌和眼外肌（EOM）的功能状况。可能需要探查深层组织平面。⑤内眦韧带撕脱，表现为内眦移位、内眦变为圆形或内眦异常松弛。⑥组织大片缺失，特别是缺损超过眼睑 1/3，或解剖结构严重扭曲。

（2）可在床旁进行的眼睑裂伤修复步骤如下。

*注：所有医疗保健提供者均应戴用护目用品。

双眼滴 1 滴表面麻醉剂，患眼放置保护性巩膜壳，未受累眼覆盖湿润的折叠纱布海绵。使用大量冲洗液和 10% 聚维酮碘溶液冲洗清理伤口及周围皮肤（避免使用聚维酮皂，因其刺激角膜）。铺无菌洞巾。

*注：人或动物咬伤造成的撕裂伤或伤口有严重污染危险的撕裂伤，应尽可能少去除伤口的坏死组织。因眼睑血运丰富，通常行一期修复。另外，污染伤口应充分暴露，等待行二期手术。尽可能保留眼睑皮肤。但是，如果外伤造成皮肤大部分坏死或者缺损，应考虑植皮手术。一期修复应采用以下步骤。

2% 利多卡因加肾上腺素局部皮下浸润麻醉。直接局部麻醉会引起组织肿胀和出血，应使用最小剂量麻醉或局部阻滞麻醉[如眶上、眶下和(或)筛前神经阻滞麻醉]。

探查时如果意外发现异物，看上去异物穿通眼球或眶内组织，不要取出异物。眼眶、海绵窦或大脑受累的患者，须做全面的术前评估和多学科会诊（如耳鼻喉科或神经外科）和辅助检查（如造影检查）。

按下文所述方式修复裂伤。

眼睑裂伤未累及睑缘

参见以上步骤。然后使用 6–0 可吸收缝线(如肠线、铬肠线)间断缝合，关闭皮肤伤口。一些外科医生喜欢使用单丝的不可吸收线（如尼龙、聚丙烯）以减少瘢痕发生。对依从性不好的患者避免应用不可吸收缝线。不要在眶缘内做深部缝合，不要缝合眶隔。皮肤和真皮层裂伤明显越过眶缘者，可行分层缝合以使皮肤张力最小化。

眼睑边缘裂伤

关键点

1. 有多种修复眼睑边缘裂伤的方式，这里介绍传统的手术方式。最重要的步骤是沿垂直轴对合睑板，从而使眼睑正确对合并愈合。仅在睑缘对合睑板不能使眼睑结构保持完整，受伤的睑板会裂开，造成睑缘切迹（图 3.8.4C）。

*注：如果患者的依从性不好，应使用可吸收的 6–0 聚酯线（如薇乔）。

2. 不要做深层的、包埋于皮下组织的缝合，以避免缝合时夹带眶隔组织，造成眼睑畸形。通常不要在睑板和眶缘之间的区域做深层缝合（上睑板垂直长度约 10mm，下睑板约 5mm）。

3. 睑板深层缝合应为板层缝合（部分厚度），特别是上眼睑，以避免穿透下方的结膜，造成角膜刺激征或损伤。

4. 如果患者依从性不好或不能配合拆除缝线（如儿童、老年痴呆等），应使用可吸收的 6–0 缝线（如薇乔）替代不可吸收线缝合睑缘。

手术步骤（图 3.8.4）

1. 距裂伤边缘 2mm 对位缝合灰线（如前所述，对于依从性差的患者，应使用可吸收缝线）。使用止血钳拉紧缝线观察睑板和灰线是否复位良好。缝线不要打结。

*注：睑缘缝合不能保证眼睑结构的完整性，只是用于对合睑缘以确保眼睑的美容性修复。

2. 在睑板前方间断缝合睑板边缘（采用 5–0 或 6–0 可吸收线的铲针）。这是睑缘裂伤缝合最重要的一步。上眼睑通常需要缝 3 针，下眼睑最多缝 2 针。除了睑缘的 1 针以外，根据裂

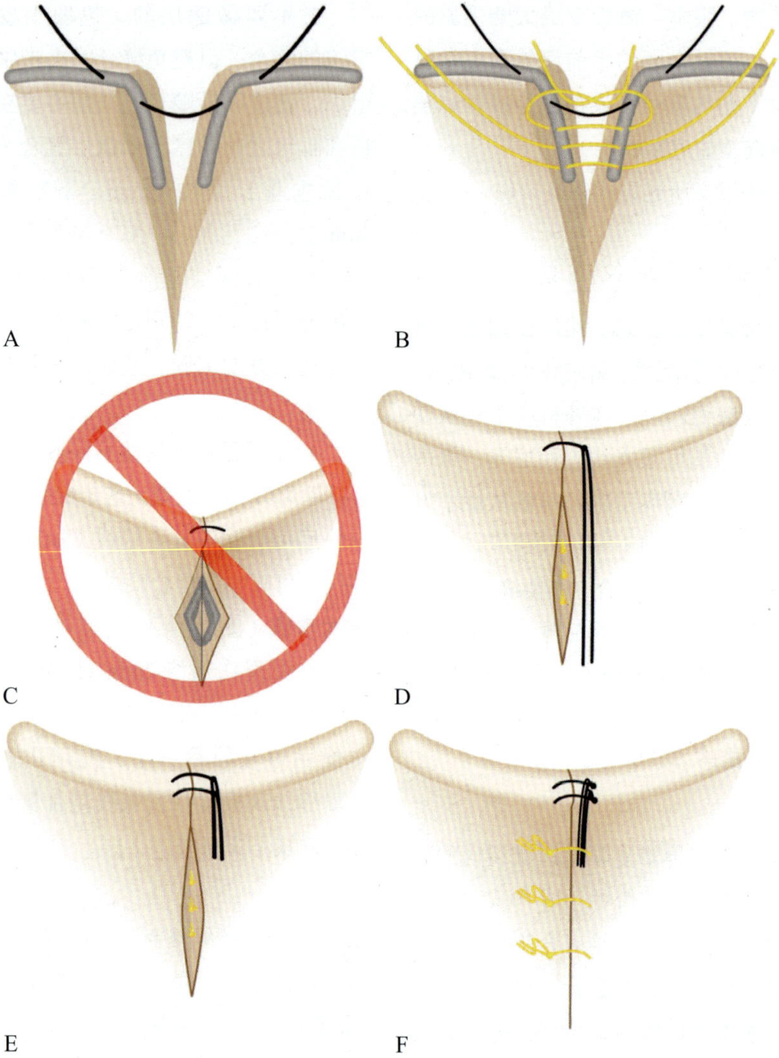

图 3.8.4　采用传统手术方法修复睑缘裂伤

A. 使用 6–0 丝线使灰线复位。B. 睑缘裂伤缝合过程中最重要的步骤是使用 5–0 或 6–0 可吸收线（如薇乔）间断缝合睑板（板层缝合），对合睑板边缘。C. 睑板对合不好会破坏眼睑完整性，造成眼睑伤口张开和眼睑切迹。D. 睑板缝线和灰线缝线打结。E. 用 6–0 丝线再缝睑缘 1 针。F. 使用 6–0 肠线间断缝合皮肤伤口，睑缘缝线的线尾收紧、打结伤的长度再缝 1 针就足以对合睑板。如果不能沿垂直轴对合睑板将导致眼睑伤口张开，形成切迹。

3. 睑板缝线打结，修剪缝线。睑缘缝线打结，线尾留长。

4. 在灰线缝线前方或后方用 6–0 丝线缝置 1 针并打结，线尾留长。通常后方的 1 针可以不缝，从而降低术后角膜擦伤的风险。缝合睑缘时应尽量恢复正常眼睑解剖结构（睫毛线、睑板腺、灰线）。

5. 使用 6–0 丝线沿皮肤裂伤伤口间断缝合。靠近睑缘的皮肤缝线压住睑缘缝线的线尾，使线尾远离角膜表面。

6. 最后步骤

（1）去除保护性巩膜壳。

（2）伤口应用抗生素眼膏，如杆菌肽或红霉素眼膏，或迪友 / 迪可罗，每日 3 次。

（3）如果需要，则包扎伤口，口服抗生素。撕裂若已超过眼眶边缘且暴露深部真皮层，局部应用黏合剂（安息香或 Mastisol）和立体胶带垂直于撕裂轴使用，以加强缝合力，减小皮肤张力，放置胶带后需使用抗生素眼膏，如迪友 / 迪可罗。

随访

如果使用不可吸收缝线，如丝线，睑缘缝线留置 5~10 天，其他的皮肤表面缝线 4~7 天拆线。睑缘完整性的修复有赖于睑板缝线的长期存留，因此，术后 5 天即可拆除睑缘缝线。如果拆线后眼睑出现小的切迹，应继续随诊 3~6 个月以待瘢痕修复。小的眼睑切迹通常可自行软化和消退。

3.9 眼眶爆裂性骨折

症状

眼球运动痛，局部压痛，眼睑肿胀，双眼复视，捻发音（特别是擤鼻后），面颊、上唇和（或）牙齿的麻木感。溢泪可能是眶内侧壁骨折、上颌骨Ⅱ型骨折或鼻筛骨复合体骨折造成鼻泪管阻塞或创伤的症状，但通常是晚期主诉。急性溢泪多是由于眼表的刺激如结膜水肿、角膜擦伤、虹膜炎造成的。

体征

1. 主要体征：眼球运动受限（尤其是向上、向外注视或二者皆受限），皮下或结膜气肿，眶下神经分布区域（同侧面颊和上唇）感觉减退，点状压痛，眼球内陷（发病初期可被眼眶水肿或出血掩盖），眼球向下移位。

2. 其他体征：鼻出血，眼睑肿胀，淤斑，眶上缘和眶顶的骨折可造成滑车上神经或眶上神经分布区域感觉减退（同侧额部），上睑下垂，额窦前壁错位畸形（眶上缘和眉间）。三叉神经痛、颧骨变平、可触及的眶下缘错位畸形是三角形（颧骨复合体）骨折的特征表现。可见视神经病变，继发于后部间接性外伤性视神经病变（PITON）或继发于球后出血、异物等（见下文）的直接致伤因素［眶骨筋膜室综合征（OCS）］。

眶壁骨折是否存在肌肉嵌顿的鉴别诊断

1. 眼眶水肿和出血伴或不伴有爆裂性骨折：可有眼球运动受限、眶周肿胀、淤斑，7~10 天后明显改善或完全消退。

2. 脑神经麻痹：眼球运动受限，但被动牵拉试验不受限。主动收缩试验结果异常。对怀疑外伤性脑神经病变、已发生显著的颅底和颅内损伤的患者，应做 CT 检查。

3. 眼外肌撕裂伤或直接挫伤：通常易漏诊穿通伤部位，尤其是结膜穹隆处。仔细检查是否存在结膜撕裂伤或眼眶脂肪脱垂。完全性眼外肌撕裂伤通常导致眼球向受伤肌肉反向大角度偏移，眼球无法朝向受伤肌肉方向运动。CT 检查有助于区分眼外肌挫伤和眼外肌撕裂伤。有时需在麻醉下行眼外肌探查术。

诊断

1. 全面的眼科检查：包括视力、眼球运动、眼压和眼球移位。检查瞳孔和色觉，以排查外伤性视神经病变（TON），参见 3.11 外伤性视神经病变。比较患侧面颊与健侧的感觉、触诊眼睑是否有捻发音（皮下气肿）、触诊眶缘是否有阶梯状畸形。仔细检查眼球是否有明显的破裂伤或隐匿性破裂，有无前房积血或前房微量积血、外伤性虹膜炎、视网膜或脉络膜损伤。对于眼周水肿患者，如果不能配合检查，则散瞳检查眼底难以进行，但该项检查对眼眶骨折患者制订处理方案非常重要。如果眼睑和眼周肿胀影响检查，则需要采用相应手段［如使用 Desmarres 眼睑拉钩或清洁的回形针（图 3.9.1），外眦切开，全麻下检查］。

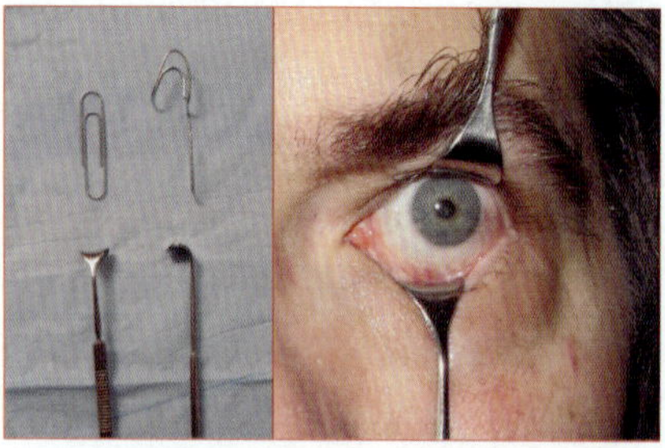

图 3.9.1　用 Desmarres 拉钩或清洁的回形针拉开眼睑

*注：至关重要的是对所有怀疑有眶骨骨折的患者应尽快排查眼内损伤和视神经损伤。

*注：儿童患者更容易发生一种特殊形式的爆裂伤——“活板门”骨折。这是由于儿童骨骼没有完全钙化，易造成青枝骨折而非完全性骨折；导致眶内软组织（包括眼外肌）穿过骨折部位形成疝，可塑性骨快速剧烈回弹，类似于弹簧上的活盖板。骨折边缘处重新复位后较为紧密，造成陷入骨折处的软组织缺血。这类骨折的儿童患者检查时可见眼周外观表现良好，但可见明显的眼外肌受限（通常是垂直方向），这一组体征称为“白眼样爆裂骨折”（WEBOF）。儿童患者常病史不明，只能做有限的眼科检查，易被误诊为颅内损伤（如脑震荡），导致延误对白眼样爆裂骨折的处理。注意凹陷骨折可伴有眼心反射（恶心或呕吐、心动过缓、晕厥、脱水）。在某些病例，虽然做了相应的眼眶影像学检查，但 CT 上的眼眶骨折可能很小，通常易漏诊。

这类病例需要仔细查看冠状位和旁矢状位图像。对于典型的眼眶骨折（即非白眼样爆裂骨折，non-WEBOF），若眼球运动受限持续 1 周以上，怀疑有眼球受限，应行被动牵拉试验和头眼反射试验。早期很难区分软性组织水肿和软组织嵌顿于骨折处造成的挫伤。参见附录 6 被动牵拉试验和主动收缩试验。

2. 怀疑眼眶骨折的所有病例均需行眶部及面中部 CT 检查（轴位、冠状位和旁矢状位扫描，层厚 1~1.5mm，无须增强）。骨窗对评价包括容易漏诊的微小的白眼样爆裂骨折在内的眶壁骨折十分有意义（图 3.9.2，图 3.9.3）。包括面中部骨骼也需要检查以排查颧骨复合体或其他的面中部骨折。若有意识丧失病史，应行颅脑影像学检查。

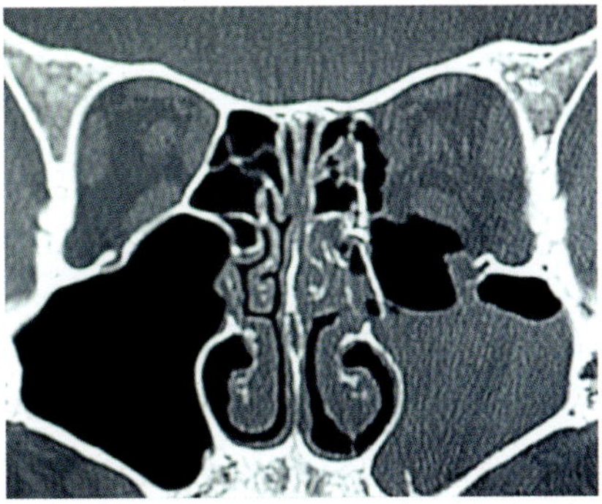

图 3.9.2　CT 示眼眶爆裂性骨折

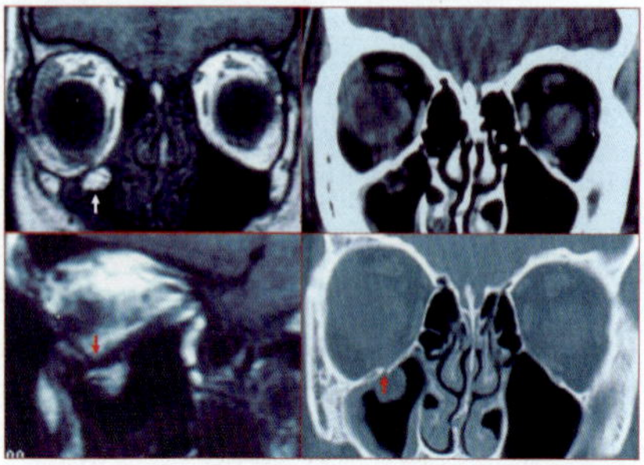

图 3.9.3 白眼样爆裂骨折患者冠状位和矢状位 CT 显示下直肌嵌顿。白色箭头示眶内软组织嵌顿。红色箭头示眶底骨折

*注：眶壁骨折的患者如果没有主观视力改变、复视、眼周疼痛、畏光、眼前漂浮物或闪光感等视觉症状，说明患者的眼部问题不需要在 24 小时内急诊处理。但是，所有的眶壁骨折患者都应该在伤后 48 小时内进行详细的眼科检查。任何主诉视物不清、剧烈疼痛和其他显著的视觉症状的患者都应该进行眼科急诊检查。

治疗

1. 口服广谱抗生素 7~10 天，如阿莫西林 / 克拉维酸 500/125mg 口服，每日 2~3 次或 875/125mg 口服，每日 2 次；多西环素 100mg 口服，每日 1~2 次；甲氧苄啶 / 磺胺甲噁唑 80/400mg 或 160/800mg，每日 1~2 次，或头孢氨苄 250~500mg 口服，成人每日 4 次，7~10 天。基于有限的非正式证据，对患有慢性鼻窦炎、糖尿病或免疫力低下的患者建议使用抗生素。而对其他患者，是否使用抗生素应交由经治医生确定。眶壁骨折患者的预防性使用抗生素不是必需的。

2. 告知患者不要擤鼻涕。迫使空气进入眼眶可导致眶骨筋膜室综合征和视神经病变。

3. 使用减轻鼻充血的药物，如羟甲唑啉喷鼻剂，每日 2 次，连用 3 天。仅使用 3 天以减少停药反跳机会。

4. 伤后 24~48 小时内眼睑冰敷，每次 20 分钟，间隔 1~2 小时。休息时取头高位，身体呈 30° 倾斜。

5. 如果肿胀严重造成无法检查眼球运动和眼球位置，可以考虑口服类固醇，如甲强龙。一些专家建议如果使用类固醇，需口服抗菌药物，但目前尚无数据支持这种治疗方案的疗效。伴发外伤性脑损伤的患者禁用类固醇。

6. 对所有的骨折，只要是累及眶顶、额窦或筛板，或与颅内出血相关，建议神经外科会诊。额窦、面中部和下颌骨骨折，应请耳鼻喉科或口腔颌面外科会诊。

7. 下列情况需要手术治疗。

＊注：若出现眼球全层损伤或眼球穿通伤，应择期或延期行眼眶骨折修复手术。前房积血或前房微量积血患眼通常在 10~14 天后修复眶壁骨折。

（1）立即修复（伤后 24~48 小时内）：有临床证据证明，肌肉嵌顿导致的无法缓解的心动过缓、心脏传导阻滞、恶心呕吐或晕厥（最常见于白眼样炸裂性骨折儿童患者），需要紧急行眼眶探查手术，松解嵌顿的肌肉，从而降低由于肌肉缺血和纤维化导致的永久性限制性斜视的发生可能，并缓解眼心反射造成的全身症状。

（2）1~2 周后修复：①第一眼位或向下注视时出现的复视持续超过 1~2 周，CT 显示骨折周围有肌肉扭曲或疝，被动牵拉试验可用于判断骨性限制。需要注意的是，复视可能需要 2 周以上的时间来缓解或消失。一些外科医生会等到 6~8 周后才对持续性复视进行手术修复。②大面积眶底骨折（>50%），或大面积内侧壁骨折合并眶底骨折，日久可导致影响美观的眼球异位［眼球内陷和（或）下移］。致伤伊始出现眼球异位提示大面积骨折。可以等待数月以观察眼球内陷是否进展。没有明确的证据证实早期修复对防止和逆转眼球异位比延期修复更有效。但很多术者选择早期修复，因为在创伤后纤维化形成之前手术，术中更容易辨别解剖平面和异常（骨折）骨解剖。对于老年患者，或并存严重内科疾病的患者，以及正在接受抗凝治疗的严重心血管疾病患者，应避免早期手术以防止可能出现的眼球错位。③复合性外伤，累及眶缘或眶外侧壁和（或）颧弓错位。面中部的复合性骨折（颧骨复合体、上颌骨Ⅱ型骨折）或颅底骨折（上颌骨Ⅲ型骨折）、鼻筛骨复合体骨折，包含额窦的上方或上方内侧眶缘骨折。

（3）延迟修复：陈旧性骨折导致眼球内陷和下移可择期手术治疗。

＊注：术后或创伤后是否抗凝治疗一直存在争议。之前的报道显示，眶壁和面中部骨折患者使用抗凝剂预防深静脉血栓形成可造成眶内出血。另有多项大型研究显示，术后无法行走的患者深静脉血栓和肺栓塞发生风险增加。因此，所有住院的眶壁骨折患者，无论术前还是术后均建议应用间歇气动压缩治疗，并鼓励行走。深静脉血栓高危人群，包括因合并颅脑损伤而活动受限的患者，应与初级保健人员详细讨论抗凝治疗的必要性，并向患者及家属讲明使用抗凝药的利弊。

随访

外伤后随诊 1~2 周，观察急性眶水肿消退后有无出现持续性复视和（或）眼球内陷。如受伤后或者受伤前即存在鼻窦炎症状，患者应在伤后几天内就诊。观察有无合并眼部创伤（如眶蜂窝织炎、房角后退性青光眼或视网膜脱离）。如出现前房积血或前房微量积血，伤后大约 4 周行前房角镜检查和散瞳后巩膜压迫法检查眼底。并向患者讲述视网膜脱离和眶蜂窝织炎的预警症状，以便患者及时就诊。

3.10 外伤性球后出血（眶内出血）

症状

疼痛，视力下降，眼睑严重肿胀难以睁开，近期眼球或者眼眶外伤，手术史或抗凝治疗史。眼眶是骨性腔室，由眶隔隔挡坚固的前软组织，任何能迅速填充眼眶（血液、脓液、空气）的病变过程都可能导致腔室综合征。随着眼眶内压力产生，可引起视神经、眼球和视网膜缺血，有可能导致永久性视力丧失。眶骨筋膜室综合征（OCS）是眼科急症。

*注：大多数医源性手术后眶内出血多发生在手术后 6 小时内。

体征（图 3.10.1）

1. 主要体征：眼球突出，压迫眼球有抵抗感，眼睑紧张(“坚硬如石”)，睁眼困难，视力丧失，传入性瞳孔障碍、色觉障碍、眼压升高。

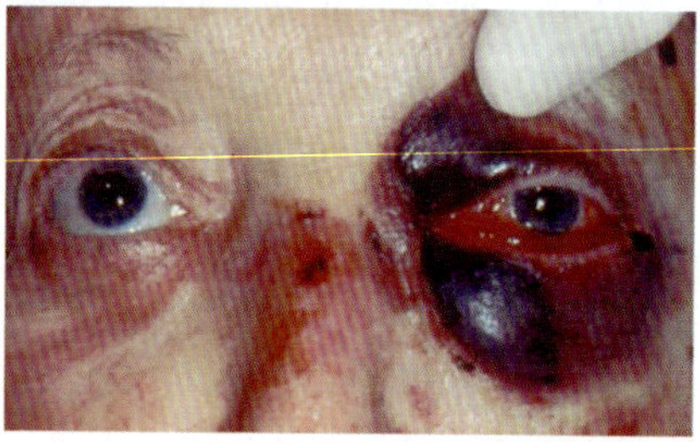

图 3.10.1 球后出血

2. 其他体征：眼睑淤斑，弥漫性结膜下出血，球结膜水肿，结膜血管扩张，眼底检查可有压迫性视神经病变或视网膜血管阻塞所致的视盘水肿，以及眼球向某个方向或者各方向活动受限。

鉴别诊断

1. 眶蜂窝织炎：发热，眼球突出，球结膜水肿，眼球转动受限或疼痛；可有外伤史，但通常非急性起病。快速蔓延的眼眶脓肿可导致眶骨筋膜室综合征，此类病例的急症处理同眶内出血。参见 7.3.1 眶蜂窝织炎。

2. 重度眼眶气肿（张力性眼眶气肿）：眼眶、眼睑张力高，皮下捻发音，眼球活动受限，可发生于眶壁骨折伴有或不伴有流鼻涕。参见 3.9 眼眶爆裂性骨折。

3. 眶壁骨折：眼球活动受限，可伴眼球内陷或前突。参见 3.9 眼眶爆裂性骨折。

4. 眼球破裂：结膜下水肿和出血可掩盖眼球破裂征象。参见 3.14 眼球破裂伤和眼球穿通伤。

5. 高流量（直接）颈动脉海绵窦瘘：可继发于急性或亚急性外伤。多为自发，非创伤性。搏动性眼球突出，眼 / 眉杂音，螺旋形动脉化结膜血管，球结膜水肿，眼压升高。多单侧发病，偶见单侧瘘导致双侧体征。参见 10.10 海绵窦及相关综合征（多发性眼球运动神经麻痹）。

6. 静脉曲张：屏气动作（Valsalva 动作）后眼球突出加重，外伤后通常不会急性发病，大多数眶内静脉曲张无外伤史或手术史。

7. 淋巴管瘤：通常见于年轻患者。可表现为轻度外伤或者上呼吸道感染后出现急性眼球突出，瘀斑，眼外肌麻痹。MRI 通常可以确诊。

8. 自发性球后出血：症状和体征同外伤或术后球后出血。见于长期抗凝药物治疗或者患有凝血机制异常的其他全身病，如血友病，偶见于孕妇，尤其是在分娩过程中。常表现为眼眶顶部的骨膜下血肿，可能被误诊为眼眶肿瘤，MRI 有助于识别血液分解产物。参见 14.3 磁共振成像。

诊断

1. 全面的眼科检查：特别注意传入性瞳孔障碍，色觉丧失，评估眼睑紧张度和眼球后抵抗力，眼压升高，视网膜中央动脉搏动（通常先于视网膜动脉阻塞），脉络膜皱褶（重度视神经延展导致眼球变形所致）和视神经水肿，注意视功能可以从正常到无光感。

2. 眼眶 CT（轴位、冠状位和旁矢状位）：当视力和（或）视神经功能受到威胁时，应先行眦切开 / 眦角分离，再行 CT 检查。CT 极少显示小血肿。典型的球后出血表现为肌锥内脂肪呈现为弥漫、增大的网状影。可见“泪滴形”或“帐篷状”体征：视神经极度延展，造成眼球后部扭曲（呈帐篷状）形成泪滴形，这是预后不良的放射影像学体征，尤其是当后巩膜角度 <130° 时。眶壁骨折有助于眶内减压，并降低（但不能排除）发展为眶骨筋膜室综合征的可能。即使伴发大的眶壁骨折，重要的是要知道，患

者仍有可能形成眶骨筋膜室综合征和视神经病变，即使合并大范围的眶壁骨折，因为出血有可能充填相邻鼻窦，从而引起眶骨筋膜室综合征。

＊注：球后出血伴发眶骨筋膜室综合征临床即可诊断，无须影像学检查。CT 检查所造成的延误可导致视力进一步损害。影像学检查可在眶骨筋膜室综合征减压、视功能稳定后进行。

治疗

临床显著的球后出血伴发眶骨筋膜室综合征的治疗关键是及时快速地进行软组织减压术。首要目的是减轻对重要软组织的压迫，主要是视神经。即使出血可能发生在几小时或者几天前，因为无法确定视神经损害处于何种程度，故所有患者均采用相同的治疗指南。

1. 如果出现视神经病变，立即行外眦切开和眦角分离以降低眶内压（图 3.10.2）。该手术可在有基础医疗设施的诊室或急诊室进行，可行局部麻醉。如时间允许也可在急诊室做清醒镇静后进行，但通常无须这样。

2. 如无眼眶体征、眼缺血征象或压迫性视神经病变，但眼压升高，即视神经正常而眼压≥ 35mmHg，或青光眼患者既往眼压水平低但目前眼压≥ 20mmHg，可采取逐步降低眼压措施，参见后述内容和 9.1 原发性开角型青光眼。

外眦切开和眦角分离术（图 3.10.2）

该手术的目的是使下眼睑与骨膜分离，从而充分降低眶内软组织的压力。无灌注性视网膜梗死大约 90 分钟后不可逆，相应的治疗延迟较长时间可导致视网膜神经纤维死亡和永久视力丧失。

＊注：单纯外眦切开常不足以降低眶压，通常需要联合眦角分离术。

（1）皮下注射 2% 利多卡因和肾上腺素，注射采用离开眼球的方向。由于眼睑水肿和局部酸中毒，局部麻醉可能无效，可采用区域阻滞麻醉。需提前告知患者手术可能很痛，但幸运的是，大多数病例的外眦切开和眦角分离术均能迅速完成。

（2）沿外眦水平放置止血钳，钳夹 1 分钟，压迫组织，减少出血。这是可选步骤，需要在良好的局麻下进行。

（3）外眦切开和眦角分离只需两种器械，钝头剪刀（如 Westcott 或 Stevens）和镊齿锐利的齿镊（如 Bishop Harmon 或 Adson）。不要使

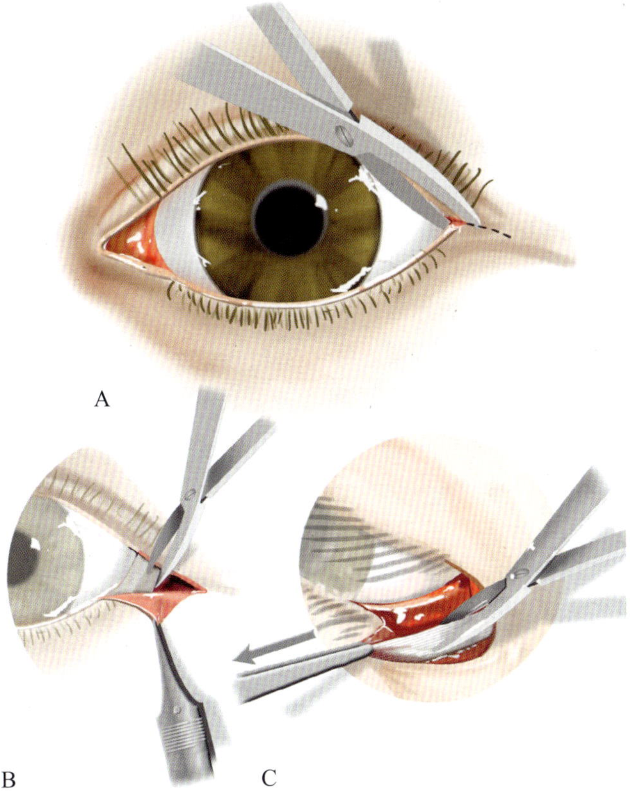

图 3.10.2　外眦切开和眦角分离术

A. 外眦切开。B. 齿镊夹住下眼睑外侧。C. 将眼睑向前拉，剪刀尖端指向患者鼻部，探查外眦韧带，切断

用尖头剪刀以避免误伤眼球，不要使用精细镊（如 0.12mm Castroviejo），因牵拉力量小，不能有效分离眼睑。

（4）外眦切开。剪刀切开外眦大约 1cm 厚度（从结膜到皮肤），此时不需要使用镊子。本步骤的目的为暴露外眦韧带的下部。提供的软组织减压效果很有限。

（5）下睑眦角分离术。齿镊夹住下睑眦角切开的内侧缘，嘱患者取仰卧位，垂直向天花板方向牵拉。皮下开放位置放置剪刀，尖端指向鼻尖，开始剪。部分患者主张轻拨外眦韧带，但这是不必要的，而且有时因组织水肿很难做到。外眦韧带松解后，眼睑应与眼球完全分离。

＊注：眦角分离术是眶内减压的关键，通常凭经验完成。不要直视下寻找韧带或解剖学标志。

（6）眦角分离成功的标志：眼睑与眼球完全分离。镊子松开后，睑缘颞侧端向内移动，通常是向角膜缘颞侧移动。如睑缘仍保持原位，位于角膜缘颞侧的外侧，提示眦角分离不完全，需继续分离。

（7）切口会出血，但是通常无须烧灼止血，向眶外侧缘骨壁压迫数分钟可达到止血效果，注意不要压迫眼球和眼眶。由于抗凝和抗血小板药物的广泛使用（如华法林、阿司匹林、氯吡格雷）以及不可逆抗凝药物（如利伐沙班、达比加群等）处方量的增加，可能会出现大出血。针对这些病例，压迫止血通常是无效的，可使用止血剂（如生物制剂，如凝血酶和纤维蛋白原或物理制剂，如明胶、胶原、纤维素）。烧灼术可有效止血。

（8）眦角分离成功，在 15 分钟内即可见效果：眼压下降，视网膜出现再灌注。Cadaver 研究显示，眼压和眶内压具有相关性。眦角分离术后眼压明显下降提示眶软组织减压成功。取决于眦角分离的时间与出血的关系，视力可有显著改善。通常不需要做上方眦角分离：Cadaver 研究显示，上方眦角分离术未造成眶内压显著下降。另外，上方眦角分离可导致泪腺损伤，大量出血。下方眦角分离术后眶骨筋膜室综合征体征持续存在的最常见原因是分离不完全，应确保外眦角分离彻底、完全。

3. 所有球后出血患者均需严密观察，包括视功能未受累的患者。对伴近期外伤史 / 手术史的球后出血但视神经功能正常的患者，认为其病情稳定、可以出院是十分危险的。这类患者，需在急诊室或医院观察 4~6 小时，并做一系列检查。若患者伤后未出现眶骨筋膜室综合征征象超过 6 小时，可以出院，但需给予特别指导（参见随访部分），若患者出现眶骨筋膜室综合征征象，见下文的注解部分。

＊注：下方眦角分离术治疗眶骨筋膜室综合征的有效与否是基于认为在做手术时所有活动性出血均已填塞眶内。这是大多数球后出血病例的状态。然而，若持续活动性出血，则血液充填经减压的眼眶内，导致眶骨筋膜室综合征复发。因此，表现为眶骨筋膜室综合征和视神经病变的患者在外眦角分离后需观察 12~24 小时。

4. 如果可能，通常需停用抗凝药物（如华法林）和抗血小板药物（如阿司匹林），防止再出血。停药需经内科和心血管科医生同意。排除外伤性颅脑损伤（TBI）后可静脉应用皮质类固醇，以减轻软组织水肿。根据出血病因，可应用抗生素。持续冰敷 20 分钟，停用 20 分钟，反复重复这一过程，要向患者和护理人员强调合理使用这一治疗方式的重要性。

5. 必要时给予药物控制眼压。治疗的适应证和禁忌证参见 9.1 原发性开角型青光眼和 9.4 急性闭角型青光眼。

（1）局部降眼压药物：如 β 受体阻滞剂、α 受体激动剂或碳酸酐酶抑制剂。

（2）口服碳酸酐酶抑制剂，如乙酰唑胺。

（3）高渗剂，如甘露醇。

*注：眶骨筋膜室综合征若不能立即完成外眦切开 / 眦角分离，可暂时静脉注射甘露醇，以降低眼内压和眶内压，这基于近期关于灵长类动物的实验性眶内出血的研究结果。但是，给药前需除外甘露醇的全身或颅内禁忌证。注意，静脉注射甘露醇不能用于替代外眦切开 / 眦角分离以治疗眶骨筋膜室综合征！

随访

视力受损患者，严密观察直至病情稳定，包括视力和眼压变化。

任何外伤后眶内出血超过 6~8 小时，且视功能正常的患者，均需详细告知如何监测视功能变化，尤其是在最初的 24 小时内，如视力恶化需立即就诊。眦角分离的伤口可开放，并给予抗生素眼膏，如迪友 / 迪可罗，每日 3 次，让其自行愈合，或在 1~3 周后行二期外眦成形手术。外眦重建手术可在门诊局部麻醉下进行，将下方的外眦韧带缝合回外侧眶缘内壁。有趣的是，很多病例的眼睑可自行愈合，无须手术。如有残留视神经病变，告知患者需随访一系列眼科检查和视野检查。伤后 6 个月之后视功能持续改善的情况很常见。

参考文献

1. Johnson D, Winterborn A, Kratky V. Efficacy of intravenous mannitol in the management of orbital compartment syndrome: a nonhuman primate model. Ophthal Plast Reconstr Surg. 2016; 32:187-190.
2. Murchison AP, Bilyk JR, Savino PJ. Traumatic cranial neuropathies. In: Black EV, Nesi FA, Calvano CJ, Gladstone GJ, Levine MR, eds. Smith and Nesi’s Ophthalmic Plastic and Reconstructive Surgery. C.V. Mosby; 2021.

3.11 外伤性视神经病变

症状

眼或眼周外伤后视力下降、色觉障碍或视野缺损；其他外伤症状，如疼痛、球周水肿。

体征

1. 主要体征：眼眶外伤后新出现的传入性瞳孔阻滞，既往眼病或并发的眼病无法解释。

2. 其他体征：伤眼色觉下降，视野缺损，其他外伤体征。多数后部间接性外伤性视神经病变（TON）患者，急性期视盘表现正常。前部 TON 患者眼底检查可见明显的视盘撕脱伤，可能由玻璃体积血遮挡。可出现眼球活动障碍，由眼外肌撕脱或者挫伤所致。TON 患者通常合并颅内损伤。

*注：外伤性视神经损伤后几周内通常不会出现视盘苍白，如外伤后立即出现视盘苍白，应怀疑既往存在视神经病变。

外伤性传入性瞳孔障碍鉴别诊断

1. 双侧，非对称性 TON。

2. 严重的视网膜外伤：眼底检查可见视网膜病变。

3. 外伤性弥漫性玻璃体积血：遮挡视网膜，如存在相对传入性瞳孔障碍（RAPD），程度较轻。

4. 颅内外伤伴视交叉前的视神经非对称性损害。

病因学

TON 根据受伤部位（前部或后部）和受伤机制（直接或间接）分类。前部 TON 定义为发生于视网膜中央动脉进入视神经入口之前的病变。直接 TON 通常为视神经受压、挫伤和（或）撕裂伤。间接性 TON 多由于突然减速对视神经管内的视神经和血管产生剪切作用，少见于眼球急速旋转所致的视神经乳头撕脱伤。

1. 眶内积血导致压迫性视神经病变：最常见类型，参见 3.10 外伤性球后出血（眶内出血）。

2. 眶内异物导致压迫性视神经病变：直接 TON 的亚型。参见 3.12 眶内异物。

3. 骨性冲击伤：后部直接 TON，由于眶尖和（或）视神经管骨折导致顶端或管内视神经根部受冲击造成。发病机制各异。视神经管直接骨性冲击伤，可能是由于颅底骨折所致，同时累及邻近组织，包括海绵窦，并由此导致脑神经病变（图 3.11.1）。

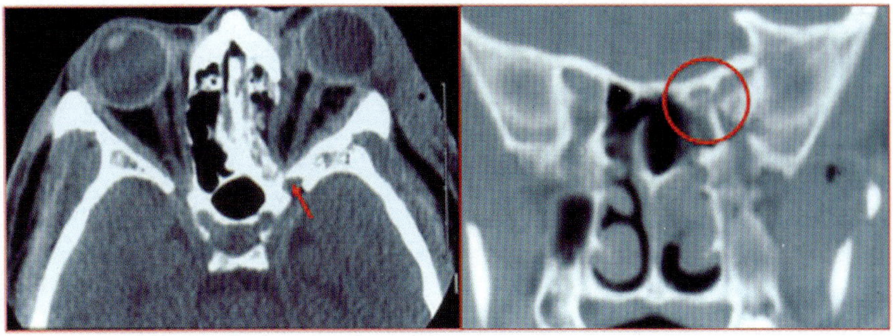

图 3.11.1 CT 示视神经的骨性冲击伤。红色箭头及圆圈内骨折损伤视神经

4. 视神经鞘膜血肿：极其少见，且难以鉴别是直接 TON 还是间接 TON。影像学可显示视神经鞘膜内神经周围积血。通常推测性诊断需要有异常眼底表现：典型体征为视网膜静脉和动脉同时阻塞（如视网膜中央动脉阻塞和视网膜中央静脉阻塞）。血肿扩大可造成视力进行性下降。在多数病例中，视神经鞘膜血肿同时合并视网膜出血和蛛网膜下腔颅内出血（Terson 综合征）。

5. 减速伤：TON 的第二常见类型，即后部间接 TON，通常简称为 TON。头骨（通常是前额，也可以是面中部）撞击静止物体（如方向盘、自行车把手、路面），而眶内软组织继续前向运动，由于视神经局限于视神经管内，软脑膜血管受到剪切，随后在视神经管局限的空间里发生视神经水肿。第二次“冲击波”可能发生。Cadaver 研究显示，对额骨的打击可传递至视神经管。由后部间接 TON 造成的视力丧失，仅不超过 10% 病例出现典型的视力立即丧失，并进展。

6. 其他，如视神经裂伤、视神经交叉前视神经撕脱伤。

诊断

1. 询问病史：受伤过程（如是否为减速伤、前额是否受到打击），是否丧失意识，是否有恶心和（或）呕吐、头痛、流清涕（提示脑脊液漏），既往眼部病史，包括有无弱视、是否曾行斜视手术、既往视神经病变、视网膜脱离、青光眼等。

2. 详细眼科检查，包括对视力和瞳孔的评估。有时难以进行，取决于患者精神状态、是否使用镇静剂和麻醉剂等。

*注：如果表现为双眼对称性 TON，相对传入性瞳孔障碍可阴性。如果相对传入性瞳孔障碍存在，提示患者可能患有单侧 TON 或者双侧非对称性 TON。不要想当然地认为对侧眼的视力没有受到影响，尤其是昏迷或使用镇静剂的患者。

3. 双眼分别做色觉检查，如找不到 Ishihara 色板，可检查红色去饱和度代替。

4. 面对面视野检查，如果有可能，可行正式视野检查。

5. 头颅和眼眶 CT 检查（轴位、冠状位和旁矢状位），通过视神经管和颅底薄扫（即层厚 1mm），排查眶内异物和对视神经的骨性冲击伤。可能有沿筛板、蝶窦和海绵窦内侧壁的骨折。CT 检查正常不能排除后部间接 TON。同样，视神经管骨折不代表存在 TON。

6. B 超检查：怀疑视神经乳头撕脱伤，但前房积血、玻璃体积血或其他屈光间质混浊造成遮挡。

治疗

根据 TON 类型确定治疗方案：

1. 眶内出血导致压迫性视神经病变：参见 3.10 外伤性球后出血（眶内出血）。

2. 眶内异物导致压迫性视神经病变：参见 3.12 眶内异物。

3. 视神经鞘膜血肿：如视神经病变进展，且无明显的其他病因，急性期可考虑视神经鞘膜开窗术。

4. 视神经撕裂伤：无有效治疗。

5. 视神经乳头撕脱伤：无有效治疗。如果出现眼外肌麻痹，需要手术探查撕脱的眼外肌（EOM）。

6. 减速伤：后部间接 TON 的治疗效果有限。严重头部损伤后皮质类固醇随机化研究（CRASH）显示，合并外伤性脑损伤或者病程超过 8 小时的 TON 患者不要使用大剂量皮质类固醇。对于大多数病例，我们建议仅观察。如果考虑使用皮质类固醇，要求患者无外伤性脑损伤、处于伤后 8 小时之内的窗口期、无内科并发疾病。关于皮质类固醇缺乏充足的治疗依据，并且具有显著不良反应，必须与患者和（或）家属以及初级保健团队讨论，但这种情况并不常见。甲泼尼龙的剂量包括负荷剂量为 30mg/kg，然后 5.4mg/kg，每 6 小时 1 次，持续 48 小时。同时联合应用质子泵抑制剂（如奥美拉唑）。最近，促红细胞生成素（EPO）和经角膜电刺激（TES）被认为是针对 TON 的有潜力治疗方法。但迄今为止，相关证据受到研究设计、低研究效力以及随机性和屏蔽性的缺乏所限。因此目前这两种方法都不应被视为 TON 的标准治疗方法。

7. 视神经管骨性冲击伤：某些病例可行内镜下视神经管或眶尖减压术，尤其是视神经病变在进展的病例。但该操作须谨慎进行，因靠近海绵窦和颈内动脉虹吸部，且可能有颅底的骨不稳定。手术应由对立体定向内镜海绵窦和颅底手术经验丰富的耳鼻喉科和（或）神经外科医生完成，须向患者和（或）家属讲明，没有明确的证据说明此手术对 TON 有效，并且视神经管减压可能给管内段视神经带来额外的损伤。根据骨碎片的位置，有时建议采用经颅入路进行神经管减压。

随访

间接 TON 病例，若疑有病情进展，应每天检查视力、瞳孔反应、色觉，连续 1~2 天。非进展性 TON，可数周至数月后复诊，对自行缓解情况做评估。如果为继发性病因造成 TON，应根据采用的干预措施决定随访频率，可能会更频繁，并延长观察时间。如需实施面部或眶骨折修复，很关键的一点是术前检查记录视力和视野（如果有可能），并告知患者和家属 TON 已经存在，以避免以后误认为医源性视神经损伤。对于昏迷的 TON 患者，如果需要做面部或眶骨折修复，应向家属讲明患者术前能做的视功能检查有限，可能已经发生严重的外伤性视功能损害。应谨记：相对传入性瞳孔障碍提示不对称的、双侧 TON，以及具有相对传入性瞳孔障碍的昏迷或不合作的患者，医生须向家属说明可能存在对侧视功能障碍。经验表明，30%~60% 的轻中度后部间接 TON 患者在伤后 3~6 个月后视功能可有明显的自行改善，但致伤时重度视力下降的患者预后很差。

参考文献

1. Edwards P, Arango M, Balica L, et al. Final results of MRC CRASH, a randomised placebo-controlled trial of intravenous corticosteroid in adults with head injury-outcomes at 6 months. Lancet. 2005;365:1957-1959.
2. Murchison AP, Bilyk JR, Savino PJ. Traumatic cranial neuropathies. In: Black EV, Nesi FA, Calvano CJ, Gladstone GJ, Levine MR, eds. Smith and Nesi's Ophthalmic Plastic and Reconstructive Surgery. C.V. Mosby; 2021.

3.12 眶内异物

症状

视力下降，疼痛，复视，或无症状。近期或远期外伤史。

体征（图 3.12.1，图 3.12.2）

1. 主要体征：临床检查、放射线、CT 和（或）眼眶超声确诊眶内异物。

2. 其他体征：触及眶部肿块，眼球活动受限，眼球突出，眼睑或结膜裂伤、充血、水肿，眼睑淤斑。传入性瞳孔障碍提示外伤性视神经病变。

异物类型

1. 不能耐受的异物（常导致炎症或感染）：有机物，如木头或者植物类（图 3.12.3）；化学物质，如柴油；某些具有视网膜毒性的金属异物，尤其是铜制品。

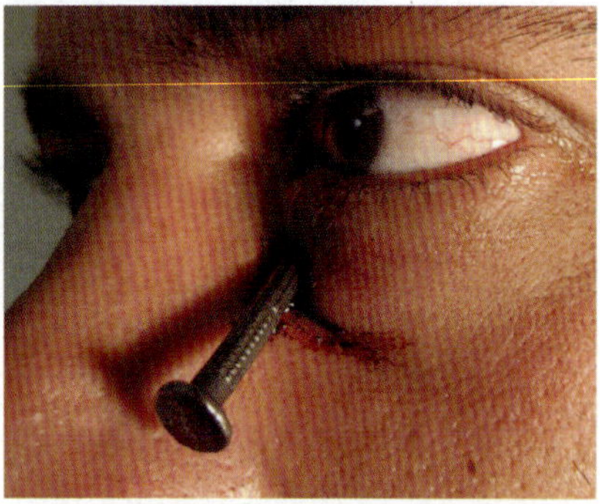

图 3.12.1　眶内异物

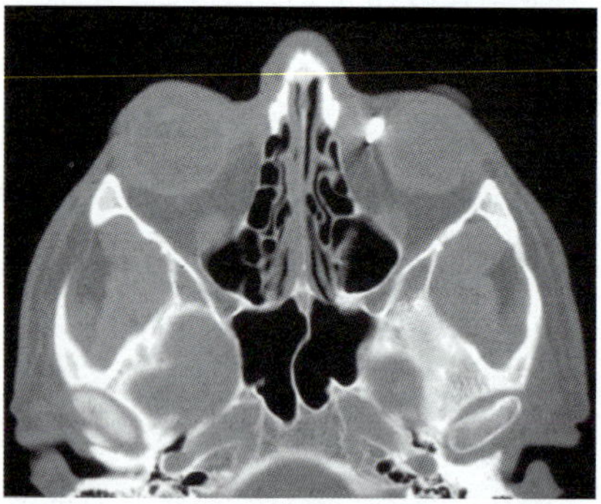

图 3.12.2　CT 显示眶内异物

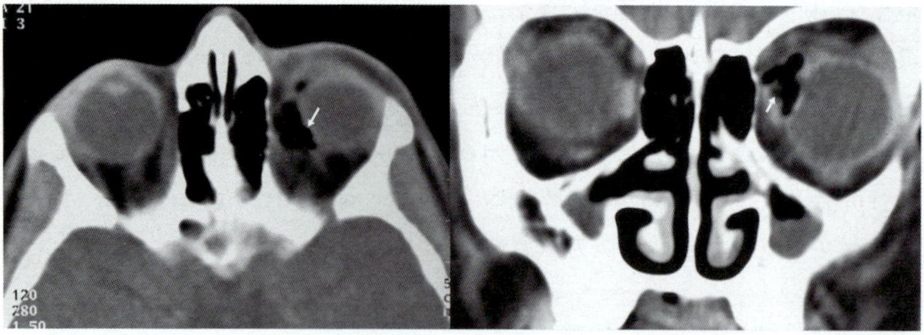

图 3.12.3　轴位和冠状位 CT 示眼眶木质异物，起初认为是眶内气泡。注意轴位像正方形巩膜缘（箭头）及冠状位像“鹿角状”表现（箭头），均提示眶内木质存留

2. 中度耐受的异物（表现为慢性轻度炎症反应）：含铜 <85% 的合金，如黄铜和青铜。

3. 耐受良好的异物（惰性物质）：石头、玻璃、塑料、铁、铅、钢、铝以及其他金属和合金，前提是这些物质在致伤时相对清洁，在体内产生微生物感染的可能性小。

诊断

1. 询问病史：确定受伤和异物的性质。对所有外伤病例都应高度怀疑有异物存留。注意：儿童患者往往病史不详。

2. 详细的眼部和眶周检查，尤其要注意瞳孔反射、眼压以及眼后段检查。仔细检查伤道入口：临床检查至少有 50% 的结膜伤的入口被漏诊。排查隐匿性眼球破裂。可能需要轻柔使用前房角镜检查。

3. 首选眼眶和颅脑 CT 扫描（轴位、冠状位和旁矢状位，眼眶扫描层厚小于 1mm），以排查金属异物。CT 可能漏诊某些种类的异物（如木制品看上去类似气体）。如果怀疑是木质或植物类异物，应提前告知放射科医师。眶内的透光区可用亨氏单位测量以鉴别木制品与气体。怀疑有异物时 MRI 不作为首选检查，怀疑有金属异物或不能排除金属异物时禁用 MRI，但当排除金属异物后，特别是怀疑有木制异物时，MRI 可作为 CT 的补充检查。

4. 影像学检查可确定眶内异物的位置，排查是否有视神经和中枢神经系统的损害，包括额叶、海绵窦和颈动脉。

5. 怀疑有异物，而 CT 未显示，可考虑行眼眶 B 超，B 超仅适用于前部眼眶检查。

6.对引流部位或者异物进行培养。

治疗

1. 在未获取确定异物深度和伤道方向的影像资料之前，禁止在裂隙灯下取出眶内异物。盲目取异物可导致颅内出血、脑脊液漏、眼内损伤加重等。

2. 手术探查、冲洗、取异物，应遵循以下适应证：

（1）炎症或者感染征象，如发热，眼球突出，眼球活动受限，严重球结膜水肿，可触及的眶内肿块或 CT 显示脓肿形成。

（2）有机或木质异物，因其感染和危及视力的并发症风险高。铜质异物可造成严重的炎症反应，也需取出。

（3）感染性瘘管形成。

（4）视神经压迫体征或凝视诱发性黑朦（在特定注视眼位视力下降）。

（5）易于取出的、大的或边缘

锐利的异物，无论何种性质。

（6）若眼球破裂，应先修补眼球，之后如有必要，再取眶内异物。

*注：位于眼眶深部的异物，如为惰性异物，且未造成视神经压迫，建议观察。手术取出异物有造成医源性视神经病变或者复视的风险。如果惰性异物和无症状金属异物位于眶前部，易于探及，则可以采用相对活动度较小的方式取出。

*注：如果异物位于眼眶后内侧，最好通过鼻内入路取出。请耳鼻喉科和（或）神经外科会诊，并可在 CT 引导下施行手术。

3. 使用破伤风类毒素。参见附录 2 破伤风预防。

4. 住院观察

（1）立即全身应用抗生素，如头孢唑啉 1g，静脉注射，每 8 小时 1 次，适用于清洁的惰性异物。如异物污染或为有机物质，按眶蜂窝织炎处理，参见 7.3.1 眶蜂窝织炎。

（2）每日复诊，检查视力、传入性瞳孔障碍的程度（如存在）、眼球活动度、眼球突出和眼部症状。

（3）符合适应证时（如上述）手术探查、取出眶内异物。术前需向患者和家属讲明术中可能无法找到和取出异物。木质异物碎屑多，完全取出可能要多次手术。有机异物常导致眶内感染复发或迁延不愈，可能需要抗生素治疗数月和再次手术探查。可能导致进行性眼眶软组织纤维化和限制性斜视。

（4）如决定不取出眶内异物，可给予抗生素治疗，如阿莫西林 / 克拉维酸钾 250/125mg~500/125mg，口服，每 8 小时 1 次，或 875mg，口服，每日 2 次，共 10~14 日，病情稳定后出院。

5. 小的非有机异物无须手术治疗，口服抗生素 10~14 天，门诊随访。

随访

嘱患者出院 1 周内必须复诊，若病情恶化立即就诊。抗生素停药后应密切随访数周，确保无临床感染征象或眶内异物向眶内重要的结构移位（如视神经、眼外肌及眼球）。必要时进行影像学复查。参见 3.14 眼球破裂伤和眼球穿通伤、3.11 外伤性视神经病变、7.3.1 眶蜂窝织炎。

3.13 角膜裂伤

板层裂伤

体征（图 3.13.1）

前房未穿破，因此，角膜未穿孔。

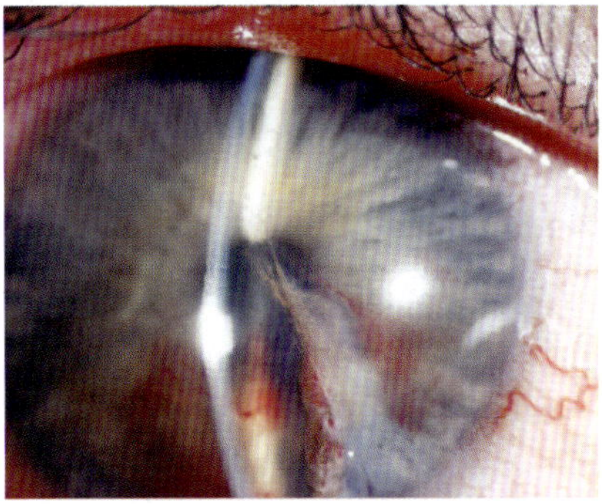

图 3.13.1　角膜裂伤

诊断

1. 裂隙灯下仔细检查排查眼球穿通伤。仔细检查结膜、巩膜、角膜，角膜周边部受累的病例需检查裂伤是否延伸并越过角膜缘。检查前房深度并与对侧眼比较。浅前房提示伤口活动性渗漏或者自闭性伤口（参见下述全层角膜裂伤）。检查虹膜有无透照缺损（TIDs），有无晶状体混浊和异物伤道（若存在异物伤道则应高度怀疑弹射性异物进入眼内），虹膜透照缺损和晶状体异常提示眼球破裂。

2. Seidel 试验（溪流试验），参见附录 5 Seidel 试验检查伤口渗漏。Seidel 试验阳性，为全层角膜裂伤（参见下述全层角膜裂伤）；Seidel 试验阴性，提示板层角膜裂伤或者自闭性全层角膜裂伤。

3. Seidel 试验阳性者，禁止测量眼压。Seidel 试验阴性时测量眼压应小心，防止已自闭的全层角膜裂伤开放。

治疗

1. 睫状肌麻痹剂，如 1%~2% 环戊通，频繁使用抗生素滴眼，可根据伤口性质选择多黏菌素 B/ 杆菌肽眼膏，或迪友 / 迪可罗；或氟喹诺酮滴眼液（如海伦）。

2. 遇有中度至深度角膜裂伤，伴伤口裂开，最好在手术室中缝合关闭伤口，避免因过度瘢痕造成角膜不规则，特别是角膜伤口位于视轴上时更应如此。

3. 角膜异物存在但较为表浅的治疗参见 3.3 角膜异物和结膜异物。如果异物位于深层角膜，但无感染和炎症征象，且耐受良好，则可暂时不取异物，密切观察（参见 3.15 眼内异物，惰性异物部分）。如患者有症状，或发生炎症 / 感染，应在手术室取出角膜深层异物。

4. 破伤风类毒素应用于污染伤口，参见附录 2 破伤风预防。

随访

每天观察直至上皮愈合。

全层裂伤（图 3.13.2）

参见 3.14 眼球破裂伤和眼球穿通伤。注意小的自闭性伤口或缓慢渗漏的裂伤，伴有前房形成，可给予房水生成抑制剂、绷带型软性角膜接触镜、氟喹诺酮类滴眼液（海伦），每日 4 次。预防措施参见 3.14 眼球破裂伤和眼球穿通伤。不要使用类固醇滴眼液。如合并眼内异物，参见 3.15 眼内异物。

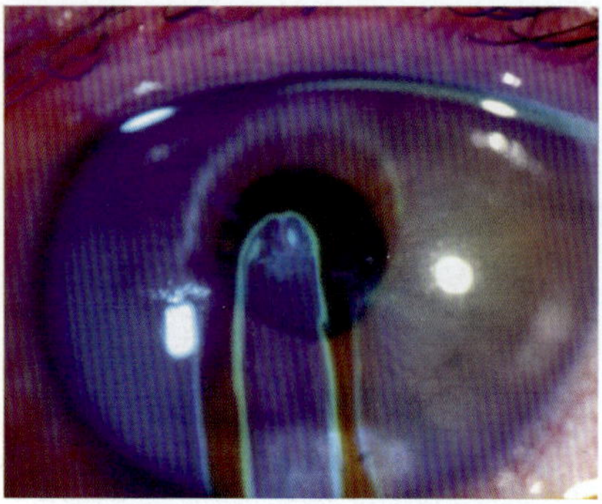

图 3.13.2　角膜全层裂伤，Seidel 试验阳性

3.14 眼球破裂伤和眼球穿通伤

症状

疼痛，视力下降，眼内液体流失。外伤、跌落或锐利物体进入眼内史。

体征（图 3.14.1）

1. 主要体征：全层巩膜或角膜裂伤，严重的球结膜下出血（特别是累及 360° 球结膜，通常呈球状），与对侧眼相比，前房深或浅，尖瞳孔或者呈不规则形，虹膜透照缺损，前房可见晶状体皮质或者玻璃体，晶体可见异物伤道或新发混浊，或眼球活动

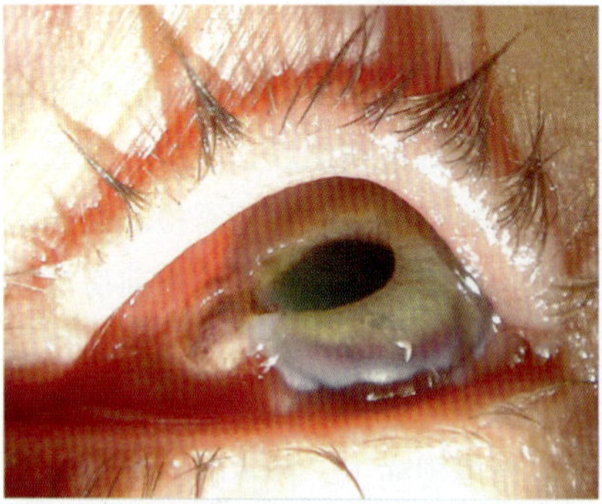

图 3.14.1　眼球破裂，前房浅，虹膜脱出，瞳孔呈泪滴状

受限（破裂方向受限最大），可能有眼球内容物脱出。

2. 其他体征：眼压低（也可正常，极少会出现升高），虹膜根部离断，睫状体脱离，前房积血，眶周围淤斑，玻璃体积血，晶状体脱位或者半脱位。可见视网膜震荡、脉络膜破裂、视网膜裂孔，但通常被玻璃体积血遮挡。

诊断 / 治疗

眼球破裂明确诊断后，进一步的检查应于手术室内行裂伤修复时进行，以避免对眼球施加任何压力，防止眼内容物脱出，检查应采用笔灯、间接检眼镜，或者，如果可能，使用裂隙灯（轻柔操作）。一旦确诊，应采用以下治疗措施：

1. 全天使用硬质眼盾保护伤眼，不要包扎。

2. 行颅脑和眼眶 CT 检查（轴位、冠状位和旁矢状位扫描，层厚 1mm），排查眼内异物。

3. 可能需要轻柔操作 B 超，用于定位眼球后部的破裂伤位置，或者用于排查 CT 扫描未显影的眼内异物，如非金属异物、木质异物等。但是，有显著眼球前部裂伤者禁止行 B 超检查，以免眼内容物脱出。应由有经验的眼科医生对疑有眼球破裂的病例在做 B 超或其他操作前进行评估。

4. 患者收入院，禁饮食。

5. 嘱患者卧床，可洗澡，避免剧烈活动、弯腰和屏气动作（Valsalva）。

6. 应在受伤 6 小时内全身应用抗生素，成年患者给予头孢唑啉 1g，静脉注射，每 8 小时 1 次，或者万古霉素 1g，静脉注射，每 12 小时 1 次，以及莫西沙星 400mg，静脉注射，每日 1 次（或等效氟喹诺酮类药物）。12 岁及以下的儿童，给予头孢唑林，每日 25~50mg/ kg，静脉注射，分 3 次使用，以及庆大霉素 2mg/kg，静脉注射，每 8 小时 1 次。部分医生建议围手术期 48 小时静脉注射抗生素。术后通常使用广谱氟喹诺酮（如左氧氟沙星 750 mg，口服，每日 1 次），为期 1 周。

*注：如患者肾功能不全，可减少抗生素用量。在第 5 次用药前后半小时内测量庆大霉素血药浓度峰值和谷值，每隔 1 天检测血尿素氮和肌酐水平。

7. 必要时应用破伤风抗毒素。参见附录 2 破伤风预防。

8. 必要时应用止吐药（如昂丹司琼 4mg 或 8mg，每 4~8 小时 1 次）治疗恶心呕吐，以防止出现屏气动作（Valsalva）及眼内容物脱出。

9. 手术前后酌情应用止痛药物

（通常静脉注射）。

10. 确认禁饮食开始时间，从而确定手术开始时间。

11. 尽快完成手术。

*注：严重外伤眼无复明可能时，尽早告知患者可能需摘除眼球。应在伤后 7~14 天内行眼球摘除术，以降低交感性眼内炎（发病率极低）发生的可能性。

伤口污秽、眼内异物存留、晶状体囊膜破裂、外伤后第一次手术延迟时间过长等均可导致感染。对于感染的高危患者，有些医生建议术毕于玻璃体内注射抗生素。参见 12.15 外伤性眼内炎。

*注：一些研究分析影响眼外伤和开放性眼球损伤的预后因素。眼外伤评分系统（OTS）是较常使用且经过验证的评价系统。见表 3.14.1 和表 3.14.2。

表 3.14.1　眼外伤评分系统（OTS）

变量	分数
初诊视力	
无光感（NLP）	60
光感 / 手动（LP/HM）	70
0.005~0.095	80
0.1~0.25	90
>0.5	100
眼球破裂	–23
眼内炎	–17
贯通伤	–14
视网膜脱离	–11
传入性瞳孔障碍	–10

参考文献

Kuhn F, Maisiak R, Mann L, et al. The Ocular Trauma Score (OTS). Ophthalmol Clin North Am. 2002; 15(2):163-165.

表 3.14.2　根据眼外伤评分系统（OTS）判断视力预后

积分	OTS	无光感（%）	光感 / 手动（%）	0.005~0.095（%）	0.1~0.25（%）	>0.5（%）
0~44	1	74	15	7	3	1
45~65	2	27	26	18	15	15
66~80	3	2	11	15	31	41
81~91	4	1	2	3	22	73
92~100	5	0	1	1	5	94

3.15 眼内异物

症状

眼痛，视力下降，或者无症状；常有病史（如敲击金属或尖锐物体进入眼球）。

体征（图 3.15.1）

1. 主要体征：临床检查可探及角膜或者巩膜穿通伤口、虹膜破孔、晶状体局限性混浊；或眼内异物等。CT（薄层扫描）、B 超和（或）超声生物显微镜（UBM）可见眼内异物。

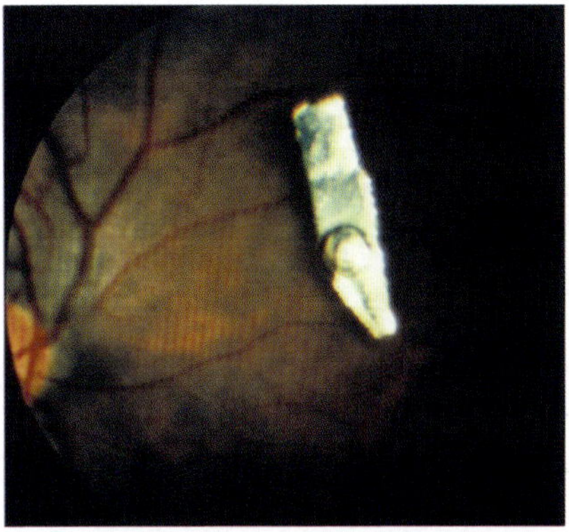

图 3.15.1　眼内异物

2. 其他体征：参见 3.14 眼球破裂伤和眼球穿通伤。角膜周边（上皮）微囊样水肿形成（提示异物可能藏在该部位的前房角）。含铁的眼内异物长期存在可导致铁锈症、瞳孔大小不等、虹膜异色、角膜内皮或者上皮下沉着物、前囊下白内障、晶状体脱位、视网膜病变以及视神经萎缩。

异物种类

1. 常造成严重炎症反应，如果异物位于视网膜，可能在 24 小时内包裹形成囊肿。

（1）磁性异物：铁、钢、锡。

（2）非磁性异物：铜和植物性异物，可能为重度或轻度。

2. 造成轻度炎症反应。

（1）磁性异物：镍。

（2）非磁性异物：铝、汞、锌、植物性异物，可能为重度或轻度。

3. 惰性异物：碳、金、煤、玻璃、铅、石膏粉、铂、瓷器、橡胶、银和石头。黄铜是铜锌合金，也相对无毒。但是，即使惰性异物也可能有毒性，来自其表面涂层或化学添加剂。大多数滚珠轴承（BBs）和猎枪子弹含有 80%~90% 的铅和 10%~20% 的铁。

诊断

1. 询问病史：确定异物成分和最后进食时间。

2. 眼部检查：包括视力和仔细检查眼球是否完整。如果找到穿孔伤口，其余检查可推迟到手术时再做。如果眼球内容物没有脱出的危险，应轻柔检查眼球，确定裂伤部位，探查异物。

3. 裂隙灯检查：检查前房和虹膜，寻找异物，查看是否有虹膜透照缺损。晶状体是否破裂，是否合并白内障或者嵌入式异物等，测量眼压。

4. 如未探查到伤口渗漏，而且眼球完整，考虑仔细做前房角镜检查。

5. 散瞳，使用间接检眼镜检查视网膜。

6. 眼眶和颅脑 CT 扫描（冠状位、轴位和旁矢状位，通过眼眶的扫描层厚小于 1mm）。金属异物禁行 MRI。CT 影像难以显示木质、玻璃或塑料异物，特别是在急性期。疑为非金属眼内异物应特别告知放射科读片医生。

7. 轻柔操作 B 超检查眼球和眼眶，眼内积气可类似于异物。若临床检查未发现眼内异物，可做 UBM 检查前房（如异物位于前房角或者睫状沟）。确定的或疑似的眼球前部破裂有造成眼内容物脱出危险的情况下，上述检查必须推迟。

8. 伤口有感染征象时，取材培养。

9. 确定是否为磁性异物，如检查异物来源的磁性。

治疗

1. 患者收入院，禁饮食，等待手术。

2. 给予伤眼硬质的保护性眼盾，不要包扎伤眼。

3. 必要时预防性注射破伤风。参见附录 2 破伤风预防。

4. 使用广谱革兰氏阳性和革兰氏阴性菌抗生素，如万古霉素 1g，静脉注射，每 12 小时 1 次，以及头孢他啶 1g，静脉注射，每 12 小时 1 次，或环丙沙星 400mg，静脉注射，每 12 小时 1 次，或莫西沙星 400mg，静脉注射，每日 1 次。

* 注：儿童和孕妇禁用氟喹诺酮类药物。

5. 眼后节异物给予睫状肌麻痹剂，如 1% 阿托品，每日 2 次。

6. 任何急性眼内异物均建议立即手术取出，以降低感染及发生增殖性玻璃体视网膜病变（PVR）的风险。一些金属异物可在手术中使用磁铁取出。铜质或者污染异物应紧急取出。以下情况的陈旧性眼内异物也需取出：合并重度复发性炎症、异物位于视轴或导致铁质沉着症。

7. 眼内炎，治疗参照 12.15 外伤性眼内炎。

随访

患者住院期间密切观察有无炎症或者感染迹象。如果术者不能确定异物是否完全取出，术后需复查 CT、B 超或者 UBM。要求定期随访数年；观察伤眼及健眼是否有迟发性炎症反应。如眼内异物未取出，应尽快做视网膜电生理（ERG）检查（只要能安全进行）。定期复查 ERG 以排查中毒性视网膜病变，眼内异物取出后中毒性视网膜病变可逆转。

3.16 烟花或弹片 / 子弹相关损伤

症状

眼痛，视力下降，异物感，流泪，眼红，畏光；烟花炸伤史，武器致伤史，或可产生高速撞击和弹片 / 微粒碎片的装置致伤史（如爆竹、烟火、轻武器、炸弹、手榴弹）。

体征

1. 主要体征：异物通常为形状不规则的碎片，嵌入眼内或眶内组织。高能量的释放造成眼周损伤。可导致开放性或闭合性眼球损伤。

2. 其他体征：结膜充血，眼睑水肿，角膜 / 结膜上皮缺损或撕裂，眼组织如眼睑、结膜、角膜热灼伤或化学烧伤，前房反应，前房积血，虹膜根部离断，房角后退，玻璃体积血，视网膜或视神经损伤。若异物嵌入眼眶或眶周，可出现眼外肌运动障碍或眼球异位。

诊断

1. 病史：确定致伤的途径（如炸药、投掷物或枪炮爆炸，患者与致伤物的距离等）。确定致伤物的大小、重量、速度、力量、形状及组成成分。是否有同时发生的耳鸣或听力丧失（常与炸药或枪炮有关）。

2. 在做所有检查之前首先检查视力。检查前可滴用表麻剂，但若有眼球开放伤，注意不要造成眼内组织的脱出。检查瞳孔反应和色盲测试以评估视神经功能。

3. 眼眶检查：通过检查眼球运动、眼球异位和局灶性结膜水肿 / 炎症情况，有助于确定进入眶内的弹片或子弹材料的位置（只进不出）。

4. 寻找眼周组织烧伤或撕裂伤，可由内科或皮肤科医生完成。

5. 如果怀疑有化学烧伤，应检查结膜穹隆的 pH 值。参见 3.1 化学烧伤。

6. 裂隙灯检查：确定异物的位置和深度。仔细检查可能的异物入口（排查是否有自行闭合的裂伤）。是否有瞳孔变形、虹膜裂伤和虹膜透照缺损、晶体囊膜穿孔、晶状体混浊、前房积血、前房变浅（巩膜穿通伤的前房可加深），伤眼可出现不对称性低眼压。检查是否有泪器损伤。

7. 排除眼内容物脱出的风险后，散瞳检查玻璃体及视网膜，寻找眼内异物。参见 3.15 眼内异物。如果有异物嵌顿在虹膜内，应推迟散瞳。对于化学性损伤，散瞳仅使用睫状体麻痹剂，避免使用 α 受体激动剂滴眼液（如去氧肾上腺素），因其可能加剧角膜缘缺血。

8. 轻柔操作下行 B 超检查、眼眶 CT（轴位、冠状位和旁矢状位扫描，层厚 1mm）或 UBM 以排查眼内异物或眶内异物。疑为金属异物时禁行 MRI 检查。

治疗和随访

1. 取决于伤情的特点。根据需要参考相应的章节。根据致伤的数量或范围，考虑是否在诊室做探查。

2. 考虑破伤风预防治疗。参见附录 2 破伤风预防。

3. 若存在穿通伤或穿孔伤，参见 3.13 角膜裂伤和 3.14 眼球破裂伤和眼球穿通伤。

4. 若存在异物，但在裂隙灯下无法触及或伤情不允许安全取出，参见 3.12 眶内异物或 3.15 眼内异物。许多惰性异物耐受性良好，若异物位于重要的眼眶结构附近，需权衡手术取出异物造成医源性视神经病变或复视的风险与迟发性并发症的风险。

5. 若发现 pH 值改变，参见 3.1 化学烧伤。

6. 如果存在广泛的颅面部骨折，可能需要神经外科、耳鼻喉科或口腔颌面外科联合手术。通常需要做二期重建手术。

7. 如有眼周或面部皮肤烧伤，与内科或皮肤科共同处理。患者可能需要在烧伤病房治疗。

8. 随访取决于受伤范围和治疗情况。

3.17 视网膜震荡

症状

视力下降或无症状，近期眼外伤史。

体征（图 3.17.1）

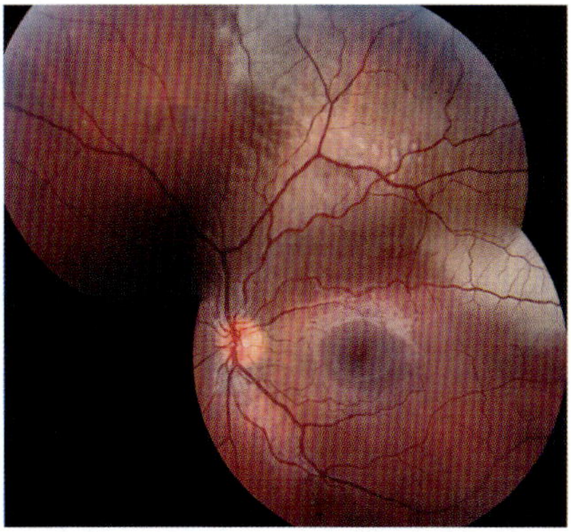

图 3.17.1　视网膜震荡

1. 主要体征：视网膜周边或后极部融合成片状的视网膜白变区（Berlin 水肿）。樱桃红斑可与 Berlin 水肿共存。视网膜白变区血管未受累。

2. 其他体征：可观察到眼外伤的其他体征，如视网膜出血。

*注：视力不总是与视网膜白变程度相关。

病因学

眼球钝挫伤产生的冲击波破坏光感受器。视网膜白变由光感受器外节破碎和视网膜色素上皮细胞内水肿造成。视网膜内层也可能受累，取决于致伤的力量强度。

鉴别诊断

1. 视网膜脱离：视网膜隆起伴视网膜裂孔或锯齿缘离断。参见 11.3 视网膜脱离。

2. 视网膜动脉阻塞：视网膜白变表现为沿某一支动脉走行分布。参见 11.6 视网膜中央动脉阻塞和 11.7 视网膜分支动脉阻塞。

3. 非压迫白：常见的良性周边视网膜表现，可合并玻璃体基底部牵引。

4. 有髓神经纤维：后天发育（见图 11.5.2）。

5. 枪弹样脉络膜视网膜炎：散瞳眼底检查，透过破裂的视网膜和脉络膜可见暴露的巩膜。参见 3.19 鸟枪弹样脉络膜视网膜炎。

诊断

全面眼科检查，包括散瞳检查眼底，必要时巩膜顶压，但不能用于以下情况：眼球破裂、前房积血、前房微量积血或者虹膜炎。光学相干断层扫描（OCT）检查显示椭圆体带破坏。

治疗

无须治疗，该病为自限性。部分患者黄斑受累，可见慢性视力下降，以及视网膜色素上皮萎缩或色素沉积。

随访

1~2 周后散瞳复查眼底。嘱患者如出现视网膜脱离的症状应尽早复诊。参见 11.3 视网膜脱离。

3.18 外伤性脉络膜破裂

症状

视力下降或无症状，眼外伤史。

体征（图 3.18.1）

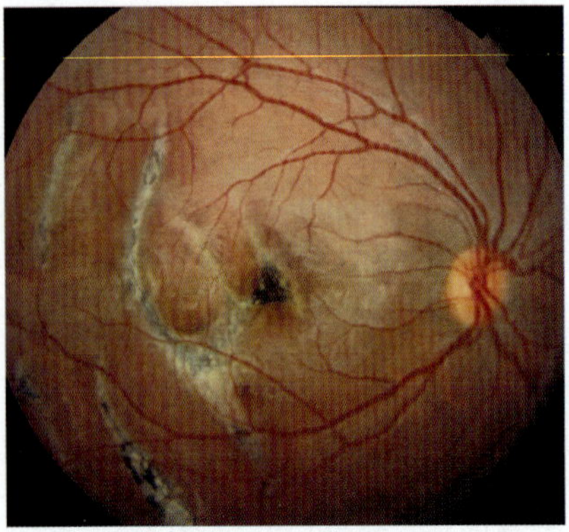

图 3.18.1　脉络膜破裂

1. 主要体征：黄色或白色新月形视网膜下条索，通常与视盘同中心。可单发或者多发。可被出血遮盖，通常伤后数天或数周才可见。

2. 其他体征：罕见，破裂病灶可呈放射状。可继发脉络膜新生血管。可伴有外伤性视神经病变。

鉴别诊断

1. 高度近视漆裂纹：通常双眼发病，视盘倾斜，靠近视盘的新月形巩膜，也可见后巩膜葡萄肿。也可继发脉络膜新生血管。参见 11.22 病理性 / 退行性近视。

2. 血管样条纹：双侧，由视盘发出的放射状视网膜下条索，有时并发脉络膜新生血管。参见 11.23 血管样条纹。

诊断

1. 全面眼科检查，包括散瞳眼底检查，以排查视网膜裂孔和脉络膜新生血管。

2. 光学相干断层扫描（OCT）查找脉络膜破裂及隐匿的脉络膜新生血管。

3. 对于陈旧性外伤，可以考虑荧光素血管造影以确认脉络膜新生血管及其位置。

治疗

1. 观察。在急性期没有药物或手

术治疗选择。推荐使用护目镜。可提供阿姆斯勒表检查，告知患者如果发现方格表有任何变化均应复诊（见附录 4 阿姆斯勒表）。

2. 如发生脉络膜新生血管，可以使用抗血管内皮生长因子（VEGF）治疗。更多关于脉络膜新生血管治疗的信息，参见 11.17 新生血管性或渗出性（湿性）年龄相关性黄斑变性。

随访

眼外伤后，出血遮挡其下方脉络膜的病例，每 1~2 周复诊，直至脉络膜清晰可见。虽然脉络膜新生血管发生率很低，但是如果脉络膜破裂特别长或者非常靠近黄斑中央凹，则有更大风险生成脉络膜新生血管。根据裂伤的严重程度和进展为脉络膜新生血管的风险大小，可每 6~12 个月进行眼底检查。脉络膜新生血管患者治疗后必须密切随访，以观察脉络膜新生血管的持续性或新发的脉络膜新生血管。进一步的随诊指南参见 11.17 新生血管性或渗出性（湿性）年龄相关性黄斑变性。

3.19 鸟枪弹样脉络膜视网膜炎

症状

视力下降，严重程度取决于受累的区域。高速运动武器击伤眼眶病史，如滚珠轴承（BBs）、子弹或者弹片。

体征（图 3.19.1）

1. 主要体征：眼底检查可见脉络膜和视网膜破裂遗留的白色巩膜暴露区；典型表现为眼底萎缩和色素沉着呈“爪样”构型。

2. 其他体征：视网膜下、视网膜内、视网膜前和玻璃体积血常常累及黄斑。最终血吸收后受累区域被纤维组织取代。眶内异物。可有相对应的玻璃体基底部撕脱，从而导致锯齿缘截离。

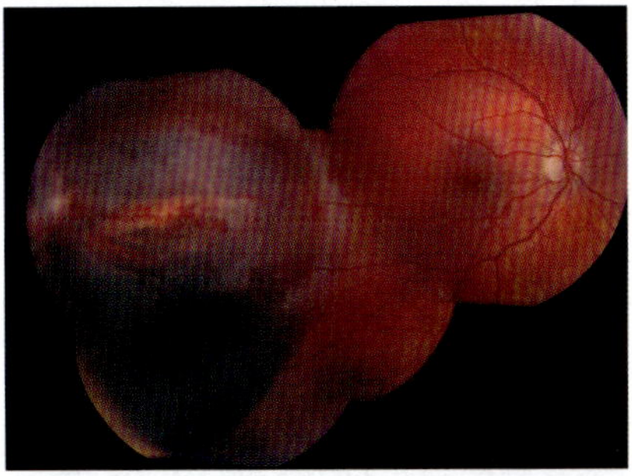

图 3.19.1　鸟枪弹样脉络膜视网膜炎

病因学

高速运动的投掷物穿过眼眶，未造成眼球穿孔；产生的冲击波导致脉络膜视网膜由巩膜撕脱。

鉴别诊断

1. 眼球破裂：严重结膜下出血和球结膜水肿，前房加深或浅前房，低眼压，尖形、不规则瞳孔。参见 3.14 眼球破裂伤和眼球穿通伤。

2. 脉络膜破裂：白色或黄色新月形视网膜下条索，通常与视盘同轴。无视网膜裂孔。伤后早期后极部视网膜出血可遮挡脉络膜破裂，出血吸收后即可见。参见 3.18 外伤性脉络膜破裂。

3. 视神经撕脱伤：视力下降，相对传入性瞳孔阻滞，视神经部分撕脱或完全性撕脱导致退缩，可见视盘出血性压缩或凹陷。常合并玻璃体积血。无有效治疗，视力预后取决于受伤程度。参见 3.11 外伤性视神经病变。

诊断

1. 病史：是否有已知的弹射物体致伤。

2. 全面眼科检查，包括散瞳检查眼底。寻找视网膜和脉络膜破裂病灶以及其下方暴露的巩膜。仔细检查结膜和巩膜，以排查眼球破裂。排查眼内异物。仔细检查视网膜周边部，排查视网膜撕裂或锯齿缘截离。

3. 给予患眼硬质的保护性眼盾。

4. 眼眶 CT（轴位、冠状位和旁矢状位，层厚 1mm），排查巩膜内、眼内或眶内异物。轻柔 B 超或 UBM 检查可用于排查眼内或眶内异物。

治疗

无有效治疗，建议观察。对于并发症，包括锯齿缘截离和视网膜脱离，做相应治疗。不吸收的玻璃体积血可行手术治疗。

随访

每 2~4 周复诊，出血吸收后检查有无视网膜脱离。应一直随访直至萎缩性“爪状”瘢痕替代出血区域。

3.20 远达性视网膜病变（Purtscher 视网膜病变）

症状

视力下降，通常是突然下降，可出现严重下降。有头部、胸部或下肢（如长骨骨折）挤压伤病史，无直接眼外伤史。

体征（图 3.20.1）

1. 主要体征：多发棉绒斑和（或）视网膜浅层出血排列在视盘周围；可有大面积视浅层网膜白变，血管周围区域正常（Purtscher 斑）。典型表现

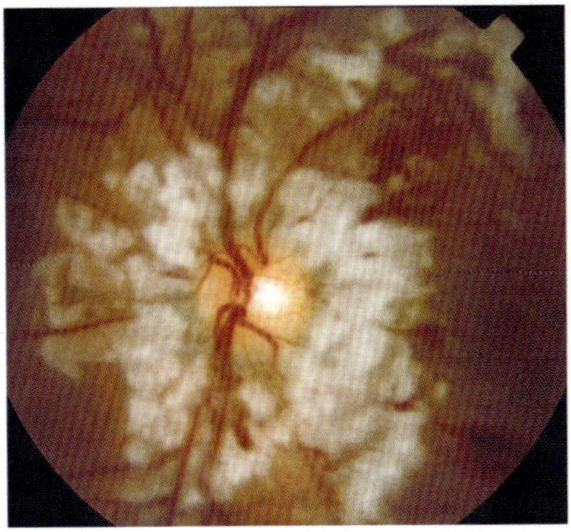

图 3.20.1　远达性视网膜病变

为双眼发病，但可能不对称，或单眼发病。

2. 其他体征：黄斑区浆液性脱离，血管迂曲扩张，硬性渗出，视盘水肿（通常可表现为正常），黄斑区伪樱桃红斑，相对传入性瞳孔阻滞，慢性病例可见视神经萎缩。

鉴别诊断

1. 假性远达性视网膜病变：临床表现同或类似于远达性视网膜病变，但无外伤史（远达性视网膜病变的定义为由外伤引起）。病因如下：急性胰腺炎，恶性高血压，血栓性血小板减少性紫癜（TTP），溶血性尿毒症（HUS），胶原血管病如系统性红斑狼疮、硬皮病、皮肌炎、干燥综合征，慢性肾衰竭，羊水栓塞，球后阻滞麻醉，眶内类固醇注射，饮酒。

2. 视网膜中央静脉阻塞：单侧发病，全视网膜弥漫性出血和棉绒斑。参见 11.8 视网膜中央静脉阻塞。

3. 视网膜中央动脉阻塞：单侧视网膜白变，伴樱桃红斑。参见 11.6 视网膜中央动脉阻塞。

病因学

病因不明。由于全身疾病产生的不同颗粒造成视盘周围视网膜小动脉阻塞：补体激活，纤维蛋白斑块，血小板 – 白细胞聚合物或脂肪栓子。

诊断

1. 询问病史：是否有头部或者胸部挤压伤病史；是否有长骨骨折；如无外伤，询问有无引起假性远达性视网膜病变的疾病相关症状（见前述，如肾衰竭、风湿病等）。

2. 全面眼科检查，包括散瞳查眼底。排查直接眼球损伤。

3. 头部、胸部或者长骨 CT 检查。

4. 如临床表现与重度头部或者胸部外伤相关，即可明确诊断，无须进一步检查。如无外伤史，患者应行全面检查，排查其他病因（如监测血压、基础代谢指标、全血细胞计数、淀粉酶、脂肪酶、风湿病相关检查）。

5. 荧光血管造影：显示视网膜白变区内有片状毛细血管无灌注区。

治疗

眼局部无须治疗。必须治疗原发病，防止进一步损害。

随访

在发病 2~4 周后散瞳复查眼底。视网膜病变需数周至数月后消退。视力可继续下降，但有 50% 病例视力可恢复至伤前水平。

3.21 婴儿摇晃综合征

定义

虐待性头部外伤，表现为由于反复加速 – 减速用力，伴有或不伴有头部钝性撞击，造成颅内出血、脑外伤、多灶性骨折和（或）视网膜出血。外伤的体表体征通常阙如。

症状

精神状态异常，新发惊厥，纳差，易激惹。患儿年龄多小于 1 岁，大于 3 岁者少见。症状和体征通常与病史不符。

体征

1. 主要体征：85% 的患儿出现视网膜出血。2/3 病例出血过多，无法计数，多层（视网膜前、视网膜内和视网膜下）出血，可由视网膜扩散至锯齿缘。最多 20% 的病例为显著不对称性出血。约 2% 单眼发病。可见黄斑劈裂（出血性黄斑囊肿，最常见于内界膜），伴有或不伴有黄斑旁视网膜皱褶。最常见的脑外伤为蛛网膜下腔和硬脑膜下出血。特征性骨折包括肋骨和（或）长骨干骺端。20%~30% 患儿出现脑水肿和死亡。

2. 其他体征：视网膜下和玻璃体积血不常见。视网膜脱离、视盘水肿、晚期视神经萎缩和视神经撕脱少见。尸检可见眼眶、视神经鞘、硬膜内视神经鞘和后巩膜内出血。

鉴别诊断

1. 严重意外伤：伴发与病史相符的其他外伤。即使在最严重的意外伤（如机动车辆事故），视网膜出血也很少见。在一般的儿童外伤，视网膜出血通常为轻度，不会越过锯齿缘。与婴儿摇晃综合征相似的严重视网膜出血仅见于头部致命性撞击、致命性机动车辆事故和由 11 米高度跌落至混凝土地面。

2. 产伤：视网膜出血可弥散，但神经纤维层出血 2 周吸收，点状 / 团状出血 4~6 周吸收。黄斑中央凹、视网膜前和玻璃体积血可持续更长时间。无视网膜劈裂或视网膜皱褶。临床表现与病史一致。产伤是新生儿视网膜出血的最常见原因。

*注：不要包扎戴用角膜接触镜引起的SPK或者有上皮缺损的患眼，病变可能很快进展为严重的感染性角膜溃疡。

随访

1. 无角膜接触镜使用史的 SPK：仅有 SPK 无须复诊，儿童患者或者依从性不好的患者需要复诊。嘱依从性好的患者，2~3 天之内症状加重或无改善时，需要前来复诊。引起 SPK 的原发疾病的随访应遵循相应疾病的诊疗指南。

2. 戴用角膜接触镜，患有重度 SPK：应叮嘱患者每日或者隔日复诊，直到症状体征有明显减轻。在病情完全恢复前禁止戴用角膜接触镜。SPK 治愈后，可以停用抗生素。如果认为 SPK 是由于患者对角膜接触镜使用不当，如戴用时间或清洁周期等有问题，应当予以纠正，或嘱其更换角膜接触镜。参见 4.20 角膜接触镜相关病变。戴用角膜接触镜，患有轻度 SPK：可根据其症状，以及 SPK 的程度，间隔数天到 1 周复查。

*注：嘱咐戴用角膜接触镜者，当感觉到眼部不适时应停戴接触镜。

4.2 复发性角膜糜烂

症状

反复发生的急性眼痛、畏光、异物感、流泪等。眼痛程度较重，足以使患者痛醒，或者发生于患者睡醒睁眼时。通常患眼先前有角膜擦伤病史。

体征

1. 主要体征：局限性的角膜上皮不规则或可移动，角膜荧光素染色可勾勒出着染或不着染的区域。或者存在角膜擦伤。一般在症状出现的数小时内角膜上皮的改变即可缓解，甚至已经消失，故而当患者前来就诊时很难看到异常体征。

2. 其他体征：若患者存在角膜上皮基底膜营养不良（地图状 – 点状 – 指纹样角膜营养不良），双眼可见角膜上皮点状、小囊泡、指纹样或者地图样线条。这些体征也可在患有复发性角膜糜烂的单眼的局部出现。

病因学

角膜上皮或上皮基底膜的损害可见于以下原因：

1. 前部角膜营养不良：上皮基底膜营养不良最常见，还有 Reis–

Bücklers 角膜营养不良、Thiel-Behnke 角膜营养不良，以及 Meesmann 营养不良。

2. 外伤性角膜擦伤病史：受伤时间可能远在出现症状的数年前。

3. 角膜基质营养不良：格子状、颗粒状以及斑块状角膜营养不良。

4. 角膜变性：带状角膜病变，Salzmann 结节状角膜变性。

5. 角膜屈光手术、角膜移植手术、白内障手术，以及任何需要刮除角膜上皮的手术（包括治疗用或者方便术者观察）。

诊断

1. 病史：有无角膜擦伤史，有无眼部手术史，有无角膜营养不良家族遗传史。

2. 裂隙灯下给予双眼荧光素染色检查：滴入荧光素，并寻找泪膜快速破裂区域，即“不着染”区域时，异常的基底膜条纹能够更好地显示出来。

治疗

1. 急性期：睫状肌麻痹滴眼液，如 1% 环戊通，每日 3 次。以及抗生素眼膏，如红霉素、杆菌肽等，或迪友/迪可罗，每日 4~6 次。还可加用 5% 氯化钠眼膏，每日 4 次。若上皮缺损面积较大，患眼应当戴用绷带式软性接触镜，并局部点用抗生素滴眼液，如海伦，每日 4 次。必要时口服止痛药。

2. 切勿给患者开具表面麻醉滴眼液。

3. 待角膜上皮完全愈合后，使用人工泪液（如爱尔明/润丽/润尔乐），至少每日 4 次，每晚睡前加用人工泪液凝胶或眼膏（速高捷/兹养/立宝舒），至少使用 3~6 个月。或者 5% 氯化钠滴眼液，如润洁白装，每日 4 次，每晚睡前加用 5% 氯化钠眼膏，至少使用 3~6 个月。

4. 若角膜上皮贴附不牢固或者有堆积，并且不愈合，可考虑进行角膜上皮病灶清创术。应用表面麻醉滴眼液，使用无菌棉签或者纤维海绵，如 Weck-Cel 手术枪，轻轻移去附着不良的角膜上皮。

5. 经过前述治疗无效的角膜上皮糜烂，可以考虑进行以下治疗。

（1）预防性药物治疗：每晚睡前应用 5% 氯化钠眼膏。

（2）口服多西环素（基质金属蛋白酶抑制剂）50mg，每日 2 次。也可短期加用糖皮质激素滴眼液，如 0.1% 氟米龙滴眼液，每日 2~4 次，用药 2~4 周。

（3）延长戴用绷带式软性接触镜至少 3~6 个月，抗生素滴眼，并定期更换镜片。

（4）对于较局限的糜烂病灶（如

外伤病例中），如果患者配合度高，无论上皮是否完整，可避开视轴行角膜前基质穿刺术（裂隙灯下针刺或给予 Nd：YAG 激光）。这种治疗可能导致微小的永久性角膜瘢痕，但是因为位于视轴外所以通常不会影响视力。

（5）上皮清创采用钻石刮刀抛光 Bowman 膜或者使用准分子激光治疗性角膜切削术（PTK）。两种治疗方式对角膜上皮不规则以及位于视轴的病灶的有效率高达 90%。反复发作的角膜糜烂造成角膜前基质的雾状混浊或瘢痕时，准分子激光切削浅层角膜基质的治疗对部分患眼有效。更为重要的是，谨记：如果进行深度切削，准分子激光 PTK 治疗会导致屈光状态的远视漂移。

随访

在角膜上皮愈合以前，应当每 1~2 天随访 1 次，之后根据复发的严重程度和频率，每 1~3 个月随访 1 次。嘱咐患者待角膜上皮开始出现愈合时，应持续使用润滑性眼膏，如 5% 氯化钠（润洁白装）或者人工泪液凝胶（速高捷 / 兹养 / 立宝舒）3~6 个月，以降低角膜糜烂的复发概率。

4.3 干眼综合征

症状

烧灼感、干涩感、异物感，可有轻到中度的视力下降及大量流泪。导致症状加重的情况有：烟雾、风、热、环境干燥，以及长时间用眼，比如，在电脑上工作可造成眨眼频率下降。往往双眼发病且呈慢性病程，患者有时可能仅表现为单眼发病，且近期才出现症状。其不适症状的严重程度往往与临床体征不符。

体征

1. 主要体征

（1）下睑缘处可见泪河狭窄或不规则。正常泪河高度应当至少 0.5mm，并且为凸形。

（2）泪膜破裂时间（BUT）缩短。BUT 为角膜荧光素染色后，从眨眼后保持睁眼状态直到出现泪膜破损的时间。BUT 短于 10 秒提示泪膜不稳定。

＊注：泪膜出现破损的位置必须是随机的，若某特定位置反复出现泪膜破裂时间较短，提示为局部角膜的表面不规则。

2. 其他体征：使用荧光素、孟加拉玫瑰红、丽丝胺绿染色，可见角膜或结膜点状着染；通常位于角膜下方，或者是睑裂区。在一些严重病例，其泪膜可见大量的黏液和碎屑，角膜可见丝状物。

鉴别诊断

参见 4.1 浅层点状角膜病变。

病因学

1. 特发性：常见于更年期及更年期以后的女性患者。

（1）蒸发过强型：泪膜脂质层缺乏，往往伴有睑缘炎或者睑板腺功能障碍。晨起时症状加重伴有视物模糊。

（2）水液缺乏型：泪膜水质层缺乏，随着年龄的增加水质层生成减少。在一天中的晚些时候或长时间用眼后通常出现症状加重。

（3）混合型：蒸发过强与水质层生成减少经常同时发生。也可能包括黏蛋白层的缺乏。

2. 生活方式相关性：气候干燥，暴露于过敏原，吸烟，长时间阅读、使用电脑、看电视等。

3. 结缔组织病：如 Sjögren 综合征、类风湿关节炎、肉芽肿性多血管炎、系统性红斑狼疮。

4. 结膜瘢痕：如黏膜类天疱疮、Stevens-Johnson 综合征、沙眼、化学伤。

5. 药物性：如口服避孕药、抗胆碱药、抗组胺药、抗心律不齐药、抗精神病药、抗痉挛药、三环类抗抑郁药、β 受体阻滞剂、利尿剂、类视黄醇、选择性 5- 羟色胺再摄取抑制剂、化疗药物。

6. 泪腺浸润性疾病：如结节病、肿瘤等。

7. 泪腺放疗后纤维化。

8. 维生素 A 缺乏：通常是由于营养不良、肠道营养吸收障碍或者行减重手术等引起。参见 13.7 维生素 A 缺乏症。

9. 白内障术后或角膜屈光术后，如角膜缘松解切口、光性屈光性角膜切削术（PRK）、准分子激光原位角膜磨镶术（LASIK）和飞秒激光小切口微透镜取出术（SMILE）。可能继发于角膜神经的破坏以及正常的反射性流泪受到干扰。患者干眼症状的严重程度可能与切口或角膜瓣的大小和位置有关。

诊断

1. 详细询问病史，眼外检查，寻找原发病。

2. 裂隙灯下荧光素染色，检查眼表和泪膜破裂时间。也可行孟加拉玫瑰红染色或丽丝胺绿染色检查角膜和结膜。泪河测定最好在滴用滴眼液之前进行。

3. 泪液分泌试验（Schirmer test）：擦拭眼泪、干燥被检查眼后，将泪液分泌试验用滤纸条分别置于双眼下睑缘中外 1/3 处，留置 5 分钟，保持双眼睁开，正常瞬目。

（1）不给予眼部表面麻醉：测量基础和反射性泪液分泌。正常情况下滤纸条湿润长度为至少 15mm，留置 5 分钟。

（2）给予眼部表面麻醉：此法仅用于测量基础泪液分泌量。擦拭眼泪、干燥被检查眼，放置滤纸条之前滴用表面麻醉滴眼液。观察 5 分钟，滤纸条湿润长度≤ 5mm 判定为异常。小于 10mm 可认为是临界值。我们推荐采用刺激性较小的表面麻醉方法测试泪液分泌功能。

4. 其他可在诊室进行的检测方法：测量泪液渗透压和基质金属蛋白酶 -9（MMP-9）水平，指标升高提示干眼和泪膜不足。也可测量泪液乳铁蛋白含量，指标下降提示水液缺乏型干眼症。

5. 考虑 Sjögren 综合征：特别是在患者同时有口干和系统性自身免疫相关症状时。

治疗

1. 轻度干眼：人工泪液，推荐不含防腐剂的产品，如爱尔明 / 润丽 / 润尔乐，或地夸磷索钠，每日 4 次。

2. 中度干眼

（1）增加人工泪液使用的频率至每 1~2 小时 1 次，仅使用无防腐剂的人工泪液（爱尔明 / 润丽 / 润尔乐）。

（2）每晚睡前可加用润滑眼膏或者眼用凝胶（如速高捷 / 兹养 / 立宝舒）。

（3）调整生活习惯，如使用加湿器、戒烟等。

（4）0.05 或 0.09% 环孢素，如兹润，每日 2 次，可以有效治疗慢性干眼，以及由于眼部炎症而继发的泪液减少。使用环孢素的最初几周内，患眼常有烧灼感，并且，需要 1~3 个月的时间症状才会出现明显改善。为加快起效时间并减轻不良反应，可以在开始使用环孢素（如兹润）治疗的同时加用中效皮质类固醇，如 0.5% 氯替泼诺（露达舒）、0.1% 氟美龙或 0.1% 醋酸氟美龙，每日 2~4 次，维持 1 个月。

（5）5% 利非司特，每日 2 次，对干眼症有效。滴用利非司特后可能会有灼烧感，可能会导致视力模糊数分钟，并可感觉咽喉部金属气味。利非司特使用 2 周内症状可出现改善，但是可能需长达 3 个月才见效。

（6）若上述方法不能缓解症状甚至无效，可以考虑行泪小点栓塞。可以用胶原塞（临时性的）或者硅胶、丙烯酸树脂塞（可逆性的）。需要注意，应当在行泪小点栓塞之前治疗所有炎症，包括睑缘炎。

3. 重度干眼

（1）0.05% 或 0.09% 环孢素，如兹润；或 5% 利非司特，使用方法见上述。

（2）泪小点栓塞，见上述，必要时可上下泪小点均行栓塞。使用无防腐剂的人工泪液，如爱尔明 / 润丽 / 润尔乐，滴眼频率可高达每 1~2 小时 1 次。若泪小点塞子脱落，可考虑热烧灼法行永久性泪小点栓塞。

（3）加用润滑眼膏或眼用凝胶（如速高捷 / 兹养 / 立宝舒），每日 2~4 次，以及必要时用（p.r.n.）。

（4）夜间使用湿房镜治疗，即使用塑料膜封闭眶缘；或者使用含有润滑剂的眼镜 / 眼罩。

（5）角膜表面存有黏液或丝状物：可用镊子去除，并使用 10% 乙酰半胱氨酸滴眼液，每日 4 次。

（6）其他治疗方法；口服亚麻籽油，口服 ω-3 脂肪酸，自体血清滴眼，维生素 A 滴眼（如兹养），戴用绷带式软性接触镜或者巩膜镜。

（7）若以上治疗方法均无效，可行小范围的永久性外侧睑缘缝合术。在进行睑缘缝合术之前，可以先临时使用胶带将外侧 1/3 的上下眼睑对合，观察疗效。

＊注：

1. 除了治疗干眼症，应同时治疗导致干眼症的相关疾病，如睑缘炎、暴露性角膜炎等。

2. 若人工泪液使用频率超过每日 4 次，应使用不含防腐剂的人工泪液，如爱尔明 / 润丽 / 润尔乐，以避免防腐剂毒性。

3. 若问诊病史，提示存在结缔组织病，如关节痛病史、口干等，应做相关血液检查，并请内科或风湿科医生会诊以进一步评估病情。

随访

根据干眼症状的严重程度和干眼的等级，随访时间间隔可以为数日到数月不等。潜在的慢性全身性疾病引起的严重干眼，如类风湿关节炎、Sjögren 综合征、结节病、眼类天疱疮等，需要对其进行更密切的随访。

＊注：干眼症状明显的患者，不建议戴用角膜接触镜，也不建议行光性屈光性角膜切削术（PRK）、准分子激光原位角膜磨镶术（LASIK）或飞秒激光小切口微透镜取出术（SMILE）手术。但有需要时可以戴用日抛型软性角膜接触镜，要求角膜接触镜不能过紧；必要时联合应用不含防腐剂的人工泪液（爱尔明 / 润丽 / 润尔乐）及行泪小点栓塞。

患有 Sjögren 综合征的患者发生淋巴瘤和黏膜疾病的概率增加，应当同时进行内科、风湿科、口腔科以及妇科的随访。

4.4 丝状角膜病变

症状

中到重度的眼痛，眼红，异物感，流泪，畏光。

体征

1. 主要体征：变性的角膜上皮细胞堆积，荧光素着染呈短丝样，包绕黏液状核心，贴附于角膜前表面。

2. 其他体征：结膜充血，泪膜不完整，点状上皮缺损。

病因学

1. 重度干眼症：最常见的原因。参见 4.3 干眼症。

2. 上方角膜缘角结膜炎（SLK）：丝状物位于上方角膜，伴有上方结膜充血、上方点状荧光素着染，以及上方角膜血管翳。参见 5.4 上方角膜缘角结膜炎。

3. 复发性角膜糜烂：反复自发性角膜擦伤，往往发生于患者晨醒睁眼时。参见 4.2 复发性角膜糜烂。

4. 毗邻不规则的角膜表面周围：如眼部手术后，手术切口附近。

5. 包扎患眼所致（如眼手术后、角膜擦伤后），或上睑下垂所致。

6. 神经营养性角膜病变：参见 4.6 神经营养性角膜病变。

诊断

1. 询问病史，特别是以上提到的情况。

2. 裂隙灯下给予角膜荧光素染色。

治疗

1. 治疗原发病。

2. 清除丝状物：应用表麻药，如丙美卡因，用显微镊或棉签轻柔地从基底部清除丝状物。此法可以暂时缓解症状，但若不治疗原发病，丝状物会再度出现。

3. 采用以下一种或多种治疗方案：

（1）滴用不含防腐剂的人工泪液，如爱尔明 / 润丽 / 润尔乐，或地夸磷索钠，每天 6~8 次，每晚睡前涂润滑眼凝胶或眼膏，如速高捷 / 兹养 / 立宝舒。

（2）泪小点栓塞。

（3）10% 乙酰半胱氨酸滴眼液，每日 4 次。

*注：乙酰半胱氨酸滴眼液市面上没有销售，可以自行配制。

4. 若症状十分严重或者治疗无效，可以考虑使用绷带式软性接触镜，要排除患者的原发病为严重干眼。绷带式软性接触镜需要戴数周甚至数月时间。并同时使用预防性或者治疗性抗生素滴眼液，如氟喹诺酮类滴眼液（海伦），特别是伴有角膜擦伤/角膜上皮缺损时。巩膜镜可能对顽固性病例有帮助。

随访

1~4 周后随访。如病情仍未有所改善，可以再次进行丝状物清除，或者使用绷带式软性接触镜。若原发病因不能去除，应当长期使用眼部润滑药物，如润丽/润尔乐和（或）速高捷/兹养/立宝舒。

4.5 暴露性角膜病变

症状

眼部刺激症状，烧灼感，异物感，流泪，可有单眼或双眼发红。往往早晨较重。

体征

1. 主要体征：瞬目次数减少或者眼睑闭合不全，导致角膜干燥。点状上皮缺损位于角膜下方 1/3，或者在睑裂区呈水平条带状（图 4.5.1）。

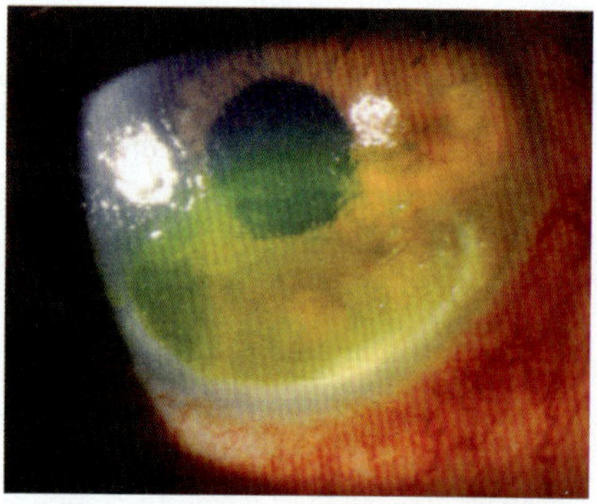

图 4.5.1 暴露性角膜病变荧光素着染

2. 其他体征：结膜充血水肿，角膜糜烂，浸润或者溃疡，眼睑形态异常或者眼睑闭合异常。

病因学

1. 面神经麻痹：眼轮匝肌无力（如 Bell 麻痹，即面神经麻痹）。参见 10.9 孤立性面神经麻痹。

2. 镇静状态或者精神状态异常。

3. 眼睑形态异常：如睑外翻、外伤后眼睑瘢痕、眼睑手术如部分切除术后、化学伤或者带状疱疹眼病（herpes zoster ophthalmicus，HZO）。

4. 夜间兔眼症：睡觉时眼睑不能闭合。

5. 眼球突出：可由眼眶疾病引起，如甲状腺相关性眼病。参见 7.1 眼眶疾病。

6. 上睑下垂矫正术后，或者眼睑成形术后。

7. 眼睑松弛综合征：参见 6.6 眼睑松弛综合征。

8. 瞬目困难：如帕金森病、神经营养性角膜病变。

诊断

1. 询问病史：既往是否有 Bell 麻痹或者做过眼睑手术，是否有甲状腺疾病。

2. 评估眼睑闭合和角膜暴露情况。要求患者轻轻闭眼（如睡眠状态），检查是否存在 Bell 现象，即要求患者尽力闭眼，对抗检查者拉起眼睑的动作，若眼球未上转则为异常。检查眼睑的松弛程度。

3. 在滴用表麻滴眼液之前检查角膜知觉。若存在角膜知觉减退，则提示发生角膜并发症的风险较大。患者需要进一步检查有无神经营养性角膜病变。参见 4.6 神经营养性角膜病变。

4. 裂隙灯检查：荧光素染色评估泪膜状态及角膜的完整性。寻找继发感染的体征，如角膜浸润、前房反应、严重的结膜充血。

5. 寻找原发病，如面神经麻痹。

治疗

预防是关键。所有使用镇静药或者反应迟钝的患者都有发生暴露性角膜炎的风险，应当参照以下建议使用角膜润滑剂治疗。

继发角膜感染的暴露性角膜病变，参见 4.11 细菌性角膜炎。

1. 治疗原发病。

2. 不含防腐剂的人工泪液，如爱尔明 / 润丽 / 润尔乐，每 2~6 小时 1 次。也可以考虑行泪小点栓塞术。

3. 每晚睡前使用润滑凝胶或眼膏（如速高捷 / 兹养 / 立宝舒），可增至每 2 小时 1 次。

4. 每晚睡前粘贴眼睑或者包扎患眼以确保眼睑处于闭合状态。如果症状严重，可考虑白天粘贴外侧 1/3 的眼睑使其闭合（保留视轴部分开放）。如原发病是暂时性的，粘贴眼睑的效果并不明确，但可以尝试。

5. 其他有效且可在诊室操作的治疗方法包括放置自留式羊膜组织，例如，使用绷带式软性接触镜覆盖灭菌脱水羊膜或者冻存的专用塑料环覆盖的羊膜，如 Prokera。

6. 若最大剂量的药物治疗不能阻止角膜进行性恶化，选择以下手术方式可能会有效。

（1）部分睑缘缝合术：将上下

睑缝合或使用胶水黏合在一起。

（2）眼睑重建术：如治疗睑外翻。

（3）眼睑金 / 铂金负荷体植入：如治疗面神经麻痹。

（4）眶减压术：如治疗眼球突出。

（5）结膜瓣或羊膜覆盖术（缝合 / 胶粘）：如上述治疗手段都失败，可考虑通过此种方式治疗严重的角膜失代偿。

随访

存在角膜溃疡时应当每 1~2 天复诊 1 次。非严重角膜疾病，可以降低复查的频率，数周至数月后复查。

4.6 神经营养性角膜病变

症状

雾视或视物模糊，眼红，异物感，眼睑肿胀。异物感或痛感较轻，与眼部体征不符。

体征

1. 主要体征：角膜知觉缺失，睑缘之间浅层点状角膜病变或角膜上皮缺损，荧光素着染。

2. 其他体征

（1）早期：角膜缘周围充血；睑缘之间角膜上皮点状缺损，或者明显的不愈合的上皮缺损，边缘卷曲；基质水肿；后厚弹力层皱褶。通常位于视轴下方。

（2）晚期：角膜溃疡通常不伴有感染性浸润，但有时会伴发感染性角膜炎。溃疡通常有一个灰色的隆起的上皮边缘。溃疡多位于下半角膜，呈横椭圆形。角膜薄变可迅速进展，导致后弹力层膨出（角膜基质层缺损，使溃疡深达后弹力层），或角膜穿孔。

鉴别诊断

参见 4.1 浅层点状角膜病变。

病因学

角膜知觉减退或缺失。去神经支配导致角膜上皮与泪膜异常、不稳定。可由以下原因引起：

1. 水痘 – 带状疱疹病毒（VZV）感染或者单纯疱疹病毒（HSV）感染。

2. 眼部手术后，特别是角膜切削或者激光手术，如角膜成形术、准分子激光原位角膜磨镶术（LASIK）、光性屈光性角膜切削术（PRK）、飞秒激光小切口微透镜取出术（SMILE）。

3. 肿瘤，特别是听神经瘤，可累及滑车神经和面神经；或者任何引起滑车神经损伤的疾病，如脑干卒中、外伤、多发性硬化、Riley–Day 综合征。

4. 长期戴用角膜接触镜。

5. 糖尿病性神经病变。

6. 过度的全视网膜光凝：可能会损伤睫状长神经，此类患者常伴有糖尿病性神经病变。

7. 三叉神经手术或口腔手术并发症。

8. 眼部及眼附属器放射治疗的并发症。

9. 长期眼部用药史，如噻吗洛尔、非甾体抗炎药（如迪非）。

10. 表麻药滥用。

11. 强效可卡因性角膜病变：通常为双眼发病。详细询问患者的强效可卡因吸食史或者潜在的暴露史。应收治患者，使其脱离相关环境。

12. 化学损伤或者暴露于硫化氢或二硫化碳（常发生于制造行业）。

诊断

1. 询问病史：既往有无眼红、眼痛，有无疱疹感染史，有无唇疱疹，有无眼周和（或）前额的带状疱疹性皮疹，有无糖尿病，是否接受过放射治疗，有无脑卒中病史或听力障碍，是否接受过屈光手术或其他眼部手术，有无化学物质暴露史、吸烟史、眼局部用药史。

2. 在使用表麻滴眼液之前，用无菌棉签检查双侧角膜知觉。

3. 裂隙灯荧光染色，检查角膜和结膜。

4. 检查皮肤有无以往水痘 – 带状疱疹病毒（VZV）感染后遗留的疱疹性损害或瘢痕。

5. 寻找有无角膜暴露的体征，如眼睑不能闭合、面神经麻痹，无 Bell 现象。

6. 若怀疑可能存在中枢神经系统损害，可行颅脑 CT 或 MRI 检查。

治疗

神经营养性角膜病变愈合能力不良。如果没有得到及时治疗，神经营养性角膜病变的角膜上皮缺损可能会发展为基质溶解和角膜穿孔。

1. 轻中度上皮点状着染：使用不含防腐剂的人工泪液，如爱尔明 / 润丽 / 润尔乐，或地夸磷索钠，2~4 小时 1 次，每晚睡前加用人工泪液凝胶或眼膏（如速高捷 / 兹养 / 立宝舒）。可考虑行泪小点栓塞和每晚睡前包扎。

2. 小的角膜上皮缺损：使用抗生素眼膏，如红霉素或杆菌肽，或迪友 / 迪可罗，每日 4 次至 1~2 小时 1 次，直至痊愈。通常需要长期使用人工泪液治疗，用法如上所述。可以考虑使用绷带式软性接触镜，同时预防性使用抗生素，如左氧氟沙星（海伦）或者莫西沙星，每日 3~4 次。频点不含防腐剂的人工泪液，如爱尔明 / 润丽 /

润尔乐，每 1~2 小时 1 次，可作为抗生素眼膏的替代药物。

3. 角膜溃疡：参见 4.11 细菌性角膜炎关于继发性感染性角膜溃疡的诊断和治疗部分。神经营养性角膜溃疡的治疗包括抗生素眼膏（迪友 / 迪可罗）每 2 小时 1 次，睑缘缝合术，自留式羊膜组织、缝合型 / 黏合型羊膜移植或者结膜瓣覆盖，参见 4.5 暴露性角膜病变的治疗部分。口服胶原酶抑制剂多西环素 50~100mg，每日 2 次，可减缓角膜基质溶解。全身用抗坏血酸，如维生素 C，每日 1~2g，可增加胶原合成并减轻溃疡。自体血清、白蛋白或者脐带血清滴眼也有利于恢复。

4. 0.002% Cenegermin-bkbj，重组人神经生长因子，是美国食品药品监督管理局（FDA）批准的第一种治疗神经营养性角膜病变的药物，疗效非常好。该滴眼液的用法为每日 6 次，共使用 8 周。

5. 巩膜镜［眼表面生态系统的替代假体（PROSE）］可长期使用。

6. 角膜神经移植是一个复杂的手术，通过重新定向神经，或更常用神经移植，来重建角膜知觉。

*注：神经营养性角膜病变和角膜暴露的患者，必须先行睑缘缝合，否则治疗无效。暂时性使用胶带闭合睑缘（粘闭外侧 1/3 眼睑）可能有效，赢得时间，以等待决定性的治疗。

随访

1. 轻中度上皮着染：3~14 天后复诊。

2. 角膜上皮缺损：每 1~3 天复诊 1 次，直至角膜上皮状况出现改善，之后每 5~7 天复诊 1 次，直至痊愈。

3. 角膜溃疡：每日复诊，直至溃疡明显改善。严重的角膜溃疡应当住院治疗，特别是患者在角膜知觉减退初期没有正确使用药物，或者患者正在滥用表麻药的情况下。参见 4.11 细菌性角膜炎。

4.7 紫外线性角膜病变

症状

中重度眼痛，异物感，眼红、流泪，畏光，视物模糊，通常有电焊时或使用太阳灯时没有充分使用防护镜的病史。典型症状是在暴露伤后 6~12 小时后加重，通常双眼发病。

体征

1. 主要体征：睑裂区浓密、融合的点状上皮缺损，荧光素着染。

2. 其他体征：结膜充血，轻中度眼睑水肿，轻度或无角膜水肿，瞳孔相对缩小，对光反应迟钝，轻微的前房反应。

鉴别诊断

1. 毒性角膜上皮病变，接触化学物质（如溶剂、酒精）或药物（如新霉素、庆大霉素、抗病毒药、眼表面麻醉剂）所致。

2. 热损伤 / 角膜病变：通常是由于接触卷发器、沸腾的液体、燃烧的灰烬或者火焰。损伤通常局限于角膜上皮，可造成显著的表层角膜混浊或焦痂。治疗时先尽可能刮除受累区域，然后治疗角膜擦伤。参见 3.2 角膜擦伤。

3. 参见 4.1 浅层点状角膜病变。

诊断

1. 病史：是否使用电焊、太阳灯，有无眼局部用药，有无接触化学物质，有无上述提及病史，是否使用护目镜。

2. 裂隙灯检查：使用荧光素染色，翻转眼睑寻找有无异物。

3. 如果怀疑有化学物质接触史，检查上、下穹隆结膜泪湖的 pH 值，如果不是中性结果（6.8~7.5），按化学烧伤治疗。参见 3.1 化学烧伤。

治疗

1. 睫状肌麻痹剂滴眼，如 1% 环戊通。

2. 抗生素眼膏，如红霉素或杆菌，或迪友 / 迪可罗，每天 4~8 次。

3. 必要时口服止痛药。

> * 注：绷带式软性接触镜联合应用预防性广谱抗生素滴眼液（如海伦）可替代频繁地使用抗生素眼膏。

随访

1. 若使用绷带式软性接触镜，1~2 天后复诊。

2. 未使用绷带式软性接触镜且依从性好的患者，24 小时后询问症状改善情况。①如果症状明显改善，继续使用局部抗生素，如红霉素或杆菌肽眼膏，或迪友 / 迪可罗，每日 4 次。②如果症状依然明显，应重新对患者进行病情评估。若依然存在显著的点状着染，患者应继续使用睫状肌麻痹剂及抗生素，治疗方案如前所述。

3. 对于依从性差或者病因不明的患者，不要使用绷带式软性接触镜。此类患者必须 1~2 天后复诊。

4.8 Thygeson 浅层点状角膜病变

症状

轻中度异物感，畏光，流泪。无红眼病史。通常是双眼发病，病情恶化和缓解呈慢性过程，双眼的疾病活动性可能不同步。

体征

1. 主要体征：灰白色、粗糙的星芒样角膜上皮混浊，通常位于中央并轻微隆起，荧光素着染，可伴有上皮下浸润（图 4.8.1）。

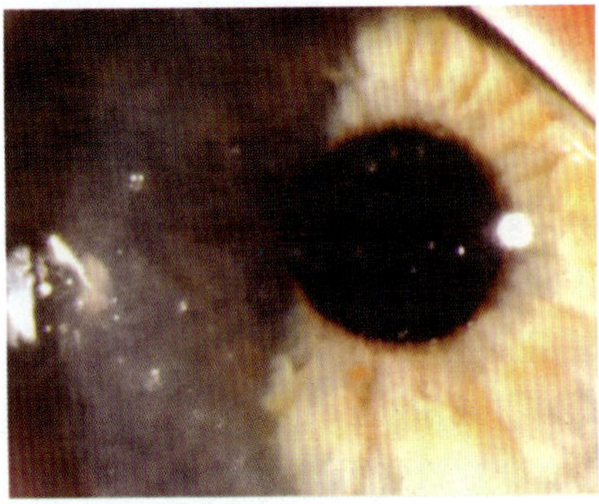

图 4.8.1 Thygeson 浅层点状角膜病变

2. 其他体征：无或少量结膜充血，无角膜水肿，无前房反应或者眼睑异常。

鉴别诊断

参见 4.1 浅层点状角膜病变。

治疗

轻度

1. 不含防腐剂的人工泪液，如爱尔明 / 润丽 / 润尔乐，每天 4~8 次。

2. 人工泪液凝胶或眼膏，如速高捷 / 兹养 / 立宝舒，每晚睡前用。

*注：治疗方案的选择更多的基于患者症状而非角膜体征。

中重度

1. 局部应用弱效激素，例如 0.1% 氟米龙、0.1% 醋酸氟米龙或 0.2%~0.5% 氯替泼诺（艾乐舒或露达舒），每日 4 次，连用 1~4 周，然后逐渐减量，应非常缓慢地减量。可能需要长期小剂量局部激素治疗。

2. 如果使用局部激素无效，可以试用绷带式软性接触镜。

3. 0.05% 或 0.09% 环孢菌素滴眼液，如兹润，每天 1~4 次，或 5% 利非司特滴眼液，每日 2 次，可以作为替代治疗或者是辅助治疗，特别是对于使用激素导致不良反应的患者。

随访

在病情加重期每周 1 次复查，然后每 3~6 个月 1 次。接受局部激素治疗的患者每 4~12 周做 1 次眼压检查。

4.9 翼状胬肉 / 睑裂斑

症状

眼部刺激感，眼红，视力下降，也可能无症状。

体征

1. 主要体征：以下体征之一，通常位于 3 点或 9 点的角膜缘周围。

（1）翼状胬肉：羽翼样折叠的纤维血管组织，起自睑裂区结膜，延伸到角膜上。病变下方的角膜不会随之变薄。通常位于鼻侧（图 4.9.1）。

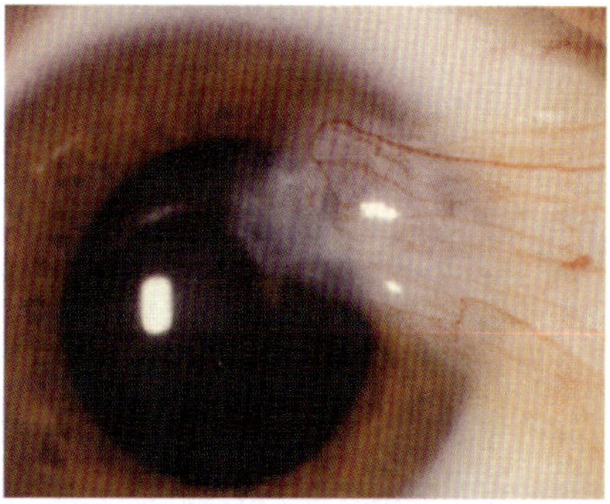

图 4.9.1 翼状胬肉

（2）睑裂斑：黄白色、扁平的或是轻微隆起的结膜病变，通常位于角膜缘旁的睑裂区，但是不侵犯角膜。

2. 其他体征：二者都可表现为高度血管化、充血，或者与伴发浅层点状角膜炎（SPK）或者角膜小凹（角膜干燥导致角膜局部变薄）有关，翼状胬肉头部可能会看到角膜铁线（Stocker 线）。

鉴别诊断

1. 结膜上皮内瘤样增生：单侧发病，乳头状、果冻样团块，呈天鹅绒样或白色，通常隆起、血管化。可没有羽翼样外观，也不像典型的翼状胬肉或者睑裂斑位于 3 点或者 9 点位置。参见 5.12 结膜肿瘤。

＊注：不典型的翼状胬肉需要活组织检查来排除结膜上皮内瘤样增生或黑色素瘤。

2. 角膜缘皮样瘤：先天性圆形白色病变，通常位于颞下方角膜缘。参见 5.12 结膜肿瘤。

3. 其他结膜肿瘤：例如乳头瘤、痣、黑色素瘤。参见 5.12 结膜肿瘤。

4. 假性胬肉：结膜组织与角膜周边粘连。可出现在既往外伤、手术、角膜溃疡或是瘢痕性结膜炎的位置。通常合并病变下方角膜变薄。

5. 周边的肥厚型上皮下角膜变性：不常见，通常双侧发病。最常见于白人女性。周边的上皮下混浊隆起伴毗邻的角膜缘血管异常。

6. 血管翳：血管长入角膜，经常继发于长期使用角膜接触镜、睑缘炎、眼红斑痤疮、疱疹性角膜炎、疱性角膜炎、特应性疾病、沙眼、外伤等。通常位于前弹力层，无或微隆起。

7. 硬化性角膜炎：参见 5.7 巩膜炎。

病因学

结膜深层弹力纤维变性导致纤维血管组织的增生。与日光照射和慢性刺激有关。更常见于赤道地区的人群。

诊断

裂隙灯检查确诊，并评估病变邻近角膜的完整性和厚度。检查翼状胬肉造成的角膜散光，通常是不规则散光，也可能为规则散光。

治疗

1. 保护眼睛远离日光、灰尘和风沙，必要时使用阻挡紫外线的太阳镜或者护目镜。

2. 使用不含防腐剂的人工泪液，如爱尔明 / 润丽 / 润尔乐，每日 4~8 次，以缓解眼部刺激症状。

3. 炎症性翼状胬肉或睑裂斑

（1）轻度：人工泪液，如润丽 / 润尔乐，每日 4 次。

（2）中重度：局部使用弱效激素，例如 0.1% 氟米龙、0.1% 醋酸氟米龙或者 0.2%~0.5% 氯替泼诺（艾乐舒或露达舒），每日 4 次。或使用非甾体抗炎滴眼液，例如迪非或 0.4%~0.5% 酮咯酸。或者局部抗组胺联合或不联合肥大细胞稳定剂，如倍他司汀、酮替芬、奥罗他定，以缓解症状。

4. 如果出现角膜小凹，使用人工泪液凝胶或眼膏，如速高捷 / 兹养 / 立宝舒，每 2 小时 1 次。参见 4.23 角膜小凹。

5. 出现下列情况时需要手术治疗：

（1）翼状胬肉危及视轴或者导致明显的散光。

（2）患者刺激症状显著，经过上述药物治疗后不缓解。

（3）病变影响戴用角膜接触镜。

（4）病变明显，影响美观。

（5）白内障或屈光手术前去除。

*注：翼状胬肉在手术切除后可能会复发。切除翼状胬肉后暴露巩膜并联合自体结膜移植或羊膜移植可以降低复发率。术中可使用抗代谢药物，如丝裂霉素 –C，也可以降低复发率。抗代谢药物常用于复发性翼状胬肉的切除，因为这类药物会增加角膜巩膜变薄或坏死的风险。

随访

1. 无症状、病情稳定的患者每 1~2 年检查 1 次。

2. 翼状胬肉应定期测量，最初每

3~12 个月 1 次，以确定胬肉向视轴方向生长的速度。

3. 如果局部使用激素治疗，数周后复诊，监测炎症和眼压。一旦炎症减轻，激素应在数周内逐渐减量后停止使用。

4.10 带状角膜变性

症状

视力下降，异物感，角膜变白；可能无症状。

体征

1. 主要体征：钙质沉着于前弹力层，造成前部角膜混浊，通常位于睑裂区，与角膜缘之间有透明角膜相隔。角膜混浊区域中可夹杂透明区域，呈瑞士奶酪样外观。混浊通常起自 3 点和 9 点位置，邻近角膜缘（图 4.10.1）。

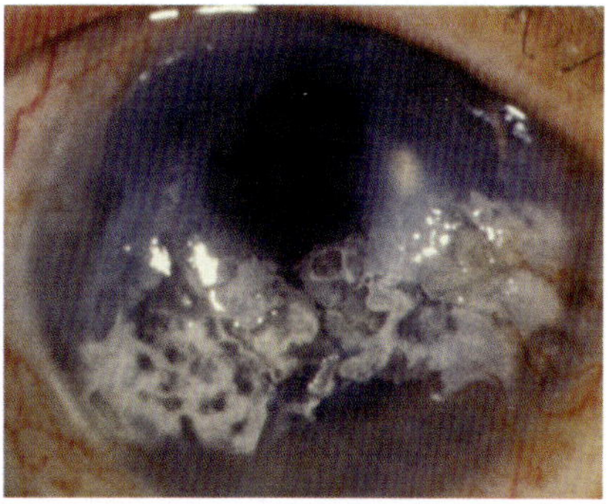

图 4.10.1 带状角膜变性

2. 其他体征：可有慢性眼部疾病的其他体征。

病因学

1. 常见病因：慢性葡萄膜炎（如幼年型特发性关节炎，JIA），基质角膜炎（IK），角膜水肿，外伤，眼结核，慢性青光眼，干眼，眼部手术（特别是使用硅油的视网膜脱离复位手术），特发性。

2. 少见原因：高钙血症［可能源于甲状旁腺功能亢进、肾衰竭、结节病、多发性骨髓瘤、畸形性骨病（Paget 骨病）、维生素 D 过量等］，高磷酸盐血症，痛风，角膜营养不良，强直性肌营养不良，长期接触刺激物（如汞废气），其他原因。

诊断流程

1. 病史：有无慢性眼部疾病，有无眼部手术史，有无长期接触环境中的刺激物或使用眼药，有无全身性疾病。

2. 裂隙灯检查。

3. 如果没有慢性眼前节疾病或是慢性青光眼的体征，无法解释带状角膜病变的病因，则考虑下述检查：血清钙、白蛋白、镁、磷酸盐水平，血尿素氮、肌酐。如果怀疑痛风，需检查血尿酸。

治疗

轻度（如有异物感）

不含防腐剂的人工泪液，爱尔明/润丽/润尔乐，或地夸磷索钠，每日 4~6 次，人工泪液凝胶或眼膏（如速高捷/兹养/立宝舒），每晚睡前使用或每日 4 次，根据需要。如果钙沉积区的上皮不规则或上皮缺损，可加用抗生素眼膏（如杆菌肽软膏/杆菌肽－多黏菌素/红霉素，或迪友/迪可罗）。为了提高舒适度，可戴用绷带式软性接触镜。

重度（如影响视力，润滑剂不能缓解的刺激征，影响美观）

去除钙质可在裂隙灯下或者是手术显微镜下操作，使用螯合剂依地酸二钠（EDTA）。

1. 从已知的复方制剂中获取 3%~4% EDTA。

2. 使用表麻药如丙美卡因，放置开睑器。

3. 使用无菌手术刀或者无菌棉签清除钙沉积区的角膜上皮。

4. 使用浸满了 EDTA 的纤维素海绵或是棉签放置于带状角膜病变区，直到钙质清除（可能需要 10~60 分钟）。

5. 使用生理盐水冲洗，涂抗生素眼膏（如红霉素，或迪友/迪可罗），睫状肌麻痹滴眼液（如 1%~2% 环戊通），可以使用绷带式软性接触镜及局部使用抗生素（如莫西沙星、加替沙星或海伦，每日 4 次）。

6. 给予患者止痛药（如含有可待因的对乙酰氨基酚）。

随访

1. 手术清除病灶的患者应每隔数天检查 1 次，直到上皮缺损愈合。

2. 残留的角膜前基质瘢痕可使用准分子激光治疗性角膜切削术（PTK）治疗，以提高视力。PTK 也可用于改善眼表，预防复发性角膜糜烂。

3. 根据症状的严重程度，患者应每 3~12 个月检查 1 次。如果带状角膜病变复发，可重复使用 EDTA 螯合作用清除病变。

4.11 细菌性角膜炎

症状

眼红，中重度眼痛，畏光，视力下降，分泌物，急性发作的角膜接触镜不耐受。

体征（图 4.11.1）

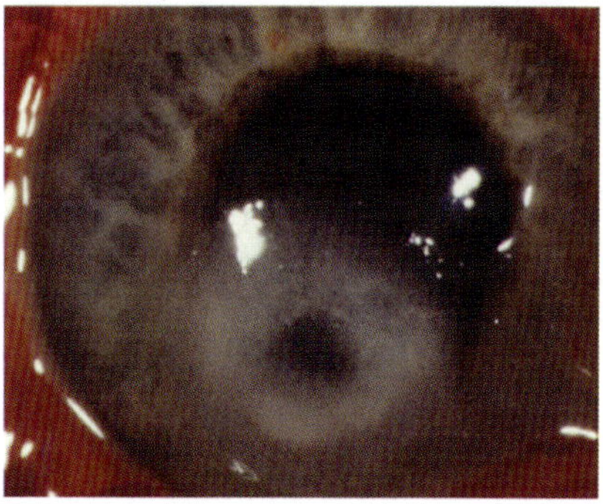

图 4.11.1　细菌性角膜炎

1. 主要体征：角膜基质出现局灶性白色混浊（浸润），伴有角膜上皮缺损和其下方的角膜基质变薄/缺失。

*注：检查者使用裂隙光束不能透过角膜浸润或溃疡看到虹膜，而基质水肿或轻度的前基质瘢痕相对透明。

2. 其他体征：角膜上皮缺损，黏液脓性分泌物，基质水肿，后弹力层皱褶，前房反应，内皮下纤维蛋白或细胞沉积，伴或不伴有前房积脓（前房积脓无眼球穿孔，通常为无菌性炎症反应），结膜充血，上眼睑水肿。严重病例会出现虹膜后粘连、前房积血和眼内压升高。

鉴别诊断

1. 真菌性角膜炎：外伤性角膜损伤后发生的角膜炎需考虑真菌感染的可能，特别是植物损伤（如树枝），可导致丝状真菌性角膜炎。戴用角膜接触镜是另一个危险因素。浸润区通常有羽毛状边缘，伴或不伴卫星灶围绕。念珠菌属感染更常发生在先前就存在眼表疾病的患眼，并且看起来像细菌性角膜溃疡。参见 4.12 真菌性角膜炎。

2. 棘阿米巴角膜炎：棘阿米巴可引起剧痛性角膜炎和（或）角膜基质浸润，伴神经周围浸润。通常发生在日常戴用软性角膜接触镜的患者，有或无角膜接触镜的不洁使用。有戴角膜接触镜外伤史，或有戴角膜接触镜游泳和（或）热水浴的经历。在疾病早期，角膜上皮病变看起来更像单纯疱疹病毒性角膜炎而不是细菌性溃疡。病变晚期（3~8 周），角膜浸润呈环形。参见 4.13 棘阿米巴角膜炎。

3. 单纯疱疹病毒性角膜炎：可有眼睑水疱或是角膜上皮树枝样改变。通常有单眼复发病史或是已知的眼部疱疹病史。如果在基质疱疹性角膜炎患眼出现荧光素着色的浸润灶，应排除合并细菌感染。参见 4.15 单纯疱疹病毒。

4. 非结核分枝杆菌：通常发生在眼部植物外伤或是眼部手术后，如白内障摘除术、角膜移植术和屈光手术［特别是准分子激光原位角膜磨镶术（LASIK）术后］。病情进展缓慢。培养板（使用 Lowenstein–Jensen 培养基）必须维持 8 周。抗酸杆菌涂片有助于诊断。

5. 无菌性角膜变薄和溃疡：分泌物很少或无，轻微虹膜炎，周边角膜基质浸润，浸润区荧光素着染，邻近角膜血管化，细菌培养阴性。角膜溶解可由不同的全身性疾病引起。参见 4.22 周边角膜薄变 / 溃疡。

6. 葡萄球菌超敏反应：周边角膜浸润，有时伴有其上方的角膜上皮缺损，通常多发，双眼发病，在浸润灶和角膜缘之间有透明区域。结膜局限性充血，非弥漫性，疼痛较轻，前房反应轻微或无。通常合并睑缘炎 / 睑板腺炎。参见 4.18 葡萄球菌超敏反应。

7. 无菌性角膜浸润：通常是对接触镜护理液的免疫反应造成或是戴用角膜接触镜造成的角膜缺氧。通常是多发的、小的，位于角膜周边的上皮下浸润灶，荧光素轻度着染，轻微前房反应。通常是在排除感染性因素后做出的排除性诊断。腺病毒性结膜炎可有相似的病变，但是病灶多侵入角膜中央，密度较低，有结膜炎史。参见 5.1 急性结膜炎。

8. 残留角膜异物或锈环：有异物外伤病史。可能伴有基质性角膜炎症、水肿，有时会有无菌性浸润。可有轻度前房反应。在清除异物或锈环后，浸润和炎症通常会消失，但是可能会发生二重感染。

9. 表麻药滥用：是神经营养性角膜溃疡的一种类型，当治疗不起作用时，应怀疑此病。在滥用表麻药的晚期，角膜表现为感染体征，类似棘阿米巴或单纯疱疹病毒基质性角膜炎。特征为大环状角膜混浊、水肿以及前房反应。强效可卡因所致的角膜病变有相似的表现。停止使用表麻药后，病变愈合，残留或无瘢痕。

病因学

细菌是感染性角膜炎最常见的病因。通常角膜感染都被认定为细菌感染，只有通过实验室检查证实或者局部滴用抗生素无效时才考虑是其他致病原因。在 Wills 眼科医院，细菌性角膜炎最常见的致病菌是葡萄球菌、假单胞菌、链球菌、莫拉菌、沙雷菌。根据病情的严重程度和致病微生物的种类，临床表现差异很大。下述临床特征有助于预测致病微生物。然而，临床推测永远不能取代广谱抗生素治疗和相应的实验室检查。参见附录 8 角膜刮片培养流程。

1. 葡萄球菌性角膜溃疡通常是边界清楚的灰白色基质浸润，可扩大形成浓密的基质脓肿。

2. 链球菌性浸润为脓性或结晶状（参见 4.14 结晶样角膜病变）。前者常见急性爆发性起病，伴有严重前房反应和积脓形成；后者进展非常缓慢，多发生在长期局部使用激素者（如角膜移植的患者）。

3. 假单胞菌性角膜炎通常表现为快速进展、化脓性、坏死性浸润，伴有前房积脓和黏液脓性分泌物，常发生在戴用软性角膜接触镜的患眼（图 4.11.2）。

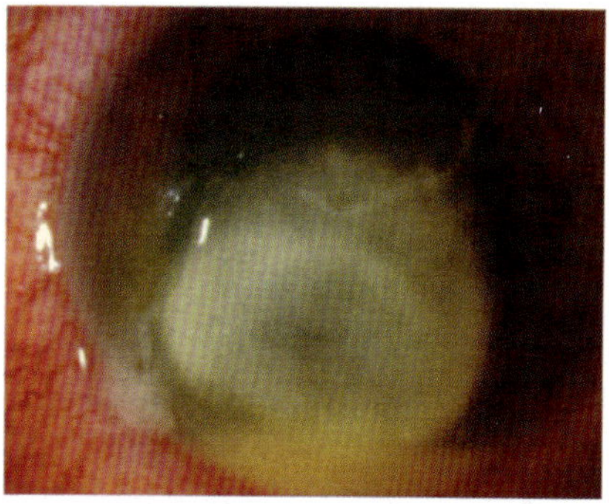

图 4.11.2 假单胞菌性角膜炎

4. 莫拉菌可在先前患有眼表疾病和免疫缺陷的患者中引起感染性角膜炎。浸润通常进展缓慢，位于角膜下半部分，可进展为全层浸润，偶有穿孔。

诊断

1. 病史：角膜接触镜的使用和保养是一直需要讨论的问题。是否在睡眠时戴用角膜接触镜，每日戴用或长期戴用角膜接触镜，常规使用、频繁更换或单次使用，是否使用消毒液，最近是否改为长戴型，是否戴角膜接触镜游泳或是泡热水澡，是否有外伤或是角膜异物，是否有角膜手术（包括屈光手术）史，就诊前是否做过眼部治疗（如使用抗生素或是局部激素），是否先前患有角膜疾病，是否有全身性疾病。

2. 裂隙灯检查：如果浸润灶的表面有上皮缺失，使用荧光素染色来确诊；记录角膜浸润和上皮缺损的大小、深度和位置。检查有无前房反应，记录有无前房积脓及其程度。测量眼压，推荐使用 Tono-Pen 眼压计。

3. 可刮取角膜病灶用于涂片和培养。对于位于视轴、直径大于 1~2mm、初始治疗无效的浸润病灶，或者是根据病史和检查怀疑为少见微生物感染者，我们常规刮取浸润灶进行微生物培养。参见附录 8 角膜刮片培养流程。

4. 戴角膜接触镜的患者，怀疑有感染性角膜溃疡时，接触镜和眼镜盒均应进行微生物培养。向患者说明做过培养的接触镜不能再使用。接触镜和眼镜盒的阳性培养结果应结合临床诊断。虽然阳性培养结果有可能对临床诊断造成误导，但支持临床诊断的培养结果还是有助于临床的。

治疗

除非高度怀疑为其他类型的感染，角膜溃疡和浸润最初都应按照细菌感染治疗。最初治疗应使用广谱抗生素。注意有时细菌感染会合并真菌性和棘阿米巴性角膜炎。也有可能是混合细菌感染。

1. 使用睫状肌麻痹滴眼液（如 1% 环戊通，每日 3 次；若出现前房积脓，推荐 1% 阿托品，每日 2~3 次）会减轻患者的不适感，并预防形成虹膜粘连。根据前房炎症反应严重程度决定使用的药物。

2. 根据以下原则局部应用抗生素。

（1）视力丧失风险较低：小的、无荧光素染色的角膜周边浸润，前房反应极轻微，没有分泌物。

不戴用角膜接触镜的患者：使用广谱抗生素滴眼液，如氟喹诺酮类滴眼液，包括莫西沙星、加替沙星、贝西沙星、左氧氟沙星（如海伦）；或多黏菌素 B/ 甲氧苄啶；非睡眠状态下，每 1~2 小时 1 次。

戴用角膜接触镜的患者：氟喹诺酮类滴眼液，如莫西沙星、加替沙星、环丙沙星、贝西沙星、左氧氟沙星滴眼液（如海伦），非睡眠状态下，每 1~2 小时 1 次；联合或不联合多黏菌素 B/ 甲氧苄啶滴眼液，非睡眠状态下，每 1~2 小时 1 次；可加用妥布霉素或是环丙沙星眼膏，每日 1~4 次。

（2）丧失视力的风险处于临界状态：中等大小（直径 1~1.5mm）角膜周边浸润，或是伴有角膜上皮缺损的小浸润，前房反应轻微，或是中等量分泌物。

氟喹诺酮类，如莫西沙星、加替沙星（如迪友）、环丙沙星、贝西沙星、左氧氟沙星滴眼液（如海伦），联合或不联合多黏菌素 B/ 甲氧苄啶滴眼液，每小时 1 次，连续使用 1 天。治疗开始时负荷剂量为每 5 分钟 1 次，共 5 次；然后改为每 30 分钟 1 次，直到 24 点；然后改为每小时 1 次。

> *注：莫西沙星和贝西沙星对革兰氏阳性菌有较好的疗效，加替沙星和环丙沙星对假单胞菌和沙雷菌有较好的疗效。

（3）威胁视力的病变：Wills 眼科医院目前采用的方法为，对于位于视轴、直径大于 1.5~2mm 或对初始治疗无反应的大多数角膜溃疡，采用强化抗生素治疗。配制强化抗生素的说明参见附录 9 局部强化抗生素 / 抗真菌药物。如果无法立即获得强化抗生素，可以先使用氟喹诺酮和多黏菌素B/甲氧苄啶滴眼液，直到获得强化抗生素。

强化妥布霉素或庆大霉素（15mg/mL），每小时 1 次，可与强化头孢唑林（50mg/mL）或万古霉素（25mg/mL）交替使用，每小时 1 次。这意味着患者 24 小时内每半小时就要滴用 1 次滴眼液。万古霉素滴眼液应用于治疗耐药菌、有发生耐药风险的患者（如由于住院或是曾经使用抗生素或对初始治疗无反应），以及对青霉素或是头孢菌素过敏的患者。日益增长的抗甲氧西林金黄色葡萄球菌（MRSA）感染目前成为社区获得性。如果溃疡严重，并怀疑是假单胞菌感染，起始使用强化妥布霉素，每 30 分钟 1 次，以及强化头孢唑林，每小时 1 次，持续 24 小时；此外，还可使用强化头孢他啶，每小时 1 次，或氟喹诺酮每小时 1 次，持续 24 小时。

＊注：所有处于丧失视力的临界状态或严重威胁视力的角膜溃疡患者，初始治疗均应按下述原则给予负荷剂量抗生素滴眼液治疗：每 5 分钟滴用 1 次，共 5 次，后改为每 30~60 分钟 1 次，持续 24 小时。

在某些病例，已知致病菌和药物敏感性，感染得到控制后，仍有严重炎症反应持续存在，可局部加用激素滴眼液。感染性角膜炎在局部使用激素后会明显加重，特别是真菌、非结核分枝杆菌、诺卡菌或假单胞菌感染。

角膜变薄的患眼应当使用眼盾保护，不能加压包扎（眼部感染时绝对不能包扎患眼）。金属蛋白酶抑制剂，如多西环素 100mg，口服，每日 2 次，以及胶原合成促进剂，如全身用抗坏血酸（如维生素 C，每日 1~2g），有助于抑制结缔组织的裂解，防止角膜穿孔。

禁戴角膜接触镜。

必要时口服止痛药。

口服氟喹诺酮类药物眼内穿透性好，如口服环丙沙星 500mg，每日 2 次；口服莫西沙星 400mg，每日 1 次。这些药物对感染波及巩膜或即将角膜穿孔的患者有帮助。对于假单胞菌和沙雷菌感染首选环丙沙星。

全身应用抗生素：对于奈瑟菌感染，如角膜受累，给予头孢曲松钠 1g，静脉注射，每日 1~2 次；如果仅有结膜受累，1g，肌内注射，仅需 1 次。对于嗜血杆菌感染，因为偶尔会有眼外受累，如中耳炎、肺炎和脑膜炎，需口服阿莫西林 / 克拉维酸，每日 20~40mg/kg，分 3 次服用。

＊注：口服氟喹诺酮类药物曾用于治疗奈瑟淋球菌，但现在已不予推荐治疗淋球菌感染（特别是在男性同性恋患者中、一些高耐药性地区、近期有国外旅行史的患者），因其耐药性不断增强。另外，口服氟喹诺酮类药物禁用于孕妇和儿童。

下列情况需要住院治疗：感染威胁视力和（或）即将角膜穿孔；患者无法按照处方规定的频次使用抗生素；对滴眼液的使用或每日随访的依从性差；怀疑滥用表麻药；需要静脉给予抗生素（如侵及角膜的淋球菌性结膜炎），通常见于角膜穿孔和（或）感染蔓延至巩膜的情况。

对于非结核分枝杆菌，可以考虑延长使用下列滴眼液之一或多种（每小时 1 次，1 周后逐渐减量）：氟喹诺酮类（如莫西沙星或加替沙星）、强化阿米卡星（15mg/mL）、克拉霉素（1%~4%）或强化妥布霉素（15mg/mL）。可口服克拉霉素 500mg，每日 2 次。既往准分子激光原位角膜磨镶术（LASIK）是非结核分枝杆菌感染的危险因素。

随访

1. 起始每日复诊，包括测量浸润灶和上皮缺损的大小，以及前房积脓的变化。评价治疗反应的最重要指标是疼痛的程度、上皮缺损的大小（最初由于刮取病灶用于培养和涂片，缺损可能会有所扩大）、浸润的大小和深度、前房反应。必须监测眼压，如果升高则需要降眼压治疗（参见 9.7 炎症性开角型青光眼）。疼痛减轻通常是治疗有效的第一个体征。

2. 若有改善，抗生素应逐渐减量，但不能低于抑制耐药性突然出现的最小剂量（根据药物种类，通常是每日 3~4 次）。另外，抗生素治疗方案要根据细菌培养和药敏结果来做调整。

3. 浸润灶或溃疡对治疗无反应或是恶化，应再做 1 次培养和染色（无须停止治疗）。强化抗生素治疗，然后根据培养结果和临床表现调整用药。可建议住院治疗。参见附录 8 角膜刮片培养流程。

4. 如果病情持续恶化，尽管培养结果阴性，仍怀疑是感染，可能需要角膜活检。

5. 对于角膜即将穿孔或是已经穿孔的患者，考虑角膜移植或修补。对感染已经控制但角膜溃疡穿孔患者，可以试用氰基丙烯酸盐组织黏合剂。应用黏合剂之后继续给予频繁抗生素滴眼。

＊注：应告知门诊患者如果疼痛加剧、视力下降，或是照镜子时注意到溃疡扩大，应立即就诊。

4.12 真菌性角膜炎

症状

疼痛，畏光，眼红，流泪，分泌物，异物感。通常有轻微外伤史，特别是植物性（如树枝）外伤。伴戴用角膜接触镜、慢性眼部疾病和（或）对常规抗生素治疗不反应病史。与细菌性角膜炎相比，通常表现更迟钝。

体征

1. 主要体征

（1）丝状真菌：角膜基质灰白色混浊（浸润），羽毛样边界。浸润区上方的角膜上皮隆起，可高于角膜表面，或上皮缺损伴有基质变薄（溃疡）。

（2）非丝状真菌：灰白色基质浸润，类似于细菌性溃疡。

2. 其他体征：卫星病灶环绕在原发浸润灶周围，结膜充血，黏液脓性分泌物，前房反应，前房积脓。与细菌性角膜溃疡相比，浸润灶范围往往超出上皮缺损范围。

鉴别诊断

参见 4.11 细菌性角膜炎。

病因学

1. 丝状真菌（最常见镰刀菌或曲霉属真菌）：通常发生在健康眼既往植物性外伤或与戴用角膜接触镜有关。

2. 非丝状真菌（如念珠菌属）：通常发生在既往患有疾病的眼睛，如干眼症、单纯疱疹性或水痘 – 带状疱疹性角膜炎、暴露性角膜病变、长期应用激素滴眼液（图 4.12.1）。

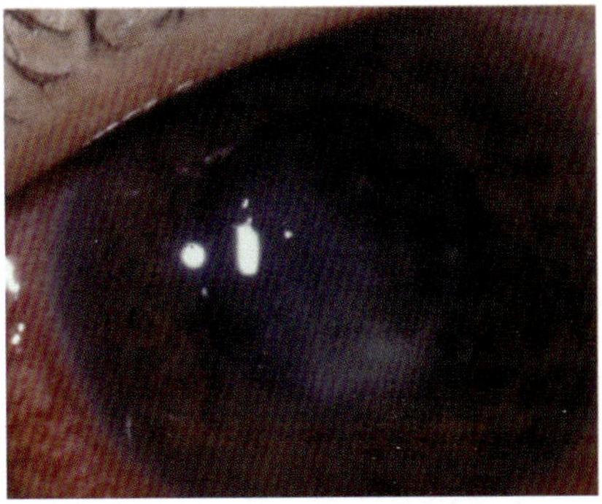

图 4.12.1　念珠菌性角膜炎

诊断

完整的诊断和微生物培养步骤，参见 4.11 细菌性角膜炎。

1. 做涂片和培养时，应刮取溃疡边缘深部组织。对于微生物的染色可采用革兰氏染色、吉姆萨染色、钙荧光白染色或 KOH 染色，也可以使用高碘酸希夫染色、六胺银染色、HE 染色。参见附录 8 角膜刮片培养流程。

2. 如果培养结果呈阴性，但仍然怀疑为感染，考虑做角膜组织活检以获取更多的诊断信息。

3. 可对盛放角膜接触镜的眼镜盒和护理液做培养和涂片检查。

4. 有时所有的检查结果都呈阴性，但疾病仍在进展，可行治疗性穿透性角膜移植(PK),用于诊断和治疗。

治疗

在证实为其他病原感染之前，病因不明的角膜浸润和溃疡应按细菌性感染治疗。参见 4.11 细菌性角膜炎。如果染色或培养显示为真菌性角膜炎，按以下方案治疗：

1. 5% 那他霉素滴眼液（特别是对于丝状真菌）、0.15% 两性霉素 B 滴眼液（特别是对于念珠菌）和（或）滴用强化 1% 伏立康唑治疗，起始每 1~2 小时 1 次，持续 24 小时，然后根据治疗反应在接下来的几周逐渐减量。参见附录 9 局部强化抗生素 / 抗真菌药物。

> *注：那他霉素是唯一商品化的局部抗真菌药物。其他药物均为配制。

2. 使用睫状肌麻痹滴眼液，如 1% 环戊通，每日 3 次；1% 阿托品，每日 2~3 次，用于治疗前房积脓、纤维蛋白或明显前房反应。

3. 禁用局部激素。如果患者正在应用激素，应迅速减量，直至停用。

4. 加用口服抗真菌药物：如氟康唑或伊曲康唑，初始负荷剂量 200~400mg，口服，然后 100~200mg，口服，每日 1 次；或泊沙康唑 300mg，口服，每日 2 次，然后 300mg，每日 1 次；或伏立康唑 200mg，口服，每日 2 次。口服抗真菌药通常用于深层角膜溃疡或疑有真菌性眼内炎患者。

5. 考虑刮除上皮，增加抗真菌药物的穿透性。局部抗真菌药物角膜穿透性差，特别是角膜上皮完整时。获知培养结果及药物敏感性后，可以考虑基质内注射两性霉素(10 μg/0.1 mL）或者伏立康唑（50 μg/0.1 mL）。

6. 测量眼压（推荐使用 Tono-Pen 眼压计）。眼压升高时需要治疗。参见 9.7 炎症性开角型青光眼。

7. 角膜变薄时，使用眼盾，不要包扎。

8. 如果患者依从性差，则需要住院治疗，可能需要数周才能完全治愈。

9. 如果长时间治疗后仍不能充分控制感染，可以考虑进行治疗性穿透性角膜移植术，最好在感染蔓延至角膜缘之前进行。在治疗性角膜移植术中给予前房内抗真菌药物（如伏立康唑 50 μg/0.1mL 或两性霉素 10 μg/0.1mL）。前板层角膜移植术是相对禁忌证，因为感染复发的风险很高。

随访

起始每日复查。然而真菌性角膜炎最初对于治疗的反应明显慢于细菌性角膜炎。在最初的治疗后感染稳定说明治疗有效。与细菌性角膜溃疡不同，真菌性角膜炎的上皮愈合并不总是治疗有效的标志。角膜基质深层的真菌感染通常很顽固。这些溃疡可能需要数周至数月的治疗。对于给予最大剂量的药物治疗而病情一直进展或是角膜穿孔的患者，需行角膜移植术。

4.13 棘阿米巴性角膜炎

症状

异物感，或剧烈眼痛（通常超出早期的临床体征）；眼红，畏光，可持续数周。

体征（图 4.13.1，图 4.13.2）

1. 主要体征

（1）早期：角膜上皮炎伴假树枝状改变、螺纹状、上皮皱褶和（或）弥漫性的上皮下微囊肿。角膜上皮下浸润（有时沿角膜神经分布，引起放射状角膜神经炎）。

（2）晚期（3~8 周）：角膜基质环状浸润。

*注：有以下病史的患者应考虑棘阿米巴性角膜炎：软性角膜接触镜使用史、角膜接触镜不卫生（如应用自来水清洗镜片或不经常消毒镜片）和（或）外伤史或戴角膜接触镜时接触过水（游泳、钓鱼、洗热水浴）。虽然大部分棘阿米巴性角膜炎患者都

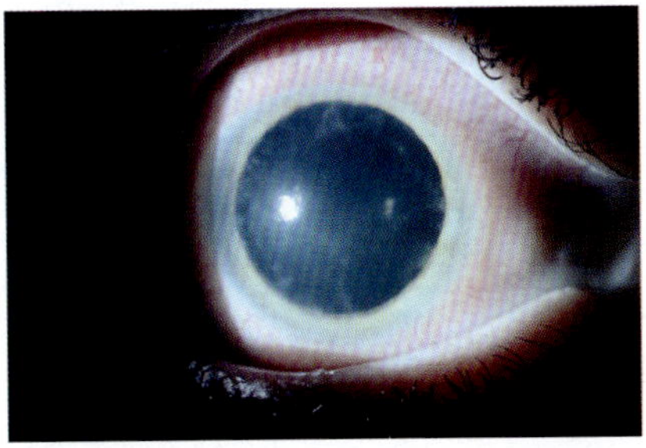

图 4.13.1　棘阿米巴性角膜炎伴放射状角膜神经炎

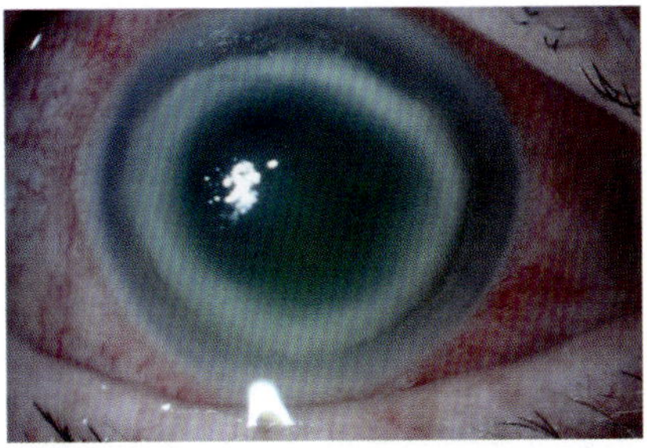

图 4.13.2　棘阿米巴角膜炎伴致密环状浸润

有角膜接触镜使用史，但某些患者没有角膜接触镜使用史，通常会延迟诊断。细菌培养阴性（除非发生双重感染）。抗细菌或抗病毒治疗通常无效，病变通常表现为慢性、进行性加重。当诊断为单纯疱疹病毒性角膜炎而治疗无效时，应考虑为棘阿米巴性角膜炎。戴用角膜接触镜的患者诊断为单纯疱疹病毒性角膜炎时，应同时考虑棘阿米巴性角膜炎，这两种疾病早期表现极为相似。

2. 其他体征：眼睑肿胀，结膜充血（特别是角膜缘），前房细胞及闪辉，少量分泌物或角膜新生血管。病程晚期可发生细菌或真菌并发感染。

鉴别诊断

首先应与单纯疱疹病毒性角膜炎相鉴别。参见 4.11 细菌性角膜炎及 4.15 单纯疱疹病毒。

诊断

常规检查参见 4.11 细菌性角膜炎。怀疑棘阿米巴性角膜炎时应采取以下一种或几种检查方法：

1. 角膜刮取物进行革兰氏染色、吉姆萨染色、钙白荧光染色和高碘酸希夫染色，吉姆萨染色及高碘酸希夫染色可显示典型的包囊。参见附录 8 角膜刮片培养流程。

2. 应用覆盖有大肠杆菌的非营养性琼脂培养基进行培养。

3. 当染色及培养结果均为阴性，且应用目前的治疗方案病情无改善时，应当考虑进行角膜活检。

4. 对角膜接触镜片及眼镜盒进行涂片及培养。

5. 角膜共聚焦显微镜检查有助于诊断。

治疗

以下治疗方案常一种或多种联合应用，初期有时需住院治疗：

1. 0.02% 聚六亚甲基双胍（PHMB）滴眼液，每小时 1 次；或者 0.02% 洗必泰滴眼液，每小时 1 次。

2. 使用 PHMB 或者洗必泰滴眼液的同时，加用 0.1% 羟乙磺酸丙氧苯脒滴眼液，每小时 1 次。也可使用 0.15% 双溴丙脒羟乙磺酸眼膏。

3. 口服抗真菌药物，如伊曲康唑，负荷剂量 400mg，口服，然后 100~200mg，每日 1 次；酮康唑 200mg，口服，每日 1 次；或者伏立康唑 200mg，口服，每日 1~2 次。

以下适用于所有患者：

4. 米替福新被 FDA 认证为治疗棘阿米巴角膜炎的罕用药，可考虑作为局部治疗的辅助治疗。在 Wills 眼科医院，如果病理学诊断为棘阿米巴囊肿，我们通常使用此药：50mg，每日 2~3 次，疗程 4 周。在开始使用米替福新之前应进行基础代谢检查、肝功能检查和妊娠试验（如果需要）。米替福新会对妊娠造成严重危险。需要注意，米替福新停药后可能会出现炎症反弹，可局部应用类固醇治疗。

*注：其他可选择的治疗包括 0.1% 己脒定、1% 克霉唑滴眼液、1% 咪康唑滴眼液或巴龙霉素滴眼液，每 2 小时 1 次。感染控制后应用低剂量的激素滴眼液有助于减轻炎症，但是激素的应用尚存争议。

5. 双眼均停止戴用角膜接触镜。

6. 使用睫状肌麻痹剂，如 1% 环戊通滴眼液，每日 3 次，或 1% 阿托品，每日 2 次。

7. 口服非甾体抗炎药，如萘普生 250~500mg，每日 2 次，用于治疗炎症、疼痛和（或）巩膜炎。此外，通常还需口服镇静类止痛剂。

*注：药物治疗无效者，可考虑行角膜移植手术，但术后感染易复发。角膜移植手术的时机一般选在药物治疗结束后 6~12 个月进行。

随访

每 1~4 天复诊 1 次，直到病情持续好转，继而改为每 1~3 周复诊 1 次。药物减量需慎重。炎症消退后，还需持续用药 3 个月，总共需用药 6~12 个月。

*注：

1. 0.1% 羟乙磺酸丙氧苯脒滴眼液在英国等国家有售，美国为复方制剂。

2. PHMB 在英国有售，商品名为 Cosmocil，在美国可以从 Baquacil（一种游泳池消毒剂）制备。

4.14 结晶样角膜病变

症状

视力下降，畏光，角膜知觉减退，或无症状。

体征

角膜上皮下和（或）基质层可见结晶体。伴或不伴其上方的上皮缺损。当角膜为移植的时候，结晶体常沿缝线的线道分布。

病因学

1. 感染性结晶状角膜病变：见于角膜植片或慢性炎症的角膜。草绿色链球菌是最常见的致病菌，其他致病菌包括表皮葡萄球菌、棒状杆菌、铜绿假单胞菌和真菌。有屈光手术史是患者感染非结核分枝杆菌及链格孢属菌的高危因素。

2. 施耐德（Schnyder）角膜营养不良：常染色体显性遗传性疾病，病情进展缓慢。50% 的患者会出现角膜上皮下结晶体（胆固醇和磷脂），中央及中周部角膜雾状混浊，致密的弧形混浊，角膜知觉减退。角膜局部脂质代谢异常，但可能与高脂血症及高胆固醇血症有关。瑞典 – 芬兰裔发病率较高。参见 4.25 角膜营养不良。

3. Bietti 结晶状角膜视网膜营养不良：罕见，常染色体隐性遗传。视网膜结晶（随时间逐渐减少）；角膜缘的角膜浅基质层和角膜上皮下可见黄白色、发亮的点状结晶。

4. 胱氨酸贮积症：罕见，常染色体隐性遗传，为系统性代谢异常。婴儿型（肾病型）：侏儒症，进展性肾功能障碍，彩色的胱氨酸结晶沉积于结膜、角膜基质层（角膜前基质均可见，但周边角膜最为密集）及小梁网。中间型 / 青少年型：肾脏受累程度较轻。成人型：预期寿命与正常人相同。

5. 淋巴细胞增生异常（如意义不明的单克隆丙种球蛋白病、原发性冷球蛋白血症或多发性骨髓瘤）：细小的结晶状混浊弥漫分布于全角膜，与后基质和中央角膜相比，前基质和周边角膜更常见。

诊断

1. 感染性结晶状角膜病变：培养步骤参见附录 8 角膜刮片培养流程。需进行分枝杆菌培养/抗酸杆菌染色，特别是在有屈光手术史的患者。

2. 空腹血脂分析：用于施耐德（Schnyder）角膜营养不良患者。

3. 视网膜电图：Bietti 结晶状角膜视网膜营养不良病变的晚期会发生波幅降低。

4. 胱氨酸贮积症：高度怀疑该病，特别是婴儿型患者，未做肾移植的患儿寿命不超过 10 岁。需进行结膜活检、外周血或骨髓涂片。

5. 如果怀疑淋巴细胞增生异常，须请血液科医师会诊。行全血细胞计数及分类、血生化（包括血钙含量的测定）、血肌酐、白蛋白、乳酸脱氢酶、β_2 微球蛋白、C 反应蛋白（CRP）、血清蛋白电泳（SPEP）、尿蛋白电泳（UPEP）、外周血或骨髓涂片检查。

治疗

1. 感染性结晶状角膜病变：治疗参照 4.11 细菌性角膜炎及 4.29 角膜屈光手术并发症。如果患者正在使用激素滴眼液，不要突然停用，应减低使用频次或激素强度。

2. 施耐德（Schnyder）角膜营养

不良：准分子激光治疗性角膜切削术（PTK）可能对于去除角膜上皮下结晶有效。严重病例需行角膜移植术。如果合并血脂异常，给予饮食控制和（或）药物治疗。

3. Bietti 结晶状角膜视网膜营养不良：无特殊治疗。

4. 胱氨酸贮积症：半胱氨酸滴眼液点眼，用于减轻角膜结晶沉积的密度并缓解角膜疼痛。严重病例需行治疗性穿透性角膜移植术，尽管术后角膜沉积物可能会复发。患者应由初级保健医生和（或）遗传学家进行全身检查。

5. 淋巴细胞增生异常：请血液科和（或）肿瘤科医师协助诊治。

4.15 单纯疱疹病毒

症状

眼红，眼痛，异物感，畏光，流泪，视力下降，皮肤（如眼睑）水疱皮疹，有既往病史，通常单眼受累。

体征

原发性单纯疱疹病毒（herpes simplex virus，HSV）感染通常临床表现不明显。但是，新生儿原发性 HSV 感染虽然罕见，却非常严重。主要表现为局部皮肤、眼或口腔的感染，严重的中枢神经系统及多器官感染。参见 8.9 新生儿眼炎（新生儿结膜炎）。与成人相比，儿童患者临床表现更严重，可双眼发病，呈复发性，眼睑皮肤受累广泛，结膜 / 角膜树枝状病灶多发，继发性角膜瘢痕和散光严重。复发的诱因包括：眼部手术、某些局部用药、发热、应激、月经期间和上呼吸道感染。单纯疱疹病毒感染可有以下临床表现之一或全部：

眼睑 / 皮肤受累

病变的基底部为红斑，红斑上有透明水疱形成，继而结痂，痊愈后不留瘢痕，病变位于眼睑皮肤面。典型病例为单侧受累，仅有 10% 的单纯疱疹病毒性皮炎为双侧发病。

结膜炎

结膜充血，伴单侧急性滤泡性结膜炎，伴或不伴结膜树枝状或地图样溃疡。

上皮性角膜炎（图 4.15.1）

可见巨大点状角膜炎、树枝状角膜炎（薄层、线状、树枝状角膜上皮溃疡，每个树枝末端可见球泡状膨大），或地图样溃疡（大片、阿米巴形角膜溃疡，边缘呈树枝状）。疱疹

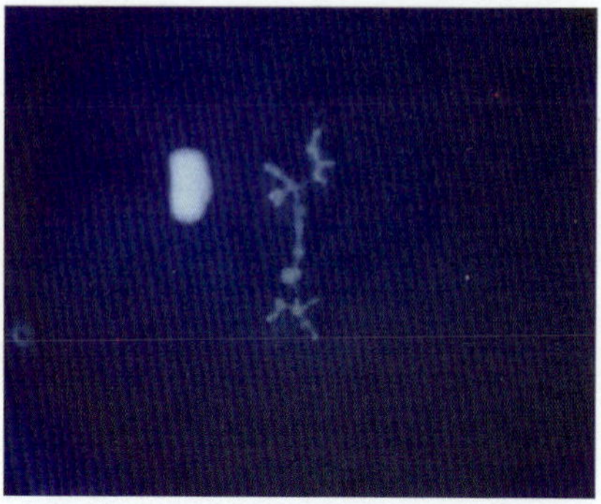

图 4.15.1　单纯疱疹病毒树枝状角膜炎

病灶的边缘集聚着水肿的上皮细胞，可由孟加拉红或丽丝胺绿染色；角膜溃疡中央可由荧光素染色。可出现角膜知觉减退。角膜上皮树枝状病变愈合后，上皮下可形成瘢痕和雾状混浊（鬼影状树枝）。上皮性角膜炎是活动性病变，病毒在复制，需要进行治疗。

树枝状角膜病变的鉴别诊断

真正的树枝状角膜病变（分支上皮溃疡伴末端球泡）是 HSV 的特征性病变，但有许多类似的病变需要区分。

1. 水痘－带状疱疹病毒感染：水痘－带状疱疹病毒感染的假性树枝为轻度隆起，无中央溃疡，末端无真正的膨大，荧光素着染不明显。参见 4.16 眼带状疱疹 / 水痘－带状疱疹病毒。

2. 复发性角膜糜烂或近期的角膜擦伤：愈合过程中的角膜上皮缺损通常呈树枝状外观。格子样角膜营养不良的患者发生复发性糜烂，病变可呈地图状外观。参见 4.2 复发性角膜糜烂。

3. 棘阿米巴性角膜炎的假性树枝状病灶：患者有软性角膜接触镜使用史，眼痛症状超出角膜炎症的体征表现，慢性病程。上皮病变为隆起性，而非上皮溃疡。参见 4.13 棘阿米巴性角膜炎。

4. 其他：药物或 Fabry 病导致的轮状角膜病变，罕见酪氨酸血症。

基质性角膜炎

1. 基质性角膜炎不伴溃疡（又名非坏死性角膜炎、免疫性基质性角膜炎、间质性角膜炎）：单灶性或多灶性基质混浊或变白，通常伴有基质水肿，无上皮溃疡。伴随基质血管化提示慢性病程或既往发作史。无溃疡的基质性角膜炎的鉴别包括任何原因引起的基质性角膜炎（见下文）。HSV 基质性角膜炎被认为是一种免疫反应，而不是主动感染过程，因此需要针对性治疗。

2. 基质性角膜炎伴溃疡（坏死性角膜炎）：化脓性基质炎症，薄变，伴有邻近或上覆的上皮缺损。表现可能与感染性角膜炎（真菌性、细菌性、寄生虫性）难以区分，应排除感染性疾病。基质性角膜炎可造成角膜薄变或瘢痕，因此应积极治疗。

3. 内皮性角膜炎（盘状角膜炎）：角膜基质和上皮水肿呈圆形或离散型，通常角膜后沉着物的分布超出相应的前房炎症的程度。

神经营养性溃疡

既往角膜炎后三叉神经感觉支损伤，导致角膜出现慢性神经营养性表现。无菌性溃疡伴有光滑的上皮边缘，位于睑裂区角膜基质，尽管给予抗病毒治疗，病情无好转甚至恶化。可能与角膜基质溶解和穿孔有关。如果没有明确 HSV 角膜炎病史，应考虑神经营养性角膜炎的其他原因，包括水痘 – 带状疱疹病毒感染、糖尿病、颅脑手术或放射治疗。

葡萄膜炎

前房炎症反应可见于角膜基质病变，或与角膜炎无关。眼压升高通常由小梁网炎引起，提示疱疹性葡萄膜炎的存在。斑片状虹膜透照缺损是特征性体征。

视网膜炎

罕见。参见 12.8 急性视网膜坏死。

诊断

1. 病史：既往有无发作史，有无角膜擦伤、角膜接触镜戴用史，有无鼻部或口部溃疡，近期是否局部或全身应用激素，是否处于免疫缺陷状态，近期是否有发热史或日光 / 紫外线暴露史，有无皮肤带状疱疹感染史。

2. 眼外检查：伴有皮肤疱疹的病例应注意其分布情况。若疱疹集中在眼周而不累及前额、头皮及鼻尖部，则更支持 HSV 感染的诊断，而不是水痘 – 带状疱疹病毒感染。HSV 感染引起的疱疹通常累及双侧的上下眼睑。

3. 检查角膜知觉（在滴用表麻药之前），HSV 及水痘 – 带状疱疹病毒感染均可造成角膜知觉减退。

4. 裂隙灯检查及测量眼压。

5. DFE：所有新发病例都必须排除病毒性视网膜炎。

6. HSV 感染通常通过临床表现就可以确诊，不需要实验室检查确诊。当临床不能明确诊断时，可选择以下实验室检查以明确诊断。

（1）病毒 PCR 或培养：用无菌棉签擦拭角膜、结膜或皮肤（无菌针头去除水疱表皮后），然后置于病毒转运介质中。大多数实验室都可完成，灵敏度相对较好。

（2）角膜或皮肤病变区刮片检查（刮取角膜溃疡的边缘或皮肤损害的基底部）行 Giemsa 染色，可见多核巨细胞（这对鉴别 HSV 和其他疱疹病毒没有帮助）。酶联免疫吸附试验（ELISA）也可用于检测 HSV。

（3）患者体内通常可检测到 HSV 抗体滴度。原发感染可出现抗体滴度升高，复发感染无升高。HSV1

抗体检测阴性，有助于排除基质性角膜炎是由 HSV 引起的可能性。而抗体滴度阳性是非特异性的，因为 HSV 几乎无处不在，而且其在正常人群中的表达率非常高。

治疗

睑结膜炎：皮肤 / 眼睑 / 结膜炎

自限性，但治疗可缩短疗程，同时减少角膜接触有活性的病毒。全身应用阿昔洛韦 400mg，每日 5 次；伐昔洛韦 500mg，每日 2 次；或泛昔洛韦 250mg，每日 2 次。疗程 7~10 天；或局部应用 0.15% 更昔洛韦眼凝胶，每日 5 次，或 1% 三氟啶，每日 9 次。疗程 7~10 天。抗病毒药物可能会有疗效。

上皮性角膜炎

1. 全身或局部抗病毒治疗。许多角膜专家现在更倾向于全身用药，以获得更高的眼内浓度、使用方便，并减轻角膜药物毒性。

（1）树突状：口服阿昔洛韦 400mg，每日 5 次；或伐昔洛韦 500mg，每日 2~3 次；或泛昔洛韦 250mg，每日 2~3 次，共 7~10 天。或局部应用 0.15% 更昔洛韦眼用凝胶或 3% 阿昔洛韦眼膏，每日 5 次，直到痊愈，然后减至每日 3 次，持续 7 天；或 1% 三氟尿苷滴眼液，每日 9 次，直到痊愈，然后每日 5 次，持续 7 天（但不超过 21 天）。局部用更昔洛韦凝胶和阿昔洛韦眼膏的角膜毒性发生率低于三氟尿苷滴眼剂。

（2）地图状：口服阿昔洛韦 400~800mg，每日 5 次，或伐昔洛韦 500~1000mg，每日 2~3 次，或泛昔洛韦 250~500mg，每日 2~3 次，持续 14~21 天。或如上所述的局部治疗。

2. 当出现前房反应或畏光症状时，应用睫状肌麻痹剂，如 1% 环戊通，每日 3 次。

3. 可以按预防剂量给予局部抗生素（滴眼液或眼膏），以防止细菌二重感染，直到上皮愈合。

4. 局部应用激素的患者应快速减量。

5. 局部刮除受累的角膜上皮，作为抗病毒药物的辅助治疗。方法：表面麻醉后，在裂隙灯下应用无菌的湿棉签或不太锐利的器械轻轻地刮除病变的角膜组织。清创术后，应用抗病毒药物，或继续前述治疗。

6. 若角膜上皮缺损治疗 1~2 周仍未痊愈，应疑有并发细菌感染或棘阿米巴性角膜炎。也应考虑为患者依从性不好和局部抗病毒药物的毒性作用。此时应停用局部抗病毒药物，并应用不含防腐剂的人工泪液眼膏或抗生素眼膏（如红霉素，或迪友 / 迪可罗），每日 4~8 次涂眼，持续应用数天，并密切随访。一旦怀疑棘阿米巴感染，必须做角膜涂片检查。

基质性角膜炎不伴上皮溃疡

1. 治疗剂量的局部用类固醇：1% 醋酸泼尼松龙，每日 6~8 次，逐渐减量。患者可能需要持续低剂量/维持治疗。

2. 预防性口服抗病毒药：阿昔洛韦 400mg，每日 2 次；或伐昔洛韦 500mg，每日 1 次或 2 次；或泛昔洛韦 250mg，每日 1 次或 2 次。

3. 必须排除和治疗微生物双重感染。如果角膜穿孔，可能需要组织黏合剂或角膜移植。

基质性角膜炎伴有上皮溃疡

1. 限制剂量的局部应用类固醇：1% 醋酸泼尼松龙，每日 2 次。

2. 治疗剂量的口服抗病毒药 7~10 日：阿昔洛韦 800mg，每日 3~5 次；或伐昔洛韦 1g，每日 2~3 次；或泛昔洛韦 500mg，每日 2~3 次。只要继续局部使用类固醇，口服抗病毒药物会减少到预防剂量。

内皮性角膜炎

治疗剂量的局部用类固醇和治疗剂量的口服抗病毒药物（剂量见上文）。

神经营养性角膜溃疡

参见 4.6 神经营养性角膜病变。

*注：长期预防性口服抗病毒药物可用于预防 HSV 性角膜葡萄膜炎的发生。

可以使用的辅助药物包括：

局部使用抗生素，如红霉素眼膏，或迪友/迪可罗，用于治疗上皮缺损。

房水抑制剂，用于治疗眼压升高。由于与复发性 HSV 感染和葡萄膜炎有关，应避免使用前列腺素类似物降眼压。

*注：

1. 伴有感染性角膜上皮病变者局部禁用激素。

2. 少数情况下，对于重度角膜基质病变伴发角膜上皮缺损及前房积脓的患者可全身应用激素，如泼尼松 40~60mg，口服，每日 1 次，快速减量。对病灶刮取物进行培养，排除双重感染。

3. 虽然口服抗病毒药（如更昔洛韦、泛昔洛韦、伐昔洛韦）对角膜基质病变未见有确切疗效，但通常应用于临床，对治疗疱疹性葡萄膜炎可能有效。参见 12.1 前葡萄膜炎（虹膜炎/虹膜睫状体炎）。

4. 伐昔洛韦的生物活性优于阿昔洛韦。泛昔洛韦对 HSV 感染的治疗效果报道较少，但使用阿昔洛韦产生不良反应如头痛、乏力或胃肠道反应的患者可能对泛昔洛韦耐受性较好。

5. 存在肾功能不全的患者应用抗病毒药物（如更昔洛韦、泛昔洛韦和伐昔洛韦）必须调整剂量。肾病高危患者在大剂量应用此类药物前必须检测血肌酐及尿素氮。

6. 泛昔洛韦在感染人类免疫缺陷病毒的患者中应慎用，有报道其在此类人群中易引起血小板减少性紫癜和溶血性尿毒症综合征。

7. 基质性角膜炎合并经久不愈的溃疡通常提示存在潜在的感染（激素治疗须谨慎）；但也可能由于抗病毒药物的毒性作用或活动性 HSV 导致的角膜上皮感染。当溃疡加深、出现新的浸润灶或前房反应加剧时，应进行角膜涂片和培养，观察是否有细菌和真菌感染。参见附录 8 角膜刮片培养流程。

随访

1. 用药 2~7 天后复诊，观察药物疗效，然后根据临床表现，每 1~2 周复查 1 次，并评估以下临床指标：角膜上皮缺损及溃疡的范围、角膜厚度及角膜受累的深度、前房反应及眼内压（关于青光眼的治疗参见 9.7 炎症性开角型青光眼）。坏死性角膜炎患者如果存在角膜穿孔风险，需要每日随访或收住院。

2. 局部应用抗病毒药物治疗角膜树枝状病变及地图状角膜溃疡，最多应用 14~21 天（剂量见上文）。

3. 局部应用激素治疗角膜基质病变应缓慢减量，通常需数月至数年。激素的初始浓度（如 1% 醋酸泼尼松龙）最终降低［如 0.5% 氯替泼诺（露达舒）或 0.125% 醋酸泼尼松龙］。减量时间不断延伸，可减至隔日 1 次、每周 2 次直至每周 1 次滴眼等，特别对于曾有过停用激素后出现突发症状的患者。通常需要预防性全身抗病毒治疗（剂量见上文），直至激素减量至每周 1 次或更少，此时可继续全身应用抗病毒药物或停用。

4. 疱疹病毒感染治疗后遗留的角膜非活动性瘢痕如严重影响视力，可先行试戴硬质透气性角膜接触镜（RGP）和润滑滴眼液、眼膏滴眼修复眼表，如无效，需行角膜移植术。手术前患眼需安静至少 3~6 个月。手术后全身预防用抗病毒药物至少 1 年。

5. 如患者的角膜上皮病变或基质病变反复发作，应长期预防性口服抗病毒药物，如阿昔洛韦 400mg，每日 2 次。

4.16 眼带状疱疹 / 水痘 – 带状疱疹病毒

症状

皮肤受累区疼痛、感觉异常、皮疹或不适感。前驱症状可有头痛、发热或精神萎靡，可伴有或随后出现视物模糊、眼痛、眼红等。

体征

1. 主要体征：三叉神经第一支分布的区域出现急性水疱样皮疹。其特征性表现为皮疹呈单侧分布，不越过中线，且不累及下眼睑。若出现 Hutchinson 征，即鼻尖部皮肤受累（位于三叉神经第一支 V1 的鼻睫分支的分布区），预示眼部极有可能受累。虽然水疱样皮疹造成的水肿可能发展为双侧，但病变不会越过中线。

2. 其他体征：偶见皮疹累及同侧的下眼睑及面颊部皮肤（三叉神经第二支 V2 分布区），极少数情况下同侧的颌部可受累（三叉神经第三支 V3 分布区）。可见结膜炎及角膜病变：如早期小的、多发性角膜上皮树枝状病变，继而出现更大的假树枝状角膜病变（隆起的黏液斑可见于角膜或结膜，图 4.16.1）；浅层点状角膜病变、免疫性基质性角膜炎、神经营养性角膜炎。可见葡萄膜炎、虹膜节段性萎缩、巩膜炎、视网膜炎、脉络膜炎、视神经炎、脑神经麻痹以及眼压升高。晚期还可发生带状疱疹后神经痛。

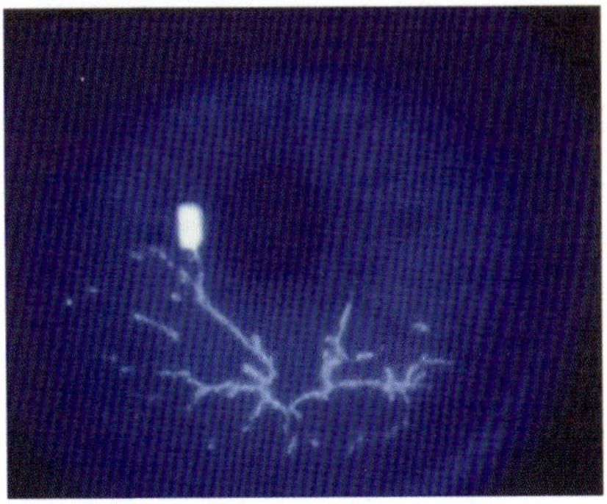

图 4.16.1　水痘 – 带状疱疹病毒性角膜炎伴假树枝状浸润

> * 注：角膜病变可发生于急性皮疹出现后数天、数周至数月，可持续数年。角膜病变偶可先于皮疹出现或不出现皮疹，给临床诊断带来困难。水痘 – 带状疱疹病毒感染后会出现患者体内水痘 – 带状疱疹病毒滴度升高。

鉴别诊断

单纯疱疹病毒：多见于年轻人；皮疹不局限于神经支配区域，可越过中线。参见 4.15 单纯疱疹病毒。

诊断

1. 病史：皮疹及疼痛的持续时间，

有无免疫功能缺陷或患有获得性免疫缺陷综合征（HIV/AIDS）的风险，是否存在听力改变、面部疼痛或无力、眩晕［第Ⅶ对脑神经受累（Ramsay Hunt 综合征）］，身体其他部位是否存在皮疹。

2. 全面的眼部检查：包括裂隙灯下荧光素染色及孟加拉玫瑰红染色检查，眼压检测，散瞳仔细进行眼底检查：在免疫功能正常患者中有无急性视网膜坏死（ARN），在免疫功能缺陷患者有无进行性外层视网膜坏死（PORN）。参见 12.8 急性视网膜坏死。

3. 全身检查：根据病史怀疑有免疫缺陷史的患者，需对免疫状态进行检查。

4. 若患者年龄大于 60 岁（特别是需要进行全身激素治疗），或者其他器官 / 系统受累或非眼部位受累，需要请患者的初级保健医生或其他相关科室医生会诊。

治疗

见表 4.16.1。

*注：免疫功能缺陷患者禁止全身使用激素。

皮肤病变

1. 成年患者，中重度皮疹，病程小于 4 天，有活动性皮肤病变；或者患者在患病第一周较晚时候就诊，具有活动性皮肤病变：

（1）口服抗病毒药物，如阿昔洛韦 800mg，口服，每日 5 次；泛昔洛韦 500mg，口服，每日 3 次，或伐昔洛韦 1000mg，口服，每日 3 次，持续用药 7~10 天。如病情严重，表现为眼眶、视神经或脑神经受累，或全身受累，应予住院治疗，并给予阿昔洛韦 5~10mg/kg，静脉注射，每 8 小时 1 次，持续用药 5~10 天。

（2）抗生素眼膏，如杆菌肽或红霉素眼膏，或迪友 / 迪可罗，涂于皮损表面，每日 2 次，

（3）眼周皮肤热敷，每日 3 次。

2. 成年患者，皮疹病程超过 1 周，或不伴有活动性皮肤病变者：

（1）抗生素眼膏，如杆菌肽或红霉素眼膏，或迪友 / 迪可罗，涂于皮损表面，每日 2 次。

（2）眼周皮肤热敷，每日 3 次。

3. 儿童患者：请儿科医师会诊，阿昔洛韦按体重调整用药剂量。年龄小于 12 岁或者体重小于 40kg 者给予 20mg/kg，每 8 小时 1 次，其他患儿给予成人剂量。对于有全身受累的患儿，应住院治疗，给予静脉用阿昔洛韦，并联合使用治疗儿科疾病和感染性疾病的药物。

表 4.16.1　水痘 – 带状疱疹病毒的抗病毒治疗原则

药物	剂量	毒性反应	禁忌证
阿昔洛韦	如果免疫功能正常，则 800mg，口服，每日 5 次；如果免疫功能低下，则开始 10mg/kg，静脉注射，每 8 小时 1 次（如果血肌酐 >2.0，则每 12 小时 1 次），持续用药 7~10 天，改用 800mg，口服，每日 5 次，用以预防复发	静脉注射：可逆性的肾脏和神经毒性	肾功能不全病史者慎用
泛昔洛韦	500mg，口服，每 8 小时 1 次。当肌酐清除率 <60mL/min 时，应调整剂量	头痛，恶心，腹泻，眩晕，乏力	肾功能不全病史者慎用
伐昔洛韦	1g，口服，每 8 小时 1 次。当肌酐清除率 <60mL/min 时，应调整剂量	头疼，恶心，呕吐，腹泻	部分晚期 HIV/AIDS 患者服用后出现血栓性血小板减少性紫癜（TTP/HUS）

眼部病变

＊注：Wills 眼科医院的临床常规：所有眼部感染水痘 – 带状疱疹病毒的患者口服抗病毒药 7~10 天，如阿昔洛韦 800mg，口服，每日 5 次；泛昔洛韦 500mg，口服，每日 3 次；或者伐昔洛韦 1000mg，口服，每日 3 次；同时联合以下治疗方案。

1. 结膜受累：患眼冷敷；眼膏，如杆菌肽或红霉素眼膏，或迪友 / 迪可罗，每日 2 次，涂患眼。

2. 浅层点状角膜病变：应用不含防腐剂的人工泪液（如爱尔明 / 润丽 / 润尔乐）点眼，每 1~2 小时 1 次；眼用凝胶或眼膏（如速高捷 / 兹养 / 立宝舒），每晚睡前用。

3. 角膜或结膜黏斑性假性树枝状病变：应用不含防腐剂的人工泪液（如爱尔明 / 润丽 / 润尔乐）点眼，每 1~2 小时 1 次；眼用凝胶或眼膏（如速高捷 / 兹养 / 立宝舒）每晚睡前用。使用抗生素眼膏预防细菌二重感染。局部滴用抗病毒药物，如更昔洛韦眼用凝胶每日 4~5 次，可有助于治疗顽固的角膜黏斑性假性树枝状病变。

4. 免疫性基质性角膜炎：局部应用激素，如 1% 醋酸泼尼松龙，初始频次为每日 4~8 次，根据治疗反应调整点眼次数。然后逐渐递减剂量，持续用药数月至数年。改用弱效激素，目标为减少用量至低于每日用量（如隔日 1 次、每周 2 次、每周 1 次等）。

5. 葡萄膜炎（伴或不伴有免疫性基质性角膜炎）：局部应用激素，如 1% 醋酸泼尼松龙，每日 4~8 次；睫状肌麻痹剂，如 1% 环戊通，每日 3 次。参见 12.1 前葡萄膜炎（虹膜炎 / 虹膜睫状体炎）。应用快速抑制房水生成药物治疗眼压升高，避免使用拟前列腺素类似物。

6. 神经营养性角膜炎：轻度角膜上皮缺损，应用抗生素眼膏（如红霉素眼膏，或迪友 / 迪可罗），每日 4~8 次，如果出现角膜浸润，选择适当的角膜涂片和培养以排除感染。参见 4.11 细菌性角膜炎。如为无菌性角膜浸润，且眼膏治疗无效，可考虑泪小点栓塞、应用绷带式软性接触镜、睑缘缝合术、羊膜覆盖术、自体血清滴眼、重组神经生长因子或结膜瓣遮盖术联合局部预防性使用抗生素。参见 4.6 神经营养性角膜病变。

7. 巩膜炎：参见 5.7 巩膜炎。

8. 视网膜炎、脉络膜炎、视神经炎或脑神经麻痹：给予阿昔洛韦 10mg/kg，静脉注射，每 8 小时 1 次，持续用药 1 周；泼尼松每日 60mg，口服，持续 3 天，然后逐渐减量超过 1 周。对于急性视网膜坏死或进展性外层视网膜坏死患者，需眼内注射抗病毒药物，参见 12.8 急性视网膜坏死。需要排除感染性疾病，并请神经科医师会诊，以排除中枢神经系统受累。严重病例可发生颅内大动脉炎并导致大范围的脑血管意外。

9. 眼压升高：可能为激素反应或继发于炎症反应。如存在葡萄膜炎，应增加激素的用药频率，持续用药数天，并局部应用房水生成抑制剂，如 0.5% 噻吗洛尔，每日 1~2 次；0.2% 溴莫尼定，每日 3 次，或 2% 多佐胺，每日 3 次。参见 9.7 炎症性开角型青光眼及 9.9 激素性青光眼。如眼压 >30mmHg，应口服碳酸酐酶抑制剂。如眼压持续升高且炎症已得到控制，可应用 0.1% 氟米龙或 0.5% 氯替泼诺（露达舒）替代醋酸泼尼松龙滴眼液治疗，并逐渐减量。

*注：患者在起病 2 周内可有剧烈的疼痛，可给予麻醉性止痛药。抗抑郁药（如阿米替林 25mg，口服，每日 3 次），有助于治疗水痘 – 带状疱疹病毒感染造成的带状疱疹后神经痛和抑郁症状。在皮疹愈合后可应用 0.025% 辣椒素或多塞平软膏，每日 3~4 次，涂皮肤患处（避开眼周皮肤），治疗带状疱疹后神经痛。口服加巴喷丁或普瑞巴林可用于治疗急性期疼痛及带状疱疹后神经痛。对带状疱疹后神经痛的治疗应咨询患者的初级保健医师或疼痛科医师。

随访

如果出现眼部受累，应根据病情的严重程度，每 1~7 天复诊 1 次。无眼部受累者，可 1~4 周复诊 1 次。急性期病变消退后，每 3~6 个月复诊 1 次，应用激素者每 3 个月复诊 1 次，因为病变可能会在数月或数年后复发，特别是在激素减量期间。是否全身应用激素目前尚存争议。

*注：水痘 – 带状疱疹病毒对于未患过水痘或未接种过水痘疫苗的儿童或成人均有传染性，病毒通过呼吸道传播。未接种过水痘疫苗的孕妇应特别注意，避免与水痘 – 带状疱疹病毒感染者接触。一种针对带状疱疹的疫苗推荐用于 50 岁及以上人群。

水痘 – 带状疱疹病毒（水痘）

症状

面部皮疹、眼红、异物感。

体征

1. 早期：急性结膜炎伴有角膜缘、眼睑或结膜的水疱或丘疹。角膜上皮假树枝状病变、基质性角膜炎、前葡萄膜炎、视神经炎、视网膜炎，极少见眼肌麻痹。

2. 晚期：可发生免疫性基质性角膜炎或神经营养性角膜炎。

治疗

1. 结膜受累和（或）角膜上皮病变：冷敷，抗生素眼膏，如红霉素眼膏，或迪友 / 迪可罗，每日 3 次，涂患眼及眼周皮肤。

2. 基质性角膜炎伴葡萄膜炎：局部应用激素，如 1% 醋酸泼尼松龙，每日 4 次；睫状肌麻痹剂，如 1% 环戊通，每日 3 次。

3. 神经营养性角膜炎：少见。参见 4.6 神经营养性角膜病变。

4. 泪小管阻塞：少见。可采用泪道插管治疗。

*注：

1. 儿童禁用阿司匹林，因其有导致瑞氏（Reye）综合征的风险。

2. 免疫缺陷患儿患有水痘，需静脉注射阿昔洛韦。

随访

1. 根据眼部病情的严重程度，1~7 天后复诊。局部激素缓慢减量。

2. 水痘消退后需随访观察基质性角膜炎或神经营养性角膜炎 4~6 周。

4.17 角膜基质炎

基质性角膜炎（IK），广义上定义为任何一种角膜基质非溃疡性炎症，不伴上皮或内皮受累，但通常伴新生血管。基质性角膜炎是很多角膜病的公共端点。

体征

急性期

1. 主要体征：显著的角膜基质水肿及血管。

2. 其他体征：前房细胞、房水闪辉、角膜内皮细小的角膜沉积物（KP）、结膜充血。

慢性期（图 4.17.1）

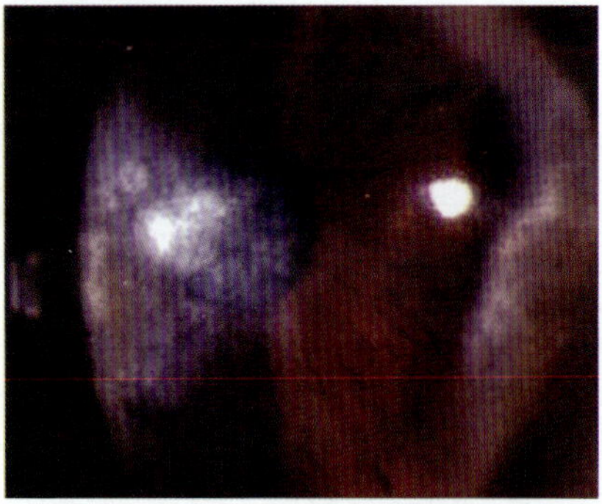

图 4.17.1 基质性角膜炎

角膜深层的雾状混浊或瘢痕、角膜基质血管含有少量血液或无血液（鬼影血管）、角膜基质变薄。

病因学

1. 常见病因

（1）基质性角膜炎最常见的致病原因：单纯疱疹病毒。参见 4.15 单纯疱疹病毒。

（2）其他常见病因包括：①水痘-带状疱疹病毒。②先天性梅毒，80% 为双眼发病，常于 10 岁之前或 10~20 岁时发病，出生后几年内很少发病。先天性梅毒 1 年内双眼先后发病，最常表现为晚期非活动性 / 免疫介导性病变，很少表现为急性 / 感染性病变。③获得性梅毒。④结核（TB），单眼发病，病灶通常呈扇形。

2. 少见病因：EB 病毒感染、莱姆病、麻风病、Cogan 综合征。Cogan 综合征是一种自身免疫疾病，表现为双眼基质性角膜炎、眩晕、耳鸣、听力丧失、梅毒血清学检查阴性，常合并系统性血管炎（如结节性多动脉炎），多见于年轻患者。

诊断

对于活动性、陈旧性和既往未治疗的基质性角膜炎：

1. 病史：患者母亲在怀孕期间或患者本人是否有性病史，有无听力下降或耳鸣，有无既往单纯疱疹病毒感染或皮肤带状疱疹感染。

2. 全身检查：观察有无马鞍鼻畸形、Hutchinson 齿、前额隆起或先天性梅毒的其他体征。观察有无皮肤色素脱失或皮肤感觉麻木及皮肤纹理增厚，有无短暂性眉毛或睫毛脱失等麻风病体征。

3. 裂隙灯检查：观察有无角膜神经节段性增厚，如串珠样改变（麻风病），观察有无虹膜结节（麻风病）及虹膜充血伴粉红色结节（梅毒）。检测眼压。

4. 散瞳眼底检查：梅毒患者会出现典型的鳞状脉络膜视网膜炎或视神经萎缩。

5. 实验室检查：初发患者进行梅毒螺旋体抗体荧光素吸收试验（FTA-ABS）或者梅毒螺旋体特异性试验，如梅毒螺旋体微量血细胞凝集试验（MHA-TP）。检查疾病活动性：性病研究实验室试验（VDRL）或快速血浆反应素试验（RPR）。参见 12.12 梅毒。

6. 结核菌素纯蛋白衍化物试验（PPD）或 γ 干扰素释放试验（IGRA），如 QuantiFERON-TB Gold。

7. 如果是在相关地区，行莱姆病血清学检查。

8. 如梅毒螺旋体抗体荧光素吸收试验（FTA-ABS）或者梅毒螺旋体微量血细胞凝集试验（MHA-TP）为阴性，或结核菌素试验（PPD）或 γ 干扰素释放试验（IGRA）为阳性，应行胸片或胸部 CT 检查。

9. 检查红细胞沉降率、类风湿因子、全血细胞计数、EB 病毒抗体。

治疗

1. 急性期病变

（1）局部应用睫状肌麻痹剂，如 1% 环戊通，每日 3 次，或 1% 阿托品，每日 2 次。

（2）局部应用激素，如 1% 醋酸泼尼松龙，根据严重程度给药，通常为 2~6 小时 1 次。

（3）治疗原发病。

2. 陈旧性非活动性病变伴角膜中央瘢痕

（1）如果视力因不规则散光而下降，可给予硬质透气性角膜接触镜（RGP）或巩膜接触镜。

（2）如果存在轻度弱视，角膜移植可以改善视力。

3. 近期非活动性病变或陈旧性非

活动性病变

（1）以下情况提示需要抗梅毒治疗：梅毒螺旋体特异性试验或梅毒螺旋体抗体荧光素吸收试验（FTA-ABS）阳性且患者有活动性梅毒或未经治疗的梅毒；性病研究实验室试验（VDRL）或快速血浆反应素试验（RPR）阳性且经治疗后不能降至目标水平，需抗梅毒治疗。参见 12.12 梅毒。

（2）以下情况需请内科医师会诊治疗结核：结核菌素试验（PPD）或 γ 干扰素释放试验（IGRA）阳性，患者小于 35 岁，且既往未接受过抗结核治疗，或者有活动性结核的证据（如胸部 X 线片检查有阳性发现）。

（3）如出现 Cogan 综合征，请耳鼻喉科及风湿科医师诊治。

（4）如莱姆病抗体和滴度为阳性，治疗参见 13.4 莱姆病。

随访

1. 急性期病变：起初每 3~7 天复诊 1 次，然后改为每 2~4 周随访 1 次。随着炎症的消退应缓慢降低局部用激素的频率，疗程持续数月（可长达数年）。用药同时密切监测眼压，依据眼压升高的水平及视神经的状况决定降眼压药物的使用。参见 9.7 炎症性开角型青光眼。

2. 陈旧性非活动性病变：如无须治疗原发病，每年随访 1 次。

4.18 葡萄球菌超敏反应

症状

轻度畏光，轻度疼痛，局限性眼红，慢性眼睑结痂，异物感或干眼。有急性病变反复发作史，霰粒肿或麦粒肿病史。

体征（图 4.18.1）

1. 主要体征：单发或多发，单眼或双眼发病，角膜周边基质浸润，在浸润灶和角膜缘之间为透明角膜。荧光素不同程度着色。轻度前房炎症反应。通常结膜充血呈扇形。

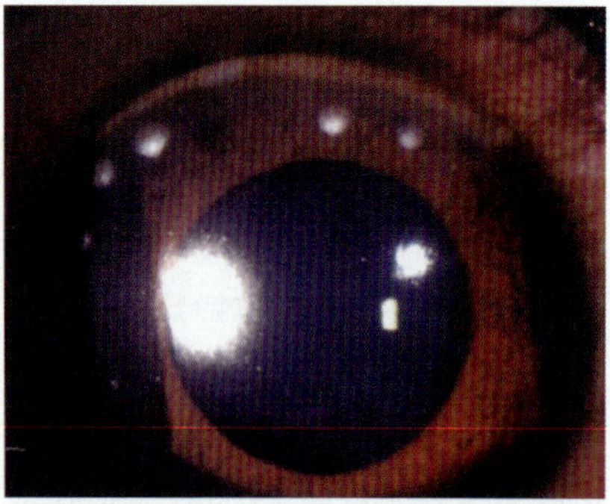

图 4.18.1　葡萄球菌超敏反应

2. 其他体征：睑缘炎，下方浅层点状角膜病变，小水疱样病变（楔形隆起，近角膜缘处的血管性无菌性浸润，常见于儿童）。周边角膜瘢痕及角膜新生血管。对侧眼或患眼的其他部位可见以上体征。

鉴别诊断

1. 感染性角膜浸润：通常为圆形，疼痛，伴有前房反应。通常无多发和复发。参见 4.11 细菌性角膜炎。

2. 其他原因引起的角膜边缘变薄 / 浸润：参见 4.22 周边角膜薄变 / 溃疡。

病因学

通常认为浸润是由细胞介导的，或在葡萄球菌性睑缘炎发生过程中迟发的针对细菌抗原的Ⅳ型超敏反应。

*注：有眼部红斑痤疮的患者，如有睑板腺炎症和眼睑毛细血管扩张，特别易患此病。

诊断

1. 病史：有无复发病史，是否戴角膜接触镜（感染的危险因素）。

2. 裂隙灯检查，角膜荧光素染色，测量眼压。

3. 若怀疑是感染性浸润，应取角膜刮取物行培养和涂片检查。参见附录 8 角膜刮片培养流程。

治疗

轻度

热敷、清洁眼睑，使用抗生素滴眼液，每日 4 次，如氟喹诺酮类（海伦）或甲氧苄啶 / 多黏菌素 B；每晚睡前使用抗生素眼膏，如杆菌肽、红霉素、杆菌肽 / 多黏菌素 B，或迪友 / 迪可罗。参见 5.8 睑缘炎 / 睑板腺炎。

中重度

1. 在上述治疗的基础上，局部加用低浓度激素滴眼液，如 0.5% 氯替泼诺（露达舒）或 0.1% 氟米龙滴眼液，0.1% 醋酸氟米龙滴眼液或 0.125% 醋酸泼尼松龙，每日 4 次；联合使用抗生素，如氟喹诺酮类滴眼液（如海伦）或甲氧苄啶 / 多黏菌素 B，每日 4 次。也可应用抗生素 / 激素复方制剂，如 0.5% 氯替泼诺 /0.3% 妥布霉素（赛乐）或 0.1% 地塞米松 /0.3% 妥布霉素，每日 4 次。禁止在没有应用抗生素的情况下单独应用激素。维持治疗直至症状改善，然后缓慢减量。

2. 若清洁眼睑后病情仍复发，加用全身用多西环素，100mg，口服，每日 2 次，持续 2 周，然后每日 1 次，持续 1 个月，以后根据病情给予 50~100mg，每日 1 次，直到眼部病情控制，需持续数月。多西环素除了抗微生物的作用外，对皮脂腺还有抗炎作用。局部应用阿奇霉素眼膏，每晚睡前用，红霉素每晚睡前用，或环孢素（如兹润）每日 2 次，有助于控制眼睑炎症。

3. 小剂量的抗生素，如杆菌肽或红霉素眼膏，或迪友 / 迪可罗，每晚睡前用，可长期维持使用。

* 注：四环素类药物，如多西环素，禁用于 8 岁以下儿童、孕妇和哺乳期女性。儿童可用红霉素 200mg，口服，每日 1~2 次，以减少复发。

随访

根据临床表现，于 2~7 天后复查。局部使用激素的患者应监测眼压。

4.19 小水疱病

症状

流泪、刺激感、疼痛、轻度至重度畏光。既往发作史或霰粒肿病史。角膜小疱的症状比结膜小疱严重。

体征

1. 主要体征

（1）结膜小水疱：球结膜可见小的、圆形、白色炎性结节，多位于或靠近角膜缘，位于充血区的中央。

（2）角膜小水疱：小的、白色小结节，最初位于角膜缘，扩张的结膜血管侵入小水疱。常伴有上皮溃疡及向角膜中央进展，病灶头部后缘可见楔形新生血管和瘢痕。可双眼发病，具有复发性（图 4.19.1）。

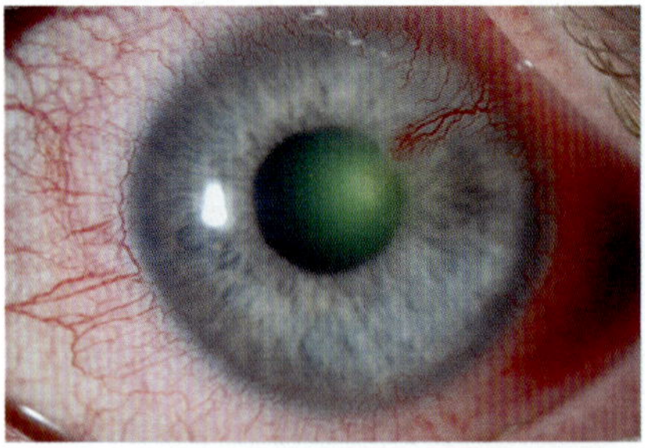

图 4.19.1　角膜小水疱

2. 其他体征：结膜充血、睑缘炎、角膜瘢痕。

鉴别诊断

1. 炎性睑裂斑：儿童少见，位于睑裂区。常见结缔组织由病变处延伸至角膜缘。常双眼发病。参见 4.9 翼状胬肉 / 睑裂斑。

2. 感染性角膜溃疡：随着病变的迁移，角膜小水疱可形成无菌性溃疡，以白色浸润灶环绕。若怀疑是感染性溃疡（如疼痛加重、前房反应），应进行相应的抗生素治疗，并做诊断性涂片和培养。参见附录 8 角膜刮片培养流程。

3. 葡萄球菌超敏反应：周边角膜浸润，有时伴有病灶上方的上皮缺损；通常为多发、双侧发病，在浸润灶和角膜缘间有透明的角膜。轻微的前房反应。参见 4.18 葡萄球菌超敏反应。

4. 眼红斑痤疮：患眼可出现角膜新生血管伴角膜变薄和上皮下浸润。参见 5.9 眼红斑痤疮。

5. 单纯疱疹病毒性角膜炎：可产生角膜新生血管伴基质浸润。常单眼发病。参见 4.15 单纯疱疹病毒。

病因学

迟发性超敏反应通常由以下因素所致。

1. 葡萄球菌：常与睑缘炎有关。参见 4.18 葡萄球菌超敏反应。

2. 极少见于：结核病或其他感染因素，如球孢子菌病、念珠菌病、性病性淋巴肉芽肿。

诊断

1. 病史：有无结核病，或有无近期感染。

2. 裂隙灯检查：检查睑缘有无葡萄球菌性前睑缘炎和红斑痤疮的体征。

3. 结核菌素试验（PPD）或 γ 干扰素释放试验（IGRA）：无睑缘炎的患者及结核病高风险患者行此项检查。

4. 胸部 X 线片或 CT 检查：高度怀疑结核病或结核菌素试验（PPD）、γ 干扰素释放试验（IGRA）阳性时行此项检查。

治疗

用于有症状的患者。

1. 局部用激素：根据症状严重程度，应用 0.5% 氯替泼诺（露达舒）或 1% 醋酸泼尼松龙，每日 4 次。也可应用抗生素 / 激素复方制剂，每日 4 次，如 0.5% 氯替泼诺 /0.3% 妥布霉素（赛乐）或 0.1% 地塞米松 /0.3% 妥布霉素。

2. 出现角膜溃疡者局部应用抗生素。参见 4.11 细菌性角膜炎。也可使用抗生素眼膏（如红霉素、杆菌肽或迪友 / 迪可罗），每晚睡前使用。

3. 对有睑缘炎患者给予清洁眼睑，每日 2~3 次。参见 5.8 睑缘炎 / 睑板腺炎。

4. 不含防腐剂的人工泪液，如爱尔明 / 润丽 / 润尔乐，或地夸磷索钠，每日 4~6 次。

5. 对于重度睑缘炎或酒渣鼻患者，口服多西环素 100mg，每日 1~2 次；或红霉素 200mg，每日 1~2 次。参见 5.8 睑缘炎 / 睑板腺炎。

6. 结核菌素试验（PPD）或 γ 干扰素释放试验（IGRA）阳性或胸部 X 线片提示有结核病者，请内科或感染科医生治疗。

随访

数天后复诊。通常痊愈需要超过 10~14 天，遗留基质瘢痕。症状明显好转后，激素缓慢减量。可长期应用抗生素眼膏及清洁眼睑。持续口服抗生素 3~6 个月。局部使用环孢素，如兹润，是非激素药物，可用于炎症复发的患者。

4.20 角膜接触镜相关病变

症状

疼痛，畏光，异物感，视力下降，眼红，眼痒，分泌物，烧灼感，角膜接触镜不耐受。

> ＊注：角膜接触镜使用者出现眼痛或眼红时，应立即摘除。如果症状持续或加重，应尽快进行全面的眼科检查。

体征

每种病因引起不同体征。

病因学

1. 感染性角膜浸润 / 溃疡（细菌、真菌、棘阿米巴）：白色角膜病灶，可荧光素着染，角膜接触镜使用者出现眼痛时，必须排除感染性因素。参见 4.11 细菌性角膜炎、4.12 真菌性角膜炎和 4.13 棘阿米巴性角膜炎。

2. 巨乳头性结膜炎：眼痒、黏液性分泌物，角膜接触镜不耐受，上睑结膜有巨大乳头。参见 4.21 角膜接触镜性巨乳头性结膜炎。

3. 护理液中防腐剂导致的超敏 / 毒性反应：结膜充血和眼刺激症状，通常发生在镜片清洗后戴用的很短时间内，也可表现为慢性过程。多见于近期更换护理液的种类或品牌者。更常见于使用含有老式防腐剂（如含有硫柳汞或氯己定成分）护理液者，也见于应用较新型的“全功能”护理液者。可能与使用酶后未充分清洗镜片有关。体征包括浅层点状角膜炎、结膜充血、球结膜滤泡、角膜上皮下或基质浸润、病灶上方上皮不规则和浅层瘢痕。

4. 角膜接触镜沉淀物：接触镜表面多发的细小沉淀物，导致角膜和结膜出现刺激症状。由于镜片老化、未清洗，或酶处理不当所致。

5. 镜片过紧综合征：症状严重，常发生在戴用角膜接触镜 1~2 天内（通常是软性角膜接触镜），特别是在患者戴用日用型接触镜过夜后。检查时发现镜片不随眨眼而移动，而是吸附在角膜上（也可见于重新戴用已干燥并再次水化的软性镜片）。取下镜片后，常发现结膜印迹。角膜中央水肿、浅层点状角膜炎、前房反应，有时可见无菌性前房积脓。

6. 角膜接触镜相关性红眼（CLARE）：可能存在红眼、角膜水肿、虹膜炎伴或不伴前房积脓、上皮下缺氧或间质浸润（通常为多发）。

7. 角膜翘曲：多见于长期戴用 PMMA 硬性角膜接触镜者。发病初期，表现为戴框架眼镜时视物模糊（眼镜模糊），而戴角膜接触镜时视力良好。角膜曲率检查显示扭曲的泥沼，角膜地形图检查角膜有不规则散光，停戴硬性角膜接触镜后症状消失。

8. 角膜新生血管：视轴受累之前通常无症状。浅表角膜新生血管 1mm 常见，无晶体眼的角膜接触镜使用者不发生。与角膜慢性缺氧有关，应对策略有增加镜片透氧率、增加镜片的活动度、停止使用长戴型接触镜。

9. 角膜缘干细胞缺陷：早期体征包括角膜缘附近呈螺旋状的上皮可见点状染色，通常位于表面。如果不治疗，上皮病变可能会扩展到整个角膜。可发生新生血管和上皮下混浊。

10. 接触镜性角膜病变（假性上方角膜缘角结膜炎，pseudo-SLK）：上方球结膜，特别是角膜缘充血和荧光素着染。上方角膜可出现浅层点状角膜炎、上皮下浸润、基质雾状混浊，以及上方角膜不规则。可能是对接触镜护理液中的防腐剂的超敏或毒性反应（经典防腐剂是硫柳汞，新型防腐剂也可出现）。无角膜丝状物，乳头反应，或与甲状腺疾病相关。

11. 接触镜移位：最常见角膜接触镜脱落于眼外、丢失。如果仍在眼内，通常位于上穹隆内，需翻转上眼睑取出镜片。荧光素可染色软性接触镜片，有助于寻找镜片。

12. 其他：接触镜内面朝外、角膜擦伤（参见 3.2 角膜擦伤）、镜片不合适、镜片破损、屈光度改变。

诊断

1. 病史：主诉（轻度到重度疼痛、不适、痒感），角膜接触镜类型（软性、硬性、透气性、长戴型、频繁更换或单次使用日抛型），镜片使用时间，最后一次戴用镜片时间，是否持续戴用，是否戴镜过夜，镜片如何清洗和消毒，是否使用酶片，产品是否含防腐剂，近期有无改变戴镜习惯或更换护理液，眼痛是否与镜片戴用时间相关，摘掉镜片后眼痛是否缓解。

2. 没有感染的状态下，当角膜接触镜仍在眼内时，使用裂隙灯检查镜片是否合适，观察其表面有无沉淀物、不规则和缺损。

3. 摘掉镜片，使用荧光素染色检查角膜，翻转双眼上睑观察上睑结膜是否有乳头。

4. 若怀疑感染性角膜溃疡，且浸润大于 1 mm，累及视轴，或怀疑为少见的病原体感染，如棘阿米巴或真菌，应行涂片和培养检查。参见 4.11 细菌性角膜炎、4.12 真菌性角膜炎、4.13 棘阿米巴性角膜炎，以及附录 8 角膜刮片培养流程。

5. 有时需要对接触镜镜片和镜盒进行微生物培养。

治疗

怀疑感染性病变

停戴角膜接触镜。抗生素治疗方案的确定依据以下不同的诊断：

1. 可能存在角膜溃疡（角膜浸润、上皮缺损、前房反应和疼痛）

（1）做相应的涂片和培养，参见附录 8 角膜刮片培养流程。

（2）局部应用强化抗生素点眼。参见 4.11 细菌性角膜炎。

2. 小的上皮下浸润、角膜擦伤或弥漫性浅层点状角膜炎

（1）局部应用抗生素滴眼液，如氟喹诺酮滴眼液（如海伦），每日 4~8 次，同时使用睫状肌麻痹剂。

（2）也可加用氟喹诺酮（如海伦）或杆菌肽 / 多黏菌素 B 眼膏，每晚睡前应用。注意长期使用引起的毒性反应。

（3）具体细节参见 3.2 角膜擦伤或 4.1 浅层点状角膜病变。

*注：角膜接触镜使用者禁止加压包扎，因感染有迅速进展的危险。

怀疑是特殊角膜接触镜问题

1. 巨乳头性结膜炎：参见 4.21 角膜接触镜性巨乳头性结膜炎。

2. 超敏 / 毒性反应

（1）停戴角膜接触镜。

（2）使用无防腐剂的人工泪液（如爱尔明 / 润丽 / 润尔乐），每日 4~6 次。

（3）病情改善后，患者可更换新的角膜接触镜，推荐日抛型接触镜。如果患者希望使用频换型或常规镜片，推荐使用含过氧化氢的护理液并进行充足的镜片清洁。

3. 接触镜镜片沉淀物

（1）停戴角膜接触镜。

（2）症状消失后，换用新的镜片。考虑更换接触镜的品牌，或更换为日抛型或频换型镜片。

（3）教育患者正确护理镜片，对每次使用镜片超过 2 周才更换的患者，强调应每周使用酶片清理。

4. 镜片过紧综合征及角膜接触镜相关性红眼（CLARE）

（1）停戴角膜接触镜。

（2）若存在前房反应，则考虑局部使用睫状肌麻痹剂，如 1% 环戊通，每日 3 次。

（3）症状消失后，换用较平的、透氧性更好的镜片。停用长戴型镜片。

（4）若软性角膜接触镜片出现干燥，应抛弃，并换用新镜片。

*注：如果高度怀疑镜片过紧综合征，即角膜上皮完整，有水肿但无浸润，即使有少量前房积脓，也无须做微生物培养。

5. 角膜翘曲

（1）停戴角膜接触镜，告知患者在随后的 2~6 周内可能会视力不佳，可能需要改用框架眼镜。有时可能需要单眼停戴角膜接触镜，以保证患者用眼不受影响。

（2）当屈光度和角膜曲率值稳定后，应换用新的硬性透氧性角膜接触镜。

6. 角膜新生血管

（1）停戴角膜接触镜。

（2）局部用类固醇，如 1% 泼尼松龙，每日 4 次，或 0.5% 氯替泼诺（露达舒），每日 4 次，用于治疗广泛的深层角膜新生血管（一般不需要这样做）。

（3）更换为高透氧日抛型角膜接触镜，这类接触镜可在角膜表面充分移动。

7. 角膜缘干细胞缺乏症

（1）停戴角膜接触镜。

（2）应用不含防腐剂的人工泪液（如爱尔明 / 润丽 / 润尔乐），或润滑凝胶或眼膏（如速高捷 / 兹养 / 立宝舒）。

（3）可行泪小点栓塞术。

（4）考虑短期局部使用类固醇滴眼液，如 0.5% 氯替泼诺（露达舒）、0.1% 氟米龙或 0.1% 醋酸氟米龙。

（5）考虑使用自体血清滴眼，如 20%，每日 4 次。

（6）对于晚期病例，可行手术治疗，包括选择性上皮清创术，用于部分性角膜缘干细胞缺乏症；角膜缘干细胞移植，用于完全性角膜缘干细胞缺乏症。

8. 假性上方角膜缘角结膜炎：治疗同超敏 / 毒性反应。应用无防腐剂的人工泪液，如爱尔明 / 润丽 / 润尔乐。当大范围的上皮下混浊向视轴延伸时，可谨慎加用类固醇滴眼液，如

0.5% 氯替泼诺（露达舒），每日 4 次，但通常效果不显著。角膜接触镜相关病变的治疗中，使用激素的同时应使用抗生素。

9. 角膜接触镜移位：仔细检查镜片是否损坏。若镜片无破损，清洁消毒镜片；若有损伤，则应更换新镜片。症状消失后，再次检查是否适合继续戴用。

随访

1. 不能排除感染时，患者应次日复诊，治疗应维持至症状消退。

2. 非感染病例，根据临床表现，1~4 周后复诊。痊愈后可重新戴用角膜接触镜。局部应用激素的患者应密切随访，并监测眼压。

3. 若无法应用日抛型角膜接触镜，推荐按以下方法护理接触镜。

（1）每晚睡前取下镜片，每日进行清洁和消毒，所有类型的镜片均应如此，包括长戴型和过夜型。我们推荐使用标准型，经常更换；不提倡高透氧型，该型微生物更易于附着。

（2）软性角膜接触镜的每日清洁方法：①使用无防腐剂的清洗剂；②使用无防腐剂的生理盐水；③消毒，提倡使用过氧化氢类消毒液；④镜片再次使用之前，应按推荐的时间（数小时）在消毒液中浸泡；⑤每周使用酶片清洁。对于每 2~4 周或更短时间更换的镜片没有必要这样做。

（3）硬质透气性角膜接触镜（RGP）镜片：用同一护理液清洁、浸泡和冲洗，消毒完毕可以很快再次使用。

4.21 角膜接触镜性巨乳头性结膜炎

症状

眼痒，黏液性分泌物，角膜接触镜不耐受，戴镜时不适感增加，镜片活动度过大。

体征

1. 主要体征：上睑结膜出现巨大乳头（图 4.21.1）。

*注：检查时需翻转上睑。所有戴用角膜接触镜患者进行常规眼科检查时，都应翻转上眼睑检查。

2. 其他体征：接触镜表面沉积物、接触镜片高骑现象、轻度结膜充血、上睑下垂（通常出现在晚期）。

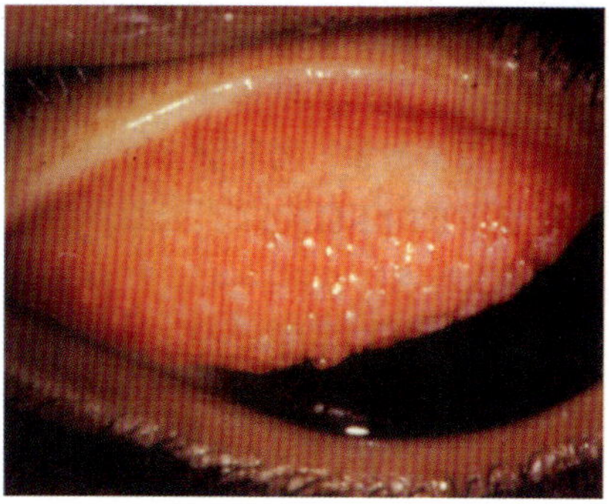

图 4.21.1　巨乳头性结膜炎

鉴别诊断

1. 春季角膜结膜炎：双侧变应性结膜炎，更常见于年轻患者。季节变化（春季和夏季最严重）。可能存在角膜缘胶状乳头（Horner–Trantas Dots）和盾形溃疡。

2. 特应性角膜结膜炎：有过敏、皮炎和（或）哮喘病史。上下结膜中偶尔可见巨大乳头。

*注：停戴角膜接触镜而乳头未消退，或出现全身症状者，应考虑其他病因。

诊断

1. 病史：角膜接触镜使用的详细情况，包括使用时间、日戴型或长戴型、更换的频率，以及清洗和酶处理情况。

2. 裂隙灯检查：翻转上眼睑，查找巨大乳头（直径≥ 1mm）。

治疗

按如下方案调整角膜接触镜的使用。

1. 轻中度巨乳头性结膜炎

（1）更换镜片，考虑有计划地更换接触镜或使用日抛型接触镜（推荐日抛型角膜接触镜）。

（2）减少戴用时间，从长戴型改为日戴型。

（3）告知患者应更加彻底地清洗镜片，推荐使用不含防腐剂的护理液、不含防腐剂的生理盐水、过氧化氢类消毒液消毒。

（4）增加酶片的使用频率，至少每周 1 次。

2. 重度巨乳头性结膜炎

（1）暂停戴接触镜。

（2）当症状和体征消失后（通常需要 1~4 个月），重新戴用新的角膜接触镜，推荐使用日抛型软性角膜接触镜。

（3）按前述方法仔细清洗镜片。

（4）局部应用肥大细胞稳定剂或联合应用抗组胺药 / 肥大细胞稳定剂的复方制剂，如吡嘧司特滴眼液、奈多罗米、洛度沙胺、色苷酸钠、阿卡他定、奥洛他定、贝托斯汀或依匹斯汀。

（5）对于非常严重的病例，可

以短期局部应用小剂量激素，如 0.5% 氯替泼诺（露达舒）、0.1% 氟米龙或 0.1% 醋酸氟米龙，每日 4 次，使用局部激素的同时不应戴角膜接触镜。

（6）如果需要长期治疗，局部使用非激素类抗炎药如 0.05% 或 0.09% 环孢素（如兹润）或 5% 利非司特可能有效。

随访

2~4 周后复诊。症状消失后，患者可以重新戴用角膜接触镜。症状好转可早于乳头消退。如果体征持续存在，继续使用肥大细胞稳定剂。为了维持眼睛对接触镜的良好耐受，可能需要长期使用肥大细胞稳定剂。如果局部使用了激素，需要缓慢减量并注意观察激素的不良反应。

*注：巨乳头性结膜炎可发生于戴用角膜接触镜者和特应性 / 春季结膜炎，也可发生在缝线暴露者或义眼。暴露的缝线应予以去除，义眼应定期予以清洁和抛光。可在义眼表面增加镀膜以减少巨乳头性结膜炎的发生。若已出现巨乳头性结膜炎，则按上述方法治疗。

4.22 周边角膜薄变 / 溃疡

症状

眼痛、畏光、眼红，或无症状。

体征

周边角膜变薄（使用窄的裂隙观察最为清楚），可伴有无菌性角膜浸润或溃疡。

鉴别诊断

感染性浸润或溃疡。通常按照感染性病变治疗，直到培养结果报告为阴性。参见 4.11 细菌性角膜炎。

病因学

1. 周边溃疡性角膜炎（PUK），特发性或与全身性结缔组织病相关：类风湿关节炎、肉芽肿性多血管炎、复发性多软骨炎、结节性多动脉炎、系统性红斑狼疮等（SLE）。周边（单眼或双眼发病）角膜薄变或溃疡，可伴有无菌性炎症浸润。巩膜可受累。病灶可呈环形进展累及整个周边角膜。可发生角膜穿孔。该病变可能是全身性疾病的首发表现（图 4.22.1）。

2. Terrien 角膜边缘变性：多发于双眼，常无症状。周边角膜慢性进行性变薄；病变多位于上方，男性多见。无前房反应，眼部无充血，尽管可能伴有由于上皮破坏和炎症或感染性浸

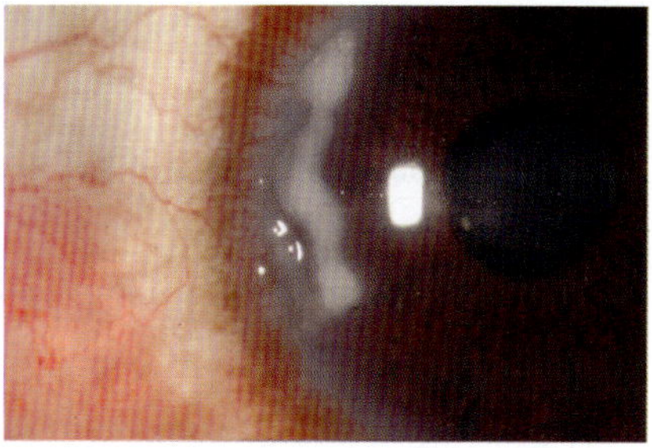

图 4.22.1 周边溃疡性角膜炎

润造成的炎症体征和症状。可见黄色脂质沉积呈线样，伴有细小的血管翳沿薄变区中央的边缘生长。薄变呈环向缓慢进展。屈光改变，包括不规则散光或逆规性散光。上皮通常保持完整，但轻微创伤即可导致角膜穿孔。

3. Mooren 角膜溃疡：单眼或双眼发病。疼痛性角膜变薄或溃疡伴有炎症反应。起始表现为周边角膜的局灶病变，鼻侧或颞侧，累及角膜缘；随后呈环形进展或者以病灶为中心向心性进展。与周边溃疡性角膜炎不同，Mooren 溃疡通常不累及巩膜。角膜上皮缺损、基质浸润 / 变薄，病变边缘呈潜掘状扩大。角膜缘血管可长入溃疡内，可出现穿孔。特发性（自身免疫可能起关键作用）；上述造成周边溃疡性角膜炎的全身性原因排除后，该诊断作为排除性诊断。Mooren 样的角膜溃疡可能与丙型肝炎病毒感染有关。双眼发病的病例比单眼发病病例更难以治疗。

4. 透明性边缘性角膜变性：无痛，非炎性，双侧下方周边角膜不对称性变薄（常位于 4 点至 8 点区域）。无前房反应、结膜充血、脂质沉积或新生血管。角膜上皮完整。薄变区可出现角膜前凸。角膜变薄可缓慢进展。

5. 角膜犁沟状变性：角膜老年环周边部无痛性薄变，多见于老年人。无炎症反应，无血管长入。很少角膜穿孔。通常为静止性，无须治疗。

6. 角膜小凹：无痛性椭圆形变薄，由于角膜干燥和基质脱水所致。病变位于异常的结膜或角膜隆起附近。上覆的上皮细胞可能受损，但通常完整。参见 4.23 角膜小凹。

7. 葡萄球菌超敏反应 / 边缘性角膜炎：周边角膜白色浸润，角膜缘不受累，可有上皮缺损和轻度变薄。参见 4.18 葡萄球菌超敏反应。

8. 干眼综合征：周边（或中央）角膜无菌性溶解，可由严重干眼症引起。参见 4.3 干眼综合征。

9. 暴露性 / 神经营养性角膜炎：在严重病例，通常睑裂区下方出现角膜无菌性、椭圆形溃疡，无明显炎症反应的体征。可能与眼睑异常、三叉神经或面神经受损或突眼有关。溃疡区可发生二重感染。参见 4.5 暴露性角膜病变和 4.6 神经营养性角膜病变。

10. 巩膜角膜炎：角膜溃疡可能与巩膜炎有关。巩膜水肿有或无结节，巩膜血管充盈，巩膜可呈蓝色。必须排除原发的结缔组织病，特别是肉芽肿性多血管炎。参见 5.7 巩膜炎。

11. 眼红斑痤疮：多见于中年人，病变位于下方角膜。睑缘红斑及毛细血管扩张，角膜新生血管。参见 5.9 眼红斑痤疮。

12. 其他因素：白内障手术、炎性肠病、既往单纯疱疹病毒或水痘 – 带状疱疹病毒感染，白血病偶可导致周边角膜薄变 / 溃疡。

诊断

1. 病史：有无角膜接触镜使用史，有无单纯疱疹病毒或水痘 – 带状疱疹病毒角膜炎病史，有无结缔组织病或炎性肠病，有无其他全身症状，有无季节性结膜炎伴痒感（春季结膜炎），有无眼手术史。

2. 眼外检查：有无水痘 – 带状疱疹病毒导致的陈旧性面部瘢痕，有无兔眼症或其他眼睑闭合困难因素导致的眼球暴露，有无巩膜变蓝，是否有红斑痤疮面容。

3. 裂隙灯检查：观察有无角膜浸润、溃疡，前房积脓，葡萄膜炎，巩膜炎，陈旧性带状疱疹性角膜瘢痕，泪湖形成不良，浅层点状角膜病变，睑缘炎。在使用表麻药之前检查角膜知觉。检查是否有上睑结膜巨大乳头或角膜缘乳头。测量眼压。

4. Schirmer 试验：参见 4.3 干眼综合征。

5. 散瞳检查眼底：查找与结缔组织病相关的棉绒斑，或与后巩膜炎有关的体征，如玻璃体炎、视网膜下积液、脉络膜视网膜皱褶、渗出性视网膜脱离。

6. 当怀疑感染时，行角膜刮片和培养。参见附录 8 角膜刮片培养流程。

7. 全身检查，包括血清红细胞沉降率、全血细胞计数加分类、类风湿因子、抗核抗体、抗中性粒细胞胞浆抗体水平、血管紧张素转化酶、胸片及 CT 以排除结缔组织疾病和白血病。

8. 巩膜炎的相关检查：参见 5.7 巩膜炎。

9. 怀疑结缔组织疾病时，应请内科医生和（或）风湿科医生会诊。

治疗

角膜小凹、葡萄球菌超敏反应、干眼综合征、暴露性和神经营养性角膜病变、巩膜炎、春季结膜炎、眼红斑痤疮的治疗参见各相关章节。

1. 系统性免疫介导性疾病造成的周边溃疡性角膜炎：需要请内科医生或风湿病科医生共同治疗。

（1）抗生素眼膏，如红霉素眼膏，或迪友 / 迪可罗，每 2 小时 1 次，或不含防腐剂的人工泪液眼膏，每 2 小时 1 次。

（2）若伴有前房反应或疼痛，应用睫状肌麻痹剂，如 1% 环戊通或 1% 阿托品，每日 2~3 次。

（3）多西环素 100mg，口服，每日 2 次，因其有抑制金属蛋白酶的特性；联合使用抗坏血酸，如维生素 C，每日 1~2g，该药为胶原合成激动剂。

（4）全身应用类固醇，如泼尼松龙 60~100mg，口服，每日 1 次。根据患者反应调整剂量。预防溃疡药物，如雷尼替丁 150mg，口服，每日 2 次，或泮托拉唑 40mg，口服，每日 1 次。应用于显著的进行性角膜变薄，但不用于角膜穿孔。

（5）通常需要使用免疫抑制剂，如氨甲蝶呤、霉酚酸酯、英夫利昔、硫唑嘌呤、环磷酰胺，特别适用于肉芽肿性多血管炎。这些治疗需要与内科医生或风湿病科医生协调完成。

（6）若药物治疗后病变仍在进展，切除或后退毗邻的病变结膜有时有效。

（7）干眼综合征患者，可给予泪小点栓塞治疗。局部使用 0.05%~2% 环孢素（如兹润），每日 2~4 次，或 5% 利非司特，每日 2 次，可能有效。参见 4.3 干眼综合征。

（8）即将穿孔或已经角膜穿孔者，可考虑氰基丙烯酸酯组织黏合或角膜移植。结膜瓣遮盖术或羊膜覆盖术可用于治疗即将发生的角膜穿孔。

（9）角膜严重变薄者，白天戴框架眼镜或防护眼镜（如聚碳酸酯镜片），夜间使用眼盾。

*注：由于存在穿孔的风险，在角膜显著变薄的情况下应谨慎使用局部类固醇。已经局部使用激素的患者，应逐渐减量。值得注意的是，由于复发性多软骨炎引起的角膜变薄，局部使用激素，如 1% 醋酸泼尼松龙，每 1~2 小时 1 次，可改善症状。

2. Terrien 角膜边缘变性：可使用眼镜或角膜接触镜纠正散光。角膜严重变薄的患者，应戴防护眼镜。角膜非常薄时，可行板层角膜移植术。

3. Mooren 角膜溃疡：诊断为该病之前必须排除原发的全身疾病。局部用激素、0.05%~2% 环孢素（如兹润）、角膜缘的结膜切除、角膜胶、板层或穿透性角膜移植可能有效。全身免疫抑制（如口服类固醇、氨甲蝶呤、环磷酰胺和环孢素）的使用如前所述。

4. 透明性边缘性角膜变性：参见 4.24 圆锥角膜。

5. 角膜犁沟状变性：无须治疗。

随访

病情严重的患者需每日复诊；轻症者可减少检查次数。仔细观察有无二重感染的情况（如疼痛加重、基质浸润、前房细胞和闪辉，以及结膜充血）；有无眼压升高；有无进展性角膜变薄。持续治疗至溃疡处的上皮缺损愈合，之后药物逐渐减量。只要上皮缺损存在，角膜就有继续变薄和穿孔的危险。

4.23 角膜小凹

症状

可有刺激症状和异物感，也可无症状。

体征

1. 主要体征：角膜变薄，多位于角膜缘处，病灶呈椭圆形，常伴有毗邻的局部结膜或角膜隆起。

2. 其他体征：病灶处荧光素积存，但可着染。无浸润，无前房反应，轻中度充血。

鉴别诊断

参见 4.22 周边角膜薄变 / 溃疡。

病因学

角膜局部泪膜覆盖不良，导致基质脱水。由于毗邻的组织表面隆起造成，如球结膜水肿、结膜出血、滤过泡、翼状胬肉、肿瘤或斜视手术后。

诊断

1. 病史：有无眼部手术史。

2. 裂隙灯检查及荧光素染色检查，查找病灶附近有无隆起。

治疗

1. 润滑凝胶或眼膏（如速高捷 / 兹养 / 立宝舒）或抗生素眼膏（如迪友 / 迪可罗），每 2~4 小时 1 次，并每晚睡前应用。在角膜极度变薄的情况下，暂时性修补可使脱水的角膜基质得以补充水分。

2. 根据原发病因，治疗组织隆起，必要时可采取手术切除。

3. 如果病因不能去除，如滤过泡，应每晚使用润滑凝胶或眼膏（如速高捷 / 兹养 / 立宝舒），并使用黏性人工泪液，每日 4~8 次。如果每天需要应用人工泪液超过 4 次，应选用不含防腐剂的人工泪液，如爱尔明 / 润丽 / 润尔乐，或地夸磷索钠。

随访

除非有重度角膜变薄，一般可以在 1~7 天后复查，复查时角膜应恢复至正常厚度。如果没有恢复，应该继续积极使用润滑剂。

进展。

治疗

1. 局部 5% 氯化钠（如润洁白装）滴眼，每日 4 次；氯化钠眼膏，每晚睡前使用。

2. 干发吹风机置于距离眼睛一臂远处向患眼轻吹温热风，每天早晨吹数分钟，促使角膜脱水。

3. 眼压升高者给予降眼压治疗，有助于治疗角膜水肿。

4. 角膜大泡破裂时，疼痛明显，治疗参照复发性角膜糜烂。参见 4.2 复发性角膜糜烂。

5. 手术治疗：角膜内皮移植术[后弹力层角膜内皮移植术（DMEK）或后弹力层剥离角膜内皮移植术（DSEK）]常用于治疗角膜水肿导致的视力下降；穿透性角膜移植术（PK）常用于治疗角膜浅基质层瘢痕。对于轻症 Fuchs 角膜内皮营养不良，后弹力层剥除术（DSO）也可以作为一种选择。

随访

每 3~12 个月测量眼压，检查角膜水肿。该病进展非常缓慢，患者视力可一直保持良好，直到出现角膜基质水肿、上皮水肿和（或）出现角膜瘢痕，才会出现视力下降。

4.27 无晶状体眼大泡性角膜病变 / 人工晶状体眼大泡性角膜病变

症状

视力下降，疼痛，流泪，异物感，畏光及眼红。患眼有白内障手术史。

体征（图 4.27.1）

1. 主要体征：自体晶体已移除眼的角膜水肿。

2. 其他体征：角膜大泡，后弹力层皱褶，角膜上皮下雾状混浊或瘢痕，角膜新生血管，伴有或不伴有既往已存在的角膜小滴。可能有黄斑囊样水肿。

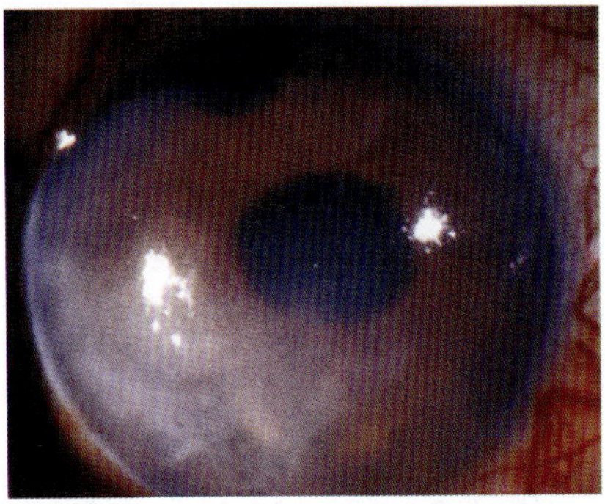

图 4.27.1　人工晶体眼大泡性角膜病变

病因学

多种因素：角膜内皮损伤、眼内炎症、玻璃体或半脱位的人工晶体或青光眼引流阀的位于前房的引流管接触角膜（或间歇性接触）、既往存在的角膜内皮功能障碍、青光眼。

诊断

1. 裂隙灯检查：荧光素染色检查有无脱落的角膜上皮。如存在人工晶体则检查其位置，观察玻璃体是否接触角膜内皮，观察患眼是否有炎症反应。检查是否有角膜上皮下雾状混浊或瘢痕。评估对侧眼是否存在角膜内皮营养不良。

2. 检查眼压。

3. 散瞳检查眼底：观察是否有黄斑囊样水肿。

4. 荧光血管造影或光学相干断层扫描：检查有无黄斑囊样水肿。角膜混浊可能会影响观察眼底。

治疗

1. 如存在角膜上皮水肿，局部 5% 氯化钠滴眼液，如润洁白装，每日 4 次；氯化钠眼膏，每晚睡前使用。

2. 如眼压升高则使用降眼压药物。尽量避免使用肾上腺素衍生物和前列腺素类似物，因其可造成黄斑囊样水肿。参见 9.1 原发性开角型青光眼。

3. 角膜上皮大泡破裂（造成角膜上皮缺损）的治疗如下：

（1）抗生素滴眼液或眼膏（如红霉素或杆菌肽，或迪友 / 迪可罗）和睫状肌麻痹剂（如 1% 环戊通，每日 3 次）。局部用抗生素可频繁使用，如每 2 小时 1 次，无须包扎。

（2）选择性治疗：5% 氯化钠滴眼液（如润洁白装）或眼膏，每日 4 次；绷带式软性接触镜。对于视力恢复无望的患者，可采用角膜浅层基质微穿刺术或准分子激光治疗性角膜切削术（PTK）治疗复发性角膜上皮大泡破裂。参见 4.2 复发性角膜糜烂。

4. 穿透性角膜移植术（PK）或角膜内皮移植术（DMEK 或 DSEK），联合人工晶体复位、置换或取出和（或）玻璃体切除术，用于治疗视力丧失或病变进展到晚期伴疼痛者。对于眼痛且视力恢复无望的患者，可采用角膜浅层基质微穿刺术、准分子激光治疗性角膜切削术（PTK）、结膜瓣覆盖术或羊膜覆盖术。

5. 治疗黄斑囊样水肿参见 11.14 黄斑囊样水肿。

> ＊注：黄斑囊样水肿和角膜疾病都可导致视力下降，但通常术前难以鉴别。闭合襻的前房型人工晶体（现已停用）较后房型或开放襻的前房型人工晶体而言，更易引起黄斑囊样水肿。

随访

角膜大泡破裂者，每 1~3 天复查，直到症状开始改善；然后每 5~7 天复查，直到角膜上皮缺损愈合。或者根据症状，每 1~6 个月复查。

4.28 角膜植片排斥反应

症状

角膜移植术后出现患眼视力下降、轻度疼痛、眼红、畏光。常于术后数月至数年出现。通常无症状，在常规随访时发现。

体征（图 4.28.1）

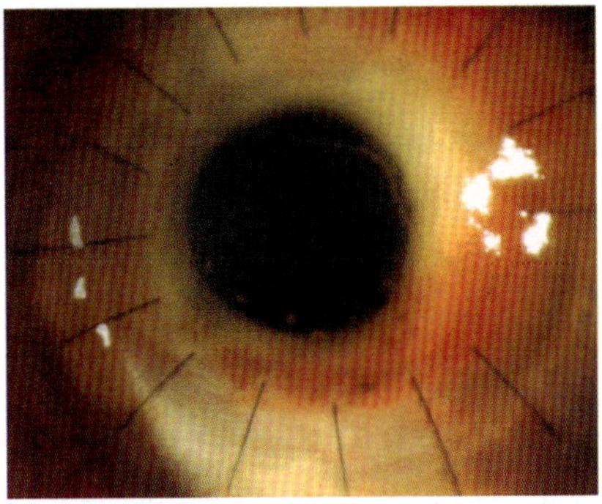

图 4.28.1　角膜植片排斥反应患眼可见角膜内皮排斥线和角膜后沉积物

1. 主要体征：供体角膜内皮出现新发角膜后沉积物（KP）。可伴基质水肿和（或）上皮水肿，角膜内皮的 KP 呈线状排列（内皮排斥线或 Khodadoust 线），上皮下浸润（Krachmer 斑），不规则的上皮隆起线（上皮排斥线），或局限性基质新生血管。

2. 其他体征：结膜充血，特别是角膜周围；前房炎症；新生血管向移植片生长或长入植片；植片缝线松脱。有时可见流泪，但无黏液分泌物。

鉴别诊断

1. 缝线脓肿或角膜感染：可见角膜浸润、前房积脓或脓性分泌物。移除缝线（尽可能采用最短路径抽出缝线的污染部分），进行涂片和培养，包括缝线培养。通常应降低滴用激素的频率。应用强效的氟喹诺酮或强化抗生素治疗，密切观察，有时需住院治疗。参见 4.11 细菌性角膜炎。

2. 葡萄膜炎：前房细胞、闪辉、角膜后沉积物，这些体征不局限于植片内皮。通常既往有葡萄膜炎病史，但这种情况下最好按角膜植片排斥反应治疗。如果已知有单纯疱疹病毒感染病史，尚未治疗，应加用抗病毒治疗。单纯疱疹病毒性虹膜炎常造成眼压升高。参见第 12 章葡萄膜炎。

3. 上皮内生：可在内皮表面表现

为边缘平滑或扇形的推进线。可出现在供体和（或）受体内皮。类固醇治疗无效，伴有的角膜水肿较轻。

4. 眼压升高：眼压显著升高可造成角膜上皮水肿，不伴有角膜植片排斥反应的其他体征。眼压下降后水肿消退。

5. 角膜移植失败的其他原因：非免疫介导的晚期植片内皮失代偿；或移植片原有疾病复发，如疱疹性角膜炎、角膜营养不良。

诊断

1. 病史：角膜移植时间，目前术眼用药情况，眼科药物使用和术后随访的依从性，近期有无改变局部激素用药方案，是否有角膜移植的指征，如单纯疱疹病毒感染。

2. 裂隙灯检查，仔细检查是否有角膜内皮排斥线、角膜后沉积物、上皮下浸润，以及其他上述体征。

治疗

角膜内皮排斥反应［角膜内皮排斥线、角膜水肿和（或）角膜后沉积物］：

1. 局部用激素，如 1% 醋酸泼尼松龙，醒时每小时 1 次；或 0.05% 二氟泼尼酯，醒时每 2 小时 1 次。可加用 0.1% 地塞米松眼膏，每晚睡前使用。

2. 如排斥反应严重、复发或病情顽固，考虑全身应用激素，如泼尼松 40~80mg，口服，每日 1 次，或偶尔球结膜下注射激素，如倍他米松 3mg/0.5mL。对于出现严重排斥反应的高危患者，应收入院，给予甲泼尼龙 500mg，静脉注射，1~3 次。

3. 对于某些病例，可考虑使用其他系统免疫抑制剂，如环孢素和他克莫司。

4. 睫状肌麻痹剂滴眼，如 1% 环戊通，每日 3 次。

5. 眼压升高时控制眼压，参见 9.7 炎症性开角型青光眼。

6. 局部滴用 0.05%~0.2% 环孢素（如兹润），每日 2~4 次，可有助于治疗和预防移植片排斥。

角膜上皮和基质排斥反应（角膜上皮下浸润或上皮排斥线）：

1. 目前使用的局部用激素剂量加倍，或 1% 醋酸泼尼松龙，每日 4 次，两种治疗均可再增加治疗次数。

2. 睫状肌麻痹剂滴眼、局部用环孢素（如兹润），以及控制眼压，治疗同上。

随访

一经确诊，立即进行治疗，尽最大可能保持移植片存活。每 3~7 天复查 1 次。一旦治疗有效，可非常缓慢地减少激素用量，并维持低剂量激素治疗数月至数年。对于局部应用激素的患者需定期检查眼压。

4.29 角膜屈光手术并发症

角膜屈光手术的基本原则为通过改变角膜曲率达到矫正屈光不正的目的。

角膜表面切削术并发症（光性屈光性角膜切削术、激光上皮下角膜磨镶术和上皮激光原位角膜磨镶术）

光性屈光性角膜切削术（PRK）：去除角膜上皮，使用氟化氩准分子激光（193nm，紫外线）切削角膜基质，矫正屈光不正。激光上皮下角膜磨镶术（LASEK）：采用化学方法使角膜上皮与前弹力层分离，移至一边，然后使用激光切削角膜基质，术毕复位至中央。激光原位角膜上皮磨镶术（Epi-LASIK）：采用机械方法使角膜上皮与前弹力层分离，移至一边，然后使用准分子激光切削角膜基质，术毕复位至中央或丢弃（表 4.29.1）。

症状

1. 早期症状（术后 1~14 天）：视力下降、疼痛加重。

*注：术中造成的角膜上皮缺损通常需要数天才能愈合，会造成术后疼痛。绷带式软性接触镜可用于减轻疼痛。

2. 晚期症状（术后 2 周至数月）：视力下降、严重眩光、单眼复视。

体征

角膜浸润、角膜中央瘢痕。

病因学

1. 早期

（1）绷带式软性接触镜移位或不贴合：参见 4.20 角膜接触镜相关病变。

（2）角膜上皮缺损未愈合：参见 3.2 角膜擦伤。必须考虑到单纯疱疹病毒角膜炎。

（3）角膜溃疡：参见 4.11 细菌性角膜炎。

（4）药物过敏：参见 5.1 急性结膜炎。

2. 晚期

（1）欠矫或过矫。

（2）角膜雾状混浊（瘢痕），位于角膜浅基质层。

（3）不规则散光，如中央岛、偏中心切削。

（4）屈光回退或屈光不正进展。

（5）激素性青光眼或高眼压症：参见 9.9 激素性青光眼。

诊断

1. 全面的眼科检查，包括使用 Tono-Pen 和压平式眼压计测量眼压。

表 4.29.1　屈光手术的特点

	PRK	LASEK	Epi-LASIK	LASIK	SMILE
上皮瓣或基质暴露方法	无上皮瓣。使用上皮刀、上皮铲、上皮刷、准分子激光或者稀释无水乙醇去除上皮	上皮瓣的制作：将稀释为 20% 的无水乙醇置于标记好的上皮	上皮瓣的制作：用钝性角膜上皮刀做表层角膜切削。上皮瓣可复位（保留上皮）或丢弃（去除上皮）	上皮和基质瓣的制作：采用锐利的微型角膜刀或飞秒激光	无瓣。由飞秒激光制作基质薄盘，然后通过小切口取出
暴露深度	前弹力层	前弹力层	前弹力层	浅层基质（前弹力层下角膜磨镶术造成浅层基质暴露较多）	浅层基质
屈光度范围	球镜 -8.0D~+ 3.0D，柱镜最高 3.0D	球镜 -8.0D~+ 3.0D，柱镜最高 3.0D	球镜 -8.0D~+ 3.0D，柱镜最高 3.0D	球镜 -10.0D~+ 3.0D，柱镜最高 3.0D	球镜 -10.0D~-1.0D，柱镜最高 3.0D
优点	适用于薄角膜，上皮病变。无基质瓣愈合问题	适用于薄角膜，上皮病变。无基质瓣愈合问题	适用于薄角膜，上皮病变。无基质瓣愈合问题	轻微疼痛，视力恢复快，轻度基质层雾状混浊	轻微疼痛，视力恢复快。无瓣并发症。干眼症的发生少于 LASIK
缺点	术后疼痛，视力恢复慢，出现上皮下雾状混浊风险较高	术后疼痛，视力恢复慢，出现上皮下雾状混浊风险较高	术后疼痛，视力恢复慢，出现上皮下雾状混浊风险较高。不适用于显著青光眼或浅层角膜瘢痕	不适用于薄角膜者、上皮营养不良、严重干眼及显著青光眼。可能出现角膜瓣相关并发症（见下文）	目前在美国仅用于近视或近视散光。不适用于薄角膜或具有上皮病变的角膜。去除基质透镜有一定的技术难度。SMILE 加强手术；再手术通常使用 PRK

由于术后角膜变薄，所测眼压值可能偏低。

2. 对于怀疑屈光状态有变化的病例，检查屈光状态。采用硬性角膜接触镜过矫的方法矫正不规则散光。

3. 对于疑有不规则散光的病例，进行角膜地形图和（或）角膜断层扫描检查。

治疗和随访

1. 角膜上皮缺损：参见 3.2 角膜擦伤。

2. 感染性角膜炎：参见 4.15 单纯疱疹病毒和 4.11 细菌性角膜炎。

3. 角膜雾状混浊：增加激素滴眼频率，1~2 周后随访；严重混浊者可行准分子激光治疗性角膜切削术联合应用丝裂霉素 C。

4. 屈光不正或不规则散光：可行角膜表面切削加强手术。不规则散光的治疗可采用地形图引导的表面切削、准分子激光治疗性角膜切削术或使用硬性角膜接触镜。

5. 激素性青光眼：参见 9.9 激素性青光眼。

准分子激光原位角膜磨镶术（LASIK）并发症

LASIK：带蒂的半厚角膜瓣采用微型角膜刀或飞秒激光制作，然后使用准分子激光切削其下方的角膜基质以矫正屈光不正。术毕角膜瓣复位于基质床上，无须缝合。

症状

1. 早期症状（术后 1~14 天）：视力下降、疼痛加重。

2. 晚期症状（术后 2 周至数月）：视力下降、严重眩光、单眼复视、干眼症。

体征

严重的结膜充血，角膜浸润，角膜荧光素染色可见大片上皮缺损，角膜瓣移位，交界面炎症反应，角膜瓣下上皮植入。角膜中央瘢痕，浅层点状角膜病变（SPK）。光反射或视网膜检影呈剪刀影，角膜不规则变薄或变陡峭。

病因学

1. 早期

（1）干眼症 / 神经营养性角膜病变。迄今为止最常见的早期并发症。

（2）角膜瓣皱褶、移位或缺失。

（3）大片角膜上皮缺损。

（4）弥漫性板层角膜炎（DLK）：又称“撒哈拉沙粒”，表现为角膜瓣下交界面多发细小的炎性浸润灶。通常发生于术后 5 天之内（图 4.29.1）。

（5）角膜溃疡和（或）角膜瓣下交界面感染：参见 4.11 细菌性角膜炎。

（6）中央毒性角膜病变（CTK）：不明原因的中央角膜基质混浊和固

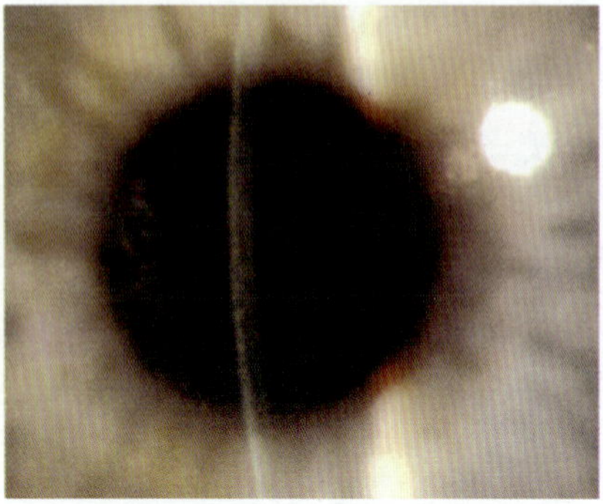

图 4.29.1　弥漫性板层角膜炎

化，导致角膜变薄和变平。6~12 个月后症状缓解。

（7）药物过敏：参见 5.1 急性结膜炎。

*注：LASIK 造成术眼角膜瓣区域内角膜感觉减退，至少持续 3 个月，6~12 个月后基本恢复正常。

2. 晚期

（1）上皮植入角膜瓣下交界面。

（2）角膜雾状混浊（瘢痕）：与角膜表面切削术相比，发生较少。

（3）不规则散光，如偏中心切削、中央岛、角膜瓣不规则、角膜膨隆。

（4）屈光回退或屈光不正进展。

（5）干眼综合征 / 神经营养性角膜病变。

（6）弥漫性板层角膜炎（DLK）可发生于 LASIK 术后数周至数年，诱发因素包括角膜擦伤、复发性角膜糜烂或病毒性角膜炎等角膜病变。

（7）压力诱导性基质性角膜炎（PISK）：高眼压（经常继发于类固醇反应）可导致交界面积液增加，临床表现类似于 DLK。交界面积液可造成眼压读数偏低。应使用 Tono-Pen 或其他手持式眼压计分别测量角膜中央和 LASIK 角膜瓣周边的眼压。

诊断

1. 详细的裂隙灯检查，包括荧光素染色，使用 Tono-Pen 和压平式眼压计测量眼压。由于存在角膜瓣以及术后角膜变薄，所测眼压值可能偏低。如果怀疑有压力诱导性基质性角膜炎（PISK），应测量角膜瓣周边的眼压。

2. 根据需要，进行 Schirmer 试验。

3. 对所有未矫正视力未达到 20/20 的患者验光。使用硬性角膜接触镜矫正不规则散光。

4. 对于疑有不规则散光的患者，进行角膜地形图和（或）角膜断层扫描检查。

治疗和随访

1. 角膜瓣异常

（1）可见明显的角膜基质皱褶：术后 24 小时内打开角膜瓣，重新冲洗复位。

（2）角膜瓣移位：急诊手术进

行复位。

（3）角膜瓣条纹引起持续症状者，需打开角膜瓣，缝合。

2. 角膜瓣缺失：按角膜上皮缺损治疗。参见 3.2 角膜擦伤。

3. 角膜上皮缺损：参见 3.2 角膜擦伤。

4. 浅层点状角膜病变（SPK）和干眼：参见 4.1 浅层点状角膜病变和 4.3 干眼综合征。

5. 弥漫性板层角膜炎（DLK）：积极治疗，采用局部频点激素，如 1% 醋酸泼尼松龙，每小时 1 次。严重病例需打开角膜瓣，冲洗交界面。治疗原发病，如角膜上皮缺损。

6. 中央毒性角膜病变（CTK）：无经证实的治疗方法。可给予润滑和观察。

7. 压力诱导性基质性角膜炎（PISK）：使用降眼压药物，激素快速减量。

8. 角膜浸润：参见 4.11 细菌性角膜炎和附录 8 角膜刮片培养流程。需打开角膜瓣取样，以获得最好的培养结果。

9. 角膜上皮植入：如果位于角膜远周边部，未影响视力，观察。如果上皮植入较致密、影响角膜瓣的健康、侵入视轴或影响视力，应手术刮除。也可采用 YAG 激光治疗上皮植入形成的小口袋。

10. 角膜雾状混浊：增加激素滴眼频率，1~2 周后复诊。

11. 屈光不正或不规则散光：屈光矫正。可行 PRK 或 LASIK 加强手术。不规则散光者，采用角膜瓣复位，个体化或地形图引导的加强手术，或使用角膜接触镜。

12. 可采用角膜胶原交联术（CXL）治疗角膜膨隆。

小切口透镜取出术并发症

在飞秒激光小切口微透镜取出术（SMILE）中，使用飞秒激光在角膜基质内制作薄盘状组织（微透镜），然后机械分离，并通过小切口取出。

症状

1. 早期症状（1~14 天）：视力下降，疼痛加重。

2. 晚期症状（2 周到数月）：视力下降，严重眩光，单眼复视和干眼症状。

体征

严重结膜充血、角膜浸润、大片上皮缺损、交界面炎症、上皮植入交界面、中央角膜瘢痕、光反射或视网膜检影呈剪刀影、角膜不规则变薄或变陡峭。

病因

1. 早期

（1）帽状微条纹。

（2）大的上皮缺损。

（3）弥漫性板层角膜炎（DLK）：又称“撒哈拉沙粒”，表现为角膜瓣下交界面多发细小的炎性浸润灶，通常发生于术后 5 天之内。

（4）角膜溃疡和（或）界面感染。参见 4.11 细菌性角膜炎。

（5）干眼症 / 神经营养性角膜病变。

（6）药物过敏。参见 5.1 急性结膜炎。

*注：SMILE 的手术后早期干眼症状与 LASIK 相似，但通常恢复更快。

2. 晚期

（1）上皮植入基质袋（交界面）。

（2）角膜雾状混浊（瘢痕）：较表面切削术后少见。

（3）不规则散光（如残留的微透镜碎片、偏心治疗、角膜膨隆）。

（4）屈光回退或屈光不正进展。

（5）干眼综合征 / 神经营养性角膜病变。

（6）弥漫性板层角膜炎（DLK）：可发生在 SMILE 术后数周至数年，诱发因素包括角膜擦伤、复发性角膜糜烂或病毒性角膜炎等角膜病变。

（7）压力诱导性基质性角膜炎（PISK）：高眼压（经常继发于类固醇反应）可导致交界面积液增加，临床表现类似于弥漫性板层角膜炎（DLK）。交界面积液可造成眼压读数偏低。应使用 Tono-Pen 或其他手持式眼压计分别测量角膜中央和 SMILE 帽周边的眼压。

诊断

1. 详细的裂隙灯检查，包括角膜荧光素染色，使用 Tono-Pen 和压平式眼压计测量眼压。由于取出微透镜以及术后角膜变薄，所测眼压值可能偏低。如果怀疑 PISK，应测量帽缘周边的眼压。

2. 根据需要，进行 Schirmer 试验。

3. 对所有未矫正视力未达到 20/20 的患者验光。使用硬性角膜接触镜矫正不规则散光。

4. 对于疑有不规则散光的患者，进行角膜地形图和（或）角膜断层扫描检查。

治疗和随访

1. 帽状微条纹：轻柔按摩角膜帽，局部频点激素。

2. 上皮缺损：参见 3.2 角膜擦伤。

3. 浅层点状角膜病变（SPK）和干眼症：参见 4.1 浅层点状角膜病变

和 4.3 干眼综合征。

4. 弥漫性板层角膜炎（DLK）：积极治疗，采用局部频点激素，如 1% 醋酸泼尼松龙，每小时 1 次。严重病例需打开角膜瓣，冲洗交界面。治疗原发病，如角膜上皮缺损。

5. 压力诱导性基质性角膜炎（PISK）：使用降眼压药物，激素快速减量。

6. 角膜浸润：参见 4.11 细菌性角膜炎和附录 8 角膜刮片培养流程。

7. 角膜上皮植入：如果位于角膜远周边部，未影响视力，观察。如果上皮植入较致密、影响角膜帽的健康、侵入视轴或影响视力，应将角膜帽改为角膜瓣，并手术刮除。也可采用 YAG 激光治疗上皮植入形成的小口袋。

8. 角膜雾状混浊：增加激素滴眼频率，1~2 周后复诊。

9. 屈光不正或不规则散光：适当屈光矫正。可行光性屈光性角膜切削术（PRK）加强手术。不规则散光者，采取个体化或地形图引导的加强手术或使用角膜接触镜。

10. 可采用角膜胶原交联术（CXL）治疗角膜膨隆。

放射状角膜切开术（RK）并发症

RK：采用钻石刀在角膜周边做轮辐状切口，深达角膜厚度的 90%~95%，使角膜中央变平，以矫正近视。散光性角膜切开术（AK）采用类似的手术方式，做弓形或切线的松解切口，以矫正散光。现在由于并发症的发生率高和技术的发展，已经很少使用。

症状

1. 早期症状（术后 1~14 天）：视力下降、疼痛加重。

2. 晚期症状（术后 2 周至数年）：视力下降、严重眩光、单眼复视。

*注：RK 削弱了角膜的完整性，患者外伤后出现眼球破裂的风险很高。

体征

角膜浸润，角膜荧光素染色可见大片上皮缺损，外伤后 RK 手术切口裂开，前房反应。

病因学

1. 早期

（1）大片角膜上皮缺损：参见 3.2 角膜擦伤。

（2）角膜溃疡 / 放射状角膜切开术手术切口感染：参见 4.11 细菌性角膜炎。

（3）药物过敏：参见 5.1 急性结膜炎。

（4）眼内炎：非常罕见。参见 12.13 手术后眼内炎。

2. 晚期

（1）RK 手术切口侵入视轴，导致眩光和星芒感。

（2）不规则散光。

（3）屈光回退，通常出现于术后数月内。

（4）屈光不正进展（持续远视），通常出现于术后最初数年内。

（5）外伤后经 RK 手术切口的眼球破裂：参见 3.14 眼球破裂伤和眼球穿通伤。

诊断

1. 详细的裂隙灯检查，包括眼压测量和荧光素染色。

2. 对所有未矫正视力没有达到 20/20 的患者验光，使用硬性角膜接触镜矫正不规则散光。

3. 对于疑有不规则散光的患者，进行角膜地形图和（或）角膜断层扫描检查。

治疗和随访

1. 角膜浸润：参见 4.11 细菌性角膜炎和附录 8 角膜刮片培养流程。

2. 角膜上皮缺损：参见 3.2 角膜擦伤。

3. 眼内炎：参见 12.13 手术后眼内炎。

4. 屈光不正或不规则散光：矫正屈光状态。考虑行放射状角膜切开术或散光性角膜切开术手术加强手术。偶有采用激光角膜表面切削术联合应用丝裂霉素 C。不规则散光可使用硬性角膜接触镜矫正。

5. 经由放射状角膜切开术手术切口的眼球破裂：手术修复。参见 3.14 眼球破裂伤和眼球穿通伤。

第 5 章

结膜 / 巩膜 / 虹膜 / 外眼疾病

5.1 急性结膜炎

症状

“红眼”（结膜充血）；分泌物；眼睑粘连或结痂，睡醒睁眼时加重；异物感；症状持续时间不超过 4 周。若超过 4 周，参见 5.2 慢性结膜炎（图 5.1.1）。

病毒性结膜炎 / 流行性角结膜炎

症状

痒，烧灼感，流泪，沙砾感或异物感；近期有上呼吸道感染病史或有病毒性结膜炎患者接触史。通常单眼发病，数日后累及对侧眼。

体征（图 5.1.2）

1. 主要体征：下睑结膜滤泡（图 5.1.3），耳前淋巴结可触及并伴有触痛。

2. 其他体征：水样分泌物，眼睑红肿，针尖状结膜下出血，点状角膜病变（严重病例可见角膜上皮糜烂），膜 / 假膜形成（图 5.1.4）。角膜病变早期可见角膜上皮内细小的囊泡，其

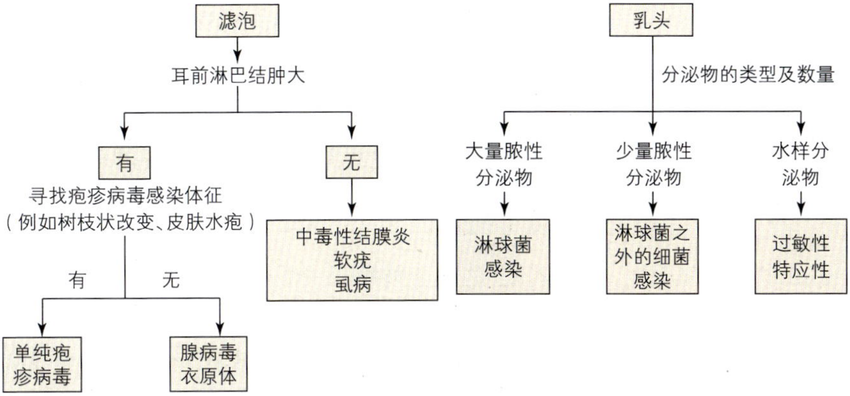

图 5.1.1　结膜滤泡和乳头的诊断流程

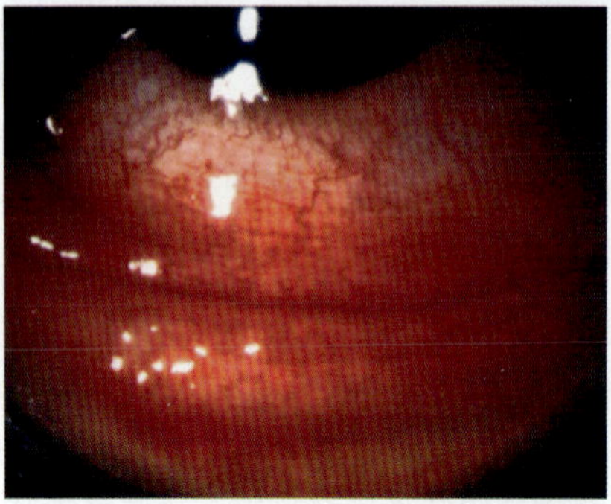

图 5.1.2　病毒性结膜炎

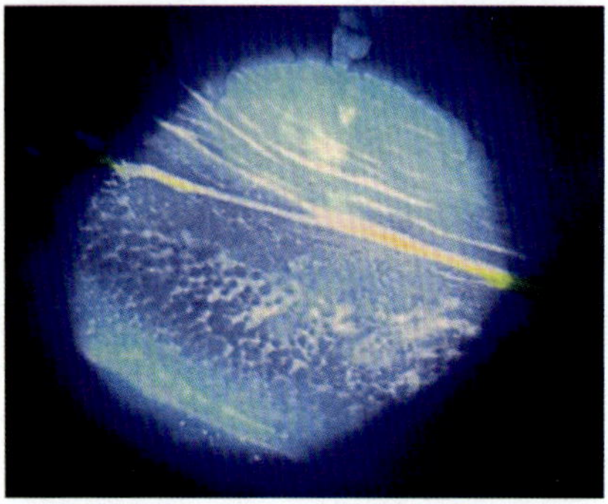

图 5.1.3　下睑结膜滤泡

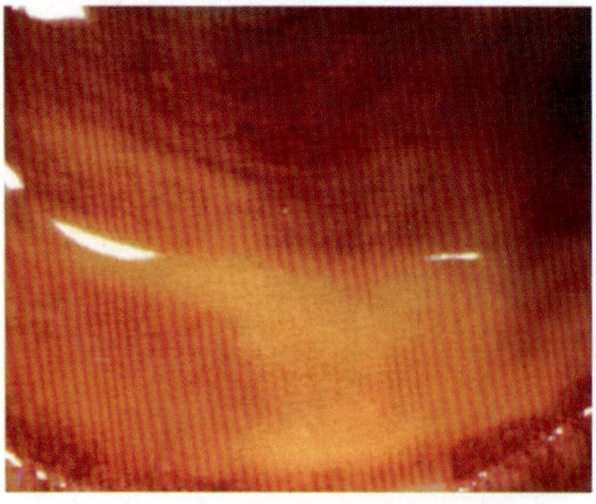

图 5.1.4　病毒性结膜炎假膜形成

出现有助于诊断。角膜上皮下（前基质层）浸润（SEIs）在结膜炎发病后 1~2 周出现。

病毒性结膜炎的病因学及变异

1. 腺病毒最为常见。流行性角结膜炎最常见的致病原因是腺病毒血清型 8、19 和 37 型的 D 亚群。咽结膜热与咽炎和发热有关，通常见于儿童，最常见由腺病毒血清型 3 和 7 型感染所致。

2. 急性出血性结膜炎：伴有显著的结膜下出血，通常持续 1~2 周。多发生于热带地区。由肠道病毒 70 型（极少随后出现脊髓灰质炎样瘫痪）、柯萨奇病毒 A24 型和腺病毒血清型 11 型感染所致。

* 注：许多全身性病毒感染（如麻疹、流行性腮腺炎、流行性感冒和冠状病毒感染）可引起非特异性结膜炎。应正确治疗原发病；患眼给予人工泪液，如唯地息，每日 4~8 次。如果人工泪液每日滴用超过 4 次，建议使用不含防腐剂的人工泪液，如爱尔明 / 润丽 / 润尔乐。

诊断

除非分泌物过多或者病变转为慢性，一般无须结膜囊分泌物培养或涂片检查。参见 5.2 慢性结膜炎。

治疗

1. 告知患者病毒性结膜炎是自限性疾病，通常发病后 4~7 天内病情逐渐加重，并持续 2~3 周以上，如果角膜受累，病程延长。

2. 病毒性结膜炎通常在发病 10~12 天内有高度传染性：患眼表现为眼红（当未应用激素）或有活动性分泌 / 流泪，此时有高度传染性。患者应避免用手接触眼睛，以及与他人握手、共用毛巾或枕头等。当患者眼睛发红和流泪时，应限制其去工作单位或学校等公共场合，以免传染他人。

3. 勤洗手。

4. 使用不含防腐剂的人工泪液或眼膏（如速高捷 / 兹养 / 立宝舒），每日 4~8 次，持续 1~3 周。建议使用一次性使用的滴眼液（爱尔明 / 润丽 / 润尔乐），以减少瓶口污染和病毒传播。

5. 每日冷敷患眼数次。

6. 如果有严重瘙痒，可使用抗组胺滴眼液，例如 0.05% 依匹斯汀，每日 2 次。

7. 如果有膜 / 假膜形成，可以用棉签或无齿镊轻轻剥离，以增加舒适感，最大限度减少角膜损害，有助于防止睑球粘连形成。

8. 如果出现膜 / 假膜形成，或者角膜上皮下浸润（SEIs）导致视力下降和（或）严重畏光，需局部应用激素。对于膜 / 假膜，需更频繁滴用激素或应用更强效激素，如 0.5% 氯替泼诺（露达舒）或 1% 醋酸泼尼松龙，每日 4 次。对于严重流泪的患者，可考虑使用激素眼膏（如 0.1% 氟米龙眼膏，每日 4 次，或 0.1%/0.3% 的地塞米松 / 妥布霉素眼膏，每日 4 次），延长药物作用时间。对于仅有角膜上皮下浸润（SEIs）者，可采用弱效激素，无须频繁滴眼［如 0.2% 或 0.5% 氯替泼诺（艾乐舒 / 露达舒），每日 2 次］。考虑到应用激素可能出现的不良反应，为急诊患者或随访困难的患者开具局部激素类处方时应慎重。激素可使症状迅速缓解，但会延长感染期。另外，使用激素类药物通常需要长期逐渐减量，而延迟的角膜上皮下浸润可能在激素减量过程中或停用后复发。如果患者未经眼科医生使用裂隙灯检查，则不应开具激素。

＊注：不鼓励常规应用局部抗生素治疗病毒性结膜炎，只有出现角膜糜烂或有黏液脓性分泌物提示细菌性结膜炎时才考虑。参见细菌性结膜炎。

随访

2~3 周后复诊。如果病情严重恶化或局部使用激素，应缩短复诊时间。

单纯疱疹病毒性结膜炎

详细内容参见 4.15 单纯疱疹病毒。患者可有口唇疱疹史。表现为单侧滤泡性结膜反应（有时为复发性）；可触及耳前淋巴结；偶见并发皮肤水疱沿睑缘或眼周分布。系统性抗病毒治疗（阿昔洛韦 400mg，每日 5 次，或伐昔洛韦 500mg，每日 2~3 次，或泛昔洛韦 250mg，每日 2~3 次，持续 7~10 天）或局部用药（0.15% 更昔洛韦眼用凝胶，每日 5 次，阿昔洛韦软膏，每日 5 次，或 1% 三氟尿苷滴眼液，每日 9 次，持续 7~10 天）和热敷。禁用激素。

变应性结膜炎

症状

典型症状为瘙痒、水样分泌物，有过敏史。通常双眼发病。

体征

球结膜水肿，眼睑红肿，结膜乳头增生，眼周色素沉着，无耳前淋巴结肿大（图 5.1.5）。

治疗

1. 去除刺激因素。勤洗头发和衣物可能有帮助。

2. 每日冷敷数次。

3. 根据病情严重程度，局部应用滴眼液：

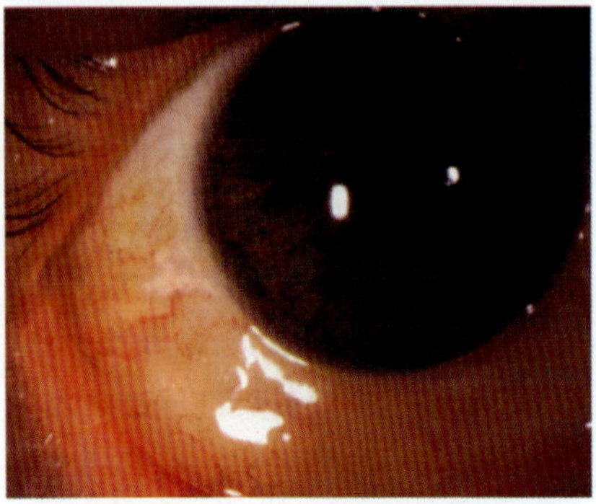

图 5.1.5　变应性结膜炎

（1）轻度：人工泪液，如唯地息，每日 4~8 次。

（2）中度：应用抗组胺和（或）肥大细胞稳定剂滴眼液。方便使用的药物为日用剂量，包括 0.2%（非处方药）或 0.7% 奥洛他定和 0.25% 阿卡他定滴眼液，每日 1 次。常用药包括 0.24% 西替利嗪、0.05% 氮卓斯汀、0.1% 奥洛他定（非处方药）、0.05% 依匹斯汀、2% 奈多罗米、1.5% 倍他斯汀或 0.025% 酮替芬滴眼液（非处方药），每日 2 次。0.1% 吡嘧司特钾和 0.1% 洛度沙胺也可以减轻症状，但建议每日 4 次。

*注：眼用非甾体抗炎药如 0.5% 酮洛酸，每日 4 次，也能有效减轻眼部炎症，但由于长期应用存在角膜毒性的已知风险，使用时应注意监测。

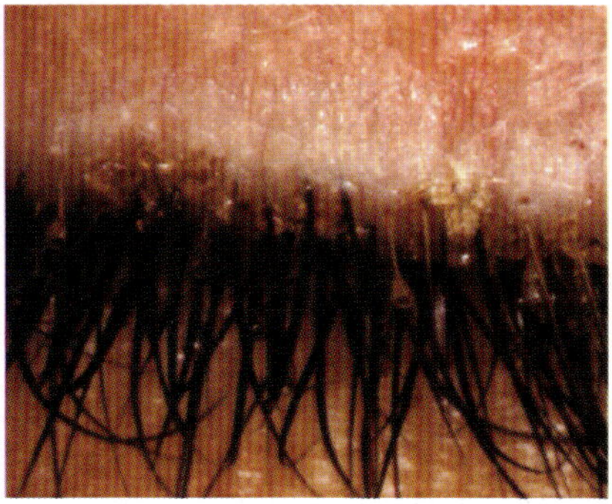

图 5.1.9　虱病

2. 其他体征：滤泡性结膜炎。

治疗

1. 用镊子去除虱子和虱卵。

2. 眼睑应用刺激性小的眼膏，如红霉素眼膏，或迪友 / 迪可罗，每日 3 次，持续 10 天，闷死虱子和幼虱。

3. 患者及密切接触者眼部以外的部位直接使用抗虱乳液和洗发水。

4. 彻底清洗并晾晒所有衣服、毛巾及亚麻织物。

* 注：对于儿童，发生虱病怀疑可能有性虐待，应请求社会服务机构和（或）儿童保护组织介入。

衣原体性、中毒性和传染性软疣相关性结膜炎，参见 5.2 慢性结膜炎。

也可参见相关章节：5.10 眼瘢痕性类天疱疮、8.9 新生儿眼炎（新生儿结膜炎）和 13.7 多形性红斑、Stevens-Johnson 综合征和中毒性表皮坏死松解症。

5.2 慢性结膜炎

症状

“红眼”（结膜充血），结膜分泌物，眼睑粘连（睡醒睁眼时加重），异物感，病程超过 4 周。其他症状参见 5.1 急性结膜炎。

鉴别诊断

1. Parinaud 眼腺性结膜炎：参见 5.3 Parinaud 眼腺性结膜炎。

2. 静止期泪囊炎：参见 6.9 泪囊炎 / 泪囊炎症。

3. 接触镜相关性结膜炎：参见 4.20 角膜接触镜相关病变。

4. 结膜肿瘤：参见 5.12 结膜肿瘤。

5. 自身免疫性疾病，如反应性关节炎、结节病、盘状红斑狼疮等。

衣原体包涵体性结膜炎

性传播疾病，主要由沙眼衣原体血清型 D-K 感染所致，通常见于年轻人。可有阴道炎、宫颈炎或尿道炎病史。

体征

下睑结膜或球结膜滤泡，上方角膜血管翳，可触及耳前淋巴结，或周边角膜上皮下浸润。可有丝状、黏液性分泌物。

诊断

1. 病史：确定眼红的持续时间，既往治疗史，有无并发的阴道炎、宫颈炎或尿道炎。是否性生活活跃。

2. 裂隙灯检查。

3. 对于成年人，可将结膜样本行直接衣原体免疫荧光试验、DNA 探针、衣原体培养或聚合酶链反应。

*注：局部荧光素染色可能会干扰免疫荧光检测的结果。

4. 可考虑行结膜刮片吉姆萨染色：新生儿的上皮细胞、多形核白细胞和淋巴细胞内可见嗜碱性胞浆内的包涵体。

治疗

1. 给予患者及其性伴侣阿奇霉素 1g，一次性口服；多西环素 100mg，每日 2 次，或红霉素 500mg，每日 4 次，持续 7 天。

2. 局部应用红霉素或四环素眼膏，每日 2~3 次，持续 2~3 周。

随访

根据病情严重程度，2~3 周后复查。患者及其性伴侣应请内科医生排查其他的性传播疾病。有时需使用多西环素治疗 6 周。

沙眼

主要发生于发展中国家的卫生条件差及人口拥挤的地区。由沙眼衣原体血清型 A~C 感染所致。

体征（图 5.2.1）

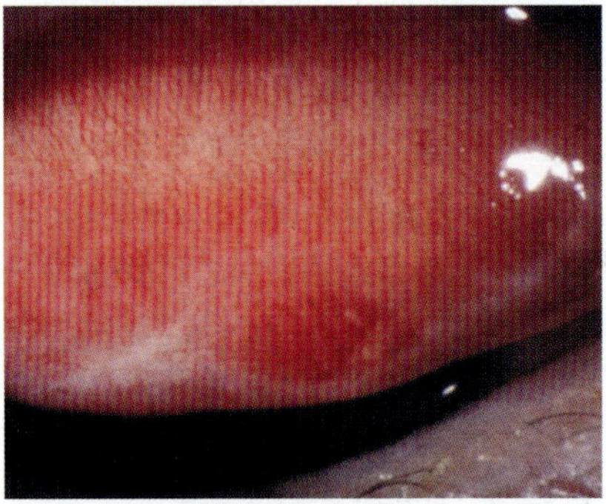

图 5.2.1 沙眼的 Arlt 线或瘢痕。手术后的睑结膜

1. MacCallan 分期

（1）1 期：上睑结膜滤泡，上方轻度浅层点状角膜病变和血管翳，在此前常有脓性分泌物和耳前淋巴结触痛。

（2）2 期：显著的上睑结膜滤泡反应（2a）或乳头肥大（2b），伴有上方角膜上皮下浸润、血管翳和角膜缘滤泡。

（3）3 期：上睑结膜滤泡和瘢痕。

（4）4 期：无滤泡，广泛的结膜瘢痕。

（5）晚期并发症：严重的干眼、倒睫、睑内翻、角膜炎、角膜瘢痕、角膜浅层纤维血管翳、Herbert 小凹（角膜缘滤泡瘢痕化）、角膜细菌重复感染及角膜溃疡。

2. 世界卫生组织分期

（1）TF（滤泡性沙眼）：5 个以上上睑结膜滤泡。

（2）TI（浸润性沙眼）：上睑结膜炎症性肥厚，伴超过 50% 的睑结膜血管模糊。

（3）TS（瘢痕性沙眼）：睑结膜瘢痕形成呈白色纤维条带。

（4）TT（沙眼性倒睫）：至少出现 1 根倒睫。

（5）CO（角膜混浊）：影响瞳孔区的角膜混浊。

诊断

1. 曾经去过沙眼流行地区，如北非、中东、印度地区、东南亚。

2. 检查和诊断的方法如前所述，如衣原体包涵体性结膜炎。

治疗

1. 阿奇霉素 20mg/kg，一次性口服；多西环素 100mg 口服，每日 2 次；或红霉素 500mg 口服，每日 4 次，持续 2 周。

2. 局部应用四环素、红霉素或磺胺醋酰眼膏，每日 2~4 次，持续 3~4 周。

*注：四环素衍生物禁用于 8 岁以下儿童、孕妇和哺乳期妇女。

随访

开始时每 2~3 周复查，然后根据病情而定。通常可以治愈，但如果不改善卫生条件，常见再次感染。

*注：目前，世界卫生组织正在实施一项旨在消除沙眼的大范围项目，主要措施是在沙眼高发地区间断地广泛分发阿奇霉素，同时改善睑部清洁和用水卫生。目标为 2030 年在世界范围内消除沙眼。

传染性软疣

体征

1. 主要体征：眼睑或睑缘圆顶状、单发或多发、有光泽的脐状结节。

2. 其他体征：病毒的毒性产物导致的结膜滤泡反应，角膜血管翳，浅层点状角膜病变。免疫功能不全患者可能有更大的（最大达 5mm）和更多的病变，而结膜反应较轻。多数与儿童特应性皮炎相关。

治疗

伴有慢性结膜炎时，病灶需通过简单的切除、切开、刮除或冷冻等方法去除。

随访

每 2~4 周复查直到结膜炎痊愈，通常需要随访 4~6 周。如果出现多个病灶，应考虑 HIV 检测。

微孢子虫角结膜炎

体征

弥散、粗糙、隆起的点状角膜炎和非脓性的乳头性或滤泡性结膜炎，保守治疗无效。在免疫功能不全患者中，角膜基质炎类似于单纯疱疹病毒性或真菌性角膜炎。通过结膜或角膜的刮片或活检明确诊断；专性细胞内寄生虫通过革兰氏染色、吉姆萨染色、电子显微镜和活体共聚焦显微镜检查来识别。

治疗

推荐抗寄生虫和（或）抗生素的治疗方案。局部滴用烟曲霉素、聚亚甲基双胍（PHMB）和（或）口服抗寄生虫药物（如伊曲康唑 200mg，口服，每日 1 次，或阿苯达唑 400mg，口服，每日 2 次）。上皮清创术后使用抗生素眼膏，如红霉素、环丙沙星或杆菌肽 / 多黏菌素 B，迪友 / 迪可罗，每日 3 次。治疗全身性寄生虫感染。考虑行 HIV 检测和传染病科会诊。

中毒性结膜炎 / 药物性结膜炎

体征

局部滴用滴眼液后出现下睑结膜乳头和（或）下睑结膜荧光素染色。常见于降眼压药物、氨基糖苷类药物、抗病毒药物和含防腐剂（尤其是含有苯扎氯铵）的滴眼液。长期应用以下药物，如阿托品、缩瞳剂、肾上腺素类药物和非氨基糖苷类抗生素（通常超过 1 个月），会出现滤泡性反应。可能伴有下方浅层点状角膜病变和少量分泌物。

治疗

通常情况下，需彻底停用致病眼药水。可加用不含防腐剂的人工泪液，如爱尔明 / 润丽 / 润尔乐，每日 4~8 次。对于病情严重病例，局部应用激素可减轻结膜炎症，增加眼部舒适感。

随访

根据病情需要，1~4 周后复查。

5.3 Parinaud 眼腺性结膜炎

症状

眼红，黏液脓性分泌物，异物感。

体征

1. 主要体征：睑结膜和球结膜肉芽肿性结节；可见同侧耳前或颌下淋巴结肿大。

2. 其他体征：发热，皮疹，滤泡性结膜炎。

病因学

1. 亨氏巴尔通体属细菌所致的猫抓病（最常见）：通常在出现症状 2 周内有被小猫抓或舔的病史。

2. 兔热病：有与兔子、其他小型野生动物或蜱接触史。患者有严重头痛、发热和其他全身表现。

3. 结核杆菌和其他分枝杆菌感染。

4. 罕见原因：梅毒、白血病、淋巴瘤、腮腺炎、EB 病毒、单纯疱疹病毒、真菌、结节病、李斯特菌、斑疹伤寒等。

诊断

病因尚未明确时，如最近无猫抓病史，需行以下检查：

1. 结膜刮片活检，做革兰氏、吉姆萨和抗酸染色。

2. 结膜组织培养，以血、罗氏培养基（Löwenstein–Jensen）、沙保氏培养基（Sabouraud）和巯基乙酸盐为培养基。

3. 全血细胞计数，快速血浆反应素试验（RPR）或性病研究实验室试验（VDRL），荧光螺旋体抗体吸收试验（FTA–ABS）或梅毒特异性抗体检测［如梅毒螺旋体微血凝试验（MHA–TP）］，血管紧张素转换酶（ACE），如果患者有发热症状，可行血培养。

4. 胸部 X 线片，结核菌素试验（PPD）和（或）γ– 干扰素释放试验（IGRA），如 QuantiFERON–TB 金标准检查。

5. 如果怀疑兔热病，需做血清滴度测定。

6. 如果无法确诊猫抓病，需进行猫抓病血清学检查和猫抓皮肤试验（Hanger–Rose）。

治疗

1. 热敷病变淋巴结。

2. 使用退热药物。

3. 特殊疾病

（1）猫抓病：通常 6 周后自愈。可使用阿奇霉素 500mg 口服，每日 4 次，之后改为每日 250mg，分 4 次口服，儿童为 10mg/kg，每日 4 次，之后改为每日 5mg/kg，分 4 次口服；替代方案包括甲氧苄啶 / 磺胺甲噁唑，160/800mg，每日 2 次，或环丙沙星 500mg 口服，每日 2 次。疗程长短需个体化。局部应用抗生素，如杆菌肽 / 多黏菌素 B 眼膏或庆大霉素滴眼液，或海伦，每日 4 次。不需要与猫隔离。

（2）兔热病：推荐治疗方案为庆大霉素 5mg/kg，每日 1 次，肌注或静脉注射，持续 10 天。对于轻症患者，替代治疗方案包括环丙沙星 500mg 口服，每日 2 次，持续 10~14 天，或多西环素 100mg 口服，每日 2 次，持续 14~21 天。全身治疗需辅以 0.3% 庆大霉素滴眼液，每 2 小时 1 次，持续 1 周，之后改为每日 5 次直至痊愈。通常患者有全身症状并由内科医生治疗兔热病；如果没有经内科医生诊治，需请内科医生进行全身治疗。

（3）结核病：转诊至内科进行抗结核治疗。

（4）梅毒：全身应用青霉素（剂量取决于梅毒分期），并局部使用四环素眼膏。参见 12.12 梅毒。

随诊

1~2 周后眼部复查。猫抓病导致的结膜肉芽肿和淋巴结肿大多可在 4~6 周消退。

5.4 上方角膜缘角结膜炎

症状

眼红，烧灼感，异物感，疼痛，流泪，痒，轻度畏光，频繁眨眼。慢性病程，有时加重有时缓解。

体征

1. 主要体征：上方球结膜，尤其在角膜缘处呈扇形增厚，炎症和放射性充血。常见上方球结膜松弛（图 5.4.1）。

2. 其他体征：上方睑结膜细小乳头；上方角膜、角膜缘和结膜细小点状荧光素着染；上方角膜微血管翳及丝状分泌物。通常为双侧发病，不对称。

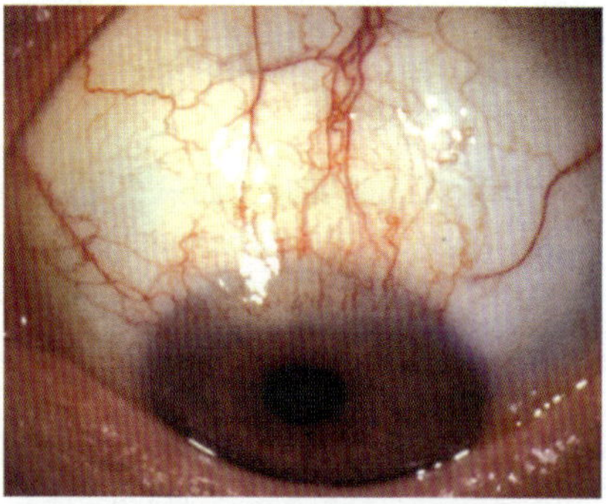

图 5.4.1　上方角膜缘角结膜炎

诊断

1. 病史：是否为复发，有无甲状腺疾病。

2. 裂隙灯下进行荧光素、丽丝胺绿或孟加拉玫瑰红染色检查，尤其是上方角膜及毗邻的结膜组织。提起上眼睑观察上方角膜缘区域，然后翻转眼睑查看睑板。有时通过嘱患者向下注视，提起眼睑。在室内光线下直接观察比在裂隙灯下能更好地观察局部充血。

3. 甲状腺功能检测：上方角膜缘角结膜炎患者中有 50% 患有或以后会出现甲状腺疾病。

治疗

1. 轻症患者

（1）频点不含防腐剂的人工泪液（如爱尔明 / 润丽 / 润尔乐），每日 4~8 次和人工泪液眼膏（如速高捷 / 兹养 / 立宝舒），每晚睡前使用。

（2）因合并干眼症，可考虑应用泪小点栓子或烧灼术来封闭泪小点。

（3）治疗并发的睑缘炎。

（4）如果润滑剂无效，可考虑 0.05% 环孢素（兹润）、0.09% 环孢素或者 5% 立他司特，每日 2 次。

（5）在不合并干眼症的情况下，可使用治疗性绷带型角膜接触镜减轻症状，促进愈合。

2. 中重度患者：除了上述治疗，可采用以下方案：

（1）全天间断使用自体血清滴眼。

（2）如果频点润滑剂无效，建议局部滴用 0.03% 他克莫司眼膏，每日 2 次（眼内使用为超说明书用药）。

（3）如果有大量黏液性或丝状分泌物，可加用 10% 乙酰半胱氨酸滴眼液，每日 4~6 次。短期局部应用弱效激素如氯替泼诺（艾乐舒 / 露达舒）、利美索龙或氟米龙可控制病情恶化。

（4）局部滴用麻醉剂，如丙美卡因，用棉签蘸取 0.5% 硝酸银溶液置于上睑结膜和上方球结膜 10~20 秒。然后用生理盐水冲洗，涂抗生素眼膏，如红霉素，或迪友 / 迪可罗，每晚睡前 1 次，持续 1 周。

> *注：不要使用浓度为 75%~95% 的硝酸银烧灼棒，可能会导致严重的眼灼伤。

（5）低剂量的多西环素可作为辅助药物抑制由上方角膜缘角结膜炎导致的基质金属蛋白上调。

（6）眼轮匝肌注射肉毒杆菌毒素，暂时性缓解眼部症状。

（7）手术包括结膜烧灼术、冷冻术、联合或不联合羊膜移植的结膜切除术、上方球结膜后退术或高频电

刀切除术。

随访

在病情恶化期间每 2~4 周复查。

如果即使采用多种药物联合治疗，症状和体征仍存在，可考虑手术治疗。

5.5 结膜下出血

症状

眼红，异物感，除非伴有结膜水肿，通常无症状。

体征

结膜下可见血液，常局限于一个区域。出血遮盖造成无法观察其下方的巩膜（图 5.5.1）。

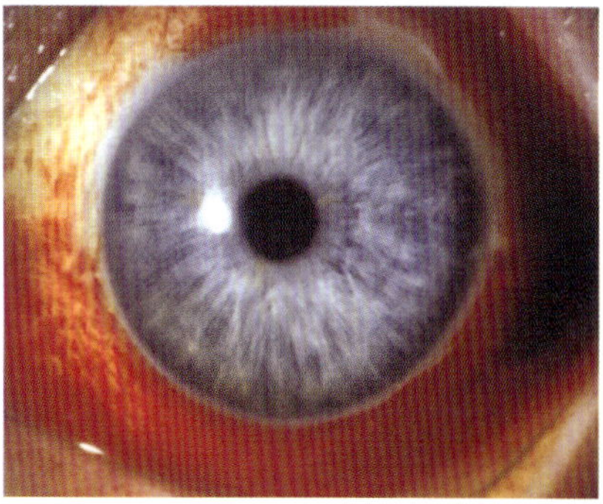

图 5.5.1　结膜下出血

鉴别诊断

1. 卡波西肉瘤：结膜下呈红色或紫色病变，通常轻度隆起。需要进行 HIV/AIDS 检测。

2. 伴有继发性出血的其他结膜病变，如淋巴瘤或淀粉样变性。

病因学

1.Valsalva 动作：如咳嗽、喷嚏、呕吐、便秘时屏气或其他用力动作。

2. 外伤：可单独发生，或与球后出血或眼球破裂相关。

3. 高血压和糖尿病。

4. 凝血障碍性疾病。

5. 使用抗血小板或抗凝药物，如阿司匹林、氯吡格雷、华法林、替卡格雷、达比加群、利伐沙班、艾吡沙班、依度沙班。

6. 局部应用激素类药物。

7. 眶内肿物引发的出血（罕见）。

8. 特发性。

诊断

1. 病史：有无出血或凝血问题，服药史，有无揉眼、外伤、提重物或 Valsalva 动作史，是否为复发性结膜下出血，有无急性或慢性咳嗽。

2. 测量血压。

3. 眼部检查：如果为复发性结膜下出血，应在出血吸收后排查结膜病变。如果为重度出血，检查眼球运动

和眼球后压抵抗感及眼压。外伤病例，需排查其他眼部损伤：如眼球破裂伤（体征包括视力下降、前房异常加深或变浅、严重的球形隆起的球结膜下出血、前房积血、玻璃体积血或葡萄膜脱出）；球后出血（常伴有眼球突出和眼压升高）；眼眶骨折。参见 3.14 眼球破裂伤和眼球穿通伤、3.10 外伤性球后出血（眶内出血）、3.9 眼眶爆裂性骨折。

4. 如果患者有复发性结膜下出血或有出血性疾病病史，应检查出血时间、凝血酶原时间、部分促凝血酶原激酶时间、全血细胞计数及分类、外周血涂片（以排查血小板减少或白血病）、肝功能，以及蛋白 C 和蛋白 S。

5. 如果非外伤病例出现眼眶异常体征（如眼球突出、眼球运动受限、眼压升高），则需做眼眶轴位、冠状位和旁矢状位影像学检查（CT 或 MRI），增强或不增强扫描，排查眶内肿物（如儿童神经母细胞瘤或成人淋巴管瘤）。对于外伤病例，需根据临床表现、受伤机制选择适当的影像学检查。参见第 3 章眼外伤。

治疗

无须治疗。如果存在轻度眼部刺激症状，可给予人工泪液，如爱尔明 / 润丽 / 润尔乐，每日 4 次。另外，在合并内科疾病需要治疗时，如果可能，尽量避免使用阿司匹林和非甾体抗炎药物。只有经患者的主治医师同意，才能停用血液稀释剂。

随访

通常 2~4 周内出血自行吸收。嘱患者如果出血不能完全吸收或复发，应复诊。对于高血压或有出血倾向的患者，需转诊至内科或家庭医生诊治。

5.6 表层巩膜炎

症状

单眼或双眼眼红和轻度疼痛，急性发作或起病迅速，最常发生于中青年，女性多见；有复发病史。无分泌物或畏光。

体征

1. 主要体征：单眼或双眼眼红，呈扇形（少见，弥漫性），主要是由于巩膜表层血管充盈所致。这些血管较粗大，在结膜下呈放射状分布，可被棉签轻轻推动（图 5.6.1）。

2. 其他体征：表层巩膜充血区有轻中度压痛，或可见能被轻轻推动的结节，位于病变巩膜上方。荧光素染色有时可显示结节着染。罕见前葡萄膜炎和角膜受累。视力正常。

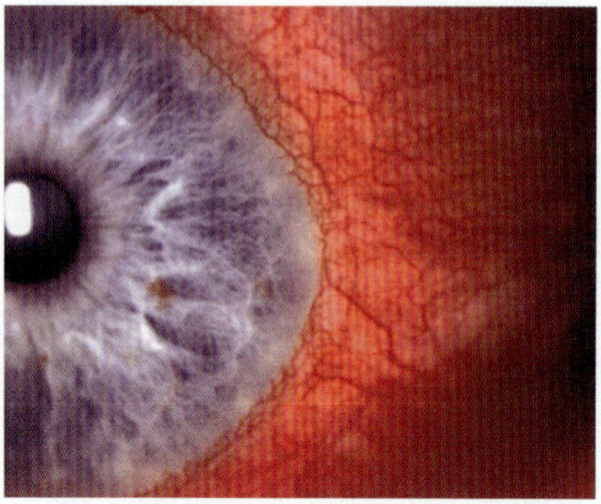

图 5.6.1 表层巩膜炎

鉴别诊断

1. 巩膜炎：多见于老年患者。可有已知的原发的免疫介导性疾病，如胶原血管病。深部重度疼痛，常放射到同侧头面部。自然光下巩膜呈蓝紫色。巩膜（和表层巩膜的深层）血管、结膜血管及浅层的表层巩膜血管充血。局部使用 2.5% 去氧肾上腺素后巩膜血管充血不消失。可伴有毗邻的周边角膜基质炎。参见 5.7 巩膜炎。

2. 虹膜炎：前房细胞和闪辉。可伴发巩膜炎。参见 3.5 外伤性虹膜炎和 12.1 前葡萄膜炎（虹膜炎 / 虹膜睫状体炎）。

3. 结膜炎：眼球弥漫性充血和分泌物，伴有结膜滤泡或乳头增生。参见 5.1 急性结膜炎和 5.2 慢性结膜炎。

4. 角膜接触镜相关性眼病：过度磨损、接触镜过紧综合征，或接触镜护理液造成的不良反应。所有戴用角膜接触镜者均应考虑此病。参见 4.20 角膜接触镜相关病变。

病因学

1. 特发性：最常见，60% 患者无原发的全身性疾病。

2. 感染性：带状疱疹病毒（瘢痕来自面部的陈旧性皮疹，可引起表层巩膜炎或巩膜炎）、性传播疾病、原虫等。

3. 药物：如托吡酯和氨羟二磷酸二钠。

4. 其他：酒渣鼻，特应性，胶原血管病（如风湿性关节炎、炎症性肠病、强直性脊柱炎、银屑病关节炎、系统性红斑狼疮），血管炎和痛风。

诊断

1. 病史：询问有无皮疹、关节炎、性病病史，有无近期病毒感染及其他内科疾病病史。

2. 自然光下的外眼检查：观察有无巩膜炎的蓝紫色。

3. 裂隙灯下检查：表面麻醉，如滴用丙美卡因，用棉签推动球结膜以判断充血血管的深度。检查角膜或前房有无受累。测眼压。

4. 患眼滴入 2.5% 去氧肾上腺素，10~15 分钟后观察血管状态。表层巩膜血管应收缩变白，其下方的巩膜血管充盈清晰可见。

5. 如果病史提示有原发疾病（全

身性疾病通常先于眼部症状出现），或多次复发，需进行相应的实验室检查，如全血细胞计数、综合代谢检查、抗核抗体（ANA）、类风湿因子、抗环瓜氨酸肽（抗 CCP）、血沉（ESR）、血尿酸水平、快速血浆反应素（RPR）或性病研究实验室试验（VDRL）、螺旋体抗体吸附荧光测定（FTA–ABS）或螺旋体特异性测定、抗中性粒细胞胞浆抗体（ANCA）。

治疗

1. 轻症患者，应用人工泪液，如爱尔明 / 润丽 / 润尔乐，每日 4 次。

2. 中重度患者，局部应用非甾体抗炎药（如 0.1% 双氯芬酸钠，每日 4 次，0.07% 或 0.09% 溴芬酸钠，每日 1 次）或弱效激素类药物［如 0.1% 或 0.25% 氟米龙，0.1% 醋酸氟米龙或 0.5% 氯替泼诺（露达舒），每日 4 次］缓解不适。少数病例需应用强效激素或局部频繁应用激素类药。

3. 在初始治疗中口服非甾体抗炎药可作为激素类药物的替代治疗，需随餐口服或服用抗酸剂（如布洛芬 200~600mg 口服，每日 3~4 次；萘普生 250~500mg 口服，每日 2 次；或氟比洛芬 50~100mg 口服，每日 2~3 次），持续至少 10~14 天。

> *注：相比局部应用非甾体类或激素，许多医生更倾向于初始治疗时口服非甾体抗炎药物。

随访

应用人工泪液的患者数周内不需要复查，除非不适感加重或持续存在。如果局部应用激素，需每 2~3 周复查，直至症状消失。然后激素逐渐减量。表层巩膜炎可在同侧或对侧眼复发。

5.7 巩膜炎

症状

最显著的特征是严重而难以忍受的眼痛，可放射到前额、眉弓、颌部或鼻窦，并且可使患者夜间痛醒。眼痛随眼球运动或触碰而加重。渐进性或急性起病，伴有眼红。也可出现流泪、畏光或视力下降。易复发。穿孔性巩膜软化症（非炎症性坏死性巩膜炎）症状轻微。

体征

1. 主要体征：巩膜、表层巩膜和结膜血管炎症（巩膜血管为粗大的深层血管，不能被棉签推动，不因局部滴用 2.5% 或 10% 去氧肾上腺素而收缩变白）。炎症呈扇形、结节状或弥漫性分布，伴有巩膜水肿。在自然光下肉眼可见，巩膜呈特征性的蓝紫色。复发病例在巩膜变薄或重塑的区域，可见其下的葡萄膜甚至葡萄膜膨出。

2. 其他体征：巩膜结节，角膜病变（周边角膜炎、角膜缘凹槽或角膜溶解），青光眼，葡萄膜炎，白内障。

3. 后巩膜炎的体征：视网膜下肉芽肿，局限性眼底肿物，脉络膜皱褶，视网膜条纹，渗出性视网膜脱离，视盘水肿，黄斑水肿，眼球突出，或快速起病的远视。

鉴别诊断

1. 表层巩膜炎：巩膜不受累。局部滴用去氧肾上腺素后血管收缩变白。较巩膜炎起病更急。患者更年轻。症状较轻。参见 5.6 表层巩膜炎。

2. Vogt- 小柳 – 原田病（VKH）、脉络膜黑色素瘤、脉络膜转移癌和脉络膜血管瘤，均与后巩膜炎相似。

3. 与其他眶内炎症病灶有关的巩膜炎（如肌炎、泪腺炎等），可能是特发性眼眶炎性综合征（IOIS）的一部分，通常称为眼眶假瘤。

4. 眶蜂窝织炎。

病因学

多达 50% 的巩膜炎患者伴有相关的全身疾病，典型的结缔组织或血管病变需进行检查明确是否存在未诊断的全身性疾病。

1. 常见病因：结缔组织病（如类风湿关节炎、肉芽肿性多血管炎、复发的多发性软骨炎、系统性红斑狼疮、反应性关节炎、结节性多动脉炎、强直性脊柱炎、炎症性肠病）；感染（如假单胞菌、非结核分枝杆菌、真菌、诺卡氏菌、带状疱疹、梅毒）；外伤，包含术后状态（特别是巩膜扣带术或术中应用丝裂霉素 C 或 β 射线照射的翼状胬肉手术）；痛风。

2. 少见病因：水痘 – 带状疱疹，结核，莱姆病，其他细菌（如假单胞菌属感染合并巩膜溃疡，变形菌属感染伴巩膜扣带），结节病，异物，寄生虫。

分类

1. 弥漫性前巩膜炎：眼前节广泛炎症。

2. 结节性前巩膜炎：不能移动的炎症结节（图 5.7.1）。

3. 坏死性前巩膜炎伴炎症（图 5.7.2）：极度疼痛。巩膜因坏死变得透明，可透见脉络膜色素。与全身炎症性疾病密切相关。

4. 坏死性前巩膜炎不伴有炎症（穿孔性巩膜软化症）：通常无症状。常见于有长期类风湿关节炎病史的老年女性。

5. 后巩膜炎：可始发于后巩膜，

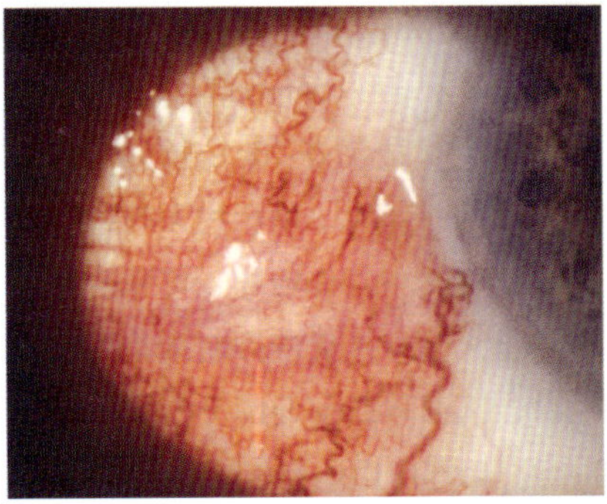

图 5.7.1 结节性巩膜炎

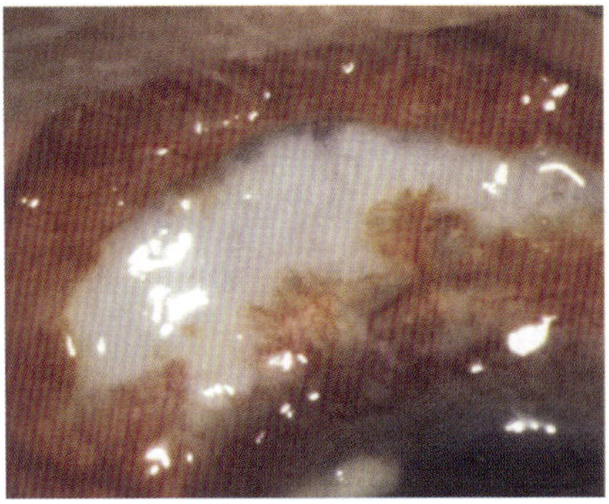

图 5.7.2 坏死性巩膜炎的巩膜变薄、变蓝

极少数为前巩膜炎蔓延所致，或类似于无色素脉络膜肿物。伴有渗出性视网膜脱离、视盘水肿、视网膜出血、脉络膜皱褶、脉络膜脱离、眼球运动受限、眼球突出、疼痛或压痛。

诊断

1. 病史：有无既往史，有无眼部创伤或手术史，有无药物问题，更常见于有相关全身性疾病的 50 岁以上患者。

2. 自然光或室内照明充足条件下肉眼观察各个注视方位的巩膜。

3. 裂隙灯下用无赤光（绿光）检查巩膜是否存在无血管区。检查角膜及前房有无受累。

4. 散瞳检查眼底以排除后节病变。

5. B 超探查有无后巩膜炎，如 T 征。

6. 后巩膜炎患眼的眼底荧光素血管造影可见多发针尖样渗漏、脉络膜皱褶和视网膜下液。

7. 请内科或风湿科医生行全身体检，尤其是关节、皮肤、心血管和呼吸系统。

8. 全血细胞计数、肌酐、血沉、C 反应蛋白、尿酸、快速血浆试验（RPR）或性病研究实验室试验（VDRL）、螺旋体抗体吸附荧光测定（FTA-ABS）或螺旋体特异性测定（如 MHA-TP）、抗中性粒细胞胞浆抗体（ANCA）、类风湿因子、抗环瓜氨酸肽（抗 CCP）、抗核抗体（ANA）、血管紧张素转换酶（ACE）、CH50（血清总补体活性）、C3、C4 和尿液分析。

9. 如果临床怀疑其他疾病，应行以下检查：结核菌素试验（PPD）或 γ-干扰素释放试验（IGRA）、莱姆病抗体、胸片、HLA-B27、骶髂关节拍片、MRI 或 CT。如果怀疑感染，需行培养。

治疗

1. 弥漫性和结节性巩膜炎：以下一个或多个治疗可供选择。建议联合应用治疗溃疡药物（如质子泵抑制剂，奥美拉唑 20mg 口服，每日 1 次；或 H_2 受体阻滞剂，雷尼替丁 150mg 口服，每日 2 次）。

（1）口服非甾体抗炎药，如氟比洛芬 100mg，每日 3 次；萘普生 250~500mg 口服，每日 2 次；或吲哚美辛 25~50mg 口服，每日 3 次：治疗被认定无效之前，可尝试使用几种不同的非甾体抗炎药。如果仍无改善，考虑全身应用激素。

（2）口服激素：泼尼松 60~80mg 口服，每日 1 次，持续 1 周，在接下来的 2~6 周缓慢减量至 20mg，每日 1 次，随后降低减量速度。钙和维生素 D（如 600mg 钙和 400IU 维生素 D）口服，每日 1 次，预防骨质疏松。口服非甾体抗炎药可作为激素减量的辅助用药，但显著增加胃溃疡的风险。如果疗效不佳或需要长期每日服用超过 7.5~10mg 泼尼松，可考虑免疫抑制剂治疗。

（3）静脉注射激素：琥珀酸甲泼尼龙每日 1000mg，持续 3 天，之后改为上述激素口服。此方案优于每日应用超过 80mg 泼尼松的方案，因为可降低骨缺血性坏死的风险。

（4）免疫抑制剂治疗（如环磷酰胺、氨甲蝶呤、环孢素、硫唑嘌呤、麦考酚酯、抗 TNF-α 药物、其他生物制品）：如果一种药物无效或不能耐受，可试用其他药物。可联合应用全身激素治疗。免疫抑制剂治疗需在内科、风湿科或葡萄膜炎专家指导下进行。局部应用环孢素疗效差。

（5）传统观念认为局部治疗收效甚微。但是，0.05% 醋丁二氟龙滴眼液（联合局部应用或不联合应用非甾体抗炎药）有时对病情有帮助。因此，对轻症患者，可不考虑全身应用免疫抑制剂。

（6）结膜下注射激素（如 40mg/mL 曲安奈德或 4mg/mL 地塞米松磷酸钠，0.1~0.3mL）：对不能耐受全身用药的患者很有帮助。不良反应包括结膜下出血、白内障、青光眼和严重的巩膜溶解（罕见）。坏死性巩膜炎禁用。

2. 坏死性巩膜炎

（1）伴有类风湿关节炎的坏死性巩膜炎患者因冠状动脉炎或脑血管炎导致死亡率增加。因此需要紧急、强效的免疫抑制剂治疗。

（2）第一个月全身应用激素和免疫抑制剂治疗，方法同前所述，之后缓慢减量。

（3）如果有显著的巩膜穿孔风

险，可行巩膜植片修补术。原则上一旦炎症得到控制就可行手术。

3. 后巩膜炎：如前所述，治疗包括全身应用阿司匹林、非甾体抗炎药、激素或免疫抑制剂。建议咨询视网膜或葡萄膜病专家。

4. 感染性病因：最基本的操作为清创和培养 / 染色。局部或全身应用抗生素。口服氟喹诺酮有良好的眼组织穿透性。如果有异物，如巩膜扣带伴发变形菌属或假单胞菌感染，建议手术移除。

5. 如果巩膜明显变薄，有穿孔风险，应全天戴用眼镜或眼盾。

* 注：切记坏死性巩膜炎禁止眼周使用激素，可能导致巩膜进一步变薄和穿孔。

随访

取决于症状的严重程度和巩膜变薄的程度。即使炎症未见明显变化，疼痛减轻可作为治疗有效的第一个指征。

5.8 睑缘炎 / 睑板腺炎

症状

痒，烧灼感，轻度疼痛，异物感，流泪，眼睑红斑和睡醒后眼周结痂。与干眼综合征相反，后者症状通常在一天中的晚些时候加重。

体征

1. 主要体征：睑缘结痂、变红、增厚，伴明显的血管（图 5.8.1）或睑缘可见浓稠的睑板腺分泌物（图 5.8.2）。睫毛周围形成硬皮、呈颈圈和（或）袖套状。

2. 其他体征：结膜充血、眼睑肿胀、轻度黏液性分泌物和浅层点状角膜病变。可存在酒渣鼻、角膜浸润、血管翳和小水疱。

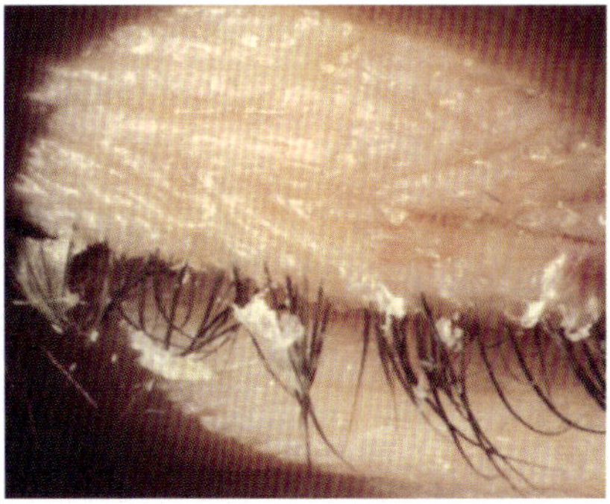

图 5.8.1　睑缘炎伴有睫毛痂皮呈颈圈状

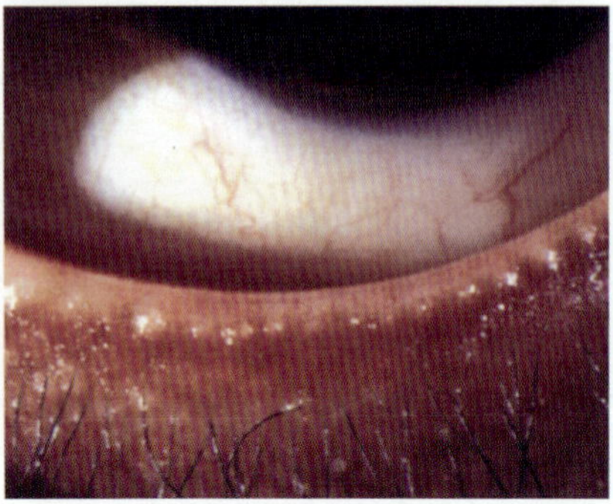

图 5.8.2　睑板腺炎浓稠的睑板腺分泌物

鉴别诊断

1. 虱病：参见 5.1 急性结膜炎。

2. 蠕形螨病：蠕形螨虫可能导致慢性睑缘炎。寻找睫毛的袖套状分泌物。显微镜下检查脱落的睫毛有助于诊断。

治疗

酒渣鼻的治疗参见 5.9 眼红斑痤疮。

1. 用专用的眼睑刷或蘸有温和香波的毛巾清洁睑缘，每日 2 次。

2. 热敷，每日 2~4 次，每次 5~10 分钟。

3. 如果伴有干眼，应用不含防腐剂的人工泪液，如爱尔明 / 润丽 / 润尔乐，每日 4~8 次。

4. 如果病情中等严重，每晚睡前于眼睑加用红霉素眼膏或阿奇霉素凝胶。

5. 建议应用 Ω–3 脂肪酸口服补剂，并应用 0.05% 环孢素滴眼液（兹润）、0.09% 环孢素滴眼液或 5% 利非斯特滴眼液，每日 2 次。

6. 对上述治疗无效的睑板腺炎，可局部应用抗生素 / 激素眼膏，如 0.3% 妥布霉素 /0.1% 地塞米松或 0.3% 妥布霉素 /0.05% 地塞米松，每日 2~3 次。或者口服治疗，如多西环素 100mg，每日 1 次，持续 1~2 周；缓慢减量至全量的 1/4，维持 3~6 个月。也可口服阿奇霉素，每日 500mg，连用 3 天，间隔 7 天后开始新的疗程，持续 3 个疗程。

7. 如果因存在睫毛痂皮呈颈圈状而怀疑蠕形螨感染，且患者对上述治疗无效，可考虑应用茶树油或含次氯酸的眼睑清洁剂清洁眼睑，每日 1~2 次，最少 6 周。

8. 如果仍无好转，可考虑热敷配合睑板腺按摩治疗、强脉冲激光治疗、Microblepharoexfoliation（MBE，干眼患者术前的眼表准备步骤，译者按）和睑板腺探通。

* 注：四环素衍生物如多西环素禁用于孕妇、哺乳期妇女或 8 岁以下儿童。这些患者可给予红霉素 200mg 口服，每日 2 次。

随访

根据症状的严重程度随访2~4周。若病情好转，眼睑清洁及热敷可减少至每日 1 次，但仍需维持治疗。

*注：极少数情况下，顽固、单侧或不对称（不仅是眼别，也包括上下睑）的睑缘炎是眼睑皮脂腺癌的表现，需给予相应的临床检查。参见6.11眼睑恶性肿瘤。

5.9 眼红斑痤疮

症状

双眼慢性刺激症状，干眼，眼红，烧灼感，畏光，异物感。常见于中年人，也可见于儿童。女性多见。相关面部症状包括反复发作的面部潮红、持续存在的颜面中部红斑和皮肤丘疹。

体征

1. 主要体征：毛细血管扩张、脓疱、丘疹，或颊部、额头和鼻部红斑。这些体征可能不明显，尤其是肤色深的患者，最好在自然光线下观察。可见浅层或深层角膜血管，特别是在下方角膜，有时可进展为角膜基质浸润。

2. 其他体征：病程后期，尤其是男性患者，可出现鼻赘疣。常见睑缘炎（睑缘毛细血管扩张合并炎症）和睑板腺囊肿反复发作病史。可出现结膜充血、浅层点状角膜病变、小水疱、葡萄球菌超敏反应导致的角膜缘周围浸润、虹膜炎，甚至角膜穿孔（罕见）。

鉴别诊断

1. 单纯疱疹病毒性角膜炎：通常累及单眼。角膜基质炎伴新生血管形成，与本病相似。参见 4.15 单纯疱疹病毒。

2. 参见 4.1 浅层点状角膜病变进行进一步鉴别诊断。

3. 参见 4.22 周边角膜薄变 / 溃疡，与伴有全身疾病的边缘性角膜溃疡相鉴别。

病因学

病因不明，但症状和体征通常由某些环境或局部因素诱发，包括热饮（如咖啡或茶）、吸烟、血管扩张药、酒精和精神压力。

诊断

1. 外观检查：观察颜面部有无特征性皮肤改变。

2. 裂隙灯检查：观察有无睑缘毛细血管扩张和睑板腺炎、结膜充血、角膜瘢痕及血管化。

治疗

1. 对睑缘炎或睑板腺炎进行热敷和眼睑清洁，参见 5.8 睑缘炎 / 睑板腺炎。如果有干眼，进行相应治疗，参见 4.3 干眼综合征。

2. 避免加剧病情的食物、饮料和环境因素。

3. 多西环素 100mg 口服，每日 2 次，持续 1~2 周后改为每日 1 次，症状减轻后缓慢减量。如果患者停药后活动性病变复发，则需低剂量多西环素，如 20~100mg 口服，每日 1 次，或减为非每日服用，长期维持治疗。对于禁用多西环素的患者，可选择红霉素 250mg，每日 4 次，或每天口服阿奇霉素 500mg，连用 3 天，间隔 7 天后开始新的疗程，持续 3 个疗程。

> *注：四环素衍生物如多西环素禁用于孕妇、哺乳期妇女或 8 岁以下儿童。应告知患者这些药物会增加晒伤的易感性。

> *注：无症状的眼红斑痤疮，如果无进行性加重趋势，患者无须口服抗生素。

4. 对于慢性红斑痤疮相关性眼和眼睑炎症，建议应用 Ω–3 脂肪酸口服补剂；0.05% 环孢素滴眼液（兹润），0.09% 环孢素滴眼液或 5% 利非斯特滴眼液，每日 2 次；局部应用激素。参见 5.8 睑缘炎 / 睑板腺炎。

5. 面部病变可应用 0.75% 甲硝唑凝胶治疗，每日 2 次。

6. 根据需要治疗睑板腺囊肿。参见 6.2 睑板腺囊肿（霰粒肿）/ 睑腺炎（麦粒肿）。

7. 较小的角膜穿孔（<1~2mm）可以应用氰基丙烯酸盐组织黏合剂治疗；大的穿孔需要手术修补。如果有角膜变薄，推荐使用多西环素，因其有抗胶原酶特性，可以防止角膜溶解。

8. 如果角膜浸润存在荧光素着染，则提示可能存在感染性角膜溃疡。需行涂片、培养和抗生素治疗。参见 4.11 细菌性角膜炎和附录 8 角膜刮片培养流程。

随访

根据病情严重程度而定。没有角膜受累的患者可数周或数月后复诊。角膜受累的患者需频繁复诊。有中重度颜面部病变的患者需请皮肤科会诊。

5.10 眼瘢痕性类天疱疮

系统性自身免疫性疾病，导致皮肤黏膜炎症并最终形成瘢痕。

症状

隐匿起病，眼干、眼红、眼睑痉挛、痒、异物感、流泪、烧灼感、视力下降、畏光。双侧受累。病程时重时轻。常见于 55 岁以上患者。

体征

1. 主要体征：下方睑球粘连（下睑结膜与下方球结膜粘连形成线性皱褶），下穹隆缩窄，翻转眼睑可见睑结膜瘢痕（图 5.10.1）。

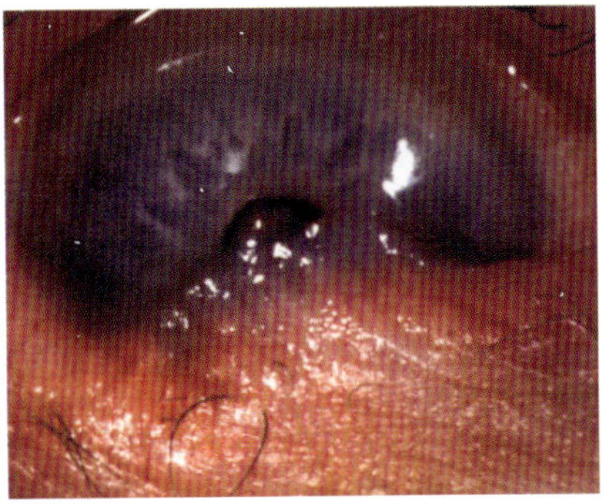

图 5.10.1　眼瘢痕性类天疱疮的睑球粘连

2. 其他体征：继发细菌性结膜炎、浅层点状角膜病变、角膜溃疡。继之发生泪膜异常，导致严重的干眼症；睑内翻；倒睫或双行睫（如果有此体征，需仔细检查穹隆部有无睑球粘连）；角膜混浊伴血管翳，新生血管和上皮角化；穹隆消失导致眼球运动受限；睑缘粘连。

3. 全身体征：黏膜水泡（如口咽部、食管、肛门、阴道、尿道），瘢痕或狭窄，大疱形成或破裂，上皮剥脱。剥脱性牙龈炎常见。可发生皮肤水泡和大疱，有时病变黏膜附近可见红斑或瘢痕。

根据临床表现，该病可分为四期：

（1）Ⅰ期：慢性结膜炎伴有轻度角膜受累。

（2）Ⅱ期：瘢痕伴有结膜皱缩和穹隆缩窄。

（3）Ⅲ期：上述表现加睑球粘连。上皮下瘢痕导致睫毛乱生。

（4）Ⅳ期：终末期，合并睑缘粘连和严重的角膜受累（持续的上皮缺损、基质层溃疡、瘢痕、新生血管和弥漫的上皮角化）。

鉴别诊断

1. Steven–Johnson 综合征（重症多形性红斑）及中毒性表皮坏死松解症（TEN）：急性起病，但眼部表现与眼瘢痕性类天疱疮相似。通常由药物造成（如磺胺药、青霉素、其他抗生素、苯妥英钠）或感染导致（如疱疹和支原体感染）。参见 13.7 多形性红斑、Stevens–Johnson 综合征和中毒性表皮坏死松解症。

2. 既往有膜性结膜炎伴瘢痕病史：常为腺病毒或 β 溶血性链球菌感染。参见 5.1 急性结膜炎和 5.2 慢性结膜炎。

3. 严重的化学烧伤：参见 3.1 化学烧伤。

4. 长期局部用药：如抗青光眼药物（尤其是毛果芸香碱或碘磷灵）、抗病毒药物。

5. 其他：特应性角结膜炎、放疗、鳞状细胞癌。

*注：睑球粘连是非特异性表现，在严重结膜炎、化学伤、外伤、接触放射线等疾病中均可出现。然而，与黏膜类天疱疮（MMP）/ 眼瘢痕性类天疱疮（OCP）相关的睑球粘连通常是进展性的。

诊断

1. 病史：有无长期局部用药史，既往有无严重全身性疾病的急性发作史，近期全身用药情况。

2. 皮肤及黏膜检查。

3. 裂隙灯检查：特别注意观察有无穹隆紧缩或下方睑球粘连（嘱患者向上注视，下拉下睑最易观察）及翻转眼睑后有无睑结膜瘢痕。测眼压。

4. 如果怀疑继发细菌感染，可行角膜或结膜革兰氏染色及培养。参见附录 8 角膜刮片培养流程。

5. 取结膜或其他受累黏膜活检，行直接免疫荧光检测，或对出现的抗体行间接免疫荧光检测。

6. 请相关科室会诊，如下所述。

治疗

需要多学科综合诊治，包括皮肤科、眼整形外科、角膜病科、耳鼻喉科、消化内科和呼吸内科。眼部受累的早期诊断对治疗方式的选择十分关键。

1. 不含防腐剂的人工泪液（如爱尔明 / 润丽 / 润尔乐），每日 4~10 次。可以加用人工泪液眼膏（如速高捷 / 兹养 / 立宝舒），每日 2~4 次和每晚睡前滴用。另外也可加用 20%~50% 自体血清滴眼，每日 4 次。

2. 通过眼睑清洁、热敷和应用抗生素眼膏（如红霉素，或迪友 / 迪可罗，每日 3 次），积极治疗睑缘炎。口服多西环素治疗睑缘炎（多西环素具有抗炎作用）。参见 5.8 睑缘炎 / 睑板腺炎。

3. 使用护目镜或有侧翼的眼镜为眼睛提供湿润的环境。

4. 放置巩膜镜以保持眼表完整性

5. 如果泪小点未被瘢痕封闭，可

行泪小点封闭术。

6. 局部应用激素可能对抑制病情急性恶化收效甚微，但需警惕角膜溶解。

7. 全身应用激素（如泼尼松 60mg 口服，每日 1 次）可能有助于抑制病情急性恶化，联合应用其他免疫调节药物的疗效会更加显著。

8. 免疫抑制剂（如麦考酚酯、氨甲蝶呤、环磷酰胺、利妥昔单抗、静脉用免疫球蛋白）可用于疾病进展期。

9. 氨苯砜有时可用于疾病进展期。初始剂量为 25mg 口服，持续 3~7 天；每 4~7 天增加 25mg，直到达到预期疗效（通常剂量为 100~150mg 口服，每日 1 次）。氨苯砜需维持治疗数月，然后缓慢减量。

*注：氨苯砜可引起剂量相关性溶血。在用药前需先检查全血细胞计数和葡萄糖 -6- 磷酸脱氢酶（G-6-PD）。氨苯砜禁用于 G-6-PD 缺陷患者。每周进行一次全血细胞计数和网织红细胞计数，药物剂量每 3~4 周增加一次，直到血细胞计数稳定，然后每隔数月检查一次。

10. 可考虑手术矫正睑内翻，冷冻或电解睫毛治疗倒睫。手术有进一步引发瘢痕的风险，最好在炎症消退后进行。

11. 必要时可行黏膜移植（如颊黏膜或羊膜移植），重建穹隆部。

12. 晚期患者，如果黄斑和视神经功能良好，炎症和眼压得到控制，可考虑使用人工角膜。人工角膜手术的远期预后需监测。

随访

急性恶化期每 1~2 周复查；缓解期每 1~6 个月复查。

5.11 接触性皮炎

症状

突发眼周皮疹，通常伴有瘙痒和（或）眼睑肿胀。

体征

1. 主要体征：眶周水肿、红斑、小水泡、皮肤苔藓样变。结膜水肿的程度与结膜充血和乳头反应不成比例（图 5.11.1）。

2. 其他体征：水样分泌物，可形成皮肤结痂。

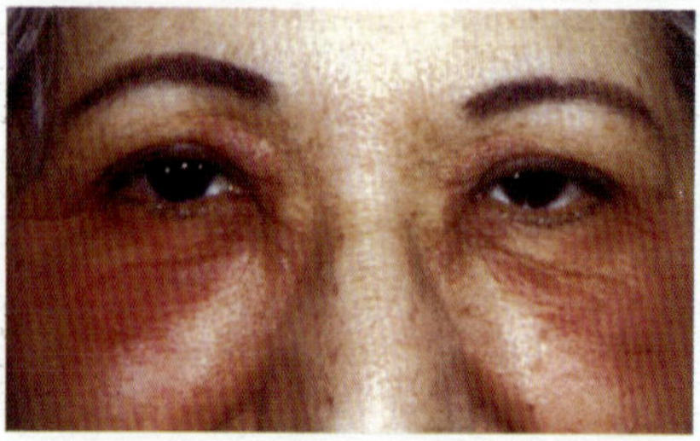

图 5.11.1　接触性皮炎

鉴别诊断

1. 水痘－带状疱疹病毒（带状疱疹）：皮肤病变伴剧烈疼痛。参见 4.16 眼带状疱疹 / 水痘－带状疱疹病毒。

2. 湿疹：自行复发，显著瘙痒。

3. 脓疱疮：瘙痒伴蜜色痂皮。

4. 眶蜂窝织炎或眶隔前蜂窝织炎：参见 7.3.1 眶蜂窝织炎和 6.10 眶隔前蜂窝织炎。

病因学

最常见为滴眼液和化妆品。

治疗

1. 避免致病因素。

2. 冷敷，每日 4~6 次。

3. 滴用不含防腐剂的人工泪液（如爱尔明 / 润丽 / 润尔乐），每日 4~8 次；局部抗组胺药（如 0.05% 左卡巴斯汀，每日 4 次）。

4. 0.03%~0.1% 他克莫司，睡前应用或每日 2 次（首选）。

5. 皮肤受累者，眼周应用弱效激素乳膏，如 0.1% 氟米龙或 0.5% 氯替泼诺（露达舒），每日 2~3 次，持续 4~5 天。

6. 口服抗组胺药，如 25~50mg 苯海拉明口服，每日 3~4 次，应用数天。

随访

1 周内复查。

5.12 结膜肿瘤

以下介绍最常见和最重要的结膜肿瘤。翼状胬肉 / 睑裂斑和小水疱病分别于 4.9 和 4.19 专门论述。

无色素性病变

角膜缘皮样瘤

先天性良性肿瘤，通常位于颞下象限角膜缘，可累及更中央的角膜。病变呈白色，质实，边界清晰，隆起，表面可有毛发。可逐渐增大，尤其在青春期。随着时间的推移，病变前缘可能发生角膜内脂质沉积，可伴有眼睑缺损、耳前皮赘和脊柱畸形（Goldenhar 综合征）。为了美容或因瘤体遮挡视轴可行手术切除，但术后可留有角膜白色瘢痕并造成散光。可行穿透性角膜移植术。

* 注：病变下方的角膜或巩膜可能非常薄甚至阙如。手术切除时可发生眼球穿孔。超声生物显微镜或眼前节光学相干断层扫描有助于确定病变深度。

皮样脂肪瘤

先天性良性肿物，通常位于颞侧球结膜下，多位于颞上方。黄白色实性肿瘤，表面可有毛发，基质内可有脂肪。与 Goldenhar 综合征（眼睑缺损、耳前皮赘和脊柱畸形）高度相关。因该肿物常向后延伸至眶内，应避免手术切除。必要时可行前部瘤体的部分切除。

化脓性肉芽肿

良性、深红色带蒂肿物。常在既往有手术、创伤或睑板腺囊肿的部位发生。病变由增生的肉芽组织组成。可能对局部激素治疗敏感。因可能存在感染，局部应用激素 / 抗生素复合制剂（如 0.1% 地塞米松 /0.3% 妥布霉素，每日 4 次，持续 1~2 周）可能有效。如果肉芽肿持续存在，需手术切除。

淋巴管瘤

可能为先天性疾病，但常在出生数年后才发现。缓慢进展的良性肿物，表现为弥漫、多房性囊性肿物。多见于出生后至青少年期，通常在 6 岁之前发病。如果出血进入囊腔则形成“巧克力囊肿”。肿物可增大，有时由上呼吸道感染导致。可并发眼睑、眶部、面部、鼻部或口咽部淋巴管瘤。为了美观或改善功能，可行手术切除。因一次手术很难将肿物完全切除，故需多次手术。硬化治疗：根据临床反应，每 4 周在病灶内注射 2~4mg 博莱霉素（1mg/mL），病变可消退和发生纤维化。这种技术通常用于晚期或慢性复发的肿瘤。病变在成年早期通常稳定，不会像毛细血管瘤一样自行消退。

肉芽肿

可发生于任何年龄，主要位于睑结膜。无特征性临床表现，但患者可有异物嵌入、结节病、肺结核或其他肉芽肿性疾病。对于全身性肉芽肿性疾病（如结节病），结膜肉芽肿是用于诊断的极好的取材来源。治疗措施包括局部应用激素或切除活检。

乳头状瘤

1. 病毒性：通常多发、带蒂或无蒂，见于儿童或年轻人，可发生于睑结膜或球结膜。良性病变，因其高复发率、多发性和自愈的特点，通常不做治疗。西咪替丁有免疫刺激的特性，可口服西咪替丁进行治疗：儿童每日

30mg/kg；成人 150mg，每日 2 次。或者干扰素 α–2b 局部滴用或病灶内注射。

2. 非病毒性：通常单发、无蒂或有蒂，见于老年患者。多靠近角膜缘，表现为有恶变倾向的癌前病变。因很难与鳞状细胞癌相鉴别，首选结膜边缘大范围完全切除活检并冷冻治疗。

*注：在深肤色患者中，乳头状瘤可表现为色素沉着，易被误诊为恶性黑色素瘤。

卡波西肉瘤

恶性、无痛性结膜下血管性结节。通常为红色，与结膜下出血类似。需行 HIV/AIDS 检测。高活性的抗逆转录病毒治疗（HAART）可使卡波西肉瘤消退。其他治疗包括长春碱、长春新碱、手术切除、冷冻、干扰素 α–2b 或放疗。

结膜上皮内瘤（发育不良和原位癌）

常见于中老年人群。呈白色或灰白色胶冻样，通常起始于角膜缘。有时呈乳头瘤样、蕨齿样血管样外观。通常为单侧单个病灶。如果未早期进行有效治疗，可发展为侵袭性鳞状细胞癌（图 5.12.1）。病变可累及角膜，少数会侵入眼内或远处转移。推荐治疗方案为完整切除活检，并对毗邻的结膜行冷冻治疗。对于复发或慢性病变，需板层切除角膜基质和巩膜。可局部应用丝裂霉素 C、5– 氟尿嘧啶及干扰素。定期随访，监测复发情况。

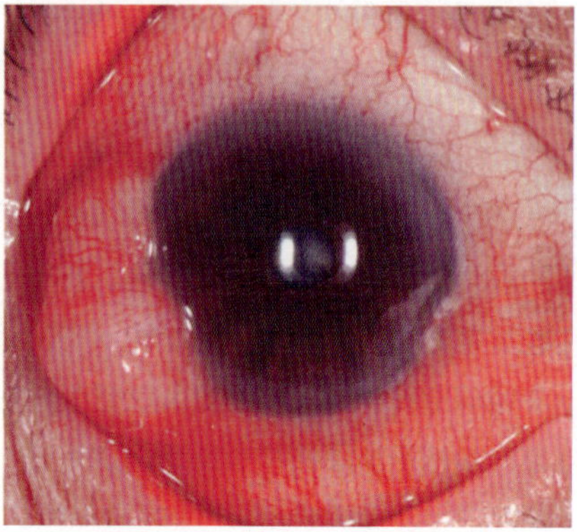

图 5.12.1　结膜鳞状细胞癌

淋巴样肿瘤（从良性反应性淋巴组织增生到淋巴瘤）

发生于中青年人，平均确诊年龄为 61 岁。通常表现为浅粉色、三文鱼色病灶。位于球结膜的病变多呈椭圆形；位于穹隆部的病变通常沿水平走行，与穹隆形状相符合（图 5.12.2）。可切除或切开活检行免疫组化检查（要求新鲜未固定的组织）。有症状的良性反应性淋巴组织增生可通过切除活检或局部应用激素滴眼液治疗。淋巴瘤应尽可能完全切除，注意不要损伤眼外肌或过度损伤结膜。如果不能进行上述治疗，建议切开活检，随后进行利妥昔单抗治疗、化疗或低剂

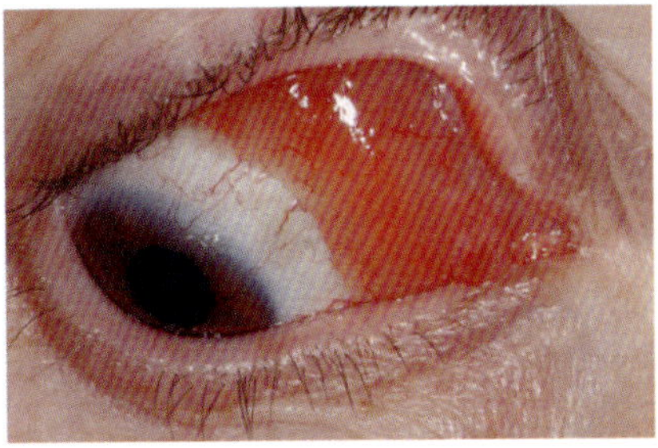
图 5.12.2　结膜淋巴瘤（三文鱼样斑片）

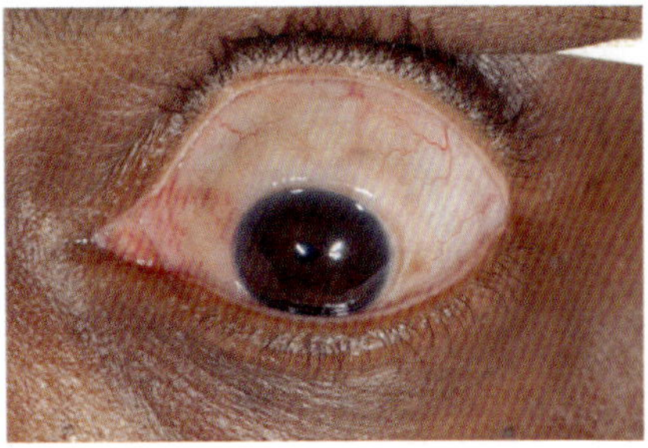
图 5.12.3　结膜淀粉样变性

量放疗。请内科或肿瘤科医生会诊全身情况。本病有可能发展为全身淋巴瘤。

眼球表面的骨性迷芽瘤

先天性、良性、质硬的骨性肿块，常位于颞上方球结膜。为了美观可行手术切除。

淀粉样变性

光滑、蜡样的黄粉色肿物，当结膜受累时病变主要位于下方穹隆部。常伴有小的出血。活检可确诊。尽管多数结膜淀粉样变性为局限性、孤立性病变，仍需检查有无全身性淀粉样变性（图 5.12.3）。

无色素黑色素瘤

结膜黑色素瘤的色素沉着具有多变性，诊断困难。眼球或角膜缘病变具有丰富的血管有助于诊断。应仔细寻找原发性获得性黑变病。

皮脂腺癌

多累及睑结膜，也可累及球结膜（结膜出现变形性骨炎样病变）。当老年患者出现难治性单侧睑结膜炎时应考虑此诊断。有关皮脂腺癌的详细内容参见 6.11 眼睑恶性肿瘤。

黑色素性病变

痣

通常于青春期发病，多位于睑裂内的球结膜。一般边界清晰，色素含量不定。色素沉着的程度可随时间变化。确诊的关键体征是病变中可见小囊泡。良性痣可增大，但其有时可发展为黑色素瘤，病变增大可能是恶变的早期表现。睑结膜痣罕见，此时要考虑原发性获得性黑变病或恶性黑色素瘤的可能。痣的基线照片应保留，患者每 6~12 个月复查。可选择手术切除。痣也可表现为无色素性（图 5.12.4）。

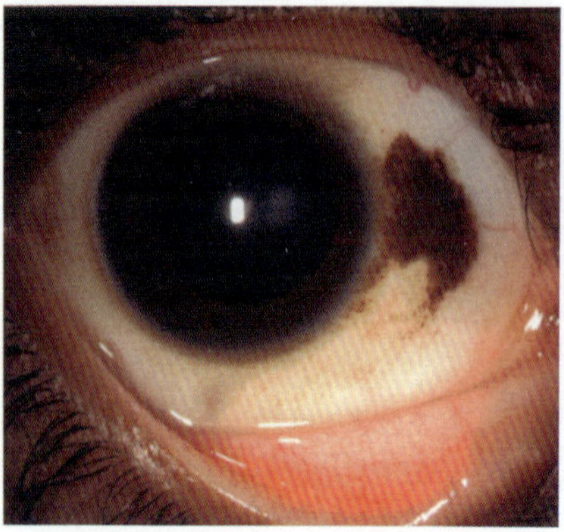

图 5.12.4　结膜痣

眼球或眼周皮肤黑色素细胞增多症

先天性表层巩膜（非结膜）病变，可在表面麻醉后用棉棒来回推动色素沉着区表面的结膜来确认（结膜色素会随着结膜移动）。病变通常为单侧、蓝灰色，常伴有同侧虹膜及脉络膜颜色加深。眼周皮肤黑色素细胞增多症也称太田痣，眼周皮肤也出现色素沉着。此类病变在出生时表现为轻度色素沉着，青春期时色素增多。上述两种病变均可进展为葡萄膜、眼眶及脑部（最多见于白种人）黑色素瘤及青光眼。据估计，约 1/400 的患者最终发展为葡萄膜黑色素瘤。

原发性获得性黑变病

位于结膜的扁平的棕色色素斑块，无囊泡。通常发生在中年及以后，几乎全部发生于白种人。10%~30% 的病变会发展为黑色素瘤。当病变区域血管隆起或增加时应怀疑有恶变。治疗方案需根据病变大小选择。如果病变局限于 1~2 个钟点大小，则需拍照，仔细对比观察。如果病变为 2~4 个钟点大小，则建议切除活检并冷冻治疗。如果病变超过 4 个钟点，则建议切开活检并冷冻治疗。

恶性黑色素瘤

多见于中老年人。病变为结节状棕色肿物，高度血管化，通常可见大的结膜滋养血管。可由痣或原发性获得性黑变病进展而来。采用散瞳检查眼底、巩膜透照法和超声生物显微镜检查寻找原发的睫状体黑色素瘤。可发生眼内和眶内转移。如无累及眼内和眶内，可使用“非接触技术”的切除活检，并辅以冷冻治疗。晚期病例，需行眶内容物剜除术。哨兵淋巴结活检有助于发现早期转移病例（图 5.12.5）。

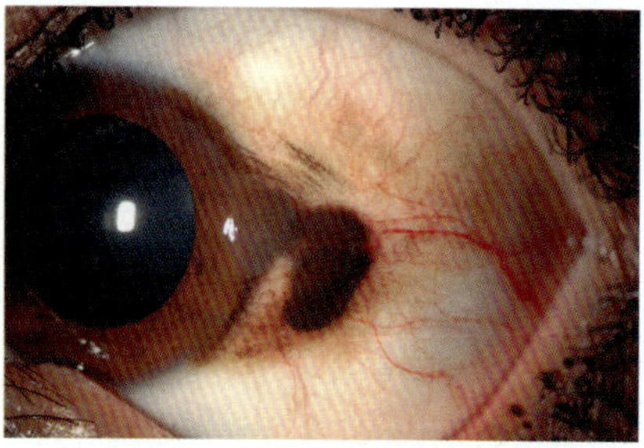

图 5.12.5　结膜黑色素瘤

结膜色素性疾病的少见原因

1. 褐黄病伴黑酸尿：常染色体隐性遗传酶缺陷病。发生于年轻人，伴有关节炎和黑尿。色素沉积于巩膜，可导致“色素性睑裂斑”。耳软骨蓝黑色变色。

2. 银质沉着病：银质沉着导致黑变。患者有长期应用硝酸银滴眼液史。

3. 血色素沉着症：可导致皮肤变黑，称为青铜糖尿病。

4. 睫状体葡萄肿：巩膜变薄，可透见葡萄膜。

5. 肾上腺色素沉积：长期应用肾上腺素或地匹福林史。

6. 睫毛膏沉积：通常发生于下穹隆，可被上皮包埋或形成囊肿。

5.13 虹膜恶性黑色素瘤

虹膜恶性黑色素瘤可为局限或弥散性色素沉着性（黑色素性）或非色素沉着性（无黑色素）病变。

体征

1. 主要体征：缓慢生长的单侧棕色或半透明虹膜肿物。常见于下半部虹膜和浅肤色者，黑色人种少见（图 5.13.1）。

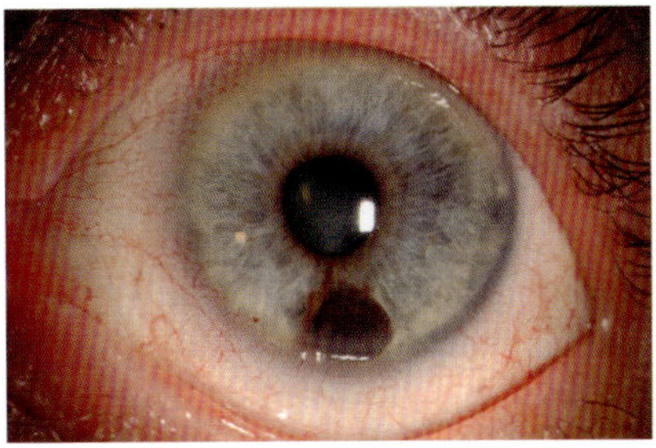

图 5.13.1 虹膜黑色素瘤

2. 其他体征：局限性黑色素瘤通常基底部直径大于 3mm，深度大于 1mm，伴有可变的显著的滋养血管。可导致象限性皮质性白内障、虹膜外翻、自发性前房积血，肿瘤细胞播散至前房，或直接侵犯小梁网引起继发性青光眼。弥散性黑色素瘤导致受累虹膜进行性颜色加深，虹膜隐窝消失，眼压升高。可有局限性虹膜结节。

鉴别诊断

1. 黑色素沉着性肿物

（1）痣：通常青春期出现临床表现，病变扁平或轻度隆起（即不超过 1mm），一般直径不超过 3mm。可导致虹膜外翻，象限性皮质性白内障或继发性青光眼。通常无血管，多位于下半部虹膜。痣通常不生长。

（2）虹膜色素上皮肿瘤：通常比黑色素瘤黑，后者一般呈棕色或无色素。好发于虹膜的后部。

2. 无色素性肿物

（1）转移癌：生长迅速。与黑色素瘤相比，倾向于多发或双侧发病。常有细胞脱落产生假性前房积脓。累及上方和下方虹膜的概率相等。

（2）平滑肌瘤：病变透明并有血管。很难与无色素性黑色素瘤相区分。

（3）虹膜囊肿：不同于黑色素瘤，行透照法观察时可透见更多光线。可起源于虹膜色素上皮或虹膜基质内。二者临床表现差异很大。

（4）炎性肉芽肿：结节病、结核、青少年黄色肉芽肿等。常有炎症的其他表现，如角膜后沉积物、虹膜粘连和后囊下白内障。可有虹膜炎或全身性炎症性疾病史。参见第 12 章葡萄膜炎。

3. 弥漫性病变

（1）先天性虹膜异色：出生时或幼年时表现为虹膜颜色较深。病变不会进展并且通常不伴有青光眼。虹膜外观光滑。

（2）Fuchs 异色性虹膜睫状体炎：虹膜颜色不均匀，虹膜颜色较浅的一眼有轻度虹膜炎，通常为单眼发病。常并发白内障或青光眼。参见 12.1 前葡萄膜炎（虹膜炎 / 虹膜睫状体炎）。

（3）虹膜痣综合征：角膜水肿、周边前粘连、虹膜萎缩或瞳孔不规则，伴多发虹膜结节和青光眼。

（4）色素播散：通常为双侧。尽管小梁网会出现较多色素，但虹膜极少出现严重的色素沉着，常有虹膜透照缺损区。参见 9.10 色素播散综合征 / 色素性青光眼。

（5）含铁血黄素沉着症：深色虹膜源自陈旧性积血产生的铁质分解产物沉积于虹膜表面。患者有外伤性前房积血或玻璃体积血病史。

（6）铁质沉着症：眼内金属异物存留所致。

诊断

1. 病史：既往有无癌症、眼部手术或外伤史，体重有无减轻，有无厌食症。

2. 裂隙灯检查：仔细检查虹膜，测眼压。

3. 前房角镜检查。

4. 散瞳后间接眼底镜检查眼底。

5. 虹膜透照法检查虹膜肿物，以协助鉴别可透光的虹膜上皮囊肿和不透光的色素性病变。

6. 对病变拍照并准确描绘病变的形态大小。超声生物显微镜及前节 OCT 有助于诊断。

治疗 / 随访

1. 根据病变恶变的可疑程度，每 3~12 个月复查和拍照。

2. 如果病变增大、肿物影响视力或导致难治性青光眼，考虑手术切除。

3. 弥漫性虹膜黑色素瘤伴有继发性青光眼可能需行眼球摘除术。

＊注：怀疑伴发黑色素瘤的青光眼患者禁止行滤过手术，因为有引起肿瘤播散的风险。

第6章

眼睑疾病

6.1 上睑下垂

症状

上眼睑下垂，上方视野受限。偶有视力下降，阅读时或夜间视力受影响更为明显。相关症状包括复视、头痛及颈部疼痛。

体征（图 6.1.1）

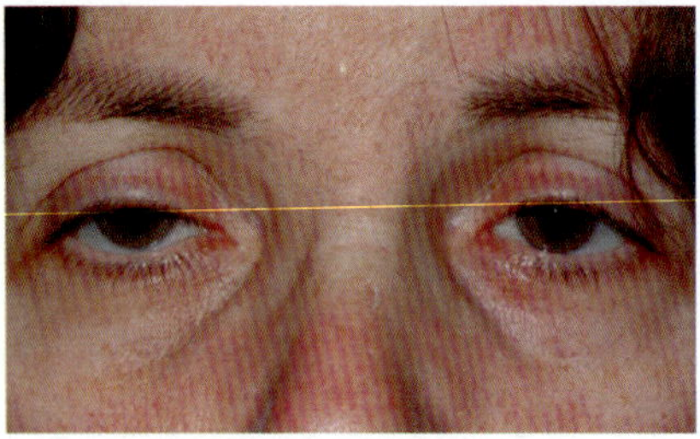

图 6.1.1　上睑下垂

1. 主要体征：上眼睑下垂。

2. 其他体征：在某些病例可见瞳孔不等大、眼球突出及眼球运动障碍等。

病因学

*注：大多数上睑下垂属于腱膜性上睑下垂，为良性病变，但是必须进行详细的检查以排除某些疾病。

1. Horner 综合征。

2. 第Ⅲ对脑神经麻痹（完全性、部分性及第Ⅲ对脑神经异常再生）。

3. 重症肌无力。

4. 眼眶肿瘤。

5. 眼睑或结膜肿瘤。

6. 慢性进行性眼外肌麻痹（CPEO），特别是 Kearn–Sayre 综合征，参见 10.12 慢性进行性眼外肌麻痹。

分类

1. 肌源性：通常用于描述腱膜性上睑下垂，但真正的肌源性上睑下垂几乎都是先天性的。肌源性上睑下垂出生时就存在，由提上睑肌局部发育不全引起。表现为提上睑肌功能不良（0~5mm）、重睑线阙如或浅、Bell 征（眼睑眼肌反射）不良、眼球向下注视时出现兔眼征、向上注视时眼球上转受限提示双上转肌麻痹。获得性肌源性上睑下垂并不常见，可见于肌萎缩症和慢性进行性眼外肌麻痹。

2. 腱膜性：上睑下垂的常见原因。继发于提上睑肌断裂，特征为重睑线高或无、中等程度上睑下垂、提上睑肌具有部分功能（10~15mm）。向下注视时上睑下垂加重。提上睑肌延展或断裂的原因包括年龄增大、反复揉眼、使用硬性角膜接触镜（摘戴时牵拉眼睑）、外伤或既往内眼手术史（开睑器造成肌肉损伤）。

3. 神经源性：动眼神经麻痹（通常表现为完全性上睑下垂，非孤立存在，可由先天性、压迫性或血管病变造成，参见 10.5 孤立性动眼神经麻痹）；Horner 综合征（轻度，2mm 以下上睑和下睑下垂，参见 10.2 Horner 综合征）；重症肌无力（不同程度的上睑下垂，持续，单侧发病，疲劳时加重，参见 10.11 重症肌无力）；Marcus Gunn 下颌瞬目综合征（下颌运动时下垂的上睑可抬起）；眼肌麻痹型偏头痛；多发性硬化。

4. 机械性：异物或角膜接触镜滞留于上穹隆；上睑或穹隆炎症（霰粒肿、巨乳头性结膜炎、外伤或手术后的水肿）；眼睑新生物。

5. 外伤性：眼睑裂伤伴提上睑肌受累；提上睑肌挫伤；眶顶骨折时提上睑肌嵌顿或缺血，晚期提上睑肌断裂或瘢痕形成。

6. 假性上睑下垂：对侧眼睑退缩或眼球突出、患侧眼球内陷或上斜视、小眼球、眼球结核痨、眼睑皮肤松弛、眉下垂、眼睑肿瘤、眼睑水肿、眼睑痉挛或 Duane 综合征。

诊断

1. 病史：确定上睑下垂的发病时间及病程。是否出生时起病，以前的照片（如驾驶证照片）及家庭成员的意见可作为病史的补充。是否有眼部手术史、外伤史，一天之内上睑下垂程度是否变化，是否伴有复视、头痛及颈部疼痛，是否呼吸或吞咽困难，是否伴有流口水，是否有自身免疫性疾病病史。

2. 必查项目：即使正常，也必须仔细检查和记录瞳孔大小以及眼球运动情况。如果存在瞳孔不等大的情况，则需分别记录明亮光线下及黑暗中的瞳孔大小。可行药物试验（参见 10.1 瞳孔不等）。如果发现眼外肌功能异常，需行三棱镜检查。

3. 全面检查眼眶：使用 Hertel 眼球突出测量计测量并比较双侧的眼球位置，比较睑缘 – 角膜映光点距离，检查提上睑肌功能（在眉弓处阻断额肌肌力，测量上睑的最大运动幅度）、双眼上睑重睑线的高度。有无兔眼。伴发的下睑“下垂”（患侧下睑抬高）常见于 Horner 综合征。眼球突出及上睑迟落可被误认为是对侧眼的上睑下垂。有无异常眼睑运动，如下颌瞬目、疲劳时加重、眼轮匝肌无力。有无眼睑退缩伴眼球内收和（或）下转。按压眼球时有无球后抵抗。眼眶上部触诊以排除肿物或眶上缘畸形。

4. 全面眼科检查：翻转上睑检查结膜面及上穹隆。对于同时患有上睑下垂、提上睑肌功能不良、眼外肌麻痹的青少年及年轻患者应散瞳查眼底看有无色素改变，可能是慢性进行性眼外肌麻痹或 Kearns–Sayre 综合征。

5. 角膜保护机制的检查：记录有无兔眼征、轮匝肌功能、Bell 征、泪液生成情况。仔细检查角膜有无任何异常或营养不良，这些情况均可使患者出现角膜病变。

6. 其他检查

（1）冰敷试验：冰敷患眼 2 分钟，冰敷前后测量眼睑下垂程度，如有改善则高度提示重症肌无力。

（2）去氧肾上腺素试验：患眼滴 1 滴 2.5% 去氧肾上腺素，5~7 分钟后上睑下垂改善的患者可采用 Müller 肌结膜切除手术矫正上睑下垂。

（3）阿拉可乐定、可卡因、羟化苯丙胺试验，参见 10.2 Horner 综合征。

*注：近年来，由于限制可卡因和羟苯丙胺在眼科的使用，二者的临床应用已减少。

7. 影像学检查：当怀疑患者因全身性或神经性病变导致上睑下垂时应做以下检查：

（1）眼眶 CT 或 MRI 检查：怀疑眶上部肿物时。

（2）头颈部 CT/CTA 或 MRI/MRA 检查：用于 Horner 综合征患者。如果临床怀疑颈动脉夹层（颈部疼痛、急性发作，有外伤史），应急诊行上述检查。仅做头部影像学检查是不够的，参见 10.2 Horner 综合征。

（3）紧急行 CT/CTA、MRI/MRA 或传统血管成像检查：对于动眼神经麻痹伴或不伴瞳孔受累患者，排查有无后交通动脉瘤。参见 10.5 孤立性动眼神经麻痹。

（4）胸部 CT：若怀疑 Horner 综合征，用以排查有无肺尖占位压迫交感神经节；或重症肌无力，用以排查有无胸腺瘤。参见 10.2 Horner 综合征和 10.11 重症肌无力。

8. 辅助检查

（1）如果怀疑重症肌无力，可行乙酰胆碱受体抗体（结合、阻断和调节）试验、单纤维肌电图（包括眼轮匝肌）和（或）监护条件下的氯化腾喜龙试验，参见 10.11 重症肌无力。

（2）如果怀疑 Kearns–Sayre 综合征，应急诊行心电图检查并请心内科会诊。这些患者可能会因为心脏传导阻滞而引发猝死。

治疗

1. 治疗原发病。参见 10.2 Horner 综合征、10.5 孤立性动眼神经麻痹、10.11 重症肌无力。

2. 非手术治疗：观察。对于神经源性及肌源性上睑下垂，可以用胶带提起上睑或将眼睑支架置于眼镜支撑上眼睑。睑板腺囊肿患者给予局部热敷和（或）激素 / 抗生素局部点眼或病灶内注射。

3. 手术治疗：切除眼睑和（或）眼眶病变，经皮提上睑肌缩短术、经结膜提上睑肌缩短术、额肌悬吊术、Fasanella–Servat 手术、Müller 肌结膜切除术（Müller 切除术）。手术入路的选择取决于术前评估及造成上睑下垂的原发病。

随访

1. 先天性：需要密切随访，观察有无弱视（继发于诱导性角膜散光的形觉剥夺或屈光不正）、异常头位、暴露性角膜病变。

2. 外伤性：手术干预前需要观察 6 个月，多可自行改善甚至完全好转。

3. 神经源性：根据不同病因进行再次评估。

4. 术后随访（上睑下垂矫正手术后）

（1）急性期：观察有无感染及出血。

（2）亚急性期：观察有无暴露性角膜病变、双眼是否对称、是否需要重新手术调整。术后 2~3 周内轻度兔眼征较为常见，一般能自行恢复。

（3）慢性期：观察上睑下垂有无复发，有无暴露性角膜病变。

6.2 睑板腺囊肿（霰粒肿）/ 睑腺炎（麦粒肿）

症状

急性或慢性眼睑肿物、眼睑肿胀和触痛。

体征（图 6.2.1）

1. 主要体征：肉眼可见或可触及的边界清楚的眼睑皮下结节。有些病例无明显结节。

2. 其他体征：睑板腺开口堵塞、眼睑红肿、局限性触痛，与睑缘炎或酒渣鼻相关。病变可局限为脓头或引流黏脓性物质。

定义

1. 霰粒肿：局限性、触痛或无触痛性眼睑炎症，继发于睑板腺或 Zeis

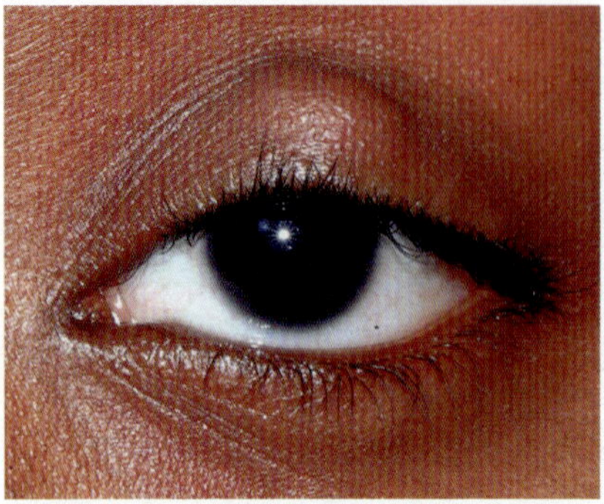

图 6.2.1　霰粒肿

腺堵塞。

2. 麦粒肿：急性、触痛性感染，可表现为外麦粒肿（位于睑缘的 Zeis 腺脓肿）或内麦粒肿（睑板腺脓肿）。通常由葡萄球菌属感染引起，偶有进展为眶隔前蜂窝织炎。

鉴别诊断

1. 眶隔前蜂窝织炎：眼睑及眶周红、肿、热。参见 6.10 眶隔前蜂窝织炎。

2. 眼睑穹隆异物：眼睑肿胀，特别是戴用软性角膜接触镜或具有外伤史的患者。参见 3.3 角膜和结膜异物。

3. 皮脂腺癌：老年患者的复发性霰粒肿、眼睑增厚、睫毛脱落或单侧慢性睑缘炎应怀疑皮脂腺癌。参见 6.11 眼睑恶性肿瘤。

4. 化脓性肉芽肿：良性深红色有蒂的结膜病变，通常与霰粒肿、麦粒肿、外伤或手术相关。可手术切除，或局部应用抗生素 / 激素复方制剂，如新霉素 / 多黏菌素 B/ 地塞米松，每日 4 次，持续 1~2 周。局部应用激素时需检测眼压。

诊断

1. 病史：既往有无手术或外伤史，有无霰粒肿或眼睑病变。

2. 外眼检查：触诊眼睑有无结节，有无红斑痤疮。

3. 裂隙灯检查：观察睑板腺分泌物浓缩情况，并翻转眼睑检查。检查有无睫毛缺失、白发症和溃疡，以排除其他致病因素。

治疗

1. 眼睑热敷，每次 10 分钟，每日 4 次，并轻轻按摩病变处。

2. 局部短期应用抗生素治疗麦粒肿，如杆菌肽、妥布霉素或红霉素眼膏，每日 2 次，持续 1~2 周；或局部短期应用抗生素 / 激素治疗霰粒肿，如新霉素 / 多黏菌素 B/ 地塞米松眼膏，每日 2 次，持续 1~2 周。鉴于多西环素抗菌和抗炎特性，可长期低剂量口服，20~50mg，每日 1~2 次，用于治疗多发性或复发性霰粒肿和（或）眼部红斑痤疮。

3. 如果麦粒肿病情恶化，则考虑切开引流，治疗同眶隔前蜂窝织炎（参见 6.10 眶隔前蜂窝织炎）。

4. 如果霰粒肿经 3~4 周药物治疗仍不消退，患者要求手术治疗，可切开并刮除病灶。也可采取病灶内注射激素，如 0.2~1.0mL 曲安耐德（40mg/mL），按 1 ∶ 1 与 2% 利多卡因和肾上腺素混合。激素可有多种选择，包括倍他米松磷酸钠和醋酸倍他米松（6mg/mL）或地塞米松磷酸钠（4mg/mL）等。用药剂量取决于病灶大小。建议所有的霰粒肿，尤其是复发性或不典型的霰粒肿，应取出后送病理检查。

*注：病灶内激素注射可导致注射部位皮肤永久脱色素或萎缩，尤其是肤色较深的患者。临床上偶见注射时过度用力致动脉内浸润，从而导致视网膜中央动脉阻塞。由于这些可能存在的风险，注射用激素（如曲安奈德和倍他米松）制造商曾经建议不要用于眼内或眼周。因此如果拟超适应证使用激素治疗霰粒肿，应与患者做好充分沟通。

随访

经过治疗后无须定期复诊，经 3~4 周治疗病灶仍不消退者除外。切开并做刮除术患者的复诊根据病情需要。

6.3 眼睑外翻

症状

流泪，眼部刺激症状，眼红，黏液性分泌物。也可无症状。

体征（图 6.3.1）

1. 主要体征：睑缘向外翻转。

2. 其他体征：角膜暴露导致浅层点状角膜病变（superficial punctate keratopathy，SPK）；结膜充血、肥厚，最终因慢性结膜干燥而角化。瘢痕性睑外翻者可见眼睑皮肤瘢痕。麻痹性睑外翻者可见半侧面瘫和兔眼症。

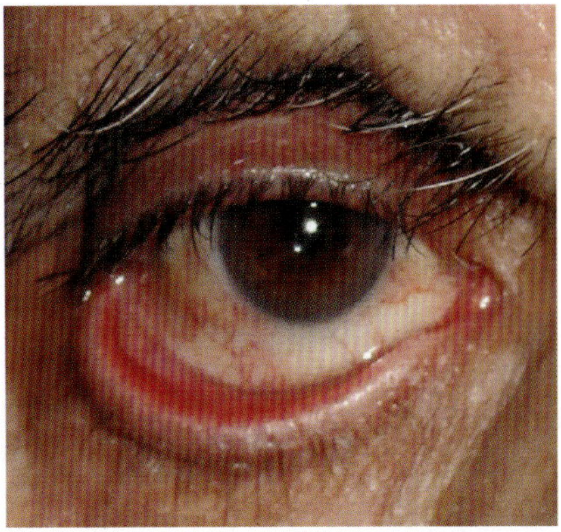

图 6.3.1　眼睑外翻

病因学

1. 退行性：最为常见，见于年龄增长引起的眼睑水平方向松弛。

2. 麻痹性：面神经麻痹。

3. 瘢痕性：眼睑前部板层缩短，可由烧伤、手术或外伤、光化学损伤、慢性炎症、皮肤病变（如湿疹、鱼鳞病）等病变导致。

4. 机械性：眶脂肪疝、眼睑肿瘤等造成。

5. 过敏性：接触性皮炎。

6. 先天性：颜面发育畸形综合征（如 Treacher Collins 综合征）、Down 综合征或孤立性眼睑畸形。

诊断

1. 病史：既往有无手术、外伤、化学烧伤、面神经麻痹等病史。

2. 外眼检查：检查眼轮匝肌功能，评估眼睑水平方向松弛程度，检查泪小点位置。有无眼睑肿瘤、眼睑瘢痕、眶脂肪疝等。若同时存在面神经麻痹和听神经缺陷（听力丧失），考虑行颅脑 CT 或 MRI 以排查听神经瘤。

3. 裂隙灯检查：检查有无暴露性角膜病变，有无结膜炎症。

治疗

1. 治疗暴露性角膜病变：采用润滑滴眼剂。参见 4.5 暴露性角膜病变。

2. 治疗炎症性外翻暴露的睑缘：采用热敷和抗生素眼膏，如杆菌肽或红霉素眼膏，或迪友 / 迪可罗，每日 4 次。如能保证密切随访，可短期使用抗生素 – 激素复方制剂，如新霉素 / 多黏菌素 B/ 地塞米松眼膏。

3. 用胶带粘贴，使眼睑复位，可作为临时性治疗。

4. 彻底治疗一般需要手术。面神经麻痹造成的睑外翻需观察 3~6 个月再考虑手术，部分病例可自愈（参见 10.9 孤立性面神经麻痹）。如有角膜暴露则需尽早手术。

随访

有角膜或结膜暴露的患者，可根据症状及体征的严重程度进行复查。如果角膜和结膜相对健康，则不急于复诊。局部使用激素的患者需要定期随访，观察使用激素引起的不良反应。

6.4 眼睑内翻

症状

眼部刺激症状、异物感、流泪及眼红。

体征（图 6.4.1）

1. 主要体征：睑缘向内翻转，导致正常生长的睫毛接触摩擦眼球。

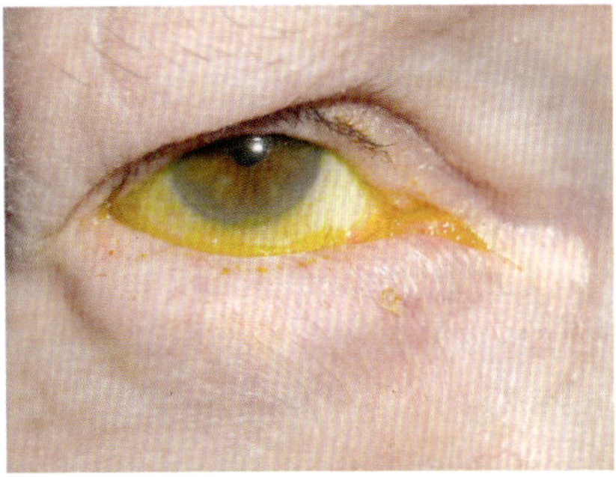

图 6.4.1　眼睑内翻

2. 其他体征：睫毛摩擦角膜导致浅层点状角膜病变，结膜充血。重症病例可见角膜上皮缺损、变薄和（或）溃疡。

病因学

1. 退行性：年龄增长引起的眼睑水平方向松弛，下睑缩肌肌腱断裂及轮匝肌乏力。

2. 瘢痕性：黏膜类天疱疮造成的结膜瘢痕、Stevens–Johnson 综合征、化学烧伤、外伤、沙眼等。

3. 痉挛性：手术创伤、眼部刺激、眼睑痉挛导致轮匝肌持续收缩。

4. 先天性。

诊断

1. 病史：既往有无手术、外伤、化学烧伤或感染（沙眼、单纯疱疹病毒、水痘 – 带状疱疹病毒感染）等病史。

2. 裂隙灯检查：检查有无角膜受累、结膜及眼睑瘢痕。

治疗

如果存在眼睑痉挛，参见 6.7 眼睑痉挛。

1. 频点润滑滴眼剂，如润丽 / 润尔乐，或速高捷 / 兹养 / 立宝舒；以及抗生素眼膏，如红霉素或杆菌肽眼膏，或迪友 / 迪可罗；每日 4 次。

2. 将睑缘翻出，使其离开眼球，以胶带粘贴固定，可作为临时治疗措施。

3. 对于痉挛性睑内翻，可在门诊或床旁做 Quickert 缝线，通过收紧下睑缩肌并使睑缘转位向前，暂时矫正眼睑异位。

4. 永久性矫正需要通过手术实现。

随访

如果未累及角膜，则不需要急诊处理或随访。如果角膜显著受损，则需要积极治疗。参见 4.1 浅层点状角膜病变。随访的频率取决于角膜病变的严重程度。

6.5 倒睫

症状

眼部刺激症状、异物感、流泪、眼红和畏光。

体征

1. 主要体征：睫毛朝向异常，摩擦眼球。

2. 其他体征：结膜充血、浅层点状角膜病变、角膜上皮缺损、浸润或瘢痕形成。

病因学

1. 眼睑内翻：睑缘向内翻转，导致正常生长的睫毛倒向角膜。参见 6.4 眼睑内翻。

2. 眼睑赘皮：先天性或家族性疾病，表现为额外的下睑前板层使睫毛呈垂直位，可能接触眼球，最常见于亚洲人，特别是儿童。

3. 双行睫：自睑板腺开口处发出的异常的第二排睫毛，最常见于外伤或慢性炎症（如睑缘炎、黏膜类天疱疮）所致。先天性双行睫非常罕见，可为遗传性病变，睑板腺被多出的一排睫毛代替。

4. 特发性。

5. 慢性睑缘炎：睑缘炎症。参见 5.8 睑缘炎 / 睑板腺炎。

6. 瘢痕性：外伤、手术、黏膜类天疱疮（参见 5.10 眼瘢痕性类天疱疮）、沙眼、Stevens–Johnson 综合征、化学烧伤和热烧伤、药物等导致的眼睑瘢痕。

7. 药物所致：全身性用药或局部用药（如前列腺素类似物）。

诊断

1. 病史：是否为复发性病变，既往是否存在严重的全身疾病或过敏反应，既往有无外伤史。

2. 裂隙灯检查：翻转眼睑检查睑结膜有无瘢痕和睑球粘连。分别静态和动态观察眼睑位置，向眼球方向翻转的状态。检查角膜有无上皮缺损、浸润和瘢痕。

治疗

1. 拔除方向异常的睫毛

（1）少量方向异常的睫毛：在裂隙灯下用细镊拔除。常复发，不破坏毛囊。

（2）弥漫性、严重或复发性倒睫：根治通常可采用电解、冷冻、射频脱毛、氩激光或眼睑手术。

2. 治疗浅层点状角膜病变：使用抗生素眼膏，如红霉素或杆菌肽，每日 2~4 次，或迪友 / 迪可罗。

3. 治疗任何原因造成的睑缘炎：

参见 5.8 睑缘炎 / 睑板腺炎。

4. 如果存在眼睑错位，应予以治疗。参见 6.4 眼睑内翻。

随访

根据症状的严重程度及角膜病变情况复诊。存在浅层点状角膜病变或角膜上皮缺损时，需密切随诊。

6.6 眼睑松弛综合征

症状

慢性眼红、眼部刺激症状，伴有少量黏液分泌物，因夜间睡眠时眼睑外翻，晨起睁眼时症状加重。通常双眼发生，但不对称。常见于肥胖患者，与睡眠呼吸暂停显著相关，男性略多见。

体征

1. 主要体征：上睑可以轻易翻转，无须手指或棉签的辅助。

2. 其他体征：上睑板坚韧、萎缩，伴结膜充血和慢性乳头状结膜炎；浅层点状角膜上皮病变；上睑下垂伴睫毛下垂和（或）下眼睑松弛。相关因素有阻塞性睡眠呼吸暂停、肥胖、圆锥角膜和 Down 综合征。

鉴别诊断

鉴别要点为上眼睑水平松弛加重，可自发翻转。

1. 春季结膜炎：季节性发病、眼痒、巨乳头样改变，参见 5.2 慢性结膜炎。

2. 巨乳头性结膜炎：通常和戴用角膜接触镜或线结暴露有关，参见 4.21 角膜接触镜性巨乳头性结膜炎。

3. 上方角膜缘角结膜炎：上方球结膜、角膜缘和角膜充血、增厚和炎症。通常与甲状腺功能障碍、干燥性角结膜炎和类风湿关节炎有关。参见 5.4 上方角膜缘角结膜炎。

4. 毒性角结膜炎：使用滴眼液的患者，乳头或滤泡出现在下方。参见 5.2 慢性结膜炎。

5. 眼睑外翻：睑缘向外翻转，常导致流泪、眼部刺激症状和眼睑增厚。参见 6.3 眼睑外翻。

病因学

发病机制尚不明确。有研究表明患者局部基质金属蛋白酶（matrix metalloproteinase，MMP）升高和弹性蛋白丢失。由于夜间睡眠时上睑自发性向外翻转，使上睑结膜摩擦枕头或床单，从而出现症状。单眼发病或双眼症状不对称通常是发生在患者睡眠时贴附枕头的一侧。

诊断

1. 将上眼睑拉向患者前额，观察上睑是否能自发翻转或异常松弛。

2. 裂隙灯下进行角膜和结膜荧光素染色检查，查看有无上睑结膜乳头及浅层点状角膜病变。

3. 询问患者是否有鼾症或阻塞性睡眠呼吸暂停病史。

治疗

1. 局部应用抗生素眼膏（如红霉素眼膏，每日 2~4 次，或迪友 / 迪可罗）治疗轻度角膜或结膜病变。病情改善后可改用人工泪液眼膏（如速高捷 / 兹养 / 立宝舒）。

2. 睡眠时可用胶带关闭眼睑，或戴眼罩防止眼睑摩擦枕头和床单。建议患者睡眠时避免面部朝下。要求患者睡眠时用患侧的对侧面部贴附枕头，既有助于诊断也是治疗。

3. 根治需通过手术在水平方向缩紧眼睑，可条形切除外侧睑板或楔形切除睑板。

随访

1. 最初每隔数天或数周复诊，病情稳定后可延长至每数周至数月复诊。

2. 请内科、耳鼻喉科或呼吸科医生检查并治疗阻塞性睡眠呼吸暂停。未经治疗的睡眠呼吸暂停会造成全身性损害，还需在眼睑手术前评估麻醉风险。

6.7 眼睑痉挛

症状

不自主眨眼、眼睑抽搐或眼睑呈闭合状态。常双眼发病，但早期可表现为短暂的单眼受累。偶尔可能有颜面中下部和（或）颈部痉挛。也可能与口颌肌张力障碍相关，可造成下颌和舌痉挛，以及喉部和颈部肌张力障碍，这种情况称为 Meige 综合征。

体征

1. 主要体征：双侧、阵发性、不自主的眼轮匝肌收缩。

2. 其他体征：睡眠时症状消失。

鉴别诊断

1. 面肌痉挛：单侧面部肌肉抽搐，睡眠时亦持续存在。通常为特发性，但可能与之前的面神经麻痹、脑干平面损伤、血管或肿瘤压迫面神经有关。应对所有患者进行 MRI 检查以排除小脑桥脑角肿瘤。治疗包括观察、肉毒杆菌毒素注射或面神经减压术。

2. 眼部刺激引起的眼睑痉挛，如角膜或结膜异物、倒睫、睑缘炎、虹膜炎和干眼症。

3. 眼睑抽搐：患者感觉眼睑轻微抽搐，但外人难以观察到。通常由于压力过大、咖啡因、酒精、眼部刺激造成。常单侧下睑受累。通常是自限性。治疗包括避免前述诱因和（或）给予小剂量肉毒杆菌毒素。

4. 抽动秽语综合征：多发性强迫性肌肉痉挛，伴有怪异的声音或秽语。

5. 三叉神经痛：三叉神经分布区出现的疼痛急性发作，常引起皱眉或面部抽搐。

6. 迟发性运动障碍：口面部运动障碍，常伴随躯干和四肢的肌张力障碍，一般由于长期服用抗精神病药物导致。

7. 眼睑张开失用症：通常与帕金森病有关，与眼睑痉挛不同，失用症患者没有眼轮匝肌痉挛，只是无法自主睁眼。

病因学

特发性，似乎有多种致病因素，可能与基底核的多巴胺能通路有关。

诊断

1. 病史：单侧还是双侧发病，仅眼睑受累还是合并颜面下部受累，是否四肢肌肉受累，用药史。

2. 裂隙灯检查：排查干眼症、睑缘炎或异物。

3. 神经眼科检查：排除其他伴发疾病。

4. 典型的眼睑痉挛不需要行中枢神经系统的影像学检查。对于不典型病例或需排查其他疾病（如面肌痉挛）者，可行颅脑 MRI 检查，注意颅后窝和面神经通路。

治疗

1. 治疗引起眼部刺激症状的原发病。参见 4.3 干眼综合征和 5.8 睑缘炎 / 睑板腺炎。

2. 如果眼睑痉挛症状严重，可考虑行肉毒杆菌毒素（onabotulinumtoxinA、incobotulinumtoxinA 和 abobotulinum-toxinA，或保妥适）眼睑眼轮匝肌注射。肉毒杆菌毒素注射也可用于治疗口面部运动障碍。

3. 如果肉毒杆菌毒素治疗无效，可考虑手术切除上睑、下睑及眉部轮匝肌。

4. 肌松药及镇静剂对治疗几乎无效，但对某些患者有一定作用。口服药物如劳拉西泮有一定效果，但由于其镇静作用，限制应用。口服哌甲酯可能对严重痉挛患者有效。

随访

该病非急症，但重症患者可出现功能性失明。

6.8 泪小管炎

症状

流泪或分泌物、眼红，下眼睑或上眼睑鼻侧轻度压痛。

体征（图 6.8.1）

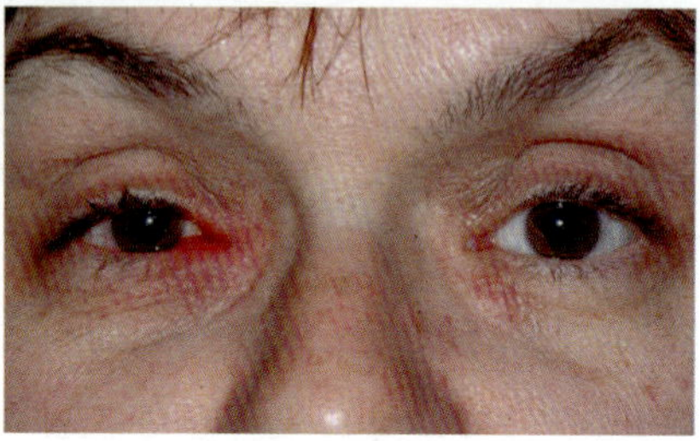

图 6.8.1 泪小管炎

1. 主要体征：泪小点充血凸起，周围皮肤红肿。自泪小点排出黏液脓性分泌物或结石可确诊。

2. 其他体征：鼻侧结膜反复发生结膜炎，泪道探通时有沙粒感，鼻侧结膜局限性充血。

鉴别诊断

1. 泪囊炎：泪囊感染伴泪囊区肿胀、充血及疼痛比泪小管炎更加明显。参见 6.9 泪囊炎 / 泪囊炎症。

2. 霰粒肿：眼睑的局限性炎症结节，泪小点无分泌物排出。参见 6.2 睑板腺囊肿（霰粒肿）/ 睑腺炎（麦粒肿）。

3. 鼻泪管阻塞：流泪、泪小点周围轻微或无红肿或疼痛。参见 8.10 先天性鼻泪管阻塞。

病因学

1. 以色列放线菌（链丝菌属）：最常见。革兰氏阳性杆菌，有纤细的分支菌丝。产生富硫结石。

2. 其他细菌：如梭形菌和诺卡菌属。

3. 真菌：如念珠菌、镰刀菌、曲霉菌属。

4. 病毒：如单纯疱疹病毒、水痘－带状疱疹病毒。

5. 泪小管内存留的泪小点塞子或异物。

诊断

1. 用棉签轻轻按压泪囊区，并将棉签向泪小点方向滚动，观察泪小点有无黏液脓性分泌物或结石排出。

2. 对泪小点排出物涂片和培养，包括革兰氏染色和吉姆萨染色。可使用巯基乙酸盐和 Sabouraud 琼脂培养基培养。

3. 询问患者既往有无放置泪小点塞子。

治疗

1. 取出泪小管结石或存留的泪小

点塞子。结石可在裂隙灯下自泪小点取出。泪小管切开术通常用于完全取出或安置存留的泪小点塞子。必要时可由结膜入路行水平泪小管造口术，切口二期愈合。

2. 取出结石后用抗生素溶液［如甲氧苄啶 / 多黏菌素 B、莫西沙星、青霉素 G 溶液（10^5U/mL）、1% 碘酊］冲洗泪道。冲洗时患者保持直立体位，以使液体流入鼻腔而非鼻咽部。

3. 使用抗生素滴眼液（如甲氧苄啶 / 多黏菌素 B 或莫西沙星，每日 4 次；或海伦）；口服抗生素 1~2 周（如多西环素 100mg，每日 2 次）。

4. 如涂片和培养发现真菌，可使用 1 ∶ 20 000 制霉菌素滴眼液，每日 3 次；并用 1 ∶ 20 000 制霉菌素溶液冲洗泪道，每周数次。

5. 泪小点区域热敷 5~10 分钟，每日 4 次。

随访

视病情严重程度，5~7 日后复诊，此病并非急症。

6.9 泪囊炎 / 泪囊炎症

症状

下眼睑最内侧的泪囊区疼痛、红肿。可伴有流泪、分泌物、发热或寒战。以上症状可反复发作。

体征（图 6.9.1）

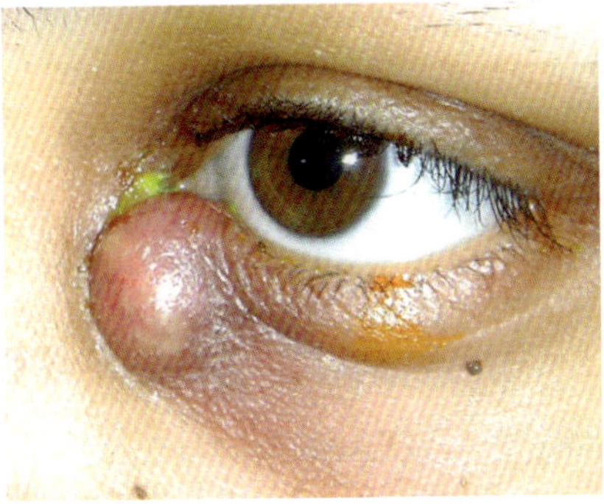

图 6.9.1　泪囊炎

1. 主要体征：下眼睑鼻侧红肿、压痛、肿胀。病变范围可扩展至眶周。挤压泪囊可有黏液性或脓性分泌物自泪小点排出。

＊注：泪囊炎的肿胀一般位于内眦韧带以下。如果肿块高于内眦韧带需怀疑泪囊肿瘤（罕见）。

2. 其他体征：内眦韧带下方形成皮肤瘘。慢性泪囊炎者可形成泪囊囊肿或黏液囊肿。可进展为泪囊脓肿，少数情况下可发生眼眶或面部蜂窝织炎。

鉴别诊断

1. 累及内眦的面部蜂窝织炎：挤压泪囊区泪小点无分泌物排出，冲洗泪道通畅。参见 6.10 眶隔前蜂窝织炎。

2. 鼻泪管囊肿：婴儿泪囊非炎症性轻度扩大。出生时即存在，可能晚些时候才被发现。由于鼻泪管阻塞或黏液、羊水存留于泪囊造成。通常单侧发病。如双侧患病，检查呼吸，排除鼻塞。对于非阻塞性病例，采用按摩、抗生素眼膏（如迪友 / 迪可罗）和热敷等保守治疗。

3. 急性筛窦炎：鼻中线至内眦之间，疼痛、压痛、鼻塞及鼻骨红斑，可伴有发热。影像学检查可确诊。

4. 额窦黏液囊肿 / 黏液脓性囊肿：肿胀通常发生于内眦韧带上方。常见眼球突出、眼球向下和侧方移位，眼外肌麻痹。影像学检查可确诊。

病因学

1. 几乎所有病例都与鼻泪管阻塞有关。

2. 其他少见致病原因包括泪囊憩室、泪道结石、鼻或鼻窦手术、外伤及偶见泪囊肿瘤。

3. 革兰氏阳性菌为最常见致病菌，但革兰氏阴性菌及其他非典型病原微生物更常见于糖尿病患者、免疫力低下者以及长期卧床患者。

诊断

1. 病史：区分反射性流泪还是溢泪。既往有无发作史，是否并发耳、鼻、喉部感染，是否存在原发鼻窦疾病，既往是否有外伤或手术史。

2. 外眼检查：用棉签轻轻挤压位于下眼睑鼻侧的泪囊，探查自泪小点是否排出分泌物。检查双眼，以发现对侧眼的隐匿性泪囊炎。

3. 眼眶检查：检查瞳孔反射、眼球运动、有无眼球突出以及可能并发眶蜂窝织炎的其他表现。

4. 将泪点排出的分泌物行革兰氏染色，并做血琼脂培养。鉴于儿童感染流感嗜血杆菌的发病率更高，对儿童患者的分泌物进行巧克力琼脂培养。

5. 对于不典型病例、重症病例及抗生素治疗效果不佳的病例行眼眶及鼻旁窦的 CT 检查。

> *注：泪囊炎急性期禁止探通或冲洗泪道。如果泪囊表面见大脓肿，切开引流可以减轻疼痛并促进愈合。

治疗

1. 按照以下原则全身应用抗生素

（1）5 岁以上儿童及体重小于 40kg 者：①无发热、全身情况好、轻症病例、父母依从性好：阿莫西林 / 克拉维酸每日 25~45mg/kg，儿童分次口服，每日最大剂量 90mg/kg。②备选方案：头孢泊肟每日 10mg/kg，儿童分 2 次口服，每日最大剂量 400mg。③发热、病情急、中重度病例或父母依从性差者：收入院，给予头孢呋辛每日 50~100mg/kg，分 3 次静脉注射。请感染科会诊。

（2）成人：①无发热、全身情况良好、轻症病例、依从性好的患者：头孢氨苄 500mg 口服，每 6 小时 1 次；或阿莫西林 / 克拉维酸 500/125mg，口服，每日 3 次；或阿莫西林 / 克拉维酸 875/125mg，口服，每日 2 次。②如果怀疑病原体为抗甲氧西林金黄色葡萄球菌（methicillin-resistant Staphylococcus aureus，MRSA），口服甲氧苄啶 – 磺胺甲噁唑 160/800mg（双效，1~2 片），每 12 小时 1 次；或口服克林霉素 300mg，每日 3 次。其抗菌谱除了可以覆盖 MRSA 外，对厌氧菌、链球菌及金黄色葡萄球菌也有很好的抗菌效果。③发热、病情急或依从性差的患者：收入院，给予头孢唑林 1g，静脉注射，每 8 小时 1 次。参见 7.3.1 眶蜂窝织炎。

抗生素治疗方案应根据治疗效果及分泌物培养 / 药敏试验结果进行调整。视病情缓解程度可将静脉注射抗生素改为相应的口服抗生素，但全身应用抗生素至少 10~14 天。

2. 抗生素滴眼液（如甲氧苄啶 / 多黏菌素 B，或海伦，每日 4 次），可以作为全身治疗的联合治疗。单纯局部用药是不够的。

3. 热敷并轻轻按摩内眦区，每日 4 次，每次 5~10 分钟。

4. 必要时给予止痛药，如对乙酰氨基酚加用或不加可待因。

5. 对凸起的脓肿进行切开引流。

6. 感染控制后，行鼻泪管探通和冲洗，评估鼻泪管系统的通畅性。如果存在阻塞，考虑手术治疗（如鼻腔泪囊吻合术并植入硅胶管）。复发性和慢性泪囊炎病例，建议手术治疗。

随访

每日复查直至病情缓解。如果门诊患者出现病情加重，建议收住院，并给予抗生素静脉注射。急性感染控制后，随访时需探查和冲洗鼻泪管，以评估鼻泪管引流系统的通畅性。

6.10 眶隔前蜂窝织炎

症状

眼睑及眶周压痛、红肿、皮温升高。常有局部皮肤擦伤史、穿透伤/外伤史、麦粒肿或虫咬史。与鼻窦炎有关，虽然更常见于隔后感染。患者可主诉发热或寒战。

体征（图 6.10.1，图 6.10.2）

1. 主要体征：眼睑红斑、水肿、皮温升高、压痛。无眼球突出，无视神经病变，无眼球运动受限，通常球结膜轻度或无充血，无眼球转动痛（与眶蜂窝织炎不同）。患者可能由于眼睑肿胀而无法睁眼。视觉改变如视物模糊或单眼复视，是由于眼睑肿胀引起的。

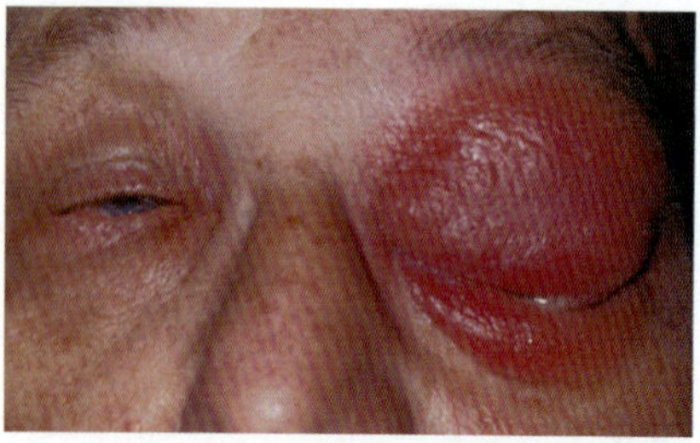

图 6.10.1　眶隔前蜂窝织炎

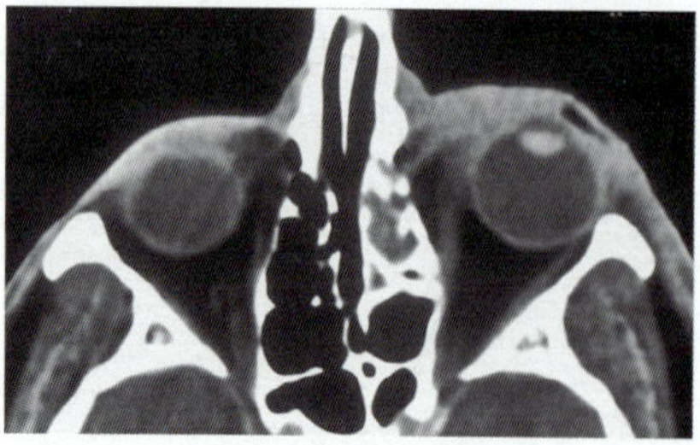

图 6.10.2　CT 显示眶隔前蜂窝织炎

2. 其他体征：眼睑皮肤高张力，或眼睑肿胀呈波动性。眼球可有轻度充血，但一般不受累。

鉴别诊断

1. 眶蜂窝织炎：眼球突出、眼球转动痛、眼球运动受限，可有视力下降。参见 7.3.1 眶蜂窝织炎。

2. 霰粒肿：局限性眼睑炎性结节。参见 6.2 睑板腺囊肿（霰粒肿）/睑腺炎（麦粒肿）。

3. 过敏反应：突然起病，无触痛，痒，眼睑肿胀。参见 5.11 接触性皮炎。

4. 丹毒：链球菌性蜂窝织炎，进展迅速，病灶边界清楚，高热、寒战。

5. 坏死性筋膜炎：严重细菌感染，累及皮下软组织及深筋膜。病原常为 A 群 β 溶血性链球菌及金黄色葡萄球菌。典型体征为病变皮肤呈灰紫色改变，伴局部知觉减退。患者常有败血症且迅速恶化。该病有致死风险，需急诊行清创术并静脉注射抗生素。

6. 病毒性结膜炎继发眼睑肿胀：可见滤泡性结膜炎。参见 5.1 急性结膜炎。

7. 海绵窦血栓形成：眼球突出伴多发脑神经病变。参见 10.10 海绵窦及相关综合征（多发性眼球运动神经麻痹）。

8. 水痘 – 带状疱疹病毒：疱疹不越过中线。参见 4.16 眼带状疱疹 / 水痘 – 带状疱疹病毒。

9. 单纯疱疹病毒：通常是单侧、不越过中线的水疱性皮疹。可能与同侧滤泡性结膜炎有关。参见 4.15 单纯疱疹病毒。

10. 其他眼眶病变：眼球突出、移位或眼球运动受限。参见 7.1 眼眶疾病。

11. 其他：昆虫叮咬、血管性水肿、外伤、上颌骨骨髓炎等。

病因学

1. 邻近组织感染，如麦粒肿或泪囊炎。

2. 外伤，如穿通伤、裂伤、虫咬伤。

病原学

金黄色葡萄球菌及链球菌为主要致病菌，但对于未经疫苗接种的儿童应考虑流感嗜血杆菌感染的可能性。如果分泌物有臭味或出现坏死，或有动物 / 人咬伤病史，应怀疑厌氧菌感染。如眶隔前蜂窝织炎伴有皮肤疱疹，应考虑病毒感染（如单纯疱疹病毒或水痘 – 带状疱疹病毒）。

诊断

1. 病史：眼球转动时有无疼痛，有无复视，既往有无外伤、鼻窦手术或疾病、癌症、霰粒肿、虫叮咬或头发脱落，有无鼻窦阻塞或脓鼻涕，近期是否曾接种疫苗，既往有无抗生素耐药菌感染。

2. 全面的眼科检查：仔细观察有无眼球运动受限、眼球突出、瞳孔传入障碍、色觉障碍及视盘水肿。如果眼睑极度肿胀可使用开睑器或眼睑拉钩帮助进行检查。

3. 检查三叉神经第一支及第二支分布区域面部知觉。

4. 触诊眶周及头颈部淋巴结，查找有无肿块。

5. 检查生命体征。

6. 对开放性伤口或引流物行革兰氏染色及病原培养。

7. 颅脑及眼眶 CT（轴位及冠状位）及增强 CT：当患者有严重外伤史，或怀疑有眶内 / 眼内异物、眶蜂窝织炎、骨膜下脓肿、鼻窦炎、海绵窦血栓或恶性肿瘤时应行眼眶和鼻窦 CT 增强扫描（水平位及冠状位）。如果有相关病史、症状或体征，可行颅脑 CT。如果怀疑海绵窦或颅内病变，或者根据 CT 检查结果，可行 MRI 或血管造影成像。

8. 全血细胞计数及分类：用于识别白细胞增多；血培养用于重症病例或出现发热者。

治疗

1. 抗生素治疗

（1）轻度眶隔前蜂窝织炎、大于 5 岁（<40kg）、无发热、患者 / 家长依从性好，采取以下方案之一：①阿莫西林 / 克拉维酸每日 25~45mg/kg，儿童分 2 次口服，每日最大剂量 90mg/ kg；成人 875/125mg 口服，每 12 小时 1 次。②头孢泊污每日 10mg/kg，儿童分 2 次口服，每日最大剂量 400mg；成人 200mg 口服，每 12 小时 1 次。③头孢地尼每日 14mg/kg，儿童分 2 次口服，每日最大剂量 600mg；成人 600mg 口服，每日 1 次。

如果患者对青霉素过敏，则采用以下方案之一：①甲氧苄啶 / 磺胺甲噁唑：甲氧苄啶每日 8~12mg/kg，联合磺胺甲噁唑每日 40~60mg/kg，儿童分 2 次口服；成人口服甲氧苄啶联合磺胺甲噁唑 160/800mg（双效，1~2 片），每日 2 次。②莫西沙星 400mg，口服，每日 1 次（儿童禁用）。

如果怀疑病原体为抗甲氧西林金黄色葡萄球菌（MRSA），则采用：①甲氧苄啶 / 磺胺甲噁唑：甲氧苄啶每日 8~12mg/kg，联合磺胺甲噁唑每日 40~60mg/kg，儿童分 2 次口服；成人口服甲氧苄啶联合磺胺甲噁唑 160/800mg（双效，1~2 片），每 12 小时 1 次。②多西环素 100mg，口服，每日 2 次。禁用于儿童、妊娠期及哺乳期妇女。③克林霉素每日 10~30mg/kg，儿童分 3~4 次口服；成人 450mg 口服，每日 3 次。其抗菌谱除了可以覆盖抗甲氧西林金黄色葡萄球菌外，对链球菌及金黄色葡萄球菌也有很好的抗菌效果。

> *注：患者有下列情况之一应使用抗 MRSA 药物：既往感染过 MRSA、复发性皮肤感染、既往接触过感染 MRSA 的患者、过去 1 年中曾入住看护机构、放置了永久性留置导尿管、在做血液透析、静脉注射毒品、过去 12 个月内曾被监禁、参加有皮肤接触或有共用器械及衣物的体育活动、个人卫生差。

> *注：口服抗生素需持续 10~14 天。

（2）中重度眶隔前蜂窝织炎或属下列情况之一者：患者有中毒症状；患者对门诊治疗和随访的依从性差；5 岁以下儿童；口服抗生素治疗 24~48 小时后病情无明显改善或出现恶化。

收入院静脉注射抗生素的治疗方案为万古霉素：儿童 10~15mg/kg 静

脉注射，每 6 小时 1 次；成人 0.5~1g 静脉注射，每 12 小时 1 次。肾功能不全者需调整剂量。

联合下列方案之一：①氨苄西林 / 舒巴坦：儿童每日 300mg/kg，分 4 次静脉注射；成人 3.0g 静脉注射，每 6 小时 1 次。②哌拉西林－他唑巴坦：儿童每日 240mg/kg，分 3 次静脉注射；成人 4.5g 静脉注射，每 6 小时 1 次。③头孢曲松：儿童每日 80~100mg/kg，分 2 次静脉注射，每日最大剂量 4g；成人 2g 静脉注射，每 12 小时 1 次。④头孢吡肟：儿童 50mg/kg，每 12 小时 1 次，最大剂量 2g/ 次；成人 1~2g 静脉注射，每 12 小时 1 次。⑤头孢他啶：儿童每日 90~150mg/kg，分 3 次静脉注射；成人 1g 静脉注射，每 8~12 小时 1 次。

如果患者对青霉素过敏，选择替代方案参见 7.3.1 眶蜂窝织炎。

> * 注：如果病情有明显缓解，可将静脉注射抗生素改为口服。全身用抗生素需维持 10~14 天。替代方案的选择参见 7.3.1 眶蜂窝织炎。复杂病例或患者对多种药物过敏，抗生素应用前应咨询感染科医师。

2. 病变区热敷，每日 3 次或必要时。

3. 多黏菌素 B/ 杆菌肽眼膏，或迪友 / 迪可罗，每日 4 次，用于治疗继发的结膜炎。

4. 必要时注射破伤风抗毒素。参见附录 2 破伤风预防。

5. 滴鼻剂缓解鼻充血：用于鼻窦炎患者。

6. 眼眶探查及清创：用于治疗波动性肿物或脓肿，或怀疑有眶内异物存留。引流物做涂片革兰氏染色及培养以指导抗生素使用。应尽量避免损伤眶隔。可能需要放置引流条。

7. 请感染科会诊：若患者口服抗生素无效，需要静脉注射抗生素。

8. 全身使用激素类药物：与眶蜂窝织炎相同，正确应用抗生素和手术治疗病灶会使眶隔前蜂窝织炎得到控制。在某些病例，感染引起的炎症级联反应严重且消退缓慢。使用抗生素的同时或之后，短期应用激素可以使炎症更快消退。何时加用激素以及使用的剂量取决于临床医生。可在使用抗生素 24~48 小时后开始加用激素，或者不使用激素。

随访

每日观察病情，直至出现好转，并持续，之后每 2~7 天复查一次，直至痊愈。如果在使用抗生素期间，眶隔前蜂窝织炎持续进展，应收入院，行眼眶 CT 检查（初次或复查）。已经在口服抗生素的患者应改为静脉注射抗生素。参见 7.3.1 眶蜂窝织炎。

6.11 眼睑恶性肿瘤

症状

无症状或有轻度刺激症状的眼睑肿物。

体征

皮肤溃疡及炎症，伴有眼睑解剖结构异常。眼睑皮肤颜色异常、质地改变或持续性出血。病变处睫毛缺失或变白。有时可见前哨血管。复视或眼外肌麻痹提示眼眶受累。

良性眼睑肿瘤鉴别诊断

1. 脂溢性角化：中老年患病。棕黑色、边界清楚的痂皮样病灶，常轻度隆起于皮面，病灶周围有或无炎症反应。可手术切除病灶做活检。

2. 霰粒肿/麦粒肿：起病急，红肿、压痛，病灶边界清楚。参见 6.2 睑板腺囊肿（霰粒肿）/睑腺炎（麦粒肿）。

3. 囊肿：边界清楚，白色、黄色或皮肤色病灶，位于睑缘或皮下。表皮包涵性囊肿、皮脂腺囊肿、外分泌或顶浆分泌的汗腺囊瘤，可手术切除。

4. 传染性软疣：表皮病毒感染，常见于儿童。特点为多发小丘疹，中央有脐。HIV 阳性患者病情可较重。可导致慢性滤泡性结膜炎。治疗采用刮除法去除病灶。有学者推荐刮除至出血，但没有证据表明这种治疗方式更有效。其他治疗方法（如冷冻、烧灼、化学剥离、激光）可用于身体其他部位的病灶，通常不用于眼周皮肤，可能会导致眼表损伤。参见 5.2 慢性结膜炎。

5. 痣：良性黑色素细胞瘤，可能累及真皮和（或）真皮－表皮交界处。先天痣可在出生时或出生后短时间内出现，但大多数痣于儿童期出现，可在青春期逐渐长大。痣的边界清楚，通常为圆形或椭圆形，色素均匀。黑色素瘤可从痣发展而来，可表现为色素改变的病灶和（或）色素性病灶伴有形状不规则、边界不规则、颜色不均以及瘙痒或出血等体征。可疑病灶应做活检，推荐完整切除病灶，深度达皮下脂肪层。

6. 黄色瘤：多发，通常双侧发生，软黄色斑块由富含脂质的巨噬细胞聚集形成，位于上睑内侧，有时可见于下睑。40 岁及以下患者应检查血清胆固醇和血脂分析，以排查高胆固醇血症。为改善外观可手术切除，可能复发。

7. 鳞状细胞乳头状瘤：质软，正常皮肤颜色，可表面光滑，圆形或带蒂。可随时间增大或增多，常可自发消退。有时鳞状细胞癌表现为乳头状，因此对可疑病例应切除活检。

8. 日光性角化病：圆形，红斑样，癌前期病变，表面粗糙。发生于暴露于日光的皮肤区域。治疗采取切除活检。

9. 炎症状态：睑缘炎和睑结膜炎。

10. 过敏状态：慢性接触性皮炎，可单侧发生，造成睫毛缺失，类似恶性病变表现。

11. 其他：人乳头瘤病毒感染导致的疣、源于毛囊或汗腺的良性肿瘤（如汗管瘤）、反向的毛囊角化病、神经纤维瘤、神经鞘瘤、毛细血管瘤、海绵状血管瘤、假性上皮瘤样增生。多发性骨髓瘤的坏死性黄色肉芽肿结节表现为黄色斑块或结节，易与黄色瘤混淆。

病因学

1. 基底细胞癌：最常见的眼睑恶性肿瘤，常发生于中老年人的下睑或内眦部。罕见转移，但可出现局部侵袭，尤其是发生于内眦部时。分为以下两个主要类型：

（1）结节型：质硬团块，肿瘤边缘常有毛细血管扩张。有时病变中央溃疡形成（图 6.11.1）。偶见囊样变。

（2）浸润型：这一类型的经典表现为硬斑型病灶。病灶坚硬、扁平，位于皮下，边界不清。手术切除难度大，可造成较大的眼睑缺损。

2. 鳞状细胞癌：表现多样，常与

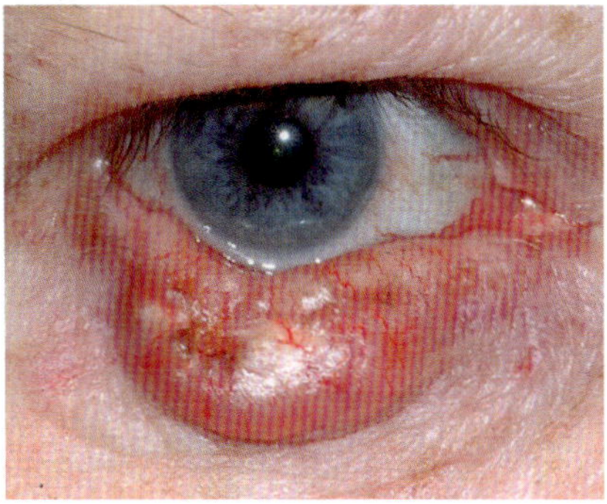

图 6.11.1　基底细胞癌

基底细胞癌类似。可局部转移，常沿神经周围浸润扩散。日光性角化病为其癌前病变，可表现为表面粗糙、可见红斑的扁平病灶，或表现为皮角。

3. 角化棘皮瘤：过去认为该病为良性，具有自限性，现在认为是一种低度鳞状细胞癌。临床表现类似基底细胞癌及鳞状细胞癌。典型病灶隆起，具有卷边，大的中央溃疡凹陷充满角蛋白。可观察到快速增生伴缓慢消退，有时病灶可自发消退。病变常侵犯下睑，造成结构破坏，建议完全切除。

4. 皮脂腺癌：中老年患者多见，常见于老年女性。最常见于上睑，但可呈多灶性，同时累及上下睑。易与复发性霰粒肿或难治性睑缘炎混淆。病变区域可出现睫毛脱落与睑板腺口破坏。可局部或全身转移，或侵犯眼眶。可在眼睑受到放射线辐射后多年发病（图 6.11.2）。

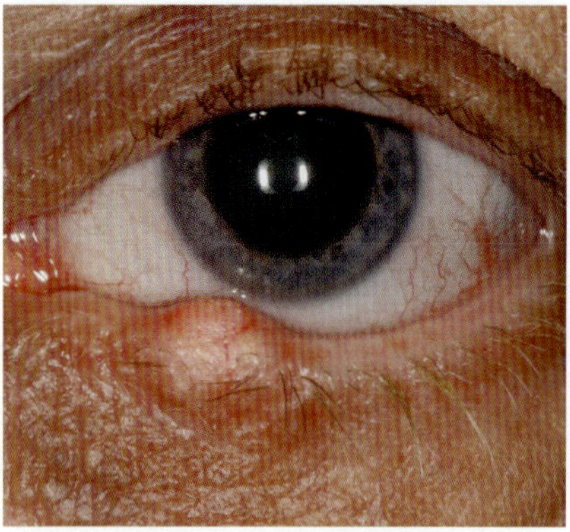

图 6.11.2 皮脂腺癌

5. 其他：恶性黑色素瘤、淋巴瘤、汗腺癌、转移癌（常为乳腺癌或肺癌转移）、梅克尔细胞瘤、卡波西肉瘤等。

诊断

1. 病史：病情持续时间，病灶生长速度，既往有无皮肤恶性病变或其他恶性病变，既往有无炎症或过敏治疗，既往有无放射线治疗史，是否伴有疼痛。

2. 外眼检查：检查皮肤有无其他病灶，触诊耳前、颌下及颈部淋巴结，寻找有无转移。

3. 裂隙灯检查：查看结节性肿瘤有无毛细血管扩张，肿瘤所在位置有无睫毛缺失，睑板腺开口有无破坏。对所有眼睑病变患者均应翻转眼睑进行检查。

4. 拍照或画图标示病变和位置并存档。

5. 病变组织活检。当怀疑为恶性病变时应切除活检。根据病变侵袭的深度，前哨淋巴结活检可用于诊断黑色素瘤和皮脂腺癌。在进行更进一步的处理前应先经组织病理学检查确诊。

6. 皮脂腺癌仅采用组织病理学检查很难确诊。过去曾推荐使用新鲜组织油红 –O 染色，而今对于该病的诊断经验丰富的病理医生不需要做此项检查。

7. 对于淋巴瘤，病理学家推荐送检新鲜组织进行流式细胞仪检查。应先联系病理医生以明确关于送检组织的要求。如病理确诊，则应进行全身性检查。参见 7.4.2 成人眼眶肿瘤。

治疗

1. 基底细胞癌：手术切除，制成冰冻切片或采用莫氏（Mohs）技术对肿瘤边缘进行组织学检查。应完全切除肿瘤，确保边缘无癌细胞残留。冷冻及放射治疗很少用。局部使用咪喹莫特（一种免疫调节剂）可有效，但具有眼表毒性。无法切除的肿瘤，可口服 Hedgehog 信号通路抑制剂维莫德吉，但该药价格昂贵且具有全身不良反应。应告知患者日光照射是该病的致病因素之一，嘱其减少日光照射，并使用防晒霜。

2. 鳞状细胞癌：手术切除是一线

治疗，放射治疗是仅次于手术治疗的有效手段。对于无法手术的老年患者，可以局部给予咪喹莫特和局部注射干扰素。应告知患者日晒的致病风险。将患者转诊至肿瘤科或内科，进行局部和（或）全身检查和监控。

3. 皮脂腺癌：治疗分两个阶段，第一阶段在整个眼表做地图式活检，以确定 Pagetoid 扩散的范围和深度。活检后可进行第二阶段，即 Pagetoid 扩散采用冷冻治疗，深层病变需要手术切除。然后行眼睑重建。密切随访区域淋巴结有无转移。病变侵犯眼眶需要进行眶内容剜除术。将患者转诊至肿瘤科或内科，进行全身检查及监控，注意有无淋巴结、肺、脑、肝脏及骨转移。

4. 恶性黑色素瘤：需要大范围手术切除。要保证切缘干净，并经石蜡切片证实。根据肿瘤累及的深度，可能需对前哨淋巴结进行活检。将患者转诊至肿瘤科或内科，进行区域性或全身检查和监控。

*注：因为通过冰冻切片很难确诊黑色素瘤及皮脂腺癌，应多切组织，要求切除送检的组织切缘未见肿瘤细胞残留。手术中使用润滑眼膏或暂时性睑缘缝合来保护角膜及眼球。

随访

术后早期每 1~4 周复诊，需确保手术切口正确愈合。之后每 6~12 个月复诊。侵袭性病变可缩短复诊间隔时间。曾患过某种皮肤恶性肿瘤的患者再次发生恶性肿瘤的风险较高。

第 7 章

眼眶疾病

7.1 眼眶疾病

本节概括眼眶疾病的特点。

症状

常见眼睑肿胀、眼球突出及复视，以及眼痛、视力下降、色觉下降及面部感觉的变化。

体征

主要体征：眼球位置异常，如眼球突出、眼球下陷、眼球上移。眼球运动受限，被动牵拉试验有助于确诊（参见附录 6 被动牵拉试验和主动收缩试验）。向后推动眼球有抵抗感。

眼球突出的鉴别诊断

1. 肿物样反应：炎症、肿瘤、血管性或感染性疾病导致的浸润或软组织移位。

2. 眼球增大（如近视）：高度近视的眼球增大，常有视盘倾斜、视盘颞侧弧形斑，超声检查显示眼轴变长。不对称近视可表现为单侧眼球突出。

3. 对侧眼球内陷，如眶底骨折所致。

4. 双侧眼睑位置不对称：单侧上睑和（或）下睑退缩，或对侧上睑下垂。

5. 生理性浅眼眶。

病因学

极少数情况下，某些眼眶病可依据特殊体征确诊。大多数情况下眼眶疾病分为以下六类，并据此选择相应的检查：

1. 炎症：甲状腺相关眼病（TED）、特发性眼眶炎性综合征（IOIS）、结节病、肉芽肿性多血管炎、鼻旁窦炎引发的反应性炎症、IgG4 相关性疾病等。

2. 感染：眶蜂窝织炎、骨膜下脓肿（SPA）、毛霉菌病等。

3. 肿瘤（孤立、浸润性或血液性）：通常分为原发性（如孤立性纤维瘤）、继发性（如鼻窦黏液囊肿或颅内脑膜瘤蔓延所致）或转移癌。可以是良性或者是恶性。

> *注：通常情况下，有癌症病史的患者新发眼眶病变，应考虑为转移性病灶，除非确诊为其他疾病。

4. 外伤：眼眶骨折、球后出血、

眼眶异物伴或不伴继发感染、颈动脉海绵窦瘘等。

5. 畸形：骨骼畸形、先天性 / 遗传综合征等。

6. 血管性：通常情况下，无论是先天性或获得性疾病，均可分为原发性动脉性（如颈动脉海绵窦瘘）或静脉性（如静脉曲张）。淋巴管瘤也可能因瘤内出血而引起眼球突出。

诊断

1. 病史：急性或慢性起病，有无疼痛，是否存在眼部血管杂音和（或）搏动，有无发热、寒战、全身症状，有无皮疹、体重变化，有无癌症、糖尿病、肺病或肾病病史，有无外伤，有无鼻窦充血、鼻衄，是否吸烟，就诊时是否提供所有的健康查体记录及与年龄相关的疾病筛查记录，如乳房 X 线检查、前列腺检查 / 筛查。是否存在全身症状，如体重减轻 / 增加、发热、畏寒、盗汗、大便习惯改变、热 / 冷不耐受。

2. 体格检查

（1）生命体征，特别是体温。

（2）检查视力、瞳孔大小和对光反应、视野、色觉、眼压。使用 Goldmann 眼压计时注意检查半环的搏动状态。

（3）检查眼球运动。检查斜视度（采用三棱镜或马氏杆），参见附录 3 遮盖 / 去遮盖和交替遮盖试验及 10.7 孤立性滑车神经麻痹。某些病例考虑被动牵拉试验和主动收缩试验，参见附录 6 被动牵拉试验和主动收缩试验。

（4）检查眼球的病理状态。令患者头向后仰，从下面检查眼球突出情况（“蚁眼观”）。通过 Hertel 眼球突出计测量眼球突出度，测量时眼球突出计置于外侧眶缘而不是外眦。眼球突出度平均值为 17mm，正常上限为 22~24mm。双侧突出度相差大于 2mm 视为异常。如果怀疑静脉畸形，测量时可配合 Valsalva 动作。除了检查轴位的眼球突出度，还应检查非轴位的眼球异位，如眼球下陷或上移。

（5）检查眼球后阻力：以拇指朝向眼眶分别轻按双侧眼球。沿眶缘触诊有无肿物，翻转上眼睑仔细检查穹隆结膜。

（6）检查三叉神经和面神经功能。检查耳前及颈部淋巴结肿大情况。

（7）散瞳检查视神经（视盘苍白、水肿）、后极部（特别寻找脉络膜皱褶），以及周边视网膜。

3. 若怀疑压缩性视神经病变，则考虑行自动视野检查。

4. 影像学检查：根据拟诊的疾病不同，选择眼眶 CT（轴位、冠状位及矢状位）或眼眶 MRI（包括钆强化和脂肪抑制）。当诊断不明确或怀疑为囊性或血管性病变时，眼眶 B 超联合或不联合彩色多普勒检查有助于诊断。OCT 检查可用于观察视神经形态。参见第 14 章眼科影像检查。

5. 实验室检查：包括 T3、T4、促甲状腺激素（TSH）、甲状腺刺激免疫球蛋白（TSI）和抗甲状腺过氧化物酶抗体（TPO）、血管紧张素转换酶（ACE）、胞浆染色及核周染色抗中性粒细胞胞浆抗体（cANCA 和 pANCA）、乳酸脱氢酶（LDH）、IgG/IgG4 水平、抗核抗体（ANA）、血清蛋白电泳（SPEP）、全血细胞计数（CBC）加分类、血尿素氮（BUN）/ 肌酐（特别是需要做 CT 增强或 MRI 钆增强时）、空腹血糖、糖化血红蛋白（HbA1c）和血液培养等。

6. 根据临床初步诊断和影像学检查结果，若怀疑转移癌或淋巴瘤，则考虑行进一步的全身检查和其他的影像学检查。

7. 为明确诊断，可行切除 / 切取活检。细针针吸活检对眼眶病的诊断作用有限。

对于某一特定疾病的其他检查、治疗及随访，详见各论。

参考文献

1. Srinivasan A, Kleinberg T, Murchison AP, Bilyk JR. Serologic investigations in inflammatory orbital disease: part I. Ophthalmic Plast Reconstr Surg. 2016;32:321-328.
2. Srinivasan A, Kleinberg T, Murchison AP, Bilyk JR. Serologic investigations in inflammatory orbital disease: part II. Ophthalmic Plast Reconstr Surg. 2017;33:1-8.

7.2 眼眶炎症性疾病

7.2.1 甲状腺眼病（TED）

又称甲状腺相关性眼眶病或 Graves 眼病。

眼部症状

1. 早期：非特异性症状，包括异物感、眼红、流泪、畏光、晨起眼睑肿胀。早期症状常无特异性，类似于过敏、睑结膜炎、慢性结膜炎等。早期可出现上睑退缩。

2. 晚期：增加眼睑及眼眶受累症状，包括侧方向闪光感、眼球突出、持续性眼睑水肿、结膜水肿、复视、眼球后有“压力”、视力下降。

体征（图 7.2.1.1）

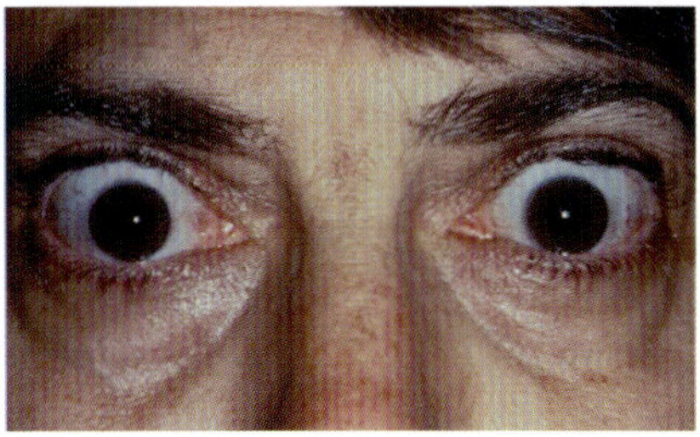

图 7.2.1.1　甲状腺相关性眼眶病，伴眼睑退缩、右侧眼球突出

1. 主要体征：上睑退缩伴侧方向闪光感（高度特异性体征）；向下看时上睑迟落（von Graefe 征）；眼睑闭合不全；下睑退缩为非特异性体征，通常认为是正常体征。单侧或双侧眼球轴向突出，伴不同程度的球后抵抗感。当眼外肌受累时常有眼球上转及外转受限，被动牵拉试验有抵抗感。虽然甲状腺眼病常累及双眼，但单眼发病或双眼不对称者亦很常见。眼眶影像学检查可见眼外肌肥厚（按发生频率高低分别为下直肌、内直肌、上直肌、外直肌），而肌腱不受累。孤立的外直肌肥厚不是甲状腺眼病的特异性表现，需进一步检查，可进行活检。孤立的上直肌 / 提上睑肌复合体肥厚可见于甲状腺眼病，但应认真随访，寻找其他病因，尤其是没有出现上睑退缩的患者。

2. 其他体征：瞬目减少、眼压显著升高（特别是上视时）、内外直肌止端充血、上方角膜缘角结膜炎、浅层点状角膜病变、暴露性角膜病变造成的浸润或溃疡、瞳孔传入障碍、色觉障碍、视神经水肿 / 苍白，以及偶见脉络膜皱褶。

＊注：眼外肌（EOMs）肥厚位于眶尖可导致视神经受压，表现为瞳孔传入障碍、色觉障碍、视野及视力受损。虽然甲状腺眼病的压迫性视神经病变发生率较低（5%~7%），但每位患者每次检查时都应进行排查。甲状腺眼病的视神经病变多见于限制性斜视发生时和眼球后抵抗力增加时。值得注意的是，甲状腺眼病造成的压迫性视神经病变患者，通常无轴向眼球突出或呈轻度。

全身体征

常见甲状腺功能亢进，至少 80% 的患者可出现甲状腺眼病。症状包括心率快，皮肤干、热，甲状腺弥漫性肿大（甲状腺肿），体重减轻，肌肉萎缩伴近端肢体肌力下降，手抖，胫骨前皮肤病变或黏液水肿，心律不齐，排便习惯改变。有些患者甲状腺功能低下（5%~10%）或正常（5%~10%）。

甲状腺功能正常者应每 6~12 个月检查甲状腺功能，大部分患者在 2 年内出现甲状腺异常。甲状腺眼病与甲状腺功能异常不一定同步发生，前者常在甲状腺功能出现异常之前或之后数月甚至数年发生。甲状腺眼病病情的发展与甲状腺功能异常的控制之间的相关性很小。患者多具有甲状腺功能障碍家族史。

少数患者可并发重症肌无力，表现为波动性复视及上睑下垂。应经常询问患者是否有延髓症状，如吞咽困难、发音障碍、呼吸困难、肢体近端肌力下降等，怀疑重症肌无力时患者会出现疲劳。若甲状腺功能障碍和复视 / 眼外肌麻痹的患者出现上睑下垂（而不是上眼睑退缩）或内收障碍，则患重症肌无力的可能性增加（参见 10.11 重症肌无力）。

上睑退缩的鉴别诊断

1. 既往眼睑手术或外伤可导致眼睑退缩或上睑迟落。

2. 根据 Hering 法则，单眼的重度上睑下垂可表现为对侧眼上睑退缩。特别是当无上睑下垂的一侧为弱视眼时。

3. 动眼神经麻痹伴异常再生：向下看时上睑抬高，类似上睑迟落（假性 von Graefe 征）。可有眼球运动受限，但被动牵拉试验及眼眶影像学检查正常。眼睑退缩在眼球内收及向下注视时明显。参见 10.6 动眼神经的异常再生。

4. Parinaud 综合征：眼睑退缩，不能上视，辐辏式回缩性眼震，双侧瞳孔轻度散大、对光反射迟钝而近反射正常（光反射 – 近反射分离）。

诊断

1. 病史：症状持续时间，有无疼痛，有无视力改变，是否患有癌症或甲状腺功能异常，是否吸烟，最近是否行乳房 X 线检查、胸部 X 线检查（特别是吸烟者），有无前列腺检查 / 前列腺特异性抗原（PSA）水平检测。

2. 详细眼科检查：裂隙灯下荧光素染色检查有无暴露性角膜病变，有无视神经受压表现（瞳孔传入功能障碍、色觉障碍、视神经水肿、自动视野检查、OCT）。检查眼外肌运动（变形和牵拉）。有复视者需使用三棱镜或马氏杆测量，参见附录 3 遮盖 / 去遮盖和交替遮盖试验及 10.7 孤立性滑车神经麻痹。眼球突出者使用 Hertel 眼球突出计测量突出度。检查后推眼球时是否有抵抗。测量第一眼位及上视时的眼压，上视时眼压升高程度与甲状腺眼病的下直肌肥厚程度相关。散瞳查眼底，检查视神经。

3. 影像学检查：眼眶 CT（轴位及冠状位平扫，不做增强）适用于临床表现不典型（如大多数单侧眼球突出者或所有双侧眼球突出但不伴上睑退缩者），或严重的充血性眼眶病变或视神经病变。甲状腺眼病患者的 CT 表现不尽相同。有限制性斜视和轻度眼球突出的患者（肌原性变异），CT 可表现为眼外肌肥厚,不累及肌腱，无眶尖拥挤（由于眼外肌肥厚扩大导致眶尖脂肪信号丧失）。有些患者眼外肌运动正常或接近正常，严重眼球突出，出现暴露性角膜炎的患者（脂肪性变异），主要改变为眶内脂肪增多，眼外肌轻度受累。

4. 甲状腺功能检查（TFTs），包括 T3、T4、TSH。这些检查结果可能正常。有时会要求患者做甲状腺刺激免疫球蛋白（TSI）和抗甲状腺过氧化物酶抗体（TPO），并定期复查，最新的证据表明，二者与疾病的活跃度相关。TSI 和 TPO 升高可能有助于指导临床医生确诊不典型的 TED，并指导治疗（见下文）。

5. 血清维生素 D 水平。最近的研究表明，血清维生素 D 水平低于正常可增加进展为眼眶病的风险。

6. 对疑似重症肌无力的患者应做相关检查。参见 10.11 重症肌无力。

治疗

1. 戒烟：应告诫所有甲状腺眼病患者继续吸烟可促进眼眶病变的进展风险和严重程度，并将谈话内容记入病历。

2. 如果患者有甲状腺疾病的全身症状，应请内科或内分泌科医生诊治。如果患者甲状腺功能正常，应每 6~12 个月复查甲状腺功能。通常情况下，甲状腺功能正常的甲状腺眼病患者可出现 TSI 和（或）TPO 升高。

3. 治疗暴露性角膜病变：使用人工泪液(如润丽/润尔乐)和润滑剂(如速高捷/兹养/立宝舒)，或睡眠时使用胶带粘贴眼睑。参见 4.5 暴露性角膜病变。睡眠时可戴用防护镜。局部应用环孢素滴眼液（如滋润）或立菲格司特滴眼液治疗甲状腺眼病眼表炎症的疗效尚待观察，但如果表现为干眼综合征，可长期应用环孢素滴眼液（如滋润）或立菲格司特滴眼液。

4. 晨起冷敷眼睑及睡眠时头高位有利于减轻眼睑水肿，但这个方法或许不是十分有效。避免使用利尿剂。

5. 眼眶减压手术的适应证：视神经病变；尽管已经过充分治疗，暴露性角膜病变仍严重或进行性加重；眼球脱臼；难以控制的高眼压，恶性眼球突出。

6. 手术治疗：应分步进行。首先考虑眶减压术；如有显著的斜视，再进行斜视矫正术；最后进行眼睑手术。如改变这个顺序，则手术效果难以预期。需要注意的是，只有少数甲状腺眼病患者需要上述所有手术治疗。

7. 其他治疗方式

（1）皮质类固醇：在急性炎症期，口服泼尼松 1mg/kg，每日 1 次，逐渐减量，用药周期 4~6 周，有助于暂时减轻眼球突出及复视，可作为眼眶减压手术的术前准备。有证据表明，使用为期 12 周的静脉皮质类固醇冲击治疗（甲泼尼龙 500mg 静脉注射，每周 1 次，共 6 周，随后 250mg，每周 1 次，连续 6 周），随后改为口服皮质类固醇，与单纯口服给药相比，能长期控制甲状腺眼病，且全身不良反应少，可用于治疗急性期甲状腺眼病。有专家质疑该方案的长期效果。一些专家给予患者眶周注射皮质类固醇，但疗效不如口服皮质类固醇。不推荐长期使用皮质类固醇，以避免慢性全身性不良反应。如果使用全身性皮质类固醇，应详细评估潜在的短期和长期风险。患者应接受基线双能 X 射线骨密度扫描，并开始服用维生素 D/ 钙补充剂和胃黏膜保护剂如质子泵抑制剂。密切随访，及时治疗血糖升高和其他不良反应。

（2）眼眶放射治疗：对于甲状腺眼病的低剂量放射治疗目前仍存在争议。放射治疗可用于甲状腺眼病炎症急性期，或减缓病变进展，并长期控制病情。放射治疗可控制活动性甲状腺眼病引发的限制性斜视的严重程度及病情进展。放射治疗对于甲状腺眼病引起的其他病变，包括视神经病变，疗效不明确，但某些专家力推。对于糖尿病患者应慎用放射治疗，可加重糖尿病性视网膜病变。对于有血管性疾病者，可增加发生放射性视网膜病变或视神经病变的风险，尽管尚未有确凿的证明。所有接受放射治疗的患者均应告知其潜在风险。眼眶放射治疗应在肿瘤放射治疗专家的指导下，严格按照操作步骤进行，认真调整照射剂量并做好周围组织的防护。通常情况下，总照射剂量 20Gy，分 10~14 次进行，持续时间超过 2 周。放射治疗可造成炎症反应一过性加重，口服泼尼松并逐渐减量有助于缓解症状。放射治疗后数周内症状开始改善，数月内达到最大效应。

（3）补充硒：来自欧洲的数据显示，使用硒补充剂（一种抗氧化剂）将降低轻中度甲状腺眼病的严重程度和进展。目前尚不清楚这一发现在美国是否适用，因为美国的日常饮食中不存在硒缺乏，而欧洲的某些国家饮食存在硒缺乏的情况。可以向轻中度、活动性甲状腺眼病女性患者提供硒补充剂治疗，100 μg 口服，每日 2 次，使用 6 个月。硒补充剂应慎用于男性患者，尤其是有前列腺癌家族史的患者。一些研究显示，高硒状态的男性罹患前列腺癌的风险可能相应增加。目前这种说法尚没有明确的结论。

（4）维生素 D 补充：最近的证据表明，维生素 D 缺乏可能是罹患甲状腺眼病的危险因素之一。现已推荐使用维生素 D 补充剂，希望能降低甲状腺眼病进展的风险。

（5）生物制剂：关于生物制剂（如利妥昔单抗、英夫利昔单抗、阿达木单抗等）目前可用的数据较少，有些研究显示治疗有效，而有些研究则显示无效。用生物制剂代替传统治疗，作为一线治疗方式治疗甲状腺眼病是超适应证使用（off–label），目前仍有争议。而且，对于靶向甲状腺眼病最有效的生物制剂学者尚未达成共识。最近，替妥木单抗、胰岛素样生长因子Ⅰ受体（IGF–IR）的单克隆抗体抑制剂在甲状腺眼病的治疗中显示出良好的前景。它于 2020 年 1 月被美国食品和药物管理局批准用于治疗甲状腺眼病。对于中重度甲状腺眼病患者，该药可减轻眼球突出和复视。

（6）视神经病变致视力丧失：立即予口服泼尼松，每日 1mg/kg，密切观察病情。对严重视力下降的病例，可考虑静脉冲击给药。对轻中度视神经病变可采取放射治疗，要注意其治疗效果常滞后出现。给予轻到重度视神经病变患者眶后部减压术，采用内侧或外侧入路，可迅速逆转或稳定病情。眶前部减压术对于治疗甲状腺眼病引起的视神经病变通常无效。基于针对小部分患者的研究结果，替妥木单抗也被证明可以有效治疗甲状腺眼病的视神经病变。

随访

1. 出现压迫性视神经病变时应立即处理，密切观察。

2. 严重的暴露性角膜病变及重度突眼应积极处理，密切观察。

3. 轻度或无暴露性角膜病变患者、轻中度突眼者，均应每 3~6 个月复诊。患有限制性斜视者可能发生压迫性视神经病变，应密切随访。

4. 患有波动性复视或上睑下垂者应排除重症肌无力。参见 10.11 重症肌无力。

5. 所有甲状腺眼病患者均应告知：当出现新的视觉问题、复视加重或显著眼部刺激症状时，应立即就诊。所有患有甲状腺眼病的吸烟者每次就诊时均应提醒其戒烟，并建议其家庭保健医生提供戒烟计划。

参考文献

1. Marcocci C, Kahaly GJ, Krassas GE, et al. Selenium and the course of mild Graves' orbitopathy. N Engl J Med. 2011;364:1920-1931.

2. Heisel CJ, Riddering AL, Andrews CA, Kahana A. Serum vitamin D deficiency is an independent risk factor for thyroid eye disease. Ophthalmic Plast Reconstr Surg. 2020;36(1):17-20.
3. Bradley EA, Gower EW, Bradley DJ, et al. Orbital radiation for graves ophthalmopathy: a report by the American Academy of Ophthalmology. Ophthalmology. 2008;115(2):398-409.
4. Smith TJ, Kahaly GJ, Ezra DG, et al. Teprotumumab for thyroid-associated ophthalmopathy. N Engl J Med. 2017;376:1748-1761.

7.2.2 特发性眼眶炎症综合征

又名炎性假瘤。

症状

可以表现为急性、复发性或慢性病程。起病急并伴随剧烈疼痛是特发性眼眶炎症综合征（IOIS）的特征性表现，但只有 65% 的患者有此典型表现，其余患者症状更隐蔽或自述没有疼痛感。常见症状包括疼痛、严重红眼、眼睑水肿呈粉红色沼泽地样、复视或视力下降。儿童可同时伴发全身症状：发热、头痛、呕吐、腹痛、昏睡，表现为双侧同时发病或先后发病，这些表现在成人患者中不常见。

体征

1. 主要体征：眼球突出和（或）眼球运动受限，通常单侧、突发。影像学检查可见软组织不同程度受累。患肌炎者眼外肌肥厚，可累及肌腱，但非特异性表现。巩膜（见于后巩膜炎）、筋膜囊（见于筋膜炎）、眶脂肪或泪腺（见于泪腺炎）可受累。鼻旁窦一般无异常。

2. 其他体征：眼睑水肿呈粉色沼泽地样、结膜充血水肿、泪腺肿大或可触及的眼眶肿物、视力下降、葡萄膜炎、眼压升高、远视性飘移（多见于后巩膜炎）、视神经水肿或萎缩（不常见）和脉络膜视网膜皱褶。

> *注：双眼特发性眼眶炎症综合征可见于成人，但首先应详细检查排除全身性疾病，如结节病、肉芽肿性多血管炎、IgG4 相关性眼眶病变、转移癌（尤其是乳腺癌）和淋巴瘤。约 1/3 儿童患者双侧发病并伴随全身症状。

鉴别诊断

1. 眶蜂窝织炎和（或）脓肿。

2. 甲状腺眼病。

3. 其他非感染性眼眶炎性疾病：如结节病、肉芽肿性多血管炎、IgG4 相关眼眶病、淀粉样变性、嗜酸性肉芽肿性多血管炎、Sjögren 综合征、类风湿关节炎、系统性红斑狼疮、组织细胞增多症等。

4. 淋巴增生性疾病，包括淋巴瘤。

5. 眼眶原发性恶性肿瘤，如横纹肌肉瘤。

6. 转移癌。

7. 皮样囊肿破裂。

8. 淋巴管瘤伴急性出血。

9. 血管畸形，包括颈动脉海绵窦瘘（CCF）。

10. 自发性眼眶出血。

11. 坏死性脉络膜黑色素瘤。

诊断

眼眶常规检查参见 7.1 眼眶疾病。

1. 病史：既往有无发作史，有无其他全身症状或全身疾病，有无癌症史，是否吸烟，有无最近一次乳腺 X 线检查、胸部 X 线检查、结肠镜、前列腺检查的记录，有无呼吸系统疾病史，需要做详细的全身查体。有无发热、盗汗和体重下降。

2. 全面的眼科检查，包括色觉、眼球运动、眼球突出度、眼压、散瞳检查眼底。

3. 生命体征，尤其是体温。

4. 影像学检查：眼眶增强 CT（轴位、冠状位及旁矢状位）可见后巩膜增厚（可显示“指环征”，即 360° 巩膜增厚），眼眶脂肪或泪腺受累，或眼外肌肥厚（肌腱可同时受累或无）。眶骨侵蚀在特发性眼眶炎症综合征中罕见，如有，应进一步检查。眼眶强化 MRI 和脂肪抑制 MRI 可显示眼外肌肥大、眼眶脂肪浸润、泪腺增大、后 Tenon 囊 / 巩膜增厚，以及沿视神经的增强（神经周围炎）。在特发性眼眶炎症综合征中，MRI 影像中的增强表现为从病灶“溢出”到邻近组织（如从眼外肌扩展到周围的眶脂肪）。

5. 根据需要进行血液检查（如双侧发病或不典型病例）：Westergren 血沉、全血细胞计数（CBC）加分类、抗核抗体（ANA）、血管紧张素转换酶（ACE）、胞浆染色及核周染色抗中性粒细胞胞浆抗体（cANCA 和 pANCA）、乳酸脱氢酶（LDH）、IgG/IgG4 水平、血清蛋白电泳（SPEP）、血尿素氮（BUN）/ 肌酐、空腹血糖或糖化血红蛋白（HbA1c，在全身应用皮质类固醇之前检测）。怀疑结节病时，胸部 CT 比胸片更加敏感；对于特殊病例或不典型病例应行乳腺 X 线检查及前列腺检查。使用皮质类固醇可能有危险的患者，在用药之前，需做干扰素释放试验（QuantiFERON–TB Gold）。

6. 如果受累的眼眶组织比较容易手术获取，在应用皮质类固醇治疗之前需切除病变组织做活检。皮质类固醇治疗可能造成误诊。特发性眼眶炎症综合征通常会累及泪腺，并且相对容易通过手术获取，强烈建议对怀疑为炎症性泪腺炎的所有病例均行活检。然而，典型特发性眼眶炎症综合征病例应尽量避免对其他眼眶组织（眼外肌和眶尖）活检，因为手术有风险；对于非典型病例或复发病例，应考虑做此类眼眶组织活检。有癌症病史者应考虑转移癌的可能。

治疗

1. 口服泼尼松：成人和儿童初始剂量为每日 1~1.2mg/kg，并给予胃黏膜保护剂，如奥美拉唑 40mg 口服，每日 1 次。应告知所有患者口服皮质类固醇的全身不良反应，并要求患者定期检查血糖及血电解质。

2. 低剂量放射治疗的适应证：全身应用皮质类固醇治疗无效、皮质类固醇减量后疾病复发，或使用皮质类固醇对患者有显著危害。放射治疗前必须先做眼眶活检，病灶可及，并排除其他发病原因。

3. 非类固醇类药物，如氨甲蝶呤、环磷酰胺等，可用于皮质类固醇治疗无效或皮质类固醇治疗后复发的患者。如果可及，需行病变组织的活检，以排除恶性肿瘤。

4. 生物治疗用于其他治疗无效时。靶向性生物制剂，如 CD20 抗体和肿瘤坏死因子 α（TNF–α）等，在特发性眼眶炎症综合征中的作用尚不明确。有证据表明，特发性眼眶炎症综合征是 T 细胞源病理过程伴细胞因子（包括肿瘤坏死因子 –α）升高，英夫利昔单抗和阿达单抗可能是治疗特发性眼眶炎症综合征顽固性或复发性病例的有效生物制剂。

随访

1~2 天后复诊。对皮质类固醇治疗非常敏感者初始剂量维持 3~5 天，之后缓慢减量至每天 40mg，时间超过 2 周，之后减量更加放缓，减量至每日小于 20mg，通常需要数周。如果患者对皮质类固醇治疗不敏感，强烈建议活检。特发性眼眶炎症综合征的复发并不少见，尤其是在低剂量皮质类固醇维持阶段。

＊注：IgG4 相关疾病是以 IgG4+ 浆液细胞在软组织淋巴浆液性浸润为典型表现的纤维炎症状态，常合并全身受累，可表现为血清 IgG4 升高。临床治疗原则遵循其他眼眶炎症的治疗：慢性或顽固病例，全身应用皮质类固醇，然后改为非类固醇类药物。IgG4 相关性眼眶病可能累及眼眶内的所有软组织，但在典型的特发性眼眶炎症综合征急性起病时通常不伴随出现。眼眶影像检查中感觉神经增粗和浸润是 IgG4 相关性眼眶病的典型特征。确诊需要组织病理学检查结果和 IgG4 免疫染色结果。东亚学者报告 IgG4 相关疾病可增加罹患淋巴瘤的风险。

参考文献

1. Mombaerts I, Rose GE, Garrity JA. Orbital inflammation: biopsy first. Surv Ophthalmol. 2016;61:664-669.
2. Mombaerts I, Bilyk JR, Rose GE, et al. Consensus on diagnostic criteria of idiopathic orbital inflammation using a modified Delphi approach. JAMA Ophthalmol. 2017;135:769-776.
3. McNab AA, McKelvie P. IgG4-related ophthalmic disease. Part I: background and pathology. Ophthalmic Plast Reconstr Surg. 2015;31:83-88.
4. McNab AA, McKelvie P. IgG4-related ophthalmic disease. Part II: clinical aspects. Ophthalmic Plast Reconstr Surg. 2015;31:167-178.

7.3 眼眶感染性疾病

7.3.1 眶蜂窝织炎

症状

眼红、眼痛、视物模糊、复视、眼睑和（或）眶周肿胀、鼻塞或分泌物、鼻窦炎导致的头痛 / 压痛 / 充血、牙痛、眶下和（或）眶上疼痛或知觉减退。

体征（图 7.3.1.1，图 7.3.1.2）

1. 主要体征：眼睑红肿热痛、结膜充血水肿、眼球突出、运动受限、转动眼球或试图转动眼球时疼痛。严重者可出现视神经受损表现，如瞳孔传入障碍和色觉障碍。

2. 其他体征：视力下降、视网膜静脉阻塞、视盘水肿、脓性分泌物、眶周知觉减退、发热。CT 检查常可见邻近的鼻窦炎症，通常为筛窦炎，或合并其他鼻窦炎症；眶骨膜下可能有脓肿形成。

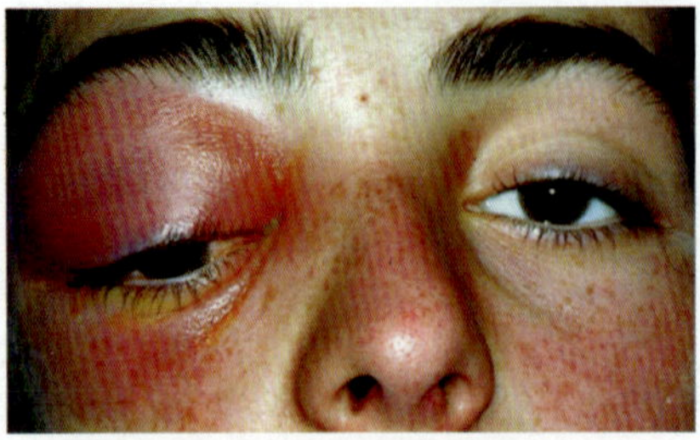

图 7.3.1.1　眶蜂窝织炎

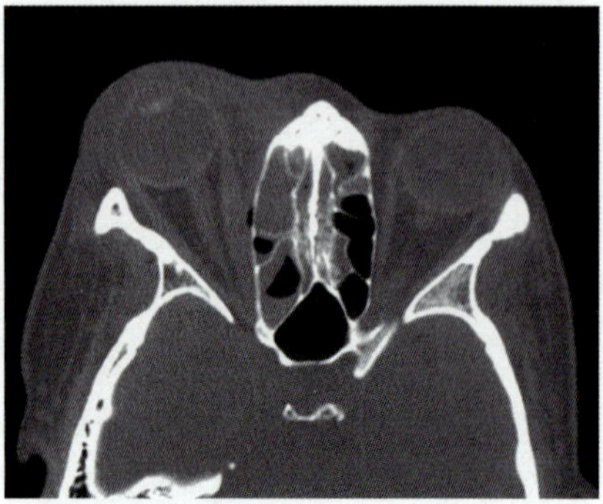

图 7.3.1.2　右侧眶蜂窝织炎 CT 检查显示右侧脂肪条索状和右侧筛窦炎

鉴别诊断

参见 7.1 眼眶疾病。

病因学

1. 直接蔓延而来：邻近的鼻旁窦感染，特别是筛窦炎；眶周的局部感染，如麦粒肿、泪腺炎、泪囊炎、全眼球炎等；牙周感染。

2. 继发于眼眶外伤，如眶壁骨折、穿通伤、眶内异物存留。

3. 继发于眼睑、眼眶手术或鼻窦手术。

4. 继发于其他眼部手术或眼内感染（如全眼球炎，少见）。

5. 血行蔓延所致，如来源于菌血症或来源于局部的面部蜂窝织炎，通过静脉吻合支蔓延。

6. 由脓毒性海绵窦血栓蔓延所致。

> *注：眶内存留的异物可在受伤后数月才发生蜂窝织炎。参见 3.12 眶内异物。

病原体

1. 成人：葡萄球菌属、链球菌属、拟杆菌属。

2. 儿童：流感嗜血杆菌（在免疫接种过的儿童中少见）。

3. 外伤后感染：革兰氏阴性杆菌。

4. 牙周脓肿：侵袭性强的需氧菌及厌氧菌混合感染。

5. 免疫力低下患者，如糖尿病患者、化疗患者、HIV 感染者；真菌感染，包括接合菌（如毛霉菌）和曲霉菌。

诊断

眼眶常规检查参见 7.1 眼眶疾病。

1. 病史：有无外伤或手术史，有无耳、鼻、咽喉或全身感染，有无牙痛或近期牙周脓肿，有无颈强直或精神异常，有无糖尿病或免疫抑制疾病，是否使用免疫抑制剂。

2. 眼科全面检查，有无眼眶体征，包括瞳孔传入障碍、眼球转动痛或受限、眼球突出、眼球后抵抗感增强、眼压升高、色觉下降、皮肤知觉减退、视神经或眼底异常。

3. 检查生命体征、精神状态及有无颈强直。检查有无耳前及颈部淋巴结肿大。糖尿病、酸中毒或免疫力低下患者的鼻道有无焦痂或真菌感染。

4. 影像学检查：眼眶及鼻窦 CT 检查，包括轴位、冠状位和旁矢状位平扫，必要时增强，用以确诊并排除眶内异物存留、眼眶或骨膜下脓肿、鼻窦疾患及海绵窦血栓或颅内蔓延。

5. 实验室检查：全血细胞计数（CBC）加分类和血培养。

6. 如有，需探查及清创穿通伤口，对引流物（如果有）做革兰氏染色和培养，如使用血琼脂及巧克力琼脂、沙氏葡萄糖琼脂、巯基乙酸盐肉汤培养基。探查伤口前需行 CT 检查以排除颅底异物。

7. 请神经外科医师协助处理疑似的脑膜炎和进行必要的腰椎穿刺检查。如有鼻窦炎，应请耳鼻喉科会诊，必要时手术引流。若感染不典型，严重病例或对治疗不敏感时需请感染科会诊。若怀疑感染源为牙周，应立即请口腔颌面外科会诊，该部位的感染侵袭性强，可能导致视力受损，并可能蔓延至海绵窦。

*注：接合菌病累及眼眶、鼻及鼻窦，发生于糖尿病患者或其他原因导致的免疫力低下者。通常表现为剧烈疼痛及眼外肌麻痹，可迅速发生严重的视力下降，可出现代谢性酸中毒。鼻窦 – 眼眶接合菌病进展迅速，可能危及生命。参见 10.10 海绵窦及相关综合征（多发性眼球运动神经麻痹）。

治疗

1. 将患者收住院，请感染科及耳鼻喉科会诊。

2. 推荐静脉注射广谱抗生素，覆盖革兰氏阳性菌、革兰氏阴性菌及厌氧菌，用药 48~72 小时，之后改为口服抗生素，至少使用 1 周。抗生素使用方案有多种。

（1）对于近期无住院史、无卧床史或入住养老院的患者推荐以下方案：成人静脉注射氨苄西林 / 舒巴坦 3g，每 6 小时 1 次；儿童每日 300mg/kg，分 4 次静脉注射，最大日剂量 12g（含氨苄西林 8g）。成人亦可使用静脉注射哌拉西林 / 他唑巴坦 4.5g，每 8 小时 1 次，或 3.375g，每 6 小时 1 次；儿童用哌拉西林每日 240mg/kg，分 3 次静脉注射，哌拉西林最大日剂量

18g。

（2）对于疑有医院获得性抗甲氧西林金黄色葡萄球菌（HA-MRSA）感染的患者，或怀疑有脑膜炎的患者，应静脉加用万古霉素，成人肾功能正常者 15~20mg/kg，每 8~12 小时 1 次；儿童每日 40~60mg/kg，分 3~4 次静脉注射，最大日剂量 2g。成人患者如对青霉素过敏，而能耐受头孢菌素，应用上述剂量的万古霉素并联合头孢曲松 2g 静脉注射，每天 1 次；甲硝唑 500mg 静脉注射，每 8 小时 1 次，最大日剂量 4g。

（3）成人患者对青霉素 / 头孢菌素过敏者，联合应用喹诺酮类：年龄大于 17 岁的患者，莫西沙星 400mg 静脉注射，每日 1 次，或环丙沙星 400mg 静脉注射，每 12 小时 1 次，或左氧氟沙星 750mg 静脉注射，每日 1 次；联合甲硝唑 500mg 静脉注射，每 8 小时 1 次。

＊注：肾功能不全或衰竭者抗生素应减量。监测万古霉素血药浓度，必要时调整用量。密切监测血肌酐及尿素氮水平。应注意很多抗生素，特别是四环素衍生物，可影响华法林和其他抗凝药物的疗效。在患者需要应用抗生素时请内科医生协同解决对抗凝药的使用。

＊注：在美国，社区获得性抗甲氧西林金黄色葡萄球菌（CA-MRSA）感染不断增加，尤其在城市。CA-MRSA 与传统的微生物病原体引起的感染很难区分，CA-MRSA 引起的感染可能会进展更加迅速，临床表现更严重，但这些都是主观评判标准。严重的眶蜂窝织炎、疑似皮肤来源的病例、传统治疗无效的病例以及 CA-MRSA 高发区的病例，均应考虑 CA-MRSA 感染。治疗采用四环素或四环素衍生物、复方磺胺甲噁唑或克林霉素，虽然克林霉素耐药有上升的趋势。

（4）必要时予鼻黏膜血管收缩喷鼻剂，最多 3 天。也可加用皮质类固醇喷鼻剂以迅速缓解鼻窦炎。

（5）必要时予红霉素眼膏、杆菌肽眼膏，每日 4 次，用于治疗角膜暴露，减轻结膜水肿。

（6）如果眶压升高，出现视神经病变，或眼压明显升高，需立即做外眦切开或松解术。适应证和手术方式参见 3.10 外伤性球后出血（眶内出血）。

（7）全身性应用皮质类固醇治疗眶蜂窝织炎存在争议。如考虑全身使用皮质类固醇，最好等待 24~48 小时，直到完成足量的静脉用抗生素负荷（3~4 次剂量）。研究显示，对伴有或不伴有脓肿的儿童眶蜂窝织炎患者，全身性应用皮质类固醇与抗生素的联合使用可缩短静脉注射抗生素治疗的时间和住院时间。

随访

入院后最初 48 小时内每日检查 2 次。感染严重者可能需要每日多次检查。临床改善需 24~36 小时。

1. 通过以下指标观察病情进展情况

（1）患者的症状。

（2）体温及白细胞计数。

（3）视力及视神经功能。

（4）眼球运动情况。

（5）眼球突出程度及眼球移位情况，显著的眼球移位提示脓肿形成。

（6）一些研究发现，C 反应蛋白可作为临床标志物。一项研究建议以 C 反应蛋白 ≤ 4mg/dL 作为阈值，开始口服皮质类固醇和抗生素治疗。

*注：如果经过足量抗生素负荷（3~4 次剂量）后病情恶化，复查眼眶及颅脑增强 CT，寻找脓肿。参见 7.3.2 骨膜下脓肿。如果确诊脓肿，应行手术引流。影像学表现一般晚于临床表现，因此病情恶化本身即可作为手术引流的指征。病情未见好转还应考虑以下情况：海绵窦血栓形成、脑膜炎、耐药菌感染［包括医院获得性抗甲氧西林金黄色葡萄球菌和社区获得性抗甲氧西林金黄色葡萄球菌、侵袭性微生物（通常为漏诊的牙源性微生物）］或非感染性疾病。

2. 检查有无角膜暴露。

3. 检查眼压。

4. 检查视网膜及视神经有无眶后部受压（如脉络膜视网膜皱褶）、炎症或渗出性视网膜脱离。

5. 如果眶蜂窝织炎诊断明确，并且治疗后持续好转，治疗方案可改用口服抗生素（基于细菌培养及药敏结果），疗程 10~14 天。推荐以下治疗方案之一：

（1）阿莫西林 / 克拉维酸：儿童每日 25~45mg/kg，分 2 次口服，最大日剂量 90mg/kg；成人 875mg 口服，每 12 小时 1 次。

（2）头孢泊肟：儿童每日 10mg/kg，分 2 次口服，最大日剂量 400mg；成人 200mg 口服，每 12 小时 1 次。

（3）如果怀疑社区获得性抗甲氧西林金黄色葡萄球菌，推荐口服治疗方案包括多西环素 100mg，每 12 小时 1 次，8 岁以下儿童、怀孕及哺乳期妇女禁用；复方磺胺甲噁唑 1~2 片（160/800mg）口服，每 12 小时 1 次；

克林霉素 450mg 口服，每 6 小时 1 次；或利奈唑胺 600mg，口服，每日 2 次。必须经感染科医生确认，保证低耐药性。

门诊患者每隔几天复查一次，直到病情控制。告知患者出现任何症状及体征恶化，应立即复诊。

＊注：用药依从性差是病情反复或治疗失败的最常见原因。口服抗生素方案应个体化，以便于患者服用，并且能够负担得起。通用的替代药物包括多西环素及复方磺胺甲噁唑。

参考文献

1. Yen MT, Yen KG. Effect of corticosteroids in the acute management of pediatric orbital cellulitis with subperiosteal abscess. Ophthalmic Plast Reconstr Surg. 2005;21:363-366.
2. Davies BW, Smith JM, Hink EM, Durairaj VD. C-reactive protein as a marker for initiating steroid treatment in children with orbital cellulitis. Ophthalmic Plast Reconstr Surg. 2015;31:364-368.

7.3.2 骨膜下脓肿

症状和体征

与眶蜂窝织炎相似，但程度更重。如果眶蜂窝织炎患者静脉注射抗生素 48~72 小时后无效或病情恶化，应怀疑骨膜下脓肿（SPA）。

鉴别诊断

1. 眶内脓肿：罕见。眶骨膜具有极好的屏障作用，阻止病变向眶内扩散。可继发于穿通性外伤、既往手术、眼眶异物存留、眼内炎巩膜外蔓延、骨膜下脓肿蔓延或内源性感染播散。治疗采用手术引流及静脉注射抗生素。当存在多个孤立脓肿时引流困难。

2. 海绵窦血栓：因抗生素的应用目前此病少见。最常见于接合菌病（即毛霉菌病）。参见 10.10 海绵窦及相关综合征（多发性眼球运动神经麻痹）。细菌感染的病例常合并败血症，病情缓和，血流动力学障碍。牙源性感染常常具有较强的侵袭性，可沿着面中部和颅底静脉丛扩散到海绵窦。所有病例的预后判断均应谨慎。治疗包括血流动力学支持（通常在 ICU 进行）、广谱抗生素，如果能找到感染源应行手术引流（如鼻旁窦、牙周脓肿、眼眶）。可考虑抗凝治疗，以防止发生中心静脉窦血栓。

诊断

参见 7.3.1 眶蜂窝织炎的检查部分，另外检查眼眶增强 CT 有助于识别脓肿及其范围。怀疑海绵窦血栓的病例，做 CT 检查之前应与影像科医师讨论，一些特殊的 CT 技术和拍摄方位有助于确诊。MRI 检查可用于诊断感染经颅底扩散的病例。

* 注：所有眶蜂窝织炎患者如静脉注射抗生素后 48~72 小时治疗无效，应复查影像学检查。

治疗

1. 引起骨膜下脓肿的病原微生物种类各不相同，并在一定程度上与患者的年龄有关，不同致病菌对静脉注射抗生素的反应不同，对手术引流的要求也不同。见表 7.3.2.1。

* 注：表格仅作为指导。所有骨膜下脓肿患者应密切随访，并由相应的专科医生治疗。通常需要多学科合作，如耳鼻咽喉科。如果出现视神经病变或脓肿巨大，应立即引流。充分引流通常需要眶内探查才能做到。对于儿童，累及额窦的大骨膜下脓肿（>1250mm^3）通常需要引流。与骨膜下脓肿单独引流相比，同时引流骨膜下脓肿和鼻旁窦可降低骨膜下脓肿的复发率。

表 7.3.2.1　年龄与骨膜下脓肿

年龄（岁）	培养结果	是否需要引流
<9	培养阴性（58%）或仅需氧菌	93% 病例否
9~14	需氧菌和厌氧菌混合感染	+/–
>14	混合感染，每例均有厌氧菌	是

引自 Harris GJ. Subperiosteal abscess of the orbit: older children and adults require aggressive treatment. Ophthal Plast Reconstr Surg. 2001; 17(6):395-397.

2. 眶内引流维持 24~48 小时，以防脓肿再次形成。

3. 如果感染蔓延至颅内，则需神经外科介入处理。

4. 如果引流充分，病情可迅速缓解。如病情无明显改善，则需要复查影像学检查、手术探查及引流。

5. 引流术后，除非病情恶化，不必立即行影像学复查。影像学表现常滞后于临床表现至少 48~72 小时。

参考文献

1. Garcia GH, Harris GJ. Criteria for nonsurgical management of subperiosteal abscess of the orbit: analysis of outcomes 1988-1998. Ophthalmology. 2000;107:1454-1458.
2. Todman MS, Enzer YR. Medical

management versus surgical intervention of pediatric orbital cellulitis: The importance of subperiosteal abscess volume as a new criterion. Ophthalmic Plast Reconstr Surg. 2011;27:255-259.

3. Dewan MA, Meyer DR, Wladis EJ. Orbital cellulitis with subperiosteal abscess: demographics and management outcomes. Ophthalmic Plast Reconstr Surg. 2011;27:330-332.

7.3.3 急性泪腺炎：泪腺感染 / 炎症

症状

单侧眼痛、眼红、上眼睑外 1/3 肿胀，常伴流泪及分泌物。常发生于儿童及年轻人。

体征（图 7.3.3.1，图 7.3.3.2）

1. 主要体征：上眼睑外侧 1/3 红肿、压痛。可伴有睑部泪腺充血，上眼睑呈“S”形。

2. 其他体征：同侧耳前淋巴结肿大，同侧结膜暂时性充血，发热，白细胞升高。

鉴别诊断

1. 麦粒肿：眼睑疼痛性结节，腺管阻塞引起。参见 6.2 睑板腺囊肿（霰粒肿）/ 睑腺炎（麦粒肿）。

2. 眶隔前蜂窝织炎：眼睑及周围软组织红肿、发热。参见 6.10 眶隔前蜂窝织炎。

3. 眶蜂窝织炎：眼球突出及眼球运动受限，通常伴有眼睑红肿。参见 7.3.1 眶蜂窝织炎。

4. 特发性眼眶炎症综合征累及泪腺：可伴有眼球突出、眼球向下移位或眼球运动受限。通常无发热，白细胞计数正常。抗生素治疗无效，但全身应用皮质类固醇治疗效果显著。参见 7.2.2 特发性眼眶炎症综合征。

5. 皮样囊肿破裂：皮样囊肿常发生于眼眶内上或外上方，破裂可引起严重的急性炎症反应。

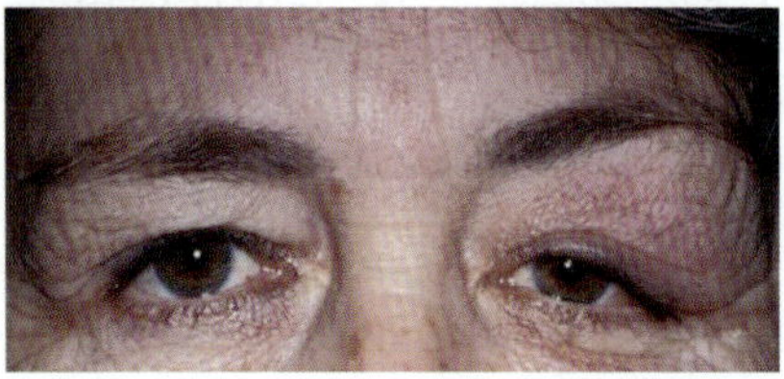

图 7.3.3.1　泪腺炎外观

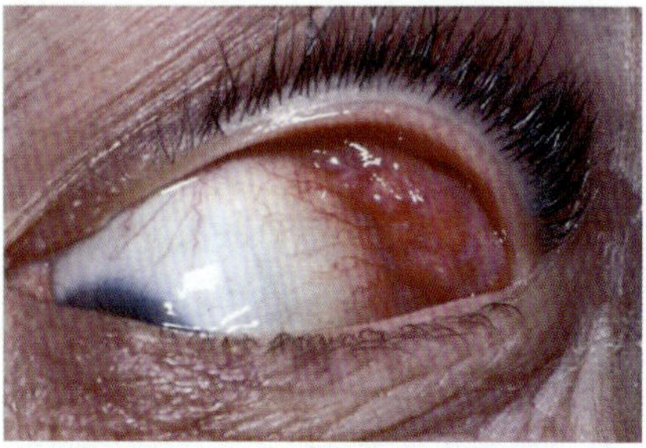

图 7.3.3.2　泪腺炎泪腺充血

6. 横纹肌肉瘤：儿童最常见的眼眶恶性肿瘤，病情进展迅速，仅少数病例有眼睑红斑和疼痛症状。参见 7.4.1 儿童眼眶肿瘤。

7. 眼眶原发恶性肿瘤或泪腺转移癌：常有眼球移位或突出。临床可表现为急性炎症，但更多时候表现为亚急性病程。病变沿感觉神经向周围扩散可造成继发性疼痛。通常可触及，CT 扫描可见。参见 7.6 泪腺肿物 / 慢性泪腺炎。

8. 眼眶存留异物，合并继发感染或炎症反应：患者可能不记得有穿通伤史。

病因学

1. 炎症、非感染性：最常见病因。进展缓慢、无痛病程常见于淋巴增生、结节病及 IgG4 相关疾病。起病急、疼痛常见于特发性眼眶炎症综合征。

2. 细菌性：少见。常见致病菌有金黄色葡萄球菌、淋病奈瑟菌或链球菌。

3. 病毒性：见于腮腺炎、传染性单核细胞增多症、流感、水痘 – 带状疱疹。可见于因泪腺纤维化导致的严重干眼病例。通常双侧发病。

诊断

对急性起病患者进行以下检查。如果药物治疗无效或怀疑其他病因，参见 7.6 泪腺肿物 / 慢性泪腺炎。

1. 病史：急性或慢性起病，是否发热，有无分泌物，有无全身性感染或病毒感染综合征。

2. 触诊眼睑及眶缘有无肿物。

3. 检查有无眼球后抵抗感。

4. Hertel 眼球突出计测量眼球突出度。

5. 全面的眼科检查，特别是眼球运动。

6. 分泌物涂片及细菌培养。

7. 检查腮腺：腮腺肿大常见于腮腺炎、结节病、结核、淋巴瘤、梅毒。

8. 眼眶 CT 扫描：包括轴位、冠状位及旁矢状位，推荐增强扫描（图 7.3.3.3）。对于观察泪腺，CT 优于 MRI，因为 CT 能够更好地显示泪腺周围的骨性解剖结构。

9. 对于发热者，应做全血细胞计数加分类，以及血培养。

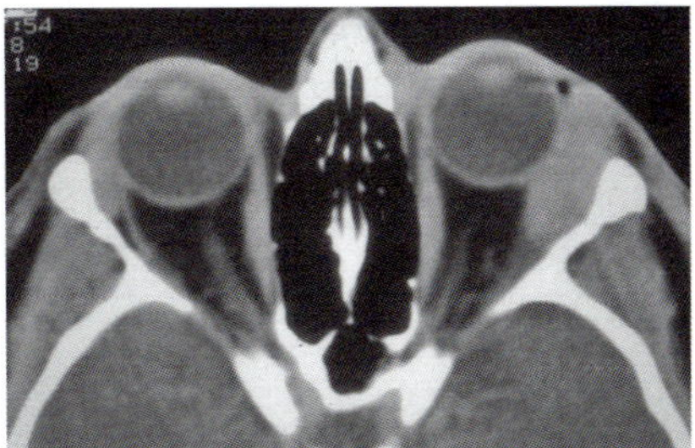

图 7.3.3.3 CT 示泪腺炎

治疗

如果病因不明，可先采用经验性治疗，全身应用抗生素治疗24小时(细菌病原学如下），然后再次临床评估。患者对抗生素治疗的临床反应可指导进一步的治疗，并能够针对病因定向治疗。

1. 炎症性

（1）治疗参见 7.2.2 特发性眼眶炎症综合征。最常应用皮质类固醇治疗。然而，初步证据表明在诊断性活检时进行治疗性减瘤和局部皮质类固醇注射可以提高疗效和减少复发。

（2）必要时给予镇痛药。

2. 病毒性，如腮腺炎、传染性单核细胞增多症：

（1）冷敷肿痛区域。

（2）必要时给予镇痛药，如对乙酰氨基酚 650mg 口服，每 4 小时 1 次，或必要时。

*注：对于有病毒感染综合征的儿童禁用阿司匹林，因为有发生 Reye 综合征的危险。

3. 细菌感染或病原未明的感染

（1）轻中度：选择以下方案之一。①阿莫西林 / 克拉维酸：儿童每日 25~45mg/kg，分 2 次口服，最大日剂量 90mg/kg；成人 875mg 口服，每 12 小时 1 次。②头孢氨苄：儿童每日 25~50 mg/kg，分 2 次口服；成人 500mg 口服，每 6~12 小时 1 次。

（2）中重度：收入院，治疗参见 7.3.1 眶蜂窝织炎。

随访

病情得到缓解前需每日复诊。对抗生素治疗无效者，应考虑口服泼尼松治疗，参见 7.2.2 特发性眼眶炎症综合征，并密切随访。炎症性泪腺炎口服皮质类固醇应 48 小时内见效。观察眼眶受累情况，如眼球运动障碍及眼球突出，一旦出现，应收入院，静脉注射抗生素，密切观察。参见 7.6 泪腺肿物 / 慢性泪腺炎。

7.4 眼眶肿瘤

7.4.1 儿童眼眶肿瘤

体征

1. 主要体征：眼球突出或移位。

2. 其他体征：其他临床体征见肿瘤各论。影像学特征见表 7.4.1.1 及表 7.4.1.2。

鉴别诊断

1. 筛窦炎导致的眶蜂窝织炎：儿童眼球突出最常见的原因。快速排查此病因的意义重大。参见 7.3.1 眶蜂窝织炎。

2. 皮样囊肿及表皮囊肿：临床症状出现于出生至青年时期，肿物缓慢增大。眶隔前皮样囊肿常于儿童期出现症状，最常见于上睑颞侧或眉弓处，有时见于上眼睑内侧。可触及，肿块表面光滑，可被推动或固定于眶骨膜。深部皮样囊肿常在成年后出现症状，可造成眼球突出或眼球移位。皮样囊肿破裂的症状类似眶蜂窝织炎。B 超检查可显示囊性病灶，声波穿透性良好。由于典型的囊性结构及特定的信号特性，CT 和 MRI 可明确诊断。参见 14.3 磁共振成像。

3. 婴幼儿血管瘤：见于出生至 2 岁，生长缓慢至生后 6~9 个月，之后可能退化。透过眼睑皮肤可见肿物呈淡蓝色或伴有皮肤红色血管瘤（草莓痣，毛细血管扩张），压迫可变白（图 7.4.1.1）。哭闹时突眼加重。逐渐长大至生后 6~12 个月，其后数年内可自发消退。不要与眼眶海绵状静脉畸形（海绵状血管瘤）混淆，该病常发生于成人。

表 7.4.1.1　儿童眼眶病变

边界清楚	皮样囊肿、横纹肌肉瘤、视神经胶质瘤、丛状神经纤维瘤、婴幼儿血管瘤
弥散和（或）浸润	淋巴管瘤、白血病、特发性眼眶炎症综合征、婴幼儿血管瘤、横纹肌肉瘤、神经母细胞瘤、畸胎瘤、朗格罕细胞组织细胞增生症

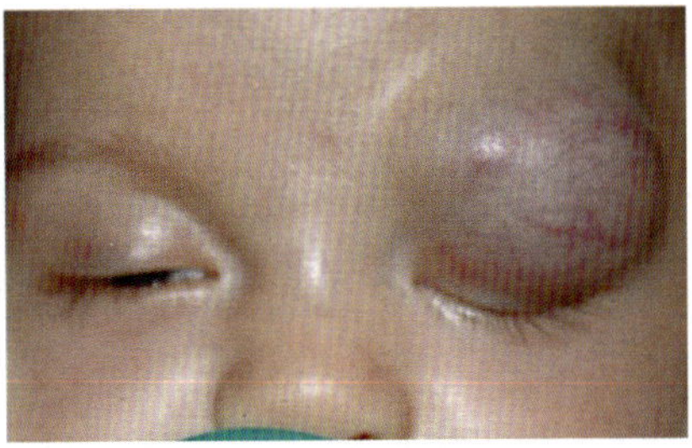

图 7.4.1.1　婴幼儿血管瘤

表 7.4.1.2　儿童眼眶病变的 CT 及 MRI 表现

病变	CT 特征	MRI 特征	
		T1 加权像	T2 加权像
皮样囊肿或表皮囊肿	边界清楚，可紧贴眶骨壁。偶见骨质侵蚀，伴病变向颅内或颞窝蔓延（“哑铃状皮样囊肿”）	信号低于脂肪，但通常高于玻璃体。钆增强扫描仅见一些囊样增强。当病变内有大量黏稠的黏液时信号增强（高蛋白质/水），大多数眶内肿物不具备这个特征，有助于把这个病变与其他病变区别开来	信号低于或等于脂肪
婴幼儿血管瘤	不规则，增强扫描可增强	边界清楚，信号低于脂肪，高于肌肉	信号高于脂肪和肌肉
横纹肌肉瘤	不规则，边界清，可有骨质破坏	与肌肉等信号	信号高于肌肉
转移性神经母细胞瘤	边界不清，骨质破坏	—	—
淋巴管瘤	无包膜的不规则团块，“眶内的杂草”	囊性，可呈多灶性、密度不均团块，信号低于脂肪，高于肌肉，造影剂弥漫性增强。可见到急性或亚急性出血信号（T1 高信号）	信号显著高于脂肪和肌肉
视神经胶质瘤	视神经梭形增大	管状或梭形肿物，信号低于大脑灰质	均匀高信号
丛状神经纤维瘤	弥漫、不规则软组织团块，眶顶可有缺损	信号等于肌肉或稍高于肌肉	信号高于脂肪和肌肉
白血病（绿色瘤）	不规则团块，可有骨质侵蚀	—	—
朗格罕细胞组织细胞增生症	裂解缺陷，最常见于眼眶颞上侧或蝶骨翼	与肌肉等信号，造影剂增强良好	—

4. 横纹肌肉瘤：平均发病年龄 8~10 岁，但婴儿期到成人均可发病。可表现为突发眼球突出、眼睑水肿、可扪及的眼睑肿物或结膜下肿物、新发的上睑下垂或斜视，或有鼻出血史。特点为急性起病、快速进展。少数病例可伴有疼痛。如果怀疑为横纹肌肉瘤，需紧急活检，并转诊儿科肿瘤专家。

5. 转移性神经母细胞瘤：可见于出生后数年，通常为 5 岁前发病。表现为单侧或双侧突发眼球突出、眼睑淤血、眼球移位。患儿往往有全身病变，80%~90% 表现为眼眶受累的患儿已知患有神经母细胞瘤。值得注意的是，转移性神经母细胞瘤在儿童可表现为孤立的 Horner 综合征，是由于转移到肺尖所致。年龄越大，预后越差。

6. 淋巴管瘤：通常见于 20 岁前，进展缓慢，但有瘤内出血时可突然恶化。眼球突出可间歇性出现，上呼吸道感染可使病情恶化。淋巴管瘤可表现为非外伤性眼睑血肿。可伴发结膜、眼睑或口咽淋巴管瘤（结膜淋巴管瘤表现为多囊样肿物）。MRI 可确诊，B 超可显示囊性区（图 7.4.1.2）。

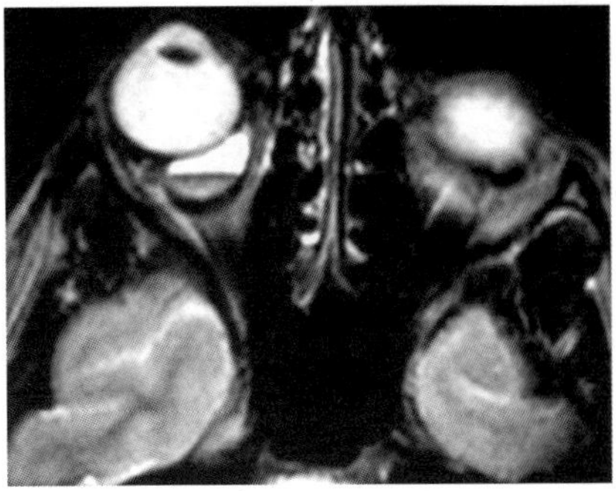

图 7.4.1.2　MRI 的 T2 加权像显示眼眶淋巴管瘤伴亚急性血肿

7. 视神经胶质瘤（青少年纤维状星形细胞瘤）：常于 2~6 岁发病，进展缓慢。无痛性轴性眼球突出，伴随视力下降及瞳孔相对性传入障碍，可见视神经萎缩或视盘水肿。可能与神经纤维瘤病（Ⅰ型及Ⅱ型）有关，这类患者双侧发病。视交叉或下丘脑受累者预后不佳。参见 13.13 母斑病。

8. 丛状神经纤维瘤：常见于 10 岁前，是神经纤维瘤病Ⅰ型的特征表现。可出现上睑下垂、眼睑肥厚、上眼睑“S”形畸形或搏动性眼球突出（蝶骨大翼阙如导致）。还可出现面部不对称及可触及的眶前部肿物。参见 13.13 母斑病。

9. 白血病（粒细胞肉瘤）：常于 10 岁前发病。单侧或双侧迅速进展的眼球突出，有时可由于肿物造成颞窝肿胀。通常，粒细胞肉瘤的出现早于白血病（通常是急性髓系白血病）的血象或骨髓象数月。活检确诊眶粒细胞肉瘤的患者须交由血液科医生密切观察白血病的进展。急性淋巴细胞白血病也可导致单侧或双侧眼球突出。

10. 朗格罕细胞组织细胞增生症（LCH）：影像学检查显示眼眶内迅速增大的肿物，伴骨质侵蚀。眼眶内可见以下 3 种类型。

（1）多灶性多系统性 LCH（Letterer–Siwe 病）：发生在 2 岁之前，迅速累及全身多个系统，预后差。

（2）多灶性单系统性 LCH（Hand–Schüller–Christian 病）：2~10 岁发病。经典三联征包括眼球突出、溶骨性病变和因垂体受累引起的尿崩症。

（3）单灶性 LCH（嗜酸性肉芽肿）：常引起上外侧眶壁骨质侵蚀，提示为恶性肿瘤。好发于较大儿童和成人。只有少数病例出现全身受累。

诊断

1. 病史：明确起病年龄及病变进展速度。眼球突出度有无变化（如是否随哭闹或体位变化），有无鼻出血，有无全身病变，有无发热，有无体重下降，近期有无上呼吸道感染，有无鼻腔脓性分泌物。

2. 眼外检查：检查有无眶前部肿物、皮肤血管瘤或颞窝病灶。测量眼球突出度（Hertel 眼球突出测量仪）或眼球移位。请儿科医生做腹部检查，排除腹部肿物或器官巨大症。

3. 详细的眼科检查，包括视力、瞳孔情况、色觉、眼压、屈光状态及视神经情况。仔细检查结膜穹隆。

4. 紧急行眼眶及颅脑 CT（轴位、冠状位及旁矢状位）或 MRI 检查（钆 –DTPA 增强及脂肪抑制像），以排除感染或肿瘤。

5. 如果在眼眶炎症的临床检查中发现鼻旁窦呈混浊影，应立即进行全身抗生素治疗。参见 7.3.1 眶蜂窝织炎。

6. 急性起病且进展迅速的病例，影像学检查发现肿物者，应急诊切除送活检，快速冰冻及永久切片检查，以排除高度恶性肿瘤，如横纹肌肉瘤。

7. 其他检查取决于临床拟诊，通常与儿童肿瘤医生协作。

（1）横纹肌肉瘤：体格检查，主要看有无淋巴结肿大，胸片及骨 X 线片，骨髓检查，腰穿，肝功能检查。

（2）白血病：全血细胞计数加分类、骨髓检查等。

（3）神经母细胞瘤：腹部影像学检查（如 CT 或 MRI），尿香草基扁桃酸，放射性碘标记间碘苄胍（MIBG）扫描。

（4）朗格罕细胞组织细胞增生症（LCH）：全血细胞计数加分类、代谢系统全面检查、血清渗透压及骨骼检查。

治疗

1. 皮样囊肿及表皮囊肿：手术完整摘除，保持囊壁完整。如果囊壁破裂，内容物可引起急性炎症反应。

2. 婴幼儿血管瘤：如果未引起视力障碍、散光及弱视，则观察。所有婴儿的血管瘤最终都会消退。若出现视力损害，如弱视和视神经病变，可参考以下治疗方案。

（1）全身应用 β 受体阻滞剂：治疗机制尚不明确。心得安目前已成为治疗难治性及快速增生性婴幼儿血管瘤的首选用药。其不良反应包括低血糖、低血压及心动过缓。哮喘患者及反应性气道病患者有发生支气管痉挛的风险。因此治疗前需请儿科医生会诊，治疗过程中需全程密切观察。初次使用 β 受体阻滞剂时应给予心肺监护。注意该治疗并非对所有病例均有效。

（2）口服皮质类固醇：自从使用 β 受体阻滞剂后，已较少使用。剂量为 2~3mg/kg，6 周内逐渐减量。必须监测眼压，同时注意预防胃肠道溃疡。

（3）局部注射皮质类固醇（如倍他米松 6mg/mL、曲安奈德 40mg/mL）已很少使用。注射时注意避免眶内出血及视网膜中央动脉阻塞。其他并发症包括皮肤萎缩及色素脱失。因为有导致栓塞性脑梗死的潜在风险，药品生产商禁止眼周注射曲安奈德。参见 6.2 睑板腺囊肿（霰粒肿）/ 睑腺炎（麦粒肿）。

（4）手术切除：如果血管瘤局限且可探及，则手术切除非常有效，通常可治愈。

（5）干扰素治疗：通常用于大病灶或全身性病变，这类病变与消耗性凝血病或高输出量心衰（Kasabach–Merritt 综合征）相关。干扰素治疗有导致痉挛性双侧瘫痪的风险，目前只在极少数病例使用，因为有其他可替代治疗，包括心得安。

3. 横纹肌肉瘤：大多数病例需要尽快取活检，并请儿童肿瘤医生诊治。一旦通过活检确诊并明确分期，应给予患者局部放疗及全身化疗。即使治疗积极并及时，仍可发生显著眼眶及眼并发症。总体而言，由于化疗与放疗技术的发展，近 50 年来，眼眶横纹肌肉瘤的远期预后已得到显著提高，眶内容剜除术已不再是标准治疗方式。预后取决于横纹肌肉瘤的亚型、病变部位（眼眶病变预后最好）和肿瘤分期。如果眼眶病变蔓延扩散至邻近组织（鼻旁窦或颅内），则预后不良。

4. 淋巴管瘤：大多数病例仅需观察。当严重影响外观、影响眼的功能（如斜视及弱视）或因急性眶内出血导致压迫性视神经病变时，可手术减容，但是由于肿瘤的浸润特性可导致手术困难。术后出血进入病灶的发生率增加。手术切除后可复发。引流出血性囊肿（巧克力囊肿）可暂时性改善症状。硬化治疗已成为最常使用的治疗手段，用于治疗大的囊性病变。

5. 视神经胶质瘤：治疗有争议。基于个案的治疗方案包括观察、手术、放疗和（或）化疗。

6. 白血病：由儿童肿瘤医生治疗。全身化疗治疗白血病。骨髓检查无法确诊全身性白血病，仅存在孤立性眼眶病灶（绿色瘤、粒细胞肉瘤）者，有医生建议只做眼眶放疗。但是应密切监测患者，其最终会出现白血病的全身症状。

7. 转移性神经母细胞瘤：多数病例需由儿童肿瘤医生治疗。局部放疗及全身化疗。

8. 丛状神经纤维瘤：出现明显症状或严重影响外观时手术切除。病灶血管丰富、浸润，易复发。

9. 朗格罕细胞组织细胞增生症：治疗取决于病变范围，多系统受累需要化疗。单灶性病变（成人嗜酸性肉芽肿）通过减容或手术切除即可治愈。

随访

1. 对于起病急、进展快的肿瘤应紧急处理，必要时可以将患者转诊至儿童肿瘤科。

2. 生长较慢的肿瘤不必急于处理。

7.4.2 成人眼眶肿瘤

症状

眼球突出、复视、视力下降，也可无症状。

体征

1. 主要体征：眼球突出、疼痛、眼球向肿物对侧移位、可触及的眼眶肿物或神经影像学检查发现肿物。一些特殊肿瘤可导致眼眶软组织纤维化从而出现眼球内陷。

2. 其他体征：可触及的肿物、眼球运动受限、眼眶炎症、视盘水肿或视神经萎缩、脉络膜皱褶。肿瘤的特殊表现见病因学各论。影像学特征见表 7.4.2.1 和表 7.4.2.2。

病因学

1. 原发于肌锥内 / 视神经

（1）海绵状静脉畸形（海绵状血管瘤）：成人最常见的眼眶良性肿瘤。中年女性最多见，眼眶体征缓慢出现，妊娠期生长可加快（图 7.4.2.1）。

（2）间质瘤：眼眶病变，侵袭性不一。最多见孤立性纤维瘤（SFT），包括纤维组织细胞瘤及血管外皮细胞瘤，这些病变临床检查及影像学检查无法区分。任何年龄均可发病。免疫组化染为 STAT6 可确诊。

表 7.4.2.1　部分成人眼眶病变的 CT 及 MRI 表现

病变	CT 特征	MRI 特征	
		T1 加权像	T2 加权像
转移癌	边界不清的团块，与眶内组织无法区分；可有骨质侵蚀	浸润性团块，信号低于脂肪，等于肌肉；中度至显著增强	信号高于脂肪及肌肉
淋巴肿瘤（图 7.6.1C）	不规则团块，贴附于眶骨壁或眼球壁生长，高侵袭性病灶及 HIV 病例可有骨质破坏	不规则团块，信号低于脂肪，等于或高于肌肉。中度至显著增强	信号高于肌肉
海绵状血管畸形（图 7.4.2.1）	一般位于肌锥内，有包膜的团块	等于或高于肌肉；延迟显影的、不均质弥漫增强	信号高于脂肪和肌肉
视神经鞘脑膜瘤	可能存在钙化，对比度增强	可见三种类型：梭形、管状和球状；病变用钆显著强化，视神经实质不明显	肿瘤可能会使视神经周围典型的脑脊液信号消失
间质细胞肿瘤［如孤立性纤维瘤（SFT）］	边界清楚的团块，可发生于眼眶任何部位	信号不均团块，低于脂肪，等于或高于肌肉，中度弥漫性或不规则增强。可有血管流空	多变
神经鞘瘤	纺锤形或卵圆形团块，常位于眶上部	信号等于或高于肌肉，增强情况多变	信号强度多变
神经纤维瘤	弥漫、不规则的软组织团块，可能有眶顶缺损	信号等于或高于肌肉	信号高于肌肉或脂肪

表 7.4.2.2　成人眼眶肌锥外病变的 CT 及 MRI 表现

病变	CT 特征	MRI 特征	
		T1 加权像	T2 加权像
黏液囊肿（图 7.4.2.2）	额窦或筛窦囊肿侵犯眼眶	根据蛋白质含量或病灶内容物的黏度，信号强度可高可低	信号高于脂肪
局限性神经纤维瘤	眶上部边界清楚的团块	边界清楚，不均质；信号高于或等于肌肉	信号高于肌肉及脂肪

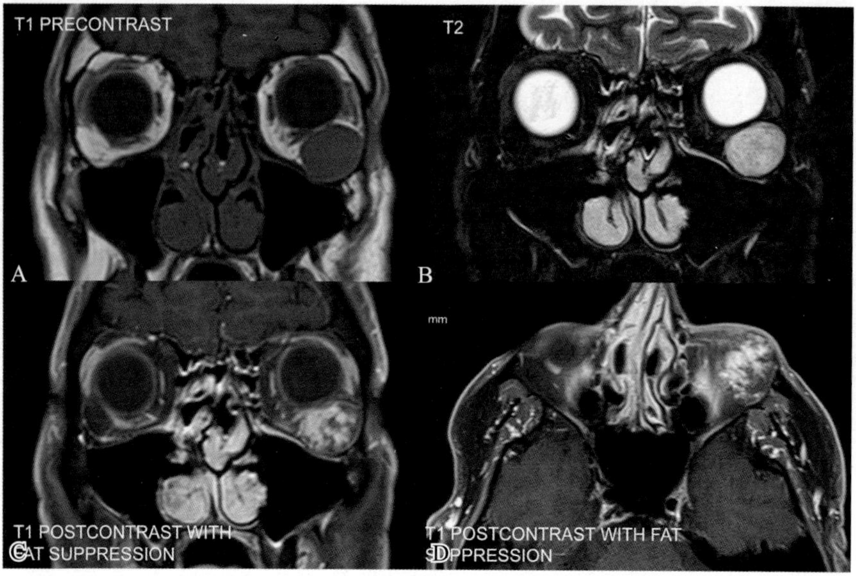

图 7.4.2.1　海绵状静脉畸形的 MRI 表现。注意下面两张图像中造影剂增强表现为不均质

（3）神经鞘瘤：无痛性、渐进性眼球突出。极少数情况下与神经纤维瘤病Ⅱ型相关。有报告恶性神经鞘瘤，但罕见。

（4）神经纤维瘤：参见 7.4.1 儿童眼眶肿瘤。

（5）脑膜瘤：视神经鞘脑膜瘤常见于中年女性，表现为无痛性、渐进性视力下降，常伴轻度眼球突出。可有瞳孔传入障碍。眼底检查可见视盘水肿、视神经萎缩或视盘旁异常并行的血管（视睫分流）。

（6）其他视神经病变：视神经胶质瘤、视神经结节病、成人恶性视神经胶质瘤。视神经鞘脑膜瘤是最常见的视神经病变（不包括视神经炎），第二位常见的视神经病变是视神经结节病，其临床表现及影像学检查与视神经鞘脑膜瘤不易区分。孤立性视神经结节病患者的血管紧张素转换酶水平可能正常。成人恶性视神经胶质瘤对于老年人是一种快速进展的视神经病变，类似于多形性胶质母细胞瘤。预后差，常误诊为进展性非动脉炎性前部缺血性视神经病变。

（7）淋巴管瘤：常发生于儿童

时期。参见 7.4.1 儿童眼眶肿瘤。

2. 原发于肌锥外

（1）黏液囊肿：常表现为前额部头痛和慢性鼻窦炎病史或鼻窦外伤史。常位于鼻侧或鼻上方，源于额窦及筛窦（图 7.4.2.2）。

（2）局限性神经纤维瘤：见于中青年，眼眶病变进展缓慢。眼睑浸润导致上睑呈“S”形改变。部分患者为神经纤维瘤病Ⅰ型，大多数患者无。

（3）骨膜下脓肿或自发性血肿：参见 7.3.2 骨膜下脓肿。

（4）皮样囊肿：参见 7.4.1 儿童眼眶肿瘤。

（5）其他：泪腺肿瘤，如多形性腺瘤（边界清楚）或腺样囊性癌（边界清楚或不清，伴邻近骨质破坏）；蝶骨大翼脑膜瘤，好发于中年女性，可造成压迫性视神经病变；脑或鼻旁窦肿瘤侵犯眼眶；原发性骨肿瘤；血管病变，如静脉曲张、动静脉畸形，包括颈动脉海绵窦瘘。

3. 原发于肌锥内或肌锥外

（1）淋巴增生性疾病（淋巴样增生和淋巴瘤）：常位于肌锥外。影像学检查约 50% 边界清楚，50% 呈浸润性。眼附属器淋巴瘤通常为非霍奇金淋巴瘤（NHL），75%~85% 呈惰性进展：结节外边缘区淋巴瘤（EMZL）或黏膜相关淋巴组织淋巴瘤（MALT）、Ⅰ级或Ⅱ级滤泡细胞淋巴瘤、慢性淋巴细胞白血病（小细胞淋巴瘤）。其他病变为侵袭性，如弥漫性大 B 细胞淋巴瘤、套细胞淋巴瘤等。可发生于

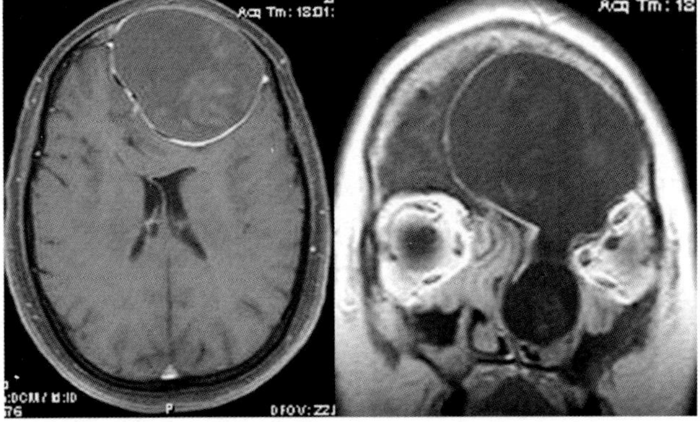

图 7.4.2.2 MRI 的 T1 加权像示巨大的额筛窦黏液囊肿，从左侧眶部和前颅窝蔓延，伴额叶受压

成人各个年龄段，眼眶 NHL 在儿童少见。起病及进展缓慢，而某些亚型进展迅速。高达 25% 的 NHL 有疼痛表现。常位于眶前部上方，约 50% 发生于泪腺。可伴有结膜下病变，呈三文鱼肉色。大部分眼眶 NHL，尤其是惰性亚型，没有全身淋巴瘤的表现（IE 期）。眼眶 NHL 易与特发性眼眶炎症综合征混淆，尤其是急性发病并伴有疼痛时。NHL 通常对全身用皮质类固醇治疗反应非常好，与特发性眼眶炎症综合征类似。

（2）转移癌：常见于中老年人，眼眶体征表现为各种起病模式。常见原发肿瘤位于乳腺（女性最常见）、肺（男性最常见）、泌尿生殖系统（主要是前列腺）。20% 的眶内乳腺癌转移癌为双侧，常侵犯眼外肌。眼球内陷（非眼球突出）可见于髓样乳腺癌转移癌。转移性前列腺癌有骨转移倾向，常累及颧骨或蝶骨大翼。葡萄膜转移癌比眼眶转移癌更常见，比例为 10 ∶ 1。

（3）其他：间叶细胞肿瘤和其他恶性肿瘤。

诊断

1. 病史：确定发病年龄及病情进展速度。有无头痛或慢性鼻窦炎；有无癌症史；有无外伤史，如黏液囊肿、血肿、眶内异物、皮样囊肿破裂；有无淋巴瘤的典型症状，包括发热、盗汗或非故意的体重下降。

2. 详细的眼科检查，特别是视力、瞳孔反射、眼球运动、色觉，测量眼球移位情况及眼球突出度（Hertel 眼球突出计），眼压，视神经，如果怀疑有视神经病变需检测双眼的自动视野。如怀疑淋巴瘤，需检查结膜表面和穹隆深处有无三文鱼肉样病变。

3. 影像学检查：根据发病年龄及拟诊病因，选择眼眶及颅脑 CT（轴位、冠状位及旁矢状位），或眼眶 MRI 的钆增强 / 脂肪抑制像。参见 14.2 计算机断层扫描和 14.3 磁共振成像。

4. 超声检查：眼眶彩色多普勒超声检查可确定病变血管情况。相较 CT 及 MRI 的分辨率，传统 B 超检查对眼眶疾病的诊断意义有限，但可提供一些眼眶前部病变的数据。

5. 如果怀疑转移癌，未发现原发肿瘤，应采取以下措施：

（1）切取病变组织送活检；如怀疑乳腺癌，检测雌激素受体水平。

（2）由乳腺科医生进行乳腺检查及腋窝淋巴结触诊。

（3）内科检查，如胸片、乳腺 X 线片、前列腺检查及前列腺特异性抗原（PSA）检测、结肠镜。

（4）如果患者有已知的转移癌病史、不能耐受手术或眼眶病变的位置使手术难以施行，可选择经验性治疗眼眶转移癌。

6. 组织活检：如怀疑淋巴增生性病变（淋巴瘤或淋巴组织增生），则需取活检确诊。需要足够的固定组织（用于切片，做免疫组化检查），足够新鲜组织（用于流式细胞学检查）。如果确诊为淋巴增生性病变，多克隆病变（淋巴组织增生）和单克隆病变（淋巴瘤）所需要的全身检查相同：全血细胞计数加分类、血清蛋白电泳、乳酸脱氢酶及全身影像学检查（CT/MRI 或 PET–CT）。最近的数据表明，眼眶淋巴瘤的所有病例都应做骨髓活检，惰性亚型也应做骨髓活检。对于淋巴增生性病变，不论是多克隆型还是单克隆型，均需密切观察、多次查体及全身影像学检查，持续数年。很大一部分初诊诊为眼眶淋巴组织增生的患者最终发展为全身性淋巴瘤。

治疗

1. 转移癌：针对原发恶性肿瘤进行全身化疗。放射治疗通常用于缩减眼眶肿瘤。大剂量放射治疗可导致眼球及视神经损伤。某些病例可采用激素治疗，如乳腺癌、前列腺癌。

2. 边界清楚的病变：如果出现视力受损、复视、病变生长迅速或高度怀疑恶性肿瘤，考虑完全切除。如患者愿意承担手术风险也可为美容需要进行手术。无症状的患者应每隔 6~12 个月复诊，进行临床检查及影像学检查。症状加重或影像学检查提示病变增大者，需行手术探查、活检 / 切除。

3. 黏液囊肿：全身用抗生素，如氨苄西林 / 舒巴坦钠 3g，静脉注射，每 6 小时 1 次。随后行手术引流，通常使用鼻窦镜。通常不需要经眶切开来切除囊肿，并且在大多数病例禁止这样做，因为破坏黏液囊肿的黏膜内衬可导致复发，病变呈多个小腔。

4. 淋巴样肿瘤：若未累及全身，淋巴组织增生和惰性淋巴瘤的治疗几乎相同。除少数情况外，眼眶淋巴组织增生对相对低剂量放射治疗（24Gy）非常敏感，眼球及视神经并发症少见（与其他恶性肿瘤相比）。全身性淋巴瘤或者局限性侵袭性淋巴瘤采用化疗，很多病例可采用生物治疗，如利妥昔单抗。大多数眼眶淋巴瘤为 B 细胞来源，50%~60% 为结节外边缘区淋巴瘤（EMZL）。对于老年患者，如症状轻、病变呈惰性，可考虑更保守的治疗，包括仅观察或短期皮质类固醇治疗。到目前为止，全身应用抗生素治疗淋巴组织增生的机制不明，可能对某些特定位置的病变有效。也没有证据表明眼眶结节外边缘区淋巴瘤（EMZL）与幽门螺杆菌相关的胃结节外边缘区淋巴瘤（EMZL）有关。

NHL 的特殊亚型（及其侵袭程度）和疾病的分期决定最终治疗方案。

5. 视神经鞘脑膜瘤：诊断主要依据为病变进展缓慢及典型 MRI 表现。MRI 的钆增强是首选影像学检查。CT 偶尔有助于诊断，可用于观察病灶内钙化。如果肿瘤生长造成视力显著下降可考虑立体定向放疗。如果没有，则每间隔 3~6 个月复诊，进行相应的临床检查及影像学检查。近期的研究表明，立体定向放疗可显著减缓肿瘤生长并保护视功能。立体定向放疗不同于伽玛刀（“放射手术”）。经验性立体定向放疗（即未经活检确诊）可用于视神经鞘脑膜瘤典型病例。非典型病例或快速进展的病变仍需活检。

6. 局限性神经纤维瘤：手术切除有症状的病灶或者增大的病灶。浸润性神经纤维瘤的手术切除困难，病变组织不易完整切除。

7. 神经鞘瘤：治疗同海绵状静脉畸形（见前）。

8. 间质细胞瘤（通常是孤立性纤维瘤）：尽可能完整切除。病灶可能和周围正常组织粘连，并紧邻重要结构。对于此类病例，可考虑部分切除，术后长期随访，定期影像学检查，寻找侵袭性复发和潜在的恶变。孤立性纤维瘤很难预测预后。有些病变表现为惰性性质，其他病变可表现为侵袭性复发、向眶外蔓延或全身扩散。

随访

1. 对于孤立性病变，可完整切除，如海绵状静脉畸形，术后仅需定期进行眼科检查即可。

2. 其他病因所致的疾病需长期随访，随访间隔视病情而定。

3. 转移癌需及时体检及接受相应治疗。

参考文献

1. Olsen TG, Heegaard S. Orbital lymphoma. Surv Ophthalmol. 2019;64:45-66.

2. Olsen TG, Holm F, Mikkelsen LH, et al. Orbital lymphoma: an international multicenter retrospective study. Am J Ophthalmol. 2019;199:44-57.

3. Rose GE, Gore SK, Plowman NP. Cranio-orbital resection does not appear to improve survival of patients with lacrimal gland carcinoma. Ophthalmic Plast Reconstr Surg. 2019;35:77-84.

*注：参见 7.6 泪腺肿物 / 慢性泪腺炎，特别是当肿物位于上睑外侧 1/3 时；同时参见 7.4.1 儿童眼眶肿瘤。

7.5 外伤性眼眶疾病

眼眶爆裂性骨折

参见 3.9 眼眶爆裂性骨折。

外伤性球后出血

参见 3.10 外伤性球后出血（眶内出血）。

7.6 泪腺肿物 / 慢性泪腺炎

症状

上睑外侧 1/3 持续性或进行性水肿，可有疼痛或复视。

体征

1. 主要体征：慢性眼睑水肿，尤其是上睑外侧 1/3，可伴或不伴眼球突出和眼球向内、向下移位。可能会出现疼痛，特别是在泪腺的急性特发性眼眶炎症综合征。眼睑红斑少见。出现在前额或沿太阳穴的钝性酸痛提示恶性肿瘤。

2. 其他体征：上睑外侧 1/3 可扪及肿物，可有眼球运动受限、结膜充血。

病因学

1. 结节病：可双侧发病，通常无痛。可伴发肺、皮肤或肾脏病变。可见淋巴结病变、腮腺肿大或面神经麻痹。值得注意的是，眼附属器结节样炎症累及眼内并不常见，反之亦然。非洲裔美国人、西非及北欧人多发。

2. 特发性眼眶炎症综合征：参见 7.2.2 特发性眼眶炎症综合征。可能出现慢性无痛性泪腺肿大，但不是特发性眼眶炎症综合征的典型表现。

3. IgG4 相关性泪腺炎：参见 7.2.2 中 IgG4 相关眼眶病内容。

4. 感染：睑部泪腺肿大，周围结膜充血。细菌性泪腺炎可有脓性分泌物，非感染性泪腺炎更常见。双侧泪腺肿大可见于病毒感染。CT 扫描可见脂肪条索、脓肿形成。

5. 良性混合瘤（多形性腺瘤）：多见于中年人，进展缓慢，无痛性眼球突出或眼球向内下方移位。常累及眶部泪腺。CT 可见边界清楚的团块，加压可变形，泪腺窝增大，无骨质破坏（图 7.6.1A）。

6. 淋巴增生性肿瘤：成人缓慢进展的眼球突出及眼球移位。结膜下可有“三文鱼肉样” 肿物浸润。CT 检查可见泪腺病灶，边界清楚，与周围正常组织一致。惰性亚型无骨质侵蚀，但在侵袭性组织病理学中可见骨质侵蚀（如弥漫性大 B 细胞淋巴瘤和套细胞淋巴瘤）（图 7.6.1C）。

7. 腺样囊性癌（ACC）：疼痛亚急性起病，历时 1~3 个月，眼球突出及复视，进展速度不一。常见眼球移位、上睑下垂、眼球运动受限。该恶性病变常沿神经蔓延，造成颞部或前额疼痛，颅内蔓延。CT 显示不规则团块，常伴有骨质侵蚀（图 7.6.1B）。

8. 恶性混合型上皮瘤（多形性腺癌）：主要发生在老年患者，疼痛急性起病，进展迅速。可为原发，也可继发于长期存在的良性混合上皮瘤（癌前多形性腺瘤）或未完全切除的良性混合瘤。CT 表现与腺样囊性癌相似。

9. 泪腺囊肿（dacryops）：常为无症状性肿物，大小有波动。患者多为青年或中年人。

10. 其他，可能不累及泪腺，但发生在眼睑上外侧的泪腺及泪腺窝区域：肉芽肿性多血管炎、结核病、白血病、腮腺炎、单核细胞增多症、梅毒（非常罕见）、黏液表皮样癌、浆细胞瘤 / 多发性骨髓瘤、嗜酸性肉芽肿、转移癌（尤其是前列腺癌）和皮样囊肿（图 7.6.1D，表 7.4.1.2，表 14.3.2）。

*注：原发性上皮瘤多单侧发病，炎性病变可双侧发病。淋巴瘤常单侧发病，也可双侧发病。

诊断

1. 病史：确定发病时间和进展速度。有无疼痛、压痛、复视，有无身体虚弱、体重减轻、发热或其他恶性肿瘤相关的全身症状，有无呼吸困难、皮疹或葡萄膜炎病史（结节病），有无其他内科疾病，既往有无泪腺活检或手术史。

2. 全面的眼科检查：重点观察有无角膜后沉积物、虹膜结节、虹膜后粘连或结节病导致的陈旧性视网膜静脉周围炎。如前所述，眼内结节病少见于眼附属器结节病患者，但也可能会有。

3. 眼眶 CT（轴位、冠状位及旁矢状位）：有助于明确骨性结构及其异常。只有当怀疑累及颅内时，才考虑 MRI 检查。

4. 胸部 CT 检查，可用于协助诊断结节病、原发恶性肿瘤、淋巴组织增生性疾病、转移癌，以及偶有的结核病。

5. 实验室检查：当病史提示某种病因时，可行全血细胞计数加分类、血管紧张素转化酶（ACE）、胞

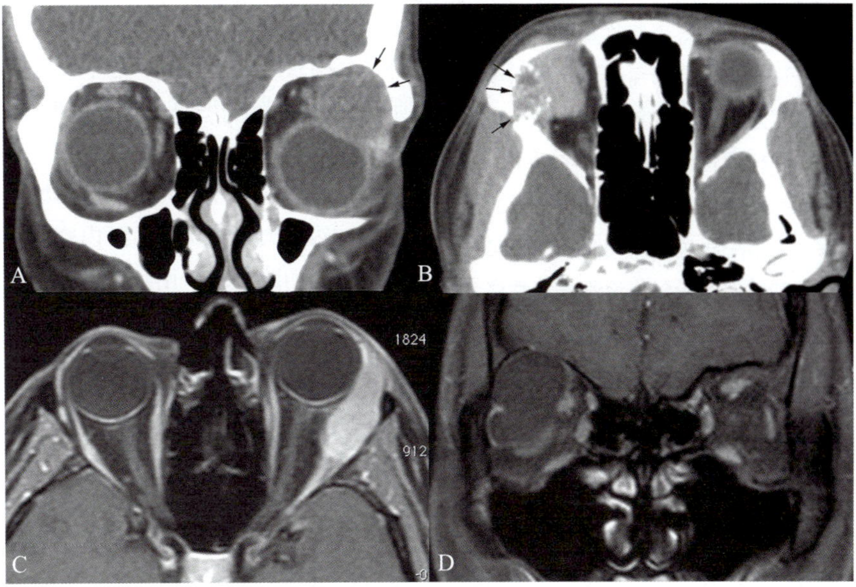

图 7.6.1　泪腺及其附近病变的 CT 和 MRI 表现
A. 多形性腺瘤，伴有泪腺窝呈平滑的压力诱导性改变（箭头）。B. 腺样囊性癌伴骨质破坏（箭头）和病灶内钙化。C. 淋巴瘤，累及泪腺，包绕部分眼球，如装饰线。D. 皮样囊肿，源自额筛缝

浆染色及核周染色抗中性粒细胞胞浆抗体（cANCA 和 pANCA）、血清蛋白电泳（SPEP）、乳酸脱氢酶（LDH）、IgG4/IgG 水平及纯化蛋白衍生物（PPD）检查或 γ 干扰素释放试验（IGRA，如 QuantiFERON-TB Gold）。大多数病例仅检查 ACE 及 LDH 即可。

6. 泪腺活检（参见下面的注意事项）：当怀疑恶性肿瘤或诊断不明时，应做活检。如有可能，活检前不要使用皮质类固醇治疗。

7. 相关科室会诊：确诊为淋巴瘤或其他血液恶病质时请内科、血液科、肿瘤科医生进行全身查体，包括腹部及头部 CT、PET-CT 检查、骨髓活检。

*注：对于怀疑为良性混合瘤（多形性腺瘤）或皮样囊肿患者，不要做活检。多形性腺瘤的不完全切除可导致复发，伴或不伴恶变转化。皮样囊肿破裂可导致严重的炎症反应。故以上两种病变应完整切除，不残留囊膜或假性囊膜。

*注：当怀疑腺样囊性癌时，一些专家建议送活检需要切除的组织范围不要过大，以保护泪腺动脉。最近有关腺样囊性癌治疗的研究显示，泪腺动脉不完整会影响动脉内化疗的效果。为避免医源性的动脉损伤，可先行癌肿前部活检以确诊腺样囊性癌。其他专家不使用动脉内化疗，而是对肿瘤和显著受累的骨骼完全切除，以期进行附加放射治疗。

治疗

1. 结节病：全身皮质类固醇或低剂量抗代谢药物治疗。参见 12.6 结节病。

2. 特发性眼眶炎症综合征：全身皮质类固醇治疗。参见 7.2.2 特发性眼眶炎症综合征。

3. IgG4 相关疾病：全身皮质类固醇或低剂量抗代谢药物治疗。可使用生物治疗。

4. 良性混合型上皮瘤（多形性腺瘤）：完整手术切除。

5. 皮样囊肿：完整手术切除。

6. 局限于泪腺的淋巴瘤：取决于淋巴瘤的亚型。惰性病灶对单独放射治疗敏感。侵袭性病变，即使是孤立病灶，通常需要全身化疗，包括生物制剂，如利妥昔单抗。参见 7.4.2 成人眼眶肿瘤。

7. 腺样囊性癌：先行动脉内给予顺铂，然后大范围切除。眶内容剜除术和颅骨切除术较少用到，尤其是较小的病变。因为与局部切除术后放射治疗相比，预后并没有更多的提升。建议所有患者附加放射治疗，可能需要全身化疗。有些中心采用质子束放疗，但是，迄今为止，尚未证明质子束放射治疗比传统立体定向放射治疗更有优势。不管采用何种治疗，都应考虑到预后和复发情况。目前没有证据表明哪一种治疗手段能够提高生存率。影响生存率的主要因素是肿瘤的亚型（基底样或非基底样）及肿瘤初发时的大小。

8. 恶性混合型上皮瘤：治疗与腺样囊性癌相同。

9. 泪腺囊肿：如有症状，手术切除。

随访

因不同疾病而异。

7.7 其他眼眶疾病

1. 颅内病变：颅内肿瘤蔓延，通常为额叶或蝶骨大翼脑膜瘤，可表现为眼球突出、脑神经病变及视力下降。建议行 MRI 检查。

2. 海绵窦动静脉瘘，如颈动脉海绵窦瘘或硬脑膜窦瘘：动静脉瘘可以是自发的、间接的（常见于老年患者，Barrow B–D 型），或外伤后、直接的（见于年轻患者，Barrow A 型）。患者有时可以听到血管杂音，眼部听诊时可听到。可出现搏动性眼球突出、动脉化“螺旋状”结膜血管、眼压升高、视网膜静脉阻塞、结膜水肿。表现类似眼眶疾病，如甲状腺相关眼病和特发性眼眶炎症综合征。病变早期常被误诊为结膜炎、非对称性青光眼等。CT 检查见眼上静脉扩张，有时伴有眼外肌肥大。眼眶彩色多普勒超声显示眼上静脉动脉化血流。MRA 或 CTA 可显示动静脉瘘，但通常需要脑动脉造影确诊。动脉造影发现后皮质静脉流出，则增加了出血性脑卒中的风险。值得注意的是，后皮质静脉流出更常见于双侧眼眶病变患者，10% 的患者为单侧眼眶病变。而且，两侧大脑半球均应做动脉造影，并包括颈内动脉、颈外动脉和基底动脉（“六血管成像”）。海绵窦通过圆窦连接，偶有颈动脉海绵窦瘘表现为对侧眼眶病变。

3. 化脓性海绵窦血栓形成：眶蜂窝织炎体征，伴瞳孔扩大、反应迟钝，以及动眼神经、滑车神经、三叉神经和（或）展神经麻痹，超出眼眶肿胀所造成的病变程度。可出现意识不清、恶心、呕吐、发热。可双侧发生，进展迅速。参见 7.3.1 眶蜂窝织炎。

4. 眼眶血管炎，如肉芽肿性多血管炎、结节性多动脉炎：血管炎的全身性症状和体征，特别是鼻窦、肾脏、肺及皮肤病变；发热；血沉明显升高，胞浆染色及核周染色抗中性粒细胞胞浆抗体（cANCA 和 pANCA）阳性。肉芽肿性多血管炎的局限性鼻眶病变患者中约 2/3 胞浆染色抗中性粒细胞胞浆抗体（cANCA）正常。

5. 眼眶静脉曲张：眼眶内静脉巨大、扩张，充血扩张时造成眼球突出，如做 Valsalva 动作或低头时。当静脉不充血时，眼球突出消失。做 Valsalva 动作时 CT 增强扫描可显示静脉扩张。长期病例可见钙斑。

6. 机制不明的疾病

（1）Tolosa–Hunt 综合征（THS）：

不同于非典型性眶尖特发性眼眶炎症综合征，组织病理学检查显示眶尖部和（或）位于海绵窦内的颈动脉虹吸部肉芽肿性炎症。表现为急性疼痛、脑神经病变，有时有眼球突出。需要做排除性诊断。CT 诊断困难。MRI 显示孤立、同侧海绵窦增大。通常对皮质类固醇治疗敏感，疼痛症状缓解先于眼外肌麻痹的改善，眼外肌麻痹症状的好转需要几周。由于通常无法做活检确诊，怀疑为 Tolosa–Hunt 综合征的患者，即使皮质类固醇治疗快速起效，仍需长期随访，以排除其他疾病。初次检查数月后应复查影像学检查，以确认病变未进展。疑诊为 Tolosa–Hunt 综合征的患者约 1/3 可复发。注意排除其他疾病，如结节病、淋巴瘤、转移癌，甚至动脉瘤，都可显示皮质类固醇治疗暂时性有效。

（2）硬化性眼眶假瘤：似乎不是真正的眼眶炎症或特发性眼眶炎症综合征的一种亚型，可能是特发性多灶性硬化症的一种类型。临床表现为慢性疼痛、眼外肌麻痹，可能有视神经病变。诊断依靠活检。病理检查显示单调纤维组织增生播散，伴有轻度炎症。治疗困难，可能需要抗代谢药物治疗或瘤体缩减术。严重病例需要行眶内容剜除术。

（3）眼眶淀粉样变性：可原发（孤立性病变）或继发于全身疾病。所有患者均需进行全身检查，包括请心脏科医生排除心肌病变。诊断依靠眼眶活检。需注意该病变富含血管，切取组织时不易止血。治疗方案不统一。

第 8 章

小儿眼科

8.1 白瞳症

定义

瞳孔区有白色反光（图 8.1.1）。

病因学

1. 视网膜母细胞瘤（Retinoblastoma，Rb）：视网膜恶性肿瘤。内生型，瘤体呈白色结节样团块，突破内界膜进入玻璃体；外生型，视网膜下肿物，常位于浆液性视网膜脱离的下方；弥漫浸润型，病变呈弥漫性生长，表现似葡萄膜炎。虹膜新生血管常见于大肿瘤。可发生前房和玻璃体播种，很少发生白内障，眼球大小正常。可以是双眼、单眼或多灶性发病。通常发生于 5 岁以下儿童，平均发病年龄为 18 个月，大约 10% 患者有家族史。

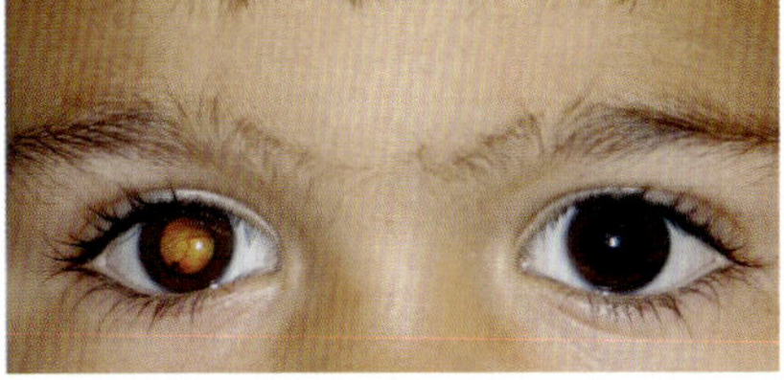

图 8.1.1　白瞳症

2. 弓蛔虫病：线虫感染，可表现为视网膜内局限的、白色隆起的肉芽肿或弥漫性眼内炎。伴有眼组织的局限性炎症、玻璃体牵拉带和相关的黄斑牵拉、牵拉性视网膜脱离和白内障。双眼发病罕见，常见于 6 个月到 10 岁儿童，亦可见于成年人。前房穿刺可检出嗜酸性粒细胞，血清酶联免疫吸附试验（ELISA）弓蛔虫阳性，患者有接触幼犬或不洁饮食史。弓蛔虫病也可因产前感染获得，表现为先天性感染。

3. Coats 病（图 8.1.2）：视网膜血管异常导致微动脉瘤和大动脉瘤，常位于颞下区边缘。白瞳症可继发于渗出性球形视网膜脱离伴有大量黄色富含脂质的视网膜下液或大量黄色视网膜内或视网膜下渗出。通常发生于 10 岁以下男童；发病年龄越小，病情越严重。Coats 病极少双眼发病，无家族史。

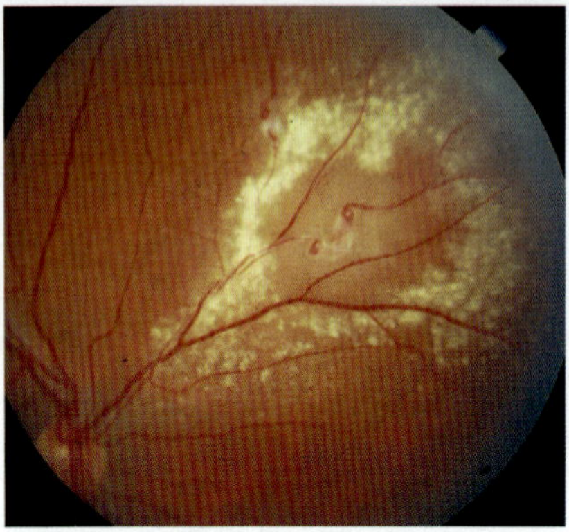

图 8.1.2　Coats 病

4. 永存胚胎血管（PFV），以前称原始玻璃体持续增生症（PHPV）：一种胎儿玻璃体复合体消退失败的发育性眼部异常，通常有从视神经到晶状体和眼前节的纤维血管柄。通常合并轻度小眼球。晶状体后有一层膜，使拉长的睫状突向内牵引。出生时或生后早期即发现有白内障。这层膜和晶状体可前转，使前房变浅，可造成继发性青光眼。可发生牵引性视网膜脱离。通常单眼发病。无家族史或其他危险因素。

5. 儿童白内障：出生时或生后几个月即存在晶状体混浊，单眼或双眼发病。可有家族史或合并全身性疾病。参见 8.8 儿童白内障。

6. 视网膜星形细胞瘤：无蒂或轻度隆起的视网膜团块，呈黄白色，可有钙化。多见于结节性硬化症，罕见于神经纤维瘤病。可发生于结节性硬化症患者的视盘（巨大玻璃膜疣）。

7. 早产儿视网膜病变（ROP）：主要发生于早产儿。白瞳症通常是视网膜脱离的结果。参见 8.2 早产儿视网膜病变。

8. 其他：包括视网膜脱离、视网膜脉络膜缺损、家族性渗出性玻璃体视网膜病变（FEVR）、有髓神经纤维、葡萄膜炎、弓形体病、外伤、巨细胞病毒性视网膜炎、眼内炎、视网膜发育不良、色素失调症、Norrie 病、髓上皮瘤。

诊断

1. 病史：发病年龄，有无前述疾病家族史，是否早产，有无幼犬接触史或不洁饮食史。

2. 全面的眼科检查：包括测量角膜直径，检查有无小眼球；虹膜，检查有无新生血管；晶状体，检查有无白内障；散瞳查眼底和前部玻璃体。

3. 以下检查有助于明确诊断和确定治疗方案。

（1）B 超：尤其是无法窥见眼底的病例，可帮助寻找可疑肿瘤内的钙化，从视神经到晶状体后表面持续存在的条带，或视网膜脱离。

（2）眼底荧光血管造影：有助于评估 Coats 病、早产儿视网膜病变、视网膜母细胞瘤。

（3）眼眶和头颅 CT 或 MRI：尤其适用于有双眼视网膜母细胞瘤或有家族史的患者，也建议用于晚期 Coats 病患者。优先推荐 MRI 用于检查视网膜母细胞瘤，以减少放射暴露（未来有恶变的风险）。

（4）弓蛔虫血清 ELISA 试验：大多数弓蛔虫感染病例，滴度 1 ∶ 8 为阳性。

（5）由儿科医生行全身检查：特别是考虑视网膜星形细胞瘤、视网膜母细胞或系统性疾病继发白内障的患儿。

（6）前房穿刺和弓蛔虫血清 ELISA 试验鉴别弓蛔虫病：大多数弓蛔虫感染病例血清抗体滴度 1 ∶ 8 为阳性。参见附录 13 前房穿刺。

＊注：视网膜母细胞瘤患者避免行前房穿刺，因为这可能导致肿瘤播散。

4. 对年幼或不能配合的儿童可能需要在麻醉状态下（EUA）检查，尤其是考虑为视网膜母细胞瘤的患儿。如果考虑是遗传性视网膜母细胞瘤，需在出生后 1~2 周内在诊室进行筛查。白内障相关检查参见 8.8 儿童白内障。

治疗

1. 视网膜母细胞瘤：可采用化学减容、动脉内化疗、玻璃体内化疗、冷凝术、温热治疗、激光光凝或敷贴放疗。这些治疗方式通常联合应用。如果上述治疗无效，或为晚期单侧病例，可考虑眼球摘除。有转移病灶时可全身化疗。外照射很少使用，因为它与患者晚年继发肿瘤的高发病率相关。

2. 弓蛔虫病

（1）激素：根据炎症的严重程度，可采用局部滴眼、眼周或全身给药。

（2）当玻璃体视网膜牵拉带形成或药物治疗病情无好转或加重时，可考虑行玻璃体切除术。

（3）如果线虫可见，可考虑激光光凝治疗。

（4）抗蠕虫治疗（阿苯达唑）仅适用于全身性疾病。

3. Coats 病：荧光素血管造影引导下的激光光凝渗漏的血管和动脉瘤。如果后节受累，可考虑玻璃体内注射抗 VEGF 联合激光治疗。外引流视网膜下积液对严重的视网膜脱离有一定的治疗效果。

4. 永存胚胎血管（PFV）

（1）白内障摘除和手术切除晶状体后的机化膜，后部玻璃体切除取决于后部受累的程度。

（2）治疗弱视，但视力结果通常很差，继发于多种因素，如中心凹发育不良、屈光参差、视神经发育不良和形觉剥夺。

5. 儿童白内障：参见 8.8 儿童白内障。

6. 视网膜星形细胞瘤：观察。

7. 早产儿视网膜病变：参见 8.2 早产儿视网膜病变。

随访

根据诊断而定。如果考虑遗传性疾病，建议转诊至眼科遗传学，对家族成员进行筛查。

8.2 早产儿视网膜病变

危险因素

1. 早产，尤其是≤ 30 孕周。

2. 出生体重≤ 1500g。

3. 有吸氧史、新生儿败血症、低氧血症、高碳酸血症、生长发育迟缓、并发疾病、高加索人和男性。

4. 若上述危险因素同时存在，早产儿视网膜病变发病风险增加。

体征

1. 主要体征：周边视网膜无血管区。血管区和无血管区之间有分界线。

2. 其他体征：视网膜外纤维血管增殖、玻璃体积血、视网膜脱离或白瞳症，通常为双眼发病。在更严重的病例中，“附加病变”包括视网膜后极部和（或）虹膜血管扩张迂曲。即使使用散瞳剂，瞳孔也不易散大。年龄较大的儿童和成人可出现视力下降、弱视、近视、斜视、黄斑牵拉、玻璃体视网膜格子样变性和视网膜脱离。

鉴别诊断

1. 家族性渗出性玻璃体视网膜病变（FEVR）：临床表现与早产儿视网膜病变近似，遗传性 FEVR 除外（尽管家族成员可无症状，而且新生突变经常发生）；无症状的家族成员可出现视网膜周边血管异常。通常无早产或吸氧史。参见 8.3 家族性渗出性玻璃体视网膜病变。

2. 色素失禁症：X- 连锁显性遗传，通常发生于女孩。男性致死。以皮肤改变为特征，如红色斑丘疹、水疱、脱色素斑和脱发，合并嗜酸性粒细胞增多症。也可见中枢神经系统和牙齿异常。

3. 与其他疾病鉴别：参见 8.1 白瞳症。

分类

1. 分区

（1）Ⅰ区：后极部，以视盘为中心，以视盘至中心凹距离的 2 倍为半径的圆形区域（预后最差）。

*注：用 28D 透镜观察眼底，视野的一侧边缘为视盘鼻侧边缘时，Ⅰ区的界线位于视野的颞侧。

（2）Ⅱ区：从Ⅰ区到鼻侧锯齿缘，从视盘到颞侧等距。

*注：在确定鼻侧血管化到达锯齿缘之前，早产儿视网膜病变不能定为Ⅲ区。

（3）Ⅲ区：剩余的颞侧周边视网膜。

2. 病变范围：以病变累及的钟点数计（30° 扇形）。值得注意的是，新生血管的钟点数计在较早的治疗标准中很重要，但在最新的治疗指南中并未使用。

3. 病变严重程度

（1）1 期：扁平的分界线将后极部视网膜血管区与周边部视网膜无血管区分开（图 8.2.1）。

（2）2 期：分界线呈嵴样隆起。

（3）3 期：嵴样分界线伴纤维血管增殖或新生血管由嵴样分界线延伸（图 8.2.2）。

（4）4A 期：黄斑中心凹以外的部分视网膜脱离。

（5）4B 期：累及黄斑中心凹的部分视网膜脱离。

（6）5 期：全视网膜脱离。

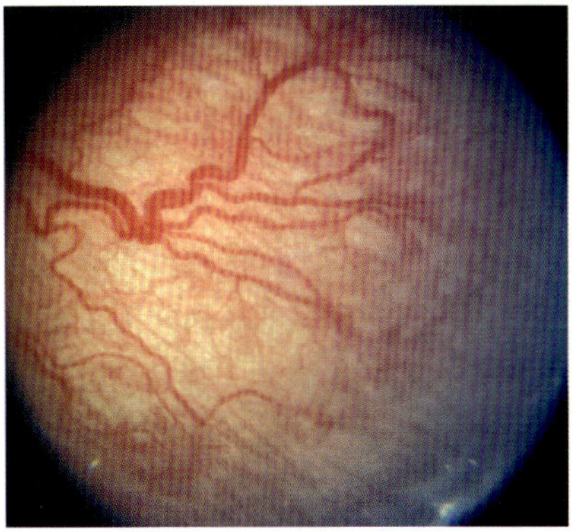

图 8.2.1　早产儿视网膜病变：1 期

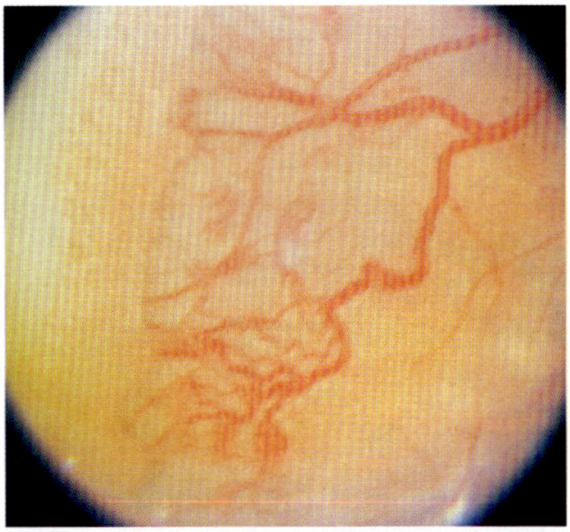

图 8.2.2　早产儿视网膜病变：3 期

*注：全部分期是按最严重的临床表现划分的，建议定义每一期和范围。

4.“附加”病变：后极部至少两个象限的视网膜静脉充盈和动脉迂曲；虹膜血管充盈，瞳孔不易散大和玻璃体混浊伴更晚期的附加病变。如果有附加病变，在相应分期后加“+”（如 3+ 期）。如果血管扩张、迂曲，但不足以诊断为附加病变，则称为“附加前病变”并记录在分期后（如 3 期伴有附加前病变）。快速进展的后极部早产儿视网膜病变（通常为 I 区）伴有广泛的附加病变，曾名“Rush”病变，可不经过其他几期，迅速进展到 5 期。这种急进性早产儿视网膜病变也可表现为视网膜血管区和无血管区交界处出血（图 8.2.3）。

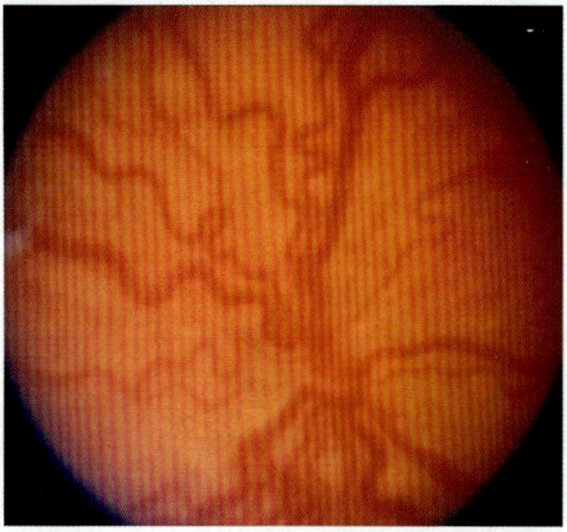

图 8.2.3　早产儿视网膜病变：附加病变

5. 1 型早产儿视网膜病变：定义符合治疗标准的高危患眼。

（1）I 区，任何一期合并附加病变。

（2）I 区，3 期，无附加病变。

（3）II 区，2 期或 3 期，合并附加病变。

6. 2 型早产儿视网膜病变：定义不很严重的晚期患眼，应密切监测是否进展为 1 型病变。

（1）I 区，1 期和 2 期，无附加病变。

（2）II 区，3 期，无附加病变。

7. 阈值前病变和阈值病变：该术语基于 CRYO-ROP 研究，曾被用作病变分类系统的一部分，是最初确定的治疗标准，但现已不再作为护理标准的一部分。

筛查建议

1. 出生体重≤ 1500g。

2. 孕周≤ 30 周。

3. 出生体重 >1500g 或孕周≥ 31 周，但临床病程不稳定，被认定为高风险患儿。

4. 第一次眼科检查的时间根据矫正胎龄（出生时孕周加实际年龄）和出生后年龄（实际年龄）决定。第一次眼科检查应开始于矫正胎龄 31~32 周或出生后 4 周，选择二者中较晚的时间点。

* 注：美国儿科学会（AAP）为早产儿视网膜病变筛查提供最新指南。关于最新的筛查建议，请查看最新政策。

诊断

1. 采取散瞳、巩膜顶压查眼底：在母亲末次月经 31~32 周或患儿出生后 4 周，选择二者中较晚的时间点。

2. 可采用以下任意两种药物联合散瞳：1% 去氧肾上腺素、1% 托吡卡胺、0.2%~0.5% 环戊通。可使用 1% 去氧肾上腺素和 0.2% 环戊通的固定组合滴眼液。如果瞳孔没有散开，可在 30~45 分钟后重复滴眼。

治疗

1. 治疗目标是采用激光斑接近融合的方式消除周边视网膜无血管区。激光光凝优于冷凝治疗。治疗需在确诊 48~72 小时内进行（图 8.2.4）。玻璃体内注射抗 VEGF 药（通常使用 0.625mg/0.025mL 贝伐单抗）是新兴的治疗方案，尤其适用于无法光凝或位于完全后极部的 Ⅰ 区病例；但是这些药物对早产儿的远期效果和可能存在的风险尚未明确。

2. 1 期早产儿视网膜病变需要治疗。

3. 2 期早产儿视网膜病变需严密随访。

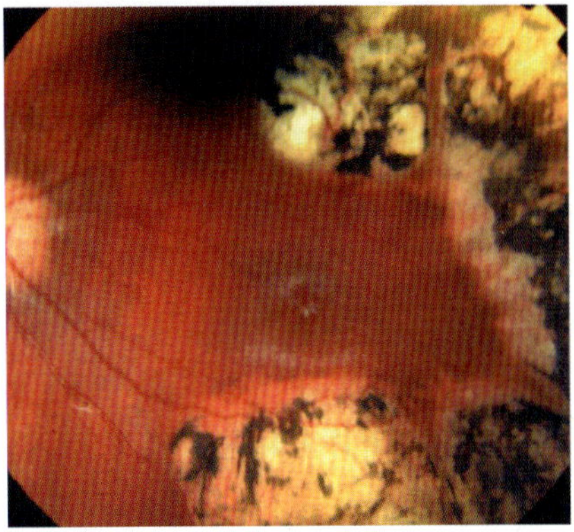

图 8.2.4　早产儿视网膜病变激光治疗后

4. 急性 4 期和 5 期病例可采用玻璃体切除术治疗视网膜脱离。

随访

1. 单次眼科检查的前提是明确显示双眼视网膜完全血管化。

2. 1 周或少于 1 周复查：Ⅰ 区，有未成熟血管，无早产儿视网膜病变；未成熟视网膜位于 Ⅰ 区和 Ⅱ 区交界处；Ⅰ 区，1 期或 2 期病变；Ⅱ 区，3 期病变；或任何的后极部急进性早产儿视网膜病变。

3. 1~2 周复查：未成熟血管位于 Ⅱ 区后极部；或 Ⅱ 区，2 期病变；或 Ⅰ 区，退行性早产儿视网膜病变。

4. 2 周复查：未成熟血管位于 Ⅱ 区，无早产儿视网膜病变；Ⅱ 区，1 期病变；或 Ⅱ 区，退行性早产儿视网膜病变。

5. 2~3 周复查：Ⅲ区，1 期或 2 期病变；或Ⅲ区，退行性早产儿视网膜病变。

患有早产儿视网膜病变的儿童，其近视、斜视、弱视、黄斑牵拉、白内障、青光眼和视网膜脱离的发病率较高。未经治疗的完全血管化的眼底，需在生后 6 个月大时进行检查，以排除上述并发症。

*注：由于可能发生迟发型视网膜脱离和其他眼部并发症，早产儿视网膜病变患儿需终生每年复查。

当出现下述任一体征时急性期早产儿视网膜病变筛查可以终止，提示早产儿视网膜病变导致视力丧失的风险极小或已解除：①Ⅲ区视网膜血管化，既往无Ⅰ区或Ⅱ区病变。如果分区不明确或矫正胎龄小于 35 周，可能需确诊性检查。②矫正胎龄为 50 周且无相当于Ⅰ区或比Ⅰ区更严重、任何分期或Ⅱ区、3 期的早产儿视网膜病变。③全视网膜血管化，非常接近锯齿缘（接受抗 VEGF 治疗的病例）。④如果采用抗 VEGF 治疗，因矫正后胎龄 65~70 周后有早产儿视网膜病变复发的风险，应延长随访时间，如果视网膜血管化仍然不完整。若无法保证后续随访，考虑对未充分发育的无血管区进行预防性激光治疗。

8.3 家族性渗出性玻璃体视网膜病变

症状

很多无症状，但患者可自述视力下降，具体取决于疾病进展的阶段。

体征（图 8.3.1）

1. 主要体征：血管牵拉以及周边部视网膜无灌注，以颞侧为主。双眼发病，但通常不对称。周边视网膜血管有一条流苏状边缘。出生时即存在。

2. 其他体征：周边部新生血管和（或）纤维血管增殖位于视网膜有血管区和无血管区的边界；纤维血管组

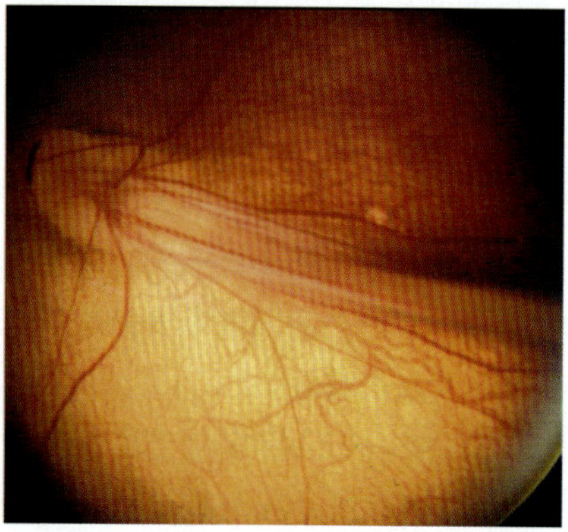

图 8.3.1　家族性渗出性玻璃体视网膜病变的镰状皱褶

织收缩，向颞侧牵拉黄斑；放射状视网膜皱褶；玻璃体积血；牵拉性、渗出性和（或）孔源性视网膜脱离；周边视网膜内或视网膜下脂质渗出。儿童期可出现斜视或白瞳症。可出现白内障、带状角膜变性、新生血管性青光眼或眼球痨。

鉴别诊断

1. 早产儿视网膜病变：与家族性渗出性玻璃体视网膜病变临床表现相似，但无家族史，必须有早产史。参见 8.2 早产儿视网膜病变。

2. 参见 8.1 白瞳症，与其他疾病鉴别，包括视网膜母细胞瘤、Coats 病、永存胚胎血管、色素失调症、Norrie 病、X– 连锁视网膜劈裂和周边视网膜无灌注。阳性家族史和双眼发病有助于与其他疾病鉴别。

病因学

Wnt 信号传导通路缺陷所致。多为常染色体显性遗传，但可以是常染色体隐性遗传和 X– 连锁遗传。通常无早产史或吸氧史。

诊断

1. 病史：有无阳性家族史，有无早产史或吸氧史。

2. 全面的眼科检查，包括散瞳检查眼底，寻找多余血管、血管牵拉、黄斑牵拉、新生血管和牵引性视网膜脱离。双眼荧光血管造影检查是至关重要的诊断方法（必要时在全身麻醉下进行），用于评估异常血管、视网膜无灌注和周边视网膜新生血管（可导致牵引性视网膜脱离并造成视力下降）。

3. 所有疑似携带该基因的家庭成员也应该进行散瞳检查眼底和眼底荧光血管造影检查。这可能是防止家庭成员遭受永久性视力丧失的关键，因为这种疾病通常是无症状的。

4. 基因检测：常见受累的基因包括 *FZD4*、*LRP5*、*TSPAN12* 和 *NDP*。*LRP5* 突变与早发的骨质疏松有关。还有许多其他基因也包括在基因检查套餐中。

治疗

如果有新血管形成和（或）渗出，可激光光凝周边视网膜无血管区。巩膜扣带术或玻璃体切除术用于治疗视网膜脱离。弱视治疗按需建议做基因检测和检查家庭成员。

随访

FEVR 是终生性疾病，所有患者需终生随诊，以监测病变进展。

8.4 内斜视

体征（图 8.4.1）

1. 主要体征：双眼中任意一眼转向内侧。在遮盖 / 去遮盖试验中，遮盖注视眼，非注视眼向外侧转动，以注视正前方。参见附录 3 遮盖 / 去遮盖和交替遮盖试验。

2. 其他体征：可有弱视、下斜肌功能亢进、垂直分离性斜视和（或）隐性眼球震颤。

鉴别诊断

1. 假性内斜：表现为内斜，但在遮盖 / 去遮盖试验中不出现眼位移动。通常患儿鼻根部较宽，有明显内眦赘皮或瞳孔间距小（图 8.4.2）。

2. 参见 8.6 斜视综合征。

分类

共同性内斜视

双眼明显内斜，双眼视远时各方向内斜的角度基本相等。

1. 先天性（婴儿型）内斜视：出生 6 个月表现出来。内斜角度通常很大（>40$^{\triangle}$~50$^{\triangle}$），并且视远和视近时斜视角基本相等。屈光不正对于年龄来说通常是正常的（轻度远视）。弱视并不常见，但也可见于不能交替注视的患儿。抑制双眼视功能发展。可有家族史。隐性眼球震颤、下斜肌功能亢进和垂直分离性斜视可发展为晚期症状。先天性内斜视患儿中高达 30% 可伴发神经和发育异常（如脑瘫、脑积水）。然而，在没有其他体征时，没有必要进行神经系统检查，应首先考虑散瞳验光，但通常是在病程相对较早的时候进行手术治疗。

2. 获得性非调节性内斜视：出生 6 个月后出现的、不能用远视镜片矫正的集合失调。通常开始时为间歇性的，随时间逐渐发展为恒定性。共同

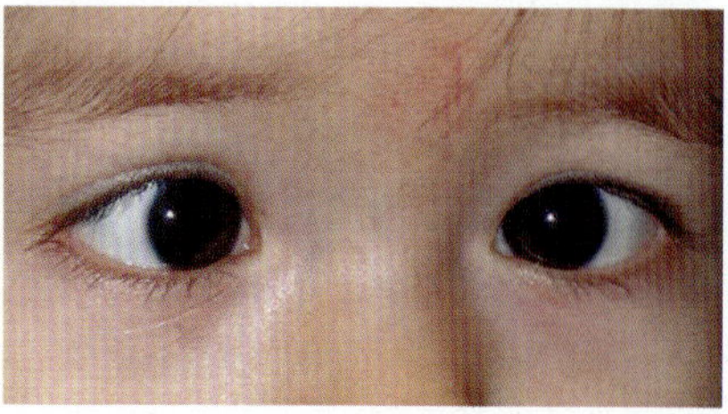

图 8.4.1　内斜视

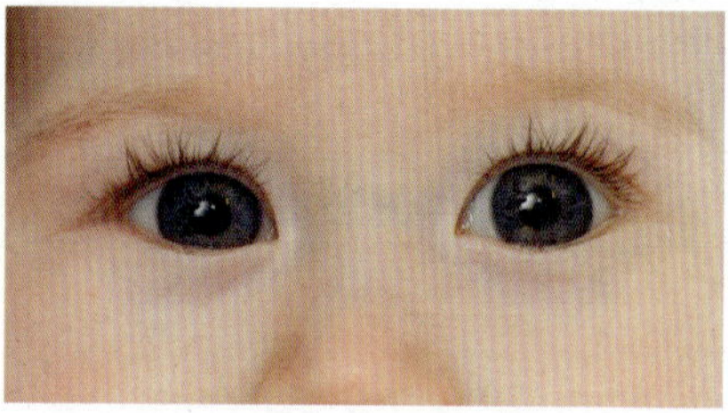

图 8.4.2　假性内斜

性内斜视，内斜角度（20△~35△）通常小于先天性内斜视。患者常有复视。通常在斜视角度稳定后可行斜视矫正术。对于 6 岁以上儿童，必须考虑为后颅窝病变的可能，除非另有证据，并紧急进行影像学检查。

3. 调节性内斜视：双眼集合失调，伴有调节反射活跃。可发生于出生 6 个月到 6 岁之间，平均发病年龄为 2.5 岁。调节性内斜视的亚型如下。

（1）屈光性调节性内斜视：患儿为远视，屈光范围在 +3.00D~+10.00D 之间（平均 +4.75D）。斜视角为中度（20△~30△），且视远视近相等。完全矫正远视可矫正内斜视。调节集合 / 调节值（AC/A）正常。弱视在初诊时很常见。

（2）非屈光性调节性内斜视（高 AC/A）：视近斜视角大于视远。屈光不正可随年龄变化在正常范围内（轻度远视）到高度远视（可能与屈光性调节性内斜视有关），或者为近视。弱视常见。

（3）部分或失代偿性调节性内斜视：充分矫正远视后，屈光性和非屈光性调节性内斜视减轻，但仍有残余内斜视。当为部分内斜视时，残余内斜视为非调节性内斜视成分。

4. 形觉剥夺性内斜视：内斜视发生于单眼或双眼，会影响视力。

5. 分开不足型内斜视：视远时斜视角大于视近时。此为排除性诊断，需与外展麻痹相鉴别，后者突然起病，可能合并脑桥肿瘤、神经系统外伤和颅内压升高。这对老年人来说可能是一种良性病变，只需要在眼镜中加入基底位于外侧的棱镜即可。参见 10.8 孤立性展神经麻痹。

非共同性内斜视

视远时眼球向侧方注视时内斜角度增大。

1. 中枢神经系统病变导致颅内压升高：获得性展神经麻痹导致急性和新发复视，可合并眼球震颤、头痛或根据病因不同而出现其他局灶性神经系统疾病。

2. 内直肌功能受限，如甲状腺疾病、眶内壁骨折伴内直肌嵌顿。

3. 外直肌功能减弱，如孤立性展神经麻痹、外伤或手术导致外直肌松弛或离断。

4. 更多病因参见 8.6 斜视综合征和 10.8 孤立性展神经麻痹。

其他

1. 内隐斜：隐性内斜视，可被融合控制。双眼注视时眼位正。

2. 间歇性内斜视：内斜视，可被融合间歇性控制。可自发出现，特别是劳累或生病时。

诊断

1. 病史：发病年龄，内斜视发生的频率，既往治疗史（如戴镜史、遮盖史）。

2. 每一眼视力，包括最佳矫正视力和小孔视力。色觉和立体视。

3. 眼球运动检查，观察有无运动受限或斜肌亢进。

4. 三棱镜检查视远时各注视方向的斜视度和视近时第一眼位（直视）的斜视度（参见附录 3 遮盖 / 去遮盖和交替遮盖试验）。特别注意观察每眼侧向注视时内斜视加重。

5. 显然验光和睫状肌麻痹验光，特别是小于 7 岁的患者。

6. 全面眼科检查。查看有无脑神经异常及形觉剥夺的病因。

7. 如果非调节性内斜视、分开不足或麻痹、肌肉麻痹或非共同性内斜视急性起病，需行颅脑及眼眶 MRI 排除颅内或眶内病变、眼外肌病变、骨病等。在某些情况下，急性发作的共同性内斜视应考虑行 MRI。

8. 如果侧向注视时非共同性内斜视增大，需考虑是否有外直肌功能不足或内直肌功能受限。被动牵拉试验明确诊断（儿童可能需要麻醉）。参见附录 6 被动牵拉试验和主动收缩试验。考虑甲状腺功能检查或重症肌无力检查。注意有无斜视综合征的特征。参见 8.6 斜视综合征。

治疗

在所有病例中，远视 ≥ +2.00D 均需矫正。儿童需治疗任何潜在的弱视。参见 8.7 弱视。

1. 先天性内斜视：大多数需斜视矫正术。在适当的手术干预之前，需给予配镜和治疗任何潜在的弱视。

2. 调节性内斜视：全天戴镜。

（1）如果患者小于 6 岁，睫状肌麻痹验光后矫正远视。

（2）如果患者大于 6 岁，配镜尽量配足，但部分患者可能不能耐受完全矫正。显然验光时尽可能加正镜直到视远开始模糊，然后给予视远清晰视力时的最大度数。屈光矫正的目的是使眼位正位但不降低视力。

（3）如果患者全矫后视远时眼位正位，但视近时仍内斜（高 AC/A），可选择以下治疗方案：①配双焦点镜（顶部扁平或执行型），增加 +2.50D 或 +3.00D，并且双焦点镜的顶点位于瞳孔下缘。②每晚双眼滴碘依可酯（碘磷灵）滴眼液。③眼外肌手术只矫正视近时的内斜视。眼外肌后固定以矫正视近时的内斜。④仅戴用全矫的远用镜。

*注：对于只有视近时出现的内斜视，治疗方案目前尚无广泛共识。

3. 非调节性、部分调节性或失代偿性调节性内斜视：肌肉手术通常只能矫正非调节性斜视或戴镜后显著残余的内斜视。

（1）形觉剥夺性内斜视。

（2）查找并治疗造成低视力的原因。

（3）治疗弱视。

（4）如果患者小于 6 岁，给予完全睫状肌麻痹验光（固视眼）；大于 6 岁者，显然验光时给予能耐受的最高正镜度数。

（5）眼外肌手术矫正显性内斜视。

（6）所有单眼低视力的患者需要全天戴用聚碳酸酯保护镜。

随访

每次复查时均应检查弱视，戴镜状态下用三棱镜测量斜视度。

1. 如果表现有弱视，治疗参见 8.7 弱视。

2. 如果没有弱视，给予新眼镜处方配镜后 3~6 周复查。如果没有变化且眼位正，患者年幼时需每年复查多次；稳定后，降为每年复查 1 次。

3. 如果戴镜后仍有残余内斜视，可在原有处方基础上增加正镜度数。小于 6 岁的儿童需重新睫状肌麻痹验光；年龄大的儿童无须散瞳验光即可增加正镜度数。增加的最大度数为视远清晰时的最高度数。如果增加更多的正镜度数后仍有斜视，则为失代偿性调节性内斜视。参见 8.4 中共同性内斜视有关内容。

4. 5~7 岁后，远视屈光度通常缓慢下降，此时可适当降低眼镜度数以保持远视力清晰。如果必须降低眼镜度数以提高视力，并且内斜视复发，则为失代偿性调节性内斜视。

8.5 外斜视

体征（图 8.5.1）

1. 主要体征：任一眼恒定的或间歇性的外转。遮盖 / 去遮盖试验中，遮盖先前的注视眼，未遮盖眼从外转向中线并固定。参见附录 3 遮盖 / 去遮盖和交替遮盖试验。

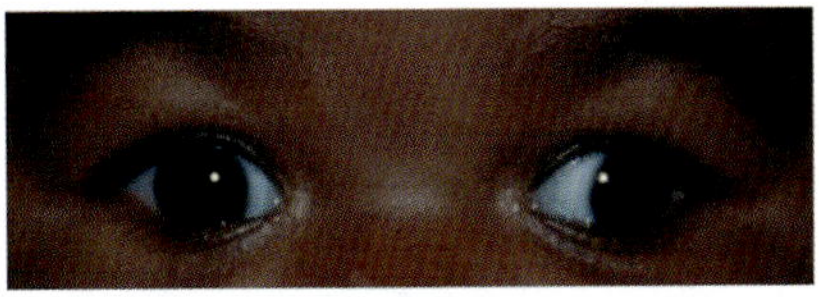

图 8.5.1　外斜视

2. 其他体征：弱视。“A”型斜视：上斜肌功能亢进导致向下注视时眼球分离比向上注视时加大。“V”型斜视：下斜肌功能亢进导致向上注视时眼球分离比向下注视时加大。垂直分离性斜视。

鉴别诊断

假性外斜视：患者表现为外斜视，但遮盖 / 去遮盖试验未见眼球运动，双眼视力良好。病因可能为双眼瞳距宽，κ 角大（瞳孔中央和视轴之间的夹角），或向颞侧牵拉黄斑的病变，如早产儿视网膜病变、家族性渗出性玻璃体视网膜病变、弓蛔虫病或其他视网膜疾病。

分型

1. 外隐斜：在正常双眼视觉条件下，由融合控制的潜在的外斜视。通常无症状，但长期过度用眼可导致视疲劳。

间歇性外斜视：明显的斜视，一眼部分时间表现为向外斜视。儿童最常见的外斜视类型。通常 5 岁前发病。随时间迁移，斜视出现的频率增加。弱视罕见。通常发生在患者疲劳、生病或注意力不集中时。患者在强烈日光下常闭一眼或出现斜视，可能是由于双眼单视分离和破坏造成。

（1）临床评估。①控制良好：仅在遮盖试验后发生单眼外转，且在去除遮盖后不需瞬目或重新注视，患者即可恢复融合。②控制一般：仅在遮盖试验后发生单眼外转，患者需要瞬目或重新注视，才能恢复融合。③控制不佳：单眼自发性外转，在很长一段时间内仍然很明显。

（2）控制良好、控制一般和控制不佳在以下四种分型的间歇性外隐斜中均可见：①基本型，视远视近时外斜度大致相等。②真性分离过强型，单眼遮盖一段时间后，视远的外斜度保持大于视近。③假性分离过强型，初始时视远的外斜度大于视近，但单眼遮盖一段时间后，视远和视近的外斜度大致相等。④集合不足型，视近时外斜度大于视远。有别于孤立的集合功能不足。参见 13.5 集合功能不足。

2. 恒定性斜视：更多见于年龄较大的儿童，分三型。

（1）先天性外斜视：也叫婴儿型斜视。出生后 6 个月内出现的大角度外斜视。少见于健康婴儿，可能与中枢神经系统或颅面部疾病有关。

（2）形觉剥夺性外斜视：任何原因造成的单眼视力下降都可引起眼球外转。

（3）失代偿间歇性外斜视：长期间歇性外隐斜已经失代偿的患者。

（4）继发性外斜视：继发于内斜视，最常见于内斜视矫正术后。

3. Duane 综合征，2 型：一眼内转受限，眼球内转时出现眼球后退、睑裂变窄。罕见双眼发病。参见 8.6 斜视综合征。可表现为头部转向健侧的情况。

4. 神经肌肉异常

（1）动眼神经麻痹：参见 10.5 孤立性动眼神经麻痹。

（2）重症肌无力：参见 10.11 重症肌无力。

（3）核间性眼肌麻痹：参见 10.13 核间性眼肌麻痹。

5. 水平分离性斜视（DHD）：两眼视觉输入平衡改变引起的水平眼位改变。与调节无关。临床可见自发性单眼外斜视，或三棱镜检查和交替遮盖试验时一眼出现较大度数的外斜视。

6. 眼眶疾病（如肿瘤、特发性眼眶炎症综合征）：眼球突出和眼球运动受限通常很明显。参见 7.1 眼眶疾病。

7. 孤立性集合功能不足：通常发生于 10 岁以后。阅读时出现视近模糊、视疲劳或复视。视近时出现外隐斜，但视远时眼位正或轻度外隐斜。需与集合麻痹相鉴别。参见 13.5 集合功能不足。

8. 集合麻痹：与集合功能不足相似，但相对急性发病，视近时出现外斜视，且基底位于外侧的三棱镜不能矫正。通常继发于颅内病变。

诊断

1. 检查每一眼的视力，包括矫正视力和小孔视力，以评估是否存在弱视。检查色觉和立体视觉。

2. 检查眼球运动，观察是否存在眼球运动受限或 Daune 综合征的体征。

3. 使用三棱镜测量视远时各注视方向的外斜度和视近时第一眼位（直视前方）的外斜度。参见附录 3 遮盖 / 去遮盖和交替遮盖试验。

4. 检查瞳孔、裂隙灯及眼底。如果视力低下，查找引起形觉剥夺的原因。

5. 验光：根据患者年龄选择睫状肌麻痹验光或显然验光。

6. 若怀疑重症肌无力或患者易疲劳，应考虑进行重症肌无力相关检查。参见 10.11 重症肌无力。

7. 怀疑神经系统或眼眶疾病时，可考虑行脑部或眼眶 MRI。

治疗

所有患者均需矫正显著的屈光不正及治疗弱视。参见 8.7 弱视。

1. 外隐斜：除非进展为间歇性外斜视，否则无须治疗。

2. 间歇性外斜视

（1）控制良好：如有屈光不正和弱视，则需矫正，密切随访。

（2）控制一般：如有屈光不正和弱视，则需矫正。可以进行非手术治疗，包括遮挡治疗，每天交替遮挡眼睛以减少抑制，或通过过度矫正的负镜以刺激调节性集合。考虑行眼肌手术，以维持正常的双眼视觉。

（3）控制不佳：如果屈光不正和弱视，则需矫正。可以尝试如上所述的非手术治疗，通常建议眼肌手术，偶尔可获得双眼单视或周边融合。

3. 形觉剥夺性外斜视

（1）如有可能，治疗原发病。

（2）治疗弱视。

（3）显性外斜视可考虑眼肌手术。

（4）当一眼视力很差时，应全天戴用保护性眼镜（聚碳酸酯镜片），保护健眼。

4. 先天性外斜视：发病 1 年内手术，同先天性内斜视。

5. 继发性外斜视

（1）可能需要附加肌肉手术。

（2）可将三棱镜加入眼镜中。

（3）通过过度矫正负镜或欠矫正镜可刺激调节集合。

6. 水平分离性斜视：可考虑眼肌手术。

7. Duane 综合征：参见 8.6 斜视综合征。

8. 动眼神经麻痹：参见 10.5 孤立性动眼神经麻痹。

9. 集合功能不足：参见 13.5 集合功能不足。

10. 集合麻痹

（1）视近时使用基底位于内侧的三棱镜有助于减轻复视。

（2）如果调节也弱，可使用正镜。

随访

1. 如果存在弱视，参见 8.7 弱视。

2. 如果无弱视，则根据患儿年龄及对斜视的控制情况每 3~6 个月复查。告知家长及患儿，若斜视度增加、出现斜视的频率增加、外斜持续时间延长或患者开始出现闭一只眼的情况，应尽快就诊。

3. 译者按：针对部分间歇性外斜视患者，可以进行相关视觉知觉检查，通过个性化的视觉训练（奥视视觉功能训练治疗软件等）以提高患者的视觉能力和视觉协调性。

8.6 斜视综合征

眼球运动障碍，是一类具有典型特征的特殊综合征。

综合征

1. Duane 眼球后退综合征：先天性眼球运动障碍，通常单眼发病（85%），特征是眼球外展受限、内收受限，或二者兼有。内收时眼球后退、睑裂变小。单眼发病患者为非共同性斜视，患者常会转动面部以保持双眼同时使用。可伴有耳聋、四肢或脊椎的异常。分为三型。

（1）1 型（最常见）：外展受限，第一眼位经常为内斜。单眼发病患者通常有面转向患侧。

（2）2 型（最少见）：内收受限，第一眼位通常为外斜。单眼发病患者通常有面转向健侧。

（3）3 型：外展、内收均受限。内斜视、外斜视或第一眼位正位。有明显的眼球后退。

2. 上斜肌肌鞘综合征（Brown 综合征）：眼球运动障碍以患眼内收时上转受限为特征。外展时上转正常。虽然下颌上举或侧转面部时出现垂直性复视，但是通常第一眼位为正位。通常为先天性，但也可为特发性或继发于滑车区域的外伤、手术或炎症。双眼发病率为 10%。

3. 单眼上转功能障碍（双上转肌麻痹）：先天性。所有注视方向单眼上转受限，继发于下直肌受限，下斜肌和（或）上斜肌轻瘫。患眼下斜视，向上注视时加重。第一眼位可有上睑下垂或假性上睑下垂。如果第一眼位有下斜视，患者会下颌上举以保持融合。

4. 先天性第 6、第 7 脑神经麻痹综合征（Möbius 综合征）：罕见的先天性疾病，与第 6、第 7 脑神经麻痹有关。通常有内斜视、外展和（或）内收受限。单侧或双侧面神经麻痹是部分性的，或是完全性的。可有其他脑神经麻痹或四肢、胸部和舌的发育畸形。

5. 先天性眼外肌纤维化综合征：先天性的一组眼外肌运动受限和纤维化。通常累及所有的眼外肌，表现为全眼外肌麻痹和上睑下垂。最常见的是双眼下视，因此患者必须保持下颌上举以便视物。通常为常染色体显性遗传，但也可能存在其他遗传模式。建议对疑似患者进行基因检测。

诊断

1. 病史：发病年龄，有无外伤史，有无家族史，有无其他眼病或全身性疾病史。

2. 全面的眼科检查，包括各个注视方向的眼位检查。注意头位。观察内收时有无眼球后退和睑裂变窄（通常见于 Duane 综合征）。

3. 相关的全身检查，包括脑神经检查。

4. 影像学检查（如 MRI 或 CT 扫描），可用于获得性、非典型性或进展性眼球运动异常，尤其是伴有神经性或发育性异常时。

5. 被动牵拉试验用于鉴别引起单眼上转功能障碍的两种病因：下直肌纤维化患者为阳性，上直肌和下斜肌轻瘫者为阴性。被动牵拉试验也可用于确诊 Brown 综合征。

治疗

1. 治疗通常适用于有影响美观的明显异常的头位或第一眼位时眼球有明显的水平或垂直分离患者。

2. 手术，根据特殊的眼球运动异常、眼外肌功能和异常头位的程度。

随访

根据病情或治疗情况而定。

8.7 弱视

症状

通常无症状。多在分别检查单眼视力时发现视力下降。可由儿童期遮盖、斜视或眼肌手术史引起。

> *注：弱视偶可双眼发病，由于视觉剥夺造成（如先天性白内障，出生后数月内未做治疗）。

体征

1. 主要体征：单眼视力低下，无法通过屈光完全矫正且无法完全用器质性病变解释。屈光参差性弱视中，患眼几乎都有高度屈光不正。视力下降出现在出生后 10 年内。主要影响中心视力，周边视野通常保持正常。

2. 其他体征：更容易识别单个视标，而识别整行视标的能力弱（拥挤现象）。照明降低时，弱视眼视力下降程度比器质性病变眼小（中性密度滤光片效应）。

> *注：重度弱视可造成相对性瞳孔传入阻滞。检查时应注意射入眼内的光线沿同一光轴分别进入每一眼内，特别是斜视患者。偏轴入眼的光线可造成假阳性结果。

病因学

1. 斜视：最常见病因（可伴随屈光参差）。眼位不正，恒定性斜视的非注视眼视力更差。斜视可导致弱视或由弱视造成。

2. 屈光参差：最常见的类型之一（可伴随斜视）。双眼屈光不正相差较大（通常 ≥ 1.50D）。可见于眼睑血管瘤或先天性上睑下垂引起的散光患者。

3. 屈光间质混浊：单眼白内障、角膜瘢痕或永存胚胎血管（PFV）可造成另一眼视物优先，从而导致患眼弱视。

4. 遮盖：过多遮盖或过度使用阿托品可造成该眼弱视。可采取以下方法预防，选择合适的检查间隔时间（每 1 岁增加 1 周），非全天遮盖，或使用阿托品时行睫状肌麻痹验光。

诊断

1. 病史：儿童时期有无眼病史，如斜视、遮盖或眼肌手术。

2. 眼科检查排查造成视力下降的器质性病变。

3. 遮盖 / 去遮盖试验检查眼位。参见附录 3 遮盖 / 去遮盖和交替遮盖试验。

4. 双眼睫状肌麻痹验光。

治疗

1. 小于 12 岁的患者

（1）戴用合适的矫正眼镜（完全睫状肌麻痹验光或双眼远视屈光度对称性减少 ≥ 1.50D）。如果戴镜后（6~12 周）视力继续下降，需行健眼遮盖治疗或抑制疗法。

（2）遮盖疗法：矫正视力较好眼每天遮盖 2~6 小时。复诊时间为每 1 岁增加 1 周（如 3 岁的儿童为 3 周）。粘贴遮盖眼睛的效果最好。遮盖镜片效果不理想，患儿会从遮盖物周围偷看。如果遮盖物引起局部皮肤刺激，可在遮盖前涂抹安息香酊，去除遮盖前可使用温水软化遮盖物。

（3）阿托品抑制疗法：1% 阿托品，每日 1 次（同时保持戴镜），对中低度弱视（视力 ≥ 20/100）的治疗效果与遮盖治疗效果相同。如果视力无提高，去除非弱视眼的远视镜片可提高阿托品的治疗效果。如果使用阿托品造成儿童学习障碍，可在学校戴 +2.50D 的双焦全矫远视镜，或者只在周末使用阿托品滴眼液。

（4）光学退化法：使用高度远视镜片（如 +9.00D 或无晶体眼用角膜接触镜），使视物模糊。如果患儿为高度近视，可把优势眼的近视镜片去除。

2. 持续遮盖，直到双眼视力相同，或遮盖 3 个顺应周期后视力无提高时停止。若弱视复发，使用非全天遮盖维持已提高的视力。

3. 如果发生遮盖性弱视（即被遮盖眼视力下降），可短期遮盖对侧眼（每 1 岁增加 1 天），定期复查。

4. 斜视性弱视患者，治疗弱视至双眼视力相同，或弱视眼获得最好视力后，再行斜视手术。

5. 如果弱视治疗无效或已超过治疗年龄，需戴用保护性眼镜防止意外伤害非弱视眼。所有最好矫正视力低于 20/40 的患儿，运动时需戴用保护性眼镜（独眼运动员规则）。

6. 治疗屈光间质混浊：去除混浊的屈光间质，遮盖非弱视眼。

7. 治疗屈光参差性弱视：尽早戴用相应的矫正眼镜。若屈光矫正后（6~12 周）视力继续下降，开始对健眼遮盖或抑制治疗。

随访

长期随访间隔取决于患者的年龄、遮盖处方的总量，以及弱视的严重程度。

8.8 儿童白内障

体征（图 8.8.1）

1. 主要体征：出生时晶状体混浊。

2. 其他体征：眼底呈白色反光（白瞳症），瞳孔红光反射消失或不对称，单眼或双眼眼球运动异常（眼球震颤），斜视。双眼白内障婴儿可能会注意到其无注视能力。单眼白内障患儿通常患眼偏小。单纯白内障不引起相对性瞳孔传入障碍。

鉴别诊断

参见 8.1 白瞳症。

病因学

1. 特发性：最常见。

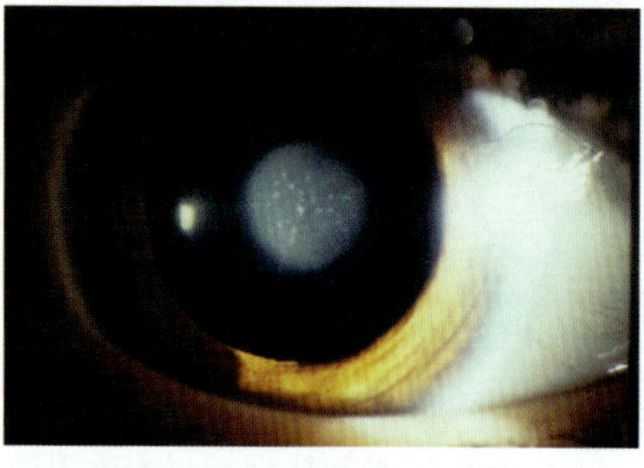

图 8.8.1 儿童核性白内障

2. 先天性

（1）家族性：常染色体显性遗传（最常见）、常染色体隐性遗传或罕见的部分 X– 连锁隐性 Nance–Horan 综合征。根据白内障的形态学和临床发病时间，分不同表型。

（2）代谢性疾病：半乳糖血症。白内障可能是半乳糖激酶缺乏的唯一表现。半乳糖 –1– 磷酸尿苷酰基转移酶缺乏可造成智力低下、症状性硬化并伴有白内障。可有或无晶状体典型的油滴样混浊。白内障发病率和发病时间因半乳糖血症的类型（如尿苷酰基转移酶、半乳糖激酶或差向异构酶的变异）而不同。进行适当的饮食调整白内障可能会逆转。

（3）永存胚胎血管（PFV）：通常单眼发病，双眼发病非常罕见。患眼通常比健眼略小。散瞳后检查可发现晶状体后斑片状纤维血管组织，伴有睫状突延长伸向晶状体。晶状体进行性混浊常引起闭角型青光眼。如双侧发病，90% 与全身性异常相关，需要进一步检查。

（4）风疹病毒感染："珍珠白"核性白内障、"椒盐样"脉络膜视网膜炎、小眼球、角膜薄翳、瞳孔散大困难。青光眼可见于先天性风疹病毒感染，但通常不发生于风疹性白内障患儿。常合并听力障碍和心脏异常。

（5）肾脏综合征：Lowe 综合征（眼脑肾综合征），表现为晶状体混浊、先天性青光眼、肾脏疾病、智力低下，X- 连锁隐性遗传。患儿母亲可有轻度白内障。Alport 综合征，表现为肾小球肾炎、听力下降，眼异常包括白内障、前圆锥形晶状体和圆锥角膜。最常见 X- 连锁或常染色体隐性遗传。

（6）其他：宫内感染、染色体异常、无虹膜、系统性综合征、代谢异常、颅面综合征、肌肉骨骼异常和眼前节发育不全。

3. 获得型：外伤、药物、葡萄膜炎、代谢 / 内分泌异常、放射线。

分型

1. 带状（板层）白内障：最常见的先天性白内障类型。晶状体核周白色混浊，透明带和白色皮质层交替出现，类似洋葱皮。

2. 极性白内障：晶状体囊膜及前后极邻近的皮质小混浊。前极性白内障对视力影响较小且生长缓慢。可能与屈光参差及屈光参差性弱视相关。后极性白内障变异度较大，可进展迅速，引起视力下降。

3. 核性白内障：晶状体混浊发生于胚胎核 / 胎儿核。

4. 后晶状体圆锥：晶状体向后突出，通常混浊发生在后囊。

5. 后囊下白内障：混浊区域发生于后囊前方。获得性最常见，见于激素、糖尿病或电离辐射所致。

诊断

1. 病史：母亲孕期有无疾病史或服药史，婴幼儿期有无全身或眼部疾病史，有无射线暴露史或外伤史，有无先天性白内障家族史，有无激素应用史。

2. 对于无法言语表达的儿童需用设备检查每一眼的视力（Teller 卡片、追寻小玩具或追光）。

3. 眼科检查：通过以下方式评估白内障对视觉的影响。评估白内障的大小和位置，使用直接检眼镜或检影镜（视网膜镜）通过未散瞳的瞳孔能否看清视网膜。视网膜镜反光模糊提示白内障明显影响视力。白内障直径 ≥ 3mm 通常会影响视力，但也有例外。白内障直径 <3mm 可能不显著影响视力，但与诱发屈光参差、继发的弱视有关。检查有无伴发的青光眼（参见 8.11 先天性 / 婴幼儿青光眼），检查

有无视神经和视网膜病变。

4. 睫状肌麻痹验光。

5. 眼底无法窥清时可行 B 超检查。在单眼发病且眼底难以窥清的白内障病例中，B 超检查有助于排查后部永存胚胎血管。

6. 超声生物显微镜可用于眼前节发育不全或永存胚胎血管病例。

7. 双眼白内障提示基因或代谢性疾病，建议请儿科医生检查有无相关疾病。

8. 红细胞半乳糖激酶活性（半乳糖激酶水平）和（或）红细胞半乳糖 -1- 磷酸尿苷转移酶活性检查，以排查半乳糖血症。在美国，红细胞半乳糖 -1- 磷酸尿苷转移酶活性检查常规应用于所有新生儿筛查。

9. 全身或眼部其他检查提示需要做的有关检查。健康儿童很少出现以下病变。

（1）尿液：氨基酸定量检查（Alport 综合征），氨基酸成分检查（Lowe 综合征）。

（2）风疹病毒抗体滴度和其他可疑的宫内感染的抗体滴度。

治疗

1. 转诊给儿科医生，治疗原发病。

2. 治疗相关的眼部疾病。

3. 白内障摘除术：通常在发现数天至数周内进行，以防止发展为不可逆的弱视。手术适应证如下：

（1）遮挡视轴，视觉发育受影响。

（2）白内障不断发展，危害患眼健康，如永存胚胎血管。

4. 白内障摘除术后，治疗弱视。参见 8.7 弱视。

5. 应用散瞳剂（如 2.5% 去氧肾上腺素，每日 3 次，或 1% 环戊通，每日 2 次）可作为暂时性治疗，让光线通过混浊晶状体的周边部到达视网膜。如果白内障混浊范围很小，周边视网膜红光反射好，此法可作为唯一的治疗。

6. 单眼白内障，混浊范围小，未遮挡视轴，即使不需要行白内障摘除术，仍可能导致弱视。弱视治疗同前。

随访

1. 未行手术治疗的婴幼儿需密切观察白内障进展及弱视情况。

2. 年龄较大的儿童即使白内障进展，弱视也很少进展。因此该年龄段的患儿随访频率可略低。

*注：风疹患儿必须与孕妇隔离。

8.9 新生儿眼炎（新生儿结膜炎）

体征

1. 主要体征：出生后 1 个月内出现单眼或双眼脓性、黏液脓性或黏液性分泌物，伴弥散性结膜充血。

2. 其他体征：眼睑水肿、球结膜水肿。

鉴别诊断

1. 泪囊炎：内眦下方红肿。参见 6.9 泪囊炎 / 泪囊炎症。

2. 鼻泪管阻塞：参见 8.10 先天性鼻泪管阻塞。

3. 先天性青光眼：参见 8.11 先天性 / 婴幼儿青光眼。

病因学

1. 化学性：滴入预防性药物（如硝酸银）数小时内可出现。持续时间不超过 24~36 小时。红霉素的常规使用目前已经很少见。庆大霉素可能引起毒性反应，应避免使用。

2. 奈瑟淋球菌感染：通常见于出生后 3~4 天内。可表现为轻度结膜充血直至球结膜高度水肿，大量分泌物，迅速出现角膜溃疡或角膜穿孔。革兰氏染色可见细胞内革兰氏染色阴性双球菌。

3. 沙眼衣原体感染：通常见于出生后 1~2 周内，表现为轻度水肿、充血、流泪和黏液性分泌物。可进展，造成眼睑肿胀逐渐加重和分泌物增多。可形成假膜伴血性分泌物。Giemsa 染色可见结膜上皮细胞内嗜碱性胞浆内包涵体、多形核白细胞或淋巴细胞。以下分子试验有助于确诊，免疫检测[如酶联免疫吸附试验（ELISA）、酶联免疫测定、直接抗体试验]，聚合酶链反应（PCR）或 DAN 杂交探针。

4. 细菌感染：革兰氏染色可见葡萄球菌（包括抗甲氧西林金黄色葡萄球菌）、链球菌和革兰氏阴性菌。

5. 单纯疱疹病毒感染：起初无症状。可表现为角膜薄翳、结膜充血和流泪。典型的睑缘疱疹不总是出现。角膜可出现树枝样浸润，可迅速发展为地图状溃疡。Giemsa 染色可见多核巨细胞。

诊断

1. 病史：询问母亲既往或目前有无性病史，孕期是否做过宫颈分泌物培养。

2. 眼科检查：荧光素染色检查有无角膜受累。

3. 结膜刮片分别行革兰氏染色和 Giemsa 染色。操作方法：将穹隆分泌物冲出，眼内滴入表麻药（如丙美卡因）。用经酒精灯消毒的刮匙（冷却后）或藻酸钙拭子（用液体培养基保持湿润）刮取下睑结膜，将刮取物置于载玻片或培养基上。

4. 结膜刮取物的血或巧克力琼脂培养。巧克力琼脂培养基制成后需立即置于含 2%~10% CO_2 的环境中。结膜刮取操作方法同上。

5. 如果条件允许，刮取结膜行衣原体免疫荧光抗体试验或 PCR。

6. 病毒培养：湿润棉签后沿睑结膜滚动擦拭。将棉签头直接置于病毒转运培养液中充分混合以便接种。

7. 由家庭医生对患儿全身情况进行评估。

治疗

初始治疗时如果能立即行革兰氏和 Giemsa 染色，可根据染色结果确定方案。之后的治疗根据培养的结果和临床反应调整方案。

1. 染色无结果，无可疑的特定病原体：红霉素眼膏，每日 4 次，联合红霉素酏剂每日 50mg/kg，分 4 次使用，持续 2~3 周。

2. 怀疑化学中毒（如硝酸银）：停用。不需要治疗或应用不含防腐剂的人工泪液，如爱尔明 / 润丽 / 润尔乐，每日 4 次。24 小时后复查。

3. 怀疑衣原体感染：红霉素酏剂每日 50mg/kg，分 4 次口服，持续 14 天，联合红霉素眼膏，每日 4 次。也可应用阿奇霉素每日 20mg/kg，口服 3 日。单独局部治疗无效。如果培养或免疫荧光染色确诊，母亲及其性伴侣按以下方案之一治疗：应用多西环素 100mg 口服，每日 2 次，持续 7 天（既未哺乳也未怀孕的女性）。如果哺乳或怀孕，可应用下述方案之一：阿奇霉素 1g 一次性口服；阿莫西林 500mg 口服，每日 3 次，持续 7 天；红霉素 250~500mg 口服，每日 4 次，持续 7 天。

> *注：新生儿衣原体性结膜炎治疗不彻底可导致衣原体性耳炎或肺炎。

> *注：所有衣原体感染的新生儿都应评估奈瑟淋球菌感染。

4. 怀疑奈瑟淋球菌感染

（1）生理盐水冲洗结膜和穹隆，直至无分泌物。

（2）住院全面体检（特别是关节），以确定淋球菌感染有无扩散。如果结膜刮片培养结果证实奈瑟淋球菌感染，应做血液和脑脊液培养。

（3）头孢曲松 25~50mg/kg，静脉注射或肌内注射（不超过 125mg），单剂量使用；或头孢噻肟

100mg/kg 静脉注射或肌内注射，单剂量使用。青霉素或头孢菌素过敏的患儿，应请传染病科会诊。如果初始时无药敏结果，可选用头孢曲松。全身应用抗生素治疗奈瑟淋球菌性结膜炎已足够，无须眼局部滴用抗生素。

（4）眼局部生理盐水冲洗，每日 4 次，去除分泌物。

（5）所有感染淋球菌的新生儿，均需治疗衣原体感染，使用红霉素酯剂，每日 50mg/kg，分 4 次给药，共 14 天。

＊注：如果培养结果确诊为淋球菌和衣原体感染，母亲及其性伴侣应接受治疗。

5. 革兰氏阳性菌，排除淋球菌感染，无角膜受累：给予杆菌肽眼膏，每日 4 次，持续 2 周。

6. 革兰氏阴性菌，排除淋球菌感染，角膜受累：给予庆大霉素、妥布霉素或环丙沙星眼膏，每日 4 次，持续 2 周。

7. 革兰氏阳性菌感染伴角膜受累：住院、检查并治疗。参见 4.11 细菌性角膜炎。

8. 怀疑单纯疱疹病毒感染：新生儿（小于 1 月龄），无论有无眼部表现，应使用阿昔洛韦静脉注射，联合 3% 阿糖腺苷眼膏，每日 5 次或 0.15% 更昔洛韦凝胶，每日 5 次，或 1% 曲氟尿苷滴眼液，每日 9 次。及早静脉注射阿昔洛韦可阻止单纯疱疹病毒感染扩散，并蔓延至中枢神经系统。全身治疗时局部治疗为可选项。足月婴儿，阿昔洛韦剂量可为每日 60mg/kg，分 3 次给药。如果感染局限于皮肤、眼和口腔，可静脉给药 14 天。如果感染扩散或累及中枢神经系统，治疗需延长至 21 天。建议请儿科感染疾病专家会诊。有复发性眼病的患儿，口服阿昔洛韦，20mg/kg，每日 2 次，可能有所帮助。

随访

1. 发病初期，住院患者或门诊患者均应每日复查。

2. 如果病情加重（如出现角膜受累），需重新刮片培养并住院。并根据临床反应及培养结果调整治疗方案和随访时间。

8.10 先天性鼻泪管阻塞

体征

1. 主要体征：眼部湿润或溢泪流过眼睑，睫毛黏附有干燥或潮湿的黏液脓性分泌物（主要在内侧），挤压泪囊区（位于下眼睑与鼻部的交界处）可见黏液性或黏液脓性分泌物自泪小点返流，无结膜充血。通常在出生后3个月即出现症状。

2. 其他体征：眼周皮肤红斑，内眦红肿，泪湖增大。可出现感染，偶见感染由鼻泪管扩散，导致结膜炎（可能反复发作）。眶隔前蜂窝织炎或泪囊炎罕见。

鉴别诊断

1. 结膜炎：参见 5.1 急性结膜炎。

2. 先天性上泪道引流系统异常：泪小点或泪小管闭锁。

3. 泪囊突出：内眦角下方可见蓝灰色、囊性、质硬肿块，发生原因为鼻泪管近端或远端阻塞，常在出生后1周内出现。

4. 先天性青光眼：典型表现为流泪、眼睑痉挛、角膜混浊及眼球扩大（水眼）。参见 8.11 先天性 / 婴幼儿青光眼。

5. 其他引起流泪的疾病：睑内翻 / 倒睫、角膜缺损、上睑下异物。

病因学

先天性鼻泪管阻塞的原因通常为鼻泪管远端的 Hasner 瓣膜闭锁。

诊断

1. 排除其他引起流泪的疾病，尤其是先天性青光眼。参见 8.11 先天性 / 婴幼儿青光眼。

2. 按压泪囊区，如有黏液性或黏液脓性分泌物自泪小点处返流可确诊。也可采用染色消失试验：双眼结膜囊滴入荧光素，10 分钟后检查，荧光素可见于眼睛正常者的鼻腔，积存于先天性鼻泪管阻塞者的结膜囊内。

治疗

1. 指压泪囊区，每日 4 次。告知父母将其食指置于患儿内眼角的泪总管区，向内下挤压。

2. 局部应用抗生素（如多黏菌素 / 甲氧苄啶，或海伦，每日 4 次）：控制黏液脓性分泌物。

3. 如发生急性泪囊炎（泪囊区红肿），需全身应用抗生素。参见 6.9 泪囊炎 / 泪囊炎症。

4. 大多数患儿通过该治疗方案能在 6 月龄至 1 岁时自通。如果超过 1 岁仍有鼻泪管阻塞，应考虑进行泪道探通术。如果泪道感染反复发作或持续存在，或应父母要求，可尽早行泪道探通术。大多数泪道阻塞经过 1 次探通即可纠正，如果 2 次探通后仍然泪道不通，可行泪道球囊扩张术或泪道置管术，置管存留数周至数月。最后的选择为鼻腔泪囊吻合术。

随访

如果没有手术，常规随访，病情加重或出现急性泪囊炎时需尽早就医。监测有无屈光参差性弱视形成。

8.11 先天性 / 婴幼儿青光眼

体征（图 8.11.1）

1. 主要体征：眼球及角膜直径扩大（在未满 1 岁时角膜水平直径 >12mm），角膜水肿，Haab 条纹（角膜后弹力层曲线样撕裂，伴有扇形边缘，伴或不伴基质混浊），杯盘比增大，高眼压，轴性近视，通常双眼发病（80%）。典型表现为流泪、畏光、眼睑痉挛、角膜混浊及大眼球（牛眼）。

2. 其他体征：角膜基质瘢痕或混浊，房角镜检查可见虹膜高褶，可有其他虹膜发育不良表现，包括虹膜异色。

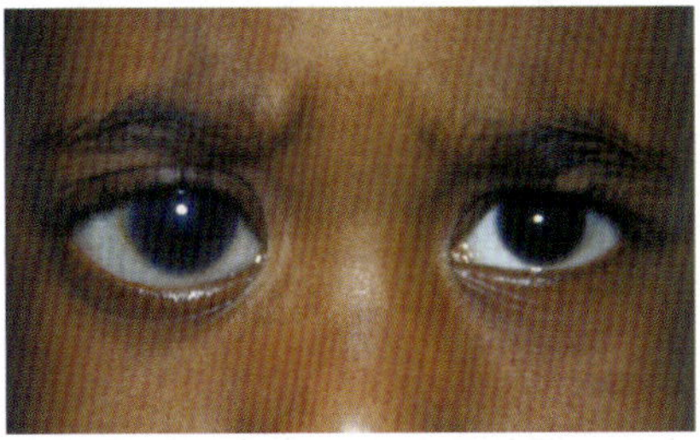

图 8.11.1　右眼先天性青光眼的牛眼

鉴别诊断

1. 先天性大角膜：双侧角膜水平直径通常 >13mm，角膜厚度、角膜内皮、眼压及杯盘比均正常，可见虹膜放射状透照缺损。通常为 X- 连锁隐性遗传（男孩的患眼、女性携带者可表现为大于正常角膜直径），可伴有发育迟缓（Neuhauser 综合征，常染色体隐性遗传）。

2. 生产过程中产钳伤：可导致后弹力层撕裂和局限性角膜水肿；典型的后弹力层撕裂为垂直或斜向撕裂。角膜直径正常。通常单眼发生。必须有分娩过程中产钳使用史才能做出诊断。

3. 先天性遗传性角膜内皮营养不良：出生即出现双侧角膜全层水肿，角膜直径和眼轴长度正常。眼压测量数据可假性偏高，是由于角膜厚度增加和迟滞但确有合并婴幼儿性青光眼的报道。参见 4.25 角膜营养不良。

4. 后部多形性角膜营养不良：可

表现为婴儿期双眼不对称性角膜混浊水肿，伴有特征性角膜内皮异常。角膜直径、眼轴长度及眼压正常，但终生有青光眼发病风险。父母检查可见有一方角膜内皮异常。参见 4.25 角膜营养不良。

5. 黏多糖贮积症和胱氨酸病：部分先天性代谢异常造成婴幼儿期出现角膜混浊，通常不发生在出生时。角膜直径、眼轴长度正常。眼压罕见升高，如有眼压升高，常出现在儿童期晚期。通常双侧发病。

6. 鼻泪管阻塞：无畏光，角膜透明，角膜大小和眼轴长度正常，眼压正常。参见 8.10 先天性鼻泪管阻塞。

7. 大眼球，没有青光眼的其他体征，可见于生长过度综合征（如偏侧肥大）和母斑病（如神经纤维瘤病、Sturge–Weber 综合征）而不伴青光眼（虽然这些诊断可能会带来青光眼的高风险）。也可以是常染色体显性遗传变异不伴有青光眼。

病因学

1. 常见病因

（1）原发性先天性青光眼：不伴有其他眼部或全身性疾病。在排除引起青光眼的其他病因后诊断为青光眼。是由胚胎期小梁网分化不完全导致的（如房角发育不全）。

（2）白内障手术后青光眼：儿童青光眼中最常见类型。通常发生于年龄较大的儿童。所有行白内障手术的儿童终身有此风险。

2. 少见病因：Sturge–Weber 综合征，通常单眼发病（90%）；同侧面部葡萄酒斑，多累及眼睑，大脑钙化 / 萎缩，可伴有癫痫或发育迟缓（中枢神经系统可完全不受累）；非家族性疾病。参见 13.13 母斑病。

3. 罕见病因

（1）其他前节发育不良：Axenfeld–Rieger 综合征、Peter 异常等。参见 8.12 眼前节及晶状体发育异常 / 发育不良。

（2）Lowe 综合征（眼脑肾综合征）：白内障、青光眼、发育迟缓、肾脏疾病，X– 连锁隐性遗传。

（3）先天性风疹：青光眼、白内障、“椒盐样”眼底病变、听力和心脏损害（常见周围性肺动脉狭窄）。

（4）无虹膜：虹膜近乎完全缺失，通常仅在房角镜下可见退化的虹膜残端。合并白内障、青光眼、黄斑发育不良和眼球震颤。参见 8.12 眼前节及晶状体发育异常 / 发育不良。

（5）其他：神经纤维瘤病、永存胚胎血管、Weill–Marchesani 综合征、Rubinstein–Taybi 综合征、隐匿性外伤、婴幼儿激素性青光眼、早产儿视网膜病变的并发症和眼内肿瘤。

诊断

1. 病史：有无其他全身性疾病，孕期有无风疹感染，有无产伤，有无先天性青光眼家族史。

2. 眼科检查，包括单眼视力、角膜水平直径测量（用卡尺或模板）、眼压测量、裂隙灯或手持裂隙灯检查有无角膜水肿及 Haab 纹。视网膜检影检查评估屈光不正，查看有无轴性近视。如能通过角膜查看眼底，可散瞳检查评估视盘和视网膜。

3. 无法在诊室检查的病例和需手术治疗的病例，建议全麻下检查。角膜水平直径测量、眼压测量、角膜厚度测量、检影验光、房角镜检查和眼底镜检查。眼轴长度可用 A 超测量。在 40 孕周时，正常平均眼轴长度为 17mm。1 岁时平均值可增至 20mm。眼轴长度进展可以通过连续的睫状肌麻痹验光或系列超声检查进行监测。可采集视盘照片。

＊注：全麻下眼压可能降低，特别是使用氟烷麻醉（七氟醚或地氟醚的可能性较小）、过度通气（低二氧化碳分压）的情况下；眼压升高可由盐酸氯胺酮、琥珀胆碱、气管内插管（持续 2~5 分钟）、来自麻醉面罩的压力、喉镜的应用以及通气不足导致的二氧化碳分压升高造成。

治疗

手术治疗效果确切，特别是对于原发性先天性青光眼。药物治疗作为手术前的暂时性治疗，使角膜清亮，为做房角切开做准备。

1. 药物

（1）口服碳酸酐酶抑制剂（如乙酰唑胺，每日 15~30mg/kg，分 3~4 次口服）：最有效。

（2）局部应用碳酸酐酶抑制剂（如多佐胺或布林佐胺滴眼液，每日 2 次）：作用稍弱，耐受性好。

（3）局部应用 β 受体阻滞剂（如左布诺洛尔或噻吗洛尔滴眼液，小于 1 岁用 0.25%，大于 1 岁用 0.5%，每日 2 次）：哮喘患者避免使用（应选用倍他洛尔）。

（4）前列腺素类似物，如拉坦前列素滴眼液，每晚 1 次。

＊注：溴莫尼定禁用于 1 岁以下儿童，由于存在血脑通透性，有产生呼吸暂停、低血压、心动过缓、低体温的风险。5 岁以下、体重低于 20kg 或有颅内病变（如 Sturge-Weber 综合征）的儿童慎用。

2. 手术：尽管有的术者建议小梁切开术，但鼻侧房角切开（在房角镜下用刀片或针头切开小梁网）应作为手术方式的选择。房角切开术前有时可使用缩瞳剂缩小瞳孔。如果角膜不清亮，可行小梁切开术（从巩膜入路切开 Schlemm 管，巩膜切开进入前房），或内镜下房角切开。如果首次房角切开失败，可行颞侧房角切开。房角手术失败后，可行小梁切除或引流阀植入术。在某些情况下，通过睫状体光凝或冷凝术环状破坏睫状突，也可能是减少房水生成的一种选择。

*注：弱视是儿童青光眼视力丧失的最常见原因，应给予适当治疗。参见 8.7 弱视。

随访

1. 需反复检查，必要时在麻醉下进行，监测角膜直径、角膜是否清亮、眼压、杯盘比、屈光度 / 眼轴长度。

2. 患者需终身随访以监测病变进展情况。

3. 发生于年龄较大儿童的青光眼的其他类型包括葡萄膜炎性青光眼、外伤性青光眼、青少年型开角型青光眼（常染色体显性遗传）等。

8.12 眼前节及晶状体发育异常 / 发育不良

单眼或双眼先天性异常，累及角膜、虹膜、前房角及晶状体。

具体疾病

1. 小角膜：角膜水平直径小于同年龄平均值。可孤立发病或合并小眼球、白内障或真性小眼球。

2. 后胚胎环：一条突出、前移的 Schwalbe 环。患早发性青光眼的风险较高。可正常，或见于合并 Axenfeld-Rieger 和 Alagille 综合征。

3. Axenfeld-Rieger 异常谱系：范围从后胚胎环和虹膜条带嵌入 Schwalbe 线或角膜，到更严重的虹膜畸形，包括多瞳症和瞳孔异位。青光眼见于 50%~60% 的患者。通常为常染色体显性遗传，*PITX2* 和 *FOXC1* 突变，也可有其他的变异。可合并牙齿异常（如小齿、锥形齿、牙齿发育不全）、头颅畸形及脐周冗余皮肤。可见生长激素缺乏、心脏损害、耳聋及智力发育迟缓等（图 8.12.1）。

4. Peters 异常：孕 4~7 周时晶状体未能从外胚层表面正常形成并与表层上皮完全分离。角膜中央混浊，通

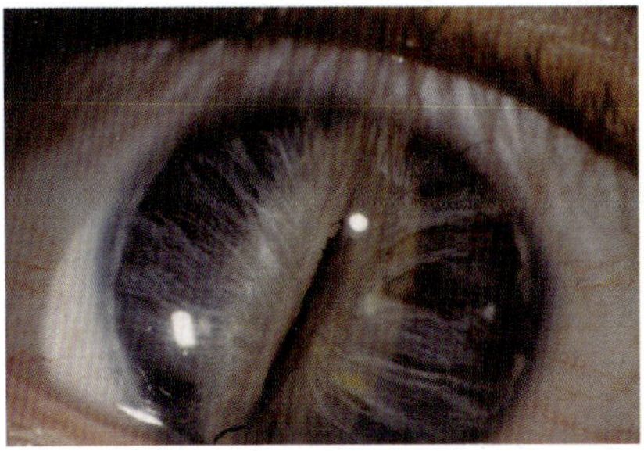

图 8.12.1　Axenfeld–Rieger 异常

常伴有虹膜条索自瞳孔领向前延伸至角膜瘢痕后方的缺损。晶状体可透明、位置正常，可混浊、向前移位（使前房变浅），或贴附于角膜缺损处。“Peters Plus”综合征的典型表现为头颅发育不良、身材矮小，多见于双眼发病病例。也可见其他畸形（图 8.12.2）。

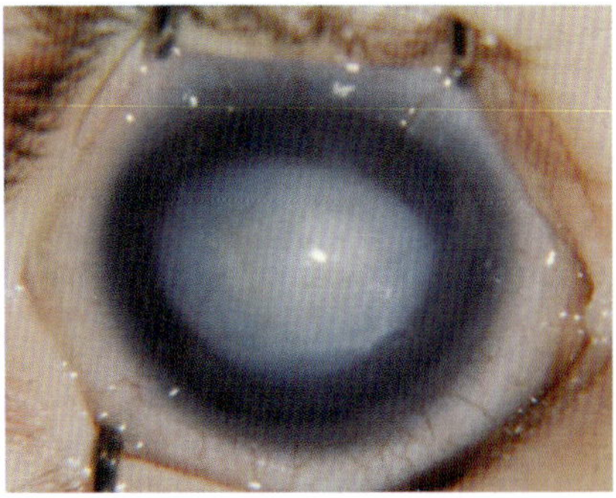

图 8.12.2　Peters 异常

5. 小球形晶状体：晶状体小且呈球形。可半脱位进入前房，导致继发性青光眼。可孤立发病或见于合并 Weill–Marchesani 综合征（图 8.12.3）。

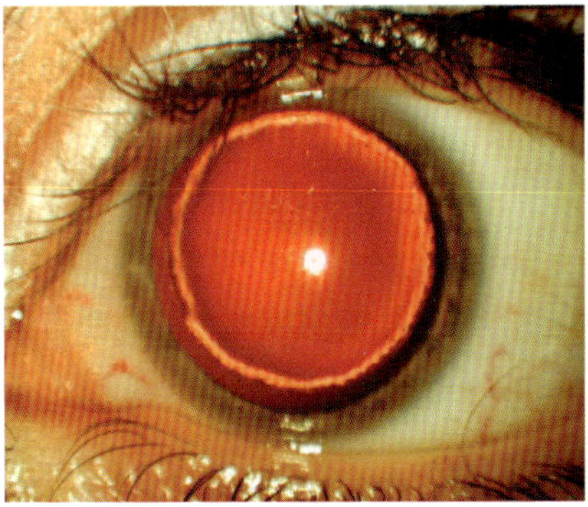

图 8.12.3　小球形晶状体

6. 前极和后极圆锥形晶状体：晶状体前表面或后表面扩张，后极型比前极型多见，通常伴有白内障。单眼或双眼发病。前极圆锥形晶状体合并 Alport 综合征。后极圆锥形晶状体常孤立发病，但可为常染色体显性遗传。也可见于 Alport 综合征。

7. 晶状体脱位：参见 13.2 晶状体半脱位或脱位。

8. 晶状体和瞳孔异位：晶状体异位伴有瞳孔向相反的方向移位，通常不伴有青光眼。

9. 无虹膜：双眼发病，虹膜近乎完全缺失。常见青光眼、黄斑发育不良伴低视力、眼球震颤、屈光不正和角膜血管翳。无虹膜患者中有 2/3 是常染色体显性遗传，一般无全身并发症。1/3 患者为散发病例。可能是由于眼睛的主控基因，*PAX6* 突变引起的全眼异常的一部分。如果 *PAX6* 的缺失作为较大染色体缺失的一部分，称为 WAGR 综合征（Wilms 肿瘤、无虹膜、生殖器异常及智力障碍）。散发的无虹膜患儿病例约有 30% 的概率发展为 Wilms 肿瘤，需筛查，通常使用肾脏超声。

10. 角膜巩膜化：非进展性的角膜巩膜样变，单眼或双眼发病。可表现为轻微、仅累及周边的病变，或严重、弥漫性病变。伴有严重的眼前节发育不良及发生青光眼的风险。常合并小眼球。

11. 先天性无晶状体：晶状体未发育。常合并小眼球和严重的眼内发育不良，包括视网膜发育不良和角膜混浊。是发生青光眼的高危因素。

诊断

1. 病史：有无眼病家族史，有无相关全身性疾病。

2. 全面的眼科检查，包括房角镜检查前房角，眼压测量（可能需要全麻）。眼底照相和 A 超对连续性测量有帮助。

3. 由初级保健医生进行全面体检。

4. 对无虹膜的患者，采用反射性微阵列芯片做染色体核型分析或 *PAX6* DNA 分析。一旦得到结果，确诊时应用肾脏超声进行筛查，此后至少每 6 个月筛查一次，直至 7~8 岁。如果发现 Wilms 肿瘤的基因缺失，肾脏超声需每 3 个月检查一次。

治疗

1. 矫正屈光不正，治疗弱视，参见 8.7 弱视。单眼组织发育异常的患儿经过弱视治疗后，通常视力会提高。

2. 治疗青光眼。可应用 β 受体阻滞剂、前列腺素类似物及碳酸酐酶抑制剂。毛果芸香碱通常无效，不作为首选药物，参见 9.1 原发性开角型青光眼。手术常为首选治疗，特别是在疾病严重时，参见 8.11 先天性 / 婴幼儿青光眼。

3. 如果有明显的白内障，考虑行白内障摘除术；如果有致密的角膜混浊，可行角膜移植术。

4. 如果患儿父母有要求，可请专家做遗传咨询和测试。

5. 请儿科专家治疗全身性疾病，如 Wilms 肿瘤。

随访

1. 终生随诊，每 6 个月一次，观察有无眼压升高和其他青光眼体征。

2. 如果存在弱视，随访需更加频繁。参见 8.7 弱视。

8.13 先天性上睑下垂

体征

1. 主要体征：眼睑下垂。

2. 其他体征：弱视、斜视、散光、内眦距离过宽。单眼上睑下垂，出生后前几天患眼无法睁开。

鉴别诊断

1. 单纯性先天性上睑下垂：可单眼或双眼发病。出生时即出现，并在一生中保持稳定。上眼睑没有或仅有较浅的皱褶。因提上睑肌纤维化造成提上睑肌功能减退（偏移），下视时上睑下垂减少，并且常有兔眼征。可有代偿性眉毛上提或下颌上举的头位。如源于第 3 脑神经麻痹，则合并眼球运动异常。

2. 小睑裂综合征：睑裂狭小、内眦距离过宽、内眦赘皮及上睑下垂。双眼发病而且病情严重。常染色体显性遗传，高外显率（图 8.13.1）。

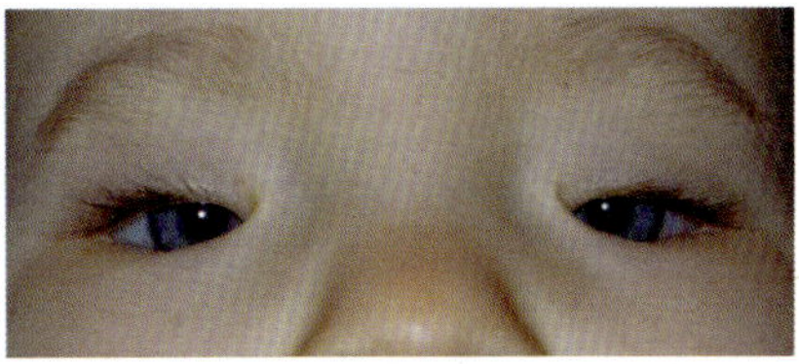

图 8.13.1　小睑裂

3. 下颌瞬目综合征：通常为单眼发病。上眼睑运动伴随咀嚼肌肉收缩，造成咀嚼时“眨眼”。上睑皱褶完整。上睑下垂表现从无到严重，但通过咀嚼，提上睑肌可将上睑抬起，使之位于角膜缘上数毫米。

4. 获得性上睑下垂：参见 6.1 上睑下垂。

5. Horner 综合征：通常单眼发病。典型表现为上睑下垂 2~3mm，伴有双侧瞳孔不等大和下睑反向睑下垂（参见 10.2 Horner 综合征）。可为先天性（伴有虹膜异色）或获得性。儿童获得性 Horner 综合征可能与产伤、胸部 / 颈部外伤或转移性神经纤维瘤有关。

6. 假性上睑下垂：可见于眼睑皮肤松弛、对侧眼球突出、眼球内陷及上斜视。参见 6.1 上睑下垂。

病因学

提上睑肌或 Müller 神经肌肉复合体功能缺陷。

诊断

1. 病史：发病年龄，持续时间，家族史，外伤史或既往手术史，有无斜视。

2. 单眼裸眼视力及最好矫正视力检查，以评估有无弱视。

3. 检查有无屈光参差和散光，此为弱视伴上睑下垂最常见的原因。

4. 瞳孔检查。

5. 眼球运动检查并评估头位、眉位置及活动度。

6. 测量睑裂高度、角膜反光点和上眼睑缘的间距、提上睑肌功能（当用手固定眉）、上睑皱襞的位置和深度。检查 Bell 征和眼睑滞后。

7. 裂隙灯检查，检查有无角膜暴露的体征。

8. 散瞳查眼底。

9. 如果怀疑 Horner 综合征，参见 10.2 Horner 综合征。请儿科医生行全身检查和诊断。

治疗

1. 如果上睑下垂程度轻、无弱视、无异常头位，可观察。

2. 单纯性先天性上睑下垂：如果提上睑肌功能差，考虑额肌悬吊术；如果提上睑肌功能中度或正常，考虑提上睑肌缩短术。

3. 小睑裂综合征：因提上睑肌功能差，矫正上睑下垂需采用额肌悬吊术。内眦间距过宽常伴随头部发育、鼻梁增高得到改善。如果内眦间距宽较严重，可行手术矫正。

4. 下颌瞬目综合征：如果程度较轻，无须治疗。下颌瞬目现象在学龄期会得到改善。通过提上睑肌缩短术治疗上睑下垂会使咀嚼时上睑偏移幅度加大。

随访

1. 如果观察，患者需根据病情严重程度及年龄，每 3~12 个月复查，以监测是否发生遮盖性或屈光参差性弱视。

2. 手术后，需观察患者有无欠矫或过矫，以及复发情况。上睑下垂手术后暴露性角膜病变是严重并发症。

8.14 婴幼儿双眼盲

体征

眼球巡视性运动，始于出生 4~6 周时。大于 31 孕周的婴儿瞳孔对光反应差是关键体征。矫正月龄大于 4 个月的婴儿，不能注视或追看大的、明亮的物体。

眼科检查异常者的病因

1. 严重的眼部疾病或畸形。

2. 早产儿视网膜病变：参见 8.2 早产儿视网膜病变。

3. 大于 8 周的儿童，双眼致密的白内障：参见 8.8 儿童白内障。

4. 无虹膜和其他严重的眼前节发育不良：参见 8.12 眼前节及晶状体发育异常 / 发育不良。

5. 白化病：虹膜透照缺损及黄斑中心凹发育不良。参见 13.9 白化病。

＊注：白化病和无虹膜患者的眼部异常可能很轻微，在门诊检查中很难发现。

6. 视神经发育不良：双眼发病时，小视盘，难以观察到。如出现“双环征”（视盘周围的巩膜环，内侧缘和外侧缘均可见色素环），即可确诊。如果单眼发病，可出现斜视、相对性传入性瞳孔障碍及单眼固视困难，不伴有巡视性眼球震颤。通常为特发性。

＊注：双眼视神经发育不良偶可伴发视隔发育不良（过去称为 de Morsier 综合征）。相反的是，单眼视神经发育不良很少与该综合征相关。隔－视神经发育不良包括脑中线异常，以及生长激素、甲状腺激素和其他促激素缺乏。可见生长发育迟缓、低血糖引起的癫痫发作和尿崩症。如果为双眼视神经发育不良，需行 MRI 检查，注意下丘脑垂体区。如果为单眼视神经发育不良，根据临床需要行影像学检查。

7. 先天性视神经萎缩：罕见。视盘颜色苍白，大小正常，常伴有智力障碍或脑瘫。视网膜电图正常。常染色体隐性遗传或散发。

8. 婴儿摇晃综合征：可见多层视网膜出血，常伴有硬膜下 / 蛛网膜下出血。参见 3.21 婴儿摇晃综合征。

9. 严重屈光不正：根据睫状肌麻痹验光结果诊断。

10. 先天性运动性眼球震颤：该类患者通常有轻度视力障碍（视力 ≥ 20/60）。双眼呈共轭性水平震颤。可表现为不止一种形式的震颤，包括冲动型、钟摆型、圆周型或椭圆型。患者可采取面部转向，最大限度地维持注视方向上的休止眼位。不存在相关的中枢神经系统异常。

眼科检查正常者的病因

1. Leber 先天性黑矇：视杆视锥细胞异常。最初眼底表现可正常，但儿童时期的眼科检查可出现视网膜血管狭窄、视盘苍白和视网膜色素改变。视网膜电图显著异常或低平可确诊。常染色体隐性遗传。

2. 先天性静止性夜盲：视力可接近正常，眼球震颤少见，常伴有近视。视网膜电图异常。可为常染色体显性、隐性遗传或 X– 连锁遗传。常表现为矛盾性瞳孔反应（暴露于明亮光线后，再进入暗环境，瞳孔仍收缩）。在某些类型的先天性静止性夜盲中可见视网膜色素异常。

3. 全色盲（视杆细胞性全色盲）：视力在 20/200 左右。严重畏光。瞳孔对光反应正常，但也可出现矛盾性瞳孔反应。眼底正常，但明适应视网膜电图明显减弱。当闪烁光（25Hz）反应消失时可确诊。暗适应视网膜电图正常。

4. 皮质性视力损害：发达国家中儿童视力损害的最常见病因之一。视力可变。眼科检查正常，潜在的神经功能缺陷导致视觉反应下降。

5. 弥漫性大脑功能障碍：婴儿对声音或触摸无反应，神经功能异常。视力可随时间缓慢提高。

6. 视觉系统发育迟缓：对声音和触摸反应正常，神经功能正常。视网膜电图正常，视力通常在 4~12 个月时开始发育。常见于某种类型的白化病患者（可能在临产时出现眼球震颤）。

诊断

1. 病史：是否早产，生长发育是否正常，有无孕期感染、糖尿病及药物使用史，有无癫痫或其他神经系统缺陷，有无眼病家族史。

2. 评估婴儿注视及追随物体移动的能力。

3. 瞳孔检查，注意双侧是否等大及对光反应的灵敏性。

4. 仔细检查有无眼球震颤，参见 10.21 眼球震颤。

5. 眼前节检查，尤其注意检查有无虹膜透照缺损。

6. 散瞳检查视网膜和视神经。

7. 睫状肌麻痹验光。

8. 视网膜电图检查和基因检测：怀疑 Leber 先天性黑矇或视网膜营养不良时检查。

9. 考虑颅脑 CT 或 MRI 检查：伴有其他局灶性神经系统体征、癫痫、生长发育迟缓、视神经发育不良或具有神经定位意义的眼球震颤（如跷跷板样眼球震颤、垂直性眼球震颤、凝视麻痹性眼球震颤、前庭性眼球震颤）。如果有视神经萎缩，无论单眼还是双眼发病，均需行 MRI 检查，排查视神经或视交叉的胶质瘤和颅咽管瘤。

10. 光学相干断层扫描有助于进一步评估视神经异常。

11 如果有条件，可行眼球运动记录以观察眼球震颤波形。

治疗

1. 矫正屈光不正，治疗已知的或可疑的弱视。

2. 告知父母患儿视觉异常的情况和其兄弟姐妹患有视觉问题的可能性。

3. 建议视力障碍或失明儿童到特殊教育机构接受教育。

4. 如果可能，提供遗传咨询和遗传测试。

5. 如果发现或怀疑有神经或内分泌异常，需将患儿转诊给儿科医生进行适当的检查和治疗。

第 9 章

青光眼

9.1 原发性开角型青光眼

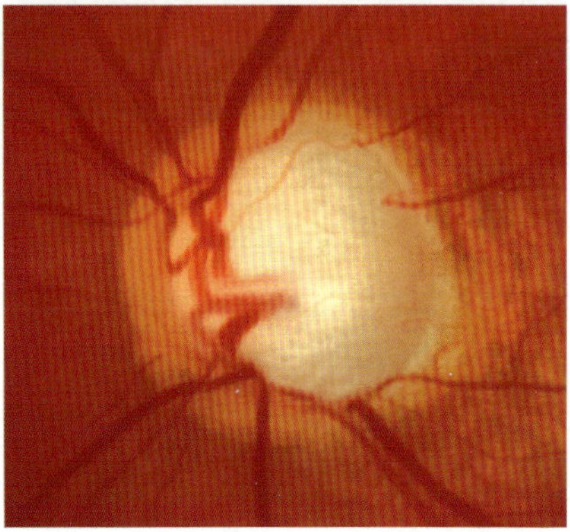

图 9.1.1 原发性开角型青光眼的晚期大视杯

症状

通常直到晚期才出现症状，包括视野缺损，通常累及双眼，但可呈双侧非对称性。严重的视野损害和中心固视丢失通常直到疾病晚期才发生。

体征

1. 眼内压（IOP）：尽管很多患者眼压升高（正常眼压范围为10~21mmHg），但仍有接近一半的患者每次筛查的眼压均在 21mmHg 或以下。

2. 房角镜：看起来正常，前房角开放，没有周边前粘连（peripheral anterior synechiae，PAS）。

3. 视神经：图 9.1.1。特征性表现包括：盘沿组织丢失（包括切迹，进行性盘沿变窄，最常见于下方，继而上方，鼻侧或颞侧少见）；视杯凹陷加深，神经纤维层缺损；碎片或神经纤维层出血跨过视盘边缘（Drance 出血）；获得性小凹；无原因性（如屈光参差、双眼视盘大小不等）双侧 C/D 差异大于 0.2；刺刀征（血管呈锐角从视盘穿出）；杯盘比扩大（C/D>0.6；非特异性）；视杯进行性扩大；视盘损害可能性量表（disc damage likelihood scale，DDLS）评分更高（图 9.1.2）。

4. 视野：典型的视野缺损包括鼻侧阶梯；旁中心暗点；从盲点鼻侧延伸的弓形暗点（缺损一般不越过水平中线或上下半侧视野缺损大小不

	DDLS 分期	最窄盘沿宽带（盘沿 / 视盘）（平均视盘直径 1.5~2.0mm）	示例
青光眼危险期	1	≥ 0.4	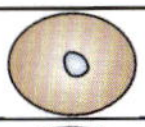
	2	0.3~0.39	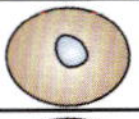
	3	0.2~0.29	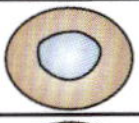
	4	0.1~0.19	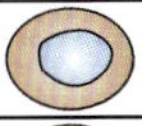
青光眼损害期	5	<0.1	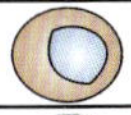
	6	0（<45°）	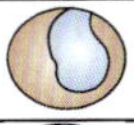
	7	0（46°~90°）	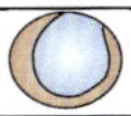
青光眼致残期	8	0（91°~180°）	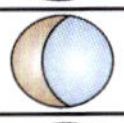
	9	0（181°~270°）	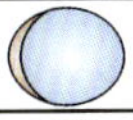
	10	0（>270°）	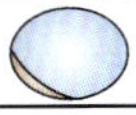

图 9.1.2　视盘损害可能性量表

一致）；垂直缺损或广泛性抑制（图 9.1.3）。

5. 其他：眼压波动大，双眼眼压差异大于 5mmHg，视盘旁 β 区域萎缩，无微囊样角膜水肿，没有继发表现（如假性剥脱、炎症）。

鉴别诊断

1. 房角镜下前房角开放

（1）高眼压症：视神经和视野正常。参见 9.3 高眼压症。

（2）生理性大视杯：静止性 C/D 比值大，无盘沿切迹或视野缺损。一般情况下眼压正常，视盘较大（>2mm），通常为家族性。

（3）继发性开角型青光眼：造成开角型青光眼的常见病因包括炎症、剥脱性、色素性、激素源性、房角后退、外伤性（直接伤害、出血性及碎片），以及青光眼相关的上巩膜静脉压升高（如 Sturge-Weber 综合征、颈动脉 – 海绵窦瘘）；眼内肿瘤；红细胞变性（血影细胞性青光眼）；晶状体源性；慢性孔源性视网膜脱离造成光感受器外节变性（Schwartz-Matsuo 综合征）；眼前节发育异常。

（4）低眼压性青光眼：除了眼

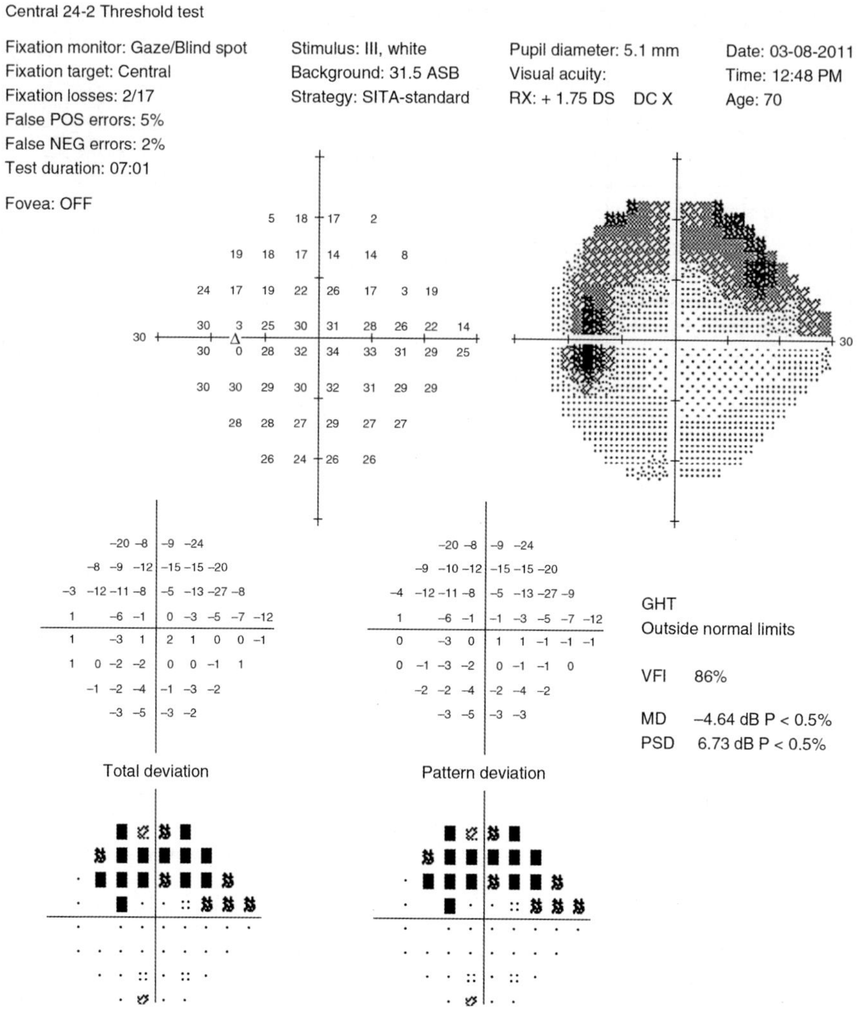

图 9.1.3　Humphrey 视野（HVF）显示左眼上方弓形缺损或暗点

压正常外，其他体征和原发性开角型青光眼（POAG）相同。参见 9.2 低眼压性原发性开角型青光眼（正常眼压性青光眼）。

（5）既往存在青光眼性损伤（如来自激素、葡萄膜炎、青光眼睫状体炎危象、外伤），诱发青光眼因素已经去除，视神经表现为静止状态。

（6）视神经萎缩：特征是视神经苍白重于视杯扩大。眼压通常正常，除非存在继发性或非相关性青光眼。色觉和中心视力通常下降，虽然并不总是出现。致病原因有视神经、视交叉或视路肿瘤，梅毒，缺血性视神经病变，药物性视神经病变，视网膜血管性疾病或退行性疾病等。垂直中线上的视野缺损是位于视交叉或其后的典型颅内病变。

（7）先天性视神经缺损（如倾斜的视盘、视盘缺损、视神经小凹）：可能存在视野缺损，但呈静止状态。

（8）视神经玻璃膜疣：视神经无视杯，可见玻璃膜疣。视野缺损可能呈静止状态；或进展，但与眼压无相关性。最常见的视野缺损是弓形缺损或扩大的生理盲点。特征性的钙化灶可见于 B 超或 CT。自发荧光可高亮显示神经玻璃膜疣。

2. 房角镜下房角关闭或部分关闭

慢性闭角型青光眼（CACG）：浅前房，可能出现发作性视物模糊或头痛病史。房角镜下可看见周边前粘连（PAS）。参见 9.5 慢性闭角型青光眼。

诊断

1. 病史：是否存在危险因素（青光眼性失明或视力下降家族史、老龄、非洲裔、糖尿病、近视、高血压或低血压），既往是否有眼压升高、长期使用激素或眼外伤史，是否做过 LASIK 等屈光手术（即角膜厚度改变），回顾过去的病史以确定是否有过针对以下疾病的治疗：哮喘、慢性阻塞性肺疾病（COPD）、充血性心力衰竭、心脏传导阻滞或心动过缓、肾结石、过敏。

2. 基线青光眼评估：所有疑似青光眼的患者，不管哪种类型，都需要完成以下检查。

（1）全面的眼科检查，包括视力，瞳孔检查是否存在相对性传入性瞳孔障碍（RAPD），Confrontational 视野检查，裂隙灯检查，压平眼压计检查，房角镜检查，房角开放患者行散瞳眼底检查，特别关注视神经情况。如果怀疑神经系统病变或视神经病变需行色觉检查。

（2）视神经基线资料收集：包括精确的眼底绘图、立体视盘照相、无赤光眼底照相和（或）计算机图像分析［如光学相干断层扫描，分析神经纤维层何节细胞层或海德堡视网膜断层扫描（HRT）］（图 9.1.4）。资料应包括是否有视神经苍白和（或）视盘出血。

（3）Formal 视野检查（如 Humphrey 或 Octopus 自动视野）。Goldmann 视野检查用于不能完成自动视野检查的患者。标准视野检查包括外周和中心视野的评估（例如 Humphrey 24–2 模式）。对于中心旁视野缺损或疾病晚期的病例，建议使用专门的中心视野检查（例如 Humphrey 10–2 模式）。

（4）测量中央角膜厚度（CCT）。角膜厚度变化影响压平眼压计测量的表观眼压。正常人群平均角膜厚度

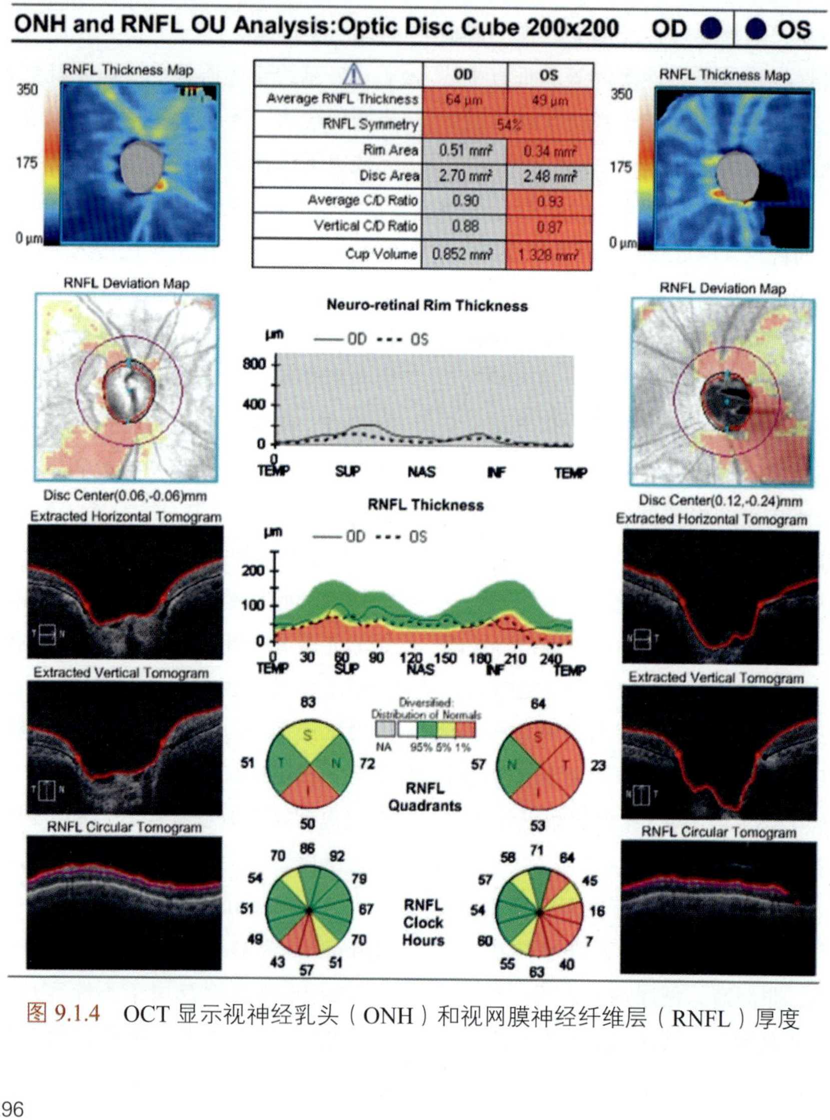

图 9.1.4　OCT 显示视神经乳头（ONH）和视网膜神经纤维层（RNFL）厚度

535~545μm。较薄的角膜会使眼压测量结果低于实际值，而较厚的角膜眼压测量结果会高于实际值。然而角膜厚度和眼压之间是非线性关系。中央角膜厚度（CCT）薄是原发性开角型青光眼发生的一个独立危险因素。

（5）如果患者存在以下任一非典型体征，需要查找导致视神经损伤的其他因素：①视神经苍白程度重于视杯扩大程度。②视野缺损超出基于视杯扩大所做出的预测值。③视野非青光眼的特征性改变（如缺损不越过垂直中线，偏盲，生理盲点扩大，中心暗点）。④双眼眼压相同，单眼病变呈进展状态。⑤视力下降的程度超出视杯扩大或视野缺损的程度。⑥色觉丧失，特别是红绿色觉。

如果存在以上任何情况，需要做以下进一步检查。①病史：有无急性发作的眼痛或眼红，是否使用激素，是否有急性视力下降，是否有眼外伤，是否曾经手术、全身外伤、心脏病发作、透析或有其他导致低血压的病史。②日间眼压曲线，一天内多次眼压测量。③用于诊断非青光眼性视神经病变的实验室检查：重金属、维生素 B_{12}/叶酸、血管紧张素转化酶（ACE）、抗核抗体（ANA）、莱姆抗体、快速血浆反应素（RPR）或性病实验室检测（VDRL）、荧光梅毒螺旋体抗体吸收试验（FTA-ABS）或梅毒螺旋体特异性试验（如 MHA-TP）。如果考虑巨细胞动脉炎（GCA），检测血沉、C 反应蛋白以及血小板。参见 10.17 动脉炎性缺血性视神经病变（巨细胞动脉炎）。④怀疑神经系统疾病的患者，如果没有禁忌证，行颅脑和眼眶 MRI，包括钆增强和脂肪抑制。⑤检查血压、空腹血糖、糖化血红蛋白（HbA1c）、血脂、全血细胞计数（排查贫血）。请内科医生做全面的心血管检查。

治疗

一般考虑事项

1. 哪些患者需要治疗：患者需要个体化治疗，如下是一般性指南。

（1）是否表现为青光眼性损害：如果出现以下任一种情况，有可能是青光眼损害：视神经盘沿变薄或者有切迹、特征性视野缺损或视网膜神经纤维层损伤、DDLS 评分大于 5（见图 9.1.2）。若眼压高于 30mmHg 和（或）双眼眼压差大于 10mmHg，应考虑在没有明显损害的情况下进行治疗。

（2）青光眼损害是否活跃：通过密切随访，判断青光眼损害的进展速度。某些导致视盘盘沿缺失的原因可能是静止的（如既往对激素的反应）。视盘出血提示为活动性病变。

（3）青光眼损害是否会导致失

明：需要综合考虑患者的年龄、全身生理和社会健康状况，以及预期寿命。

2. 治疗目标：治疗目标是通过终止视神经的损害，同时避免治疗的不良反应，从而改善或维持患者的视健康。目前，唯一被证实能够阻止或减缓青光眼性视神经损害的方法是降低眼压。眼压降低至少 30% 似乎最有可能防止进一步的视神经损害。最佳目标眼压为低于初始值至少 30%。如果青光眼损害严重，进一步降低眼压是必要的。

3. 治疗方法：目前青光眼主要的治疗方法有药物；激光小梁成形术（LT），包括氩激光小梁成形术（ALT）和应用更加普遍的选择性激光小梁成形术（SLT）；以及青光眼手术。一般情况下首选药物或者 LT。LT 特别适用于依从性较差、存在药物不良反应，或者小梁网（TM）色素较多的患者。手术作为首选，用于青光眼损害晚期，且进展较快或者随访困难的患者。手术方式包括青光眼滤过性手术（如小梁切除术，引流阀手术）、微创青光眼手术（MIGS）、睫状体激光光凝（如半导体激光或眼内激光）及睫状体冷凝术。手术用于所有晚期或进展期患者，或其他治疗无法控制眼压的患者。

*注：MIGS 是一种新的手术方式，能够减少并发症，缩短愈合时间。MIGS 通常适用于轻中度青光眼，包括小梁网微分流装置、Schelemn 管成形术、结膜下微 Stents 植入、深层巩膜切除术、内镜下睫状体光凝术（ECP）、微创小梁消融术。

药物治疗

只要没有极端情况，如眼压高于 35mmHg 或中心固视的丢失迫在眉睫，青光眼药物治疗首先选择单种药物单眼治疗（单眼治疗试验），1~6 周后复查，根据眼压及个体风险因素，观察治疗效果。

1. 前列腺素激动剂，如 0.005% 拉坦前列腺素，睡前用；0.01% 或 0.03% 比马前列腺素，睡前用；0.004% 曲伏前列素，睡前用；0.0015% 他氟前列腺素（无防腐剂），睡前用。活动性葡萄膜炎和黄斑囊样水肿患者慎用，孕妇和准备怀孕的患者禁用。告知患者此类药物会导致眶周皮肤和虹膜色素性改变，以及睫毛过度生长。不可逆的虹膜色素改变偶发于蓝色和深褐色虹膜；虹膜色素沉积的最高危因素是淡褐色、灰色虹膜。

2. β 受体阻滞剂，如 0.25%~0.5% 左布诺洛尔或噻吗洛尔，每日 1~2 次。以下疾病患者避免使用：哮喘、慢性阻塞性肺疾病（COPD）、心脏传导阻滞、心动过缓、不稳定型充血性心力衰竭、抑郁症或重症肌无力。不良反应包括支气管痉挛、心动过缓、低血压、性欲减退、中枢神经系统抑制和运动耐力下降。

3. 选择性 α_2 受体激动剂，如 0.1%、0.15% 或 0.2% 溴莫尼定，每日 2~3 次。禁用于服用单胺氧化酶抑制剂的患者（可造成高血压危象）。相对禁忌证为小于 5 岁的儿童（有造成心肺和中枢神经系统抑制的风险）。参见 8.11 先天性 / 婴幼儿青光眼。0.5% 或 1% 阿可乐定很少使用，因其快速耐药，以及过敏发生率高，但可用于短期治疗（3 个月）。

4. 局部用碳酸酐酶抑制剂（CAIs），如 2% 多佐胺或 1% 布林佐胺，每日 2~3 次。对于磺胺类药物过敏的患者要避免使用，但非禁忌证。理论上这类药物会引起和全身使用 CAIs 相同的不良反应，如代谢性酸中毒、低钾血症、胃肠道症状、体重减轻、感觉异常和再生障碍性贫血。但是，局部使用 CAIs 发生全身并发症的情况极为罕见。目前尚无局部使用 CAIs 后出现再生障碍性贫血的报道。局部用 CAIs 会加剧角膜内皮失代偿，故这类药物应慎用于 Fuchs 角膜内皮营养不良和角膜移植术后。

5. 缩瞳剂（如毛果芸香碱，每日 4 次）一般初始使用低浓度（如 1%~2%），然后提高药物浓度（如 4%）。小于 40 岁患者常常因为调节痉挛而不能耐受毛果芸香碱。缩瞳剂通常禁用于视网膜裂孔患者，慎用于有视网膜脱离风险（如高度近视和无晶状体眼）的患者。

＊注：毛果芸香碱在 Wills 眼科医院非常规用药，因其不良反应包括葡萄膜炎和视网膜脱离风险增加，以及缩瞳可导致房角关闭、头痛等症状。

6. 拟交感神经药物（0.1% 地匹福林或 0.5%~2% 肾上腺素，每日 2 次）降眼压效果显著低于其他药物，但是全身不良反应较少（偶见，心律失常）。这类药物常造成红眼，以及无晶状体眼的黄斑囊样水肿。

7. 全身用 CAIs，如醋甲唑胺 25~50mg 口服，每日 2~3 次；乙酰唑胺 125~250mg 口服，每日 2~4 次；或乙酰唑胺 500mg，每日 2 次。相对禁忌证为肾功能衰竭。如果患者正在服用其他利尿剂或洋地黄，则必须监测血钾水平。常见不良反应有乏力、恶心、思维混乱和感觉异常。少见但严重的并发症有血液并发症（如再生障碍性贫血），以及 Stevens–Johnson

综合征。磺胺药过敏不是全身用 CAIs 的绝对禁忌证，但是要极其小心观察过敏反应。若需紧急降低眼压或局部治疗降眼压无效，可静脉用 CAIs，如乙酰唑胺 250~500mg 静脉注射。考虑检查怀疑或者确诊肾病患者的基线肌酐。

*注：应告知每位患者点眼药后要用指尖压迫内眦以封闭泪点 10 秒，减少药物的全身吸收。如果无法封闭泪点，可嘱患者给药后闭眼 1~2 分钟，期间不要瞬目，也可减少药物的全身吸收。

氩激光小梁成形术

在某些病例，如前所述，氩激光小梁成形术（ALT）可作为抗青光眼的一线治疗。初次治疗成功率为 70%~80%，2~5 年后降至 50%。

选择性激光小梁成形术

选择性激光小梁成形术（SLT）降眼压效果和 ALT 相当。由于 SLT 激光能量较低，对组织的损伤较轻，因此可重复治疗。

有保护的青光眼滤过手术

小梁切除术及引流阀手术可使患者摆脱降眼压药物。小梁切除术联合抗代谢药物（如丝裂霉素 -C 或 5- 氟尿嘧啶）能够提高手术疗效，但同时增加并发症的发生风险（如滤过泡渗漏和低眼压）。

随访

1. 使用新的 β 受体阻滞剂或前列腺素类药物，或者行 ALT/SLT 的患者，4~6 周后复查，评价疗效。局部用 CAIs、α 受体激动剂和缩瞳剂可快速达到稳定状态，用药 3 天后复诊。

2. 若青光眼损害严重，患者眼压高，需要密切观察（如 1~3 天）。

3. 若患者眼压充分降低，可 3~6 个月后复查眼压、视神经以及视网膜神经纤维层。

4. 通常每年进行房角镜检查，或按需提高频率，评估患者的房角解剖。

5. 根据需要，一般为每隔 4~12 个月行正规的视野检查和视神经成像（如眼底照相、OCT 或 HRT）。如果眼压控制不理想，应提高复查视野检查的频次。病情稳定后，可每年做 1 次正规的视野检查。

6. 每年 1 次散瞳检查眼底。

7. 如果青光眼损害进展，在开始加用其他治疗之前，需要评估患者对药物治疗的依从性。如果损害进展或患者依从性差，应考虑激光小梁成形术或手术治疗。

8. 在药物治疗期间，需要询问患者相关的药物不良反应。患者通常不会想到滴眼液会与以下症状相关，如阳痿、体重下降、头晕或其他明显症状。

参考文献

Kass MA, Heuer DK, Higginbotham EJ, et al. The Ocular Hypertension Treatment Study: A randomized trial determines that topical ocular hypotensive medication delays or prevents the onset of primary open angle glaucoma. Arch Ophthalmol. 2002;120(6):701-713.

9.2 低眼压性原发性开角型青光眼（正常眼压性青光眼）

定义

眼压在正常范围内的原发性开角型青光眼。

症状

参见 9.1 原发性开角型青光眼。

体征

主要体征：眼压持续低于 22mmHg，其他体征参见 9.1 原发性开角型青光眼。正常眼压性青光眼更容易出现视盘出血，其视野损害更密集、更局限，并且更靠近固视点。典型体征为鼻侧密集的旁中心视野缺损。

鉴别诊断

*注：如果视神经的改变和萎缩与眼压无关，应寻找青光眼之外的视神经病变的其他潜在病因。

1. 原发性开角型青光眼：眼压可能由于日间眼压波动较大或角膜较薄而导致测量值低于实际值。参见 9.1 原发性开角型青光眼。

2. 休克性视神经病变，由于之前的系统性低血压导致：如急性血容量减少、心肌梗死、冠状动脉搭桥手术、心律失常等。此类患者视野缺损无进展。

3. 间歇性眼压升高，如闭角型青光眼、青睫综合征。

4. 既往青光眼损害及严重的眼压升高，随后缓解。青光眼损害无进展（如外伤性青光眼、激素性青光眼）。

5. 非青光眼性视神经病变和其他。参见 9.1 原发性开角型青光眼的鉴别诊断。

病因

有争议。大部分研究者认为眼压在低眼压性原发性开角型青光眼的发病中起重要作用。其他与眼压无关的可能病因包括血管调节失调（如系统性或夜间低血压、血管痉挛、血管自调节能力下降）、微循环缺血性疾病、细胞凋亡加速和自身免疫性疾病。

诊断

参见 9.1 原发性开角型青光眼的诊断流程。同时需要考虑如下内容。

1. 病史：是否存在血管痉挛的证据（如偏头痛或雷诺现象的病史），是否存在低血压危象（近期手术）、贫血或心脏病病史，是否曾通过任何途径使用激素，既往是否有外伤或葡萄膜炎病史，视力下降是急性还是慢性，是否有巨细胞动脉炎症状，是否存在其他心血管危险因素，如高胆固醇、高血压、系统性低血压（包括夜间“dippers”血压——较昼间觉醒时血压下降 10%~20%，译者注）等病史。

2. 检查色板以排查视神经病变。

3. 房角镜检查以排除房角关闭、房角后退或周边前粘连。

4. 日间眼压曲线测量以协助明确诊断。

5. 颈动脉多普勒检查评价眼部血流情况。测量血压（可行 24 小时自动血压监测）。

6. CT 或 MRI 检查以排除视神经或视交叉的压迫性损伤，尤其是视力、色板或视野的下降提示非青光眼进程的情况下。

治疗

1. 正常眼压性青光眼协作研究（CNTGS）制定了该病的治疗指南。眼压降低至少 30%，将视野进展的 5 年风险从 35% 降低到 12%，因此目标眼压（IOPs）应比进行性损害发生时的水平低至少 30%。治疗同原发性开角型青光眼。关于治疗的更深入讨论见 9.1 原发性开角型青光眼。有证据表明，在预防此类型青光眼的视野损害进展方面，初始治疗使用 0.2% 溴莫尼定（每日 2 次）可能优于 0.5% 噻吗洛尔（每日 2 次）。

2. 视盘缺血可能在低眼压性原发性开角型青光眼的发病机制中起一定作用。调整心血管的危险因素在管理一般健康方面是合适的，但尚未证实其有助于管理青光眼。请内科医生控制血压、胆固醇，处理其他并发疾病，以最大限度改善视神经的灌注。如果可能，推荐晨起使用降血压药物，避免睡前使用。

3. 视盘出血在低眼压性青光眼中更常见，提示疾病进展，需要更积极的治疗。

随访

参见 9.1 原发性开角型青光眼。

参考文献

Comparison of glaucomatous progression

between untreated patients with normal-tension glaucoma and patients with therapeutically reduced intraocular pressures. Collaborative Normal-Tension Glaucoma Study Group. Am J Ophthalmol. 1998;126(4):487-497.

9.3 高眼压症

体征

主要体征：通常定义为 2 次或 2 次以上测量眼压高于 21mmHg，房角镜下房角形态正常，房角开放，解剖结构正常。视神经、视网膜神经纤维层和视野正常。

鉴别诊断

1. 原发性开角型青光眼：参见 9.1 原发性开角型青光眼。

2. 继发性开角型青光眼：参见 9.1 原发性开角型青光眼。

3. 慢性闭角型青光眼：房角镜检查可见周边前粘连，伴青光眼性视神经改变和视野改变。参见 9.5 慢性闭角型青光眼。

诊断

1. 参见 9.1 原发性开角型青光眼。

2. 视野检查中发现任何异常，在 2~4 周后重复检查，以排除出现学习曲线伪影的可能性。如果判断这些视野缺损是真实的，则诊断为青光眼或高眼压症，以及导致视野缺损的其他疾病。

3. OCT 和 HRT 检查可发现青光眼性视神经改变，这些客观的结构性检查可以比功能性检查（视野）更早表现出青光眼的病理改变。

治疗

1. 如果无视神经或视野改变，眼压≥ 24mmHg，无须治疗，密切随访。

2. 眼压为 24~30mmHg，但如果检查正常，就可以选择接受降眼压治疗（每个青光眼专家确定的阈值不同）。是否治疗应根据患者选择的治疗方式和基线危险因素，如年龄、中央角膜厚度（CCT）、初始眼压、视神经外观和家族史等。高眼压症治疗研究（OHTS）的结果表明，治疗 5 年后，视野丢失率由 9.5% 降至 4.4%，眼压平均下降 20%。如果选择治疗，应采用治疗原发性开角型青光眼时所描述的一眼治疗试验。部分医生选择密切观察患者。目前已经开发了一种风险计算器以预估患者如果不治疗进展为青光眼的风险等级。这些可能有助于指导医生和患者决定是否开始治疗。参见 9.1 原发性开角型青光眼。

随访

对于治疗和观察的患者都需要密切随访。所有患者的初始随访同原发性开角型青光眼。参见 9.1 原发性开角型青光眼。如果在最初的几年中病变无进展，随访频率可降为每 6~12 个月一次。若患者病情稳定数年，可以考虑停药，以重新评估继续治疗的必要性。

参考文献

Kass MA, Heuer DK, Higginbotham EJ, et al. The Ocular Hypertension Treatment Study: a randomized trial determines that topical ocular hypotensive medication delays or prevents the onset of POAG. Arch Ophthalmol. 2002;120:701-713.

9.4 急性闭角型青光眼

症状

眼痛，视物模糊，虹视，前额痛，恶心，呕吐。

体征（图 9.4.1）

1. 主要体征：患眼房角关闭，眼压急性升高，微囊样角膜水肿。如果是原发性，对侧眼房角狭窄或可关闭。

2. 其他体征：结膜充血，瞳孔中度散大、固定。

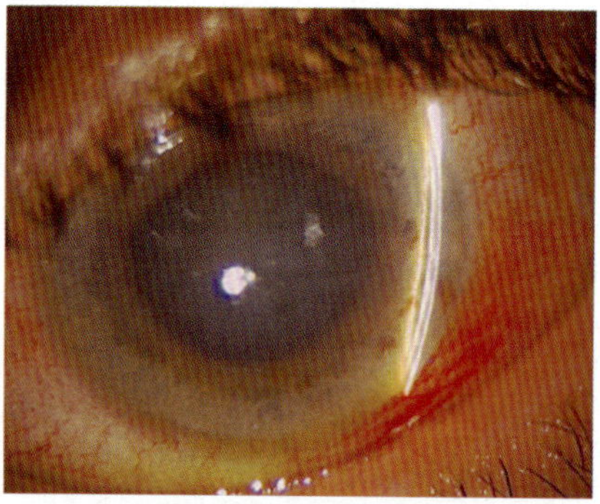

图 9.4.1　急性闭角型青光眼瞳孔中度散大，浅前房，角膜水肿

原发性房角关闭的病因

1. 瞳孔阻滞：晶状体和虹膜后部在瞳孔区接触，阻止房水从后房进入前房。导致后房压力升高，周边虹膜向前移动，从而引起小梁网（TM）堵塞。易患眼具有狭窄的前房角隐窝、虹膜根部前移或者眼轴短的特点。危险因素包括年龄增加、东亚血统、女性、远视和家族史。可因局部使用散瞳药物或偶尔使用缩瞳药、全身使用抗胆碱能药物（如抗组胺药和抗抑郁药物）、调节（如阅读）或昏暗的照明而诱发青光眼急性发作。对侧眼具有和发作眼相似的解剖结构。

2. 虹膜结构异常导致的房角拥挤，包括周边虹膜高度卷曲或高褶虹膜综合征的房角关闭。参见 9.13 高褶虹膜。

继发性房角关闭病因

1. 周边虹膜前粘连导致房角关闭：致病原因包括葡萄膜炎、眼内炎症、氩激光小梁成形术。参见 9.5 慢性闭角型青光眼。

2. 新生血管或纤维血管膜导致房角关闭。参见 9.14 新生血管性青光眼。

3. 膜堵塞房角：致病原因包括虹膜角膜内皮综合征和后部多形性角膜营养不良中的角膜内皮细胞膜，穿透性外伤导致的上皮细胞膜向下植入。参见 9.15 虹膜角膜内皮综合征。

4. 晶状体源性窄房角：虹膜小梁网接触的原因可能是晶状体较大（白内障膨胀期），较小的晶状体向前突出（如小球形晶状体），小眼球（真性小眼球），晶状体悬韧带断裂或松弛（如外伤、剥脱综合征晚期、Marfan 综合征等）。

5. 无晶状体眼或人工晶状体眼瞳孔阻滞：前部玻璃体或纤维粘连堵塞瞳孔导致虹膜膨隆。也可发生在前房型人工晶状体植入术后。

6. 托吡酯类药物和磺胺类药物诱发的房角关闭：通常发生在初始用药 2 周内或增加剂量后。通常由于睫状体上腔渗漏和睫状体水肿，造成晶状体 - 虹膜隔向前旋转，从而发生双眼房角关闭。近视继发于睫状体和晶状体的前移并伴有晶状体肿胀。

7. 脉络膜水肿：继发于广泛的视网膜激光术后，巩膜扣带术的环扎带过紧，视网膜静脉阻塞。

8. 眼后节肿瘤：恶性黑色素瘤、视网膜母细胞瘤、睫状体肿瘤和其他眼内肿瘤。参见 11.36 脉络膜痣和脉络膜恶性黑色素瘤。

9. 出血性脉络膜脱离：参见 11.27 脉络膜渗漏 / 脱离。

10. 房水迷流综合征：参见 9.17 房水迷流综合征 / 恶性青光眼。

11. 发育异常：Axenfeld–Rieger 综合征、Peters 发育异常、永存性胚胎血管等。参见 8.12 眼前节及晶状体发育异常 / 发育不良。

急性眼压升高伴房角开放的鉴别诊断

1. 炎症性开角型青光眼：参见 9.7 炎症性开角型青光眼。

2. 外伤性（溶血性）青光眼：前房内有红细胞。参见 3.6 前房积血和前房微量积血。

3. 色素性青光眼：房角特征性改变（重度色素性小梁网，Sampaolesi 色素线），角膜内皮垂直性色素沉积（Krukenberg 梭），房水中可见色素细胞，放射状虹膜透照缺损，晶状体后囊和玻璃体前界膜可见色素沉着线。参见 9.10 色素播散综合征 / 色素性青光眼。

4. 假性剥脱性青光眼：灰白色片状蛋白物质沉积在前节组织和小梁网（通常为不规则色素，主要沉积于下方）。通常发生于欧洲血统患者。通常存在沿瞳孔缘的虹膜透照缺损。参见 9.11 假性剥脱综合征 / 剥脱性青光眼。

5. 晶状体相关性青光眼：晶状体物质从完整的囊袋中漏出，通常见于成熟期白内障（晶状体溶解）；因外伤破坏晶状体前囊或眼内手术残留而进入前房的晶状体物质（晶状体颗粒）；或晶状体物质溢出导致的慢性肉芽肿性葡萄膜炎（晶状体抗原性，曾名晶状体过敏症）。参见 9.12 晶状体源性青光眼。

6. 青光眼睫状体炎危象（Posner-Schlossman 综合征）：单眼反复发作眼压升高，轻度房水细胞和闪辉，有或无角膜后沉着物。参见 9.8 青光眼睫状体炎危象 /Posner-Schlossman 综合征。

7. 球后出血或炎症：参见 3.10 外伤性球后出血（眶内出血）。

8. 颈动脉 - 海绵窦瘘：参见 7.7 其他眼眶疾病。

诊断

1. 病史：是否存在致病的危险因素，包括远视或原发性闭角型青光眼家族史；有无诱发因素，如处于昏暗照明或使用散瞳药；是否有视网膜疾病；是否最近接受过激光或手术治疗；药物治疗史，如局部肾上腺素类药物或抗胆碱类药物、口服托吡酯类药物或磺胺类药物。

2. 裂隙灯检查：检查是否存在角膜后沉着物、虹膜后粘连、虹膜萎缩或新生血管，瞳孔是否中度散大，对光反射是否迟钝，晶状体是否肿胀，房水中是否有细胞或闪辉或虹彩颗粒，是否浅前房。青光眼斑（晶状体前囊下小的混浊）和虹膜基质萎缩提示曾经有过青光眼发作。需要同时仔细检查对侧眼，并且做双眼对比。

3. 测量眼压。

4. 房角镜检查双眼房角：角膜水肿可使用局部高渗药物（如甘油）使其消退。发作眼眼压下降后房角镜检查是评估房角关闭的程度及持续性的关键，也需要评估是否存在新生血管。

5. 详细检查眼底：观察是否存在视网膜中央静脉阻塞、眼底出血、视神经视杯扩大或自发性动脉搏动（可能表明眼压升高加剧）。如果视杯显著扩大或存在自发性动脉搏动，则需要紧急治疗。根据房角关闭的原因，可能需要延迟散瞳检查。

6. 如果怀疑继发性闭角型青光眼，眼科 B 超和超声生物显微镜（UBM）检查有助于确诊。

治疗

治疗措施取决于房角关闭的原因、严重程度和发作持续的时间。发作几个小时内就会造成严重的不可逆性损害。如果视力为手动或更好，通常需要紧急降眼压。治疗措施应包括所有的局部用抗青光眼药物，以及全身用碳酸酐酶抑制剂（推荐静脉用药），如无禁忌证可静脉用高渗药物（如甘露醇）。将 30–G 针头置于结核菌素注射器对准 6 点钟位置穿刺，可立即降低眼压。参见 9.14 新生血管性青光眼、9.16 手术后青光眼、9.17 房水迷流综合征 / 恶性青光眼。

1. 房角镜检查中加压，对于判断小梁网阻塞是否可逆以及是否可终止急性发作至关重要。

2. 应立即给予局部药物治疗，包括 β 受体阻滞剂(如 0.5% 噻吗洛尔)，注意患者是否有哮喘、慢性阻塞性肺疾病（COPD）和心动过缓；α2 受体激动剂（如 0.1% 溴莫尼定）；胆碱能激动剂 / 缩瞳剂(1% 毛果芸香碱)；前列腺素类似物（如 0.005% 拉坦前列腺素）；碳酸酐酶抑制剂（如 2% 多佐胺）。紧急情况下，以上药物可连续给予 3 个轮次，每个轮次间隔 15 分钟。

3. 局部应用激素可能有利于减轻角膜水肿，如 1% 醋酸泼尼松龙。

4. 若需紧急降眼压或局部用药降眼压治疗无效，可全身用碳酸酐酶抑制剂，如乙酰唑胺 250~500mg 静脉注射，或每片 250mg，一次性 2 片口服（如果无法给予静脉注射）。禁用于磺胺类药物引起的房角关闭或镰状细胞病。

药物治疗后 1 小时复查眼压，如果需紧急降眼压或上述治疗无效，可重复给予局部降眼压药物，同时可给予高渗剂治疗，如甘露醇 1~2g/kg 静脉注射，用时超过 45 分钟（注：1 袋 20% 甘露醇 500ml 含有 100g 甘露醇）。充血性心力衰竭、肾脏疾病以及颅内出血者禁用。

*注：在全身用碳酸酐酶抑制剂或高渗剂前应检查患者肾功能。

5. 急性闭角型青光眼由以下原因引起：

（1）有晶状体眼的瞳孔阻滞或房角拥挤：过去推荐给予 1%~2% 毛果芸香碱，每 15 分钟 1 次，共 2 次。但是一些医生因其不良反应不愿使用，常见不良反应如头痛、调节痉挛、相关葡萄膜炎及视网膜脱离的风险增加，以及缩瞳剂可能引起房角关闭。

（2）无晶状体眼或人工晶状体眼瞳孔阻滞或继发性房角关闭：不能使用毛果芸香碱。当因为角膜水肿、炎症或二者兼有，不能采用激光或手术治疗时，可给予散瞳药和睫状肌麻痹剂，如 1%~2% 环戊通和 2.5% 去氧肾上腺素，每 15 分钟 1 次，共 4 次。

（3）托吡酯类药物或磺胺类药物导致的房角关闭：磺胺药导致的房角关闭不要使用碳酸酐酶抑制剂，立即停用刺激性药物。可以使用睫状肌麻痹剂促使睫状体向后旋转（如 1% 阿托品，每日 2~3 次）。对于其他治疗无效，眼压显著升高的患者，收入院，给予静脉用高渗剂和激素（如甲泼尼龙 250mg 静脉注射，每 6 小时 1 次）。大范围睫状体脉络膜受累或脉络膜渗漏的患者静脉用激素有效，因为炎症在发病中起到重要作用。不适用周边虹膜切除术或虹膜切除术和缩瞳药。

6. 晶状体膨胀性青光眼：如果可能，一旦患眼病情稳定，眼压控制，尽快行晶状体摘除术。参见 9.12.4 晶状体膨胀性青光眼。

7. 解决全身性问题，如疼痛、呕吐。

8. 瞳孔阻滞（所有类型）或原发性房角拥挤导致：如果眼压显著下降，一旦角膜清亮并前房安静，可行 YAG 激光周边虹膜切除术或手术切除周边虹膜。通常在患眼发病后 1~5 天进行。

*注：如果患眼炎症反应过重，不能行激光周边虹膜切除术，可先予对侧眼行激光周边虹膜切除术。未经治疗的对侧眼在 5~10 年后有 40%~80% 的概率发生急性房角关闭。已完成周边虹膜切除术的患者再次发生房角关闭，提示可能为高褶虹膜综合征。参见 9.13 高褶虹膜。

9. 患者出院后可继续给予维持量的降眼压滴眼剂和口服药物（如上所述），如有炎症则局部使用激素。房角关闭发生后必须每日监测眼压。一旦眼压明显下降，随访频率取决于患者的临床反应和病情稳定性。有时，在降眼压药物的基础上，局部加用激素 4~7 天，以提高虹膜切除术的成功率。

*注：如果经过 2 个疗程的最大剂量药物治疗，眼压仍然没有下降，只要能看清虹膜，应行激光周边虹膜切除术。如果激光周边虹膜切除术一次或多次后眼压仍然不下降，就需要根据病因选择激光虹膜成形术、周边虹膜切除手术或白内障手术。根据青

光眼的严重程度以及明确治疗后预期的眼压，也应考虑滤过手术。若已行虹膜切除术，但眼压仍然升高，房角仍然关闭，则需要手术治疗慢性房角关闭。

10. 对于继发的房角关闭：治疗原发病因。可考虑行氩激光房角成形以开放房角，尤其是对于高褶虹膜综合征或真性小眼球。慢性房角关闭，时间短于 6 个月者，可行房角分离手术。全身使用激素治疗炎症导致的浆液性脉络膜脱离。

随访

经过治疗眼压控制后，患者需要在发病后数周或数月复诊，以后可降低频率。基线资料包括视野检查和视盘照相。

*注：

1. 在使用高渗药物、碳酸酐酶抑制剂和 β 受体阻滞剂时，要考虑心血管状况和血电解质平衡。

2. 眼压降低时，角膜状况可能加重。

3. 视力恶化或自发性动脉搏动是病情加重的表现，要尽快降低眼压。

4. 1/3~1/2 的一级亲属可能存在可关闭房角，因此应告知患者提醒其亲属筛查的重要性。

5. 闭角型青光眼就诊时可能眼压正常。如果患者有阵发性疼痛、视力下降，并注意到有以下情况，则应怀疑患有闭角型青光眼：

（1）角膜水肿增厚。

（2）双眼眼压正常或眼压显著不对称。

（3）双眼浅前房。

（4）对侧眼存在可关闭的房角。

9.5 慢性闭角型青光眼

症状

通常患者无症状，晚期患者可表现为视力下降或视野缺损。可能发生间歇性眼痛、头痛和视物模糊。

体征（图 9.5.1）

1. 主要体征：房角镜检查发现广泛的周边前粘连，导致不能看到其下的房角结构。可见典型的青光眼性视神经病变和视野缺损。

2. 其他体征：眼压升高。

病因

房角逐渐变窄，直至全部关闭。

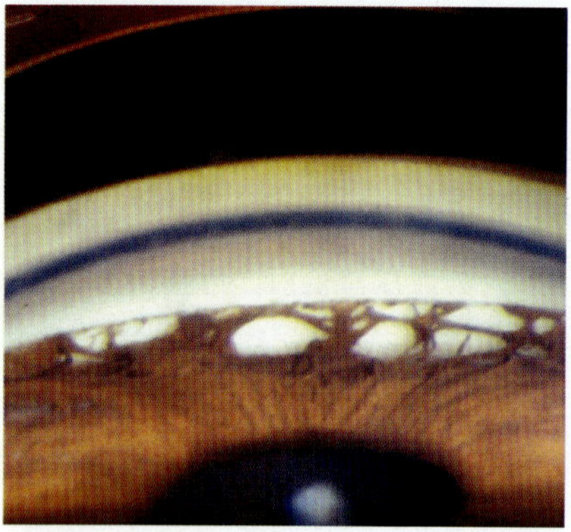

图 9.5.1　慢性闭角型青光眼的周边前粘连

长期急性闭角型青光眼或多次急性房角关闭的亚临床发作。由于手术、外伤或低眼压导致虹膜周边前粘连而形成的浅前房。

*注：非洲裔患者较少见急性房角关闭，但慢性房角关闭更为常见。

诊断

1. 病史：是否有既往急性房角关闭发作的症状，是否有增殖性糖尿病视网膜病变、视网膜血管阻塞或眼缺血综合征病史，是否有外伤、低眼压、葡萄膜炎或内眼手术史。

2. 完成基线青光眼评估。参见 9.1 原发性开角型青光眼。

治疗

参见 9.1 原发性开角型青光眼。

1. 激光小梁网成形术禁用于慢性闭角型青光眼，可导致更广泛的房角瘢痕。

2. 激光周边虹膜切除术的适应证是在房角尚未 360° 完全关闭时，解除瞳孔阻滞的任何成分，并防止周边虹膜前粘连的持续发展。要警惕小梁网功能不良的患者在激光术后可能会出现眼压升高。

3. 激光虹膜成形术（可重复）用以减少新的周边虹膜前粘连形成，可能不是完全有效，可作为权宜之计。如果虹膜成形术失败，其他药物治疗已达到最大量，患者可能需要手术治疗。早期青光眼可尝试内镜下睫状体光凝术（ECP），但小梁切除术或引流阀手术通常用于更晚期的病例。因房角关闭，通常禁用微创青光眼手术（MIGS）。

随访

参见 9.1 原发性开角型青光眼。

9.6 房角后退性青光眼

症状

通常无症状。晚期会有视力下降或视野缺损。患眼的前房积血或外伤病史常可诱发青光眼。继发于房角后退的青光眼（非外伤引起）通常数年后发病，多单眼发病。

体征（图 9.6.1）

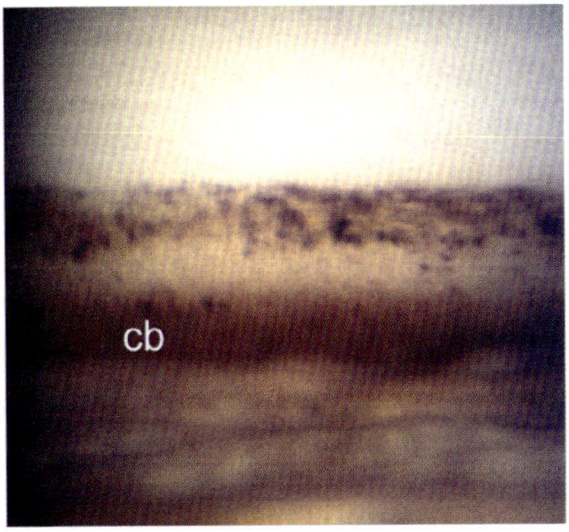

图 9.6.1　房角后退性青光眼的睫状体带增宽

1. 主要体征：青光眼特征性的房角改变（参见 9.1 原发性开角型青光眼）：虹膜根部附着点不均匀，虹膜突撕裂或缺失区域，虹膜后退，表现为睫状体带增宽（可能是局部的或延伸至 360°）。与对侧眼比较有助于识别房角后退的区域。

2. 其他体征：房角镜下因为房角后退使巩膜突表现为异常白色；也可有既往外伤遗留的其他体征，如白内障、虹膜括约肌撕裂等。

鉴别诊断

参见 9.1 原发性开角型青光眼。

诊断

1. 病史：是否有外伤史，是否有激素使用史，是否有既往眼手术史，是否有青光眼家族史。

2. 完成青光眼基线评估。参见 9.1 原发性开角型青光眼。

治疗

参见 9.1 原发性开角型青光眼。然而，缩瞳药（如毛果芸香碱）治病房角后退性青光眼可能无效，甚至通过减少葡萄膜巩膜通道的房水流出量而引起眼压升高。氩激光小梁成形术和选择性激光小梁成形术对于房角后退性青光眼很少有效。如果药物不能控制眼压，手术治疗可能是必要的。

随访

因为对侧眼迟发性开角型青光眼的发生率较高，因此需要密切观察双眼。房角后退而无青光眼表现的患者，每年复查1次。房角后退合并青光眼者，检查参见 9.1 原发性开角型青光眼。

9.7 炎症性开角型青光眼

症状

眼痛，畏光，视力下降；症状可能轻微。

体征

1. 主要体征：眼压升高，伴有显著前房炎症，房角镜下房角开放，白细胞、巨噬细胞和蛋白质造成房水外流通道阻塞以及小梁网炎症，导致眼压升高。特征性青光眼视神经改变发生于病变晚期。

2. 其他体征：瞳孔缩小，角膜后沉着物，结膜充血，睫状体充血，瞳孔后粘连，小梁网色素增加，特别是下方。闭角型青光眼可能是进行性周边虹膜前粘连的结果。

> *注：任何原因引起的急性眼压升高和慢性眼压升高的鉴别在于角膜水肿、眼痛和视觉症状的存在。

鉴别诊断

1. 激素性青光眼：房角开放，患者在使用激素（包括用于治疗葡萄膜炎）。难以与炎症性开角型青光眼相鉴别。如果存在显著的炎症，眼压升高应该被认为是炎症性的，目标应该是使用激素控制炎症。参见 9.9 激素性青光眼。

2. 色素性青光眼：房角开放。眼压急性升高，通常发生在运动后或散瞳后，前房内可见色素细胞，小梁网色素沉积 3+~ 4+，Krukenberg 梭内色素。常见放射状虹膜透照缺损。参见 9.10 色素播散综合征 / 色素性青光眼。

3. 新生血管性青光眼：沿瞳孔缘和（或）小梁网的非放射状、错向的新生血管。参见 9.14 新生血管性青光眼。

4. 假性剥脱综合征：房角开放，灰白色片状物质沉积在整个前段结构中，多见于欧洲裔患者。偶有剥脱物质沉积在角膜后被误认为角膜后沉着物。与炎症性角膜后沉着物相比，剥脱物质成角、不圆。参见 9.11 假性剥脱综合征 / 剥脱性青光眼。

5. Fuchs 异色性虹膜睫状体炎：单眼发病，更常见于中年女性。轻度虹膜炎、虹膜色素上皮脱失导致虹膜异色（受累眼通常颜色较浅）。房角可见细小的桥状血管，可能出血（Amsler 征）。无新生血管，无周边虹膜前粘连。参见 12.1 前葡萄膜炎（虹膜炎 / 虹膜睫状体炎）。

6. 青光眼睫状体炎危象（Posner–Schlossman 综合征）：房角镜下房角

开放，无房角粘连，急剧眼压升高伴轻度炎症。单眼发病，反复发作。参见 9.8 青光眼睫状体炎危象 /Posner–Schlossman 综合征。

病因

1. 葡萄膜炎：前部、中间部、后部或全葡萄膜炎。

2. 角膜葡萄膜炎：疱疹病毒感染者早期或急性炎症期眼压升高，而其他病因可能是由于睫状体休克和分泌减少而导致眼压降低。

3. 外伤或内眼手术后。

诊断

1. 病史：既往是否有青光眼发作史，是否有全身疾病（如幼年特发性关节炎、强直性脊柱炎、结节病、获得性免疫缺陷综合征、三叉神经 V1 分布区的水痘 – 带状疱疹病毒感染、弓形体病），既往是否有角膜疾病，特别是病毒性角膜炎。

2. 裂隙灯检查：观察结膜充血程度，房水细胞和闪辉程度。是否存在虹膜后粘连。

3. 完成基线青光眼评估。参见 9.1 原发性开角型青光眼。

治疗

1. 局部用激素滴眼液（如 1% 醋酸泼尼松龙），每 1~6 小时 1 次，滴药频度取决于前房炎症的严重程度。

> ＊注：对于患有感染性疾病的患者不要使用或特别谨慎地局部使用激素。

2. 散瞳药或睫状肌麻痹剂，如 1% 环戊通，每日 3 次。

3. 根据眼压和视神经状况，除了其他治疗，还可选用以下一种或多种降眼压药物。

（1）局部 β 受体阻滞剂（如 0.5% 噻吗洛尔，每日 1~2 次），哮喘、慢性阻塞性肺疾病（COPD）、心动过缓患者禁用。

（2）局部 α–2 受体激动剂（如 0.1%~0.2% 溴莫尼定，每日 2~3 次）。

（3）如果肾功能可耐受，局部用碳酸酐酶抑制剂，如 2% 多佐胺，每日 3 次；或口服碳酸酐酶抑制剂，如醋甲唑胺 25~50mg，每日 2~3 次；或乙酰唑胺 500mg，每日 2 次。

（4）在心肺功能允许的情况下，眼压急性升高可使用高渗药物，如 20% 甘露醇，1~2g/kg，静脉注射，用时超过 45 分钟。

（5）前房穿刺：如需紧急降眼压，或局部用药无效。参见附录 13 前房穿刺。

4. 治疗原发病。

5. 尽管给予最大剂量药物治疗，

眼压仍处于危险的高水平者可考虑青光眼滤过手术。但是小梁切除手术在炎症性青光眼中失败率高，引流阀管手术通常是首选。

6. 如果怀疑单纯疱疹病毒感染，给予抗病毒治疗，如阿昔洛韦 400mg 口服，每日 1 次，共 5 天，或伐昔洛韦 500mg 口服，每日 3 次，共 7~14 天。

* 注：治疗活动性炎症性青光眼，慎用前列腺素激动剂（0.005% 拉坦前列腺素）和缩瞳药（毛果芸香碱），病情稳定或者利大于弊时可考虑使用。

随访

1. 开始时每 1~7 天随访 1 次。如果眼压高或晚期青光眼性杯盘比增大，需要增加随访频率。

2. 眼压控制到正常后可逐渐减少抗青光眼药物。

3. 如果炎症消退时眼压仍然很高，应始终考虑激素性青光眼（参见 9.9 激素性青光眼）。出现严重的葡萄膜炎时眼压升高，意味着需要增大激素治疗剂量而不是减少激素，以及其他或替代性降眼压治疗。

9.8 青光眼睫状体炎危象 /Posner–Schlossman 综合征

症状

轻度眼痛，视力下降，虹视，较罕见。常有既往发作病史。常单眼发病，发生于中青年。

体征

1. 主要体征：眼压显著升高（常在 40~60mmHg），房角镜下可见房角开放、无粘连，轻度结膜充血（白眼），前房反应很轻（少量房水细胞和轻度闪辉）。

2. 其他体征：角膜上皮水肿，睫状体充血，瞳孔缩小，虹膜颜色变暗，角膜内皮或小梁网少量细小角膜后沉着物。

鉴别诊断

1. 炎症性开角型青光眼：前房大量细胞和闪辉，可见虹膜粘连。参见 9.7 炎症性开角型青光眼。

2. 色素性青光眼：眼压急性升高，通常是在运动或散瞳后，前房可见色素细胞。参见 9.10 色素播散综合征 / 色素性青光眼。

3. 新生血管性青光眼：沿瞳孔缘和（或）小梁网可见异常血管。参见 9.14 新生血管性青光眼。

4. Fuchs 异色性虹膜睫状体炎：双眼虹膜颜色不对称，虹膜颜色较浅的眼有轻度虹膜炎表现，很少发生眼压急性升高。参见 12.1 前葡萄膜炎（虹膜炎 / 虹膜睫状体炎）。

5. 其他：单纯疱疹病毒感染、水痘 – 带状疱疹病毒角膜葡萄膜炎、弓形体病等。

病因

机制不明，但可能和病毒感染有关，如巨细胞病毒。

诊断

1. 病史：既往是否有发作史，是否有角膜或全身疾病，是否光敏感，是否眼痛，是否有近期运动。

2. 裂隙灯检查：评价结膜充血程度、房水细胞和闪辉的程度。仔细检查视网膜，观察是否存在血管炎或雪堤样改变。

3. 房角镜：房角是否开放，是否粘连，是否有新生血管膜或角膜后沉着物。

4. 完成基线青光眼评估。参见 9.1 原发性开角型青光眼。

治疗

局部激素和房水抑制剂非常有效。

1. 局部 β 受体阻滞剂（如 0.5% 噻吗洛尔，每日 1~2 次）；局部 α–2 受体激动剂（如 0.1%~0.2% 酒石酸溴莫尼定，每日 2~3 次）；局部碳酸酐酶抑制剂（CAI），如 2% 多佐胺，每日 2~3 次。

2. 短期（1 周）局部用激素（如 1% 醋酸泼尼松龙，每日 4 次），可减轻炎症。长期使用可导致眼压升高。口服吲哚美辛（如 75~150mg，每日 1 次）或局部用非甾体抗炎药（如酮咯酸，每日 4 次），也可能有效。

3. 如果眼压显著升高，且对局部治疗无反应（罕见），可考虑全身使用碳酸酐酶抑制剂，如乙酰唑胺 500mg 口服，每日 2 次。

4. 当眼压过高，可能对受累的视神经有危险时，可考虑使用高渗药物（如 20% 甘露醇，1~2g/kg，静脉注射，用时超过 45 分钟）或行前房穿刺。参见附录 13 前房穿刺。

5. 如果患者有症状，可使用睫状肌麻痹剂（如 1% 环戊通，每日 3 次）。

随访

1. 开始时每隔数天随访，然后每周随访，直至病情缓解。发作常在数小时内到数周内缓解。

2. 根据发作之间的基线眼压，可能需要药物或手术治疗。

3. 如果眼压下降到与视盘损伤无关的水平，则不需要治疗。

4. 激素如果使用 1 周或更短时间，可快速减量；如果使用更长时间，需要缓慢减量。

5. 双眼均有发展成为慢性开角型青光眼的风险。应该像诊断为原发性开角型青光眼一样对患者进行随访。参见 9.1 原发性开角型青光眼。

9.9 激素性青光眼

体征

1. 主要体征：使用皮质类固醇后眼压升高。一般是在眼部（如局部点眼、玻璃体内）使用激素 2~4 周后发病，虽然罕见，但由于全身使用激素或促肾上腺皮质激素（ACTH），急性眼压升高可在数小时内发生。

2. 其他体征：可产生原发性开角型青光眼的体征。参见 9.1 原发性开角型青光眼。

*注：原发性开角型青光眼患者或者是有青光眼易感因素者（如家族史、眼外伤、糖尿病、非洲裔、高度近视）更有可能产生类固醇反应并继发青光眼。

鉴别诊断

1. 原发性开角型青光眼：参见 9.1 原发性开角型青光眼。

2. 剥脱性青光眼：参见 9.11 假性剥脱综合征 / 剥脱性青光眼。

3. 炎症性开角型青光眼：由于要使用类固醇激素治疗眼部炎症，所以可能很难确定眼压升高的原因。参见 9.7 炎症性开角型青光眼。

病因

最常见于眼局部使用、球周或玻璃体内激素治疗等方式造成眼压升高。然而，任何形式的给药均可导致眼压升高（如口服、静脉注射、吸入、滴鼻、注射或皮肤局部用），尤其是长期应用。更强效的局部用激素（如地塞米松、二氟泼尼酯）与效力较低的激素（如氟米龙、氯替泼诺即艾尔乐 / 露达舒）相比，更容易引起显著的眼压升高。停用激素后，眼压通常会下降至激素使用前水平。眼压下降的幅度与激素使用的时间长短及眼压升高的幅度有关。眼压升高的原因是色素性小梁网的房水外流减少，当情况严重时，停用激素后眼压仍可持续升高数月。眼压升高也有可能由激素药物减少引起的炎症增加所致。

诊断

1. 病史：激素使用时间，是否有激素喷鼻和皮肤局部用药史，既往有无内眼手术史（可能是球周注射），有无既往激素使用史或因激素使用导致眼部病变史，有无青光眼或青光眼家族史，有无单纯疱疹病毒性角膜葡萄膜炎史，有无糖尿病，有无近视，有无眼外伤病史。

2. 全面的眼科检查：有无活动性炎症或既往炎症。检查虹膜和房角（通过房角镜）是否存在新生血管，有色素提示色素播散综合征或假性剥脱综合征，确认 Schlemm 管充血情况及是否存在周边虹膜前粘连等。观察视神经情况。

3. 完成基线青光眼评估。参见 9.1 原发性开角型青光眼。

治疗

要降低眼压，可能需要执行以下任一个或全部操作：

1. 评估激素（任何给药方式）是否必须使用，如果不是必须，停用或减量。

2. 降低激素浓度或剂量。

3. 改用升高眼压倾向较小的激素，如氟米龙或氯替泼诺（艾尔乐或露达舒）或利美索龙等。

4. 改用局部非甾体抗炎药，如 0.4% 或 0.5% 酮咯酸、0.1% 双氯芬酸钠（如迪非）。

5. 开始抗青光眼治疗。药物治疗参见 9.7 炎症性开角型青光眼。

6. 如果眼压显著升高，可能造成视神经损害，考虑进行前房穿刺以快速控制眼压。参见附录 13 前房穿刺。

7. 激光小梁成形术，如选择性激光小梁成形术，对某些患者有效。

8. 停用激素后眼压持续升高或有青光眼进展风险的患者，治疗同原发性开角型青光眼，包括适当的手术选择。参见 9.1 原发性开角型青光眼。

> *注：对于炎症性青光眼患者，如果眼内炎症为中重度，在抗青光眼治疗的同时，需要首先增加激素用量，以减少眼内炎症。

如果注射激素缓释剂后导致药物难以控制的高眼压，需要去除激素。玻璃体腔注射激素者，则需要行青光眼滤过手术或经平坦部玻璃体切除术，以去除存留的激素。

LASIK 术后的激素性青光眼使用压平眼压计可能难以检测出来，测量结果较实际值偏低的原因是角膜变薄，或角膜瓣与基质床间的界面积液。测量角膜瓣周围的眼压可能更准确。

随访

随访频率取决于眼压升高程度和

青光眼损害的严重程度。患者随访同原发性开角型青光眼。参见 9.1 原发性开角型青光眼。

9.10 色素播散综合征/色素性青光眼

定义

色素播散是指色素颗粒释放至前房，是由于周边虹膜（反向瞳孔阻滞）向后弯曲，虹膜色素上皮和晶状体悬韧带纤维间存在摩擦。色素被释放，并最终堵塞小梁网，导致眼压升高和继发性开角型青光眼。

症状

大多无症状。但在运动或散瞳后出现视物模糊、眼痛、虹视。更常见于年轻人，男性，年龄在 20~45 岁的近视患者。通常双眼发病，但不对称。可有视网膜格子样变性，视网膜脱离的风险增加。

体征（图 9.10.1，图 9.10.2）

1. 主要体征：中周部轮辐样虹膜透照缺损，与虹膜 - 晶状体悬韧带的接触相对应；房角镜下小梁网 360° 浓密均匀的色素沉着，无外伤或炎症病史。

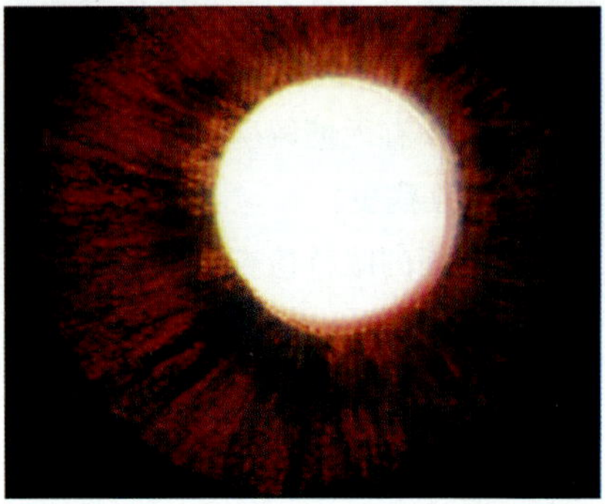

图 9.10.1　色素播散综合征的轮辐样虹膜透照缺损

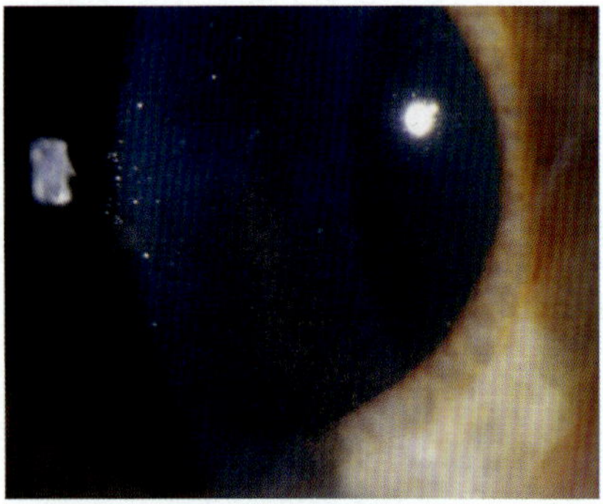

图 9.10.2　色素播散综合征的内皮色素垂直沉着带（Krukenberg 梭）

2. 其他体征：角膜内皮垂直的色素沉着带，通常位于视轴下方（Krukenberg 梭）；色素可沉着在赤道部后方的晶状体表面（Zentmayer 线或 Scheie 线），玻璃体前界膜，略微在 Schwalbe 线前（Sampaolesi 线）；

有时沿虹膜（可造成虹膜异色）。晶状体后囊膜的色素几乎是病理性的。房角镜下睫状体带增宽，后部小梁网色素沉着 3+~ 4+，均匀分布在 360° 范围内。色素性青光眼特征是色素播散综合征，伴有青光眼视神经病变。通常情况下，眼压波动较大，在此期间前房中可看到漂浮的色素细胞。

鉴别诊断

1. 剥脱性青光眼：可能存在虹膜透照缺损，但是位于瞳孔缘附近，非放射状。瞳孔缘、晶状体前囊和角膜内皮可见到白色碎屑状物质附着。小梁网大量色素沉积，呈“斑点”状，通常在 Schwalbe 线前有色素沉着（也可见于假性剥脱综合征）。参见 9.11 假性剥脱综合征 / 剥脱性青光眼。

2. 炎症性开角型青光眼：前房可见白细胞和闪辉，无放射状虹膜透照缺损，房角镜下可见周边前粘连，小梁网色素聚集在下方。参见 9.7 炎症性开角型青光眼。

3. 虹膜黑色素瘤：虹膜角状结构的色素沉着，伴有虹膜隆起的色素病变或虹膜弥漫性颜色加深。无虹膜透照缺损。参见 5.13 虹膜恶性黑色素瘤。

4. 辐射伤：可导致睫状突萎缩和脱色素，小梁网色素沉积增加。

5. 后房型人工晶状体植入术后色素播散。

6. 铁质沉着症。

7. 虹膜与睫状沟植入的人工晶体摩擦：通过虹膜透照缺损可见人工晶体与虹膜接触。

8. 双侧急性虹膜脱色素：急性发作的双侧虹膜脱色素，前房色素弥散，小梁网重度色素沉着，通常是对称的（而色素播散综合征通常是不对称的）。或者，如果伴有瞳孔散大，对光反应差并伴有括约肌麻痹，考虑为双侧急性虹膜透照。

诊断

1. 病史：是否有视力下降或虹视病史，症状是否与运动有关，是否有外伤、手术或眼内异物史。

2. 裂隙灯检查，特别要观察是否存在虹膜透照缺损。可利用小的裂隙光直接照射瞳孔区，获得红光反射，可观察到大的虹膜缺损。寻找角膜内皮的 Krukenberg 梭。寻找晶状体后赤道部色素沉着（Zentmayer 线或 Scheie 条带；色素播散的病理特征）：将裂隙光打至鼻侧嘱患者向颞侧注视。检查房角是否有致密的均匀播散的小梁网色素。仔细检查视网膜，因为格子样变性和视网膜脱离的发病率增加。

3. 基线青光眼评估。参见 9.1 原发性开角型青光眼。

治疗

与原发性开角型青光眼相似。治

疗措施取决于眼压水平、视神经损害程度和症状轻重。通常色素播散综合征不伴有高眼压、青光眼或明显症状者，可密切观察。如果出现轻中度青光眼损害，可选择循序渐进的降眼压方式。如果初始检查发现为晚期青光眼，应立即采用最大剂量药物治疗。参见 9.1 原发性开角型青光眼。

1. 减少虹膜和晶状体悬韧带机械性接触的方法有以下两种。

（1）缩瞳剂：理论上可作为一线治疗方法，因为其能最大限度减少虹膜－晶状体悬韧带接触。但是患者多是年轻人并患有近视，使用缩瞳药后导致的近视波动通常难以忍受。另外，大约 14% 的患者有视网膜格子样变性，使用缩瞳药可能会导致视网膜脱离。某些患者可以接受 4% 毛果芸香碱凝胶，睡前用。

（2）激光周边虹膜切除术：激光周边虹膜切除术已被推荐通过减少虹膜和晶状体悬韧带接触，从而减少色素播散。但是此方法存在争议。可能最适用于早期患者，更晚期患者不推荐使用。

2. 其他抗青光眼药物：参见 9.1 原发性开角型青光眼。

3. 选择性激光小梁成形术或氩激光小梁成形术：激光治疗后眼压升高的风险较大，因此初始治疗应使用较低能量，治疗范围为 180°。需密切观察激光治疗后反应，以发现早期眼压升高。

4. 当药物治疗和激光治疗不能控制眼压时，可选择微创青光眼手术（MIGS）、滤过手术或引流阀置入术。年轻的近视患者术后出现低眼压黄斑病变的风险更高，因此手术要尽量避免早期出现过度滤过。

随访

与原发性开角型青光眼相同。参见 9.1 原发性开角型青光眼。

9.11 假性剥脱综合征 / 剥脱性青光眼

定义

一种全身性疾病，灰白色的脱落物质与虹膜括约肌区域释放的色素一起阻塞小梁网，升高眼压。诊断为青光眼的风险为 25%，而青光眼对治疗的反应很差。假性剥脱是欧洲裔最常见的继发性青光眼，但几乎在所有种族均可见到。

症状

早期通常无症状。与原发性开角型青光眼不同，更常见不对称性 / 单侧发病。

体征（图 9.11.1，图 9.11.2）

1. 主要体征：瞳孔缘可见白色片状物质附着；晶状体前囊改变（剥脱物质的中心区，通常边缘卷起，中间为透明区域，周边为云雾状混浊区）；瞳孔缘虹膜透照缺损；青光眼视神经病变。双眼发病，但是通常不对称。

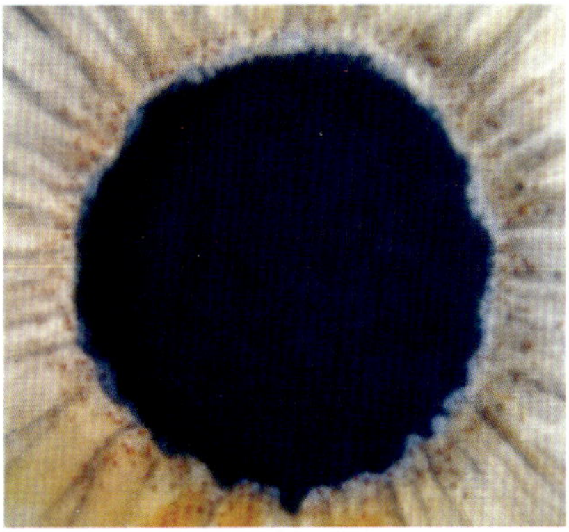

图 9.11.1　假性剥脱综合征的瞳孔缘白色物质沉积

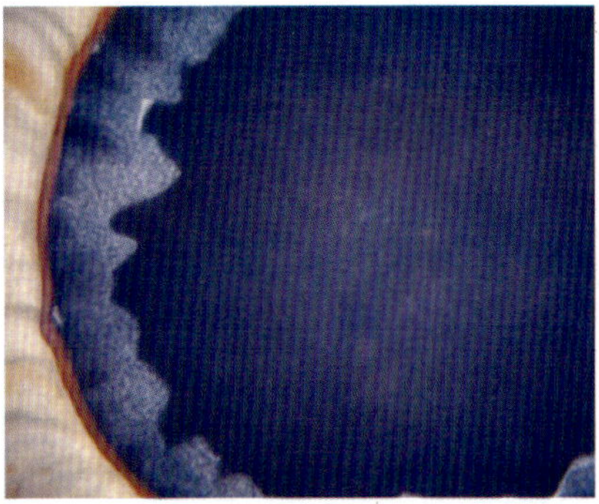

图 9.11.2　假性剥脱综合征的晶状体前囊白色物质沉积

2. 其他体征：小梁网不规则黑色素沉着，下方重；房角镜下可见 Schwalbe 线前的黑色素扇形沉着（Sampaolesi 线），特别是下方。角膜内皮可见白色片状物质沉着，通常角膜内皮细胞密度低于正常；角膜后沉着物看起来像角状、不规则。虹膜萎缩。瞳孔难以散大（见于更晚期病例，据信继发于瞳孔开大肌萎缩）。随着年龄增加患病率增加。悬韧带松弛导致晶状体前脱位、房角变狭窄以及继发性房角关闭。

鉴别诊断

1. 炎症性开角型青光眼：剥脱性青光眼和葡萄膜炎性青光眼都可见角膜内皮沉着物。通常情况下，二者眼压均非常不稳定。部分炎症性青光眼不整齐的火山状房角周边前粘连，在剥脱综合征中看不到，但可发生由于悬韧带不稳定造成的房角关闭。畏光是葡萄膜炎的常见症状。参见 9.7 炎症性开角型青光眼。

2. 色素性青光眼：中周部虹膜透照缺损，色素沉积在角膜内皮和赤道部后方的晶状体表面，前房角深。近视。参见 9.10 色素播散综合征 / 色素性青光眼。

3. 晶状体囊膜剥离（真性剥脱）：外伤、暴露在高热环境（如玻璃吹风机）或严重葡萄膜炎会导致一层薄膜由晶状体前囊剥脱，青光眼不常见。

4. 原发性淀粉样变性：淀粉样物质沿瞳孔缘和晶状体前囊膜沉积。可发生青光眼。

5. 葡萄膜炎 – 青光眼 – 前房积血综合征（UGH）：既往有手术史。参见 9.16.3 葡萄膜炎 – 青光眼 – 前房积血综合征。

诊断

1. 病史：有家族史。

2. 裂隙灯检查，沿瞳孔缘寻找是否有白色片状物质，是否有瞳孔缘虹膜透照缺损；通常需要散大瞳孔观察晶状体前囊膜改变。

3. 青光眼基线检查。参见 9.1 原发性开角型青光眼。

治疗

1. 药物和手术治疗，参见 9.1 原发性开角型青光眼。激光小梁成形术可能特别有效，可能与色素沉积导致较高的激光摄取率有关。

2. 剥脱性青光眼的病程为非线性发展。早期，病变可能是良性的，然而，假性剥脱与高度不稳定的眼压相关。一旦眼压变得难以控制，青光眼损害可迅速进展（例如，在数月内）。

> *注：白内障摘除不能根除这类青光眼。白内障摘除可能并发晶状体悬韧带纤维松弛、虹膜和晶状体前囊膜的周边粘连，增加术中玻璃体丢失和悬韧带断裂的风险。术后随着时间延长可能发生人工晶状体脱位。

随访

和原发性开角型青光眼一样，每隔 1~3 个月随访。但是需要注意青光眼损害会迅速进展。

> *注：许多假性剥脱综合征患者不合并青光眼，但由于有青光眼的风险，需要每隔 6~12 个月复查。开始治疗时需要有眼压升高和青光眼损害的证据。

9.12 晶状体源性青光眼

9.12.1 晶状体溶解性青光眼

定义

晶状体内物质通过完整的囊袋漏出导致流出道阻塞（通常见于过熟期白内障）。

症状

单侧眼痛、视力下降（尽管白内

障造成的视力较差，但模糊程度增加可能很明显）、流泪、充血和畏光。

体征

1. 主要体征：眼压显著升高，前房内或晶状体前囊表面有虹彩样颗粒和白色物质。常见于过熟期（液化，Morgagnian）或成熟期白内障。较少发生于仅有后皮质液化的未成熟期白内障。眼痛通常很严重。

2. 其他体征：微囊样角膜水肿，前房细胞和闪辉（细胞可能比典型的葡萄膜炎白细胞大），假性前房积脓，结膜严重充血。房角镜下可见房角开放，下方房角可见到巨噬细胞团块沉积。

鉴别诊断

下列情况均可产生眼压急性升高至高水平，但是前房内无一出现虹彩样颗粒。

1. 炎症性青光眼：参见 9.7 炎症性开角型青光眼。

2. 青光眼睫状体炎危象：参见 9.8 青光眼睫状体炎危象 /Posner–Schlossman 综合征。

3. 急性闭角型青光眼：参见 9.4 急性闭角型青光眼。

4. 晶状体颗粒性青光眼：参见 9.12.2 晶状体颗粒性青光眼。

5. 眼内炎：参见 12.13 手术后眼内炎。

6. 青光眼继发于眼内肿瘤：可能有单侧白内障。

7. 其他：外伤性青光眼、血影细胞性青光眼、晶状体膨胀性青光眼、晶状体抗原性（曾名晶状体过敏性）青光眼、新生血管性青光眼等。

诊断

1. 病史：是否有长期视力差（存在慢性或成熟期白内障），近期是否有眼外伤和眼手术史，是否反复发作，是否有葡萄膜炎病史。

2. 裂隙灯检查：寻找前房内是否存在虹彩样或白色颗粒，是否有前房细胞和闪辉。测量眼压。评估白内障和角膜水肿程度，寻找眼外伤的体征。注意在该诊断中，晶状体囊膜是完整的。

3. 房角镜检查双眼前房角：表麻后局部甘油点眼，使角膜暂时脱水透明以检查房角。

4. 如果可能，需检查视网膜和视神经。或者，白内障摘除术前需要做 B 超检查，以排除眼内肿瘤或视网膜脱离。

5. 如果诊断存在疑问，可行前房穿刺取房水，显微镜下检查是否有吞噬晶状体物质的巨噬细胞。参见附录 13 前房穿刺。

治疗

治疗的第一目标是降低眼压、减轻炎症。白内障应立即摘除（几天之内）。

1. 药物治疗

（1）局部 β 受体阻滞剂（如 0.5% 噻吗洛尔，每日 1~2 次）、α-2 受体激动剂（如 0.1%~0.2% 溴莫尼定，每日 2~3 次）和（或）局部用碳酸酐酶抑制剂（如 2% 多佐胺滴眼液，每日 3 次）。

（2）全身用碳酸酐酶抑制剂，如乙酰唑胺 500mg 口服，每日 2 次。除了系统性因素以外，维持局部用碳酸酐酶抑制剂的益处是存在争议的。

（3）局部用睫状肌麻痹剂，如 1% 环戊通，每日 3 次。

（4）局部用激素，如 1% 醋酸泼尼松龙，每 15 分钟 1 次，连用 4 次后改为每小时 1 次。

（5）如果没有禁忌证，必要时可使用高渗脱水药物，如甘露醇，1~2g/kg，静脉注射，用时超过 45 分钟。

2. 药物降眼压效果通常不明显。对于药物无法控制眼压的病例，白内障摘除通常在 24~48 小时内进行。对于视力突然下降的患者，尤其是视力在数小时内进展到无光感的患者，白内障手术的紧迫性增加。在这种情况下，白内障摘除术前需行前房穿刺，以降低眼压。参见附录 13 前房穿刺。通常不需要在白内障手术的同时行青光眼手术。

随访

1. 如果患者不住院，术后第一天需要复查。患者白内障摘除后可住院 24 小时，以便监测眼压。

2. 如果眼压恢复正常，患者应在 1 周内复查。

9.12.2 晶状体颗粒性青光眼

定义

眼外伤或手术后，释放出的晶状体物质堵塞房水流出通道。

症状

眼痛，视力模糊，眼红，流泪，畏光。近期眼外伤或眼内手术史。

体征

1. 主要体征：前房内可见白色蓬松的晶状体皮质碎片，并伴有眼压升高。

2. 其他体征：前房细胞和闪辉、结膜充血或角膜水肿。房角镜下房角开放。

鉴别诊断

1. 晶状体溶解性青光眼：患者的晶状体囊是完整的。参见 9.12.1 晶状体溶解性青光眼。

2. 感染性眼内炎：通常眼压低或正常。除非可以明确识别前房内的物质为晶状体皮质，而且这种表现没有任何不典型之处，否则必须排除眼内炎。参见 12.13 手术后眼内炎和 12.15 外伤性眼内炎。

3. 晶状体抗原性青光眼（曾名晶状体过敏性症）：对既往的晶状体物质产生过敏反应。眼外伤或眼内手术后，前房可见炎症反应，有时伴有眼压升高。前房炎症通常为肉芽肿性，无蓬松的晶状体皮质。参见 9.12.3 晶状体抗原性青光眼。

诊断

1. 病史：最近是否有眼外伤或眼内手术史。

2. 裂隙灯检查：寻找前房内晶状体皮质。测量眼压。

3. 房角镜检查前房角。

4. 检查视神经：视神经大视杯的程度有助于确定患者对高眼压可耐受多久。

治疗

药物治疗参见 9.12.1 晶状体溶解性青光眼。如果药物治疗无法控制眼压，需要手术清理残余的晶状体物质。

随访

根据患者眼压水平和视神经损害程度，1~7 天后复查。

9.12.3 晶状体抗原性青光眼

曾称为晶状体过敏性症，这种罕见的情况表现为眼外伤或内眼术释放的晶状体物质产生过敏反应，由此形成慢性肉芽肿性葡萄膜炎。可能与青光眼视神经病变有关，这种表现在临床上非常少见。晶状体物质释放后，在免疫敏感形成之前有一段潜伏期。炎症细胞包绕着晶状体物质，青光眼可能由于这些细胞和晶状体颗粒阻塞小梁网而引起。诊断此病时还应考虑其他类型的葡萄膜炎，包括交感性眼炎。必须考虑到晶状体源性青光眼的其他类型，包括晶状体颗粒性青光眼和晶状体溶解性青光眼。治疗包括局部类固醇和抗青光眼药物。晶状体应手术摘除，特别是当药物不能充分控制眼压或炎症时。

9.12.4 晶状体膨胀性青光眼

晶状体膨胀性青光眼是由于大的膨胀性白内障导致房角关闭。瞳孔阻滞机制在发病中起到一定作用。最初的治疗包括局部抗青光眼药物，但也可能需要全身用碳酸酐酶抑制剂和高渗脱水药物。参见 9.4 急性闭角型青光眼。可被误诊为瞳孔阻滞型的闭角型青光眼，但与单纯的瞳孔阻滞型相比前房更浅，而且瞳孔阻滞型的虹膜膨隆前突更明显。激光周边虹膜切除术可能对缓解瞳孔阻滞部分有效，但这只能作为暂时的措施。白内障摘除是最终的治疗方法。

9.12.5 青光眼继发于晶状体脱位或半脱位

晶状体脱位 / 半脱位可能继发于外伤、假性剥脱综合征或者是先天性悬韧带发育不良（如 Marfan 综合征、球形晶状体）。晶状体脱位 / 半脱位引发青光眼的机制包括晶状体物质本身引起的炎症反应、瞳孔阻滞、眼外伤造成的前房角损伤。脱位的晶状体可能会变得过熟从而导致晶状体溶解性青光眼（参见 9.12.1 晶状体溶解性青光眼）。另外，如果伴发囊膜受损，脱位或半脱位晶状体还可能导致晶状体蛋白敏感化（参见 9.12.3 晶状体抗原性青光眼）。瞳孔阻滞为最常见的发病机制，可继发于晶状体前移或玻璃体阻塞瞳孔区，治疗旨在解除瞳孔阻滞。虹膜周边切除术可缓解瞳孔阻滞并阻止进一步发作。使用睫状肌麻痹剂，并使患者面部朝上或仰卧位，可以促使晶状体向后退。使用降眼压药物。避免使用缩瞳剂。通常需要手术摘除晶状体，偶尔通过睫状体平坦部入路。详细内容参见 13.2 晶状体半脱位或脱位。

9.13 高褶虹膜

症状

如果不发生急性闭角型青光眼，通常无症状。参见 9.4 急性闭角型青光眼。

体征

主要体征：激光虹膜切除术后持续的房角保持原有状态。参见 9.4 急性闭角型青光眼。

鉴别诊断

1. 急性闭角型青光眼伴瞳孔阻滞：中央前房变浅，周边前房更浅，伴有虹膜膨隆，呈现前凸外观。参见 9.4 急性闭角型青光眼。

2. 房水迷流综合征：前房中央和周边显著弥漫性变浅，通常发生在白内障摘除或青光眼手术后。参见 9.17 房水迷流综合征 / 恶性青光眼。

3. 其他疾病：参见 9.4 急性闭角型青光眼。

类型

1. 高褶虹膜：由于房角的解剖结构，仅有轻度瞳孔阻滞即可诱发急性闭角型青光眼。可通过激光周边虹膜切除术解除构成瞳孔阻滞的某些成分，但不能治愈。

2. 高褶虹膜综合征：周边虹膜聚集在前房角，阻止房水外流，但无瞳孔阻滞因素。尽管已经行激光周边虹膜切除术且无晶状体膨胀性青光眼，散瞳后仍然发生房角关闭和眼压升高，这种情况称为高褶虹膜综合征。UBM 显示的特征是睫状体向前旋转（图 9.13.1）。

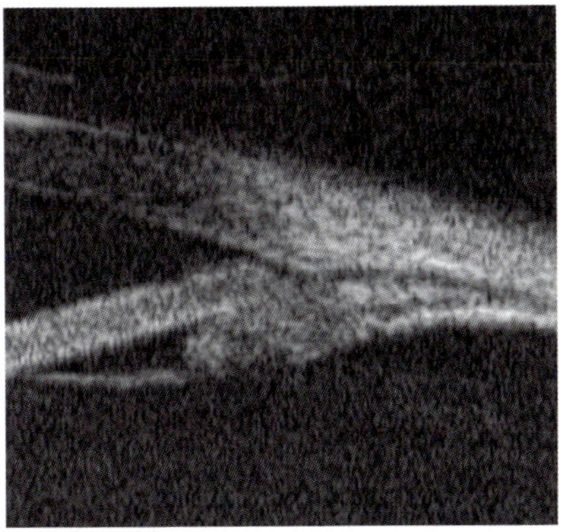

图 9.13.1　超声生物显微镜示高褶虹膜

诊断

1. 裂隙灯检查：重点检查是否已行激光周边虹膜切除术，是否具有上述关键体征。

2. 测量眼压。

3. 房角镜观察双眼房角。压陷式房角镜检查中“双驼峰征”是关键体征：虹膜覆盖晶状体表面，近瞳孔区位于晶状体前方，然后在悬韧带区域落到其后方，在房角处虹膜再次向前，与房角对置。

4. 不散瞳检查视神经。

5. 可通过 UBM 检查进行评估。

* 注：疑有高褶虹膜的患者必须散瞳，告知患者可能诱发急性房角关闭。首选药物为 0.5% 托吡卡胺。需每隔数小时复查一次眼压，直至瞳孔恢复正常大小。告知患者如果出现急性房角关闭的症状，需要立即就医。

治疗

1. 急性房角关闭

（1）药物治疗，参见 9.4 急性闭角型青光眼。

（2）如果药物治疗可使房角开放，可在 1~3 天内行激光周边虹膜切除术。如果发作无法控制，激光或手术周边虹膜切除术可作为紧急程序进行。考虑激光虹膜成形术用以解除对药物治疗和周边虹膜切除术无效的急性发作。

（3）激光周边虹膜切除术后 1 周，使用弱效散瞳药（如 0.5% 托吡卡胺）前应复查房角镜。如果眼压升高或自发性房角关闭，则诊断为高褶虹膜综合征，应进行虹膜成形术。二线治疗包括长期使用弱效缩瞳药（如0.5%~1% 毛果芸香碱，每日 3~4 次）。

（4）如果激光周边虹膜切除术能有效控制眼压（如高褶虹膜构型），对侧眼在 1~2 周内可行预防性激光周边虹膜切除术。

2. 未表现为急性房角关闭

（1）激光周边虹膜切除术解除构成瞳孔阻滞的某些成分；也证明瞳孔阻滞不是主要发病机制。

（2）每隔 4~6 个月复查房角镜评估房角。①大多数病例仅需密切观察即可。如果出现新的房角周边前粘连或房角继续变窄，可行虹膜成形术。②如果虹膜成形术后，继续形成新的房角周边前粘连或房角继续变窄，可考虑晶状体摘除。超声乳化过程中可考虑内镜下睫状体光凝术（ECP）使睫状突皱缩。如果眼压控制不良，治疗同慢性闭角型青光眼（CACG）。参见 9.5 慢性闭角型青光眼。

随访

1. 类似于在急性房角关闭的患眼做周边虹膜切除术，可在 1 周、1 个月、3 个月后重新评估，如果未出现问题，可改为每年复查。

2. 无急性房角关闭发作病史的高褶虹膜构型的患者，每 6 个月复查。

3. 每次复查应当包括测眼压和房角镜检查，寻找是否有房角周边前粘连形成、房角不再继续变窄或房角进一步关闭。检查虹膜周切口是否开放。应定期谨慎散瞳（大约每隔 2 年），以确定周切口开放，足以阻止房角关闭。如果患者因视网膜病变需要更频繁地散瞳，考虑行白内障手术以使房角保持开放。

4. 检查视盘情况是必不可少的。

5. 建议对直系亲属进行检查。

9.14 新生血管性青光眼

定义

新生血管性青光眼由于纤维血管膜在前房角过度生长导致。早期房角镜下房角开放，但房角可能会被血管膜阻塞。纤维血管膜最终收缩，形成周边前粘连和继发性闭角型青光眼。极少数情况下，房角可能有新生血管而瞳孔缘无新生血管。多种原因造成的缺血诱发血管内皮生长因子（VEGF）释放，导致纤维血管膜生成。

症状

可无症状，或出现眼痛、眼红、畏光和视力下降。

体征（图 9.14.1，图 9.14.2）

1. 主要体征

（1）1 期：沿瞳孔缘、小梁网或二者的非放射状、走行混乱的血管。无青光眼体征。正常虹膜血管呈放射状走行，通常对称。

（2）2 期：1 期表现加眼压升高（开角型新生血管性青光眼）。

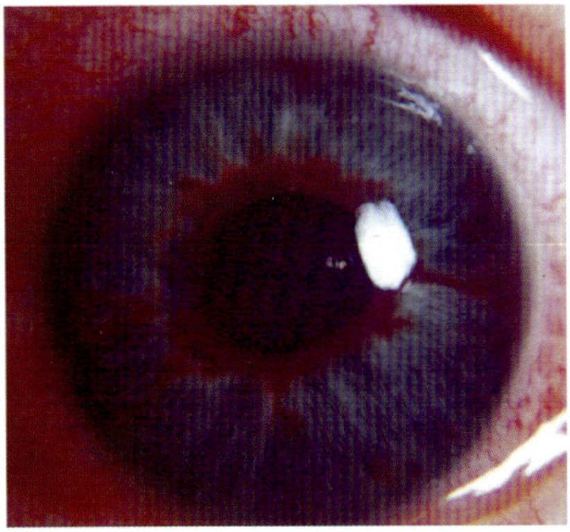

图 9.14.1　虹膜新生血管

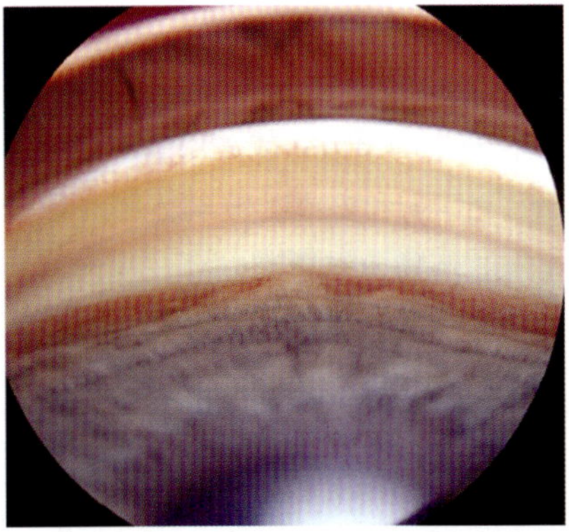

图 9.14.2　房角新生血管

（3）3 期：由于纤维血管膜牵拉虹膜至小梁网前方（通常在 Schwalbe 线水平），造成部分或全部房角关闭。虹膜新生血管常见。

2. 其他体征：轻度前房细胞和闪辉，结膜充血，角膜水肿伴眼压急性升高，前房积血，瞳孔缘外翻使虹膜色素上皮可见（葡萄膜外翻），视神经视杯扩大，视野缺损。

鉴别诊断

1. 炎症性青光眼：前房细胞和闪辉，可见正常的虹膜血管扩张，房角开放，无新生血管。参见 9.7 炎症性开角型青光眼 。

2. 原发性急性闭角型青光眼：参见 9.4 急性闭角型青光眼。

病因学

1. 糖尿病视网膜病变伴视网膜缺血：参见 11.12 糖尿病性视网膜病变。

2. 视网膜中央静脉阻塞，特别是缺血型：参见 11.8 视网膜中央静脉阻塞。

3. 视网膜中央动脉阻塞：参见 11.6 视网膜中央动脉阻塞。

4. 眼缺血综合征（颈动脉阻塞性疾病）：参见 11.11 眼缺血综合征 / 颈动脉阻塞性疾病。

5. 其他：视网膜分支静脉阻塞，视网膜分支动脉阻塞，慢性葡萄膜炎，慢性视网膜脱离，眼内肿瘤，外伤，其他眼部血管性疾病，放射治疗，慢性长期高眼压（如未发现的闭角型青光眼）。参见相关章节。

诊断

1. 病史：明确原发病因。

2. 全面的眼科检查：测量眼压，房角镜检查判断房角关闭的程度（如果有），散瞳视网膜检查对于确定病因并评估视盘是必不可少的。

3. 根据需要进行荧光血管造影以确定潜在的视网膜异常，或为全视网膜光凝（PRP）做准备。

4. 颈动脉多普勒检查，在未发现视网膜病因的情况下排除是否存在狭窄。

5. 若无法观察视网膜，行眼 B 超检查以排除眼内肿瘤或视网膜脱离。

治疗

1. 减轻炎症和疼痛：局部用类固醇（如 1% 醋酸泼尼松龙，每 1~6 小时 1 次）以及睫状肌麻痹剂（如 1% 阿托品，每日 3 次）。

2. 如果眼压升高则降低眼压（显著的高眼压并不少见）。如果视功能尚可而视杯扩大，则需要把靶眼压降得更低。治疗时可使用以下一种或所有药物：

（1）局部 β 受体阻滞剂，如 0.5% 噻吗洛尔，每日 1~2 次。

（2）局部 α-2 受体激动剂，如 0.1%~0.2% 溴莫尼定，每日 2~3 次。

（3）局部和（或）全身用碳酸酐酶抑制剂，如 2% 多佐胺，每日 2~3 次；和（或）乙酰唑胺 500mg，口服，每日 2 次。

（4）前列腺素类药物可能有助于降眼压，但是可能会加重眼内炎症反应，通常避免应用于急性期。

（5）如果急需降低眼压或者上述治疗无效，可考虑脱水剂（如甘露醇 1~2g/kg 静脉注射，用时超过 45 分钟）。

> *注：缩瞳药（如毛果芸香碱），因破坏血房水屏障而被禁用。肾上腺素复合物（如地匹福林）通常无效。

3. 在急性期，眼压迅速升高后，前房穿刺可能会有帮助。应谨慎操作，因为可造成前房积血。参见附录 13 前房穿刺。

4. 如果确定视网膜缺血是新生血管产生的原因，就采用全视网膜光凝（PRP）和（或）玻璃体腔注射抗 VEGF 药物。如果难以窥及视网膜，降眼压，待角膜透明后立即治疗视网膜。这些措施在房角开放时使用，有可能使房角新生血管消退，恢复正常的房水外流。

5. 青光眼滤过手术可在新生血管

不活跃且眼压无法通过药物治疗控制的情况下进行。青光眼引流阀置入手术对部分新生血管活动期患者的眼压控制有一定帮助，但术后可能并发出血。如果无须保存视功能，则无须行以上手术。经巩膜睫状体光凝术是一种选择，但更常用于视功能差的患者。

6. 玻璃体腔注射抗 VEGF 药物（如雷珠单抗、贝伐单抗或阿柏西普）可用于促进虹膜新生血管消退，可在全视网膜光凝或滤过性手术中或之前应用。这些药物的作用是暂时的，并且用于治疗新生血管性青光眼目前是超适应证使用。使用抗 VEGF 药物在 1 期和 2 期新生血管性青光眼中尤其有用，因为房角仍然是开放的，以防止在全视网膜光凝治疗发挥作用所需的时间窗期间房角关闭。需要注意的是，无法观察到视网膜时使用此类药物要慎重。抗 VEGF 药物的讨论参见 11.12 糖尿病性视网膜病变和 11.17 新生血管性或渗出性（湿性）年龄相关性黄斑变性。

7. 对于无有效视力的患眼，局部用类固醇和睫状肌麻痹剂可能是控制眼痛的恰当治疗。慢性新生血管性青光眼的眼痛主要不是眼压本身造成的，因此如果仅仅为了缓解疼痛，无须降低眼压。参见 13.12 失明和眼痛。

随访

虹膜新生血管，特别是伴有高眼压者，需要急症处理，通常是在 1~2 天内。房角关闭可进展迅速（数天到数周）。

> *注：不伴有青光眼的虹膜新生血管的处理方法和新生血管性青光眼相似，如果无眼压升高，无须使用降眼压药物。

9.15 虹膜角膜内皮综合征

定义

三种重叠的综合征：原发性虹膜萎缩，Chandler 综合征和虹膜痣（Cogan-Reese）综合征，它们的共同特点是角膜内皮细胞层异常，可跨越前房角生长，形成的膜收缩可导致继发性房角关闭。

症状

早期无症状。随病程进度患者可能会注意到瞳孔或虹膜外观不规则、视物模糊、单眼复视，如果眼压升高或角膜水肿可有眼痛。通常单眼发病，最常见于 20~50 岁患者，女性更为常见。呈散发性。

体征（图 9.15.1）

1. 主要体征：角膜内皮改变（细小、青铜色外观）；微囊样角膜水肿；局限、不规则、高周边前粘连，常延伸至 Schwalbe 线前；中央前房深；虹膜改变如下。

（1）原发性虹膜萎缩：虹膜显著变薄，形成虹膜裂孔，导致瞳孔移位和变形（瞳孔异位）。通常预后较好。

（2）Chandler 综合征：虹膜轻度变薄，瞳孔异位。角膜和房角改变最显著。不同患者之间变异较大。即使在正常眼压的情况下，患者常见角膜水肿。大约占虹膜角膜内皮（ICE）综合征病例的 50%。预后各不相同。

（3）虹膜痣 /Cogan-Reese 综合征：虹膜表面可见色素结节（不是真正的色素痣），虹膜萎缩形态各异。在 Chandler 综合征和原发性虹膜萎缩中可见到相似表现，这是由于虹膜表面的膜收缩，围绕虹膜组织的小岛收缩所致。通常预后较差。

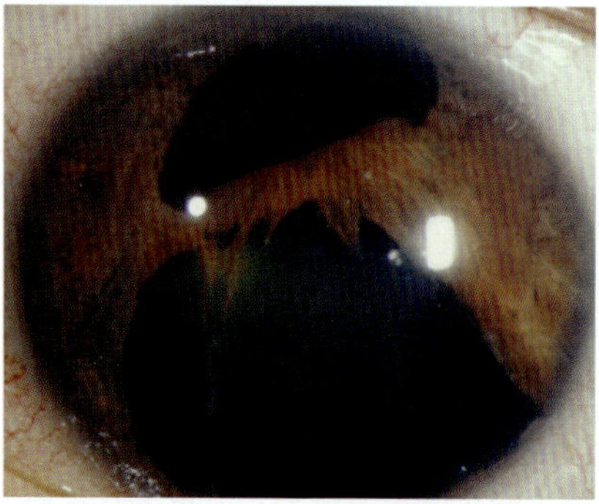

图 9.15.1　原发性虹膜萎缩

2. 其他体征：角膜水肿，眼压升高，视神经视杯扩大或视野缺损。青光眼通常单眼发病，偶尔对侧眼可见轻度角膜改变。

鉴别诊断

1. Axenfeld–Rieger 疾病谱：双眼发病，Schwalbe 线前移、突起（后胚胎环）；周边虹膜线条延伸至 Schwalbe 线（但不位于 Schwalbe 线之前），虹膜变薄伴有萎缩孔洞。参见 8.12 眼前节及晶状体发育异常 / 发育不良。

2. 后部多形性角膜营养不良（PPMD）：双眼发病。角膜内皮可见小疱状或带状改变，偶见虹膜角膜粘连、角膜水肿、青光眼。无周边前粘连，常染色体性显性遗传。参见 4.25 角膜营养不良。

3. Fuchs 角膜内皮营养不良：双眼发病，角膜水肿，内皮小滴。虹膜和房角正常。参见 4.26 Fuchs 角膜内皮营养不良。

4. 既往葡萄膜炎伴有角膜后色素性角膜后沉着物和虹膜后粘连。

5. 虹膜劈裂：通常双眼发病，虹膜分裂为前后两层。

诊断

1. 家族史：虹膜角膜内皮综合征无遗传倾向，Axenfeld-Rieger 疾病谱和后部多形性角膜营养不良（PPMD）通常是常染色体显性遗传。

2. 基线青光眼评估。参见 9.1 原发性开角型青光眼。特别注意角膜和虹膜的评估。

3. 裂隙灯显微镜照相和角膜内皮镜检查。

治疗

如果无青光眼和角膜水肿，可不治疗。如果出现青光眼和角膜水肿，可采取以下一种或多种治疗方案。

1. 降眼压的药物，参见 9.1 原发性开角型青光眼。可能需要大幅度降低眼压以消除角膜水肿。随着患者年龄增加，目标眼压要设置得更低。

2. 高渗盐溶液可能减轻角膜水肿，如 5% 氯化钠滴眼液，每日 4 次；眼膏，睡前用。

3. 激光小梁网成形术和激光周边虹膜切除术无效。由于房角结构紊乱，新的青光眼手术技术和装置如 iStent，并不适用。当药物治疗失败时可考虑行滤过性手术（小梁切除术）；然而，青光眼手术失败率较高。推荐引流阀手术。如果进行引流阀植入手术，引流管需要置入前房远一些，以减少角膜内皮膜造成堵塞的可能性。

4. 考虑角膜内皮移植或全层角膜移植手术用于治疗慢性角膜水肿的晚期但眼压控制良好的病例。

随访

根据眼压和视神经损害程度有所不同。如果无症状且视神经正常，可间隔 6~12 个月随访 1 次。如果存在青光眼，根据严重程度，可间隔 1~4 个月随访 1 次。

9.16 手术后青光眼

9.16.1 手术后早期青光眼

白内障摘除术后大约 1 小时眼压开始升高，通常 1 周内会降到正常。眼压升高的原因包括术中黏弹物质残留、晶状体颗粒残留、瞳孔阻滞、前房积血、色素播散和全身性炎症反应。高危患者包括高眼压、青光眼、术前眼压 >22mmHg 和眼内并发症。大多数健康眼能够耐受眼压最高达 30mmHg 数月。然而，对于已经有视神经损害的患眼，出现任何显著性眼压升高均需要使用降眼压药物。前列腺素类似物由于具有促炎的特点和延迟起效，术后通常避免使用。眼压 >30mmHg 的大多数病例应予治疗。如果炎症反应严重，可增加局部激素滴眼液的用量，清醒时增加到每 2 小时 1 次，同时使用局部非甾体抗炎药，如酮咯酸、氟比洛芬或双氯芬酸钠（如迪非），每日 4 次；溴芬酸，每日 2 次；奈帕芬胺，每日 1 次。参见 9.7 炎症性开角型青光眼。

9.16.2 手术后瞳孔阻滞

鉴别诊断

1. 术后早期（2 周内）

（1）房水迷流综合征（恶性青光眼）：参见 9.17 房水迷流综合征 / 恶性青光眼。

（2）脉络膜上腔出血。

（3）前房人工晶体伴有玻璃体脱出：如果未行周边虹膜切除术则会出现玻璃体堵塞瞳孔。也可在无晶状体眼中发生。

（4）视网膜脱离修复后眼内硅油或膨胀性气体，如六氟化硫（SF6）和全氟丙烷（C3F8）：可发生开角型或闭角型青光眼。

（5）角膜内皮移植术后，空气或气体会向虹膜后方移动，造成瞳孔阻滞。

（6）巩膜扣带术后房角关闭。

2. 术后晚期（2 周后）

（1）瞳孔阻滞性青光眼：参见 9.4 急性闭角型青光眼。

（2）脉络膜上腔出血。

（3）葡萄膜炎 – 青光眼 – 前房积血综合征（UGH）：参见 9.16.3 葡萄膜炎 – 青光眼 – 前房积血综合征。

（4）房水迷流综合征（恶性青光眼）：停用睫状肌麻痹剂后出现。参见 9.17 房水迷流综合征 / 恶性青光眼。

（5）激素性青光眼：参见 9.9 激素性青光眼。

体征

眼压升高，前房浅或局部变浅，前部虹膜膨隆，未做虹膜周边切除。通常存在虹膜和晶状体、晶状体前囊或人工晶状体之间的粘连。

治疗

1. 如果角膜透明，眼睛无明显炎症，通常使用 YAG 激光进行周边虹膜切除术。因为周切口趋于关闭，常需要做 2 次或以上虹膜周切。参见附录 15 YAG 激光周边虹膜切除术。

2. 如果角膜混浊，眼睛发炎或不能立即进行周边虹膜切除术，则按照以下原则治疗。

（1）散瞳药，如 2% 环戊通和

2.5% 去氧肾上腺素，每隔 15 分钟 1 次，共 4 次。

（2）如无禁忌证，初始应立即给予局部药物治疗：β 受体阻滞剂，如 0.5% 噻吗洛尔；α-2 受体激动剂，如 0.1 %~0.2% 溴莫尼定；碳酸酐酶抑制剂，如 2% 多佐胺。在紧急情况下，以上药物可以连用 3 个轮次，每个轮次间隔 15 分钟。

（3）如果需要紧急降低眼压或局部药物不能控制眼压，可全身用碳酸酐酶抑制剂，如乙酰唑胺 250~500mg 静脉注射，不能静脉使用的给予 2 片 250 mg，一次性口服。

（4）局部用激素，如 1% 醋酸泼尼松龙，每隔 15~30 分钟 1 次，共 4 次。

（5）当眼内炎症缓解后，可行周边虹膜切除术，推荐使用 YAG 激光。如果角膜不清亮，局部使用甘油可能有助于角膜暂时透明。

（6）可能需要手术周边虹膜切除。

（7）如果房角已经关闭，可能需要进行滤过性手术或引流阀手术。

9.16.3　葡萄膜炎 – 青光眼 – 前房积血综合征

体征

前房细胞和闪辉，眼压升高，前房积血，以及可能的虹膜透照缺损。通常继发于错位的前房型或后房型人工晶体与相邻的虹膜和睫状体摩擦产生的刺激。UBM 可通过显示人工晶体与睫状体在睫状沟内的接触来协助确诊。

治疗

1. 1% 阿托品，每日 3 次。

2. 局部用激素，如 1% 醋酸泼尼松龙，每日 4~8 次；0.05% 二氟泼尼酯，每日 4~6 次。考虑局部非甾体抗炎药，如酮咯酸，每日 4 次；溴芬酸，每日 2 次；奈帕芬胺，每日 1 次。

3. 全身用碳酸酐酶抑制剂，如乙酰唑胺 500mg，每日 2 次；也可以考虑局部用碳酸酐酶抑制剂，如 2% 多佐胺，每日 3 次。

4. 局部用 β 受体阻滞剂，如 0.5% 噻吗洛尔，每日 1~2 次；α-2 受体激动剂，0.1%~0.2% 溴莫尼定，每日 2~3 次。

5. 如果明确发现出血点，可激光消融。

6. 考虑手术调整人工晶状体位置、置换或取出人工晶状体：特别是如果患者反复发作、周边前粘连形成或持续黄斑囊样水肿。

7. 如果玻璃体条带可见，考虑进行 YAG 激光玻璃体消融术。

9.17 房水迷流综合征 / 恶性青光眼

症状

早期症状非常轻，可有中度眼痛、眼红、畏光。一般发生在眼前节较短小的眼球（如远视眼、真性小眼球）或原发性闭角型青光眼的切口手术（如白内障、青光眼、视网膜）或激光手术后。可以自发或由缩瞳剂诱发。

体征

主要体征：前房弥漫性变浅或扁平，眼压升高，发生在已行虹膜周边切除、无脉络膜脱离和虹膜膨隆的患眼。眼压可无显著升高，尤其是在疾病早期。

鉴别诊断

1. 瞳孔阻滞性青光眼：虹膜膨隆，虹膜与前房内其他结构粘连。参见 9.16.2 手术后瞳孔阻滞。

2. 急性闭角型青光眼：参见 9.4 急性闭角型青光眼。

3. 术后滤过过强

（1）脉络膜脱离：浅前房或扁平前房，但通常眼压低。参见 11.27 脉络膜渗漏 / 脱离。

（2）手术后切口漏：浅前房或扁平前房，通常 Seidel 试验阳性。通常眼压低，参见 13.11 低眼压综合征。参见附录 5 Seidel 试验检查伤口渗漏。

4. 脉络膜上腔出血：浅前房或扁平前房，通常眼压高。参见 11.27 脉络膜渗漏 / 脱离。

病因学

认为是由于睫状体向前旋转和房水向后方错误流动所致，然后房水积聚在玻璃体内造成睫状突、晶状体、眼内植入物或玻璃体前表面向前移位，导致继发性房角关闭。较新的理论指出，疾病发生的因素包括脉络膜扩张、液体通过玻璃体的流动性降低、跨巩膜的液体运动减少。

诊断

1. 病史：既往有无眼手术史。

2. 裂隙灯检查：检查是否有虹膜周切孔或虹膜膨隆。瞳孔阻滞一般不会出现在虹膜周切孔未闭的情况下，除非虹膜周切孔被堵塞、被束缚或出现高褶虹膜综合征。

3. 房角镜检查和测量眼压。

4. 散瞳检查眼底，只要不会发生有晶体眼的房角关闭。

5. 眼 B 超检查，用以排除脉络膜脱离和脉络膜上腔出血。

6. 若有临床表现，需进行 Seidel 试验检查是否存在术后切口漏。

治疗

1. 如果未行虹膜周切术或已有的虹膜周切孔不清楚，瞳孔阻滞不能排除，应进行周边虹膜切除术。参见 9.4 急性闭角型青光眼。如果虹膜周切口开放，仍有房水迷流表现，可尝试使用药物控制眼压，促使房水恢复到正常流出途径。

2. 局部使用 1 % 阿托品和 2.5% 去氧肾上腺素，每日 4 次。缩瞳剂可使病情恶化，禁止使用。

3. 全身用碳酸酐酶抑制剂，如乙酰唑胺 500mg 静脉注射，或 2 片 250mg 片剂口服。

4. 局部用 β 受体阻滞剂，如 0.5% 噻吗洛尔，每日 1~2 次。

5. 局部 α-2 受体激动剂，如 1% 阿拉可乐定或 0.1%~0.2% 溴莫尼定，每日 2 次。

6. 如果需要，可使用高渗脱水药物，如 20% 甘露醇，1~2g/kg，静脉注射，用时超过 45 分钟。

如果青光眼发作经过上述治疗后缓解（前房加深，眼压恢复正常），继续使用 1% 阿托品，每日 1 次，无限期。以后，如果对侧眼为可关闭房角，需行周边虹膜切除术。

如果步骤 1~6 不成功，考虑采用以下一种或多种手术治疗，以破坏玻璃体前界面，试图恢复房水正常解剖流动。最终，我们的目标是创造一种单房眼。

1. 如果是无晶状体眼或人工晶状体眼，YAG 激光破坏玻璃体前界膜和晶状体后囊膜。如果是有晶状体眼，则可能尝试通过已存在的较大的虹膜周切口。

*注：可能存在未被发现的前部脉络膜脱离。因此在玻璃体切除术前，可以考虑先进行巩膜切开术以引流脉络膜脱离。

2. 经平坦部玻璃体切除术联合虹悬韧带 – 玻璃体前表面切除术：玻璃体切除术联合局部切除虹膜、晶状体囊膜、悬韧带和玻璃体前表面以及前房重建是有帮助的。

3. 晶状体切除联合切除前部玻璃体或进行玻璃体切除术。

4. 氩激光光凝睫状突。

随访

随访取决于使用的治疗方式。发作眼治疗后 1 周内，对侧眼为可关闭房角者，需要行周边虹膜切除术。

9.18 青光眼手术后并发症

滤过泡感染（滤过泡炎）

参见 9.19 滤过泡炎。

滤过术后眼压升高

浅前房分级

1. Ⅰ级：周边虹膜与角膜接触。
2. Ⅱ级：虹膜与角膜完全接触。
3. Ⅲ级：晶状体（或人工晶体或玻璃体表面）与角膜接触。

*注：请务必将浅前房分级与 Shaffer 房角深度分级和 Van Herick 房角评估方法区分开来，后两种方法都是采用数字系统进行分级。参见附录 14 前房角分级。

鉴别诊断（表 9.18.1）

1. 如果前房扁平或浅，眼压高，需要考虑以下疾病。

表 9.18.1 青光眼术后并发症

诊断	眼压	前房	虹膜膨隆	眼痛	滤过泡
炎症	可变，可低眼压	深	无	可有	形态不一
前房积血	轻中度升高	可深可浅	早期无膨隆	可有	形态不一
滤过失败	中度升高	深	无	可有	扁平
房水迷流 / 恶性青光眼	早期：中度升高 晚期：中重度升高	弥漫变浅，2 或 3 级	无	中度	扁平
脉络膜上腔出血	早期：显著升高 晚期：轻中度升高	1~2 级	无	极度疼痛	扁平
瞳孔阻滞	早期：中度升高，可能会显著升高	1~3 级	是	如果眼压显著升高可有眼痛	无
浆液性脉络膜脱离	低	1~3 级	无	经常疼痛	通常高起，随着时间可能变扁平

（1）脉络膜上腔出血：突然出现极度眼痛（通常为术后 1~5 天）；眼压波动（通常为高眼压）；角膜混浊，浅前房。参见 11.27 脉络膜渗漏 / 脱离。

（2）房水迷流综合征 / 恶性青光眼：参见 9.17 房水迷流综合征 / 恶性青光眼。

（3）术后瞳孔阻滞：参见 9.16.2 手术后瞳孔阻滞。

2. 如果前房深，眼压高，需要考虑以下疾病。

（1）内滤过口被虹膜、出血、纤维素、玻璃体或黏弹物质堵塞。

（2）外滤过口由于巩膜瓣缝合过紧或瘢痕化而堵塞。

（3）在导管结扎松解前，引流阀阻塞或眼压升高。

（4）房角切开术或微创青光眼手术（MIGS）植入物术后血液阻塞 Schlemm 管和收集通道。

治疗

在开始任何治疗前，必须进行房角镜检查以协助诊断。

1. 如果滤过泡未形成且前房深，应轻压眼球以观察巩膜切口是否会引流（Carlo Traverso 操作）。在以穹隆为基底的手术中，需要特别注意操作时不要损伤角膜缘切口。

*注：如果巩膜切口被虹膜堵塞，由于虹膜有进一步嵌顿的可能性，禁忌给眼球施加任何压力。

2. 激光断线或拆除可调节缝线可增加经巩膜瓣的滤过。

3. 如果虹膜嵌顿于巩膜切口发生在 2~3 天内，可给予局部毛果芸香碱滴眼液或前房内缓慢注入乙酰胆碱，可将虹膜从巩膜切口中拉出。如果失败，并且巩膜切口被虹膜完全堵塞，可尝试经角膜机械性回缩虹膜。在极少数病例，氩激光虹膜成形术可能有助于拉出足够的虹膜以恢复滤过功能。如果巩膜切口被玻璃体堵塞，可尝试 YAG 激光破坏巩膜切口。阻塞巩膜切口的血液或纤维蛋白可随时间推移清除，或前房内注射组织纤溶酶原激活剂（10μg）可以重建经巩膜切口的房水流动。

4. 虹膜 – 管阻塞可采用类似上述的方法进行治疗。可以去除支架缝合线或松开结扎缝合线以打开无瓣管，但必须小心，因为如果在术后第一个月内打开导管，眼压可能会急剧下降。

5. 如果以上措施不成功，可能需要额外的药物治疗。参见 9.1 原发性开角型青光眼。

6. 脉络膜上腔渗漏或出血：如果眼压轻度升高，前房形成，可使用药物并观察。手术引流适用于前房持续性扁平或眼压持续升高，角膜－晶状体接触，慢性视网膜皱褶相贴合和（或）难以忍受的疼痛。如果可能，脉络膜上腔出血至少等待 10 天再行引流手术。

7. 如果以上措施无效，考虑再次手术。

滤过手术后低眼压

低眼压（<7~8mmHg）可能与浅前房、脉络膜脱离和脉络膜上腔出血等并发症相关。眼压 <4mmHg 更有可能与黄斑低压性病变和角膜水肿等并发症有关。

鉴别诊断和治疗

1. 大滤过泡伴深前房（滤过过强）：滤过手术后早期数周内有 1 个大滤过泡有利于病情恢复。但是，如果术后 6~8 周滤过泡仍然较大，患者有症状，眼压降低或前房变浅，则需要给予治疗。治疗包括局部 1% 阿托品，每日 2 次；前房内注射黏弹物质，可能还包括滤过泡内注射自体血。如果眼压低但稳定，视力稳定，前房深，建议观察。

2. 大滤过泡伴浅前房（Ⅰ或Ⅱ级）：治疗包括睫状肌麻痹剂（1% 阿托品，每日 3 次）和密切观察。如果前房继续变浅（如从Ⅰ级变为Ⅱ级），眼压下降、滤过泡变扁平或出现脉络膜脱离，则需要前房内注射黏弹性物质重建前房。

3. 无滤过泡伴浅前房：Seidel 试验检查是否存在切口漏（参见附录 5 Seidel 试验检查伤口渗漏）。如果阳性，可能需要房水抑制剂、抗生素眼膏、绷带型接触镜、加压包扎或手术关闭切口。如果阴性，寻找是否存在睫状体离断（房角镜下或 UBM）或浆液性脉络膜脱离。如果存在睫状体离断，可给予睫状肌麻痹剂、激光或冷冻治疗（以关闭睫状体离断）或手术。浆液性脉络膜脱离，通常观察，因为大部分病例在眼压恢复正常后会自行复位。参见 11.27 脉络膜渗漏 / 脱离。

4. Ⅲ级浅前房：属于外科紧急情况，需要立即处理。在诊室内可使用黏弹剂重建前房。手术治疗包括脉络膜脱离的引流、前房重建联合修复 / 不修复巩膜瓣或引流管、使用黏弹剂重建前房、白内障摘除联合 / 不联合其他措施。

抗代谢药物（5– 氟尿嘧啶、丝裂霉素 C）所致的并发症

角膜上皮缺损、角膜水肿、结膜切口漏、滤过泡滤过过强、滤过泡破

裂、巩膜变薄和穿孔，以及患滤过泡炎的风险增加。

睫状体破坏手术的并发症

眼痛、葡萄膜炎、视力下降、白内障、低眼压、巩膜变薄、脉络膜渗漏、脉络膜上腔出血、交感性眼炎、眼结核。

滤过手术的各种并发症

白内障、角膜水肿、角膜小凹、眼内炎、葡萄膜炎、前房积血、滤过泡所带来的不适。

引流阀手术的各种并发症

白内障、角膜水肿、眼内炎、前房积血、巩膜穿孔、复视和引流管/置入物腐蚀。

9.19 滤过泡炎

定义

滤过泡感染。可能发生在青光眼滤过手术后任何时间（数天到数年）。在初次手术、多次手术和术后并发症（包括浅前房和伤口渗漏）中使用抗代谢药物，则感染发生率更高。

1. 1 级（轻度）：滤过泡感染、充血或脓肿，但未累及前房或玻璃体。

2. 2 级（中度）：滤过泡感染伴前房炎症，但未累及玻璃体。

3. 3 级（重度）：滤过泡感染合并前房和玻璃体受累。参见 12.13 手术后眼内炎。

症状

早期可见眼红和分泌物，后期出现眼酸痛、畏光、视力下降和黏液分泌物。

体征（图 9.19.1）

1. 1 级：滤过泡呈乳白色，失去透明，滤过泡内可见微量积脓，可能有明显的脓性物质在滤过泡内或渗漏到滤过泡外，结膜重度充血，眼压通常不受影响。

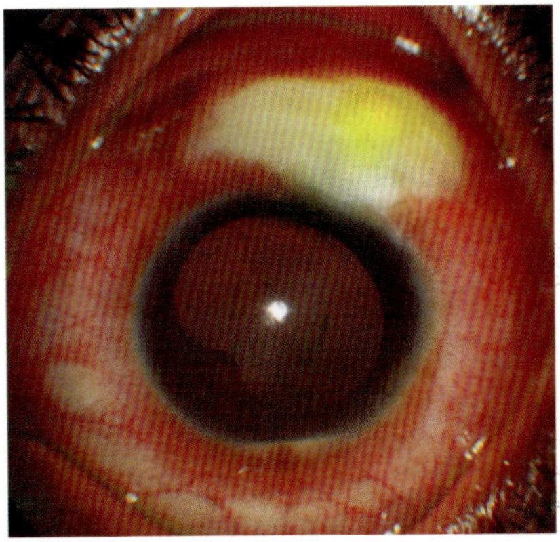

图 9.19.1　滤过泡炎

2. 2 级：1 级加前房细胞和闪辉，可能有前房积脓，玻璃体无炎症表现。

3. 3 级：2 级加玻璃体受累。临床表现同眼内炎，并且合并滤过泡受累。

鉴别诊断

1. 表层巩膜炎：节段性炎症，极少位于上方，无滤过泡受累，极轻微 / 轻度疼痛，参见 5.6 表层巩膜炎。

2. 结膜炎：视力极轻微下降，无眼痛或畏光。细菌性结膜炎如果不及时控制可能会发展为滤过泡炎。参见 5.1 急性结膜炎。

3. 前葡萄膜炎：前房炎症，不累及滤过泡，畏光。参见 12.1 前葡萄膜炎（虹膜炎 / 虹膜睫状体炎）。

4. 眼内炎：临床表现与重度滤过泡炎相似，但无滤过泡受累。可表现为更严重的眼痛、眼睑水肿、球结膜水肿、更显著的视力下降、前房积脓。参见 12.13 手术后眼内炎。

5. 缺血型滤过泡：使用抗代谢药物后，术后很短时间后即出现。结膜不透明，合并节段性结膜充血。

诊断

1. 裂隙灯检查：仔细检查滤过泡、前房和玻璃体。通过进行 Seidel 试验，观察滤过泡壁是否存在渗漏（参见附录 5 Seidel 试验检查伤口渗漏）。房角镜观察是否有前房微量积脓。

2. 中度滤过泡炎：滤过泡或前房房水培养。如果严重，参见 12.13 手术后眼内炎。

> *注：术后早期最常见的细菌是表皮葡萄球菌、金黄色葡萄球菌和其他革兰氏阳性菌。如果滤过泡炎发生在术后数月或数年后，更常见链球菌、流感嗜血杆菌、金黄色葡萄球菌、莫拉菌、假单胞菌、沙雷菌等。

3. 如果观察困难，眼 B 超有助于诊断玻璃体炎。

治疗

1. 1 级：局部强化抗生素滴眼液，联合采用以下任一方案：

（1）强化头孢唑林或万古霉素与强化妥布霉素或庆大霉素交替使用，每半小时 1 次，持续 24 小时。初始负荷量可以为以上每种药物每 5 分钟 1 滴，重复 4 次。

（2）初始负荷量后给予氟喹诺酮类药物，如海伦，每小时 1 次。

（3）6~12 小时后和 12~24 小时后再次评估，明确病情未加重。

（4）可使用房水抑制剂和睫状肌麻痹剂治疗滤过泡渗漏。

2. 2 级：治疗同轻度滤过泡炎，同时加用睫状肌麻痹剂，以及更加密切地观察。 可以考虑口服氟喹诺酮类药物（如环丙沙星 500mg 口服，每日 2 次；莫西沙星 400mg 口服，每日 1 次）。

3. 3 级：治疗同眼内炎，更倾向于选择早期经平坦部玻璃体切除术，因为滤过泡相关的眼内炎似乎比白内障术后的感染更严重。参见 12.13 手术后眼内炎。

随访

每日随访直至感染痊愈，一般需要住院治疗。

参考文献

Razeghinejad MR, Havens S, Katz LJ. Trabeculectomy bleb-associated infection. Surv Ophthalmol. 2017;62(5): 591-610.

第 10 章

神经眼科

10.1 瞳孔不等（Anisocoria）

当出现瞳孔不等大时，必须对眼睑位置、眼球位置（例如，排除眼球突出）和眼外肌运动进行评估（图 10.1.1）。

分类

1. 瞳孔异常缩小

（1）单眼使用缩瞳药，如毛果芸香碱。

（2）虹膜炎：眼痛、眼红、前房细胞和闪辉。

> *注：在炎症导致虹膜后粘连形成的情况下，异常瞳孔可表现为形状不规则、无对光反应和（或）放大。

（3）Horner 综合征：轻度的上睑下垂伴同侧瞳孔缩小。参见 10.2 Horner 综合征。

（4）Argyll Robertson 瞳孔（即梅毒性瞳孔）：通常双侧，形状为不规则圆形，但通常会出现双侧轻度不等大。参见 10.3 Argyll Robertson 瞳孔。

（5）慢性 Adie 瞳孔：初期瞳孔表现为散大，随病程延长出现缩小。对 0.125% 毛果芸香碱高度敏感，参见 10.4 Adie（强直性）瞳孔。

2. 瞳孔异常散大

（1）外伤或手术造成瞳孔括约肌损伤：瞳孔边缘撕裂或裂隙灯检查发现虹膜透照缺损。

（2）Adie（强直性）瞳孔：瞳孔不规则，对光反射迟钝，集合时缓慢而强直。对 0.125% 毛果芸香碱高度敏感，参见 10.4 Adie（强直性）瞳孔。

（3）动眼神经麻痹：常伴上睑下垂和（或）眼外肌麻痹。参见 10.5 孤立性动眼神经麻痹。

（4）单眼使用散瞳药：睫状肌麻痹剂（如阿托品），用于晕动症的东莨菪碱贴片，雾化吸入患者面罩不合适（使用异丙托溴铵），以及可能使用的交感神经药物（如伪麻黄碱）。如果是近期使用散瞳药，则瞳孔对 1% 毛果芸香碱无反应。

3. 生理性瞳孔不等大：瞳孔不等大程度不论光线下还是黑暗中是一致

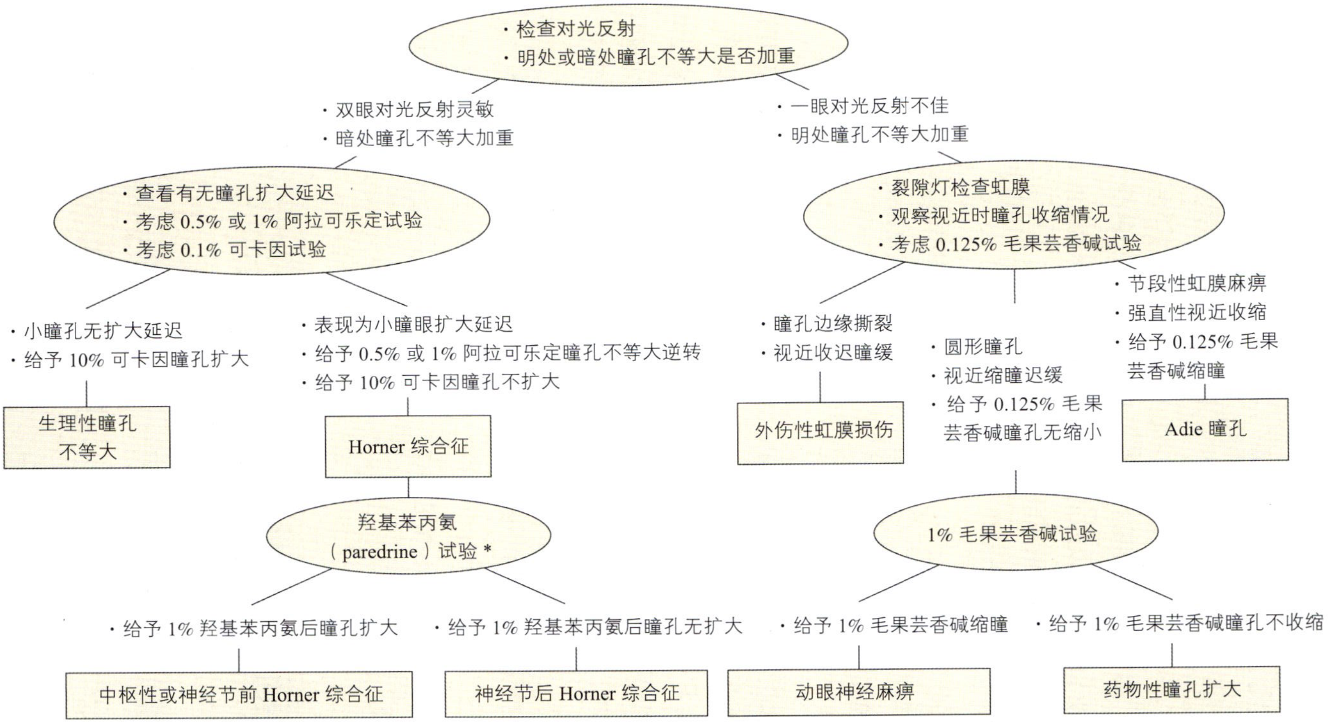

图 10.1.1 双侧瞳孔不等的诊断流程图

* 在可卡因或阿拉可乐定应用的 24~48 小时内不应再使用羟基苯丙胺，以避免可能出现的彼此干扰（引自 Thompson HS, Pilley SF. Unequal pupils. A flow chart for sorting out the anisocorias. Surv Ophthalmol. 1976;21:45-48,with permission.）

的，瞳孔对光反射正常。通常情况下，两侧瞳孔直径差异小于 2mm，但也有例外。

诊断

1. 病史：第一次注意到瞳孔不等大的时间，有无相关症状或体征，有无眼外伤，是否应用滴眼液或眼膏，是否有梅毒病史（或危险因素存在），有无以前的照片对比。

2. 眼部检查：通过比较双眼在明暗条件下的瞳孔大小确定患病眼。光线下瞳孔不等大加重提示瞳孔大者为病变眼；暗室中瞳孔不等大加重提示瞳孔小者为病变眼。评估瞳孔对光反射和近反射。评价是否存在传入性瞳孔障碍（RAPD）。观察有无上睑下垂，评估眼球运动，裂隙灯下观察瞳孔边缘。

（1）如果异常瞳孔为小瞳孔，Horner 综合征的诊断可通过可卡因或阿拉可乐定试验来确认。参见 10.2 Horner 综合征。

（2）如果异常瞳孔为大瞳孔，无瞳孔括约肌损伤或动眼神经麻痹表现（如眼球运动异常、上睑下垂），可应用一滴 0.125% 毛果芸香碱测试瞳孔。10~15 分钟内，Adie 瞳孔比对侧眼明显缩小。参见 10.4 Adie（强直性）瞳孔。

> *注：急性 Adie 瞳孔，瞳孔可能对弱效胆碱能药物无反应。

（3）如果应用 0.125% 毛果芸香碱，瞳孔无收缩，或怀疑药物性瞳孔散大，则可双眼滴 1% 毛果芸香碱。正常瞳孔会比药物性散大的瞳孔出现更快更明显的瞳孔缩小。如果近期应用强效扩瞳药，如阿托品，则瞳孔完全不缩小。

参见 10.2 Horner 综合征、10.3 Argyll Robertson 瞳孔、10.4 Adie（强直性）瞳孔和 10.5 孤立性动眼神经麻痹。

10.2 Horner 综合征

症状

上睑下垂和双侧瞳孔不等大。可能出现面部无汗。通常无症状。

体征（图 10.2.1）

1. 主要体征：光线较暗时（尤其

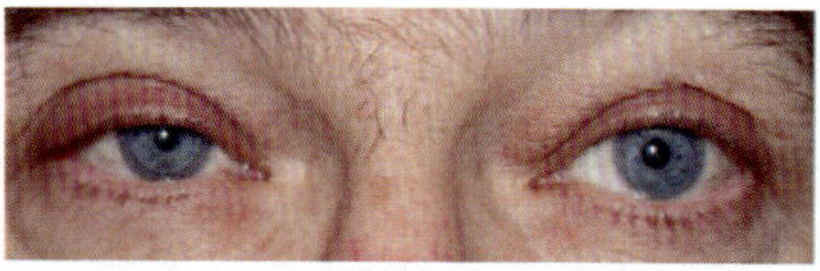

图 10.2.1 右眼 Horner 综合征，可见上睑下垂和瞳孔缩小

在室内光线变暗的最初几秒钟）瞳孔不等大加重。异常的小瞳孔较正常、较大的瞳孔散大的程度要小一些。轻度上睑下垂（2mm）和下眼睑抬高（反向睑下垂）发生在小瞳孔一侧。

2. 其他体征：低眼压，先天性病例虹膜色淡（虹膜异色症），少汗（无汗，分布取决于病变部位），一过性调节增加（老年患者将阅读卡靠近 Horner 眼）。病变眼可能由于表层巩膜血管张力下降而出现结膜充血。对光反射和近反射正常。

鉴别诊断

参见 10.1 瞳孔不等。

病因学

1. 第一级神经元损伤：卒中（如椎基底动脉供血不足或梗死）、肿瘤、多发性硬化（MS）。偶见严重的颈部骨关节炎伴骨刺。

2. 第二级神经元损伤：肿瘤（如肺癌、转移瘤、甲状腺腺癌、神经纤维瘤）、主动脉瘤（如三期梅毒）。如果患者上肢或肩胛区疼痛，应考虑肺上沟瘤。儿童患者则应考虑神经母细胞瘤、淋巴瘤或转移瘤。

3. 第三级神经元损伤：头痛综合征（如丛集性头痛、偏头痛、Raeder 三叉旁综合征）、颈内动脉夹层、水痘带状疱疹病毒感染、中耳炎、Tolosa-Hunt 综合征、颈部外伤 / 肿瘤 / 炎症、海绵窦病变。

4. 先天性 Horner 综合征：也可由产伤引起。

5. 其他罕见原因：颈部副神经节瘤、颈部异位胸腺。

诊断

1. 给予 0.5%~1% 阿拉可乐定使瞳孔不等大出现相对逆转即可确诊。给予阿拉可乐定，Horner 综合征的小瞳孔会比正常瞳孔明显增大，也可使用 10% 可卡因。在双眼滴入 1 滴两种药物中的任何一种，15 分钟后观察。如没有发现瞳孔大小的改变，重复滴药，15 分钟后再次观察（重复滴药，直至正常瞳孔散大）。Horner 瞳孔散大程度较正常瞳孔小。

> *注：急性 Horner 综合征的药物试验出现假阴性的概率较高。

2. 羟基苯丙胺试验可用于区别第三级神经元损伤与第一和二级神经元损伤。双眼各滴入 1 滴 1% 羟基苯丙胺，15 分钟后观察，如没有观察到瞳孔改变，则重复检查。Horner 瞳孔散大程度无法等同于对侧眼，提示第三级神经元病变，这可能有助于指导下一步检查。不过，大多数专家认为，不管药物试验结果如何，都应对 Horner 综合征患者的整个交感神经通路进行影像学检查。此外，羟基苯丙胺通常难以买到。

*注：对于确诊第三级神经元病变，羟基苯丙胺试验敏感度高达 93%，特异度为 83%。可卡因或阿拉可乐定试验 24~48 小时内不应使用羟基苯丙胺，以免出现相互影响。无论使用哪种滴眼液，都要求角膜上皮完整，最好之前未应用滴眼液（包括表麻滴眼液），以保证结果准确。

3. 通过患者病史和观察旧照片可以确定 Horner 综合征的病程。新发 Horner 综合征患者需要更紧急地检查以排除危及生命的病因，如颈内动脉夹层，可能表现为一过性视力丧失，头痛、颈痛、面部疼痛，搏动性耳鸣或味觉障碍（口腔恶臭）。陈旧性 Horner 综合征更有可能是良性的。

4. 病史：有无头痛；有无上肢痛；是否有卒中史；既往有无可能损伤交感神经通路的手术，包括心脏、胸部、甲状腺或颈部手术；有无头部或颈部外伤史；有无病变同侧的颈部疼痛。

5. 体格检查，尤其注意锁骨上淋巴结，有无甲状腺增大或颈部肿物。

6. 全血细胞计数（CBC）加分类。

7. CT 或 MRI，查看有无肺尖肿物，如肺上沟瘤。

8. 头部和颈部 MRI。

9. 头 / 颈部磁共振血管造影（MRA）/CT 血管造影（CTA）评估有无颈动脉夹层（尤其是伴有颈痛的患者）。如果 MRA 或 CTA 结果不明确，可进行颈动脉血管造影。

10. 若存在淋巴结病变，应进行淋巴结活检。

治疗

1. 如果可能，治疗原发病。

*注：颈动脉夹层通常需要进行抗血小板治疗，以预防颈动脉阻塞和大脑半球卒中治疗，并请神经内科和神经外科会诊。偶尔使用抗凝药物。极少数病例尽管应用抗血小板治疗，颈动脉夹层分布区域的缺血症状持续存在，这种情况可考虑手术干预。

2. 上睑下垂手术可择期进行。

随访

1. 急性 Horner 综合征应尽快检查以排除致命性疾病。针对颈动脉夹层，应立即进行神经影像学检查（如上所述）。其他检查可于 1~2 天内完成。

2. 慢性 Horner 综合征的检查无须紧急进行。没有需要密切随访的眼部并发症。

10.3 Argyll Robertson 瞳孔

症状

通常无症状。

体征

1. 主要体征：瞳孔小，不规则，“光 – 近”反射分离（对光反射迟钝或消失，但发生调节 / 集合反应时瞳孔正常收缩）。根据定义，视力必须是正常的。

2. 其他体征：暗光中瞳孔散大困难。常为双侧，尽管可能不对称。

“光 – 近”反射分离的鉴别诊断

1. 双侧视神经病变或严重的视网膜病变：视力下降，瞳孔大小正常。

2. Adie（强直性）瞳孔：单侧或双侧瞳孔不规则散大，对光反射迟缓、不对称，视力正常。参见 10.4 Adie（强直性）瞳孔。

3. 中脑脊（Parinaud）综合征：伴有眼睑退缩（Collier 征）、核上性上视麻痹和集合退缩性眼球震颤。参见 10.4 Adie（强直性）瞳孔和 10.21 眼球震颤中的“集合 – 退缩”部分。

4. 偶由动眼神经麻痹伴神经异常再生引起。参见 10.6 动眼神经的异常再生。

5. 其他：糖尿病、酒精中毒等。

病因学

三期梅毒。

诊断

1. 检查瞳孔的对光反射和集合反射：检查集合反射时，首先要求患者看远处的物体，然后看患者自己的手指，检查者握住患者手指，缓慢地移向患者面前。

2. 裂隙灯检查：观察有无角膜基质炎。参见 4.17 角膜基质炎。

3. 散瞳检查眼底：观察有无脉络膜视网膜炎、视盘炎和葡萄膜炎。

4. 荧光梅毒螺旋体抗体吸附试验（FTA–ABS）或者梅毒螺旋体特异性试验，如梅毒螺旋体微量血细胞凝集试验（MHA–TP）、快速血浆反应素试验（RPR）或性病研究实验室试验（VDRL）。

5. 如果诊断为梅毒，可能需要腰椎穿刺检查。相应检查参见 12.12 梅毒。

治疗

1. 根据疾病是否活动及是否曾接受适当的治疗决定治疗方案。

2. 治疗指征和特异性抗生素治疗参见 12.12 梅毒。

随访

仅有瞳孔表现非急症。诊断性检查和梅毒活动性的测定应在数日内完成。

10.4 Adie（强直性）瞳孔

症状

双眼瞳孔不等大，视近模糊，畏光。可无症状。

体征

1. 主要体征：瞳孔不规则散大，对光反射消失或迟钝。瞳孔缓慢地强直性缩小伴集合，以及缓慢地再散大。可有蠕虫状虹膜运动和（或）节段状虹膜括约肌麻痹。

* 注：Adie 瞳孔通常单眼发病，更多见于年轻女性。

2. 其他体征：可为急性发病，并成为双侧病变。随病程延长，病变侧瞳孔可能会较正常瞳孔小。

鉴别诊断

参见 10.1 瞳孔不等。

1. Parinaud 综合征 / 中脑脊病变：双侧瞳孔中度散大，对光反射迟钝，但集合反射时正常缩瞳（不强直）。伴有眼睑退缩（Collier 征）、核上性上视麻痹和集合后退性眼球震颤。应行 MRI 检查排除松果体瘤和其他中脑病变。

2. Holmes–Adie 综合征：瞳孔强直，腱反射消失。可能与自主神经及周围神经病变有关。

3. Argyll Robertson 瞳孔：参见 10.3 Argyll Robertson 瞳孔。

病因学

特发性最为常见。常见眼眶外伤、手术和水痘 – 带状疱疹病毒感染。较少见于早期梅毒、细小病毒 B19、单纯疱疹病毒、肉毒中毒，副肿瘤综合征，巨细胞动脉炎，全视网膜光凝，神经系统莱姆病。偶见于子宫内膜异位症、精原细胞瘤和干燥综合征。

诊断

有关诊断不确定时的一般性检查，参见 10.1 瞳孔不等。

1. 裂隙灯或强光下观察瞳孔的缓慢、不规则收缩或异常运动。

2. 检查瞳孔的胆碱能过敏试验。双眼滴入 0.125% 毛果芸香碱，10~15 分钟后再观察瞳孔变化。Adie 瞳孔收缩而正常瞳孔不会。

3. 如果双眼同时出现 Adie 瞳孔，须考虑进一步的实验室检查，包括之前提到的病因学检查。单侧受累者，无须进一步实验室检查。

> *注：在家族性自主神经障碍者中，毛果芸香碱稀释试验偶见阳性。急性 Adie 瞳孔可能不会出现过敏反应，可能需要在几周后复查。

4. 如果 <1 岁婴儿出现 Adie 瞳孔，请小儿神经科医师会诊，排除家族性自主神经障碍（Riley–Day 综合征）。

治疗

0.125% 毛果芸香碱，每日 2~4 次，用于美观需求和改善调节功能。

随访

如果诊断明确，定期随访。

10.5 孤立性动眼神经麻痹

症状

双眼复视和上睑下垂，可伴或不伴有疼痛。

> *注：无法鉴别疼痛是微血管梗死还是压迫性病变引起。

体征（图 10.5.1~ 图 10.5.4）

1. 主要体征

（1）眼外肌麻痹：①完全麻痹，除外展外，所有注视方向的眼球运动均受限。②不完全麻痹，眼球运动部分受限。③上半区域麻痹，上睑下垂和眼球上转不良。④下半区域麻痹，不能内收或眼球下转。

（2）眼内肌麻痹：①瞳孔受累，瞳孔散大、固定，对光反射差。②瞳孔回避，瞳孔不散大，对光反射正常。③相对性瞳孔回避，瞳孔部分散大，对光反射迟钝。

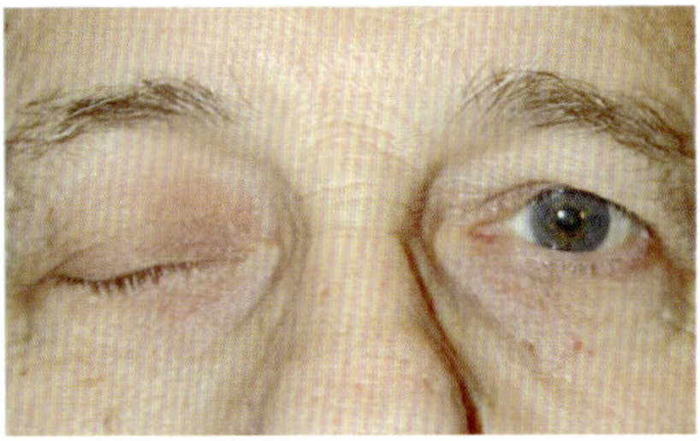

图 10.5.1　右眼孤立性动眼神经麻痹伴完全性上睑下垂

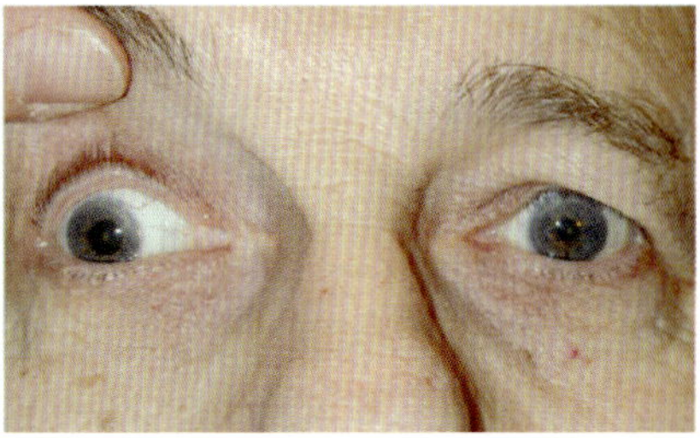

图 10.5.2　右眼孤立性动眼神经麻痹：第一眼位右眼外斜和瞳孔散大

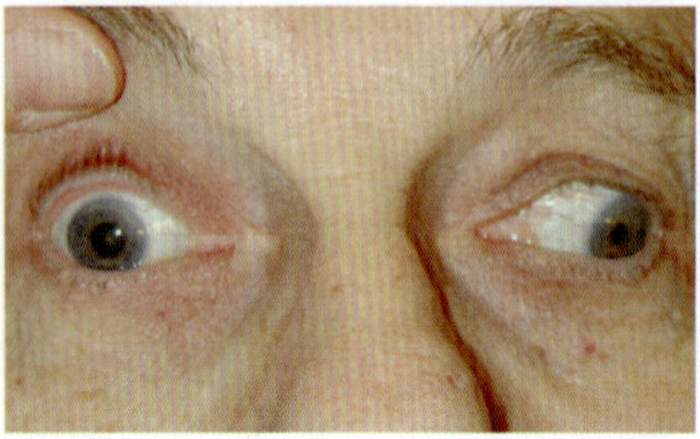

图 10.5.3　右眼孤立性动眼神经麻痹：向左视时右眼不能内收

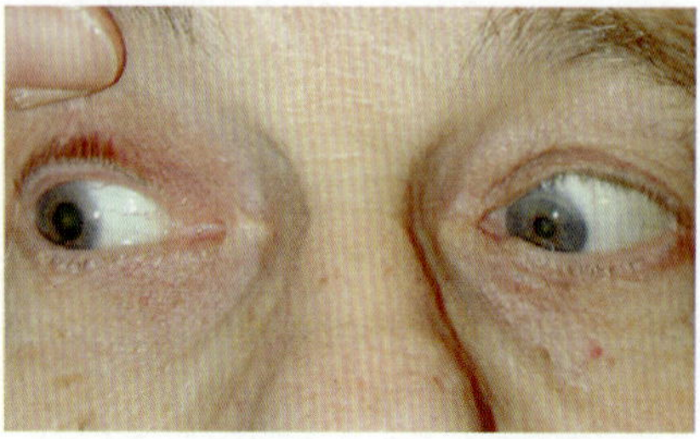

图 10.5.4　右眼孤立性动眼神经麻痹：向右视时右眼外展正常

2. 其他体征：外斜或下斜视。神经异常再生。参见 10.6 动眼神经的异常再生。

鉴别诊断

1. 重症肌无力：一天中症状、体征波动，不累及瞳孔，持续上视后上睑下垂加重。

2. 甲状腺眼病：上睑迟落，眼睑退缩，直肌充血，眼球突出，被动牵拉试验阳性。参见 7.2.1 甲状腺眼病。

3. 慢性进行性眼外肌麻痹（CPEO）：双侧发病，慢性进展性上睑下垂和眼球运动受限。瞳孔不受累，通常无复视。参见 10.12 慢性进行性眼外肌麻痹。

4. 特发性眼眶炎症综合征：常见疼痛和眼球突出。参见 7.2.2 特发性眼眶炎症综合征。

5. 核间性眼肌麻痹（INO）：单侧或双侧内收障碍，对侧眼外展时可见水平眼球震颤，无上睑下垂。参见 10.13 核间性眼肌麻痹。

6. 反向偏斜：核上性脑干病变导致不对称，主要是垂直眼球偏斜，无法用单一脑神经病变解释。参见 10.7 孤立性滑车神经麻痹中的鉴别诊断部分。

7. Parinaud 综合征 / 中脑脊病变：双侧瞳孔中等散大，对光反射差，但集合时瞳孔正常收缩（无强直）。伴眼睑退缩（Collier 征）、核上性向上注视麻痹、集合性退缩性眼球震颤，无上睑下垂。

8. 巨细胞动脉炎：由于睫状后长动脉病变导致眼外肌缺血。所有眼外肌均可受累，导致潜在的复合性水平和垂直运动障碍。瞳孔通常不受累。发病年龄 ≥ 55 岁。参见 10.17 动脉炎性缺血性视神经病变（巨细胞动脉炎）。

病因学

1. 瞳孔受累

（1）常见原因：动脉瘤，尤其是后交通动脉瘤。

（2）少见原因：肿瘤、外伤、先天异常、沟回疝、海绵窦肿物、垂体卒中、眼眶疾病、水痘－带状疱疹病毒感染、缺血（如糖尿病）、巨细胞动脉炎、白血病。儿童见于眼外肌麻痹性偏头痛。

2. 瞳孔回避：缺血性微血管病变，偶见海绵窦综合征或巨细胞动脉炎。

3. 相对性瞳孔回避：缺血性微血管病变，偶见压迫性病变。

4. 神经异常再生：外伤、动脉瘤、肿瘤、先天性病变。无微血管病变。参见 10.6 动眼神经的异常再生。

诊断

1. 病史：复视的起病时间和持续时间；近期有无外伤；相关内科病史，如糖尿病、高血压、已知的肿瘤或中枢神经系统肿瘤、近期感染。如患者 ≥ 55 岁，要特别询问巨细胞动脉炎相关症状。

2. 全面眼科检查：查看瞳孔是否受累，双眼眼球运动受限的方向，有无上睑下垂、视野缺损（对诊法视野检查），有无眼球突出、球后抵抗感、眼轮匝肌无力，持续上视有无眼睑乏力。仔细观察有无神经异常再生的体征。参见 10.6 动眼神经的异常异生。

3. 神经科检查：仔细评估双侧有无其他脑神经病变。

＊注：检查同侧滑车神经功能可通过观察患者上结膜血管，嘱患者眼球下视。眼球应表现为内旋，即使眼球不能内转，血管应向下和朝向鼻侧。

4. 所有动眼神经麻痹患者，无论是瞳孔受累或瞳孔回避，都应立即进行中枢神经系统影像检查，排除占位、动脉瘤。有一种可能的例外是患者出现完全瞳孔回避和其他肌肉全部受累（即由动眼神经支配的完全性上睑下垂和完全性眼外肌瘫痪）。

＊注：识别动脉瘤最敏感的检查手段是增强 CTA，MRA 也很敏感，当 CTA 禁忌使用或无法获得时可使用 MRA。钆增强 MRI 对识别肿块病变和炎症病因最为敏感。影像学检查的选择应与神经放射学结合。如果初始影像学研究阴性，但临床仍高度怀疑，可能需要进行导管血管造影。

5. 对于所有 >10 岁、动眼神经麻痹伴瞳孔受累的患者，影像学检查未明确阴性或显示与动脉瘤一致的肿物，应行脑血管造影检查。

6. 对儿童进行全血细胞计数（CBC）及分类。

7. 怀疑重症肌无力者，可进行冰试验、静息试验或氯化腾喜龙试验。

8. 对于疑似缺血性疾病者，测量血压、空腹血糖、糖化血红蛋白（HbA1c）。

9. 如果怀疑巨细胞动脉炎，检查快速血沉、C 反应蛋白、血小板计数。参见 10.17 动脉炎性缺血性视神经病变（巨细胞动脉炎）。

治疗

1. 治疗原发病。

2. 如果动眼神经麻痹引起症状性复视，可使用遮盖片或三棱镜遮盖患眼。由于有发生弱视的风险，遮盖通常不应用于年龄小于 11 岁的儿童。应密切监测儿童斜视眼的弱视进展状况。

3. 对于持续的严重斜视，可考虑斜视矫正术。

随访

1. 随访间隔根据原发疾病和检查结果的稳定性而有所不同。与内科、神经外科和（或）神经内科的合作可能是必要的。

2. 如果继发于缺血，应在 3 个月内恢复功能。请内科医师治疗血管病变的危险因素。

3. 如果瞳孔受累者和影像学 / 血管造影均为阴性，应考虑腰椎穿刺。

10.6 动眼神经的异常再生

症状

参见 10.5 孤立性动眼神经麻痹。

体征（图 10.6.1，图 10.6.2）

最常见的动眼神经异常再生体征包括：

1. 眼睑 – 凝视运动障碍：下视或内收时受累眼眼睑上抬（假性 von–Graefe 征）。

2. 瞳孔 – 凝视运动障碍：下视或内收时瞳孔缩小。

3. 其他体征：眼球上转或下转受限，受累眼试图上转或下转时内收，视动反射消失，瞳孔光 – 近反射分离。

病因学

动眼神经纤维从最初的目的地误导入动眼神经支配的其他肌肉（如下直肌到瞳孔）。

1. 先天性动眼神经麻痹引起的畸形：约 2/3 患者有异常既往史。

2. 获得性动眼神经麻痹引起的

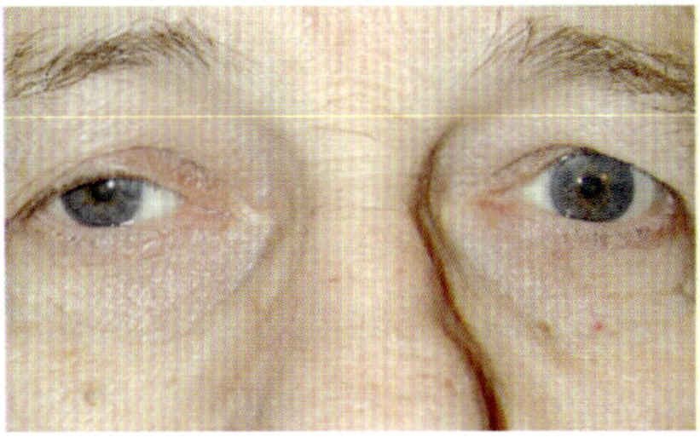

图 10.6.1　右动眼神经异常再生显示第一眼位时右侧上睑下垂

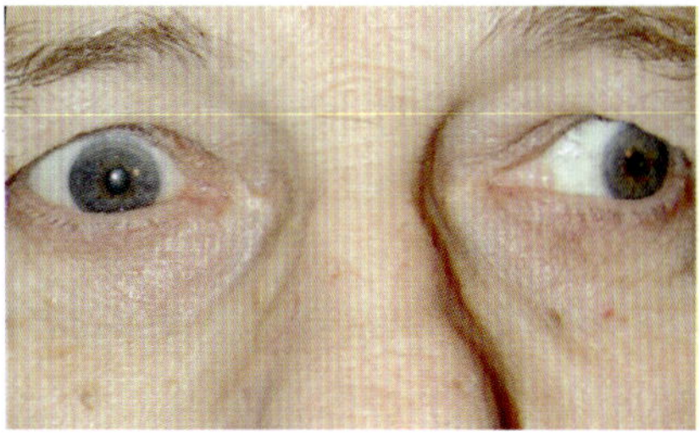

图 10.6.2　右动眼神经异常再生显示向左侧注视时右侧上睑退缩

畸形：最常见于外伤或后交通动脉瘤压迫所致的动眼神经损伤后康复的患者。

3. 原发性神经异常再生：无动眼神经麻痹病史的患者出现神经异常再生。通常提示蝶鞍旁病变进行性增大，如海绵窦内的颈动脉瘤或脑膜瘤。

诊断

1. 先天性异常：无须特殊检查。记录此前先天动眼神经麻痹的检查结果。

2. 获得性异常：参见 10.5 孤立性动眼神经麻痹。记录此前获得性动眼神经麻痹的检查结果。

3. 原发性异常：所有患者均须行神经影像学检查，以排除慢性压迫性病变或动脉瘤。

* 注：缺血性动眼神经麻痹不会造成神经异常再生。如果缺血性动眼神经麻痹患者出现神经异常再生，应行神经影像学检查。

治疗

1. 治疗原发病。

2. 如果症状严重可考虑斜视矫正术。

随访

1. 先天性异常：常规复查。

2. 获得性异常：根据在诊断中确诊的原发病而确定随访时间。

3. 原发性异常：根据神经影像学检查和临床体检结果确定随访时间。嘱患者出现病情变化应立即复诊（如上睑下垂、复视、感觉异常）。

10.7 孤立性滑车神经麻痹

症状

双眼垂直或倾斜复视，阅读困难，感觉物体倾斜；可能无症状。

体征（图 10.7.1，图 10.7.2）

1. 主要体征：试图下视和内收时患眼下转运动受限。三步法可判定孤立性上斜肌麻痹（参见下文诊断 3. 三步法检查）。

2. 其他体征：第一眼位时患眼较对侧眼位高（上斜视）。当向健侧眼方向注视或向患侧歪头时，上斜视加重。患者常保持头部向对侧肩部倾斜以消除复视。

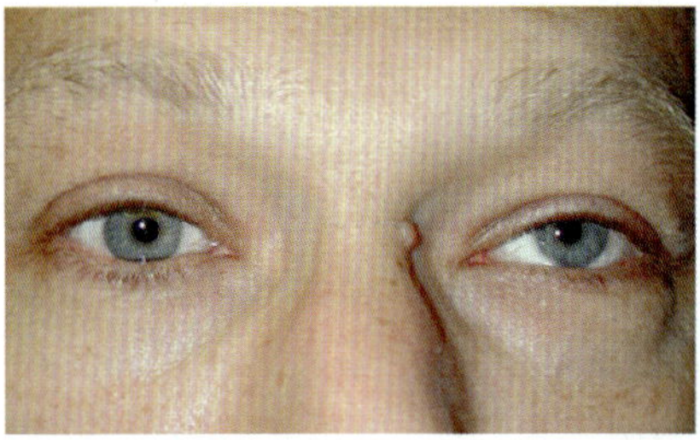

图 10.7.1 左侧孤立性滑车神经麻痹：第一眼位时左眼上斜视

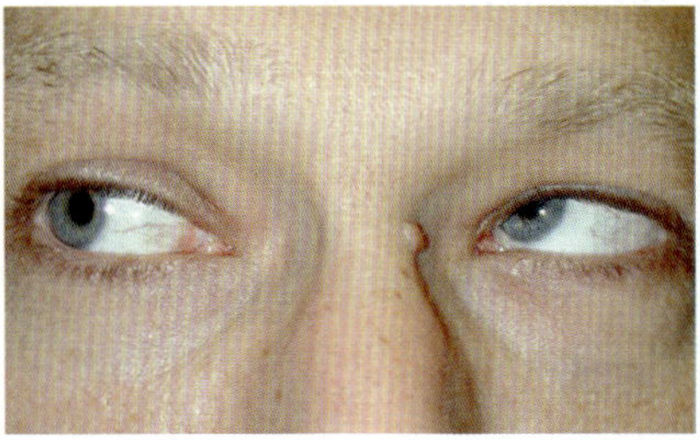

图 10.7.2 左侧孤立性滑车神经麻痹：向右侧注视时左下斜肌功能亢进

鉴别诊断

以下各疾病均可产生双眼垂直复视、上斜视或二者同时出现。

1. 重症肌无力：症状多变，伴疲劳感。常见上睑下垂。常出现眼轮匝肌无力。

2. 甲状腺眼病：可能有眼球突出、眼睑迟落、眼睑退缩，受累直肌充血。被动牵拉试验阳性。参见 7.2.1 甲状腺眼病、附录 6 被动牵拉试验和主动收缩试验。

3. 特发性眼眶炎症综合征：常见眼痛和眼球突出。参见 7.2.2 特发性眼眶炎症综合征。

4. 眼眶骨折：有外伤病史。被动牵拉试验阳性。参见 3.9 眼眶爆裂性骨折。

5. 反向斜视：三步法无法确定病变肌肉。通过神经影像学检查排除后颅窝或脑干病变。参见 10.13 核间性眼肌麻痹。

6. 不完全动眼神经麻痹：不能下视和内收，常伴有内收无力。试图下视时出现内旋。三步法不能确定为上斜肌病变。参见 10.5 孤立性动眼神经麻痹。

7. Brown 综合征：内收时上转受限，原因为上斜肌肌腱活动受限。可为先天性或获得性病变（如外伤、炎症）。被动牵拉试验阳性。参见 8.6 斜视综合征。

8. 巨细胞动脉炎：眼外肌缺血导致非特异性运动障碍或神经缺血，类似于脑神经麻痹。患者年龄≥ 55 岁，通常伴有全身症状。参见 10.17 动脉炎性缺血性视神经病变（巨细胞动脉炎）。

病因学

1. 常见病因：外伤、血管梗死（常继发于糖尿病或高血压）、先天性或脱髓鞘疾病。

2. 少见病因：肿瘤、脑积水、动脉瘤、巨细胞动脉炎。

诊断

1. 病史：复视的起病时间和持续时间，是否儿童时期就存在眼位偏斜或歪头，有无外伤，有无卒中。

2. 检查既往照片以确定头位倾斜是否为长期表现，明确是否为慢性或先天性滑车神经麻痹。

3. 三步法检查。第一步：确定第一眼位时哪只眼睛上斜。由遮盖 / 去遮盖试验确诊（参见附录 3 遮盖 / 去遮盖和交替遮盖试验）。去遮盖后高位眼下移。第二步：确定向左看或向右看时，是否上斜视加重。第三步：确定头向左或向右倾斜时，是否上斜加重。

（1）上斜肌麻痹患者，当对侧注视和头向患侧倾斜时，患眼上斜加重。

（2）除了三步法检查的结果之外，下视时的上斜视应该比上视时更大。

（3）双侧滑车神经麻痹患者表现为向左看时右眼上斜明显，向右看时左眼上斜明显，以及 V 型内斜视（双眼下视时内斜加重，由于上斜肌外展功能下降以及下斜肌功能亢进所致）。

4. 怀疑双侧滑车神经麻痹时，应进行双马氏杆试验，测量外旋转斜视度总和。

双马氏杆试验：患者使用测试镜架或综合验光仪，一眼前放白色马氏杆，另一眼前放红色马氏杆，将马氏杆沿 90° 垂直标记对齐每根杆的轴线。让患者注视远处白光，询问患者通过马氏杆看到的白色线和红色线是否水平且平行。如果不平行，则让患者旋转马氏杆直到平行为止。如果患者向外旋转垂直轴的顶端（远离鼻）超过 10° （双眼的总和），则表示可能存在双侧上斜肌麻痹。

*注：双马氏杆试验（或其变体）可用于评估任何疑似的潜在斜视，并且可以帮助医生测量眼位偏斜和微量斜视。

5. 使用垂直三棱镜测量垂直融合幅度，以区分滑车神经麻痹为先天性还是获得性。

获得性滑车神经麻痹垂直融合幅度正常为≤ 6$^{\triangle}$。先天性滑车神经麻痹垂直融合幅度 >6$^{\triangle}$。

6. 如果怀疑重症肌无力，进行冰试验、静息试验或偶用氯化腾喜龙试验。

7. 对于疑似眼眶疾病者，给予头部或眼眶 CT（轴位、冠状位和旁矢状位）检查。

8. 怀疑巨细胞动脉炎，检查血压、空腹血糖、糖化血红蛋白、快速血沉、C 反应蛋白、血小板计数。

9. 颅脑 MRI 检查用于以下情况：

（1）滑车神经麻痹合并其他脑神经或神经系统病变。

（2）所有小于 45 岁、无明显头部外伤史的患者，以及 45~55 岁无血管性危险因素或外伤的患者。

治疗

1. 治疗原发病。

2. 一眼放置遮盖片或在患者眼镜的一个镜片上贴上雾状条带，以减轻复视症状。由于有发生弱视的风险，11 岁以下儿童通常不使用遮盖。

3. 对于小度数、稳定的上斜视，眼镜处方中可将三棱镜置于眼镜中。

4. 斜视手术可能适用于第一眼位或阅读眼位的严重复视、歪头影响美观。在麻痹发病至少 6 个月后进行手术，以待斜视稳定，或可能的自发消退。

随访

1. 先天性滑车神经麻痹：常规随访。

2. 获得性滑车神经麻痹：随访时间根据原发病确定。如果检查结果阴性，考虑为血管性或特发性病变，患者需 1~3 个月后复查。如果病变 3 个月后没有缓解，或出现其他神经功能障碍，应对大脑进行相应的影像学检查。告知患者出现以下情况需立即复诊（如上睑下垂、复视加重、感觉异常、瞳孔异常）。

10.8 孤立性展神经麻痹

症状

双眼水平复视，看远时加重，向麻痹的外直肌方向看时最明显。

体征（图 10.8.1，图 10.8.2）

1. 主要体征：一眼侧向运动障碍，被动牵拉试验阴性。参见附录 6 被动牵拉试验和主动收缩试验。

2. 其他体征：无眼球突出。

外展受限的鉴别诊断

1. 甲状腺眼病：可能有眼球突出、眼睑迟落、眼睑退缩、受累直肌充血和被动牵拉试验阳性。参见 7.2.1 甲状腺眼病。

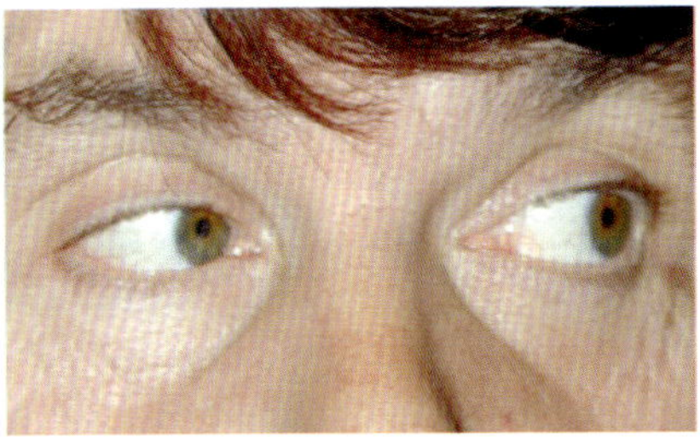

图 10.8.1　右侧孤立性展神经麻痹：向左视时右眼完全内收

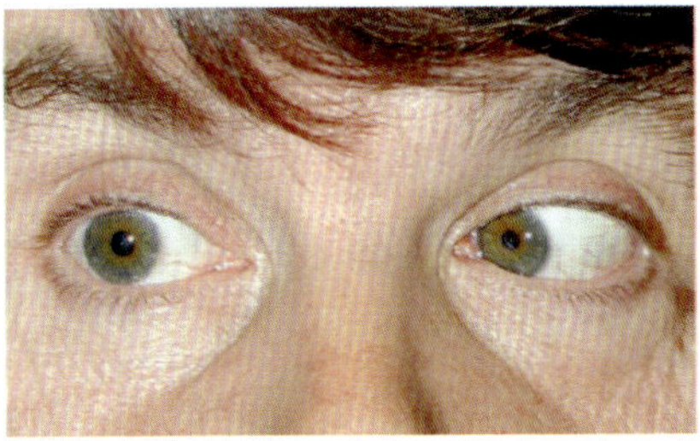

图 10.8.2　右侧孤立性展神经麻痹：向右视时右眼外展受限

2. 重症肌无力：症状可见，伴易疲劳。常见上睑下垂。冰试验、静息试验或较少见的氯化腾喜龙试验阳性。

3. 特发性眼眶炎症综合征：常见眼痛和眼球突出。参见 7.2.2 特发性眼眶炎症综合征。

4. 眼眶外伤：骨折可导致内直肌嵌顿。被动牵拉试验阳性。参见 3.9 眼眶爆裂性骨折。

5. Duane 综合征 1 型：先天性，眼球内收时可见睑裂变窄及眼球退缩（通常不出现复视）。参见 8.6 斜视综合征。

6. Möbius 综合征：先天性，双侧面神经麻痹。参见 8.6 斜视综合征。

7. 集合痉挛：集合和瞳孔缩小间歇性变化。评估时可出现外展不足，但眼球可完全转动。瞳孔缩小有助于鉴别，因为孤立外展神经麻痹不累及瞳孔。

8. 原发性散开不足：通常为获得性和良性，仅在看远处时出现内斜视和复视，看近处时双眼单视。可无须治疗自行改善，也可通过基底向外的三棱镜或手术矫正。如果病史显示发病突然，应考虑外伤、感染（如脑膜炎、脑炎）、多发性硬化、恶性肿瘤或散开麻痹，应行神经系统检查，包括颅脑和脑干 MRI。MRI 很少能显示散开不足真正的病理改变。

9. 巨细胞动脉炎：少见，但≥ 55 岁患者可能发生眼外肌缺血。可伴有全身症状。参见 10.17 动脉炎性缺血性视神经病变（巨细胞动脉炎）。

病因学

成人

1. 常见病因：血管性病变（如糖尿病、高血压、其他动脉硬化危险因素），外伤，特发性。

2. 少见病因：颅内压增高，海绵窦占位（如脑膜瘤、动脉瘤、转移瘤），多发性硬化，结节病，血管炎，脊髓造影或腰椎穿刺后，卒中（通常伴有其他神经功能障碍），脑膜炎症 / 感染（如莱姆病、神经梅毒），巨细胞动脉炎。

儿童

良性，通常为自限性。见于病毒感染或接种疫苗、外伤、颅内压升高（如梗阻性脑积水）、脑桥胶质瘤和 Gradenigo 综合征（颞骨岩部炎症导致第 6、7 脑神经受累，伴或不伴同侧第 8 和第 5 脑神经受累，合并复杂性中耳炎）。

诊断

成人

1. 病史：症状是否有日间波动，有无癌症、糖尿病或甲状腺疾病，有无巨细胞动脉炎症状（在适当的年龄段）。

2. 全面的神经系统和眼科检查，仔细检查其他脑神经功能和视盘外观。由于有角膜损伤的可能，评估三叉神经功能很有必要。使用表面麻醉剂，通过使用棉签纤维或组织接触角膜来测试角膜知觉（由三叉神经第一分区供应）。检眼镜检查视盘水肿是必要的，因为任何原因造成的颅内压升高均会导致单侧或双侧外展神经麻痹。

3. 检测血压、空腹血糖、糖化血红蛋白。

4. 颅脑 MRI 检查应用于以下患者：

（1）小于 45 岁患者，如果 MRI 阴性，考虑腰椎穿刺。

（2）45~55 岁，无血管性危险因素。

（3）外展神经麻痹合并严重疼痛或其他神经系统或神经眼科体征。

（4）任何癌症病史。

（5）双侧外展神经麻痹。

（6）存在视盘水肿。

5. 如果怀疑巨细胞动脉炎，检查快速血沉、C 反应蛋白、血小板计数。参见 10.17 动脉炎性缺血性视神经病变（巨细胞动脉炎）。

6. 考虑检查莱姆抗体。

儿童

1. 病史：近期有无疾病或外伤，有无神经系统症状、嗜睡或行为异常，有无慢性耳部感染。

2. 全面的神经科和眼科检查：与上述成人部分同。

3. 耳镜检查排除复杂性中耳炎。

4. 所有儿童进行颅脑 MRI。

治疗

1. 针对检查发现的潜在病因进行治疗。

2. 一眼放置遮盖片或在一个眼镜片上贴上雾状条带，以缓解复视症状。小于 11 岁儿童通常不使用遮盖，严密观察患者弱视的发展情况。参见 8.7 弱视。

3. 将三棱镜置于眼镜上可能非常适合暂时缓解或慢性稳定性斜视（如卒中后）。持续 6 个月以上的斜视可以考虑手术矫正。

随访

起病后每 6 周复查，直至治愈。如果出现任何新发神经症状或体征，外展受限加重，或孤立性外展神经麻痹 3~6 个月不缓解，则需进行头颅 MRI 检查。

10.9 孤立性面神经麻痹

症状

一侧面肌无力或麻痹，一侧睑裂不能闭合，大量流涎。

体征（图 10.9.1，图 10.9.2）

1. 主要体征：单侧面肌无力或麻痹。

（1）中枢性病变：仅出现下面肌无力或麻痹。上睑闭合正常，额纹存在。

（2）外周性病变：上下面肌均出现无力或麻痹。

2. 其他体征：鼻唇沟变浅，嘴角下垂，睑外翻和兔眼症。可有同侧舌前 2/3 味觉减退，基础泪液分泌减少，听觉过敏。可出现眼充血伴角膜上皮缺损。联动，面神经不同分支支配的肌肉同时活动，或面神经的内脏传出纤维同时刺激（如闭眼时嘴角收缩，进食时大量流泪，即“鳄鱼”眼泪），继发于提示慢性病程的神经异常再生。

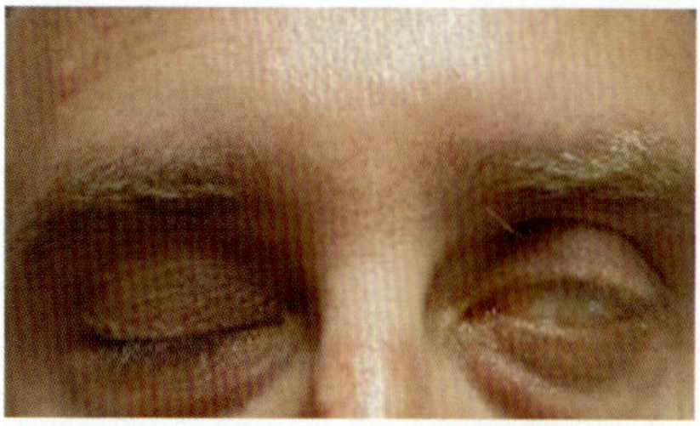
图 10.9.1 孤立性左侧面神经周围性麻痹显示兔眼症

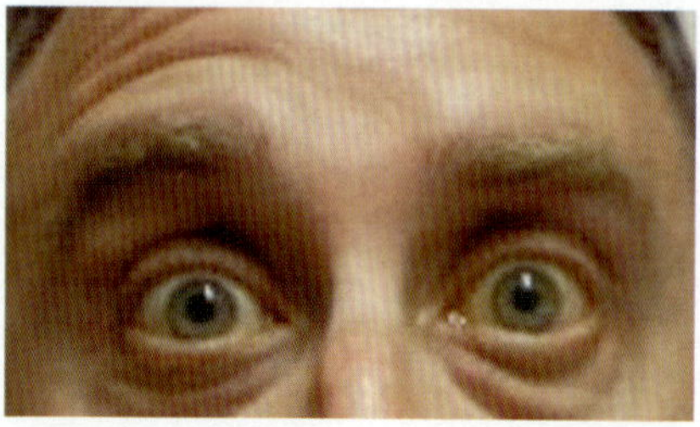
图 10.9.2 孤立性左侧面神经周围性麻痹显示上面肌麻痹

病因学

中枢病变

1. 大脑皮质：对侧运动皮质或内囊病变（如卒中、肿瘤）。面部自主运动丧失，面部表情肌运动可不受影响，也可能有同侧轻偏瘫。

2. 锥体外系：基底节病变（如帕金森病、肿瘤、基底节血管性病变）。面部表情肌运动丧失，面部自主运动正常。非真正的面瘫。

3. 脑干：同侧脑桥病变（如多发性硬化、卒中、肿瘤）。常伴有同侧外展神经麻痹，对侧轻偏瘫。有时伴有小脑体征。

外周病变

1. 桥小脑角（CPA）占位（如听神经瘤、面神经瘤、脑膜瘤、胆脂瘤、转移瘤）：渐进式起病，有时急性发病。可伴有面部疼痛、抽搐或特征性眼球震颤。表现为小幅快速痉挛性眼球震颤，快相方向远离病变侧（外周前庭性眼球震颤），同时伴有指向病变侧的慢相注视诱发的眼球震颤（因脑干压迫所致）。可能有听神经功能障碍，包括听力丧失、耳鸣、眩晕或平衡障碍。

2. 颞骨骨折：头部外伤史。可有 Battle 征（乳突区瘀斑）、脑脊液耳漏、听力丧失、眩晕或前庭性眼球震颤。

3. 其他外伤：意外或医源性外伤（如面部撕裂伤、局麻阻滞、腮腺或乳突手术）。

4. 急性或慢性化脓性中耳炎。

5. 恶性外耳炎：糖尿病或老年患者出现假单胞菌感染。发病于外耳道，但可能发展为骨髓炎、脑膜炎或脓肿。

6. Ramsay-Hunt 综合征（耳部水痘 - 带状疱疹病毒感染）：病毒感染前驱症状之后出现耳痛，以及耳郭、外耳道、舌部、面部或颈部水疱。病程超过 10 天。可出现神经性听力丧失、耳鸣或眩晕。

7. 格林巴利（Guillain–Barré）综合征：病毒感染症状，之后出现进行性运动无力或瘫痪、脑神经麻痹，或二者同时出现。深层腱反射消失。可出现双侧面神经麻痹。

8. 莱姆病：可能有皮疹、发热、乏力、关节痛、肌痛或恶心。可有或无蜱叮咬史。参见 13.4 莱姆病。

9. 结节病：可出现葡萄膜炎、腮腺炎、皮肤病变或淋巴结病变。可出现双侧面神经麻痹。参见 12.6 结节病。

10. 腮腺肿瘤：缓慢进行性完全 / 部分面肌麻痹。腮腺肿瘤伴面部疼痛。

11. 转移瘤：原发肿瘤病史（如乳腺癌、肺癌、前列腺癌）。可看到快速连续的多发脑神经麻痹。可由颅底转移瘤或癌性脑膜炎造成。

12. Bell 麻痹：特发性面神经麻痹。最常见，但必须排除其他原因。可有病毒感染的前驱表现，随后出现耳痛、面部麻木、泪液分泌减少、味觉减退。可表现为完全性 / 不完全性面神经麻痹，病程超过 10 天。可能是复发性的，很少出现双侧病变。可能存在家族倾向。

13. 其他：糖尿病、肉毒杆菌中毒、人类免疫缺陷病毒感染、梅毒、EB 病毒感染、急性卟啉病、鼻咽癌、胶原血管病等。

诊断

1. 病史：面瘫的起病时间和病程，初次发作还是复发，有无面痛或耳痛，有无外伤，是否卒中，有无近期感染史，有无听力下降、耳鸣、头晕或眩晕，有无结节病或肿瘤病史。

2. 查看以往照片确定面部下垂是否为慢性病变。

3. 全面的神经系统检查：确定面瘫是中枢性还是周围性、完全性还是不全性。观察有无运动无力和小脑的体征。仔细评估其他脑神经，尤其是三叉神经、展神经和面神经。检查患侧舌前 2/3 的味觉。

4. 全面的眼科检查：检查眼球运动，寻找眼球震颤。评估双侧眼轮匝肌肌力、睑外翻程度、Bell 现象。仔细观察角膜有无暴露体征（浅层点状角膜病变，角膜上皮缺损或溃疡）。进行 Schirmer 试验（参见 4.3 干眼综合征）以评估基础泪液分泌功能。查看有无葡萄膜炎体征。

5. 耳鼻喉科检查：检查耳部和口咽部有无水疱、肿瘤或其他病变。触诊腮腺有无肿瘤或淋巴结病变。检查听力。

6. 如果有外伤病史需行 CT 检查以排除颅底骨折：轴位、冠状位和旁矢状位，注意颞骨。

7. 存在其他相关的神经体征、肿瘤病史或病程大于 3 个月者，应行颅脑 MRI 或 CT 检查。展神经受累者需要注意脑干。听神经受累者需要注意桥小脑角（CPA）。多发脑神经受累者需要注意颅底和海绵窦。

8. 怀疑结节病，应行胸部 CT 或胸片，检查血管紧张素转化酶（ACE）水平。

9. 根据所怀疑的致病因素，考虑全血细胞计数（CBC）及分类、莱姆抗体、梅毒螺旋体抗体荧光素吸收试验（FTA-ABS）或者梅毒螺旋体特异性试验、快速血浆反应素试验（RPR）或性病研究实验室试验（VDRL）。

10. 怀疑胶原血管病时，检测类风湿因子、血沉、抗核抗体（ANA）、抗中性粒细胞胞浆抗体（ANCA）。

11. 有卒中病史的患者，进行超声心动图、动态心电图、颈动脉非侵入性检查。

12. 存在原发肿瘤病史的患者，进行腰椎穿刺以排除癌性脑膜炎（如果结果阴性，可重复检查以提高敏感性）。

治疗

1. 治疗原发病

（1）卒中：请神经内科治疗。

（2）桥小脑角（CPA）占位、颞骨骨折、神经撕裂伤：请神经外科治疗。

（3）中耳炎：请耳鼻喉科治疗。

（4）Ramsay-Hunt 综合征：如果发病 72 小时内，给予阿昔洛韦 800mg，每日 5 次，持续 7~10 天（孕妇和肾衰竭者禁用）。请耳鼻喉科治疗。

（5）格林巴利综合征：请神经内科治疗。快速进展的运动无力或呼吸窘迫需要紧急住院治疗。

（6）莱姆病：请传染病专家诊治。可能需要腰椎穿刺。口服多西环素、青霉素或静脉注射头孢曲松治疗，参见 13.4 莱姆病。

（7）结节病：治疗存在的葡萄膜炎。行颅脑 MRI 和（或）腰椎穿刺，以排除中枢神经系统受累。如果有，请神经内科会诊。请内科医师做全身评估。对于眼外病变及中枢神经系统病变需全身应用泼尼松治疗。参见 12.6 结节病。

（8）转移性疾病：请肿瘤科会诊。可能需要全身化疗和（或）放疗。

2. Bell 麻痹：观察，86% 的患者在 2 个月内完全恢复。治疗方案如下。

（1）物理治疗：面部按摩和（或）面部肌肉电刺激。

（2）对于新发的 Bell 麻痹，使用激素（如泼尼松 60mg 口服，每天 1 次，连用 7 天，后每天减量 5~10mg）可增加面神经恢复的可能性。

抗病毒药物联合泼尼松可用于患者的治疗，尽管其益处尚未得到良好证实。

3. 面神经麻痹的主要眼部并发症是暴露性角膜炎，治疗如下（参见 4.5 暴露性角膜病变）。

（1）轻度暴露性角膜炎：人工泪液（如爱尔明 / 润丽 / 润尔乐）每天 4 次，润滑眼膏（如速高捷 / 兹养 / 立宝舒），每晚睡前。

（2）中度暴露性角膜炎：不含防腐剂的人工泪液（如爱尔明 / 润丽 / 润尔乐），每 1~2 小时 1 次，或白天使用润滑眼膏形成湿房；每晚睡前润滑眼膏形成湿房或胶带粘贴使眼睑闭合形成湿房。考虑行暂时性眼睑缝合术。

（3）重度暴露性角膜炎：暂时性或永久性眼睑缝合术。对于预期的慢性面神经麻痹，考虑 Gold weight 植入眼睑以促进眼睑闭合。

随访

1. 所有患者需在 1 个月和 3 个月复查，如果出现角膜并发症，应增加复诊频率。

2. 如果 3 个月后无好转，行颅脑 MRI 以排除占位病变。

如果面神经麻痹持续，而多次检查均为阴性，患者要求改善面部运动功能，可请神经外科或整形外科进行面神经移植、脑神经吻合或颞肌转位。

10.10 海绵窦及相关综合征（多发性眼球运动神经麻痹）

症状

复视，上睑下垂，同侧三叉神经的 V–1 和 V–2 分支分布的区域疼痛或麻木。

体征

1. 主要体征：眼球运动受限，对应于单侧动眼、滑车或外展神经麻痹的任意组合；面部疼痛或麻木，对应于三叉神经第一支或第二支；上睑下垂和小瞳孔（Horner 综合征）；如果动眼神经受累，也可能出现瞳孔散大。由于海绵窦的解剖结构，上述体征的任一种情况都可能同时出现。当累及一侧海绵窦或眶上裂时，所有体征均出现于同侧面部。环窦连接海绵窦，其受累可引起对侧体征。若出现眼球突出和视神经病变，可以考虑眶尖综合征。

2. 其他体征：眶上裂受累可出现眼球突出。

鉴别诊断

1. 重症肌无力：疲劳性上睑下垂，眼轮匝肌无力和眼球运动受限。瞳孔不受累，从无感官症状。无眼球突出，参见 10.11 重症肌无力。

2. 慢性进行性眼外肌麻痹（CPEO）：进行性、无痛性、双侧眼球运动受限，伴上睑下垂。瞳孔正常。通常眼轮匝肌无力。参见 10.12 慢性进行性眼外肌麻痹。

3. 眼眶病变（如肿瘤、甲状腺眼病、炎症）。除眼球运动受限外，通常存在眼球突出和球后抵抗感增加。被动牵拉试验异常。参见附录 6 被动牵拉试验及主动收缩试验。如视神经受累可出现传入性瞳孔障碍（RAPD）。

> * 注：眶尖综合征合并眶上裂综合征和视神经功能障碍的最常见原因是眼眶病变。

4. 脑干病变：脑干肿瘤和血管病变可引起眼球运动神经麻痹，尤其是展神经。后颅窝和脑干 MRI 是最好的诊断方法。

5. 癌性脑膜炎：转移的肿瘤细胞在软脑膜的弥漫性播种和浸润可引起迅速的连续性双侧脑神经损害。检查包括神经系统影像学检查和腰椎穿刺。

6. 颅底肿瘤，尤其是鼻咽癌或斜坡病变：最常累及展神经，但视神经、动眼神经、滑车神经、三叉神经也可受累。通常情况下，随着颅底受到侵袭，各个脑神经相继受累。患者可能存在颈部淋巴结病变，鼻塞、耳痛、浆液性中耳炎或咽鼓管堵塞导致的耳痛，体重下降或眼球突出。

斜坡肿瘤可产生波动性复视症状，并伴有非共同性内斜视和非常轻微的外展功能障碍。由于这些肿瘤在攀升斜坡时累及双侧外展神经，也可能产生相对的共同性内斜视。

7. 进行性核上性麻痹（PSP）：眼球垂直运动受限，通常首发于向下注视时。出现姿势不稳、痴呆、颈部及躯干强直。最终各个方向的眼球运动均受限。常出现严重的认知障碍，并且进展很快。参见 10.12 慢性进行性眼外肌麻痹。

8. 少见疾病：强直性肌营养不良、格林巴利综合征的延髓变异型（Miller-Fisher 变异型）、颅内结节病等。

病因学

1. 动静脉瘘（颈动脉海绵窦瘘“高流量”或硬脑膜海绵窦瘘“低流量”）：通常表现为眼球突出、球结膜水肿、眼压升高、表层巩膜和结膜血管扩张迂曲（“螺旋状”）。可能发生眼球搏动明显（“搏动性眼球突出”），通常在裂隙灯下压平角膜时可观察到。在高流量动静脉瘘，医生在眼球周围或颞侧听诊可能会听到杂音，有时患者也可听到。经眼眶彩色超声多普勒可检测到眼上静脉内的反向动脉化血流。眼眶 CT 或 MRI 可发现增粗的眼上静脉。MRA 或 CTA 偶尔会显示动静脉瘘，但确诊通常需要动脉造影。高流量动静脉瘘发病突然，通常发生于外伤或海绵窦内动脉瘤破裂。低流量型表现更隐匿，最常见于 50 岁以上的高血压女性，由硬脑膜动静脉畸形所造成。Barrow 分型用于术前计划，颈动脉海绵窦瘘分型如下：

（1）颈动脉与海绵窦直接相通。

（2）仅通过颈内动脉分支间接相通（罕见）。

（3）仅通过颈外动脉分支间接相通。

（4）通过颈内和颈外动脉的分支间接与海绵窦相通（最常见）。

2. 海绵窦内肿瘤：可为颅内原发肿瘤直接侵袭海绵窦（如脑膜瘤、垂体腺瘤、颅咽管瘤）；或为海绵窦转移瘤局部转移（如鼻咽癌、眶周鳞状细胞癌沿神经转移）；或远处转移（如乳腺癌、肺癌、淋巴瘤）。

*注：既往已行手术切除的肿瘤，数年后仍可侵犯海绵窦。

3. 海绵窦内动脉瘤：通常不破裂。如果破裂，出现颈动脉海绵窦瘘体征。

4. 接合菌病（如毛霉菌病）：所有糖尿病患者均应怀疑该病，尤其是存在酮症酸中毒、近期血糖控制不佳、任何虚弱或免疫力低下的患者，特别是癌症化疗伴多发脑神经麻痹，伴有或不伴有眼球突出。通常急性起病。可出现鼻血性分泌物。鼻科检查可发现黑色痂状物。这种状况可能会导致大面积的大脑半球卒中，并且多危及生命。

5. 垂体卒中：前述体征的急性发作；通常双侧严重头痛、视力下降，并可能出现双颞侧偏盲或失明。原有的垂体腺瘤在孕期可能增大，并易患卒中。围生期出血或休克可致垂体梗死，导致非肿瘤性垂体卒中（Sheehan 综合征）。颅脑 CT 或 MRI 可见蝶鞍增大或蝶鞍内肿瘤，常伴有急性出血。注意，该病的临床和影像学表现与淋巴细胞性垂体炎难以区别。

6. 水痘－带状疱疹病毒感染：患者有典型皮疹，可能发生眼球运动神经麻痹、瞳孔中度散大，对集合的反应优于对光的反应。

7. 海绵窦血栓：眼球突出、球结

膜水肿、眼睑水肿。通常双侧发病。发热、恶心呕吐、不同程度的意识障碍。可能由面部、口腔、喉、鼻旁窦或眼眶感染蔓延所致。非感染性血栓少见，由外伤或手术所致。这类患者病危。

8. Tolosa-Hunt 综合征：眶上裂或海绵窦前部的急性特发性炎症。眼眶痛通常先于眼球运动受限出现。常反复发作。这是对海绵窦区域进行高分辨率 MRI 和 CT 扫描后的排除性诊断。淋巴瘤常被误诊为 Tolosa-Hunt 综合征。

9. 其他：结节病、肉芽肿性多血管炎、黏液囊肿、结核、其他感染和炎症状态。

诊断

1. 病史：有无糖尿病，有无高血压，有无近期严重的头部外伤，有无肿瘤病史（包括皮肤癌），有无体重下降，有无眼部杂音，有无近期感染，有无严重头痛，症状有无日间波动。

2. 眼科检查：仔细观察瞳孔、眼球运动。Hertel 法测量眼球突出，检查有无球后抵抗感。

3. 观察眼周皮肤排除恶性或局部侵袭性病灶。

4. 鼻窦、眼眶和颅脑 CT（轴位、冠状位和旁矢状位）或 MRI。

5. 眼眶彩色多普勒成像是一种动态评估，与 CT、MRI 和 MRA 的静态图像不同，它具有快速、无痛、非侵入性的特点。当其他影像学检查不能显示时，可能具有诊断价值。对于一些动静脉畸形（AVMs）和颈动脉海绵窦瘘（CCFs），需要进行脑血管造影来诊断，并经常用于治疗。

6. 进行腰椎穿刺以排除有原发肿瘤病史患者的癌性脑膜炎。某些病例须多次检查。

7. 鼻咽部检查，联合或不联合组织活检，以排除鼻咽癌或感染过程。

8. 存在淋巴结病变时，行淋巴结活检。

9. 全血细胞计数（CBC）及分类、血沉、抗核抗体（ANA）、类风湿因子以排除感染、恶性肿瘤及系统性血管炎。如果怀疑肉芽肿性多血管炎，检查抗中性粒细胞胞浆抗体(ANCA)。

10. 很少使用脑动脉造影来排除动脉瘤或动静脉畸形，因为大多数病例通过非侵入性影像学检查即可诊断。

*注：对于怀疑有硬脑膜动静脉瘘的患者建议做动脉造影，以寻找皮质静脉引流。如果存在，则患者有更高的颅内出血风险。这些动静脉畸形可能表现为可变的复视综合征，涉及动眼、滑车和外展神经部分麻痹。这些病变不产生眼球突出或海绵状窦血

管病变外的其他体征。患者眼睛是白色的、安静的。这些病变特别难以诊断，并可产生严重的卒中综合征。

11. 如果考虑海绵窦血栓，抽取 2~3 份外周血做培养，同时对疑似感染源做培养。Lemierre 综合征是指由口咽部感染扩散所致的颈内静脉感染性血栓性静脉炎。这种罕见且具有潜在致命性的疾病可能出现在年轻、原本健康的人群，具有颈部疼痛、脓毒血症体征、眼球突出和眼球运动障碍。

治疗和随访

动静脉瘘

1. 很多硬脑膜动静脉瘘可自行闭合或动脉造影后闭合。其他患者可能需要通过介入性神经放射学技术进行治疗。

2. 瘘口闭合通常可使眼压恢复正常。但是，使用房水生成抑制剂来治疗继发性青光眼是必要的。促进房水外流的药物（如拉坦前列腺素和毛果芸香碱）通常效果欠佳，因为眼压升高是表层巩膜静脉压增高所致的。参见 9.1 原发性开角型青光眼。

海绵窦的转移性疾病

常需要系统性化疗（如果发现原发病），联合或不联合针对转移瘤的放疗。请肿瘤科会诊。

海绵窦内动脉瘤

请神经外科医生检查患者并治疗。

接合菌病（毛霉菌病）

1. 该病迅速进展、危及生命，必须立刻住院治疗。

2. 急症行鼻窦、眼眶和颅脑 CT 检查。

3. 请感染病科、神经外科、耳鼻喉科和内分泌科医师会诊。

4. 开始两性霉素 B 0.25~0.30mg/kg 置于 5% 葡萄糖，第一天 3~6 小时缓慢静脉注射，第二天 0.5mg/kg 静脉注射，此后增加至 0.8~1.0mg/kg 静脉注射，每天 1 次。根据病情决定疗程时长。

*注：开始使用两性霉素 B 治疗前，必须检查肾功能和血电解质，治疗期间密切监测。两性霉素脂质体的肾毒性明显降低。

5. 如果怀疑接合菌 / 毛霉菌病，所有坏死性组织（如鼻咽部、鼻旁窦）均须做活检。

6. 对于坏死组织进行早期手术清创术（可能包括眶内容物剜除术），联合使用两性霉素 B 冲洗受累区域，通常是根除感染所必需的。

7. 请相关科室治疗原发内科疾病，如糖尿病酮症酸中毒。

垂体卒中

患者可能病情严重，需要立即进行全身激素治疗。紧急转诊到神经外科进行手术治疗。

水痘－带状疱疹病毒感染

参见 4.16 眼带状疱疹 / 水痘－带状疱疹病毒。

海绵窦血栓

1. 对于可能感染的病例（通常由金黄色葡萄球菌引起），须住院予静脉注射抗生素数周。请感染科指导抗生素应用。

2. 通常需静脉补液。

3. 对于无菌性海绵窦血栓，考虑全身抗凝治疗（肝素，随后应用华法林）或阿司匹林 325mg 口服，每日 1 次。请内科医师协同治疗。

4. 暴露性角膜病变采用无防腐剂的润滑眼膏或滴眼液治疗（如爱尔明 / 润丽 / 润尔乐）。参见 4.5 暴露性角膜病变。

5. 治疗继发性青光眼。参见 9.1 原发性开角型青光眼。

Tolosa-Hunt 综合征

泼尼松 80~100mg 口服，每日 1 次，持续 1 周，然后每周减少 10mg，直至停药。如果疼痛持续超过 72 小时，停用激素，并再次检查，以排除其他疾病。这种情况需要非常缓慢地激素减量。

＊注：其他感染性或炎症病变早期对激素也可能有反应，故应密切监测。

10.11 重症肌无力

症状

无痛的上睑下垂或复视，具有日间变化，或患者疲劳时症状加重；可有面肌无力、四肢近端肌肉无力、吞咽或呼吸困难。

体征

1. 主要体征：持续向上注视使上睑下垂加重，或持续眼球运动后复视加重，眼轮匝肌无力（无法用力闭合眼睑以抵抗检查者试图张开其眼睑）。无瞳孔异常或疼痛。

2. 其他体征：当由下方注视转为第一眼位时下垂的眼睑出现向上抽动（Cogan 眼睑抽动）。可完全限制所有方向的眼球运动。

鉴别诊断

1. Eaton-Lambert 综合征：类似肌无力的副肿瘤性疾病伴有癌症，尤其是肺癌。孤立的眼部体征不会出现，虽然眼部体征可能伴发全身无力的体征。与肌无力不同，运动后肌力可增强。肌电图（EMG）可区分二者。

2. 药物所致肌无力样综合征，如青霉胺、氨基糖苷类药物。

3. 慢性进行性眼外肌麻痹（CPEO）：症状无日间波动或与疲劳相关，通常静脉注射氯化腾喜龙试验为阴性，通常无复视。参见 10.12 慢性进行性眼外肌麻痹。

4. Keams-Sayre 综合征（KSS）：青年患者，表现为进行性眼外肌麻痹（CPEO）和视网膜色素变性，出现心脏传导阻滞。参见 10.12 慢性进行性眼外肌麻痹。

5. 动眼神经麻痹：可能累及瞳孔，无眼轮匝肌无力，无易疲劳现象，无日间变化。参见 10.5 孤立性动眼神经麻痹。

* 注：肌无力表现可类似脑神经麻痹，但瞳孔不受累。

6. Horner 综合征：瞳孔缩小合并上睑下垂。瞳孔在暗处不能充分散大。参见 10.2 Horner 综合征。

7. 提上睑肌撕裂或肌腱断裂：下垂的上睑可见较高位置的皱褶，无上睑下垂程度的变化，无眼轮匝肌无力。

8. 甲状腺眼病：无上睑下垂。可有眼睑退缩或上睑迟落，可有或无眼球突出，复视症状无日间波动。甲状腺眼病发生在5%的重症肌无力患者。参见 7.2.1 甲状腺眼病。

9. 特发性眼眶炎症综合征：眼球突出、眼痛、眼充血。参见 7.2.2 特发性眼眶炎症综合征。

10. 强直性肌营养不良：可能有上睑下垂，极少出现注视受限。攥拳后，患者常不能松开（肌强直）。晶状体可见多彩沉着物（“圣诞树”白内障）和色素性视网膜病变。

病因学

自身免疫抗体介导的疾病；有时与潜在的甲状腺功能障碍有关。可能与胸腺增大有关，表现为良性胸腺瘤或罕见的恶性胸腺瘤。其他自身免疫性疾病的发病率也增加（如系统性红斑狼疮、多发性硬化、类风湿关节炎）。所有年龄阶段均可发病。

诊断

1. 病史：体征是否有日间波动且疲劳后加重，有无全身无力，有无吞咽、咀嚼或呼吸困难，用药史（因 β 受体阻滞剂、大环内酯类药物而恶化）。

2. 评价易疲劳性：第一眼位测量上睑下垂程度。让患者向上注视检查者手指1分钟，观察上睑下垂是否加重。

3. 评估眼轮匝肌肌力：嘱患者在检查者试图分开其上下眼睑的时候用力闭眼。

4. 检测瞳孔功能：重症肌无力患者瞳孔功能多是正常的。

5. 检测血乙酰胆碱受体抗体（结合、阻断和调节）。如果乙酰胆碱受体抗体滴度升高，可确诊肌无力。然而，只有 60%~88% 的肌无力患者该指标可能呈阳性，单纯眼型重症肌无力患者的阳性可能性较小。在一些乙酰胆碱受体抗体阴性的患者中发现抗肌肉特异性激酶（MUSK）抗体，但这些患者通常具有全身表现，以及不孤立于眼外肌功能的体征 / 症状。

6. 对于成年人，通过冰试验（见后）、静息试验（见后）或心脏监测情况下的氯化腾喜龙试验或新斯的明试验可确诊。

*注：胆碱能危象、晕厥发作和呼吸骤停虽然罕见，但可能是由氯化腾喜龙试验引起的。治疗使用阿托品 0.4mg 静脉注射，同时监测生命体征。考虑使用阿托品进行预处理以防止出现问题。

*注：肌内注射新斯的明而不是氯化腾喜龙，可用于儿童或注射药物有问题的患者。新斯的明起效时间更长，持续 2~4 小时。

7. 冰试验：将冰袋放置于闭合的下垂眼睑 2 分钟，上睑下垂改善至少 2mm，为重症肌无力的阳性检测结果。

8. 对于儿童患者，可行睡眠试验：睡 1~2 小时后立即观察改善情况是一个安全的选择。对成人进行类似的静息试验（保持闭眼）30 分钟，可能有类似的诊断作用。

9. 检查吞咽、呼吸功能，以及四肢近端肌力，以排除全身受累。

10. 检查甲状腺功能，包括促甲状腺释放激素（TSH）。

11. 进行胸部 CT 检查以排除胸腺瘤。

12. 检测抗核抗体（ANA）、类风湿因子等，以排除其他自身免疫性疾病。

13. 单纤维肌电图（EMG），包括眼轮匝肌在内，用于其他检查结果阴性，但仍怀疑重症肌无力的患者。对于累及眼外肌者可能是最敏感的检测方法。

治疗

请咨询熟悉该疾病的神经内科医师。

1. 如果患者存在吞咽或呼吸困难，须紧急住院，给予血浆置换、静脉注射免疫球蛋白（IVIG），请神经肌肉疾病专科医生会诊、呼吸支持。

2. 如果症状轻微，单纯累及眼肌，且对患者无干扰，则不需要治疗（患者可根据需要遮盖一眼）。

3. 如果病情不佳或更严重，应口服抗胆碱酯酶药物，如溴吡斯的明（成人起始量 30mg 口服，每日 3 次，逐渐增加至约 60mg 口服，每日 4 次）。必须根据反应调整药物剂量。患者很少能从 >120mg 溴吡斯的明口服、每 3 小时 1 次的治疗中获益。过量服用可导致胆碱能危象。

4. 如果症状持续存在，考虑全身应用类固醇。剂量大小无统一意见。一种方案是初始泼尼松 20mg 口服，每日 1 次，缓慢加量至 100mg/d。应用大剂量类固醇治疗的患者需住院观察数日。

5. 硫唑嘌呤（每天 2~3mg/kg）对老年患者可能有帮助。其他要考虑的药物包括吗替麦考酚酸酯和环孢素。部分全身型肌无力患者接受常规的静脉注射免疫球蛋白（IVIG）或血浆置换治疗。

6. 治疗任何潜在的甲状腺疾病或感染。

7. 可手术切除胸腺，适用于所有胸腺瘤患者，还可以改善无胸腺瘤的全身型肌无力患者的症状。

> *注：治疗的最初 2 周，使用类固醇治疗重症肌无力可能会导致呼吸危象。因此，对于有全身症状患者，使用类固醇须住院观察。

随访

1. 如果出现全身型肌无力，患者需每 1~4 天由适当的内科医生监测，直到病情改善。

2. 孤立性眼型患者病程较长（如数月），应每 4~6 个月复查。如果证明病情稳定，可每 6~12 个月复查。

3. 如果出现吞咽或呼吸困难，须立即就诊。孤立性眼型肌无力出现 2~3 年后，不太可能进展为全身受累。

> *注：肌无力母亲所产新生儿应仔细观察肌无力体征，因为乙酰胆碱受体抗体可通过胎盘。新生儿可出现吸吮反射不良、上睑下垂或肌张力减弱。

10.12 慢性进行性眼外肌麻痹

症状

慢性进行性、双侧对称性眼外肌麻痹及上睑下垂。几乎不伴复视。通常双侧发病，无日间变化，可能有家族史。

体征

1. 主要体征：上睑下垂，眼球运动受限（有时完全受限）。瞳孔正常和正位。

2. 其他体征：眼轮匝肌无力，四肢和面部肌肉无力，暴露性角膜病变。

鉴别诊断

当诊断为慢性进行性眼外肌麻痹（CPEO）时须排除以下综合征：

1. Kearns–Sayre 综合征：20 岁前发病的慢性进行性眼外肌麻痹，与视网膜色素变性（典型表现为椒盐样眼底）和心脏传导阻滞有关，通常于眼部体征后数年出现，可引起猝死。其他体征可能包括听力下降、智力低下、小脑体征、身材矮小、青春期推迟、肾病、前庭功能障碍、脑脊液蛋白升高、肌肉活检可见特征性“粗糙的红纤维”表现。虽然有些患者有母系遗传特征，但大部分患者是由于自发性线粒体缺失。

2. 进行性核上性麻痹（PSP，Steele–Richardson–Olszewski 综合征）：罕见，进行性神经变性疾病，累及脑干，导致早期步态不稳和眼外肌麻痹。通常首先出现下视受限，随后出现其他方向注视障碍；垂直方向病变多于水平方向。其他眼球运动障碍包括水平注视时扫视和追踪子系统障碍。通常眼睑开大，表现出“注视”的表情。颈部和躯干僵硬是重要体征之一。

3. 血 β – 脂蛋白缺乏症（Bassen–Kornzweig 综合征）：视网膜色素变性表现类似色素性视网膜炎、腹泻、共济失调和其他神经系统体征。外周血涂片可见棘红细胞，腰椎穿刺可见脑脊液蛋白升高。参见 11.28 视网膜色素变性和遗传性脉络膜视网膜营养不良。

4. Refsum 病：视网膜色素变性和血清植烷酸水平升高。可能有多神经病变、共济失调、听力下降、嗅觉缺失等。参见 11.28 视网膜色素变性和遗传性脉络膜视网膜营养不良。

5. 眼咽型肌营养不良：吞咽困难，有时出现食物误吸，可能有常染色体显性遗传。

6. 线粒体脑肌病和脑病，乳酸酸

中毒和卒中样发作（MELAS）：儿童或青年发病，可能有头痛、一过性偏盲、偏瘫、恶心、呕吐。血清和脑脊液中乳酸水平升高，MRI 可能有异常表现。

诊断

1. 仔细询问病史：确定起病方式（逐渐进展还是突然发病，如在脑神经病变中）。

2. 有无家族史。

3. 仔细检查瞳孔和眼球运动。

4. 检测眼轮匝肌肌力。

5. 眼底检查：查看视网膜有无弥散性色素改变。

6. 检查吞咽功能。

7. 冰试验、静息试验或氯化腾喜龙试验，排除重症肌无力。

> *注：有些慢性进行性眼外肌麻痹患者对氯化腾喜龙超敏感，可能会诱发心脏传导阻滞和心律不齐。

8. 如果怀疑 Kearns–Sayre 综合征，应尽早转诊至心脏科，进行全面的心脏检查，包括每年的心电图随访。

9. 如果神经系统体征和症状进展，请神经科医生进行相应检查，包括可能需要腰椎穿刺。

10. 如果怀疑血 β–脂蛋白缺乏症，应行脂蛋白电泳和周围血涂片检查。

11. 怀疑 Refsum 病，应检测血清植烷酸水平。

12. 考虑基因测试。

治疗

慢性进行性眼外肌麻痹目前尚无治愈方法，但是相关的异常可做如下处理：

1. 暴露性角膜病变每晚睡前给予润滑眼膏（如速高捷 / 兹养 / 立宝舒），日间用人工泪液（如爱尔明 / 润丽 / 润尔乐）。参见 4.5 暴露性角膜病变。

2. 下视受限时，单视力花镜或在花镜中增加基底向下的三棱镜可有助于阅读。

3. Keams–Sayre 综合征患者可能需要心脏起搏器。

4. 眼咽型肌营养不良患者，吞咽呼吸困难可能需要环咽手术。

5. 严重上睑下垂患者考虑眼睑支撑治疗或手术，但要注意不断恶化的暴露性角膜病变。

6. 根据需要进行遗传咨询。

随访

根据眼部和全身情况决定。

10.13 核间性眼肌麻痹

定义

眼外肌麻痹继发于内侧纵束（MLF）病变。

症状

复视、视物模糊。

体征（图 10.13.1，图 10.13.2）

1. 主要体征：内收无力或麻痹，外展眼出现水平冲动型眼球震颤。

> *注：核间性眼肌麻痹（INO）位于内收较弱的一侧。

2. 其他体征：单眼或双眼发病。WEBINO："wall–eyed"，双侧核间性眼肌麻痹。单侧或双侧核间性眼肌麻痹患者向上方注视可出现上跳性眼球震颤。试图阅读时患眼有时可发生内转（集合功能正常）。反向偏斜（相对共同性垂直性斜视，不是由神经肌肉连接处疾病或眶内病变导致）；应排除脑干和后颅窝病变。反向偏斜患眼使用三步检查法无法分离出病变肌肉。参见 10.7 孤立性滑车神经麻痹。此外，存在其他神经体征，包括注视诱发的眼球震颤、注视麻痹、构音障碍、共济失调和偏瘫，更倾向于反向偏斜，而不是滑车神经麻痹。

眼球内收减弱的鉴别诊断

1. 重症肌无力：可能与核间性眼肌麻痹非常相似，但重症肌无力常见上睑下垂和眼轮匝肌肌力减弱。核间性眼肌麻痹的眼球震颤更快，重症肌无力更常见注视性麻痹。症状日间波动。

2. 眼眶疾病（如肿瘤、甲状腺疾病、特发性眼眶炎症综合征）：可能

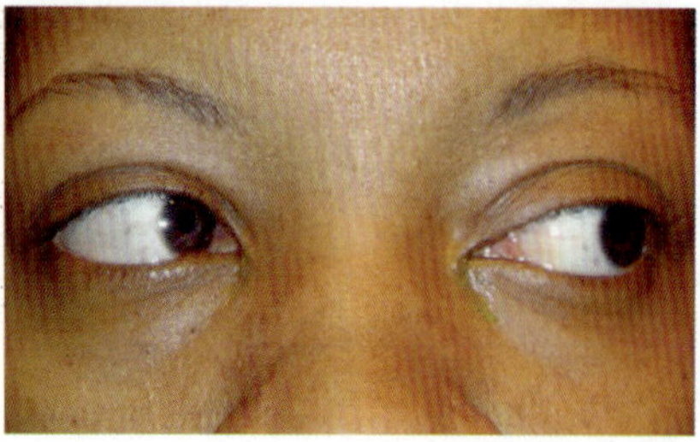

图 10.13.1 左侧核间性眼肌麻痹，左侧注视时完全外展

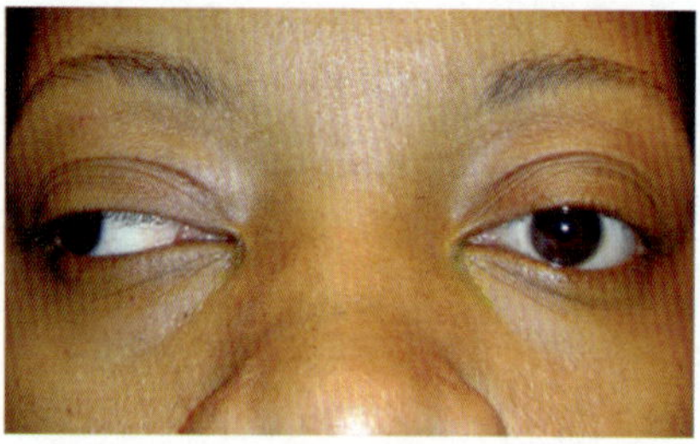

图 10.13.2 左侧核间性眼外肌麻痹，右侧注视时内收严重受限

存在眼球突出、眼球移位或疼痛。通常无眼球震颤。参见 7.1 眼眶疾病。

3. 一个半综合征：脑桥病变，包括同侧内侧纵束和水平注视中心（展神经核）。唯一保留的水平运动功能为病变对侧眼的外展功能。这是因为病变同侧内收功能障碍（MLF 病变）和病变方向的水平注视麻痹（源于水平注视中心病变）有关。病因包括卒中和脑桥肿瘤。

病因学

1. 多发性硬化（MS）：更常见于年轻患者，通常双眼发病。

2. 脑干卒中：更常见于老年患者，通常单眼发病。

3. 脑干占位。

4. 罕见病因：中枢神经系统隐球菌病、结核性肉芽肿、坏疽性脓皮病。上述疾病均可导致 WEBINO（“wall-eyed”，双侧核间性眼肌麻痹）。

诊断

1. 病史：发病年龄；症状是持续存在还是仅在每天傍晚疲劳后出现；既往是否有视神经炎、尿失禁、四肢末梢麻木或瘫痪，或其他无法解释的神经系统病变（与多发性硬化有关）。

2. 全面评估眼球运动，以排除其他眼球运动障碍（如展神经麻痹、反向偏斜）。

> *注：眼球运动看上去正常，但通过比较患眼与对侧眼，观察到患眼扫视运动较缓慢，检测到患眼肌肉无力。内收运动功能检查：让患者注视检查者置于其颞侧的手指，然后让其眼球迅速从颞侧移动到第一眼位。如存在核间性眼肌麻痹，与对侧眼相比，患眼内收运动变慢。对侧眼可用类似方法检查。

3. 当无法排除重症肌无力时，给予患者冰试验、静息试验或氯化腾喜龙试验。

4. 脑干和中脑 MRI 检查。

治疗和随访

1. 如诊断为急性卒中，住院，由神经科医生检查和观察。

2. 如果考虑脱髓鞘疾病，治疗建议参见 10.14 视神经炎。

3. 患者交由熟悉原发疾病的内科医生管理。

10.14 视神经炎

症状

典型的与多发性硬化（MS）相关的视神经炎会导致数小时至数天的视力下降，发病 1 周左右视力达到最低点。视力下降可能轻微或严重。通常单眼发病，罕见双眼发病。年龄通常在 18~45 岁。眼眶后疼痛，尤其是眼球运动时。获得性色觉丧失。光敏感度下降。可能有其他局部的神经系统症状（如无力、麻木、四肢刺痛感）。可有前驱性流感样病毒综合征。偶有改变对运动物体的感知（Pulfrich 现象），或随运动或体温升高时病情加重（Uhthoff 征）。

最近，免疫介导的中枢神经系统疾病，如视神经脊髓炎谱系疾病（NMOSD），被认为是非典型视神经炎的病因。非典型的特征包括高龄、视力严重下降且恢复不良，同时发生或迅速连续发生的双侧视神经炎。

体征

1. 主要体征：单眼或不对称发病的患者可出现相对性传入性瞳孔障碍（RAPD），色觉下降，中央、中心或弓形视野缺损。

2. 其他体征：视盘水肿（1/3 患者），通常没有视盘周围出血（视乳头炎最常见于儿童和青年人）或视盘正常（2/3 患者，球后视神经炎更常见于成年患者）。可能有后部玻璃体细胞。

鉴别诊断

1. 缺血性视神经病变：视力突然下降，但是高达 35% 的患者可能进展超过 4 周。通常无眼球运动痛，仅 10% 的患者可能出现眼球运动痛（与 92% 视神经炎患者相比不常见）。由非动脉炎性缺血性视神经病变（NAION）导致的视盘水肿早期充血，随病程延长变苍白。巨细胞动脉炎的视神经肿胀呈弥漫性和粉白色。患者往往年龄较大（非动脉炎性缺血性视神经病变患者年龄在 40~60 岁，动脉炎性缺血性视神经病变患者年龄≥ 55 岁）。参见 10.17 动脉炎性缺血性视神经病变（巨细胞动脉炎）和 10.18 非动脉炎性缺血性视神经病变。

2. 急性视盘水肿：双侧视盘水肿，通常无色觉减退，视力轻度下降或无减退，无眼球运动痛，无玻璃体细胞。参见 10.15 视盘水肿。

3. 严重的系统性高血压：双侧视盘水肿，血压升高，视网膜火焰状出血，棉絮斑。参见 11.10 高血压性视网膜病变。

4. 眼眶肿瘤压迫视神经：单侧发病，通常伴有眼球突出，压迫眼球有抵抗感和（或）眼球运动受限。参见 7.4 眼眶肿瘤。

5. 颅内占位压迫视觉传入通路：视盘颜色正常或苍白，传入性瞳孔障碍，色觉减退，颅脑 CT 或 MRI 检查发现占位。

6. Leber 遗传性视神经病变：通常发生于 20~30 岁男性。患者可能有家族史，在数天至数月内出现一眼视力迅速下降，随之另一眼视力迅速下降。早期检查显示视盘周围毛细血管扩张，继之视神经萎缩。

7. 中毒性或代谢性视神经病变：双侧进行性无痛性视力下降。可继发于酒精、营养不良、多种致毒物（如乙胺丁醇、氯喹、异烟肼、氯磺丙脲、重金属）、贫血等。

病因学

1. 多发性硬化：视神经炎常为多发性硬化的首发表现。

2. 视神经脊髓炎谱系疾病：所有首次发病的视神经炎患者均应考虑该病。

3. 儿童传染病或疫苗接种：麻疹、腮腺炎、水痘等。

4. 其他病毒感染：单核细胞增多症、水痘 - 带状疱疹、脑炎等。

5. 脑膜、眼眶或鼻窦的炎症蔓延所致。

6. 肉芽肿性炎症 / 感染：结核、梅毒、结节病、隐球菌感染等。

7. 特发性。

诊断

1. 病史：确定患者年龄、视力下降的发病速度。是否有既往史，是否有眼球运动痛，顽固性呃逆、恶心 / 呕吐和严重瘙痒强烈提示视神经脊髓炎谱系疾病。

2. 全面的眼科和神经系统检查，包括瞳孔、色觉、玻璃体细胞，散瞳检查视网膜，注意视神经。

3. 给予所有患者颅脑和眼眶 MRI 检查，包括钆加强和脂肪抑制（图 10.14.1）。虽然典型视神经炎只累及一小段视神经，而视神经脊髓炎谱系疾病的损害可能是纵向广泛的。此

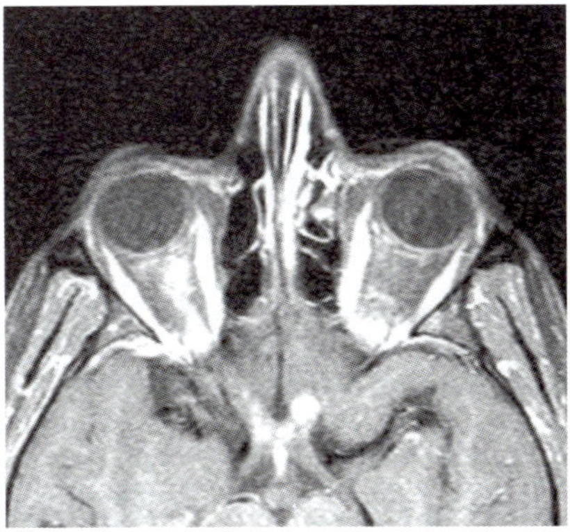

图 10.14.1　视神经炎 MRI 显示右侧视神经加强

外，视神经脊髓炎谱系疾病患者应进行脊柱 MRI 检查，以寻找横贯性脊髓炎的征象。且对所有患者应提取抗水通道蛋白 4 抗体（抗 AQP4 抗体）和抗髓鞘少突胶质细胞糖蛋白抗体（抗 MOG 抗体）。

4. 测量血压。

5. 视野检查，首选自动视野，如 Humphrey。

6. 考虑以下检查：全血细胞计数（CBC），血沉，抗水通道蛋白 4 抗体（抗 AQP4 抗体）和抗髓鞘少突胶质细胞糖蛋白抗体（抗 MOG 抗体）（用于诊断视神经脊髓炎谱系疾病），血管紧张素转化酶（ACE）水平，莱姆抗体，荧光梅毒螺旋体抗体吸附试验（FTA-ABS），或者梅毒螺旋体特异性试验，快速血浆反应素试验（RPR）或性病研究实验室试验（VDRL），胸片或 CT。

治疗

典型视神经炎

1. 如确定患者既往无多发性硬化或视神经炎病史

（1）在视力下降的 14 天之内按如下方案进行类固醇经静脉冲击治疗：①甲泼尼龙每日 1g 静脉注射，持续 3 天；②泼尼松每日 1mg/kg 口服，持续 11 天；③泼尼松减量，超过 4 天（第 1 天 20mg，第 2~4 天 10mg）。④抗溃疡药物（如奥美拉唑 20mg 口服，每日 1 次，或雷尼替丁 150mg 口服，每日 2 次），用于预防胃溃疡。

*注：视神经炎治疗试验（ONTT）发现类固醇治疗可在 2 年之内降低临床确诊的多发性硬化（CDMS）的初始进展。类固醇只能加速视力恢复，但无法改变最终的视力结果。

（2）如果 MRI 显示 2 处或以上特征性脱髓鞘病变，采用上述类固醇治疗方案，并向神经科或神经眼科医生寻求进一步的治疗。目前，已有 14 种药物被 FDA 批准用于治疗多发性硬化，包括口服、注射或输注的药物。最常用的药物包括 β－干扰素、醋酸格拉替雷、芬戈莫德、富马酸二甲酯、特立氟胺、阿仑单抗、那他珠单抗、奥克雷珠单抗和达伐吡啶。

（3）MRI 显示一种或多种典型信号改变的患者有 72% 的概率在 15 年内发展为临床确诊的多发性硬化。

*注：不要使用口服泼尼松作为视神经炎的主要治疗，ONTT 发现复发的风险增加。上述疾病修饰药物已被证实可降低高风险患者进展为临床确诊的多发性硬化的可能性。

（4）MRI 检查阴性的患者发生多发性硬化的风险较低，15 年时患病率为 25%。因此，在过去，观察是一种可接受的选择。然而，在目前视神经脊髓炎谱系疾病时代，MRI 检查阴性应该引起对该病的怀疑。所有患者应进行类固醇经静脉冲击治疗，并进行额外的血清学抗体检查。

2. 既往诊断为多发性硬化或典型视神经炎的患者：观察或静脉注射类固醇，如上所述。我们通常使用类固醇经静脉冲击治疗。

非典型视神经炎

视神经脊髓炎谱系疾病（抗 AQP4 阳性、抗 MOG 阳性或血清学检查阴性的疾病）：

1. 对于急性视神经炎，首选大剂量静脉注射类固醇。

2. 如果对类固醇反应不佳，应进行血浆置换。

3. 请神经科医生 / 神经免疫学医生给予患者利妥昔单抗、硫唑嘌呤或霉酚酸酯进行长期免疫抑制。Eculizumab 最近被 FDA 批准用于治疗抗 AQP4 阳性的视神经脊髓炎谱系疾病。

随访

既往诊断为多发性硬化或典型的视神经炎患者

1. 发病 4~6 周后复查，然后每隔 3~6 个月复查 1 次。

2. 表现为临床孤立症状而无多发性硬化体征的患者最初需要每 6 个月进行 1 次 MRI 检查，然后每年 1 次，监测多发性硬化病变的发展。

3. 多发性硬化高风险的患者，包括 MRI 检查显示中枢神经系统脱髓鞘或神经系统检查有阳性体征者，应转诊至神经科或神经眼科医生，以评估和处理可能发生的多发性硬化。

非典型视神经炎

视神经脊髓炎谱系疾病：由于复发频繁和视力下降的严重程度，最初需要更密切地随访。在最初治疗 2 周内的随访，迅速转诊给有治疗视神经脊髓炎谱系疾病经验的神经科医生。

参考文献

1. Beck RW, Cleary PA, Anderson MM Jr, et al. A randomized, controlled trial of corticosteroids in the treatment of acute optic neuritis. The Optic Neuritis Study Group. N Engl J Med. 1992;326:581-588.

2. Beck RW, Cleary PA, Trobe JD, et al. The effect of corticosteroids for acute optic neuritis on the subsequent development of multiple sclerosis. The Optic Neuritis Study Group. N Engl J Med. 1993;329:1764-1769.

3. Chen J, Pittock S, Flanagan E, et al.

Optic neuritis in the era of biomarkers. Surv Ophthalmol. 2020;65(1):12-17.
4. Jacobs LD, Beck RW, Simon JH, et al. Intramuscular interferon beta-1a therapy initiated during a first demyelinating event in multiple sclerosis. CHAMPS Study Group. N Engl J Med. 2000;343:898-904.
5. Optic Neuritis Study Group. Multiple sclerosis risk after optic neuritis: final follow-up from the Optic Neuritis Treatment Trial. Arch Neurol. 2008; 65:727-732.

10.15 视盘水肿

定义

因颅内压升高导致的视盘肿胀。

症状

一过性，通常为双眼视力丧失（持续数秒），多从平卧位或坐位站立后（颅内压发生改变）发生，头痛，复视，恶心，呕吐，偶见视力下降（急性发病患者如伴有黄斑病变，可出现视力轻度下降）。视野缺损和严重的中心视力下降更常见于慢性视盘水肿。

体征（图 10.15.1）

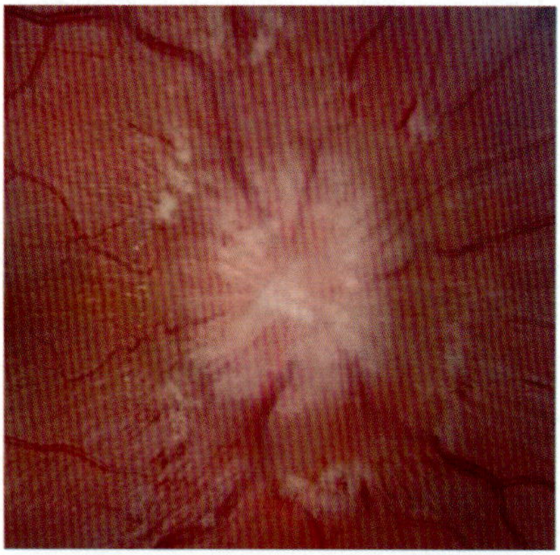

图 10.15.1 视盘肿胀伴血管和视盘边缘模糊不清。可见火焰状出血

1. 主要体征：双侧视盘肿胀、充血（在视盘水肿早期，双侧视盘肿胀可不对称），神经纤维层水肿导致视盘边缘模糊不清，常使血管模糊不清。

2. 其他体征：视盘或视盘周围视网膜出血（常表现为火焰状）；静脉搏动消失（20% 正常人群无视盘静脉搏动现象）；视网膜静脉扩张、迂曲；瞳孔反射和色觉正常；正规的视野检查显示生理盲点扩大或其他的视野缺损。

慢性视盘水肿患者出血和棉絮斑消退，视盘充血消失，呈灰白色。视盘周围神经胶质增生、视盘视网膜血管变细，视盘表面出现视睫交通血管。

可观察到色觉、中心视力下降和视野缺损（特别是鼻下象限）。

*注：单侧或双侧展神经麻痹可能由颅内压升高造成。

视盘水肿或隆起的鉴别诊断

1. 假性视盘水肿（如视盘玻璃疣或先天性视盘异常）：非真性视盘水肿，视盘表面的血管清晰可见，视盘无充血，视盘周围的神经纤维层正常。常存在自发性静脉搏动（SVPs）。可能表现为视盘埋藏型玻璃疣，B 超或自发荧光可识别，CT 检查亦可见。

2. 视盘炎：传入性瞳孔障碍，色觉减退，大部分病例视力下降，通常单侧发病。参见 10.14 视神经炎。

3. 高血压性视神经病变：血压极高，视网膜小动脉变细，动静脉交叉改变，视网膜出血伴或不伴棉絮斑，延伸至周边视网膜。参见 11.10 高血压性视网膜病变。

4. 视网膜中央静脉阻塞：视网膜出血范围远超过视盘周围区域；视网膜静脉迂曲扩张，通常单侧发病；大部分病例急性视力下降。参见 11.8 视网膜中央静脉阻塞。

5. 缺血性视神经病变：视盘肿胀、苍白，但可能呈充血状态；除非是由于巨细胞动脉炎所致，多单侧起病，伴视力突然下降。参见 10.17 动脉炎性缺血性视神经病变（巨细胞动脉炎）和 10.18 非动脉炎性缺血性视神经病变。

6. 视盘浸润（如结节病或结核性肉芽肿、白血病、转移癌、其他炎症性疾病或肿瘤）：可能表现为其他眼部或全身病变。通常单侧发病。

7. Leber 遗传性视神经病变：通常发生 20~30 岁男性。患者可能有家族史，在数天至数月内出现一眼视力迅速下降，随之另一眼视力迅速下降。早期检查显示视盘周围毛细血管扩张，继之视神经萎缩。

8. 眼眶视神经肿瘤：单侧视盘肿胀，可能有眼球突出。

9. 糖尿病性视盘病变：糖尿病患者的单眼或双眼良性视盘水肿，最常见轻度视力下降。与糖尿病性视网膜病变无关。除视盘水肿外，由于视盘毛细血管扩张造成视盘充血也可能发生，类似于新生血管。更常见于青少年糖尿病患者。无须治疗。视盘水肿自行消退通常发生在 3~4 个月后，但可能需要更长时间。

10. 甲状腺相关视神经病变：可能发生眼睑迟落或退缩，眼球移位，压迫眼球有抵抗感。参见 7.2.1 甲状腺眼病。

11. 葡萄膜炎（如梅毒或结节

病）：眼痛或闪光感，前房 / 玻璃体细胞。参见 12.3 后葡萄膜炎和全葡萄膜炎。

12. 胺碘酮毒性：可表现为亚急性视力丧失和视盘水肿。

*注：白血病患者视盘肿胀通常为白血病视神经浸润的征象。为达到最佳视力，需要立即进行治疗，包括皮质类固醇和化学治疗 / 放射治疗。

病因学

1. 原发性和转移性颅内肿瘤。

2. 脑积水。

3. 特发性颅内压升高：常发生于年轻、体重超重的女性。参见 10.16 特发性颅内压升高 / 假性脑瘤。

4. 硬膜下和硬膜外血肿。

5. 蛛网膜下腔出血：严重头痛，可能有视网膜前出血（Terson 综合征）。

6. 动静脉畸形。

7. 脑脓肿：常产生高热和精神状态改变。

8. 脑膜炎：发热，颈项强直，头痛（如梅毒、结核、莱姆病、细菌、炎症、肿瘤）。

9. 脑炎：常产生精神状态异常。

10. 颅内静脉窦血栓形成。

诊断

1. 询问病史和体格检查，包括测量血压。

2. 眼科检查，包括检查瞳孔，是否有色觉障碍，后部玻璃体有无白细胞，散瞳检查眼底。最好使用裂隙灯显微镜联合 60D 前置镜、Hruby 或接触式眼底镜检查视盘。

3. 急诊行颅脑 MRI 钆加强和磁共振静脉造影（MRV）是首选的检查方法。如无法急诊行 MRI 检查，可以进行颅脑 CT 检查（轴位、冠状位和旁矢状位）。

4. 如 MRI、MRV 或 CT 无阳性发现，则在无禁忌证的情况下考虑腰椎穿刺，进行脑脊液分析和开放压力测量。

治疗

治疗应针对导致颅内压力升高的原发病。

10.16 特发性颅内压升高 / 假性脑瘤

定义

患者出现颅内压力升高的症状和体征的综合征，其性质可能是特发性的或由于各种致病因素造成。

症状

头痛，一过性视力丧失（通常持续数秒），通常由体位改变、复视、搏动性耳鸣、恶心或伴随头痛的呕吐引起。好发于肥胖女性。

体征

1. 主要体征：根据定义，患者可出现以下体征：

（1）由颅内压升高导致的视盘水肿。

（2）颅脑 MRI、MRV 检查阴性。

（3）腰椎穿刺显示开放压力增高，脑脊液成分正常。

2. 其他体征：参见 10.15 视盘水肿。可能出现单侧或双侧展神经麻痹。除了可能的展神经麻痹外，检查中没有其他神经系统体征。

鉴别诊断

参见 10.15 视盘水肿。

相关因素

肥胖，体重明显增加，怀孕，通常与特发性形式有关。可能的致病因素包括多种药物，如口服避孕药、四环素（包括半合成药物，如多西环素）、环孢素、维生素 A（>100 000U）、胺碘酮、磺胺类抗生素、锂和曾经使用过的萘啶酸（现在很少使用）。全身类固醇使用和停药也可成为致病因素。

诊断

1. 病史：询问病史，尤其是用药史。

2. 眼科检查，包括检查瞳孔、眼球运动，检查色觉障碍（如色板）和视神经评估。

3. 全身检查，包括测血压和体温。

4. 颅脑和眼眶 MRI、MRV 检查。所有视盘水肿患者都应立即进行影像学检查。如正常，应进行腰椎穿刺，以排除可导致视神经水肿的其他原因，并确定开放式压力。参见 10.15 视盘水肿。

5. 视野检查是患者随访最重要的检查方法，如通过 Humphrey 视野计检查。

治疗

1. 特发性颅内压升高可能是自限性过程。治疗适用于以下情况：

（1）严重、顽固性头痛。

（2）有视力进行性下降或视野进行性缺失的证据。

（3）有些眼科医生建议对所有视盘水肿进行治疗。

2. 治疗方法

（1）如超重，需要减轻体重。

（2）初始乙酰唑胺 250mg 口服，每日 4 次，如可以耐受，将药物剂量增加到 500~1000mg，每日 4 次。对磺胺药物过敏的患者慎用。

（3）停止使用任何致病性药物。

（4）考虑短期全身应用类固醇，特别是有手术干预计划的情况下。

3. 如果这些治疗不成功，考虑采取手术干预。

（1）如果顽固性头痛是突出症状，应考虑神经外科分流手术（脑室腹膜或腰椎腹膜）或静脉窦支架植入术。

（2）如果视力受到威胁，视神经鞘减压手术或神经外科分流手术（脑室腹膜或腰椎腹膜）通常有效。

特殊情况

1. 妊娠：妊娠期间特发性颅内压升高的发病率不会超过体重增加的预期。堕胎的风险没有增加。乙酰唑胺可在妊娠 20 周以后使用（咨询妇产科医生）。怀孕期间禁忌强烈减轻体重。无视力损害者，建议采用连续视野检查密切观察。有视力损害者，可考虑类固醇、视神经鞘减压、分流手术或再次腰椎穿刺。

2. 儿童 / 青少年：50% 患者可识别出继发的病因。

随访

1. 如果是急性发病，在没有视野损害的情况下，患者随诊间隔时间为 3 个月。如果是慢性起病，初始每隔 3~4 周复查视力和视野，然后根据治疗的效果，每隔 3 个月随访。

2. 总体而言，依据视力受损的严重程度，决定随访频率。病情越重，随访越频繁。

10.17 动脉炎性缺血性视神经病变（巨细胞动脉炎）

症状

突然、无痛性视力下降。初始单侧发病，但可能迅速累及双侧。患者年龄 ≥ 55 岁；前驱期或发病同时出现头痛；颌跛行（咀嚼痛）；头皮压痛，尤其颞浅动脉（如梳理头发时头皮有压痛感）；近端肌肉和关节疼痛（风湿性多肌痛）；食欲减退；体重减轻或发热。

体征（图 10.17.1）

1. 主要体征：传入性瞳孔障碍，视力下降（常为数指或以下），视盘苍白、水肿，偶伴火焰状出血。晚期视盘水肿消退，出现视神经萎缩和大视杯。血沉、C 反应蛋白和血小板数量显著增加。

2. 其他体征：可能出现视野缺损（常见垂直视野缺损或累及中心视

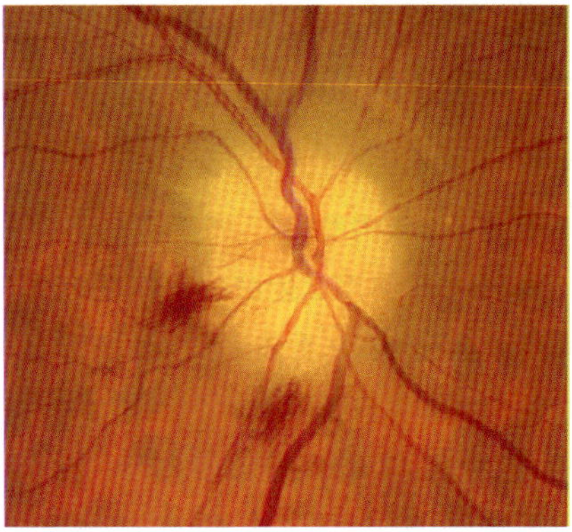

图 10.17.1　巨细胞动脉炎的视盘苍白、肿胀伴火焰状出血

野），颞动脉可触及、压痛、通常无搏动，以及视网膜中央动脉阻塞或脑神经麻痹（特别是展神经麻痹）。

鉴别诊断

1. 非动脉炎性缺血性视神经病变（NAION）：患者可能更年轻。视力下降通常不严重，没有上述巨细胞动脉炎的伴随症状，通常血沉和 C 反应蛋白正常。参见 10.18 非动脉炎性缺血性视神经病变。

2. 炎症性视神经炎：患者较年轻。眼球运动痛。如出现视盘肿胀，会更加充血。参见 10.14 视神经炎。

3. 压迫性视神经肿瘤：可见视神经苍白或萎缩；视盘出血少见。慢性进行性视力下降，与巨细胞动脉炎有共性的症状很少，甚至没有。

4. 视网膜中央静脉阻塞：视力严重下降，可伴有传入性瞳孔障碍和视盘水肿。视网膜弥漫性出血可延伸至周边部。参见 11.8 视网膜中央静脉阻塞。

5. 视网膜中央动脉阻塞：突然、无痛性、严重视力下降，伴有传入性瞳孔障碍。无视盘肿胀。常见视网膜水肿伴有樱桃红斑。参见 11.6 视网膜中央动脉阻塞。

诊断

1. 病史：是否有巨细胞动脉炎的症状，年龄是关键因素。

2. 全面的眼科检查，尤其是瞳孔评估、色觉障碍评估（如色板），散瞳检查眼底，以排除因视网膜疾病导致的严重视力下降，并做视神经评估。

3. 即时血沉（Westergren 是最可靠的检查方法），C 反应蛋白（不随年龄增长而升高），血小板计数（可能有血小板增多症）。血沉由高－正常的计算指南：男性为年龄 /2；女性为（年龄 +10）/2。血沉可能不升高，C 反应蛋白和血小板计数的上限基于实验室自定标准。

4. 如怀疑巨细胞动脉炎，对颞动脉进行活检。

*注：颞动脉组织活检应在全身类固醇治疗 1 周之内进行，但可能在治疗 1 个月后才能看到阳性结果。对于应用类固醇治疗相对禁忌的患者（如糖尿病），组织活检尤为重要。

治疗

1. 一旦怀疑为巨细胞动脉炎，应立即给予全身类固醇治疗。甲泼尼龙 250mg 静脉注射，每 6 小时 1 次，连续应用 12 次，然后改为泼尼松 80~100mg 口服，每日 1 次。患者在全身应用类固醇 1 周内，进行颞动脉组织活检。

2. 如颞动脉组织活检确诊为巨细胞动脉炎，或临床表现 / 治疗反应显示需要继续治疗，应维持泼尼松治疗，初始剂量 1mg/kg。口服类固醇在个体基础上逐渐减量，目的是使用抑制疾病发展的最低剂量（参见下文）。

3. 如活检组织长度足够(2~3cm)，而结果阴性，巨细胞动脉炎的可能性较小。然而，对于高度怀疑的病例进行侧颞动脉组织活检。

4. 如果在足够的活检样本中没有发现该病，通常会停止类固醇治疗，除非临床表现典型且对治疗有反应。

*注：

1. 未接受类固醇治疗的患者(偶见于应用足量类固醇者)，对侧眼可能在 1~7 天内发病。

2. 在使用类固醇的同时，使用抗溃疡药物预防胃溃疡，如质子泵抑制剂（如奥美拉唑 20mg 口服，每日 1 次）或组胺 2 型受体阻断剂（如雷尼替丁 150mg 口服，每日 2 次）。

3. 预防骨质疏松的药物应该按照内科医生的指示使用，特别是考虑到长期应用类固醇治疗的患者。

随访

1. 怀疑患有巨细胞动脉炎的患者，必须立即给予评估和治疗。

2. 经组织活检确诊的患者，口服类固醇初始剂量应维持至患者症状缓解，实验室检查恢复正常。然后缓慢减量，根据每次剂量变化和（或）每月（基于疾病稳定性的适当情况）复查血液指标，以确保新的类固醇剂量足够控制病情。

3. 血沉（CSC）或 C 反应蛋白升高或症状复发时，必须增加类固醇用药量。

4. 类固醇治疗应持续至少 6~12 个月。使用抑制疾病的最小剂量类固醇。

托珠单抗是一种新型的人源化白细胞介素 -6（IL-6）受体拮抗剂，最近已被 FDA 批准用于巨细胞动脉炎的长期治疗。在标准化的类固醇方案中添加皮下注射托珠单抗有助于更快地实现病情缓解，并显著降低类固醇的使用量和毒性。

10.18 非动脉炎性缺血性视神经病变

症状

突然、无痛、中度视力下降，最初单侧发病，但可能变为双侧。通常发生在 40~60 岁的患者，但有充分记录的病例报告发生在十几岁的患者。对于较年轻的患者，当发生无痛性视力下降，同时伴有对侧“危险视盘”［即拥挤的视盘，视杯小或缺失（C/D 小于 0.3）］，MRI 检查正常时，应怀疑非动脉炎性缺血性视神经病变（NAION）。视力下降可能会有所改善。高脂血症、不稳定的高血压、睡眠呼吸暂停是年轻患者常见的危险因素。

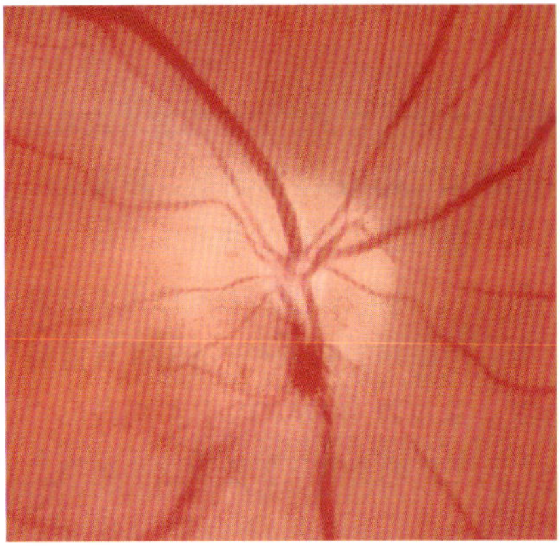

图 10.18.1　非动脉炎性缺血性视神经病变的节段性视盘水肿和出血

体征（图 10.18.1）

1. 主要体征：传入性瞳孔障碍，视盘苍白水肿（通常为节段性），火焰状出血，血沉和 C 反应蛋白正常。

（1）非进展型 NAION：最初视力和视野突然下降，之后趋于稳定。

（2）进展型 NAION：最初视力和视野突然下降，之后数天到数周视力或视野恶化。多达 35% 的 NAION 患者可能是进展性的。

2. 其他体征：色觉减退，垂直或中心视野缺损，视盘水肿消退后可出现视神经萎缩（节段性或弥漫性），不伴有视杯扩大。对侧眼可见视盘拥挤或先天性发育异常伴视杯小或缺失。

鉴别诊断

参见 10.17 动脉炎性缺血性视神经病变（巨细胞动脉炎）。

病因学

特发性：动脉硬化、糖尿病、高血压、高脂血症、高同型半胱氨酸血症、贫血、睡眠呼吸暂停是相关危险因素，但其原因尚未得到证实。相对性夜间低血压可能起到一定作用，尤其是服用降压药物的患者。夜间低血压可能与睡眠呼吸暂停有关。

*注：目前，治疗勃起功能障碍的磷酸二酯酶 –5 抑制剂（如西地那非、伐地那非和他达拉非）未被证实可引起 NAION。但 FDA 已经发出警告，指出这些药物和 NAION 可能有关。建议具有 NAION（上文列出）危险因素的患者不要使用这些药物。

诊断

1. 同 10.17 动脉炎性缺血性视神经病变（巨细胞动脉炎）。

2. 转诊至内科医生，以排除心血管疾病、糖尿病、高血压和睡眠呼吸暂停。

治疗

1. 观察。

2. 治疗心血管危险因素。

3. 考虑避免在睡前使用降压药物，以避免夜间低血压。

随访

1. 每月随访。

2. 在一些研究中，高达 40% 的患者在 3~6 个月内视力有轻度改善。视神经水肿在 8 周内消退。

3. 应建议患者注意对侧眼的风险（变量）。

10.19 后部缺血性视神经病变

症状

无痛性视力下降。最常见发生于手术后任何时间，从麻醉苏醒到手术后 4~7 天。可能是单眼或双眼发病，可发生部分或完全性视力丧失。

体征

参见 10.18 非动脉炎性缺血性视神经病变。急性后部缺血性视神经病变初期视盘外观正常，但最终发展为苍白的视盘水肿，随后颜色苍白。

病因学

1. 手术后：可能发生于头颈部手术、脊柱手术、胃肠道手术、开放性心脏手术等手术后，或任何与低血压、贫血、手术时间延长、术中大量失血、中心静脉压升高或手术过程中患者头部呈倾斜向下的体位等相关的手术后。周围血管病、糖尿病和贫血病史可增加该病的发病风险。

* 注：高风险患者的手术计划应包括：注意头部位置和手术时长，权衡低血压麻醉的利弊，失血的及时补充，手术后早期对患者视功能进行监测，如患者出现视功能受损，应及时请眼科医生诊治。

2. 炎症 / 感染性因素：巨细胞动脉炎、水痘 – 带状疱疹病毒、系统性红斑狼疮等。

治疗

1. 关于手术后发生后部缺血性视神经病变，目前没有对照研究。但建议及时输血，纠正低血压和贫血可能是有益的，应予以考虑。

2. 在适当的情况下对任何炎症性或感染性病因进行治疗。

10.20 各种视神经病变

中毒性 / 代谢性视神经病变

症状

双眼发生无痛性、进行性视力下降。

体征

1. 主要体征：双侧中心或中央视野缺损，酗酒、烟草 / 某些物质使用、某些药物使用、接触重金属或营养不良的表现。

2. 其他体征：患者视力 0.1~0.4，色觉减退，视盘颞侧苍白，视神经萎缩，或视盘早期外观正常。

病因学

1. 烟草 / 酒精或其他物质滥用。

2. 严重营养不良伴硫胺素（维生素 B_1）缺乏。

3. 恶性贫血：通常由于维生素 B_{12} 吸收障碍所致。

4. 中毒：使用药物如氯霉素、乙胺丁醇、利奈唑胺、异烟肼、洋地黄、链霉素、氯磺丙脲、乙氯维诺、双硫仑、胺碘酮和铅所致。甲醇可引起急性视神经病变。

诊断

1. 病史：是否有吸毒或药物滥用史，是否服用药物，是否节食。

2. 全面的眼科检查，包括瞳孔评估、色觉障碍评估和视神经检查。

3. 正式的视野检查。

4. 全血细胞计数（CBC）及分类，外周血涂片。

5. 血清维生素 B_1、B_{12} 和叶酸水

平测定。

6. 考虑血重金属筛查（如铅、铊）。

7. 如视盘肿胀，考虑查血以排除 Leber 遗传性视神经病变。

治疗

1. 维生素 B_1 100mg 口服，每日 2 次。

2. 叶酸 1.0mg 口服，每日 1 次。

3. 复合维生素，每日 1 次。

4. 去除任何的致病因素，如酒精、药物。

5. 与内科医生联合，给予维生素 B_{12} 1000mg 肌内注射，每月 1 次，治疗恶性贫血。

随访

发病初期随访间隔为 1 个月，以后改为 6~12 个月。

压迫性视神经病变

症状

缓慢进行性视力下降，虽然偶有急性发病或突然发现视力差。

体征

1. 主要体征：中央视野缺损，相对性传入性瞳孔障碍。

2. 其他体征：视神经外观可表现为正常、苍白或偶尔水肿，眼球突出，视睫分流血管（侧支）。侧支血管仅见于视神经内在的病变（从未出现在外源性病变）。

病因学

1. 视神经胶质瘤：患者年龄通常小于 20 岁，通常伴有神经纤维瘤病。

2. 视神经脑膜瘤：通常发生于成年女性。眼眶影像学检查显示视神经占位，视神经弥漫性增厚或轨道征（视神经周围组织对比度增加）。

3. 任何眶内或颅内占位，如血管瘤、神经鞘瘤。

诊断

进行性视力下降和视神经功能障碍患者均应行眼眶和颅脑 MRI 检查。

治疗

1. 依据病因学，选择治疗方式。

2. 视神经胶质瘤的治疗存在争议。除非有颅内受累的证据，否则通常会对这些病变进行监测。如侵及颅内，可考虑手术切除。由于大部分患者为年幼的儿童，非常容易发生放射治疗的认知并发症。如发生视力进行性下降，可考虑化疗。

3. 对于视神经鞘脑膜瘤，可给予分次立体放射治疗。连续 MRI 检查可用于监测肿瘤的控制情况。

Leber 遗传性视神经病变

症状

单眼发生无痛性、进行性视力下降，随后另一眼在数天到数月内出现类似症状。大约 25% 的患者起病时出现双眼视力下降。

体征

1. 主要体征：视盘轻度肿胀，在数周后发展为视神经萎缩；通常表现为视盘周围毛细血管扩张，在荧光血管造影检查中无荧光素渗漏；通常发生于 15~30 岁的青年男性，较少见于年龄较大的女性。

2. 其他体征：患者视力数指至 20/200，中心视野缺损。

遗传方式

通过线粒体 DNA 遗传（由母亲遗传给所有后代）。然而，儿子中 50%~70% 发病，女儿中 10%~15% 发病。所有女儿均为致病基因携带者，儿子不会将致病基因传递给后代。

诊断

基因检测：针对 NADH 脱氢酶蛋白的线粒体基因中位点 11778、3460 和 14484 最频繁的碱基对核苷酸替换。

治疗

1. 在加拿大和英国可使用艾地苯醌，但在美国不可用。迄今为止的研究显示关于其有效性的研究显示出不同的结果。基因替换的第三期临床试验正在进行中。

2. 建议忌烟（或接触烟尘）和酒。

3. 应提供遗传咨询。

4. 由于发生心脏传导阻滞的风险增加，建议至心脏科就诊。

显性视神经萎缩

双眼轻中度视力下降（20/40~20/200），通常在 4 岁左右出现。缓慢进展，颞侧视盘苍白，中心视野缺损，Famsworth-Munsell 100 色试验显示三视色（蓝色－黄色）异常，有很强的家族史，无眼球震颤，*OPA1* 以及其他基因突变与此病相关。

复杂性遗传性视神经萎缩

双侧视神经萎缩，同时伴有脊髓小脑退行性病变（如 Friedreich、Marie、Behr），多神经病变（如 Charcot-Marie-Tooth）或先天性代谢异常。

放射性视神经病变

眼球、眼眶、鼻窦、鼻咽和颅脑接受放射治疗后出现延迟性影响（通常为 1~5 年）。表现为急性或渐进性视力下降，通常较为严重。可能存在视盘肿胀和（或）放射性视网膜病变。MRI 检查视神经或视交叉有增强。

10.21 眼球震颤

眼球震颤分为先天性和获得性。

症状

先天性和获得性眼球震颤均可伴有视力下降。获得性眼球震颤，可能是通过水平震颤、垂直震颤或扭转震颤，观察周围环境；但仅偶见于先天性病例。

体征

1. 主要体征：眼球沿水平、垂直或扭转的重复、有节奏的摆动。

（1）痉挛型眼球震颤：眼球反复缓慢地向某一方向漂移（慢相），然后迅速回到初始位置（快相）。

（2）钟摆型眼球震颤：漂移发生在等速的两个阶段，使眼球平稳地进行慢往复运动。

先天性眼球震颤

婴儿眼球震颤

生后 2~3 个月起病，眼球运动范围宽大，摆动。4~6 个月时，增添小幅度的摆动型眼球运动。6~12 个月时，出现痉挛性眼球震颤和零点征（在此位置眼球震颤程度最轻）。20 岁之前任何时间均可发生代偿头位。婴儿眼球震颤通常为水平的和单平面的（在各注视眼位震颤方向相同），通常会因集合而减弱眼球震颤。可能有隐性眼球震颤（即遮挡一眼时，眼球震颤加重）。

鉴别诊断

1. 眼阵挛 / 眼球扫视：反复、共轭性、多方向、快速的眼球扫视运动，与小脑或脑干疾病、病毒感染性脑炎、内脏癌症或神经母细胞瘤相关。

2. 点头痉挛：点头、转头动作，同时伴有眼球垂直、水平或扭转震颤，起病年龄在 6 个月至 3 岁，2~8 岁症状消退。单侧或双侧（但不对称）快速“闪光眼球震颤”。点头痉挛为良性病变，然而，前部视路胶质瘤可出现类似临床表现，需 MRI 检查排除该病。

3. 隐性眼球震颤：见后。

4. 眼球震颤阻滞综合征：见后。

病因学

1. 特发性。

2. 白化病：虹膜透照缺损和黄斑中心凹发育不良。参见 13.9 白化病。

3. 无虹膜：双侧，先天性、几乎全部虹膜先天性阙如。参见 8.12 眼前节及晶状体发育异常 / 发育不良。

4. Leber 先天性黑矇：视网膜电图明显异常或呈熄灭型。

5. 其他：双侧视神经发育不良，双侧先天性白内障，视杆细胞性全色盲，或视神经或黄斑疾病。

诊断

1. 病史：发病年龄，是否有点头运动或头位，是否有眼部或全身疾病，用药史，家族史。

2. 全面的眼科检查：观察头部位置和眼球运动，检查虹膜透照，仔细检查视盘和黄斑。

3. 如诊断不确定，考虑详细记录眼球运动状况。

4. 如出现眼阵挛，应进行腹部和胸部影像学检查（如超声、CT、MRI），以排除神经母细胞瘤和内脏癌症。请内科医生或儿科医生进行相关检查，如尿香草扁桃酸。

5. 对于选定的眼球震颤患者和全部疑似点头痉挛的患者，进行颅脑 MRI 检查（水平位、冠状位和旁矢状位），以排除前部视路病变。

治疗

1. 通过矫正屈光不正，尽可能提高视力。

2. 如果有弱视指征，需治疗。

3. 如面部转动幅度较小，可将三棱镜置于眼镜中，基底部朝向面部转动方向。

4. 如面部转动幅度较大，考虑眼外肌手术治疗。

隐性眼球震颤

仅在单眼注视时发生眼球震颤。共轭性水平眼球震颤，快速相朝向注视眼。

显然的隐性眼球震颤发生于斜视或单眼视力下降的儿童，这些儿童的非注视眼或视力差的眼表现为被遮挡眼。

> *注：当检查单眼视力时，雾视（例如眼前放置正镜片），而非遮挡对侧眼，以减少诱发隐性眼球震颤。

治疗

1. 通过矫正屈光不正，尽可能提高视力。

2. 如果有弱视指征，需治疗。

3. 如有症状性斜视或存在影响美观的头转位，可考虑眼外肌手术。

眼球震颤阻滞综合征

当注视眼处于内收位时，眼球震颤减轻，表现为内斜视以抑制眼球震颤。

治疗

对于面部转动幅度较大者，考虑眼外肌手术。

获得性眼球震颤

病因学

1. 视力丧失（如严重的白内障、外伤、锥细胞营养不良）：通常为单眼、垂直性眼球震颤（Heimann-Bielschowsky 现象）。

2. 中毒 / 代谢性疾病：酒精中毒，锂、巴比妥酸盐、苯妥英、水杨酸盐、苯二氮䓬、苯环利定、其他抗惊厥药或镇静药、韦尼克脑病、维生素 B_1 缺乏。

3. 小脑或脑干的中枢神经系统疾病：出血、肿瘤、卒中、外伤、多发性硬化等。

4. 外周前庭疾病：通常因头部运动和体位而加重，常伴耳鸣、听力丧失。快相与病理学相反。

5. 非生理性：双眼随意、快速、水平、小幅度摆动，通常持续不超过 30 秒，无疲劳现象。

具有定位神经解剖学意义的眼球震颤

1. 跷跷板型：一眼上转、内旋，同时另一眼下转、外旋。病变通常累及蝶鞍旁和视交叉。视交叉受累眼球呈典型钟摆样运动，中脑受累眼球呈痉挛性震颤。一种观点认为单侧 Cajal 间质核或其连接部的病变是造成这种眼球震颤亚型的原因。可能有视交叉受压引起的双颞侧偏盲。该类型眼球震颤可为先天性，或与视隔 – 视神经发育不良有关。

2. 集合退缩型：非真性眼球震颤，当患者试图向上方扫视时，出现眼球集合运动，伴有眼球向后退缩。可能与上视受限、眼睑退缩、双侧瞳孔中度散大有关，瞳孔对光反射不佳，但集合时瞳孔收缩较好。通常情况下，是由于松果体肿瘤或其他背侧中脑病变所致。参见 10.4 Adie（强直性）瞳孔。

3. 下跳型：眼球震颤的快相发生于眼球下视时。向下、向右和向左注视时眼球震颤最明显。最常见于小脑变性或颈延髓交界病变所致（如 Arnold–Chiari 畸形）。

4. 周期性交替型：第一眼位时，在一个方向上眼球快速运动持续 60~90 秒，然后反向运动 60~90 秒。这一过程重复进行。患者通常通过周期性转头来减轻眼球震颤。可能是先天性的。获得性最常见于颈髓交界和后颅窝病变所致。其他病因包括多发性硬化、药物不良反应和偶有的失明。

5. 注视诱发型：第一眼位无眼球震颤，侧向注视时出现。当眼球向快相方向注视时，眼球震颤加重。频率较慢。最常见的病因为酒精中毒、镇静剂、小脑或脑干疾病。

6. 外周前庭型：水平或水平旋转型眼球震颤。可伴有眩晕、耳鸣或耳聋。可能由于前庭末梢器官（内耳疾病）、听神经或位于脑干的听神经核功能异常导致。破坏性病变会产生与病变相反的快相运动。刺激性病变（如梅尼埃病）会产生与病变方向相同的快相运动。与基质性角膜炎相关的前庭型眼球震颤称为 Cogan 综合征。

7. 点头痉挛：见上。

8. 其他：反跳性眼球震颤（小脑病变），Bruns 眼球震颤（桥小脑角），眼咀嚼肌节律收缩（Whipple 病），眼腭肌阵挛（既往脑干卒中）。

鉴别诊断

1. 上斜肌颤搐：裂隙灯或检眼镜检查可见一眼出现小幅度、单侧、垂直扭转性运动。患者主诉单侧振动幻视。当受累眼向鼻下方注视时，症状和体征更明显。通常为良性病变，可自行消退，但很少是由于占位病变所致，应给予神经影像学检查。考虑采用卡马西平治疗。

2. 眼震挛 / 眼球扫视：快速、无规律性、多方向、共轭扫视运动。儿童患者常为神经母细胞瘤或脑炎的副肿瘤效应所致。成年患者除了神经母细胞瘤的副肿瘤效应或感染因素外，还可见于药物中毒或脑梗死后。

诊断

1. 病史：婴儿时期是否有眼球震颤、斜视或弱视病史；是否有振动幻视；是否有吸毒或酗酒；是否有眩晕；过去是否有乏力、麻木或视力下降；是否有多发性硬化。

2. 家族史：有无眼球震颤，有无白化病，有无眼病。

3. 全面的眼科检查：仔细检查眼球运动。裂隙灯或视盘观察有助于诊断轻症病例。虹膜透照检查用于排除白化病。

4. 如诊断不明确，考虑记录眼球运动情况。

5. 视野检查，尤其是跷跷板型眼球震颤患者。

6. 考虑尿液和（或）血清学的药物、毒素、营养学检查。

7. MRI 或 CT 扫描检查，特别注意与眼球震颤相关的部位。

＊注：MRI 矢状位成像对颈髓交界和小脑部位显示效果最好。

治疗

1. 必须治疗原发病。

2. 周期交替性眼球震颤对巴氯芬有反应。不建议应用巴氯芬治疗儿童患者。对眼球震颤的其他类型可以使用其他药物进行经验性治疗。

3. 球后注射肉毒杆菌毒素治疗严重的、致残性眼球震颤的可能性不大。

随访

随访时间取决于引起眼球震颤的 情况。

10.22 一过性视力丧失 / 一过性黑矇

症状

单眼视力丧失，通常持续数秒至数分钟，也可能持续 1~2 小时。视力恢复正常。

体征

1. 主要体征：在小动脉内可发现栓子或眼科检查正常。

2. 其他体征：眼缺血综合征的体征（参见 11.11 眼缺血综合征 / 颈动脉阻塞性疾病）；陈旧性视网膜分支动脉阻塞（小动脉鞘）；或脑缺血引起的神经症状和体征（如一过性脑缺血，伴对侧上下肢无力）。

一过性视力丧失的鉴别诊断

1. 视盘水肿：视盘明显肿胀。视力丧失持续数秒，通常为双眼发病，通常与体位改变或 Valsalva 动作有关。参见 10.15 视盘水肿。

2. 巨细胞动脉炎：血沉、C 反应蛋白和血小板计数通常升高。常有巨细胞动脉炎症状。一过性视力丧失可能先于缺血性视神经病变或视网膜中央动脉阻塞。参见 10.17 动脉炎性缺血性视神经病变（巨细胞动脉炎）。

3. 即将发生的视网膜中央静脉阻塞：虽然眼底可能是正常的，但仍可观察到迂曲、扩张的视网膜静脉。参见 11.8 视网膜中央静脉阻塞。

4. 有先兆的偏头痛：视力丧失 / 视功能异常持续 10~50 分钟，患者通常有晕动病或偏头痛病史（个人或家族性）。视力丧失与“阳性征象”（如闪烁的暗点）相关。参见 10.27 偏头痛。

5. 非头痛性偏头痛：不伴有偏头痛的视觉先兆，通常为排除性诊断。有反复发作病史。参见 10.27 偏头痛。

6. 椎基底动脉供血不足：一过性，双侧视物模糊。可伴有眩晕、构音障碍或失语、口周麻木、轻偏瘫或偏身感觉缺失。有突然跌倒（drop attacks）史。参见 10.23 椎基底动脉供血不足。

7. 基底动脉性偏头痛：与椎基底动脉供血不足类似。偏头痛患者出现双侧视物模糊或视力丧失、眩晕、步态不稳、幻觉形成、构音困难或失语。参见 10.23 椎基底动脉供血不足和 10.27 偏头痛。

8. 椎动脉夹层：外伤后或动脉硬化性疾病导致。

9. 间歇性眼内出血，如玻璃体积血、葡萄膜炎 – 青光眼 – 前房积血（UGH）综合征。

10. 其他：视神经乳头玻璃膜疣、间歇性房角关闭、间歇性色素播散。

病因学

1. 来源于颈动脉（最常见）、心脏或主动脉的栓子。

2. 从主动脉到眼球之间的通路上任一处的动脉硬化造成供血不足、引发低灌注，通常是由体位改变或心律失常所致。

3. 血液高凝固或高黏滞状态。

4. 极少数情况下，眶内肿瘤压迫视神经或某一注视方向的滋养血管，导致注视诱发性一过性视力丧失。

5. 血管痉挛。

诊断

1. 美国心脏协会认为一过性黑矇是一过性脑缺血的一种形式。目前的指南建议进行 MRI 弥散加权成像、急症颈动脉和心脏检查，以及神经科咨询。如果患者在一过性黑矇发作后数天内就诊，则需紧急转诊卒中中心或急诊室。

2. 如怀疑巨细胞动脉炎：应进行即时血沉、C 反应蛋白和血小板计数检查。

3. 病史：有无单眼视力丧失或同侧视野偏盲（通过分别遮盖一眼来证实），视力丧失持续时间，既往是否有一过性视力丧失或一过性脑缺血病史，是否有心血管疾病危险因素，是否口服避孕药，是否吸烟，是否有血管手术史。

4. 眼科检查，包括面对面视野检查和散瞳检查眼底。寻找栓子或前面提到的可能导致一过性视力丧失的其他体征。

5. 内科检查：心脏和颈动脉听诊。

6. 非侵入性颈动脉检查（如双通道多普勒超声检查）。眼眶彩色多普勒超声检查可显示筛板后的视网膜中央动脉狭窄或邻近筛板的栓子。可考虑 MRA 或 CTA，但不能像双通道多普勒超声那样观察血流。

7. 全血细胞计数（CBC）及分类、空腹血糖、糖化血红蛋白、血脂谱，以排除红细胞增多症、血小板增多症、糖尿病和高脂血症。

8. 心脏检查，包括超声心动图。

治疗

1. 颈动脉疾病

（1）考虑阿司匹林 81mg 或 325mg 口服，每日 1 次。

（2）针对选定的患者建议血管手术：如果存在手术可及的高度颈动脉狭窄，需要考虑颈动脉内膜切除术或血管内支架植入术。

（3）控制高血压、糖尿病和血脂异常，由内科医生随诊。

（4）改变生活方式，如戒烟。

2. 心血管疾病

（1）阿司匹林 325mg 口服，每日 1 次。

（2）存在血栓时，可与内科和（或）心脏科联合治疗，可住院采取抗凝治疗，如肝素治疗。

（3）如有必要，考虑心脏手术治疗。

（4）控制动脉硬化的危险因素，由内科医生随诊治疗。

3. 如排除颈动脉和心血管疾病，应考虑血管痉挛因素（非常罕见）。应用钙通道阻滞剂可能有效。

10.23 椎基底动脉供血不足

症状

双眼一过性视物模糊，有时伴有闪光感。视觉症状出现的同时伴有共济失调、眩晕、构音困难或吞咽困难、口周麻木、轻偏瘫或偏侧感觉丧失。跌倒史（患者无预兆突然摔倒或意识丧失）。反复发作较为常见。

体征

可出现偏盲、眼球运动障碍或眼球震颤，但通常眼科检查正常。

一过性视力丧失的鉴别诊断

鉴别诊断参见 10.22 一过性视力丧失 / 一过性黑矇。

诊断

1. 病史：是否有椎基底动脉供血不足的症状，是否有晕动病或偏头痛病史，是否有巨细胞动脉炎的症状，是否吸烟。

2. 散瞳检查眼底，以排除视网膜栓子或视盘水肿。

3. 双侧手臂分别测量血压，以排除锁骨下盗血综合征。

4. 心脏听诊以排除心律失常。

5. 如果考虑巨细胞动脉炎，则需检查全血细胞计数（CBC）以排除贫血和红细胞增多症，检查即时血沉、C 反应蛋白和血小板计数。

6. 心电图、心脏超声、心脏监测，以排除心律失常。

7. 考虑无创性颈动脉血流检查。

8. MRA、CTA 或经颈 / 椎动脉多普勒超声评估大脑后部血流。

治疗

1. 配合内科或神经科，开始抗血

小板和（或）抗凝治疗。

2. 如有高血压、糖尿病和高脂血症，应咨询内科医生。

3. 改变生活方式（如戒烟）。

4. 对在诊治过程中发现的任何潜在问题进行纠正。

随访

如果是门诊患者，1 周后看检查结果。随后的随访时间由已确定的原发病决定。

10.24 皮质盲

症状

双侧完全的或严重的视力丧失。患者可能否认失明（Anton 综合征）或可能感知到运动的目标，但无法感知静止的目标（Riddoch 现象）。

体征

主要体征：双眼视力显著下降和严重视野缺损（有时无光感），瞳孔反应正常。

病因学

1. 最常见：双侧大脑枕叶梗死。

2. 其他：中毒、分娩后（羊水栓塞）、后部可逆性脑病综合征（PRES）。

3. 罕见：肿瘤（如转移癌、脑膜瘤）、色素性失禁。

诊断

1. 远视力检查（双侧枕叶梗死患者可表现为完全失明，但通常会残留很小的视野）。如只有较小视岛存留，近卡测试的视力比远视力更差。

2. 全面的眼科和神经科检查。

3. 颅脑 MRI。

4. 选用合适的检查方法排除非生理性视力丧失。参见 10.25 非生理性视力丧失。

5. 心脏听诊和心电图检查，排除心律失常。

6. 测血压。

7. 请神经科和内科医生会诊，评估发生卒中的危险因素。

治疗

1. 出现症状 72 小时之内诊断为卒中的患者，应入院接受神经学评估和观察。

2. 如可能，治疗原发病。

3. 安排服务，帮助患者对家庭及其周围环境进行优化。

随访

根据内科或神经科医生的安排进行随诊。

10.25 非生理性视力丧失

症状

视力丧失。伪盲者经常涉及保险索赔或寻求其他类型的经济获益。心因性视力丧失者真的认为自己已经丧失视力。

体征

主要体征：没有眼科和神经眼科的发现可以解释视力下降的原因。瞳孔光反射正常。

鉴别诊断

1. 弱视：单眼从幼年起视力较差，少见双眼发病。患者多有斜视或屈光参差。视力通常好于数指，尤其在弱视眼的颞侧周边。参见 8.7 弱视。

2. 皮质盲：双眼完全性视力丧失或严重的视力下降，瞳孔正常。参见 10.24 皮质盲。

3. 球后视神经炎：存在传入性瞳孔障碍。参见 10.14 视神经炎。

4. 视锥 – 视杆或视锥细胞营养不良：阳性家族史，色觉减退，暗适应和多焦视网膜电图异常。参见 11.29 视锥细胞营养不良。

5. 视交叉肿瘤：视力丧失可能先于视神经萎缩出现。通常瞳孔光反射迟钝，通常有传入性瞳孔障碍。视野异常。

6. 癌相关性或黑色素瘤相关性视网膜病变：光感受器细胞受到免疫介导的攻击。通常眼底正常。黄斑相干断层扫描（OCT）和视网膜电图异常。

诊断

以下测试可用于诊断非生理性视力丧失（用于证实伪盲者或癔病患者的实际视力优于其自认为的视力）。

以下内容使用两个代码：

U：该测试可用于假装单眼视力下降的患者。

B：该测试可用于假装双眼视力下降的患者。

患者主诉视力为无光感

确定每个瞳孔是否有光反应（U 或 B）：存在正常瞳孔反应表明前视觉通路完整，但不能证明非器质性视力丧失（皮质盲的瞳孔反应保持不变）。当只有一眼无光感时，其瞳孔无对光反应。除非患者双侧无光感或动眼神经受累，否则瞳孔不应表现为散大。如果患者对光刺激反应不良，就可建立某种程度的传入输入。

患者主诉视力为数指 – 无光感

1. 检查传入性瞳孔障碍（U）：瞳孔障碍应出现在单侧或非对称性视力丧失者。如无，非生理性视力丧失的可能性大大增加。

2. 镜面试验（U 或 B）：如患者主诉单侧视力丧失，检查时遮挡视力较好眼；主诉双侧视力下降者，双眼均不遮挡。要求患者保持眼球静止不动，在患者眼前方缓慢倾斜一面较大的镜子，从一侧到另一侧，镜面距离患眼的距离应超出手动视力的范围。如眼球移动，则提示患者视力优于手动。

3. 视动试验（U 或 B）：当患者诉单侧视力丧失时，遮挡未受累眼。要求患者直视正前方，在患者眼前缓慢移动视动带（或旋转视动鼓）。如能诱发出眼球震颤，则视力优于数指。注：有些患者通过将注视点越过视动鼓，有意识降低或抑制眼球反应。

4. 三棱镜基底向外试验（U）：把一个 $4^{\triangle}$~$6^{\triangle}$的三棱镜基底向外放在被认为是视力极差的眼前，如果该眼向内移动（或对侧眼出现集合运动），则提示该眼视力比患者声称的好。

5. 垂直三棱镜分离试验（U）：在被认为视力好的眼前放置一个 $4^{\triangle}$ 基底位于下方或位于上方的三棱镜。如果患者看到两个分开的图像（一张在另一张上方），表明双眼视力几乎对称。

6. Worth 四点试验（U）：在患者眼前放置红绿镜片，并迅速开启四点图案，询问患者可看到几个点。如患者闭上一眼（伪盲），试着把眼镜倒过来，再次测试。如 4 个点都能看到，则患者视力优于手动。

患者主诉视力 20/40~20/200

1. 视力测试（U 或 B）：从 20/10 行开始检测，让患者辨认。如患者声称无法辨认，检查者表现出惊讶表情，然后鼓励患者继续检查视力。告诉患者将从视标更大的一行开始指认，并展示给患者 20/15 行。再次要求患者识别这一行。缓慢逐行上移视标，要求患者对每一行进行辨认（包括 20/20 行中 3~4 个视标）。当患者不能正确识别较大的视标时，检查者做出不相信的表情，可能有助于检查。当达到 20/30 行或 20/40 行时，患者实际上可以正确识别出 1~2 个视标。然后记录患者视力。

2. 雾视试验（U）：把患者的屈光度数置于综合验光检查仪。在正常视力的眼前放置 +4.00D 透镜。将患者置于综合验光检测仪前，双眼睁开。要求患者使用双眼阅读视力表每一行，从 20/15 行开始，如前所述，缓慢上移。记录双眼注视时的视力（这应该是假定视力较差眼的视力）。同时记录“视力较好眼”戴用 +4.00D 透镜的视力，以证明获得的视力来自“视力较差眼”。

3. 距离视力表 10 英尺（1 英尺 = 0.3048 米）处对“视力较差眼”重新检测视力（U 或 B）：视力应改善至原来的 2 倍（如距离视力表 20 英尺检测视力应为 20/100，距离 10 英尺视力应为 20/50）。如视力优于预测值，记录下来。如低于预测值，提示为非生理性视力丧失。

4. 检测近视力（U 或 B）：如可以记录正常的近视力，则非生理性视力丧失或近视已记录在案。

5. 视野检测（U 或 B）：Goldman 视野检查常可显示反应不一致和非生理性视野丧失。

儿童

1. 告诉孩子一眼有异常，但可使用一种强效滴眼液将其治愈。散瞳（如 1% 托吡卡胺），约 30 分钟后再次检测视力。孩子和成人一样，有时需要一个“发泄通道”。对孩子进行奖励。

2. 使用前述的方法进行测试。

治疗

1. 通常告知患者目前尚未发现导致视力下降的眼部异常。一般来说，不应告知患者他们在假装视力丧失。

2. 告知癔病患者下次就诊时视力可恢复正常，通常可使其视力获得改善。有时需转诊至精神科医生诊治。

随访

1. 如高度怀疑非生理性视力丧失，但无法证实，1~2 周后复诊。

2. 考虑进行视网膜电图、视觉诱发电位（VEP）、黄斑 OCT 或颅脑 MRI 检查。

3. 如果功能性视力丧失可以记录在案，按需请患者复诊。

*注：如果可能，请始终尝试确定患者的真实视力，并仔细记录检查所见。

10.26 头痛

大多数头痛非危险症状或危险预兆，但可能是危及生命或视力疾病的症状。下面列出一些可能危及生命或视力的头痛伴随体征和症状，以及各种头痛的一些特殊体征和症状。

严重疾病的警示症状和体征

1. 55 岁以上患者出现头皮压痛、体重下降、咀嚼痛、肌肉痛或乏力（巨细胞动脉炎）。

2. 视神经肿胀。

3. 发热。

4. 精神状态或行为改变。

5. 颈强直。

6. 视力下降。

7. 神经系统体征。

8. 眼底检查发现视网膜前出血。

提示性症状和体征

1. 头痛发生于既往无头痛病史的个体。

2. 与既往头痛不同、更严重的头痛。

3. 每次头痛发作均在同一位置。

4. 头痛可将患者从睡梦中唤醒。

5. 对之前缓解头痛的止痛药没有反应的头痛。

6. 恶心、呕吐，尤其是喷射性呕吐。

7. 头痛，随后出现偏头痛样的视觉症状（事件的异常时间进程）。

病因学

危及生命或视力

1. 巨细胞动脉炎：年龄≥ 55 岁。可能有血沉、C 反应蛋白及血小板计数升高。参见 10.17 动脉炎性缺血性视神经病变（巨细胞动脉炎）。

2. 急性闭角型青光眼：视力下降、眼痛、瞳孔中度散大固定、眼压升高。参见 9.4 急性闭角型青光眼。

3. 眼缺血综合征：眶周疼痛。参见 11.11 眼缺血综合征 / 颈动脉阻塞性疾病。

4. 恶性高血压：血压显著升高，通常伴有视网膜棉绒斑、出血，严重时出现视盘肿胀。参见 11.10 高血压性视网膜病变。

5. 颅内压升高：可能有视盘水肿和（或）展神经麻痹。通常早晨及 Valsalva 动作后头痛加重。参见 10.15 视盘水肿。

6. 感染性中枢神经系统疾病（脑膜炎或脑脓肿）：发热、颈项强直、精神状态改变、畏光、神经体征。

7. 脑部结构异常（如肿瘤、动脉瘤、动静脉畸形）：头痛发作期间和发作后出现精神状态改变、颅内压升高或神经系统体征。

8. 蛛网膜下腔出血：极其严重的头痛，颈项强直，精神状态改变；极少在眼底检查中见到视网膜前出血，通常是由于动脉破裂所致。

9. 硬膜外或硬膜下血肿：发生于颅脑外伤后，可伴有意识状态改变，可发生双侧瞳孔大小不等或脑神经病变。

其他

1. 偏头痛：参见 10.27 偏头痛。

2. 丛集性头痛：参见 10.28 丛集性头痛。

3. 紧张性头痛。

4. 水痘 – 带状疱疹病毒：头痛或疼痛可能先于疱疹小疱之前出现。参见 4.16 眼带状疱疹 / 水痘 – 带状疱疹病毒。

5. 鼻窦疾病。

*注："窦性"头痛发生于糖尿病患者和免疫力低下患者时可能是一种严重头痛，因其可能会感染接合菌病（如毛霉菌病）。参见 10.10 海绵窦及相关综合征（多发性眼球运动神经麻痹）。

6. Tolosa–Hunt 综合征。

7. 颈椎疾病。

8. 颞下颌关节综合征。

9. 牙科疾病。

10. 三叉神经痛。

11. 前葡萄膜炎：参见 12.1 前葡萄膜炎（虹膜炎 / 虹膜睫状体炎）。

12. 腰椎穿刺后。

13. Paget 病。

14. 抑郁 / 心理疾患。

15. 集合不足：参见 13.5 集合功能不足。

16. 调节痉挛: 参见 13.6 调节痉挛。

诊断

1. 病史：头痛发作位置、疼痛强度、发作频率、可能的诱发因素、一天中发作的时间，确定患者的起病年龄、加重 / 缓解的因素、是否伴有任何相关的症状和体征。特别询问有关上述症状和体征的情况。还要询问创伤、药物（包括避孕药）、个人或家族的偏头痛病史，以及儿童时期是否有晕动病或周期性呕吐史。

2. 全面的眼科检查，包括瞳孔、眼球运动和视野评估；眼压测量，视盘及视盘静脉搏动评估，散瞳检查眼底。显然验光和睫状肌麻痹下验光有助于诊断。

*注：视盘静脉自主搏动（SVP）通常提示颅内压正常。然而，约 20% 的正常人无 SVP，因此 SVP 阙如无显著诊断意义。

3. 神经系统检查，检查颈部活动度和其他脑膜刺激征。

4. 触诊颞动脉，是否有压痛、肿胀及变硬。特别询问患者是否有发热、颌跛行、头皮压痛、颞侧头痛和无明确原因的体重减轻。当怀疑巨细胞动脉炎时，应检查即时血沉、C 反应蛋白及血小板计数。参见 10.17 动脉炎性缺血性视神经病变（巨细胞动脉炎）。

5. 测体温和血压。

6. 建议患者就诊神经内科、神经外科、耳鼻喉科或内科。

治疗和随访

参见相关章节。

10.27 偏头痛

症状

典型症状为单侧（但可发生于双眼球后或整个头颅的前部）、搏动性或令人厌烦的头痛，有时伴有恶心、呕吐、情绪改变、疲乏、畏光或恐音。偏头痛发作前可出现一些视觉障碍先兆，包括闪光感（锯齿形或万花筒）、视物模糊或视野缺损持续 15~50 分钟。可能出现一过性或极少见的持续性神经系统病变，如瘫痪、麻木、刺痛感等。家族史常见。儿童时期晕动病或周期性呕吐也很常见。儿童偏头痛患者可能被看作反复出现的腹部疼痛和全身乏力。60%~70% 是女性患儿。

偏头痛的患病率在 30~39 岁最高，40 岁后逐渐下降。随年龄增加，偏头痛发作持续时间缩短、症状变得不典型。新发偏头痛在 50 岁以后少见，这部分患者应排查继发因素，如血管病变、颅内出血、梗死、肿物或巨细胞动脉炎。

＊注：大多数单侧偏头痛患者在某些时候会改变发作侧。头痛总是发生于头部的同一侧，可能还有另一原因引起头痛（如颅内结构病变）。

确定头痛是否先于视觉症状出现，后者更常见于动静脉畸形、伴有脑水肿的占位病变或癫痫发作灶。

体征

通常没有。复杂性偏头痛可能伴有持续性神经系统或眼部病变。参见以下讨论。

鉴别诊断

参见 10.26 头痛。

国际分类

有关更多信息，请参考头痛疾病的国际分类第 3 版。

1. 无先兆的偏头痛（普通型偏头痛，占 80%）：持续 4~72 小时。单侧位置、搏动性、中重度疼痛和（或）体力活动后疼痛加重。特征为恶心、呕吐、畏光和恐音。

2. 有典型先兆的偏头痛（典型偏头痛，占 10%）：完全可逆的双眼视觉症状，可能被误认为是单眼视觉症状（如闪烁光、点、线、失明）或完全可逆的单侧感觉症状（如麻木、“针刺痛”）。症状可逐渐加重超过 5 分钟，并持续 5~60 分钟。无运动症状。

3. 典型的无头痛先兆（非头痛性偏头痛）：出现上述视觉或感官症状，没有伴随或随后发作的头痛。

4. 家族性偏瘫和散发性偏瘫型偏头痛：有上述先兆症状的偏头痛，伴运动无力，在一级或二级亲属中有（家族性）或无（散发性）病史。散发病例通常需要进行神经影像学检查。

5. 视网膜型偏头痛：完全可逆的单眼视觉现象（如闪光、暗点、失明），伴符合偏头痛定义的头痛。应采取适当的检查，以排除导致单眼一过性视力丧失的其他原因。视网膜型偏头痛的存在是有争议的。

6. 基底型偏头痛：先兆症状类似于偏头痛患者的椎基底动脉供血不足。参见 10.23 椎基底动脉供血不足。

7. 眼肌麻痹型偏头痛：幼年起病。头痛伴动眼神经麻痹。可能是炎症而非偏头痛，因为 MRI 显示第 3 脑神经增强。

与偏头痛相关或诱发因素

避孕药或其他类固醇类药物，青春期，妊娠，更年期，含有酪胺或苯丙氨酸的食物（如陈年奶酪、葡萄酒、巧克力、腰果），硝酸盐或亚硝酸盐，谷氨酸钠，酒精，阿斯巴甜，咖啡因的戒断，天气变化，疲劳，情绪应激或强光。

诊断

一般头痛检查，参见 10.26 头痛。

1. 病史：可确诊。

2. 眼科和神经系统检查，包括屈光状态检查。

3. 头颅 CT 或 MRI 检查适用于：

（1）不典型偏头痛：50 岁以上患者新发偏头痛。偏头痛多发生在头部的同一侧，或具有不寻常的序列，如持续到头痛阶段或发生在头痛阶段之后的视功能紊乱。

（2）复杂型偏头痛。

4. 考虑检查是否有血压异常或低血糖（低血糖性头痛多由压力或疲劳引起）。

治疗

1. 避免使用导致头痛的药物（如停止使用避孕药物、避免饮酒和任何可引发头痛的食物、缓解压力）。

2. 转诊给神经科或内科医生进行药物管理。

（1）顿挫性治疗：头痛发作时使用药物。最适合不常见的头痛。①初始治疗：阿司匹林或非甾体抗炎药物。②更有效的治疗（初始治疗无效时）：麦角胺类或选择性 5- 羟色胺受体激动剂（曲坦类）。最近，FDA 批准的药物包括瑞美吉泮和乌布吉泮［降钙素基因相关肽（CGRP）拮抗剂］和拉米地坦（选择性 5- 羟色胺激动剂，无血管收缩活性）。检查特定药物的禁忌证。

*注：应避免使用阿片类药物。

（2）预防性治疗：应用于经常或严重头痛发作患者（如每个月头痛发作 2 次或以上）或有神经系统改变的患者。包括 β 受体阻滞剂、钙通道阻滞剂、抗抑郁药、抗降钙素基因相关肽（CGRP）拮抗剂单克隆抗体等。

（3）急性发作期根据需要使用止吐药物。

随访

4~6 周后复诊，观察疗效。

10.28 丛集性头痛

症状

通常单侧发病、疼痛（刺痛）严重，眶周、额部或颞侧疼痛伴有同侧流泪、鼻漏、出汗、鼻塞和（或）上睑下垂。通常持续数分钟到数小时。通常每天发作 1~2 次，持续数周，随后数月到数年无头痛发作。该循环可重复。主要影响男性。丛集性头痛可使患者痛醒，而偏头痛不会。

体征

可能出现同侧结膜充血、面部潮红或 Horner 综合征（三级神经元病变所致）。上睑下垂可能呈持续性。

诱发因素

酒精、硝酸甘油。

鉴别诊断

1. 偏头痛：通常表现为单侧头痛，可能与视力和神经症状有关。参见 10.27 偏头痛。

2. 慢性阵发性偏头痛：一天中疼痛多次发生和脑自主神经特征（如流泪、眼充血、鼻漏），通常持续不超过 30 分钟。患者服用吲哚美辛后有显著改善。

3. 特发性刺痛性“冰锥”样头痛：具有偏头痛或丛集性头痛病史的患者可能出现间歇性、短暂性剧烈疼痛或刺痛感，持续不到 1 秒。无丛集性头痛的典型自主神经特征。

4. 短暂性单侧神经性头痛发作，伴结膜充血和撕裂：属三叉神经自主性头痛，表现为单侧灼痛或刺痛，主要在眼周。疼痛持续数秒至数分钟，每天可发生 100 次以上。可能有流泪、上睑下垂、眼睑水肿和结膜充血。发作持续数天到数月，经常复发。与丛集性头痛的区别在于持续时间更短，频率更高，自主神经表现更突出。

5. 其他：参见 10.26 头痛。

诊断

1. 病史和全面的眼科检查。

2. 神经学检查，尤其脑神经功能。

3. 如出现 Horner 综合征，考虑进行影像学检查，以排除其他病因。参见 10.2 Horner 综合征。

4. 当病史不典型或出现神经系统症状时，进行颅脑 MRI 检查。

治疗

1. 在丛集周期中，患者应避免摄入酒精性饮料或吸烟。

2. 将患者转介给神经科医生协助，以帮助协调药物治疗。

3. 急性发作期进行顿挫性治疗：

（1）疾病发作时面罩吸氧，每分钟 5~8L，持续 10 分钟。70% 成年患者可缓解疼痛。

（2）皮下注射舒马普坦（6mg）或鼻腔给药（20mg），通常能有效缓解疼痛。

（3）佐米普坦 5mg 或 10mg 鼻腔给药可能有效。

（4）较少使用的药物包括麦角胺吸入剂、双氢麦角胺或类固醇。

4. 中重度头痛，使用非处方药物无法缓解症状时，下列药物之一可能是丛集期有效的预防性药物：

（1）钙通道阻滞剂，如维拉帕米 360~480mg/d，分次口服。

（2）在内科医生指导下使用锂制剂 600~900mg 口服，每日 1 次。应检查基线肾功能（血尿素氮、肌酐、尿电解质）和甲状腺功能（三碘甲状腺原氨酸、甲状腺素和 TSH）。患者使用吲哚美辛、四环素或甲基多巴时可发生锂中毒。

（3）麦角胺 1~2mg 口服，每日 1 次。

（4）二甲麦角新碱 2mg 口服，每日 2 次，与饭同服。由于腹膜后纤维化的风险很大，使用时间不要超过 3~4 个月。对于有冠状动脉或周围血管病、血栓性静脉炎、高血压、妊娠或肝肾疾病的患者不建议使用二甲麦角新碱。

（5）口服类固醇（如泼尼松 40~80mg 口服，持续 1 周。如病情允许，第 2 周内迅速减量）；联合抗溃疡药物（如奥美拉唑 20mg 口服，每日 1 次；或雷尼替丁 150mg 口服，每日 2 次）。

（6）伽奈珠单抗是一种降钙素基因相关肽（CGRP）拮抗剂单克隆抗体，获得 FDA 批准用于预防丛集性头痛和偏头痛。

5. 如果有必要，急性、严重发作的患者可静脉注射地西泮。

随访

1. 开始使用全身类固醇治疗的患者数天之内复诊，然后每隔数周检查一次，以评估疗效并监测眼压。

2. 口服二甲麦角新碱或锂制剂的患者在 7~10 天后复诊。服用锂制剂的患者需监测血浆锂水平。

第 11 章

视网膜

11.1 玻璃体后脱离

症状

眼前漂浮物、视物模糊和（或）眼前闪光感，常见于光线较暗或伴有眼球运动时，急性起病，并且持续数小时至数天。

体征

1. 主要体征：一个或多个散在的近透明或淡灰色的玻璃体混浊物，多数呈环形（称为“Weiss”环）或不完整的环形，悬浮于视盘前（图 11.11.1）。

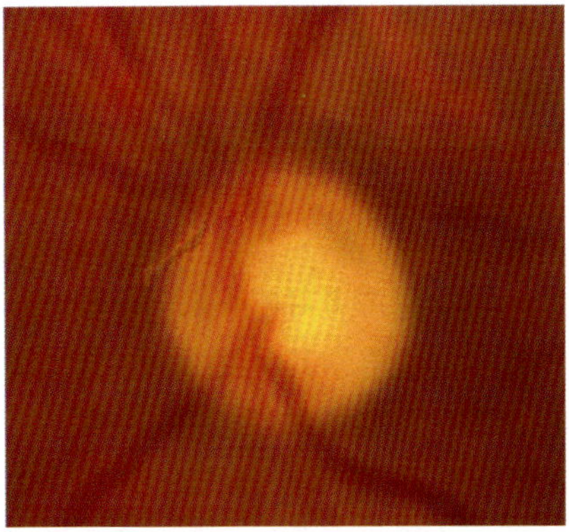

图 11.1.1　玻璃体后脱离

2. 其他体征：视网膜裂孔 / 撕裂（RT）、视网膜脱离（RD）或玻璃体积血，伴或不伴有玻璃体后脱离时可表现出相似的症状。周边视网膜和视盘边缘出血时，前部玻璃体出现视网膜色素上皮细胞（称为“烟尘”或 Shafer 征）。

*注：出现急性玻璃体后脱离症状的患者中 8%~26% 存在视网膜裂孔。前部玻璃体出现色素细胞或急性玻璃体后脱离合并玻璃体积血，高度提示（>70%）并发视网膜裂孔。参见 11.2 视网膜裂孔（撕裂）。

鉴别诊断

1. 葡萄膜炎：在玻璃体炎中，玻璃体细胞可见于前部和后部玻璃体，病变可为双侧，而且并非典型的色素细胞。许多葡萄膜炎患者，尤其是白点综合征患者也会出现眼前漂浮物和闪光幻视。参见 12.3 后葡萄膜炎和全葡萄膜炎。

2. 偏头疼：锯齿状多种颜色的闪光幻视，可遮挡视力，持续 20 分钟左右，可伴或不伴头痛，可双侧发病。眼底检查正常。参见 10.27 偏头痛。

诊断

1. 病史：症状的持续时间；正确区分视网膜闪光幻视和偏头痛引起的视物变形，前者多伴有新出现的眼前漂浮物。如果存在闪光幻视，其位置和视网膜裂孔位置无关。是否存在视网膜裂孔的危险因素［外伤、近期眼内手术史、钇铝石榴石（YAG）激光晶状体囊膜切开术、高度近视、视网膜裂孔（RT）/ 视网膜脱离的病史或家族史］。

2. 全面的眼科检查，包括检查前部玻璃体有无色素细胞，散瞳后进行间接检眼镜（眼底镜）结合巩膜压迫，排查视网膜裂孔及脱离。光学相干断层扫描有助于确认是否存在玻璃体后脱离。PVD 存在时，玻璃体中的高反射点（“落灰征”）高度提示周边部位视网膜裂孔。与有晶体眼相比，人工晶状体眼的前部视网膜裂孔更小。检查对侧眼，评估是否存在玻璃体后脱离和周边部位视网膜病变。

3. 裂隙灯下结合 60D/90D 透镜观察玻璃体后脱离，可表现为玻璃体内的灰黑色束状悬浮物。如果观察不到，嘱患者快速转动眼球，再向前直视，即可使漂浮物进入视野。

4. 玻璃体积血遮挡视网膜时，超声检查可以确诊玻璃体后脱离，排查视网膜裂孔、视网膜脱离及其他导致玻璃体积血的原因。在超声检查中，玻璃体后部出血的表现可能和视网膜裂孔相似。参见 11.13 玻璃体积血。

治疗

除非有急性视网膜裂孔或致密的玻璃体积血（VH），否则玻璃体后脱离不需要治疗。参见 11.2 视网膜裂孔（撕裂）。

> *注：急性玻璃体后脱离伴有陈旧性视网膜裂孔（色素性）或格子样变性通常需要治疗。

随访

1. 告知患者视网膜脱离的症状（漂浮物或闪光感明显加重，视力下降，持续的幕帘或阴影遮挡视野的任何部位），一旦发现应立即就诊。以上症状可能在玻璃体后脱离数天甚至数年后出现。

2. 如果患者对侧眼未出现过玻璃体后脱离，告知其对侧眼也可能出现玻璃体后脱离。

3. 如果未发现视网膜裂孔或出血，应安排患者在 4~6 周后结合巩膜压迫复查眼底。就诊时没有视网膜裂孔的 PVD 患者，新发视网膜裂孔的风险为 2%~5%。

4. 如果未见视网膜裂孔，但存在轻度的玻璃体积血或周边视网膜点状出血（提示玻璃体牵拉加重），嘱患者 2 周后复查。

5. 如果未见视网膜裂孔，但存在显著的玻璃体积血或前部玻璃体色素细胞，应于 24 小时内由视网膜专家复查，高度怀疑视网膜裂孔。

11.2 视网膜裂孔（撕裂）

症状

1. 急性视网膜裂孔：闪光感、眼前漂浮物（随眼球运动改变位置的“蜘蛛网”“头发”或“薄膜”），伴或不伴有视力改变。可能与玻璃体后脱离症状类似，但通常更严重。

2. 陈旧性视网膜裂孔或萎缩性视网膜裂孔：通常无症状。

体征（图 11.2.1）

1. 主要体征：视网膜全层缺损，常位于周边部。

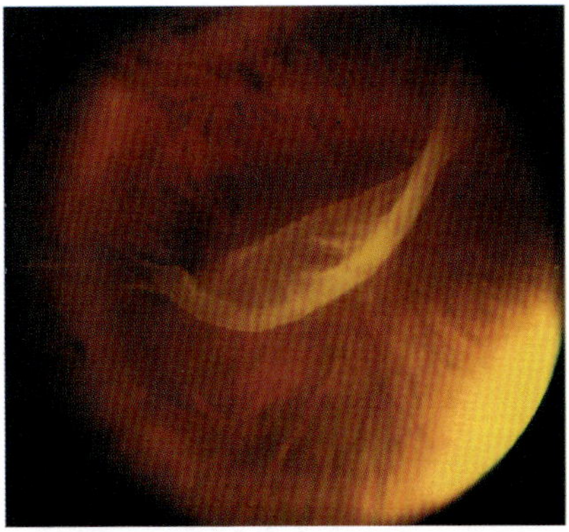

图 11.2.1　视网膜巨大撕裂

2. 其他体征

（1）急性视网膜裂孔：前部玻璃体色素细胞、玻璃体积血、玻璃体后脱离、视网膜瓣、视网膜下积液（SRF）、视网膜盖瓣（悬浮于视网膜撕裂上方的游离视网膜碎片）。

（2）陈旧性视网膜裂孔：色素环或分界线位于脱离与未脱离视网膜之间，以及急性视网膜裂孔体征（并非必需的症状）。

易患因素

格子样变性、高度近视、无晶体眼、人工晶体眼、年龄相关性视网膜劈裂、玻璃体视网膜簇、子午线皱襞、对侧眼视网膜裂孔或脱离病史、视网膜裂孔或脱离家族史、胶原血管病及外伤。

鉴别诊断

1. 格子样变性。

2. 非压迫变白：视网膜色素突然变化，可类似于视网膜裂孔或视网膜下积液。良性改变，病因不明。

3. 脉络膜破裂或视网膜出血（全层）：可能不伴有视网膜裂孔或有隐匿性视网膜裂孔。

4. 子午线皱襞：视网膜上垂直于锯齿缘的小的放射状皱褶，覆盖锯齿。基底部可能有小的视网膜裂孔。

5. 玻璃体视网膜簇：局部玻璃体牵拉导致视网膜隆起。

诊断

全面眼科检查：使用裂隙灯及间接眼底镜联合巩膜压迫检查双眼。对外伤患者，排除开放性眼球损伤后，可以轻柔地进行巩膜压迫检查。当视网膜无法观察时（如玻璃体积血、致密性白内障等）可以采用 B 超检查。

治疗

急性视网膜裂孔通常需要在 24 小时内进行激光或冷凝治疗，陈旧性裂孔的治疗不必如此紧急。但是，必须根据患者的危险因素提供个体化的治疗。可参照以下常规指导方案。

1. 推荐治疗

（1）有症状的急性裂孔，如马蹄孔或有盖的视网膜撕裂。

（2）外伤导致的急性裂孔，包括锯齿缘截离。

（3）格子样变性的急性症状和体征。

2. 考虑接受治疗

（1）无症状的巨大裂孔（例如 ≥1.5mm）或水平子午线以上的裂孔，或二者兼有，特别是不伴有玻璃体后脱离时。

（2）无晶体眼或人工晶体眼的无症状裂孔、高度近视眼、患眼或对侧眼有视网膜脱离病史。

随访

1. 存在易患因素或者无须治疗的视网膜裂孔患者，初诊后 3 个月随访，如果病情稳定，每 6~12 个月随访。

2. 视网膜裂孔治疗后患者应于 2 周、6 周、3 个月复查，此后每 6~12 个月复查。

3. 告知患者视网膜脱离的症状（漂浮物或闪光感突然加重，视力下降，视野中出现幕帘、阴影或气泡），并要求其出现以上症状后应立即就诊。

11.3 视网膜脱离

视网膜脱离包括 3 种类型。

孔源性视网膜脱离（rhegmatogenous retinal detachment，RRD）

症状

闪光感，漂浮物，幕帘或阴影飘动遮挡视野，周边和（或）中心视力下降或二者兼有。

体征（图 11.3.1~ 图 11.3.3）

1. 主要体征：单个或多个视网膜全层裂孔导致视网膜下积液，从而使视网膜和视网膜色素上皮分离。参见 11.2 视网膜裂孔（撕裂）。

2. 其他体征：前部玻璃体色素细胞，玻璃体积血，玻璃体后脱离，患眼眼压可能降低（由于通过视网膜色素上皮泵出的液体增加）、可能升高（Schwartz–Matsuo 综合征，脱落的光感受器细胞阻塞小梁网），也可正

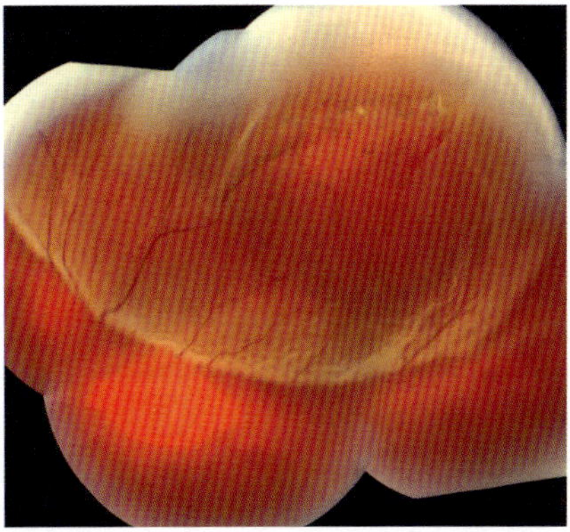

图 11.3.1 孔源性视网膜脱离（RRD）

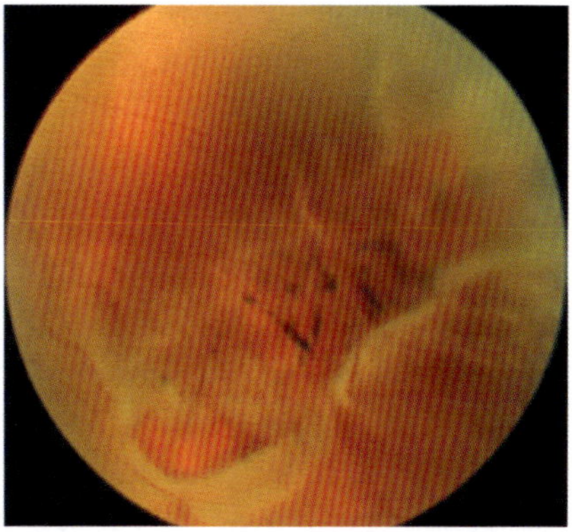

图 11.3.2 视网膜脱离伴格子样变性区内视网膜裂孔

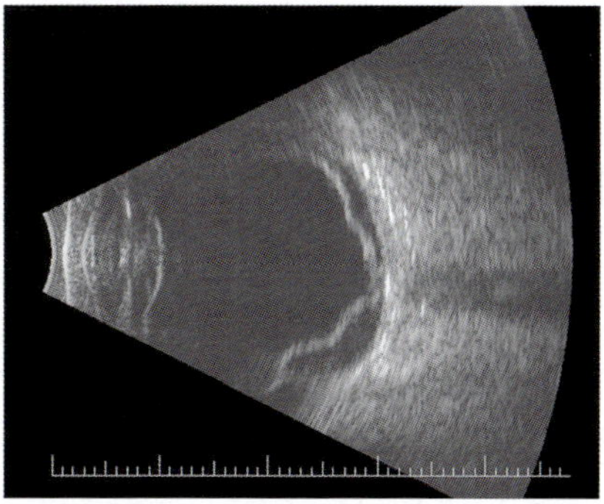

图 11.3.3 B 超显示视网膜脱离

常。视网膜下液（SRF）清亮并且不随体位改变。脱离的视网膜呈波纹状而且欠透明。广泛视网膜脱离可表现为轻度的相对性传入性瞳孔障碍。

*注：陈旧性孔源性视网膜脱离，在脱离区的后界常可见色素性分界线，视网膜内囊肿，固定皱褶和(或)视网膜下沉着物，或上述体征兼而有之并伴相对的视野缺损。需要与视网膜劈裂相鉴别，视网膜劈裂通常光滑呈圆顶状、透明，并且会导致绝对视野缺损。劈裂区下方脉络膜血管正常（而孔源性视网膜脱离患者脉络膜被遮挡）。

病因学

视网膜裂孔使液体通过裂孔移动，将视网膜与视网膜色素上皮分离。

诊断

1. 裂隙灯检查，观察是否有葡萄膜炎、晶状体状态、是否有玻璃体色素 / 出血和玻璃体后脱离。

2. 间接检眼镜联合巩膜顶压检查双眼。裂隙灯显微镜下结合 90D 或广角镜检查有助于发现视网膜小裂孔。

3. 如果患者屈光间质混浊，B 超检查有助于诊断。

渗出性 / 浆液性视网膜脱离

症状

视野缺损，伴不同程度的视力下降，视力可随头位改变而改变。

体征（图 11.3.4）

1. 主要体征：视网膜浆液性高起，伴视网膜下液移动，可随着体位改变。坐位时视网膜下液积聚于下方，下方视网膜脱离；仰卧位时视网膜下液积聚于后极部，黄斑脱离。无视网膜裂孔存在，血 – 视网膜屏障破坏导致液体积聚。视网膜脱离通常不会到达锯齿缘。

2. 其他体征：脱离的视网膜平滑，可呈大泡状。广泛的视网膜脱离可出现轻度相对性传入性瞳孔障碍。

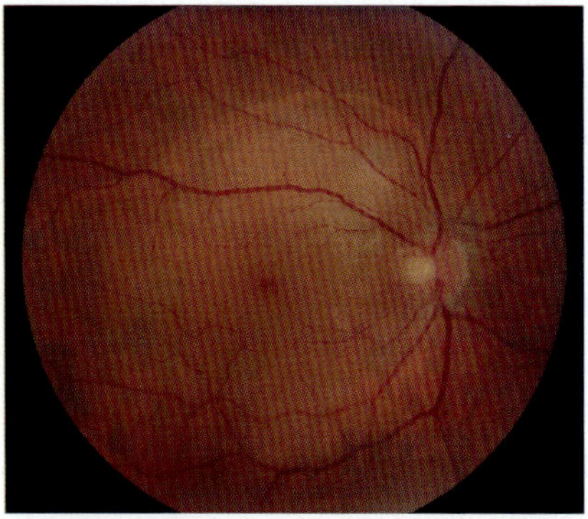

图 11.3.4　渗出性视网膜脱离

病因学

（1）肿瘤：脉络膜恶性黑色素瘤、转移癌、脉络膜血管瘤、多发性骨髓瘤、视网膜毛细血管母细胞瘤等。

（2）炎性疾病：Vogt–小柳–原田综合征、后巩膜炎、交感性眼炎及其他慢性炎症。

（3）先天异常：视盘小凹、牵牛花综合征、脉络膜缺损（这些疾病可并发视网膜裂孔）。

（4）血管性：脉络膜新生血管、Coats 病、恶性高血压、子痫前期、家族渗出性玻璃体视网膜病变（FEVR）。参见相应章节。

（5）特发性中心性浆液性脉络膜视网膜病变（CSCR）：很少伴有大泡状视网膜脱离。参见 11.15 中心性浆液性脉络膜视网膜病变。

（6）葡萄膜渗漏综合征：双侧周边脉络膜、睫状体和视网膜脱离，视网膜色素上皮呈豹斑状，玻璃体细胞，表层巩膜血管扩张。多见于高度近视，特别是真性小眼球患者。

诊断

1. 眼底荧光血管造影可显示渗漏或积存，确定视网膜下液的来源。

2. 光学相干断层扫描有助于确定视网膜下液的来源（如脉络膜新生血管）。

3. B 超有助于排查原发病因。

4. 全身检查以排查上述病因。

牵拉性视网膜脱离

症状

视力下降或视野缺损，可无症状。

体征（图 11.3.5）

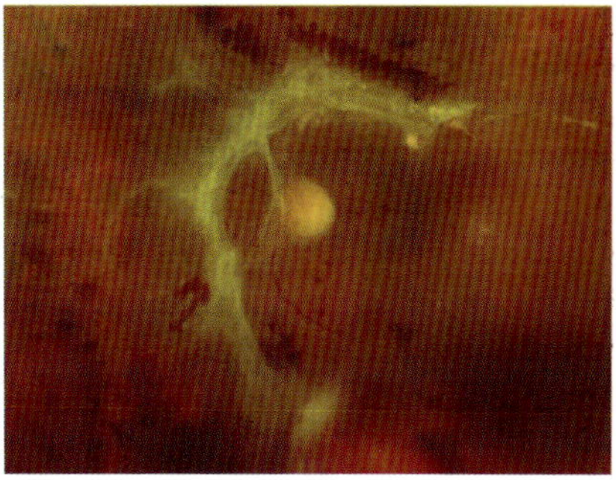

图 11.3.5　牵拉性视网膜脱离（TRD）

1. 主要体征：牵拉性视网膜脱离的表面光滑，呈凹陷状；细胞性和玻璃体膜牵拉视网膜，可见由这些区域发出的视网膜条索。如果发生牵拉性视网膜裂孔（RT），视网膜脱离可能发展为隆起的孔源性视网膜脱离（孔源性视网膜脱离合并牵拉性视网膜脱离）。

2. 其他体征：视网膜不能移动，脱离几乎不能延伸至锯齿缘，广泛的视网膜脱离可出现轻度相对性传入性瞳孔障碍。

病因学

玻璃体中的纤维细胞条索［可由

增殖性糖尿病性视网膜病变（PDR）、镰状细胞性视网膜病变、早产儿视网膜病变、家族渗出性玻璃体视网膜病变（FEVR）、弓蛔虫病、外伤、增殖性玻璃体视网膜病变造成］收缩，导致视网膜脱离。

诊断

1. 裂隙灯评估晶状体状态、视网膜血管性疾病并发症（如虹膜新生血管）和玻璃体后脱离。

2. 间接检眼镜联合巩膜顶压检查双眼。裂隙灯显微镜下结合 90D 或广角镜检查有助于发现视网膜小裂孔。

3. 如果患者屈光间质混浊，可行 B 超检查。

4. 光学相干断层扫描有助于确定牵拉膜并区分牵拉膜和脱离的视网膜。

三种类型视网膜脱离的鉴别诊断

1. 获得性 / 年龄相关性退行性视网膜劈裂：一般为双侧发病，大泡状，通常位于颞下方。玻璃体中无色素细胞或积血。可见视网膜内层或外层裂孔。参见 11.4 视网膜劈裂。

2. X- 连锁视网膜劈裂：超过 90% 的患者可见黄斑中心凹花瓣样改变，50% 的视网膜劈裂发生于神经纤维层（NFL）。参见 11.4 视网膜劈裂。

3. 脉络膜脱离：浆液性脉络膜脱离，橙褐色，看上去比视网膜脱离更坚实，常可累及 360° 范围。常继发于低眼压或炎症。参见 11.27 脉络膜渗漏 / 脱离。

治疗

1. 急性孔源性视网膜脱离，威胁到黄斑者，应急症手术修复。视网膜脱离累及黄斑区者视力预后差。治疗方式包括激光光凝、冷凝、空气填充视网膜固定术、玻璃体切除术和（或）巩膜扣带术。

2. 未累及黄斑区的孔源性视网膜脱离应手术修复，但无须紧急进行。大量研究表明黄斑未受累的脱离发生后 7~10 天内手术不会改变视力预后。

3. 如果条件允许，黄斑未受累的陈旧性视网膜脱离确诊后 1 周内手术。

4. 牵拉性视网膜脱离根据病因、对侧眼状态和视网膜牵拉的位置及范围决定是否需要干预。

5. 渗出性视网膜脱离，成功进行病因治疗可使脱离复位。

6. 译者按：术后使用卵磷脂络合碘片（沃丽汀）促进玻璃体混浊的吸收。每次 2 片，每日 3 次，甲亢患者慎用。

随访

所有孔源性视网膜脱离患者都需要视网膜专家紧急随访。通常在接受治疗后 1 天、1 周、1 个月、2~3 个月复查，然后每 6~12 个月复查。浆液性视网膜脱离和牵拉性视网膜脱离患者的随访取决于原发病及患者的个体情况。

11.4 视网膜劈裂

视网膜劈裂是视网膜层间的分离，包括 X- 连锁（青少年性）和年龄相关性（退行性）两种类型。

X- 连锁（青少年性）视网膜劈裂

症状

黄斑受累导致视力下降，有时有玻璃体积血，可无临床症状。虽为先天性疾病，但如果出生时未进行相关检查则无法发现。可有或无家族史（X-连锁隐性遗传）。

体征

1. 主要体征：黄斑中心凹劈裂表现为星状黄斑病变，中心凹囊性变伴有以中心凹为中心的放射状皱褶（呈花瓣样）。与黄斑囊样水肿不同，前者在眼底荧光血管造影检查中不出现荧光着染或渗漏，但在吲哚青绿血管造影（ICGA）及光学相干断层扫描检查中可见病变。成年后黄斑区表现发生改变，花瓣样外观可消失。

2. 其他体征：传统理论认为，随着神经纤维层劈裂的发展，周边部视网膜（通常为双眼颞下象限最常见）神经纤维层与外层视网膜分离，这种周边部视网膜劈裂的发生率为 50%。劈裂也可发生于任何两层视网膜间，近期研究表明外丛状层分离常见于 X-连锁视网膜劈裂。也可发生视网膜脱离、玻璃体积血及色素改变。与获得性年龄相关性退行性视网膜劈裂不同的是，即使没有活动性视网膜脱离，也可见色素性分界线（提示既往曾发生过视网膜脱离）。

鉴别诊断

（1）年龄相关性（退行性）视网膜劈裂：详见本节年龄相关性（退行性）视网膜劈裂。

（2）孔源性视网膜脱离：通常为单侧，获得性，可伴有视网膜撕裂及前部玻璃体色素。参见 11.3 视网膜脱离。

诊断

1. 家族史。

2. 散瞳后顶压巩膜行视网膜检查，排查视网膜裂孔或视网膜脱离。

3. 光学相干断层扫描可协助定位劈裂位于哪层，并与视网膜脱离鉴别。

4. 眼底荧光血管造影显示没有渗漏。

5. 眼底自发荧光（FAF）有助于确定劈裂的区域。

6. 视网膜电图不是诊断所必需的，但是表现为 b 波降低、a 波不变。

治疗

1. 星状黄斑病变无有效治疗。局部应用碳酸酐酶抑制剂可减小部分病例的黄斑厚度，改善视力。

2. 无法吸收的玻璃体积血，考虑玻璃体切除术。

3. 合并视网膜脱离需手术修复。

4. 11 岁以下的儿童如一眼严重受累，则可能发生弱视，可试行遮盖治疗。参见 8.7 弱视。

随访

每 6 个月复查，如果治疗弱视应更频繁随访。

年龄相关性（退行性）视网膜劈裂

症状

通常无症状，也可出现视力下降。

体征（图 11.4.1）

1. 主要体征：劈裂腔呈拱形隆起，表面光滑，多位于颞侧尤其是颞下方。

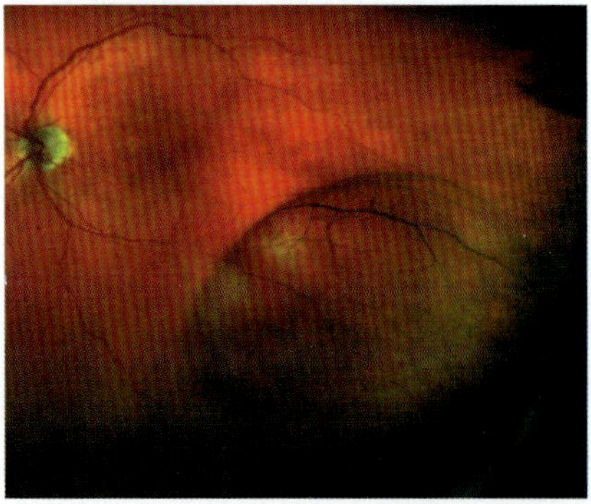

图 11.4.1　视网膜劈裂

常累及双眼，可见视网膜血管白鞘及在隆起的劈裂腔内壁有“雪片样”或“霜样”改变（持续存在的 Muller 纤维）。劈裂多发生在外丛状层，范围固定，不伴有视网膜色素上皮色素改变，这和视网膜脱离不同，后者呈波纹状并且有色素分界线。

2. 其他体征：近锯齿缘有明显囊样变性，劈裂区域出现相对应的绝对暗点，多为远视，玻璃体中无色素细胞及积血，亦没有分界线。偶可发生孔源性视网膜脱离。

鉴别诊断

1. 孔源性视网膜脱离：表面呈波纹样，随眼球运动活动。长期的视网膜脱离表现类似于视网膜劈裂，但是前者存在视网膜内囊肿、脱离区与非脱离区的色素分界线及视网膜下白点。视野检查仅出现相对暗点。参见 11.3 视网膜脱离。

2. X- 连锁（青少年性）视网膜劈裂：参见本节相关内容。

诊断

1. 裂隙灯检查观察前房炎症及色素性前部玻璃体细胞；孤立的视网膜劈裂上述体征均无。

2. 散瞳后顶压巩膜行视网膜检查，排查并发的视网膜脱离或可造成视网膜脱离的外层视网膜裂孔。

3. 裂隙灯下使用 90D 前置镜或接

触式眼底镜检查视网膜，查找外层视网膜裂孔。

4. 光学相干断层扫描可定位视网膜哪一层发生劈裂。

5. 视野检查：劈裂区域呈现为绝对暗点。

治疗

1. 出现显著视网膜脱离时应手术治疗。

2. 被分界线环绕的小的视网膜脱离无须治疗。这可能表现为外层视网膜裂孔后缘的色素沉着。

随访

每 6 个月复查，向患者讲明视网膜脱离的症状（眼前漂浮物增多或眼前闪光感加重、视物模糊、幕帘或阴影遮挡视野的任何部位）。告知患者一旦出现上述症状应立即就诊。

11.5 棉绒斑

症状

视力通常正常，通常无症状。

体征（图 11.5.1）

主要体征：视网膜神经纤维层表面局部白变且边缘模糊。

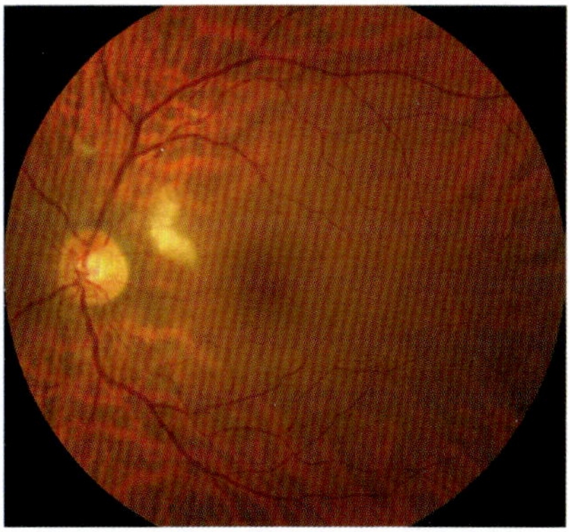

图 11.5.1 棉绒斑（CWSs）

*注：即使仅有单个棉绒斑存在也是不正常的。如果患者没有糖尿病、血压急性变化（最常见高血压）或视网膜静脉阻塞，应检查是否有原发的全身性疾病。

鉴别诊断

1. 视网膜白变继发于感染性视网膜炎，如见于弓形体病、单纯疱疹病毒、水痘–带状疱疹病毒、巨细胞病毒。这些疾病通常有玻璃体炎和视网膜出血。参见 12.5 弓形体病和 12.8 急性视网膜坏死。

2. 有髓神经纤维：出生后出现。多位于视盘周围，也可位于远离视盘的视网膜区域（图 11.5.2）。

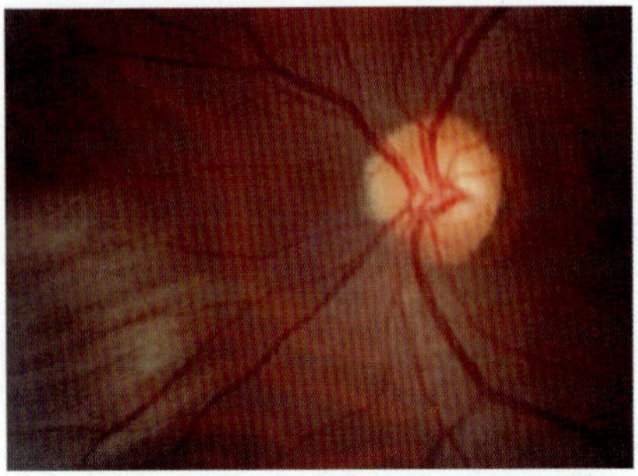

图 11.5.2　有髓神经纤维

病因学

视网膜毛细血管前小动脉急性阻塞导致轴浆断流，造成轴浆碎片在神经纤维层积聚。

1. 糖尿病：最常见的原因。常伴有微血管瘤、出血斑和硬性渗出。参见 11.12 糖尿病性视网膜病变。

2. 慢性或急性高血压：慢性高血压常见视网膜小动脉狭窄和火焰状出血。急性高血压可出现硬性渗出、视神经肿胀、渗出性视网膜脱离。参见 11.10 高血压性视网膜病变。

3. 视网膜静脉阻塞：单眼发病，多发出血，静脉迂曲扩张。多发棉绒斑，通常≥ 6 个，见于缺血型。参见 11.8 视网膜中央静脉阻塞及 11.9 视网膜分支静脉阻塞。

4. 视网膜栓子：常源自颈动脉或心脏，导致缺血和动脉闭塞处远端部位棉绒斑。患者需要颈动脉多普勒检查和超声心动图检查。参见 10.22 一过性视力丧失 / 一过性黑矇。

5. 胶原血管性疾病：系统性红斑狼疮（最常见）、肉芽肿性多血管炎（Wegener 肉芽肿病）、结节性多动脉炎、硬皮病等。

6. 巨细胞动脉炎：年龄≥ 55 岁。症状包括视力下降、头皮压痛、颌跛行、近端肌肉酸痛等。参见 10.17 动脉炎性缺血性视神经病变（巨细胞动脉炎）。

7. HIV 视网膜病变：单发或多发后极部棉绒斑。参见 12.10 非感染性视网膜微血管病变 / HIV 视网膜病变。

8. 其他感染：弓形体病、眼眶接合菌病、钩端螺旋体病、莱姆病、落基山斑点热、盘尾丝虫病、亚急性细菌性心内膜炎等。

9. 高凝状态：红细胞增多症、多发性骨髓瘤、冷球蛋白血症、Waldenström 巨球蛋白血症、抗磷脂综合征、第Ⅴ因子 Leiden 突变、活化蛋白 C 抵抗、高同型半胱氨酸血症、蛋白 C 和 S 缺乏症、抗凝血酶Ⅲ突变、凝血酶原突变等。

10. 放射性视网膜病变：眼或眼周放疗时，未做好眼部防护所致。可发生于放疗后的任何时间，但最常发生在数年内。即使患者眼睛已采取防护也应保持高度怀疑。通常放疗量 3000cGy 即可发生放射性视网膜病变，但放疗量为 1500cGy 时也有发生。类似糖尿病性视网膜病变。

11. 干扰素治疗。

12. 远达性视网膜病变或假性远达性视网膜病变：视盘周围多发棉绒斑和(或)浅表出血。通常为双侧发病，但可以是单侧和不对称的。参见 3.20 远达性视网膜病变（Purtscher 视网膜病变）。

13. 癌症：转移癌、白血病、淋巴瘤等。

14. 其他：偏头痛、低血压、经静脉吸毒、视盘水肿，视盘炎、严重贫血、镰状细胞贫血、急性失血等。

诊断

1. 病史：有无糖尿病或高血压；有无眼或球周放疗史；在适龄人群中有无巨细胞动脉炎症状；有无胶原血管病症状，包括关节疼痛、皮疹等；有无 HIV 危险因素；有无血液学异常。

2. 全面眼科检查，包括散瞳后裂隙灯下 60D 或 90D 眼底镜或间接检眼镜眼底检查。查找并发的出血、血管阻塞、血管炎、硬性渗出。

3. 测量血压。

4. 检测空腹血糖及糖化血红蛋白（HbA1c）。

5. 如果怀疑巨细胞动脉炎，检测血沉、C 反应蛋白、血小板计数。

6. 如果怀疑是视网膜栓子，行血和尿培养、胸部 X 线片、颈动脉和眼眶多普勒检查、CT、超声心动图检查。

7. 考虑 HIV 检测。

8. 如果没有伴发的病理改变，荧光血管造影（IVFA）通常无法确诊孤立的棉绒斑。荧光血管造影可显示棉绒斑周围的毛细血管无灌注区。

治疗

确诊和治疗原发病。

随访

随访方案取决于原发病。如考虑为感染，建议进行一系列散瞳检查。棉绒斑通常在 5~7 周后消失，但如果与糖尿病性视网膜病变相关，则持续更长的时间。

11.6 视网膜中央动脉阻塞

症状

单侧发病，无痛，数秒内急性视力丧失（94% 患眼可降至指数至光感），可有一过性视力丧失史（一过性黑朦）。

体征（图 11.6.1）

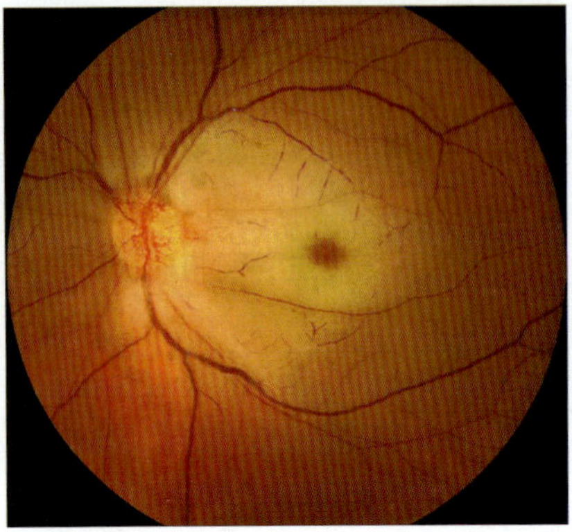

图 11.6.1　视网膜中央动脉阻塞

1. 主要体征：视网膜后极部表面混浊或变白，黄斑中心出现樱桃红点（可能很轻微）。

2. 其他体征：显著的相对性传入性瞳孔障碍。视网膜小动脉狭窄，小动脉内血流呈念珠状或节段状。偶尔可见视网膜动脉栓子或使黄斑中心凹免于受累的睫网动脉。如果视力为光感或更差，高度怀疑眼动脉阻塞。

鉴别诊断

1. 急性眼动脉阻塞：通常无樱桃红斑，全视网膜苍白。高度怀疑巨细胞性血管炎（GCA）。

2. 视网膜震荡：视网膜光感受器外节和视网膜色素上皮的细胞内水肿和碎片导致视网膜苍白。钝挫伤后出现，自行缓解。可导致永久性视网膜损伤。如病变累及后极部，可有类似樱桃红斑的表现（又名 Berlin 水肿）。参见 3.17 视网膜震荡。

3. 其他导致樱桃红斑的原因：家族黑矇性痴呆（Tay–Sachs 病）、神经鞘磷脂沉积病（Niemann–Pick 病 A 型）等。幼年即发病，常伴有严重的全身表现。眼部病变通常为双侧。

病因学

1. 栓子：3 种主要类型，包括胆固醇栓子、钙栓和血小板纤维蛋白栓子，均见于血管内。胆固醇栓子（Hollenhorst 斑）通常表现为折光、黄色，位于视网膜血管分叉处。源于破溃的动脉粥样斑块，常来自颈动脉。钙栓呈白色，常导致远端视网膜梗死。常来自心脏瓣膜。血小板纤维蛋白栓呈暗白色，通常源于颈动脉粥样斑块。

2. 血栓形成。

3. 巨细胞动脉炎：可导致视网膜中央动脉阻塞（CRAO）、视网膜分支动脉阻塞（BRAO）、眼动脉阻塞或缺血性视神经病变。参见 10.17 动脉炎性缺血性视神经病变（巨细胞动脉炎）。

4. 其他胶原血管性疾病：系统性红斑狼疮、结节性多动脉炎及其他。

5. 高凝状态：红细胞增多症、多发性骨髓瘤、冷球蛋白血症、Waldenström 巨球蛋白血症、抗磷脂综合征、第Ⅴ因子 Leiden 突变、活化蛋白 C 抵抗、高同型半胱氨酸血症、蛋白 C 和 S 缺乏症、抗凝血酶Ⅲ突变、凝血酶原突变等。

6. 罕见原因：偏头痛、Behçet 病、梅毒、镰状细胞病。

7. 外伤。

诊断

1. 应该按照急性卒中治疗。美国眼科学会（AAO）2018 年指南建议，所有患者应该被立即送往急诊科，最好隶属于卒中中心，进行评估和检查。

2. 如患者 55 岁或以上且检查时无明显栓子，应立即检测血沉、C 反应蛋白和血小板计数，以排查巨细胞动脉炎。进行巨细胞动脉炎相关全身检查。如果患者病史和（或）实验室检查均符合巨细胞动脉炎诊断，应全身应用大剂量类固醇。参见 10.17 动脉炎性缺血性视神经病变（巨细胞动脉炎）。

3. 测量血压。

4. 其他血液指标检查：空腹血糖、糖化血红蛋白（HbA1c）、全血细胞计数（CBC）加分类、凝血酶原时间 / 部分活化凝血活酶时间（PT/PTT）。如患者年龄在 50 岁以下或存在相关危险因素、全身检查有阳性发现，应检测血脂谱、抗核抗体（ANA）、类风湿因子、梅毒试验［快速血浆反应素试验（RPR）、性病研究实验室试验（VDRL）和梅毒螺旋体抗体荧光素吸收试验（FTA-ABS）或者梅毒螺旋体特异性试验］、血清蛋白电泳、血红蛋白电泳。进一步检查高凝状态（参见上文）。

5. 颈动脉二维超声多普勒检查。

6. 评估心功能：心电图、超声心动图，如有可能行动态心电图（Holter 监测）或发泡试验（无创检查，用于评估血流通过心脏，译者按）。

7. 光学相干断层扫描（OCT）有助于确诊，也可以考虑荧光血管造影（IVFA）。通常少用视网膜电图。

治疗

CRAO 按照急性卒中治疗，建议立即送往有卒中中心的急诊科。如果怀疑 GCA，治疗方案见 10.17 动脉炎性缺血性视神经病变（巨细胞动脉炎）。

对于眼部体征和症状的具体治疗，先前有报道如果在阻塞发生后 90~120 分钟进行以下治疗，症状可改善。但这些治疗方法均未经临床随机对照试验证明有效，不能视作标准治疗。

1. 立即使用接触式眼底镜或手指进行眼部按摩。

2. 前房穿刺：参见附录 13 前房穿刺。

3. 降低眼压：乙酰唑胺 500mg 静

脉注射或 2 片（250mg）口服；或局部应用 β 受体阻滞剂（如 0.5% 噻吗洛尔或左布诺洛尔，每日 1~2 次）。

随访

1. 按照内科医生和（或）神经科医师的指导随诊。

2. 1~4 周后眼科复查，检查是否出现虹膜、视盘、房角、视网膜新生血管（NVI、NVD、NVA、NVE），高达 20% 的患者平均在发病后 4 周会出现新生血管。如果新生血管出现，进行全视网膜光凝术（PRP）和（或）抗血管内皮生长因子（抗 VEGF）治疗。

11.7 视网膜分支动脉阻塞

症状

单侧发病，无痛性突发视力下降，常有部分视野缺损，可能有一过性视力丧失（一过性黑矇）病史。

体征（图 11.7.1）

1. 主要体征：沿视网膜分支动脉分布的视网膜表面混浊或苍白，受累的视网膜水肿。

2. 其他体征：视网膜分支动脉狭窄；血流呈念珠状或节段状改变，受累视网膜分支动脉内有时可见栓子。胆固醇栓子为明亮折光性晶体，通常位于血管分叉处。受累区域可见棉绒斑。

病因学

参见 11.6 视网膜中央动脉阻塞。

诊断

参见 11.6 视网膜中央动脉阻塞。与视网膜中央动脉阻塞不同的是，视网膜电图检查无诊断价值。

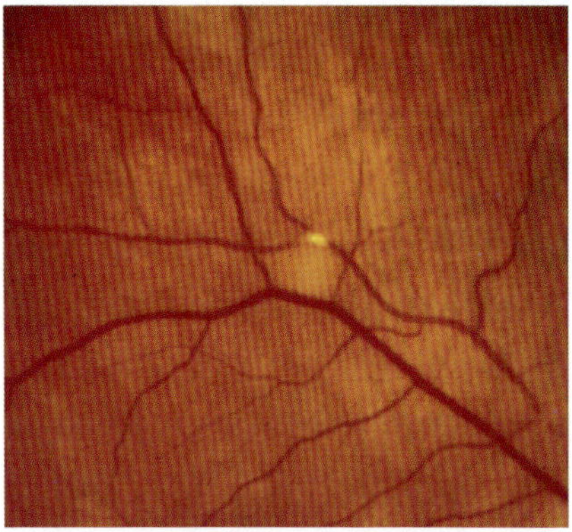

图 11.7.1 视网膜分支动脉阻塞，可见 Hollenhorst 斑

*注：当视网膜分支动脉阻塞伴有视神经水肿或视网膜炎时，应进行相关的血清学检查以排查猫抓病［巴尔通体属（罗克利马体属）］、梅毒、莱姆病和弓形体病。

治疗

1. 美国眼科学会（AAO）2018 年指南建议，所有患者应该被立即送往急诊科（最好隶属于卒中中心）进行评估和检查。治疗参见 11.6 视网膜中央动脉阻塞。

2. 眼科无有效治疗。

3. 治疗所有原发的内科疾病。

随访

1. 需要立即检查患者，并治疗所有原发疾病，尤其是巨细胞动脉炎。

2. 最初每 3~6 个月复查，观察疾病进展。视网膜分支动脉阻塞后罕见眼新生血管生成。

11.8 视网膜中央静脉阻塞

症状

无痛性视力下降，多为单侧。

体征（图 11.8.1）

1. 主要体征：四个象限均出现弥漫性视网膜出血，视网膜静脉迂曲扩张。

2. 其他体征：棉绒斑，视盘水肿、出血，黄斑水肿，视盘出现视睫分支血管（晚期表现），视盘、虹膜、房角及视网膜新生血管（NVD、NVI、NVA、NVE）。

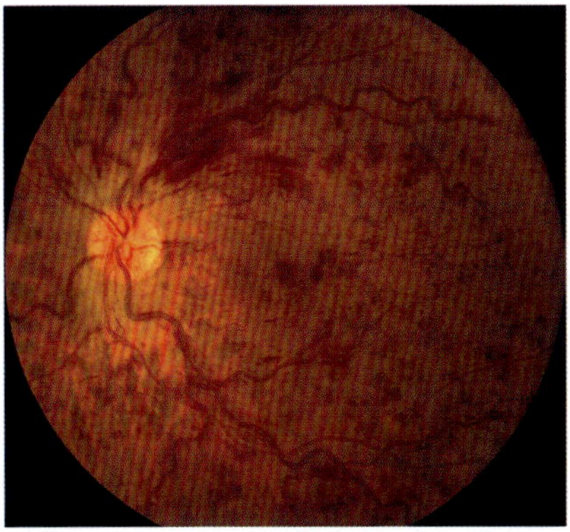

图 11.8.1　视网膜中央静脉阻塞的血管迂曲扩张，四个象限弥漫性视网膜出血，黄斑水肿

鉴别诊断

1. 眼缺血综合征（OIS）或颈动脉阻塞性疾病：静脉不规则性扩张，但不迂曲。通常存在中周部视网膜出血，但视盘水肿和出血不典型。1/3 的病例存在视盘新生血管（NVD）。患者可有一过性视力丧失（一过性黑矇）病史、一过性脑缺血发作或眼眶疼痛。可能出现眼压下降。可有疼痛或眼内炎。可有视网膜血管血压异常。参见 11.11 眼缺血综合征 / 颈动脉阻塞性疾病。

2. 糖尿病性视网膜病变：出血、微血管瘤主要出现在后极部。通常累及双眼。眼底荧光血管造影可将其与视网膜中央静脉阻塞鉴别。参见 11.12

糖尿病性视网膜病变。

3. 视盘水肿：双侧视盘水肿伴视盘周围火焰状出血。不会有大量弥散的视网膜出血和血管迂曲。参见 10.15 视盘水肿。

4. 放射性视网膜病变：有放射治疗史。可见视盘水肿合并放射性视盘病变及视网膜新生血管。一般情况下，棉绒斑比出血更具特征性。

病因学

1. 邻近的视网膜中央动脉粥样硬化：在筛板区，动脉压迫视网膜中央静脉，导致静脉管腔内血栓形成。

2. 高血压：最常见的与视网膜中央静脉阻塞相关的全身性疾病。

3. 视盘水肿。

4. 青光眼：最常见的与视网膜中央静脉阻塞相关的眼部疾病。

5. 视盘玻璃膜疣。

6. 高凝状态：红细胞增多症、多发性骨髓瘤、冷球蛋白血症、Waldenström 巨球蛋白血症、抗磷脂综合征、第Ⅴ因子 Leiden 突变、活化蛋白 C 抵抗、高同型半胱氨酸血症、蛋白 C 和 S 缺乏症、抗凝血酶Ⅲ突变、凝血酶原突变等。

7. 血管炎：结节病、梅毒、系统性红斑狼疮等。

8. 药物：口服避孕药、利尿剂等。

9. 血小板功能异常。

10. 眼眶疾病：甲状腺眼病、眼眶肿瘤、动静脉瘘等。

11. 偏头痛：罕见。

分类

1. 缺血性视网膜中央静脉阻塞：视力通常更差（<20/200）并且伴有相对性传入性瞳孔障碍和视野缺损。广泛的视网膜出血、多处棉绒斑、静脉迂曲，眼底荧光血管造影显示广泛的毛细血管无灌注区（通常大于 10 个视盘直径）。视网膜电图的 b 波振幅下降。新生血管形成的风险更高。

2. 非缺血性视网膜中央静脉阻塞：视力通常在 20/200 以上，不伴有或仅有轻度的相对性传入性瞳孔障碍，眼底改变轻微。新生血管形成风险较低。

诊断

眼科检查

1. 全面眼科检查：包括眼压，仔细进行裂隙灯检查和房角镜检查排查虹膜和房角的新生血管（二者最好在散瞳前观察），散瞳眼底检查。

2. 眼底荧光血管造影：新生血管形成的危险性与毛细血管无灌注程度成正比。

3. 光学相干断层扫描：检查是否有黄斑水肿及其程度，监测治疗效果。

4. 如果无法确诊，眼动脉流速测定或视网膜血管血压测量有助于鉴别视网膜中央静脉阻塞和颈动脉疾病（很少这样做）。眼动脉压在颈动脉疾病降低，但在视网膜中央静脉阻塞正常或升高。

系统检查

1. 病史：有无内科疾病，用药史（特别是降血压药物、口服避孕药、利尿剂），有无眼病。

2. 测量血压。

3. 血液学检查：空腹血糖和糖化血红蛋白（HbA1c）、全血细胞计数（CBC）加分类、血小板计数、凝血酶原时间 / 部分活化凝血活酶时间（PT/PTT）、血脂谱。

4. 如果有临床指征，特别是年轻患者，考虑血红蛋白电泳、快速血浆反应素试验（RPR）、性病研究实验室试验（VDRL）、梅毒螺旋体抗体荧光素吸收试验（FTA–ABS）或者梅毒螺旋体特异性试验、抗核抗体（ANA）、冷球蛋白、抗磷脂抗体、第 V 因子 Leiden 突变、蛋白 C 和 S 水平、抗凝血酶Ⅲ突变、凝血酶原基因突变、同型半胱氨酸水平、血清蛋白电泳、胸片。

5. 全面的内科检查，特别注意心血管疾病或血液高凝状态。

治疗

1. 停止口服避孕药；如果可能，将利尿剂换成其他降血压药物。

2. 任何一眼眼压升高均需降眼压。参见 9.1 原发性开角型青光眼。

3. 治疗原发内科疾病。

4. 如果存在虹膜或房角新生血管，应立即进行全视网膜激光光凝。如果出现视盘或视网膜新生血管也应考虑进行全视网膜激光光凝。除非随访困难，通常不推荐对无灌注区行预防性全视网膜激光光凝。玻璃体内注射抗 VEGF 药物非常有效，可使眼前段和眼后段新生血管暂时停止生长或消退，可作为全视网膜激光光凝的有效补充，特别是需要迅速消退新生血管时。

5. 通常推荐阿司匹林 81~325mg 口服，每日 1 次，但至今没有临床试验证明其疗效，并可能增加出血风险。

视网膜中央静脉阻塞相关的黄斑水肿

1. 玻璃体腔内注射雷珠单抗 0.5mg 和阿柏西普 2mg 被美国食品和药物管理局（FDA）批准用于治疗视网膜静脉阻塞相关性黄斑水肿。玻璃体腔注射贝伐单抗为超适应证应用。玻璃体腔注射的风险很低，但仍可能出现玻璃体积血和眼内炎等。译者按：国产药物康柏西普Ⅱ期临床研究（FALCON）Ⅰ及Ⅲ期临床研究（CRAVE）结果显示，0.5mg 康柏西普能够安全有效治疗视网膜中央静脉阻塞相关的黄斑水肿。若出现玻璃体出血或黄斑水肿等并发症建议使用卵磷脂络合碘片（沃丽汀），促进出血、水肿的吸收，口服，每次 2 片，每日 3 次，甲亢患者慎用。

2. 地塞米松玻璃体腔内植入，可生物降解的 0.7 mg 植入物被 FDA 批准用于视网膜静脉阻塞合并黄斑水肿的治疗。也可以考虑超适应证应用玻璃体腔注射类固醇（如曲安奈德 40mg/mL，注射 1~4mg），可提高患者视力并减少继发于视网膜中央静脉阻塞的黄斑水肿所造成的视力下降。并发症包括白内障的形成和眼压升高。

*注：一项大型前瞻性随机试验（SCORE-CRVO）发现，玻璃体内注射曲安奈德 1mg 与 4mg 效果相同，但前者不良反应（眼压升高与白内障形成）减少。

随访

1. 最初每月复查，基于视力变化、黄斑水肿情况，以及治疗效果决定随访间隔时间是否逐渐延长。

2. 每次复查，检查眼前节是否有虹膜新生血管，散瞳前行前房角镜检查是否有房角新生血管，散瞳眼底检查排查视盘新生血管或视网膜新生血管。发现早期虹膜或房角新生血管应立即行全视网膜激光光凝和（或）抗 VEGF 治疗，每月随访直到病情稳定或消退。

3. 告知患者对侧眼有 8%~10% 的风险出现视网膜中央或分支静脉阻塞。

参考文献

1. Brown DM, Campochiaro PA, Singh RP, et al. Ranibizumab for macular edema following central retinal vein occlusion: six-month primary end point results of a phase III study. Ophthalmology. 2010;117(6):1124-1133.
2. Haller JA, Bandello F, Belfort R Jr, et al. Randomized sham-controlled trial of dexamethasone intravitreal implant in patients with macular edema due to retinal vein occlusion. Ophthalmology. 2010;117(6):1134-1146.
3. Ip MS, Scott IU, VanVeldhuisen PC, et al. A randomized trial comparing the efficacy and safety of intravitreal triamcinolone with observation to treat vision loss associated with macular edema secondary to central retinal vein occlusion: the Standard Care vs Corticosteroid for Retinal Vein Occlusion (SCORE) study report 5. Arch Ophthalmol. 2009;127(9):1101-1114.
4. Boyer D, Heier J, Brown DM, et al. Vascular endothelial growth factor Trap-Eye for macular edema secondary to central retinal vein occlusion: six-month results of the Phase III COPERNICUS Study. Ophthalmology. 2012;119:1024-1032.

11.9 视网膜分支静脉阻塞

症状

视野盲点或视力丧失，多为单侧发病。

体征（图 11.9.1）

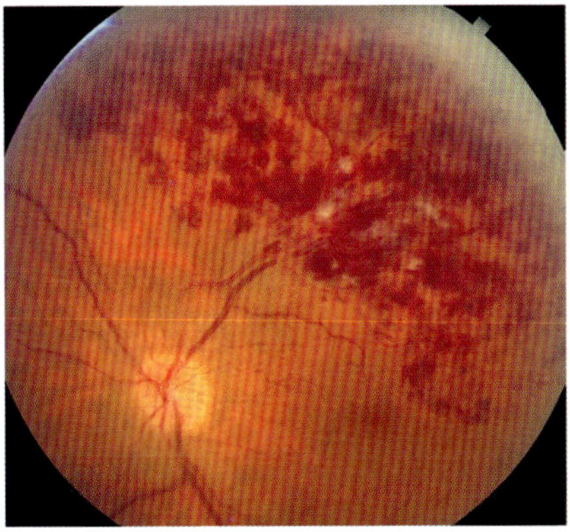

图 11.9.1　视网膜分支静脉阻塞

1. 主要体征：沿一支视网膜静脉分布的区域出现视网膜浅层出血，出血通常不越过水平线（中线）。

2. 其他体征：棉绒斑，视网膜水肿，视网膜静脉迂曲扩张，伴行的动脉狭窄，出现白鞘，视网膜新生血管形成，玻璃体积血。

鉴别诊断

1. 糖尿病性视网膜病变：点片状出血、微血管瘤，跨越水平中线。绝大多数累及双眼。参见 11.12 糖尿病性视网膜病变。

2. 高血压性视网膜病变：视网膜小动脉变窄。出血并不局限于视网膜的一个区域，通常跨越水平中线。大多数累及双眼。参见 11.10 高血压性视网膜病变。

病因学

邻近的动脉管壁病变（常因高血压、动脉粥样硬化或糖尿病引起）在动静脉交叉处压迫静脉管壁。

诊断

1. 病史：全身疾病病史，特别是有无高血压或糖尿病。

2. 全面眼科检查，包括散瞳间接眼底镜检查有无视网膜新生血管和黄斑水肿。

3. 光学相干断层扫描：检查有无黄斑水肿及其程度，监测治疗效果。

4. 测量血压。

5. 血液学检查：空腹血糖和糖化血红蛋白（HbA1c）、血脂谱、全血细胞计数（CBC）加分类、血小板计数、凝血酶原时间 / 部分活化凝血活酶时间（PT/PTT）。如有临床指征，应考虑更全面的检查。参见 11.8 视网膜中央静脉阻塞。

6. 内科检查：由内科医生检查有无心血管疾病。

7. 如果怀疑有新生血管，应在出血吸收后或更早的时候行眼底荧光血管造影检查。

治疗

1. 视网膜新生血管：缺血区域局限性全视网膜激光光凝（PRP），对应于眼底荧光血管造影显示的毛细血管无灌注区。

2. 及时治疗原发内科疾病，如高血压。

视网膜分支静脉阻塞相关的黄斑水肿

1. 抗 VEGF 治疗目前是金标准治疗。玻璃体腔内注射雷珠单抗 0.5mg 和阿柏西普 2mg 被 FDA 批准用于治疗视网膜静脉阻塞相关性黄斑水肿。玻璃体腔注射贝伐单抗为超适应证应用。玻璃体腔注射的风险很低，但仍可能出现玻璃体积血和眼内炎。译者按：国产药物康柏西普Ⅱ期临床研究（FALCON）Ⅰ及Ⅲ期临床研究（BRAVE）结果显示，0.5mg 康柏西普能够安全有效治疗视网膜中央静脉阻塞相关的黄斑水肿。

2. 局限性视网膜激光光凝治疗曾经是金标准治疗，用于水肿持续 3~6 个月、视力低于 0.5 并伴有黄斑毛细血管灌注的病例。然而，目前抗 VEGF 治疗更受青睐。局部激光治疗的局限性包括起效时间长（通常是数月），并且需等待视网膜出血吸收后才能进行。

3. 玻璃体腔内植入地塞米松或超适应证注射类固醇（如曲安奈德 40mg/mL，注射 1~4mg）。参见 11.8 视网膜中央静脉阻塞。

*注：目前的趋势是首先采用药物治疗快速恢复视力，然后进行局部激光光凝使疗效持久，特别是在严重水肿病例。多个药理试验（BRAVO 和 CRUISE）证实，早期抗 VEGF 治疗有助于获得更好的视力。

随访

总体而言，最初每月复查，基于视力变化、黄斑水肿情况，以及治疗效果决定随访间隔时间是否逐渐延长。每次随访都应检查有无新生血管及黄斑水肿。

参考文献

1. Campochiaro PA, Heier JS, Feiner L, et al. Ranibizumab for macular edema following branch retinal vein occlusion: six-month primary end point results of a phase III study. Ophthalmology. 2010;117(6):1102-1112.

2. Varma R, Bressler NM, Suñer I, et al. Improved vision-related function

after ranibizumab for macular edema after retinal vein occlusion: results from the BRAVO and CRUISE trials. Ophthalmology. 2012;119(10):2108-2118.

11.10 高血压性视网膜病变

症状

通常无症状，也可能出现视力下降。

体征（图 11.10.1）

1. 主要体征：广泛或局部视网膜小动脉狭窄，多为双侧。

2. 其他体征

（1）慢性高血压：动静脉交叉处改变（动静脉交叉压迹），视网膜小动脉硬化（“铜丝”或“银丝”样），棉绒斑，火焰状出血，大动脉瘤，中央或分支动脉或静脉阻塞，偶见并发新生血管。

（2）急性（恶性）高血压或急进性高血压：“黄斑区星芒状”硬性渗出，视网膜水肿，棉绒斑，火焰状出血，视盘水肿。偶见浆液性视网膜脱离或玻璃体积血。局部视网膜脉络膜萎缩［源自既往的脉络膜梗死（Elschnig 斑）］是既往急性高血压发作的标志（图 11.10.2）。

*注：单侧病变，应怀疑表现正常的眼侧存在颈动脉阻塞，从而使该眼视网膜避免了高血压造成的影响。

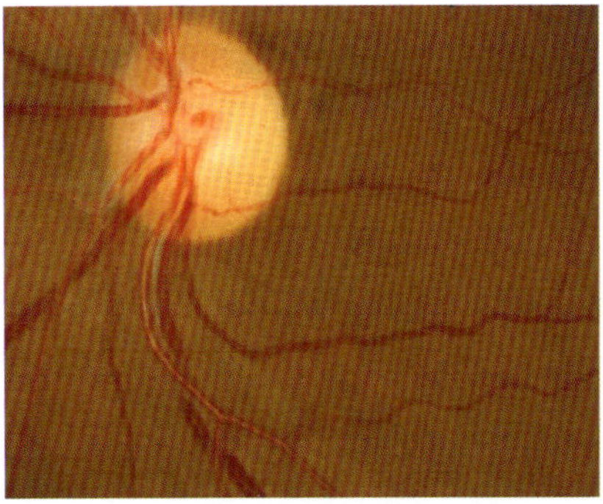

图 11.10.1 慢性高血压性视网膜病变，小动脉狭窄，动静脉交叉压迹

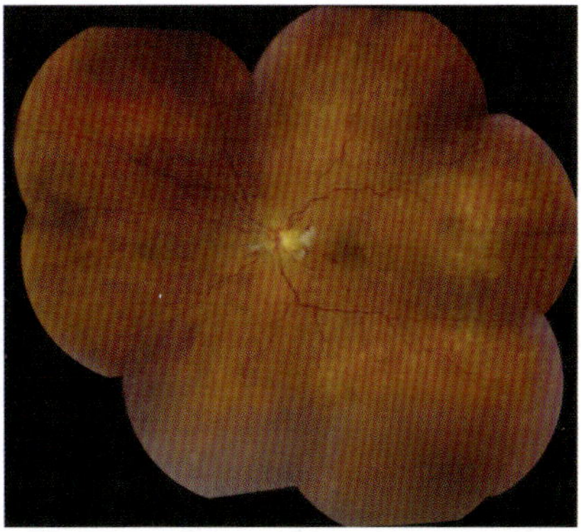

图 11.10.2 急性（恶性）高血压性视网膜病变

鉴别诊断

1. 糖尿病性视网膜病变：出血通常呈点片状，常见微动脉瘤，少见血管变细。参见 11.12 糖尿病性视网膜病变。

2. 胶原血管疾病：可有多个棉绒斑，但很少或无高血压造成的其他眼底特征性改变。

3. 贫血：主要为出血，无显著动脉改变。

4. 放射性视网膜病变：放射治疗史，多发生在放疗后数年内，但也可发生于任何时候。

5. 视网膜中央或分支静脉阻塞：单侧发病，多处出血灶，静脉迂曲扩张。可由高血压导致。参见 11.8 视网膜中央静脉阻塞或 11.9 视网膜分支静脉阻塞。

病因学

1. 原发性高血压：没有已知的原发病因。

2. 继发性高血压：通常由子痫前期 / 子痫、嗜铬细胞瘤、肾脏疾病、肾上腺疾病、主动脉缩窄等引起。

诊断

1. 病史：是否有高血压病史、糖尿病或眼附属器的放射治疗史。

2. 测量血压。

3. 全面眼科检查，尤其是散瞳眼底检查。

4. 建议患者至内科或急诊科就诊。患者血压情况及是否有临床症状决定其紧急程度。如果收缩期血压 ≥ 180mmHg、舒张期血压 ≥ 110mmHg 或出现胸痛、呼吸困难、头痛、精神状态的变化，或视力模糊伴有视盘水肿，需要立即请内科医生诊治。

5. 患者可能需要检查上述高血压的继发因素。

治疗

控制高血压，按照内科医生的治疗方案。

随访

最初 2~3 个月复查，之后每 6~12 个月复查。

11.11 眼缺血综合征 / 颈动脉阻塞性疾病

症状

视力下降，眼球或眶周疼痛，暴露于强光后出现后像或者视力恢复时间延长，可有单眼一过性视力丧失（一过性黑矇）。通常为单侧发病，有最高达 20% 的患者双侧发病。发病年龄多在 50~80 岁。男女比例 2 ∶ 1。

体征

1. 主要体征：尽管视网膜静脉扩张，管径不规则，但通常没有迂曲。视网膜小动脉变窄。相关改变包括中周部视网膜出血（80%）、虹膜新生血管形成（66%）、视盘新生血管形成（35%），以及视网膜新生血管形成（8%）。

2. 其他体征：前额出现外侧支血管、表层巩膜充血、角膜水肿、轻度前葡萄膜炎、新生血管性青光眼、虹膜萎缩、白内障、视网膜微动脉瘤、棉绒斑、视网膜中央动脉自发搏动、樱桃红点，可发生视网膜中央动脉阻塞。

鉴别诊断

1. 视网膜中央静脉阻塞：弥漫性视网膜出血，视网膜静脉迂曲扩张。光照后视力下降，眼眶疼痛通常不明显。视网膜血管血压测量和眼底荧光血管造影有助于鉴别眼缺血综合征和视网膜中央静脉阻塞。参见 11.8 视网膜中央静脉阻塞。

2. 糖尿病性视网膜病变：双眼发病，多双眼对称，常见硬性渗出。参见 11.12 糖尿病性视网膜病变。

3. 主动脉弓病变: 由动脉粥样硬化、梅毒或 Takayasu 大动脉炎引起。临床表现与眼缺血综合征相同，但通常为双侧发病。检查显示臂和颈部搏动消失，手冰冷，运动时臂肌肉出现痉挛。

病因学

1. 同侧颈动脉疾病：颈动脉狭窄 ≥ 90%。

2. 同侧眼动脉疾病：较少见。

3. 同侧视网膜中央动脉阻塞：罕见。

4. 巨细胞动脉炎：罕见。

诊断

1. 病史：既往有无一过性单眼视力丧失病史；有无手冰冷或运动时臂肌肉出现痉挛。

2. 全面眼科检查：仔细检查前房有无闪辉，有无非对称性白内障，有无虹膜、房角、视盘及视网膜新生血管。

3. 内科检查：是否有高血压、糖尿病、动脉粥样硬化疾病。检查脉搏。心脏和颈动脉听诊。

4. 巨细胞动脉炎相关实验室检查。参见 10.17 非动脉炎缺血性视神经病变（巨细胞动脉炎）。

5. 为确诊可行眼底荧光血管造影。

6. 无创性颈动脉检查：二维超声多普勒检查、眼动脉流速测定、磁共振血管造影检查等。

7. 考虑行眼眶彩色超声多普勒检查。

8. 如不能排查视网膜中央静脉阻塞，考虑行视网膜血管血压测量。

9. 需手术治疗者行颈动脉血管造影检查。

10. 考虑到与心脏疾病高度相关，

请心内科医师会诊。

治疗

1. 颈动脉明显狭窄者可行颈动脉内膜剥除手术。转诊至神经血管外科。

2. 如果有新血管形成，行全视网膜激光光凝（PRP）和抗 VEGF 治疗。

3. 如发生青光眼，则需要治疗。参见 9.14 新生血管性青光眼。

4. 控制血压、血糖及胆固醇水平，请内科医师诊治。

5. 改变生活方式，如戒烟。

随访

取决于患者年龄、健康情况、疾病的症状和体征。需行外科手术者应立即评估。

11.12 糖尿病性视网膜病变

糖尿病性视网膜病变分期标准

1. 无明显视网膜病变。

2. 轻度非增殖性糖尿病性视网膜病变（NPOR）：仅有微血管瘤。

3. 中度非增殖性糖尿病性视网膜病变：表现介于轻度与重度之间（图 11.12.1）。可有棉绒斑和静脉串珠。

4. 重度非增殖性糖尿病性视网膜病变：无增殖性糖尿病性视网膜病变表现（PDR），有以下任一表现：四个象限均有广泛视网膜内出血（通常 >20 处），两个象限出现静脉串珠，或一个象限出现明显的视网膜内微血管异常（图 11.12.2）。

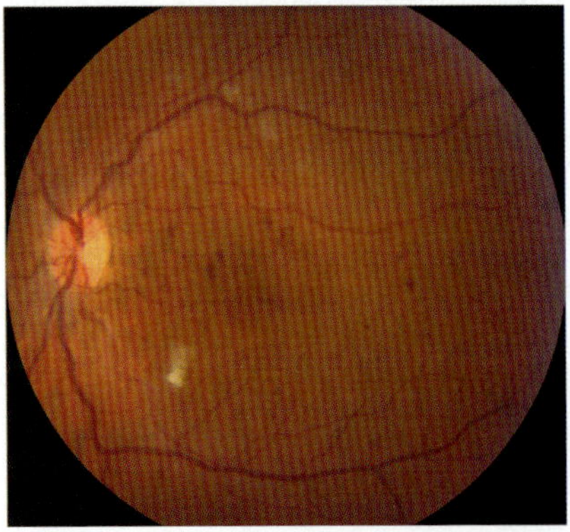

图 11.12.1　中度非增殖性糖尿病性视网膜病变，可见微血管瘤及棉绒斑

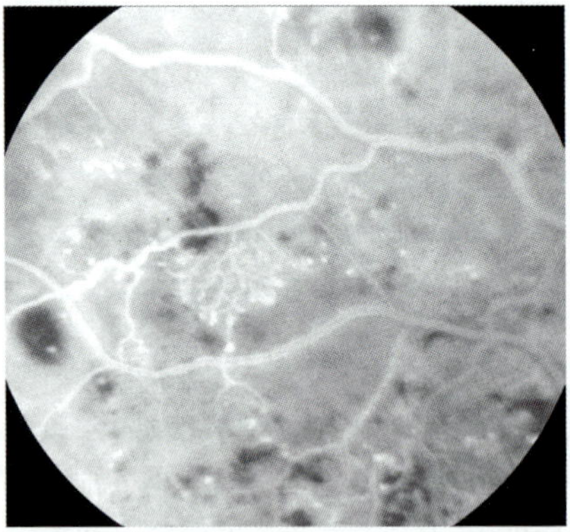

图 11.12.2　眼底荧光血管造影示视网膜内微血管异常

5. 增殖性糖尿病性视网膜病变：以下一个或多个部位出现新生血管，虹膜、房角、视盘或视网膜的任何位置或玻璃体 / 视网膜前出血（图 11.12.3，图 11.12.4）。

6. 糖尿病黄斑水肿：可出现于上述任何时期。累及或威胁到中心凹的糖尿病黄斑水肿需要治疗（图 11.12.5，图 11.12.6）。

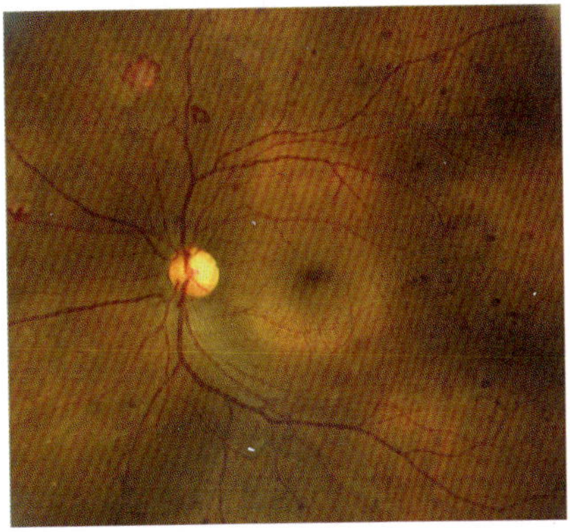

图 11.12.3　增殖性糖尿病性视网膜病变可见新生血管及散在微血管瘤

非增殖性糖尿病性视网膜病变鉴别诊断

1. 视网膜中央静脉阻塞：视盘水肿，静脉更加迂曲扩张，通常无硬性渗出和微血管瘤，出血多位于神经纤维层（碎片状出血）。视网膜中央静脉阻塞多为单侧发病，且起病突然。参见 11.8 视网膜中央静脉阻塞。

2. 视网膜分支静脉阻塞：出血沿静脉分支分布，不越过水平线（中线）。参见 11.9 视网膜分支静脉阻塞。

3. 眼缺血综合征：出血量大，多位于中周部视网膜，无渗出。多伴眼痛，轻度前房反应，角膜水肿，表层巩膜血管充血，瞳孔轻度散大且对光反应迟

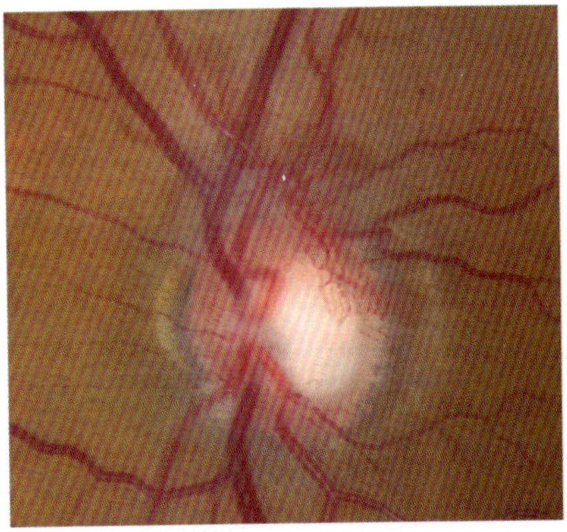

图 11.12.4　增殖性糖尿病性视网膜病变可见视盘新生血管

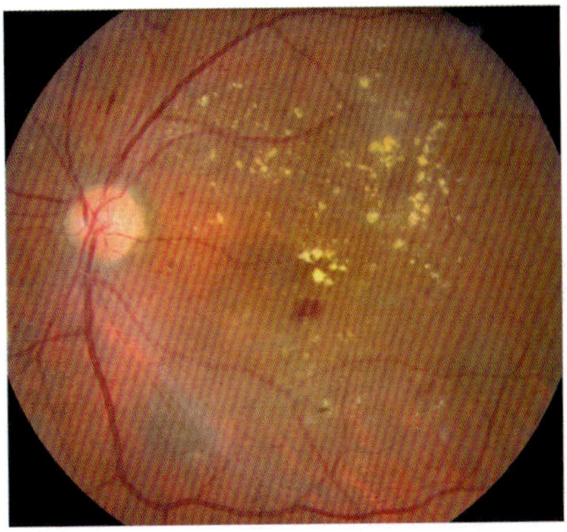

图 11.12.5　非增殖性糖尿病性视网膜病变伴有显著临床意义的黄斑水肿

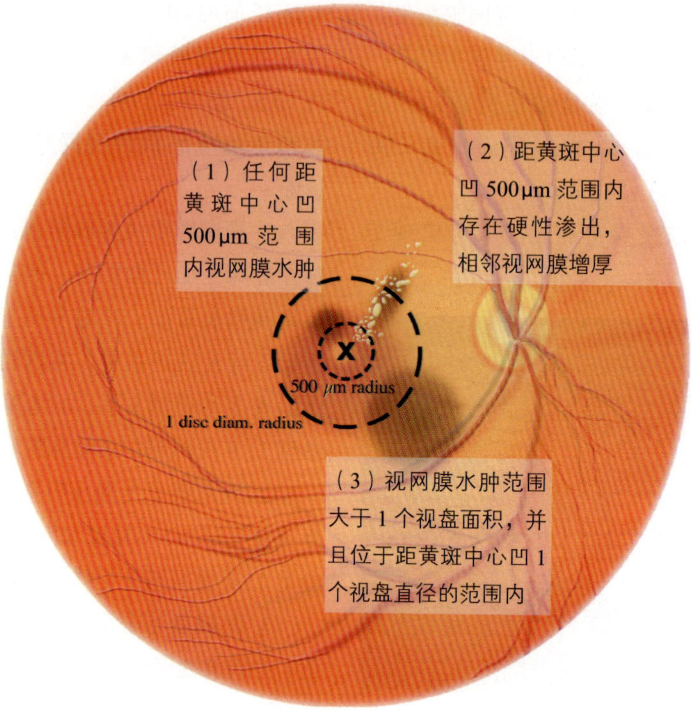

图 11.12.6　显著临床意义的黄斑水肿

钝，虹膜新生血管形成。参见 11.11 眼缺血综合征 / 颈动脉阻塞性疾病。

4. 高血压性视网膜病变：出血较少，通常为火焰状，微动脉瘤罕见，小动脉狭窄常伴有动静脉压迹（AV 征）。参见 11.10 高血压性视网膜病变。

5. 放射性视网膜病变：通常发生于放射治疗后几年之内，微动脉瘤罕见。参见 11.5 棉绒斑。

增殖性糖尿病性视网膜病变鉴别诊断

1. 视网膜中央动脉阻塞、视网膜中央静脉阻塞及视网膜分支静脉阻塞并发新生血管：参见相关章节。

2. 镰状细胞性视网膜病变：周边视网膜新生血管形成。表现为“海扇状”新生血管。参见 11.20 镰状细胞性视网膜疾病（包括镰状细胞病、镰状细胞性贫血、镰状细胞性状）。

3. 经静脉吸毒引起的栓塞（滑石粉视网膜病变）：有静脉吸毒史，出现周边视网膜新生血管。视网膜血管内存在滑石粉颗粒。参见 11.33 结晶样视网膜病变。

4. 结节病：可存在葡萄膜炎，渗出包绕静脉（蜡滴样），视网膜新生血管或全身表现。参见 12.6 结节病。

5. 其他炎症性综合征，如系统性红斑狼疮。

6. 眼缺血综合征：参见 11.11 眼缺血综合征 / 颈动脉阻塞性疾病。

7. 放射性视网膜病变：参见上述内容。

8. 高凝状态，如抗磷脂综合征。

诊断

1. 推荐在药物散瞳前在裂隙灯下应用前房角镜检查虹膜及房角新生血管。

2. 裂隙灯下使用 90D 或 60D 前置镜或接触式眼底镜，散瞳检查眼底，排查新生血管形成及黄斑水肿。使用间接检眼镜检查周边视网膜。

3. 检测空腹血糖、糖化血红蛋白（HbA1c）及血脂谱。

4. 测量血压。

5. 眼底荧光血管造影检查视网膜异常灌注区、黄斑缺血、微血管瘤及亚临床期新生血管，尤其是黄斑局部光凝治疗前应做该检查。

6. 光学相干断层扫描检查可用于观察是否存在糖尿病黄斑水肿及其程度。光学相干断层扫描血管成像有助于明确是否存在显著的黄斑中心缺血。

治疗

糖尿病性黄斑水肿

1. 抗 VEGF 治疗：应用 FDA 批准的雷珠单抗、阿柏西普及国产药物康柏西普与超适应证的贝伐单抗是治疗累及中心凹的糖尿病黄斑水肿（DME）的一线用药。

2. 抗 VEGF 治疗效果不佳或需要持续、频繁抗 VEGF 者可考虑玻璃体腔内应用 FDA 批准的地塞米松或长效氟喹诺酮丙酮酯注射用植入物进行治疗。也可以考虑超适应证玻璃体腔注射皮质类固醇（如曲安奈德 40mg/mL，注射 1~4mg）。并发症包括白内障形成和眼压升高。

3. 黄斑局部激光光凝治疗：用于中心凹外微血管瘤导致的严重黄斑水肿。黄斑激光光凝也可以用于禁忌使用抗 VEGF 和玻璃体腔内注射类固醇的患者。虽然没有研究明确显示对胎儿的不良反应，绝大多数医师避免给孕妇进行抗 VEGF 治疗。

4. 译者按：2020 亚洲 DME 治疗小组专家建议和我国糖尿病视网膜病变临床诊疗指南（2022 年）中指出，如果在 3 次抗 VEGF 注射后反应不佳，可以切换到替代治疗，如糖皮质激素部分患者早期从抗 VEGF 转换为糖皮质激素可提供更好的治疗效果。PALADIN 研究证实，0.2μg/d 氟轻松玻璃体内植入剂可安全有效地改善患者视力和视网膜解剖结构，减少水肿复发，显著减轻患者治疗负担。USER 研究显示，DME 患者序贯接受 0.2μg/d 氟轻松玻璃体内植入剂治疗后，能有效降低抗 VEGF 治疗频次，并持续稳定视力，降低视网膜厚度。

5. 译者按：卵磷脂络合碘片（沃丽汀）全名为甘草 – 卵脂络合碘，是在大豆中提取的大豆卵脂亲水基团中，碱基与碘络合形成的有机碘制剂。现代研究证实，其可改善视网膜新陈代谢，促进视网膜功能的恢复，从而抑制炎症，促进出血、混浊吸收。在糖尿病性视网膜病变治疗中可作为辅助治疗药物。一般临床剂量为每次 2 片，每日 3 次，使用时间为 2 周至 1 个月，甲亢患者慎用。

增殖性糖尿病性视网膜病变

1. 全视网膜激光光凝适用于具有以下任一高危特征的病变（图 11.12.7）。

（1）视盘新生血管面积大于 1/4~1/3 视盘面积。

（2）任一程度的视盘新生血管合并视网膜前出血或玻璃体积血。

（3）视网膜新生血管面积大于 1/2 视盘面积，合并视网膜前出血或玻璃体积血。

（4）有虹膜或房角新生血管形成。

2. 抗 VEGF 治疗可作为全视网膜激光光凝术的替代方案应用于增殖性糖尿病性视网膜病变。存在糖尿病性黄斑水肿或由于玻璃体积血无法观察周边部视网膜的病例，抗 VEGF 治疗是首选的初始治疗方式。仅使用抗 VEGF 治疗而不联合全视网膜激光光凝术的治疗方案应谨慎使用，在失访的患者发现解剖预后和视力预后均更差。

*注：一些医生会对视网膜新生血管或任一程度的视盘新生血管不伴有视网膜前出血或玻璃体积血的患者进行治疗，尤其是依从性差的患者。

玻璃体切除术的适应证

出现以下任一情况可行玻璃体切除术：

1. 致密的、不可吸收的或复发性玻璃体积血导致显著视力下降。

2. 牵拉性视网膜脱离累及黄斑，黄斑区病变不断进展。

3. 黄斑前膜（ERMs）或玻璃体黄斑牵拉导致严重视觉症状。

4. 致密的黄斑前出血。

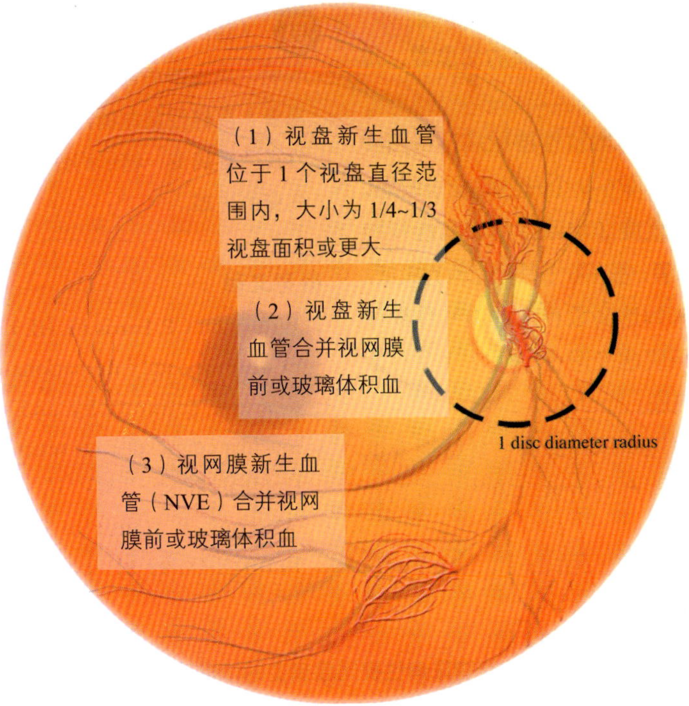

图 11.12.7 糖尿病性视网膜病变的高危特征

5. 慢性糖尿病性黄斑水肿（DME）采用其他治疗无效。

6. 严重的视网膜新生血管形成和纤维增殖，激光光凝或抗 VEGF 治疗无效。

*注：年轻的 1 型糖尿病患者更易发生急进型的增殖性糖尿病性视网膜病变，应早期行玻璃体切除术、视网膜激光光凝术或抗 VEGF 治疗。如玻璃体积血致密导致无法窥清眼底，应行 B 超检查排查黄斑区牵拉性视网膜脱离。

随访

1. 糖尿病无视网膜病变患者，每年散瞳检查眼底。

2. 轻度非增殖性糖尿病性视网膜病变患者，每 6~9 个月散瞳检查眼底。

3. 中重度非增殖性糖尿病性视网膜病变患者，每 4~6 个月散瞳检查眼底。

4. 未到达高危程度的增殖性糖尿病性视网膜病变患者，每 2~3 个月散瞳检查眼底。

5. 妊娠糖尿病患者：妊娠期发生的病变多在产后消退。随访指南见表 11.12.1。

*注：糖尿病控制及并发症试验表明，应用胰岛素（针对 1 型糖尿病患者）严格控制血糖，可延缓糖尿病性视网膜病变、糖尿病性肾病和神经病变的进展。

参考文献

1. Wilkinson CP, Ferris FL III, Klein RE, et al. Proposed international clinical diabetic retinopathy and diabetic macular edema disease severity scales. Ophthalmology. 2003;110:1677-1682.
2. Mitchell P, Bandello F, Schmidt-Erfurth U, et al. The RESTORE

表 11.12.1　基于妊娠期基线糖尿病性视网膜病变的诊疗建议

基线糖尿病性视网膜病变	妊娠期糖尿病	无或轻度 NPDR	中度至重度 NPDR	高危 NPDR	PDR
妊娠过程	无视网膜病变风险	多无进展，有进展者只有少数出现视力下降	高达 50% 出现进展，多数产后消退	最高 50% 出现进展，部分产后消退	进展迅速
眼科检查	无	前 3 个月和第三个 3 个月	每 3 个月	每月	每月
治疗	无	无	无，除非出现高危 PDR	无，除非出现高危 PDR	全视网膜激光光凝治疗 PDR。观察糖尿病黄斑水肿（多数产后消退）

Study ranibizumab monotherapy or combined with laser versus laser monotherapy for diabetic macular edema. Ophthalmology. 2011;118:615-625.
3. Korobelnik JF, Do DV, Schmidt-Erfurth U, et al. Intravitreal aflibercept for diabetic macular edema. Ophthalmology. 2014;121(11):2247-2254.
4. Boyer DS, Yoon YH, Belfort R Jr, et al. Three-year, randomized, sham-controlled trial of dexamethasone intravitreal implant in patients with diabetic macular edema. Ophthalmology. 2014;121(10):1904-1914.
5. Cunha-Vaz J, Ashton P, Iezzi R, et al. Sustained delivery fluocinolone acetonide vitreous implants: long-term benefit in patients with chronic diabetic macular edema. Ophthalmology. 2014;121(10):1892-1903.
6. Diabetic Retinopathy Clinical Research Network. Panretinal photocoagulation vs intravitreous ranibizumab for proliferative diabetic retinopathy: a randomized trial. J Am Med Assoc. 2015;314(20):2137-2146.
7. Obeid A, Su D, Patel SN, et al. Outcomes of eyes lost to follow-up with proliferative diabetic retinopathy that received panretinal photocoagulation versus intravitreal anti-vascular endothelial growth factor. Ophthalmology. 2019;126(3):407-413.

11.13 玻璃体积血

症状

突发、无痛性视力下降或视野中突然出现的黑点、蛛网或烟雾样混浊。

体征（图 11.13.1）

1. 主要体征：严重的玻璃体积血患者眼底红光反射可消失，眼底观察受限或无法窥入，前部玻璃体（或前房）可见红细胞。轻度玻璃体积血患者眼底部分被遮挡。陈旧性玻璃体积血由于血红蛋白降解可呈黄褐色。

2. 其他体征：玻璃体积血致密时

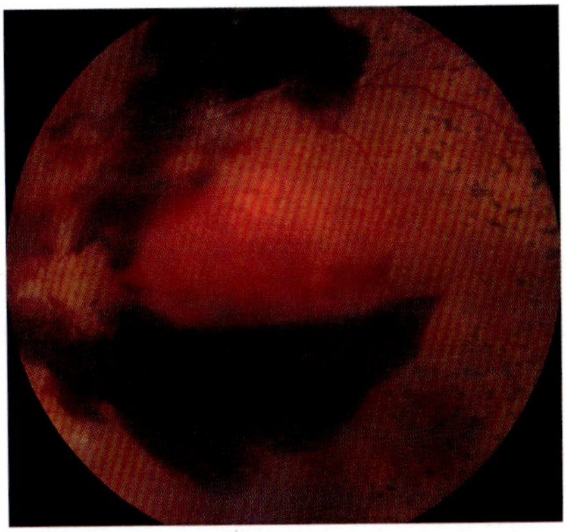

图 11.13.1　增殖性糖尿病性视网膜病变造成的玻璃体和视网膜前出血

可出现轻度相对性传入性瞳孔障碍。根据病因不同，可存在其他眼底异常。

鉴别诊断

1. 玻璃体炎（玻璃体内白细胞）：通常非急性发病，可伴有前部或后部葡萄膜炎。玻璃体中无红细胞。参见 12.3 后葡萄膜炎和全葡萄膜炎。

2. 视网膜脱离：可不伴有玻璃体积血，但可能症状相似。视网膜脱离引起的玻璃体积血，间接检眼镜检查时周边视网膜常被遮盖，需要应用 B 超检查视网膜脱离。参见 11.3 视网膜脱离。

病因学

1. 糖尿病性视网膜病变：通常有糖尿病合并糖尿病性视网膜病变病史。对侧眼表现为显著的糖尿病性视网膜病变。增殖性糖尿病性视网膜病变导致的玻璃体积血，间接检眼镜检查时常可见周边视网膜。参见 11.12 糖尿病性视网膜病变。

2. 玻璃体后脱离：常见于中老年患者。通常患者主诉为眼前漂浮物及闪光感。参见 11.1 玻璃体后脱离。

3. 视网膜裂孔：常位于致密的玻璃体积血上方。巩膜顶压检查可发现，如果屈光间质混浊，可行 B 超检查。参见 11.2 视网膜裂孔（撕裂）。

4. 视网膜脱离：如眼底无法窥入，可行 B 超检查确诊。参见 11.3 视网膜脱离。

5. 视网膜静脉阻塞（通常为分支静脉阻塞）：多见于老年患者，有高血压病史。参见 11.9 视网膜分支静脉阻塞。

6. 渗出性年龄相关性黄斑变性：常伴有晚期脉络膜新生血管。玻璃体积血发生之前，原发黄斑疾病导致患眼视力差。对侧眼可见黄斑玻璃膜疣和（或）年龄相关性黄斑变性的其他表现。B 超有助于诊断。参见 11.17 新生血管性或渗出性（湿性）年龄相关性黄斑变性。

7. 镰状细胞病：对侧眼可见周边视网膜新生血管，呈“海扇”形和三文鱼色。参见 11.20 镰状细胞性视网膜疾病（包括镰状细胞病、镰状细胞性贫血、镰状细胞性状）。

8. 外伤：有明确外伤史。

9. Valsalva：有明确的 Valsalva 动作史。

10. 眼内肿瘤：眼底镜或 B 超检查可见。参见 5.13 虹膜恶性黑色素瘤和 11.36 脉络膜痣和脉络膜恶性黑色素瘤。

11. 蛛网膜下腔或硬膜下出血（Terson 综合征）：常见双侧视网膜前出血或玻璃体积血。严重头痛通常先于眼底表现。可发生昏迷。

12. 其他：大动脉瘤破裂、Eales 病、Coats 病、早产儿视网膜病变、von Hippel–Lindau 综合征的视网膜毛细血管瘤、先天性视盘前血管襻、视网膜海绵状血管瘤、高血压、放射性视网膜病变、人工晶体导致的眼前节出血、出血体质、血液系统恶性肿瘤。详见有关章节。

*注：在婴儿和儿童，考虑产伤、儿童虐待（如婴儿摇晃综合征）、先天性 X- 连锁视网膜劈裂、扁平部睫状体炎、出血体质和血液系统恶性肿瘤。

诊断

1. 病史：有无眼部或全身性疾病，有无外伤史。

2. 全面的眼科检查，包括未散瞳前裂隙灯检查有无虹膜新生血管形成，测量眼压，散瞳后用间接检眼镜行双眼眼底检查。对于自发性玻璃体积血，眼底可见时可行巩膜顶压检查。

3. 如视网膜无法窥入，可采用 B 超排查视网膜脱离或眼内肿瘤。巩膜顶压或 B 超检查可见视网膜裂孔的盖瓣（盖瓣凸起）。

4. 虽然眼底荧光血管造影的成像质量取决于积血的密度，但是造影仍有助于确定病因，而且可用于诊断对侧眼的异常。

治疗

1. 如玻璃体积血的病因未知，视网膜裂孔和（或）视网膜脱离不能排除（即没有上面提到的疾病史，无对侧眼病变，患眼眼底被玻璃体积血完全遮盖），可选择密切随访或玻璃体切除术。译者按：早期出血即可给予卵磷脂络合碘片（沃丽汀）促进积血吸收，口服，每次 2 片，每日 3 次，甲亢患者慎用。

2. 观察

（1）不负重，不用力，不弯腰，保持床头抬高。以上措施可降低再出血的风险，并使积血下沉，使上方周边视网膜可见，这是视网膜裂孔的常见发生位置。

（2）如非必要，停用阿司匹林、非甾体抗炎药和其他抗凝药物。

（3）及早病因治疗（如冷凝或激光光凝封闭视网膜裂孔，复位脱离的视网膜，抗 VEGF 或激光光凝治疗增殖性视网膜血管病）。

3. 玻璃体切除术

（1）B 超示玻璃体积血伴有视网膜脱离或视网膜裂孔。

（2）玻璃体积血不吸收。特发性玻璃体积血造成眼底窥不入的患者中 2/3 患有视网膜裂孔或视网膜脱离，应考虑行早期玻璃体切除术。

（3）玻璃体积血伴虹膜新生血管。

（4）溶血性或血影细胞性青光眼。

随访

如果选择观察，首诊后 2~3 天每天复查。如果积血充满玻璃体，非常致密，持续存在且病因不明，应考虑玻璃体切除术。

11.14 黄斑囊样水肿

症状

视力下降。

体征（图 11.14.1~ 图 11.14.3）

1. 主要体征：黄斑中心凹反光不规则或减弱，中心凹视网膜增厚，伴或不伴小的视网膜内囊肿。

2. 其他体征：根据黄斑囊样水肿的病因，可见玻璃体细胞、视神经水肿、点状出血。

病因学

1. 手术后，任何眼科手术后，包括激光和冷凝术。白内障摘除术后黄

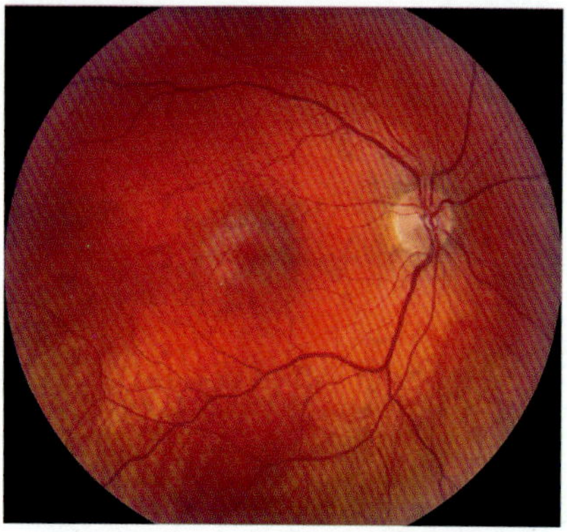

图 11.14.1 黄斑囊样水肿

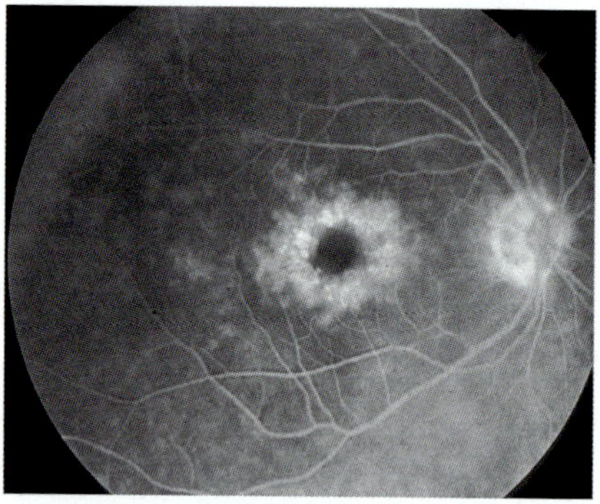

图 11.14.2 黄斑囊样水肿的眼底荧光血管造影表现

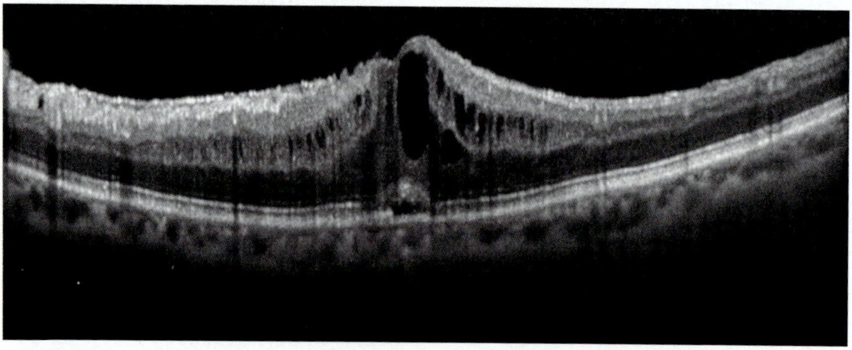

图 11.14.3 黄斑囊样水肿的光学相干断层扫描表现

斑囊样水肿或 Irvine–Gass 征的发病高峰为术后 6~10 周；手术并发症包括玻璃体脱失、角巩膜切口玻璃体嵌顿和虹膜脱出或葡萄膜嵌顿，增加了黄斑囊样水肿的发病率。

2. 糖尿病性视网膜病变：参见 11.12 糖尿病性视网膜病变。

3. 视网膜中央及分支静脉阻塞：参见 11.8 视网膜中央静脉阻塞及 11.9 视网膜分支静脉阻塞。

4. 葡萄膜炎：特别是扁平部睫状体炎。参见 12.2 中间葡萄膜炎。

5. 视网膜色素变性：参见 11.28 视网膜色素变性和遗传性脉络膜视网膜营养不良。

6. 滴眼液：肾上腺素、地匹福林和前列腺素类似物，尤其是白内障术后患者。

7. 视网膜血管炎：Eales 病、Behçet 综合征、结节病、坏死性血管炎、多发性硬化、巨细胞病毒性视网膜炎等。

8. 视网膜毛细血管扩张：Coats 病、特发性黄斑毛细血管扩张等。

9. 年龄相关性黄斑变性：参见 11.16 非渗出性（干性）年龄相关性黄斑变性及 11.17 新生血管性或渗出性（湿性）年龄相关性黄斑变性。

10. 视网膜前膜（ERM）：参见 11.26 视网膜前膜（黄斑皱褶、表面皱褶性视网膜病变、玻璃纸样黄斑病变）。

11. 与其他眼部疾病相关：视网膜脱离、中心凹下脉络膜新生血管、眼内肿瘤等。

12. 其他：系统性高血压、胶原血管病、常染色体显性遗传性黄斑囊样水肿等。

13. 假性黄斑囊样水肿（眼底荧光血管造影无渗漏表现）：烟酸性黄斑病变（通常仅见于摄入相对大剂量烟酸的患者），紫杉烷类药物，X–连锁视网膜劈裂［吲哚青绿脉络膜造影（ICGA）可见渗漏］，近视性黄斑中心凹劈裂，Goldmann–Favre 病（及其他 NR2E3 相关性视网膜病变），视网膜前膜（ERM）引起的假性黄斑裂孔。

诊断

1. 病史：有无近期眼内手术史；有无糖尿病；既往有无葡萄膜炎或眼部炎症；有无夜盲症或眼部疾病家族史；有无用药史，包括局部用肾上腺素、地匹福林或前列腺素类似物。

2. 全面眼科检查，包括前房角镜检查以排查白内障术后残余的晶状体碎片和前房型人工晶状体襻易位。彻底的周边眼底检查（下方巩膜顶压以观察是否患有扁平部睫状体炎）。检查黄斑最好是在裂隙灯下使用 60D

或 90D 前置镜、接触式眼底镜或 Hruby 镜。

3. 眼底荧光血管造影显示早期中心凹旁毛细血管渗漏和晚期黄斑着染，典型表现为花瓣或轮辐状。有时可见视神经乳头渗漏（Irvine–Gass 综合征）。假性黄斑囊样水肿的某些病例无荧光素渗漏（见上文）。

4. 光学相干断层扫描可用于诊断黄斑囊样水肿及观察疗效。光学相干断层扫描可见因视网膜内囊腔扩大和黄斑增厚导致的黄斑中心凹轮廓消失。

5. 必要时行其他检查：空腹血糖、糖化血红蛋白、视网膜电图等。

*注：亚临床黄斑囊样水肿通常出现于白内障摘除术后，眼底荧光血管造影可见（血管造影性黄斑囊样水肿），光学相干断层扫描显示无黄斑囊样水肿，无须治疗。

治疗

如果可能的话，治疗原发病。特定病因（如糖尿病、视网膜静脉阻塞、中间葡萄膜炎等）造成的黄斑囊样水肿的治疗方法参见相关章节。

1. 局部应用非甾体抗炎药（如 0.5% 酮咯酸或迪非，每日 4 次；0.09% 溴芬酸或 0.3% 奈帕芬胺，每日 1 次），通常联合局部使用类固醇（如 1% 醋酸泼尼松龙，每日 4 次）。

2. 停止局部应用肾上腺素、地匹福林、前列腺素类似物滴眼液及含烟酸类药物。

3. 根据病因选择其他治疗黄斑囊样水肿的方法。

（1）Tenon 下注射类固醇，如曲安奈德 40mg/mL，注射 0.5~1mL。

（2）玻璃体腔内注射类固醇，如曲安奈德 40mg/mL，注射 1~4mg。

（3）玻璃体腔内注射抗 VEGF 药物，如贝伐单抗 0.05mL（含 1.25 mg）。

（4）全身应用类固醇，如强的松 40 mg 口服，每日 1 次，连续 5 天，随后逐渐减量，持续超过 2 周。

（5）全身应用非甾体抗炎药，如吲哚美辛 25mg，口服，每日 3 次，持续 6 周。

（6）局部或全身应用碳酸酐酶抑制剂（如 2% 多佐胺，每日 3 次，或乙酰唑胺口服，每日 1 次，起始剂量 500mg），用于视网膜色素变性相关的黄斑囊样水肿。

（7）黄斑囊样水肿，伴或不伴手术切口玻璃体嵌顿，可采用玻璃体切除术或 YAG 激光松解玻璃体牵拉条带。

4. 译者按：因 PDR、RVO、葡萄膜炎及各种眼内手术所致的黄斑囊样水肿可以使用卵磷脂络合碘片（沃丽汀）促进水肿的吸收。每次 2 片，每日 3 次，甲亢患者慎用。

随访

手术后黄斑囊样水肿患者应首选局部应用非甾体抗炎药和类固醇，4~6 周后随访，评估滴眼液的疗效。其他类型的黄斑囊样水肿的随访间隔类似，用以监测初始治疗的效果。

11.15 中心性浆液性脉络膜视网膜病变

症状

中心暗点，视物模糊或变暗，视物扭曲（变形）和变小（小视症），颜色可能显示为褪色。通常单眼发病，也可累及双眼（多见于老年患者，但可能不是同时出现症状）。也可无症状。

体征（图 11.15.1）

1. 主要体征：黄斑区视网膜神经感觉层局限性浆液性脱离，无视网膜下出血或脂质渗出。脱离边缘逐渐倾斜并与未脱离的视网膜逐渐融合。

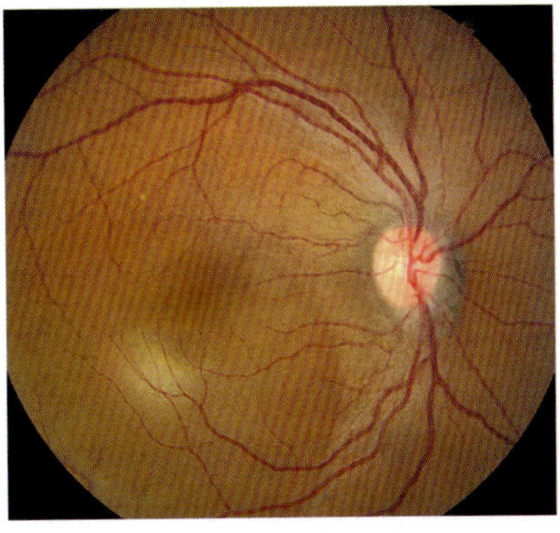

图 11.15.1 中心性浆液性脉络膜视网膜病变

2. 其他体征：视力通常为 20/20~20/200。阿姆斯勒表测试显示相对暗点和直线扭曲。可有轻度相对性传入性瞳孔障碍、浆液性色素上皮脱离或视网膜下纤维蛋白沉积。局灶性色素上皮改变提示既往发作病史。

鉴别诊断

以下病变均可产生黄斑区视网膜神经感觉层的浆液性脱离。

1. 年龄相关性黄斑变性：患者通常 ≥ 50 岁，玻璃膜疣，色素上皮改变，可伴有脉络膜（视网膜下）新生血管，多为双侧发病。参见 11.16 非渗出性（干性）年龄相关性黄斑变性及 11.17 新生血管性或渗出性（湿性）年龄相关性黄斑变性。

2. 视盘小凹：视盘神经组织小的缺损（小凹）。可见浆液性视网膜脱离，与视盘相通。参见 11.34 视盘小凹。

3. 由于孔源性视网膜脱离或黄斑裂孔导致的黄斑脱离：在孔源性视网膜脱离患眼可见视网膜裂孔。参见 11.3 视网膜脱离及 11.25 玻璃体黄斑

粘连 / 玻璃体黄斑牵拉 / 黄斑裂孔。

4. 脉络膜肿瘤，尤其是脉络膜血管瘤：参见 11.36 脉络膜痣及脉络膜恶性黑色素瘤。

5. 高血压：参见 11.10 高血压性视网膜病变。

6. 视网膜色素上皮脱离（PED）：视网膜色素上皮脱离的边界较中心性浆液性脉络膜视网膜病变的边界更为清晰，视网膜色素上皮隆起。偶有视网膜色素上皮脱离伴发中心性浆液性脉络膜视网膜病变或年龄相关性黄斑变性。

7. 其他：特发性脉络膜渗漏、炎性脉络膜疾病和慢性肾功能衰竭。

病因学

1. 特发性：最常见于中青年男性。女性患者通常与妊娠相关。狼疮患者的中心性浆液性脉络膜视网膜病变发病率增加。

2. 内源性皮质醇升高：有助于解释此病可能与心理或生理压力（A 型人格）相关。罕见于产生皮质醇的肾上腺腺瘤患者或Cushing综合征患者。

3. 外源性皮质醇：使用皮质类固醇，包括鼻用皮质类固醇喷雾剂和外用药膏。

诊断

1. 阿姆斯勒表检查受累区域的面积。参见附录 4 阿姆斯勒表。

2. 裂隙灯下接触式眼底镜、Hruby 镜或 60D/90D 前置镜检查黄斑区，排查并发的脉络膜新生血管。另外，排查视盘小凹。

3. 散瞳后间接眼底镜检查眼底，排查脉络膜肿瘤或孔源性视网膜脱离。

4. 光学相干断层扫描有助于显示视网膜下积液或视网膜色素上皮脱离（PED），监测病情变化。深度强化成像光学相干断层扫描（EDI–OCT）显示脉络膜增厚，可用作辅助诊断（图 11.15.2，图 11.15.3）。

5. 如果不能确诊或表现不典型，怀疑是脉络膜新生血管或考虑行激光治疗，应行眼底荧光血管造影和吲哚青绿脉络膜血管造影。眼底荧光血管造影显示 10%~20% 病例具有特征性“炊烟”状荧光素渗漏。吲哚青绿脉络膜血管造影显示脉络膜动脉、脉络

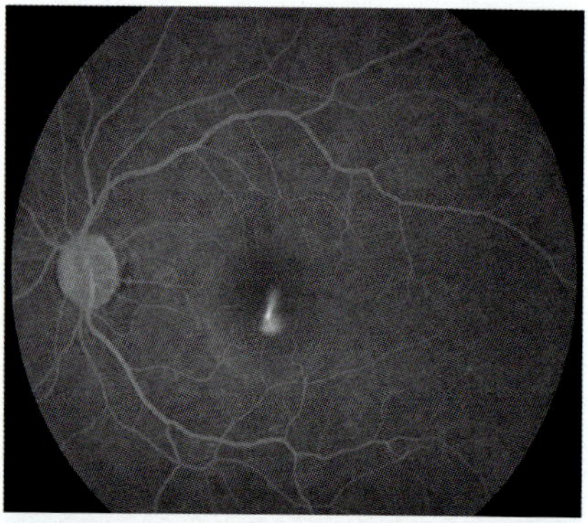

图 11.15.2　中心性浆液性脉络膜视网膜病变的眼底荧光血管造影显示“炊烟”样荧光素渗漏

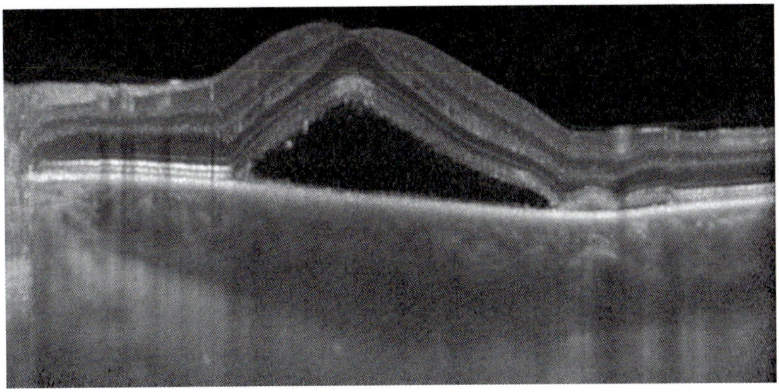

图 11.15.3　中心性浆液性脉络膜视网膜病变的深度强化成像光学相干断层扫描显示视网膜下液和脉络膜增厚

膜毛细血管充盈延迟和早期的特征性多灶性强荧光斑片。

6. 慢性中心性浆液性脉络膜视网膜病变病例，应考虑行全身性检查，包括皮质醇水平和肾功能。

治疗

1. 观察：急性中心性浆液性脉络膜视网膜病变通常是自限性的，且视力预后良好。复发病例、多灶性脱离或病程迁延者预后较差。

2. 如果可能，停用皮质类固醇，包括局部皮肤用药和鼻腔喷雾剂。

3. 激光光凝治疗：可加速视力恢复，但远期效果和安全性尚不明确。可能增加脉络膜新生血管形成的风险，因此，应使用较低的激光能量。以下几种情况考虑激光治疗：

（1）浆液性脱离持续数月。

（2）曾患中心性浆液性脉络膜视网膜病变，并造成视功能永久损害，该眼再次发病。

（3）曾患中心性浆液性脉络膜视网膜病变，并造成视功能永久损害，对侧眼发病。

（4）患者要求尽快恢复视力，如职业需求。

4. 光动力治疗：对于慢性中心性浆液性脉络膜视网膜病变可能有效。半量光动力治疗可用于急性患者的快速消除视网膜下积液。

5. 盐皮质激素受体拮抗剂：依普利酮和螺内酯可改善慢性患者的解剖及视力。

6. 如果发生脉络膜新生血管，考虑抗 VEGF 治疗。

7. 译者按：确诊后可尽早使用卵磷脂络合碘片（沃丽汀）促进吸收，缩短病程，避免复发造成光感受器的损伤。每次 2 片，每日 3 次，甲亢患者慎用。

随访

每 6~8 周复查一次，直至痊愈。

11.16 非渗出性（干性）年龄相关性黄斑变性

症状

中心视力逐渐下降，阿姆斯勒表改变；也可无症状。

体征（图 11.16.1，图 11.16.2）

1. 主要体征：黄斑玻璃膜疣，外层视网膜色素堆积，视网膜色素上皮萎缩，几乎均为双眼受累。

2. 其他体征：融合性的视网膜和脉络膜毛细血管萎缩（如地图样萎缩），营养不良性钙化。

鉴别诊断

1. 周边玻璃膜疣：玻璃膜疣仅位于黄斑区以外。

2. 近视性变性：特征视盘周围病变和黄斑病变，无玻璃膜疣。参见 11.22 病理性 / 退行性近视。

3. 中心性浆液性脉络膜视网膜病变：视网膜浆液性隆起，视网膜色素上皮脱离及斑驳的视网膜色素上皮，无玻璃膜疣、出血或渗出，患者多小于 50 岁。参见 11.15 中心性浆液性脉络膜视网膜病变。

4. 遗传性中心性视网膜营养不良：Stargardt 病、图形营养不良、Best 病等。不同程度的黄斑色素改变、萎缩、脂褐质沉积或几种表现兼有。

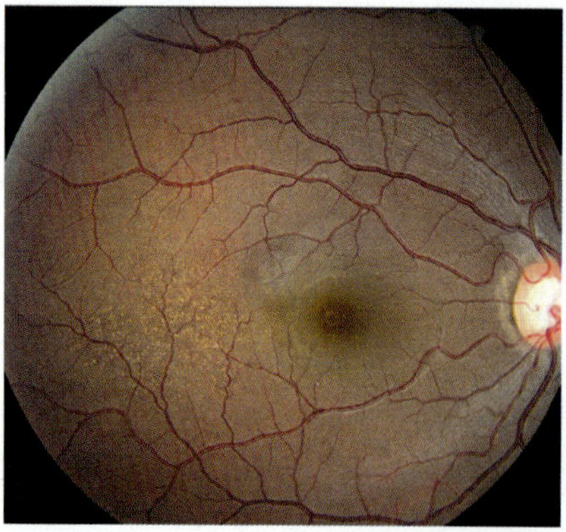

图 11.16.1　干性年龄相关性黄斑变性的细小玻璃膜疣

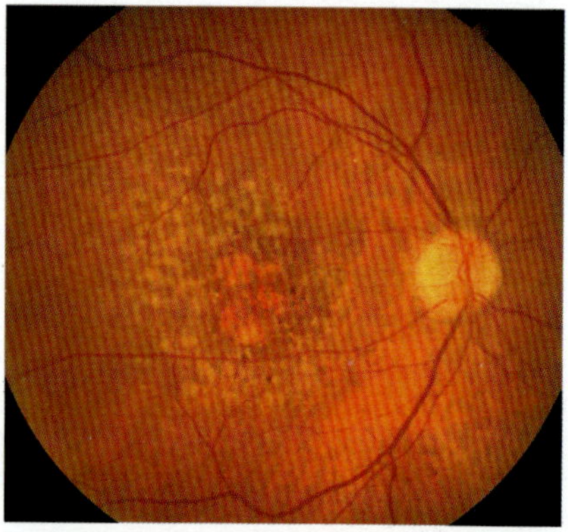

图 11.16.2　干性年龄相关性黄斑变性的软性玻璃膜疣

患者通常小于 50 岁，无玻璃膜疣，家族史。参见相关疾病。

5. 中毒性视网膜病变（如氯喹中毒）：斑驳的色素脱失以色素环包绕（牛眼样黄斑病变），无玻璃膜疣。有毒品吸食或接触史。

6. 炎症性黄斑病变：多灶性脉络膜炎、风疹、匐行性脉络膜病变等。不同程度的脉络膜视网膜萎缩，常可见玻璃体细胞，无玻璃膜疣。参见相关疾病。

诊断

1. 病史：是否存在危险因素（如家族史或吸烟史）。参见视力下降的危险因素，11.17 新生血管性或渗出性（湿性）年龄相关性黄斑变性。

2. 阿姆斯勒表记录或超敏视野（PHP）测试（更佳）查找中心或旁中心暗点，有可能是新生血管化的表现。参见附录 4 阿姆斯勒表。

3. 使用 60D/90D 前置镜或接触式眼底镜检查黄斑：寻找转变为渗出性病变的危险因素，如软性玻璃膜疣或色素堆积。寻找地图样萎缩。寻找渗出性病变的体征如黄斑水肿、视网膜下积液、脂质渗出或出血（玻璃膜疣的消失可能是发展为脉络膜新生血管的前兆）。

4. 基线及定期的眼底自发荧光检查可用于监测疾病的进展，尤其是地图样萎缩。

5. 基于主观感觉或者客观检查结果的视力改变，怀疑渗出性年龄相关性黄斑变性，可行眼底荧光血管造影或光学相干断层扫描检查。玻璃膜疣或视网膜色素上皮萎缩在眼底荧光血管造影和眼底自发荧光通常更明显。光学相干断层扫描血管成像是一种非侵入性的检查，用于代替荧光血管造影，或者是荧光血管造影无法明确诊断时，尤其是存在干扰因素，如图形营养不良或中心性浆液性脉络膜视网膜病变。

治疗

中期干性年龄相关性黄斑变性，有 1 个大玻璃膜疣（125μm）和（或）≥20 个中度大玻璃膜疣(63~125μm)，或一眼晚期干性或渗出性年龄相关性黄斑变性而对侧眼无，均为发展为晚期年龄相关性黄斑变性的高危因素。年龄相关性眼病研究（AREDS）的报告显示，采用维生素 / 矿物质配方，包括维生素 C（500mg）、维生素 E（400IU）、β 胡萝卜素（15mg）、锌（80mg）、氧化铜（5mg），5 年后进展为晚期年龄相关性黄斑变性的风险降低约 25%，以及使由晚期年龄相关性黄斑变性导致的视力下降的风险降低约 19%。第二项研究(AREDS2)评估了增加不同的类胡萝卜素（叶黄素和玉米黄质）的摄入量以及两种特殊的 ω–3 长链多不饱和脂肪酸［二十二碳六烯酸（DHA）+ 二十碳五烯酸（EPA）］摄入量的作用，发现将叶黄素 + 玉米黄质、DHA+EPA，或二者均加入 AREDS 配方，没有进一步降低进展为晚期年龄相关性黄斑变性的风险，但效果相同。

*注：对于既往或现在吸烟的患者应使用不含 β 胡萝卜素（AREDS 配方中包含）的配方，因其增加罹患肺癌的风险。推荐 AREDS2 配方（含叶黄素和玉米黄质），因其不含 β 胡萝卜素。

另外，如果初级保健医生同意，推荐患者食用绿叶蔬菜（摄入维生素 K 可降低华法林的药效）以及含大量 ω–3 脂肪酸的食物，如冷水鱼和坚果。

1. 助视器对双眼黄斑功能丧失的部分患者有帮助。

2. 请内科医生控制潜在的危险因素：高血压、高胆固醇血症、吸烟等。

3. 有可能进展为渗出性年龄相关性黄斑变性的高危患者，可使用家庭监控技术进行早期病情监测，如超敏视野（PHP）ForseeHome 仪。早期发现脉络膜新生血管后行玻璃体腔注射抗 VEGF 治疗，使患者获得更好视力的可能性增加。

4. 某些基因突变（如补体因子 H 和 ARMS2 基因的基因多态性）会导致年龄相关性黄斑变性患病风险增高，可能会或不会影响疗效。因此，对年龄相关性黄斑变性患者进行基因筛查并非常规检查。

随访

每隔 6~12 个月，观察渗出性病变的体征。指导患者每日使用阿姆斯勒表或超敏视野（PHP）测试仪，一旦发现有变化应立即就诊。

参考文献

1. Age-Related Eye Disease Study Research Group. A randomized, placebo-controlled, clinical trial of high-dose supplementation with vitamins C and E, beta-carotene, and zinc for age-related macular degeneration and vision loss: AREDS report no. 8. Arch Ophthalmol. 2001; 119:1417-1436.
2. The Age-Related Eye Disease Study 2 (AREDS2) Research Group. Lutein + zeaxanthin and omega-3 fatty acids for age-related macular degeneration: The age-related eye disease study 2 (AREDS2) randomized clinical trial. J Am Med Assoc. 2013;309(19):2005-2015.

3. AREDS2-HOME Study Research Group; Chew EY, Clemons TE, et al. Randomized trial of a home monitoring system for early detection of choroidal neovascularization home monitoring of the Eye (HOME) study. AREDS2-HOME Study. Ophthalmology. 2014;121(2):535-544.

11.17 新生血管性或渗出性（湿性）年龄相关性黄斑变性

症状

不同程度的中心视力丧失，中心或旁中心暗点，视物变形，以及中央视野的闪光感。

体征（图 11.17.1，图 11.17.2）

1. 主要体征：玻璃膜疣和视网膜下液，黄斑水肿或脉络膜新生血管导致的视网膜色素上皮脱离。

2. 其他体征：视网膜下或视网膜内出血。视网膜渗出，视网膜下纤维化（盘状瘢痕）。视网膜血管瘤样增生是新生血管性黄斑变性的视网膜内的特殊类型，其特点为视网膜局部毛细血管扩张，相邻浅表视网膜出血，并伴有视网膜内水肿和视网膜色素上皮脱离。部分新生血管性年龄相关性黄斑变性患者可能出现玻璃体积血。

视力丧失的危险因素

高龄、远视、蓝眼睛、家族史、软性（大）玻璃膜疣、局部视网膜下

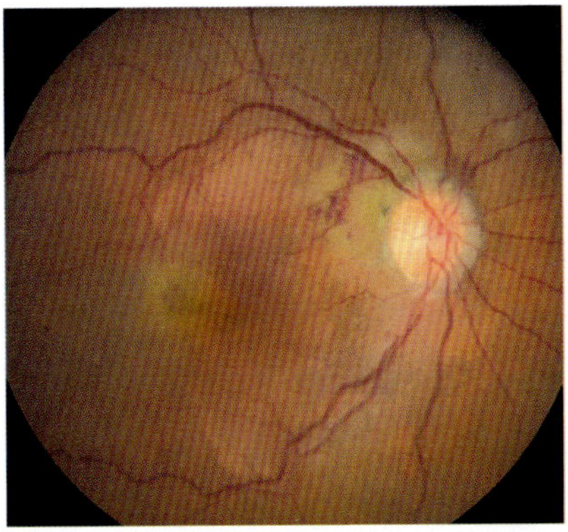

图 11.17.1 渗出性年龄相关性黄斑变性

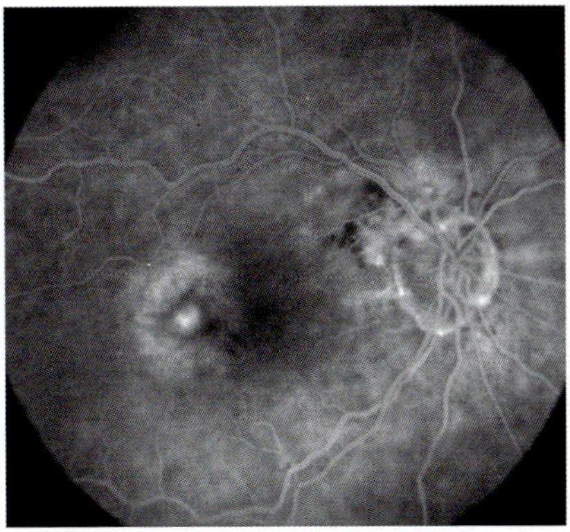

图 11.17.2 渗出性年龄相关性黄斑变性的荧光血管造影表现

色素堆积、视网膜色素上皮脱离、系统性高血压和吸烟。需注意一眼患湿性年龄相关性黄斑变性，其对侧眼每年有 10%~20% 风险发生脉络膜新生血管。存在多个或融合的软性玻璃膜疣伴色素堆积的患眼进展为脉络膜新生血管的风险增加。

鉴别诊断

1. 眼组织胞浆菌病综合征：小的黄白色脉络膜视网膜瘢痕和视盘周围萎缩。可伴有脉络膜新生血管。参见 11.24 眼组织胞浆菌病。

2. 血管样条纹：双侧视网膜下棕红色或灰色不规则条带，通常从视盘呈放射状发散。参见 11.23 血管样条纹。

3. 高度近视：显著的近视性屈光不正、漆裂纹、视盘倾斜。参见 11.22 病理性 / 退行性近视。

4. 特发性息肉样脉络膜血管病变（IPCV）：多灶性出血性黄斑及视网膜色素上皮脱离。吲哚青绿脉络膜血管造影突显其特征性的脉络膜息肉样动脉瘤样扩张，多位于视盘周围。是新生血管性年龄相关性黄斑变性的一种变种，更常见于亚洲和非洲人群。参见 11.18 特发性息肉样脉络膜血管病变。

5. 其他脉络膜新生血管的易因患素包括视神经玻璃疣、脉络膜撕裂、脉络膜肿瘤、光凝瘢痕、炎症性局灶性脉络膜视网膜斑点和一些特发性因素。

新生血管性年龄相关性黄斑变性的病变类型

1. 隐匿型脉络膜新生血管（1 型）：荧光血管造影（IVFA）表现为边界不清、斑点状、扁平或隆起的轻微晚期荧光渗漏，光学相干断层扫描显示病灶位于视网膜色素上皮下。

2. 经典型脉络膜新生血管（2 型）：眼底荧光血管造影早期边界清晰的花边样强荧光区域，晚期渗漏明显；光学相干断层扫描显示位于视网膜神经感觉层下。

3. 视网膜血管瘤样增生（RAP）（3 型）：眼底荧光血管造影和吲哚青绿脉络膜血管造影表现为局部的视网膜内强荧光灶。高速吲哚青绿脉络膜血管造影对此病尤其敏感，可显示视网膜滋养和引流血管构成的特征性“发夹环”。光学相干断层扫描血管成像（OCTA）显示这种局灶性新生血管位于视网膜内。

诊断

1. 采用裂隙灯联合 60D/90D 前置镜或接触式眼底镜检查脉络膜新生血管和相应的渗漏。必须检查双眼。

2. 如果怀疑脉络膜新生血管则需进行眼底荧光血管造影或 OCTA 检查。眼底荧光血管造影有助于确诊新生血管性年龄相关性黄斑变性的病灶大小、类型及定位。OCTA 是一种无创性检查，可用于代替 IVFA，或用于 IVFA 无法确诊的情况下，如图形营养不良或中心性浆液性脉络膜视网膜病变。患者对荧光素过敏，或者处于妊娠期，需避免使用荧光素，可使用 OCTA。

3. 光学相干断层扫描有助于确定视网膜厚度，脉络膜新生血管厚度和位置，黄斑水肿、视网膜下液和视网膜色素上皮脱离的范围。光学相干断层扫描是用于随访治疗效果的首选检查方式。

4. 吲哚青绿脉络膜血管造影有助于确定某些隐匿型脉络膜新生血管的边界，尤其当存在视网膜下出血或渗出时。与眼底荧光血管造影相比，吲哚青绿脉络膜血管造影能更好地显示视网膜血管瘤样增生（RAP）和特发性息肉样脉络膜血管病变（IPCV）。

治疗

1. 雷珠单抗：玻璃体腔注射抗 VEGF 抗体片段，经 FDA 批准可用于治疗脉络膜新生血管的所有亚型。在最初的 3 期疗效试验（MARINA 和 ANCHOR）中，给予患者雷珠单抗每月 1 次，两个试验中有接近 40% 的患者在 1 年时视力提高 3 行或以上。尽管每月 1 次注射可获得最佳的视力结果，按需给药（PRN）或治疗 – 延长方案（TAE）的个性化给药方案可通过较少的注射次数获得相似的治疗效果。

2. 阿柏西普：抗 VEGF 融合蛋白，能结合 VEGF–A 所有亚型和胎盘生长因子。FDA 批准玻璃体腔注射用于治疗新生血管性年龄相关性黄斑变性。3 期 VIEW 试验结果显示，在最初 12 周的引导期玻璃体腔注射阿柏西普每月 1 次，之后每 8 周注射 1 次；雷珠单抗每月注射 1 次，治疗 1 年时二者的治疗效果相当。

3. 贝伐单抗：抗 VEGF 抗体全长片段。FDA 最初批准全身用药治疗结肠癌。玻璃体腔注射 1.25mg 对于新生血管性年龄相关性黄斑变性有效，为超适应证使用。经济实惠，常用于临床实践中（目前未获 CFDA 批准用于治疗黄斑变性，译者按）。年龄相关性黄斑变性治疗试验比较（CATT）研究显示，治疗 1 年时贝伐单抗的疗效并不亚于雷珠单抗。

4. Brolicizumab：人源化单链抗 VEGF 抗体片段，结合 VEGF–A 所有亚型。FDA 批准玻璃体腔注射治疗新生血管性年龄相关性黄斑变性。3 期临床试验（HAWK 和 HARRIER）显示，根据疾病活动性每 8 周或 12 周注射 1 次 Brolicizumab；阿柏西普在最初 12 周的引导期玻璃体腔注射每月 1 次，之后每 8 周注射 1 次，治疗 1 年时二者的治疗效果相当。

5. 光动力治疗（PDT）：FDA 批准的静脉注射光敏剂（维替泊芬），随后使用非破坏性（冷）激光激活脉络膜新生血管内的光敏剂，PDT 可每 3 个月做 1 次，持续 1~2 年。小的、经典型中心凹下脉络膜新生血管效果最好，小的隐匿型或微小经典型黄斑下脉络膜新生血管也有效。PDT 可减缓视力丧失，但是单独治疗不提高视力。现罕见使用。

6. 热激光光凝：中心凹外脉络膜新生血管（距中心凹 ≥ 200μm）或视盘旁脉络膜新生血管疗效最好。激光光凝治疗的脉络膜新生血管复发率高。很少使用。译者按：国产药物康柏西普治疗新生血管性年龄相关性黄斑变性。Ⅲ期临床（Phoenix）研究表明，最初 3 次每月玻璃体腔注射 1 次康柏西普，之后每 3 个月注射 1 次，患者可以获得与每月注射 1 次雷珠单抗或延长期每 8 周注射 1 次阿柏西普相同的疗效。

7. 译者按：对于新生血管的出血、渗出可使用碘制剂如卵磷脂络合碘片（沃丽汀）促进吸收，每次 2 片，每日 3 次，甲亢患者慎用。

随访

根据治疗方案选择随访时间，但是通常每月随访，直到临床检查和光学相干断层扫描显示脉络膜新生血管病变已经静止、渗出体征已经消退。接受抗 VEGF 治疗的患者需要不定期随访，随访间隔根据患者对治疗的反应和治疗方案（如按需给药或治疗 - 延长方案）而定。应提醒接受玻璃体腔注射的患者眼内炎和视网膜脱离的症状表现。

参考文献

1. Rosenfeld PJ, Brown DM, Heier JS, et al. Ranibizumab for neovascular age-related macular degeneration. N Engl J Med. 2006;355:1419-1431.
2. Lalwani GA, Rosenfeld PJ, Fung AE, et al. A variable-dosing regimen with intravitreal ranibizumab for neovascular age-related macular degeneration: year 2 of the PrONTO Study. Am J Ophthalmol. 2009; 148(1):43-58.
3. The CATT Research Group. Ranibizumab and bevacizumab for neovascular age-related macular degeneration. N Engl J Med. 2011; 364:1897-1908.
4. Heier JS, Brown DM, Chong V. Intravitreal aflibercept (VEGF trap-eye) in wet age-related macular degeneration. Ophthalmology. 2012; 119:2537-2548.
5. Dugel, PU, Koh A, Ogura Y, et al.

HAWK and HARRIER: phase 3, multicenter, randomized, double-masked trials of brolucizumab for neovascular age-related macular degeneration. Ophthalmology. 2020; 127(1):72-84.

11.18 特发性息肉样脉络膜血管病变

症状

中心视力下降，突然发生或呈进行性。

体征

1. 主要体征：视网膜下脉络膜血管的橘红色、息肉样病变。可位于黄斑区（症状更显著）或视盘周围（图 11.18.1）。

2. 其他体征：双眼视网膜下和（或）视网膜色素上皮下出血、玻璃体积血、环状视网膜下渗出、视网膜下纤维形成（盘状瘢痕）、视网膜下积液（SRF）、不典型脉络膜新生血管和多发的浆液性色素上皮脱离（PEDs）。

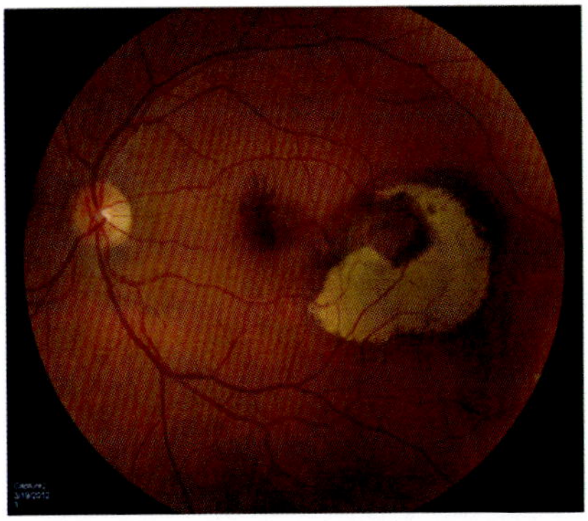

图 11.18.1 左眼息肉样脉络膜血管病变

危险因素

多见于女性、非洲或亚洲人群、高血压患者。比新生血管性年龄相关性黄斑变性发病年龄早，没有明显的玻璃膜疣或地图样萎缩。

鉴别诊断

1. 参见 11.17 新生血管性或渗出性（湿性）年龄相关性黄斑变性。

2. 参见 11.19 视网膜大动脉瘤。

3. 周边渗出性出血性脉络膜视网膜病变（PEHCR，周边部脉络膜新生血管）：位于周边部视网膜，表现为视网膜下积液，视网膜下出血、渗出，视网膜色素上皮脱离和（或）视网膜下纤维化。

诊断

1. 采用裂隙灯联合 60D/90D 前置镜或接触式眼底镜检查渗出体征。

2. 吲哚青绿脉络膜血管造影是诊断金标准。用于确诊起源于脉络膜内层的分支血管网，其末端血管瘤样扩张（爆米花样病变）。与隐匿型脉络膜新生血管不同，除非存在活动性渗漏，特发性息肉样脉络膜血管病变（IPCV）晚期不会着染。

3. 采用眼底荧光血管造影明确脉络膜新生血管的其他病因。

4. 光学相干断层扫描用于评估黄斑水肿、视网膜下积液（SRF）和视网膜色素上皮脱离（PED），部分病例还能检查到息肉样改变。

治疗

无症状病变可以观察，有可能自行缓解。特发性脉络膜血管息肉样病变合并渗出和（或）出血，给予抗 VEGF 单药，光动力治疗（PDT）或二者联合治疗。EVEREST–Ⅱ和 PLANET 研究显示Ⅰ级证据抗 VEGF 单药治疗和联合治疗对有症状的特发性脉络膜血管息肉样病变患者视功能预后极好。热激光光凝、治疗滋养血管和注气使大范围黄斑下出血移位，成功与否参差不齐。

随访

特发性脉络膜血管息肉样病变的预后通常好于新生血管性年龄相关性黄斑变性。有症状的或黄斑区特发性脉络膜血管息肉样病变每 1~2 个月随访，根据病情进展，需定期复查光学相干断层扫描、眼底荧光血管造影和吲哚青绿脉络膜血管造影。如果有症状、病情持续或出现新的渗漏，则要考虑治疗或重复治疗。

参考文献

1.Cheung CMG, Lai TYY, Ruamviboonsuk P, et al. Polypoidal choroidal vasculopathy: definition, pathogenesis, diagnosis, and management. Ophthalmology. 2018;125(5):708-724.

2. Koh A, Lai TYY, Takahashi K, et al. Efficacy and safety of ranibizumab with or without verteporfin photodynamic therapy for polypoidal choroidal vasculopathy: a randomized clinical trial. JAMA Ophthalmol. 2017;135:1206-1213.

11.19 视网膜大动脉瘤

症状

视力下降，系统性高血压病史。通常为单侧，10% 为双侧。

体征（图 11.19.1，图 11.19.2）

1. 主要体征：视网膜多层次的急性出血（视网膜下、视网膜内、视网

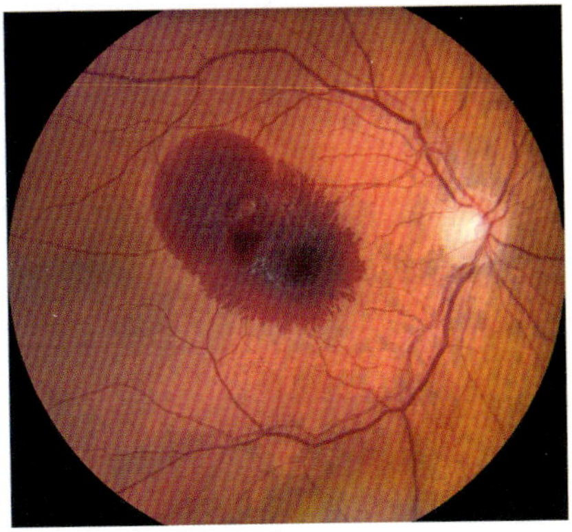

图 11.19.1　视网膜大动脉瘤

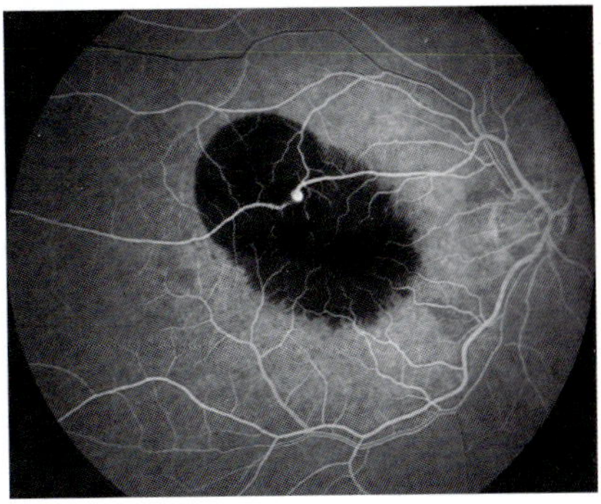

图 11.19.2　视网膜大动脉瘤的眼底荧光血管造影表现

膜前），可合并玻璃体积血，视网膜大动脉瘤（RAM）病灶中央常有一白色或黄色斑点。慢性渗漏可能造成围绕动脉瘤的环状硬渗和视网膜水肿，如果黄斑受累则导致视力下降。

2. 其他体征：黄斑水肿、小动脉栓子、毛细血管扩张、大动脉瘤远端动脉或静脉阻塞。

鉴别诊断

1. Coats 病：单侧视网膜血管扩张。广泛的视网膜下和视网膜内黄色渗出。出血不典型。参见 8.1 白瞳症。

2. 特发性视网膜血管炎、动脉瘤和神经视网膜炎（IRVAN）：该综合征表现为视网膜血管炎、多发大动脉瘤、神经视网膜炎和周边毛细血管无灌注。

3. 糖尿病性视网膜病变：出血非视网膜下。参见 11.12 糖尿病性视网膜病变。

4. Valsalva 视网膜病变：无相关的硬性渗出。参见 11.21 Valsalva 视网膜病变。

5. 视网膜毛细血管扩张症：近中心凹或旁中心凹视网膜毛细血管扩张导致硬性渗出，呈环状，通常位于黄斑颞侧。与糖尿病相关。

6. 其他：视网膜毛细血管瘤（血管网状细胞瘤），视网膜海绵状血管瘤，脉络膜黑色素瘤，出血性视网膜色素上皮脱离见于年龄相关性黄斑变性、特发性脉络膜血管息肉样病变（IPCV）等。

病因学

获得性的视网膜动脉或小动脉扩张，常位于小动脉分叉或动静脉交叉处。通常与高血压和一般的动脉粥样硬化性疾病有关。

诊断

1. 病史：是否有全身性疾病，尤其是高血压或糖尿病。

2. 全面的眼科检查：散瞳，用 60D/90D 前置镜或间接检眼镜进行眼底检查。寻找并发的视网膜静脉阻塞（见于 1/3 的患者），以及高血压视网膜病变的体征（对侧眼也存在）。

3. 测量血压。

4. 监测血脂谱、空腹或随机血糖、糖化血红蛋白（HbA1c）。

5. 如果出血没有遮蔽眼底，眼底荧光血管造影可显示早期强荧光灶，晚期可出现血管渗漏或壁染。

6. 光学相干断层扫描有助于发现和随访可能存在的黄斑水肿。

治疗

如果水肿和（或）渗出威胁到中心视力，考虑激光治疗。必须注意的是，治疗供应黄斑区的小动脉时，可能发生血管远端的血栓形成和阻塞，导致缺血。激光还可能造成动脉瘤破裂从而导致视网膜出血或玻璃体积血。抗 VEGF 治疗可能对大动脉瘤引起的黄斑水肿有效。致密或无法吸收的玻璃体积血、内界膜下（sub-ILM）出血或黄斑下厚重出血，可行玻璃体切除术。

随访

依据渗出、出血的量和位置决定随访频率。

11.20 镰状细胞性视网膜疾病（包括镰状细胞病、镰状细胞性贫血、镰状细胞性状）

症状

通常无眼部症状。晚期出现眼前漂浮物、闪光感和视力下降。全身情况中，患者常有疼痛危象，患有严重的腹部或肌肉骨骼痛。大多数病例为非洲或地中海裔。

体征（图 11.20.1）

1. 主要体征：周边视网膜新生血管呈扇形（“海扇征”），周边视网膜血管硬化，或由周边小动脉阻塞和缺血导致的周边眼底呈暗灰的背景色。

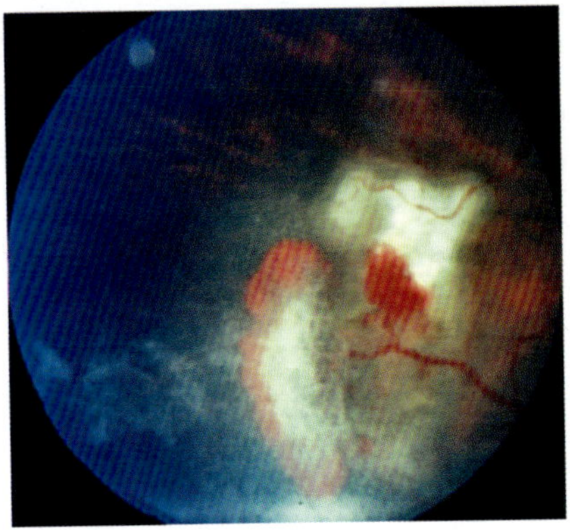

图 11.20.1 镰状细胞性视网膜病变，海扇形的新生血管伴有玻璃体积血

2. 其他体征：静脉迂曲，中周部眼底色素性病变，具有毛刺状边缘（黑色旭日状），视网膜内浅层出血（三文鱼斑），视网膜内可折光的（彩虹色）沉积物见于出血吸收后，血管样条纹，结膜毛细血管呈逗号形状（尤其是沿下穹窿）。有时发现玻璃体积血和牵拉条索，视网膜脱离，视网膜中央动脉阻塞，黄斑小动脉阻塞，偶有中心凹无血管区扩大。

分期

1 期：周边小动脉阻塞。

2 期：周边动静脉吻合。

3 期：新生血管增殖。

4 期：玻璃体积血。

5 期：视网膜脱离。

周边视网膜新生血管形成的鉴别诊断

1. 结节病：周边海扇样新生血管形成，通常伴有葡萄膜炎。非洲裔年轻人发病率较高。参见 12.6 结节病。

2. 糖尿病性视网膜病变：后极部病变更显著。相关的斑点状出血。参见 11.12 糖尿病性视网膜病变。

3. 栓塞性（如滑石粉）视网膜病变：有经静脉吸毒史。可见到黄斑区小动脉内的折光性滑石粉颗粒。参见 11.33 结晶样视网膜病变。

4. Eales 病：无明确病因的周边视网膜血管阻塞，为排除性诊断。

5. 其他：早产儿视网膜病变，家族性渗出性玻璃体视网膜病变（FEVR），慢性髓系白血病，放射性视网膜病变，扁平部睫状体炎，颈动脉 – 海绵窦瘘，眼缺血综合征，胶原血管病，高凝状态。参见相应章节。

诊断

1. 内科疾病史和家族史：是否有镰状细胞病、糖尿病或已知的内科疾病；是否经静脉吸毒。

2. 散瞳，采用间接检眼镜查眼底。

3. Sickledex 检查，镰状细胞标本，血红蛋白电泳。

> *注：患者具有镰状细胞特质（即 HbSC）和血红蛋白 C 疾病，Sickledex 检查可呈阴性。视网膜病变最常见于 HbSC（最严重）和 HbS–Thal，在 HbSS（镰状细胞疾病）中少见。

4. 眼底荧光血管造影（特别是超广角）有助于诊断和治疗。

治疗

尚无公认的治疗指征或指南。孤立的视网膜新生血管本身不需要治疗，因为出现自身梗死的可能性很高。新生血管伴玻璃体积血应采用全视网膜激光光凝（PRP）治疗无血管区（在新生血管形成之前）。视网膜脱离和玻璃体积血的最佳治疗手段是玻璃体切除术。抗 VEGF 治疗可能有效，但如果存在明显的牵拉需谨慎。

随访

1. 无视网膜病变：每年散瞳查眼底。

2. 出现视网膜病变：根据病情严重程度，每 3~6 个月进行散瞳眼底检查。

11.21 Valsalva 视网膜病变

症状

视力下降或无症状。有 Valsalva 动作史（紧闭声门后用力呼气），可发生于搬运重物、咳嗽、呕吐、用力排便时。也可无 Valsalva 动作史。

体征（图 11.21.1）

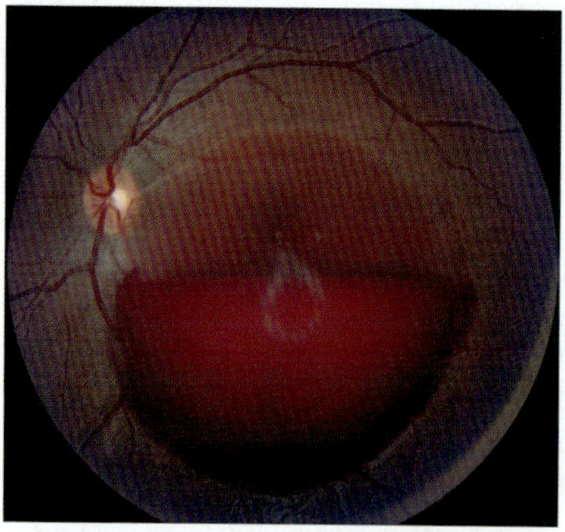

图 11.21.1 Valsalva 视网膜病变

1. 主要体征：黄斑区单发或多发的内界膜下（sub-ILM）出血，可单眼或双眼发病，数天后出血可变成黄色。

2. 其他体征：可出现玻璃体、视网膜内、视网膜下或结膜下出血。

鉴别诊断

1. 玻璃体后脱离：可产生急性玻璃体积血，以及周边部视网膜和视盘边缘出血，但内界膜下出血罕见。参见 11.1 玻璃体后脱离。

2. 视网膜大动脉瘤（RAM）：出血可累及视网膜多层和玻璃体，在大动脉瘤周围可有环形的硬性渗出灶。参见 11.19 视网膜大动脉瘤。

3. 糖尿病性视网膜病变：双眼微血管瘤、点片状出血及硬性渗出，无孤立的内界膜下出血，也可导致玻璃体积血。参见 11.12 糖尿病性视网膜病变。

4. 视网膜中央静脉或分支静脉阻塞（CRVO/BRVO）：单眼，多发性视网膜内出血，静脉迂曲扩张。参见 11.8 视网膜中央静脉阻塞和 11.9 视网膜分支静脉阻塞。

5. 贫血或白血病：可出现双眼多发、火焰状和点片状出血及棉绒斑，也可有内界膜下出血。

6. 视网膜撕裂：出血围绕并遮挡撕裂区。撕裂极少见于黄斑区。

病因学

Valsalva 动作可导致眼内的静脉压突然增高，引起黄斑区或视网膜其他部位表层毛细血管破裂。可能与抗凝治疗有关。

诊断

1. 病史：有无 Valsalva 动作史，包括近期搬运重物、用力排便、咳嗽、打喷嚏或呕吐等。患者可能不记得这些事情。

2. 全面眼科检查：包括散瞳，使用裂隙灯结合 60D/90D 前置镜或间接检眼镜进行眼底检查，寻找其他疾病的体征，包括微血管瘤、点片状出血、棉绒斑、视网膜撕裂、玻璃体后脱离。

3. 如果玻璃体积血致密，B 超检查以排查视网膜撕裂或视网膜脱离。

4. 眼底荧光血管造影有助于排查其他致病原因，包括视网膜大动脉瘤（RAM）或糖尿病性视网膜病变。

治疗

本病预后良好。大多数患者只需观察，内界膜下出血在几天至几周后自行吸收。偶可使用激光将积血引流入玻璃体腔，从而使黄斑区不受遮挡。玻璃体积血持续不吸收者才考虑行玻璃体切除术。

随访

疾病初起时建议每 2 周随访，观察其吸收情况，之后常规随访。

11.22 病理性 / 退行性近视

症状

视力下降，通常中年以后出现症状。

体征（图 11.22.1）

1. 主要体征：近视弧斑（视盘附近的新月形白色巩膜或脉络膜血管，与正常视网膜之间隔以色素线）。视盘斜入，伴或不伴视盘垂直径拉长，黄斑区色素紊乱，黄斑区色素沉着斑（Fuchs 斑），患者屈光度通常大

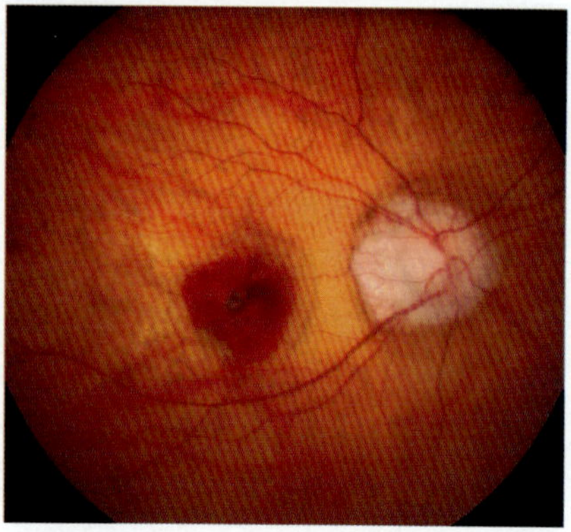

图 11.22.1　高度近视黄斑出血

于 −6.00D，眼轴≥26.5mm。

2. 其他体征：脉络膜新生血管形成或孔源性视网膜脱离风险。颞侧视盘苍白，后巩膜葡萄肿，视网膜血管进入视杯鼻部，可见视网膜和脉络膜延伸越过视盘鼻侧缘，边界清晰的萎缩灶，点状视网膜下出血，脉络膜硬化，黄色视网膜下条纹（漆裂纹），周边视网膜变薄，可发生格子样变性。可见视野缺损。

鉴别诊断

1. 年龄相关性黄斑变性：可形成脉络膜新生血管，有类似的黄斑改变，但有典型的玻璃膜疣，无近视性视盘特征。参见 11.16 非渗出性（干性）年龄相关性黄斑变性和 11.17 新生血管性或渗出性（湿性）年龄相关性黄斑变性。

2. 眼组织胞浆菌病：视盘周围萎缩，伴形成脉络膜新生血管的风险。在视盘和萎缩灶之间以及萎缩灶与正常视网膜之间各有一色素环分隔，全眼底散在圆形的脉络膜瘢痕（穿凿样病变）。参见 11.24 眼组织胞浆菌病。

3. 视盘倾斜：视盘异常，伴有新月形巩膜暴露，最常见于鼻下方，由视盘发出的血管形态异常（血管转位），眼底扩张区域位于视盘倾斜方向（鼻下方）。许多患者患有近视和散光，但无脉络膜视网膜变性或漆裂纹，常见与眼底扩张区域对应的视野缺损。大多数病例为双侧发病。

4. 回旋形萎缩：罕见。儿童时期的始于中周部眼底的多发性、边界清晰的脉络膜视网膜萎缩灶，逐渐融合以致眼底大范围受累。血鸟氨酸水平增高，患者通常为高度近视。参见 11.28 视网膜色素变性和遗传性脉络膜视网膜营养不良。

5. 弓形体病：边界清晰的脉络膜视网膜瘢痕，不形成脉络膜新生血管；活动期病变表现为视网膜炎和玻璃体炎。参见 12.5 弓形体病。

诊断

1. 显然验光和（或）散瞳验光。

2. 用压平眼压计测量眼压。对于高度近视眼而言，Schiøtz 眼压计或 Tono- pen 眼压计测量值偏低。

3. 散瞳，用间接检眼镜检查眼底，寻找视网膜裂孔或视网膜脱离。巩膜压迫检查有助于诊断，但在巩膜葡萄肿上进行压迫时应谨慎。

4. 裂隙灯结合 60D/90D 前置镜或接触式眼底镜检查黄斑区，寻找脉络膜新生血管：视网膜下灰色或绿色病变，视网膜下出血或渗出，或视网膜下积液（SRF）。

5. 对可疑脉络膜新生血管行眼底荧光血管造影检查。

6. 光学相干断层扫描可发现位于后巩膜葡萄肿的脉络膜新生血管和黄斑脱离。另外，光学相干断层扫描有助于确诊中心凹劈裂，这可能导致高度近视眼患者视力丧失。

治疗

1. 有症状的视网膜裂孔应采用激光光凝、冷冻或巩膜扣带术进行治疗。对于无症状的视网膜裂孔，当裂孔周围无色素包绕或无明确界限时，可考虑治疗。

2. 抗 VEGF 药物可用于高度近视引起的脉络膜新生血管。对于中心凹外及中心凹旁的脉络膜新生血管，行眼底荧光血管造影之后几天内可行激光光凝治疗，但很少采用。参见 11.17 新生血管性或渗出性（湿性）年龄相关性黄斑变性。

3. 对可疑青光眼患者，仅有一次视野检查很难区分视野损害是近视性还是早期青光眼。视野进行性丢失，而不伴有进行性近视，则考虑为青光眼，应采取治疗。参见 9.1 原发性开角型青光眼。

4. 建议运动时戴用一片式聚碳酸酯安全护目镜，因为轻微的外伤即可增加高度近视眼患者脉络膜破裂的风险。

随访

没有并发症的患者，建议每 6~12 个月随访，观察上述讨论的有关异常表现。

11.23 血管样条纹

症状

通常无症状，视力下降由脉络膜新生血管所致。

体征（图 11.23.1）

1. 主要体征：双侧红褐色或灰色条带，位于视网膜深层，由于破裂位于 Bruch 膜内部，通常从视盘放射状发出，呈不规则形或轮辐状，可发生脉络膜新生血管。

2. 其他体征：橙色斑驳状眼底表

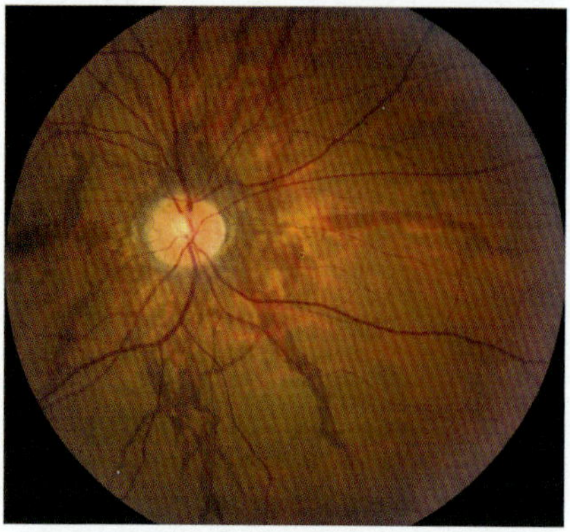

图 11.23.1　血管样条纹

现（橘皮样），最常见于颞侧中周部。轻微钝挫伤即可引起视网膜下出血。黄斑区网状色素改变，中周部白色细小的针尖样脉络膜视网膜瘢痕（类似组织胞浆菌病病灶），黄斑区结晶体。视盘玻璃膜疣［尤其伴有弹性假黄瘤（PXE）］的患者，眼底荧光血管造影显示颗粒状强荧光线。与眼底检眼镜检查和荧光血管造影（IVFA）相比，广泛的视网膜色素上皮损害在眼底自发荧光（FAF）中更明显。

鉴别诊断

1. 近视性脉络膜视网膜变性的漆裂纹：存在高度近视。参见 11.22 病理性 / 退行性近视。

2. 脉络膜破裂：视网膜下条纹与视盘呈同心圆排列，呈黄白色。参见 3.18 外伤性脉络膜破裂。

病因学

50% 的病例合并全身性疾病，其余为特发性。

1. 弹性假黄瘤：最常见，颈部、腋下及关节屈曲面松弛的皮肤皱褶，可合并心血管系统并发症，胃肠道出血的风险增加。

2. Ehler–Danlos 综合征：皮肤弹性过高，关节松弛。

3. 骨骼 Paget 病：颅骨扩大，骨痛，有骨折史，听力受损，可能伴有心血管系统并发症。可无症状，但可因骨骼增大压迫视神经导致视力丧失。血清碱性磷酸酶和尿钙增高。10% 的患者晚期可发展为血管样条纹。

4. 镰状细胞病：可无症状或眼底异常导致视力下降。可有复发性感染史，无痛或疼痛危象史。参见 11.20 镰状细胞性视网膜疾病（包括镰状细胞病、镰状细胞性贫血、镰状细胞性状）。

5. 少见病因：地中海贫血、肢端肥大症、老年性弹力增生症、铅中毒、Marfan 综合征、溶血性贫血等。

诊断

1. 病史：有无已知的全身病，既往有无眼外伤史。

2. 全面的眼科检查：采用裂隙灯结合接触式眼底镜、60D/90D 前置镜仔细检查黄斑区是否存在脉络膜新生血管。

3. 如果诊断不明确可采用眼底自发荧光（FAF）检查，如果怀疑脉络膜新生血管，可采用眼底荧光血管造影或光学相干断层扫描血管成像（OCTA）检查。

4. 体格检查：寻找原发疾病的临床体征。

5. 如果怀疑为骨骼 Paget 病，应检测血清碱性磷酸酶和尿钙水平。

6. 对于非洲裔患者应制备镰状细胞制剂，并行血红蛋白电泳。

7. 若怀疑为弹性假黄瘤，行皮肤或瘢痕组织活检。

8. 如果怀疑血液学病因，应行全血细胞计数（CBC）。

治疗

1. 抗 VEGF 治疗用于治疗血管样条纹症相关的脉络膜新生血管，局部激光光凝及光动力治疗（PDT）效果欠佳。参见 11.17 新生血管性或渗出性（湿性）年龄相关性黄斑变性。

2. 由内科医生治疗潜在的全身性疾病。

3. 建议运动时佩戴一片式聚碳酸酯护目镜，因为轻微的外伤即可增加患者视网膜下出血和脉络膜破裂的风险。

随访

1. 每 6 个月复查眼底，监测是否出现脉络膜新生血管。

2. 告知患者每天检查阿姆斯勒表，一旦出现异常应立即复诊。参见附录 4 阿姆斯勒表。

11.24 眼组织胞浆菌病

症状

多数无症状，可有视力下降或视物变形，尤其是发生脉络膜新生血管时。患者通常居住在或曾前往有组织胞浆菌病地方病的俄亥俄 – 密西西比河谷或其他地区旅行。发病年龄通常在 20~50 岁。

体征（图 11.24.1）

1. 主要体征：典型三联征，具备以下三点中的两点即可确诊。

（1）黄白色、穿凿样圆点，脉络膜视网膜瘢痕，直径通常小于 1mm，位于眼底任何部位（组织胞浆菌斑），可见病灶内或病灶边缘色素沉着斑。

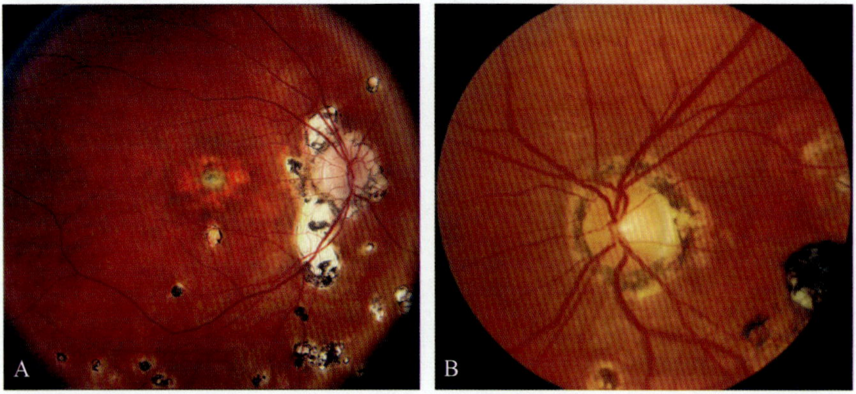

图 11.24.1　眼组织胞浆菌病

（2）黄斑区脉络膜新生血管表现为视网膜下的灰绿色斑片，伴视网膜水肿、视网膜下积液、视网膜下出血或渗出，或者逐渐发展为盘状瘢痕的色素环。

（3）视盘周围萎缩或瘢痕，有时可合并结节灶或出血。通常在视盘和萎缩灶或瘢痕之间有一环状色素分隔带。

2. 其他体征：周边眼底曲线形排列的小的组织胞浆菌斑，无玻璃体或房水细胞。

鉴别诊断

1. 多灶性脉络膜炎伴全葡萄膜炎：临床表现与眼组织胞浆菌病相似，但有前房和（或）玻璃体炎症细胞。参见 12.3 后葡萄膜炎和全葡萄膜炎。

2. 高度近视：后极部可见萎缩斑，视盘颞侧近视弧，在近视弧外侧缘（非内侧缘）可见色素环，将近视弧和视网膜分隔。萎缩斑比组织胞浆菌斑更白。参见 11.22 病理性 / 退行性近视。

3. 年龄相关性黄斑变性：黄斑区的改变相似，但其特征为黄斑区玻璃膜疣，并且患者年龄 ≥ 50 岁。视网膜色素上皮异常更为广泛。与组织胞浆菌病不同的是，没有圆形萎缩斑，视盘周围没有瘢痕或萎缩灶。参见 11.16 非渗出性（干性）年龄相关性黄斑变性和 11.17 新生血管性或渗出性（湿性）年龄相关性黄斑变性。

4. 陈旧性弓形体病：色素性脉络膜视网膜病变伴有纤维化，其上面有玻璃体凝缩。参见 12.5 弓形体病。

5. 血管样条纹：在中周部视网膜可见组织胞浆菌样斑，可出现黄斑变性。可见参差不齐的红色、棕色或灰色条纹深达视网膜血管，由视盘呈放射状发出。参见 11.23 血管样条纹。

病因学

组织胞浆菌引起的真菌感染。一旦通过吸入获得，病原体经血液循环到达脉络膜。重点是，眼组织胞浆菌病并不代表活动性感染，不是抗真菌治疗的适应证。

诊断

1. 病史：是否曾到过俄亥俄－密西西比河谷或其他组织胞浆菌病地方病地区，是否有家禽接触史。

2. 阿姆斯勒表分别检查双眼中心视野。参见附录 4 阿姆斯勒表。

3. 裂隙灯检查：不应有前房或玻璃体细胞和闪辉。

4. 散瞳眼底检查：采用裂隙灯结合接触式眼底镜、60D/90D 前置镜，重点检查黄斑区，寻找脉络膜新生血管和玻璃体细胞的征象。

5. 眼底荧光血管造影和光学相干断层扫描检查有助于发现脉络膜新生血管及监测治疗效果。

治疗

1. 抗真菌治疗无效。

2. 玻璃体腔注射抗 VEGF 药物是脉络膜新生血管的一线治疗。光动力治疗（PDT）中心凹下脉络膜新生血管或局部激光光凝治疗中心凹外脉络膜新生血管几乎不再使用。

随访

1. 告知所有患者每天使用阿姆斯勒表，如果发现视力突然变化应及时就诊。

2. 抗 VEGF 药物注射患者每 4~6 周复查，随访间隔根据患者对治疗的反应而定。一般来说，与年龄相关性黄斑变性相比，该病所需的注射次数较少，即可获得更完整的治疗反应。患者通常能够停止注射治疗，无须终身治疗。光动力治疗或局部激光治疗的患者通常在治疗后的 2~3 周、4~6 周、3 个月、6 个月复查，以后每半年复查。

3. 每次复查应详查黄斑，并做光学相干断层扫描检查，怀疑有脉络膜新生血管复发时，行眼底荧光血管造影检查。

4. 单眼或双眼均有黄斑病变而不合并脉络膜新生血管的患者，每 6 个月复查，双眼均无黄斑病变患者每年复查。

11.25 玻璃体黄斑粘连 / 玻璃体黄斑牵拉 / 黄斑裂孔

症状

不同程度的视力下降（全层黄斑裂孔视力通常为 20/200 上下，板层黄斑裂孔者视力稍好）。视物变形或中心暗点。女性发病率为男性的 3 倍，60~80 岁患者多见，10% 为双眼发病。

体征（图 11.25.1，图 11.25.2）

1. 主要体征：全层黄斑裂孔表现为圆形红点位于黄斑中心，通常为 1/3~2/3 视盘直径大小，周围可由灰色的晕环或视网膜下液的袖口环绕。玻璃体黄斑牵拉（VMT）表现为正常的中心凹凹陷消失，黄斑中央常有黄色点状或环状病灶。

2. 其他体征：细小的黄色沉积物深达视网膜深层，位于孔内或孔周视网膜；裂孔边缘可见视网膜囊肿，或裂孔上方可见小的盖瓣，位于视网膜前（Gass 分期 3 或 4 期）；或二者同时存在。

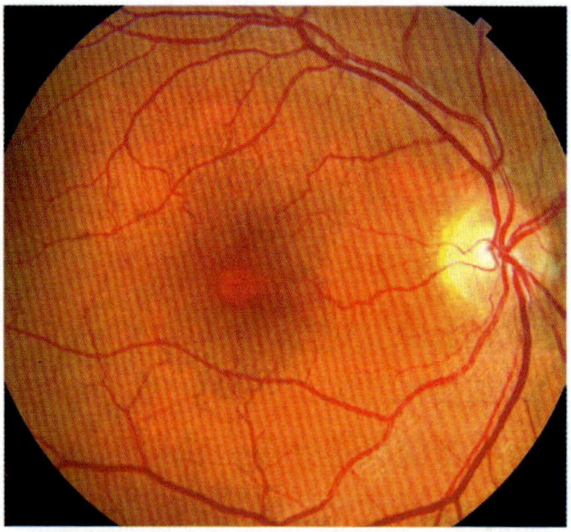

图 11.25.1　黄斑裂孔

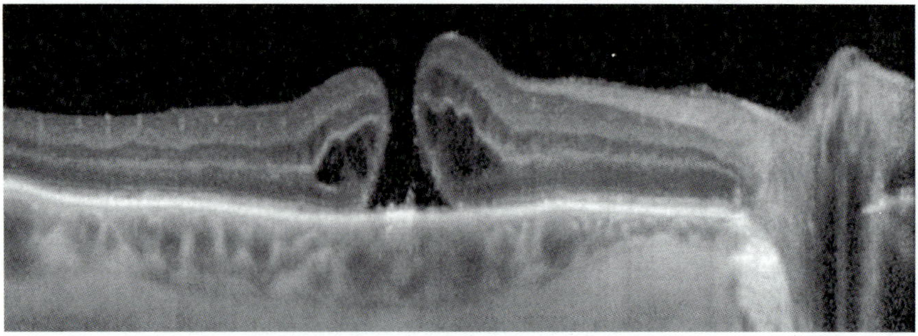

图 11.25.2　黄斑裂孔的 OCT 表现

黄斑裂孔 Gass 分期

1 期：裂孔前期，中心凹可见黄色点状或环状改变。

2 期：小的全层裂孔。

3 期：全层裂孔合并视网膜下积液（SRF）袖口，无玻璃体后脱离。

4 期：全层裂孔合并视网膜下积液袖口，完全的玻璃体后脱离。

*注：根据光学相干断层扫描检查结果制定了新的分期标准。根据全层黄斑裂孔的大小、是否存在玻璃体黄斑牵拉（VMT）以及潜在的病因（如原发的玻璃体黄斑牵拉或继发于外伤）来分期。

鉴别诊断

很难区分黄斑裂孔、假性黄斑裂孔（无中心凹组织的缺失）或板层黄斑裂孔（部分组织缺失）。

1. 黄斑皱褶合并假性黄斑裂孔：位于视网膜表面的视网膜前膜（表面皱褶）看似黄斑裂孔。参见 11.26 视网膜前膜（黄斑皱褶、表面皱褶性视网膜病变、玻璃纸样黄斑病变）。可见内界膜变化带来的或视网膜前膜带来的反光。

2. 板层裂孔：黄斑中心红点没有全层黄斑裂孔红，通常没有周围环绕的灰色晕环。

3. 视网膜内囊肿：如慢性黄斑囊样水肿，有明显的中央囊腔。

4. 日光性视网膜病变：黄斑中心凹中央小的圆形红色或黄色病变，周围环以细小灰色色素沉着，见于凝视太阳或观赏日食的患者。参见 11.35 日光性视网膜病变。

病因学

可由玻璃体或视网膜前膜对黄斑的牵拉、外伤或黄斑囊样水肿造成。在玻璃体黄斑粘连 / 玻璃体黄斑牵拉（VMA/VMT）的早期，玻璃体皮质与中心凹相贴但是与旁中心凹区分离，向前牵拉中心凹。不断增加的牵拉力最终导致全层黄斑裂孔。

诊断

1. 病史：既往有无眼外伤史，既往有无眼手术史，是否曾经凝视太阳。

2. 全面的眼科检查，包括采用裂隙灯结合接触式眼底镜、60D/90D 前置镜检查黄斑区。如果存在玻璃体后脱离，应详细检查周边眼底以排查周边部视网膜裂孔。

3. 真性和假性黄斑裂孔及板层裂孔的鉴别：采用裂隙灯结合 60D/90D 前置镜，将细的垂直裂隙光带打到可疑区域，即可鉴别。真性黄斑裂孔出现光带中断（Watzke–Allen 试验），而假性裂孔或板层裂孔可出现光带扭曲，但不会中断。

4. 眼底荧光血管造影有助于识别渗出性视网膜血管病（即糖尿病视网膜病变、视网膜静脉阻塞、人工晶体眼的黄斑囊样水肿）：针对部分玻璃体黄斑粘连 / 玻璃体黄斑牵拉患者。

5. 光学相干断层扫描有助于评估玻璃体视网膜界面并确定玻璃体或视网膜前膜牵拉的程度。同时有助于确定黄斑裂孔的分期，鉴别真性黄斑裂孔、假性黄斑裂孔或板层裂孔，并评估疾病进展（图 11.25.3）。

治疗

1. 1 期黄斑裂孔可以观察，50% 可自愈。

2. 奥克纤溶酶（Ocriplasmin）是一种重组蛋白酶，可治疗玻璃体视网膜交界面成分（纤维连接蛋白和层粘连蛋白），FDA 批准用于治疗有症状的玻璃体黄斑粘连、玻璃体黄斑牵拉和黄斑裂孔。奥克纤溶酶并非一贯有效，可出现罕见但严重的不良反应，如视网膜电图改变、晶状体半脱位、色觉障碍，因此该药物的使用受到了限制。

3. 对于有症状的黄斑裂孔，经扁平部玻璃体切除联合内界膜（ERM）剥除并气体填充术仍然是治疗的金标准。最好在发病后 6 个月内施行手术，恢复视力的可能性最大。严重并发症罕见，但是有晶体眼患者普遍出现白内障进展。

随访

1. 依据患者症状、检查结果、手术方式决定随访间隔。

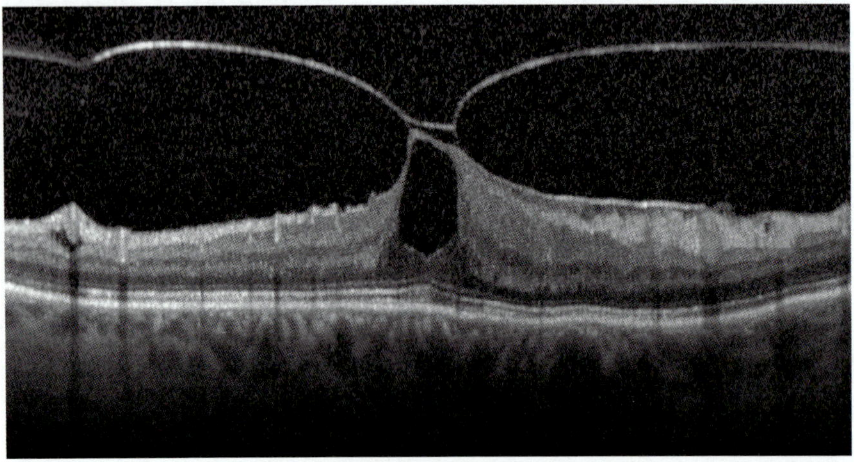

图 11.25.3　玻璃体黄斑牵拉的 OCT 表现

2. 高度近视患者至少每半年随访。

3. 所有患者出现视网膜脱离症状时需立即复诊。

4. 对侧眼也有发病的可能，虽然可能性较小，患者应在家定期检查阿姆斯勒表。

参考文献

Duker JS, Kaiser PK, Binder S, et al. The International Vitreomacular Traction Study Group classification of vitreomacular adhesion, traction, and macular hole. Ophthalmology. 2013;120(12):2611-2619.

11.26 视网膜前膜（黄斑皱褶、表面皱褶性视网膜病变、玻璃纸样黄斑病变）

症状

大多数无症状，可有视力下降或视物变形，或二者兼有。随年龄增长发病率增加。20% 为双侧发病，但病变程度不同。

体征（图 11.26.1）

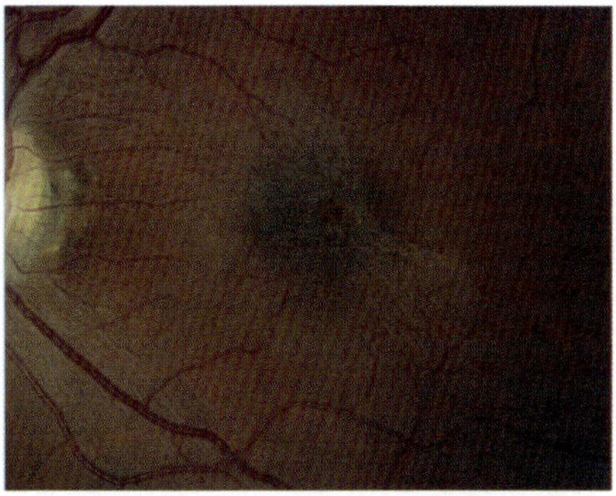

图 11.26.1　视网膜前膜合并假性黄斑裂孔

1. 主要体征：黄斑区视网膜表面的膜可为纤细的反光膜（玻璃纸样黄斑病变）或厚的灰白膜（黄斑皱褶）。

2. 其他体征：视网膜皱褶由膜向外呈放射状；黄斑区血管移位、拉直或扭曲；黄斑水肿或黄斑脱离。环形、致密的视网膜前膜包绕黄斑区中心凹，可被误认为黄斑裂孔（假性裂孔）。

鉴别诊断

1. 糖尿病性视网膜病变：可产生视网膜前的纤维血管组织，从而导致视网膜血管移位或黄斑脱离，可有黄斑水肿。参见 11.12 糖尿病性视网膜病变。

2. 黄斑囊样水肿，参见 11.14 黄斑囊样水肿。

病因学

1. 玻璃体后脱离：参见 11.1 玻璃体后脱离。

2. 视网膜裂孔、孔源性视网膜脱离。玻璃体后脱离伴有视网膜裂孔或孔源性视网膜脱离时，比孤立的玻璃体后脱离出现视网膜前膜的风险更高。参见 11.2 视网膜裂孔（撕裂）及 11.3 视网膜脱离。

3. 特发性。视网膜前膜的发生可以没有明显病因，可见于年幼的儿童。

4. 视网膜冷冻或光凝术后。

5. 眼内手术后、外伤后或玻璃体积血后。

6. 葡萄膜炎：参见第 12 章葡萄膜炎。

7. 其他视网膜血管性疾病（糖尿病性视网膜病变、视网膜静脉阻塞等）。

诊断

1. 病史：既往有无眼手术或眼病史，是否有糖尿病史。

2. 全面的眼科检查：尤其是散瞳后采用裂隙灯结合 60D 或 90D 前置镜、Hurby 或接触式眼底镜全面检查眼底，并仔细检查黄斑区。仔细检查周边视网膜以排查视网膜裂孔。

3. 光学相干断层扫描有助于对视网膜前膜的评估（图 11.26.2）。

治疗

1. 治疗原发病。

2. 检查周边部视网膜以排查视网膜裂孔。

3. 当严重影响视力时可考虑手术剥除前膜。

随访

该病不是急症，可择期手术。通常不会随时间进展。少数视网膜前膜患者前膜剥除术后可复发。

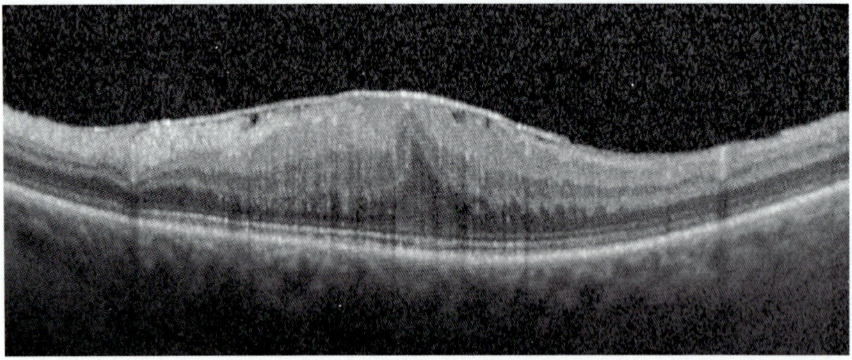

图 11.26.2　视网膜前膜的 OCT 表现

11.27 脉络膜渗漏 / 脱离

症状

脉络膜浆液性脱离可出现视力下降或无症状。脉络膜脱离向后极部延伸，遮挡或累及黄斑时可出现视力下降。可出现中重度眼痛和眼红伴出血性脉络膜脱离。

体征（图 11.27.1）

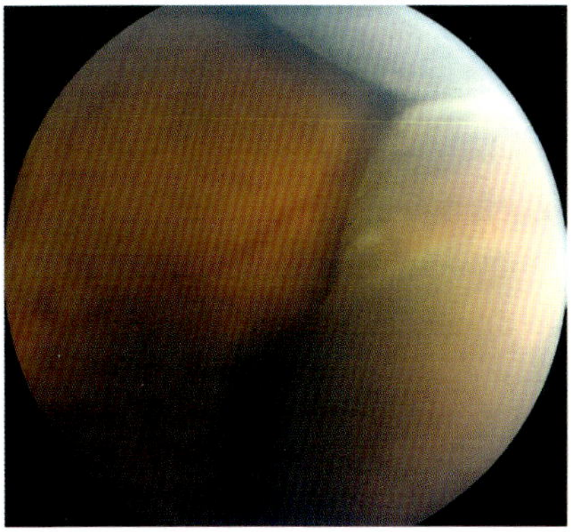

图 11.27.1　脉络膜脱离

1. 主要体征：光滑的球形黄褐色视网膜和脉络膜隆起，通常呈小叶状，在周边视网膜延伸 360°。无须巩膜压迫即可见锯齿缘。

2. 其他体征：

（1）浆液性脉络膜脱离：低眼压（通常 <6mmHg），浅前房，轻度房水细胞和闪辉，透照试验阳性。

（2）出血性脉络膜脱离：如果脱离范围大，可出现眼压升高；浅前房，伴轻度房水细胞和闪辉，透照试验阴性。

鉴别诊断

1. 睫状体黑色素瘤：不典型的多小叶状或在眼球的各个象限对称性病灶。色素性黑色素瘤透照试验阴性。B 超有助于二者的鉴别。参见 11.36 脉络膜痣和脉络膜恶性黑色素瘤。

2. 孔源性视网膜脱离：脱离的视网膜呈白色，随眼球运动而波动。通常可见视网膜裂孔和玻璃体内色素细胞。陈旧性孔源性视网膜脱离可导致浆液性脉络膜脱离。参见 11.3 视网膜脱离。

病因学

浆液性脉络膜脱离

1. 术中或术后：伤口渗漏、缝合上直肌时引起巩膜穿孔、虹膜炎、睫状体离断，滤过泡漏或滤过过强、巩膜扣带术或玻璃体切除术修复视网膜脱离术后、激光光凝或冷凝术后。

2. 外伤：通常与眼球破裂伤有关。

3. 葡萄膜炎：后葡萄膜炎或巩膜炎。

4. 其他：真性小眼球、葡萄膜渗

漏综合征、颈动脉 – 海绵窦漏、原发或转移性肿瘤等。参见相关章节。

出血性脉络膜脱离

1. 术中或术后：眼内容物向前移位，睫状后短动脉破裂。

2. 自发性（如角膜溃疡穿孔后）。可没有刺激因素，尤其当患者服用抗凝药物时。

诊断

1. 病史：近期有无眼手术或外伤史，是否有已知的眼病或内科疾病。

2. 裂隙灯检查：检查是否存在滤过泡、行 Seidel 试验以排查伤口漏。参见附录 5 Seidel 试验检查伤口渗漏。

3. 房角镜检查：寻找睫状体离断。

4. 散瞳查眼底：查找是否有视网膜下液，以确定是否并发视网膜脱离；是否存在潜在的脉络膜病变或肿瘤。检查对侧眼有助于诊断。

5. 怀疑黑色素瘤的患者，B 超检查及透照试验有助于诊断。B 超检查同样有助于鉴别浆液性和出血性脉络膜脱离，且可鉴别出血是凝固还是流动。

治疗

一般治疗

1. 睫状肌麻痹剂，如 1% 阿托品，每日 3 次。

2. 局部类固醇，如 1% 醋酸泼尼松龙，每日 4~6 次。

3. 口服类固醇治疗。

4. 手术引流脉络膜上腔积液的适应证包括前房消失或进行性变浅，尤其是存在炎症反应时（因为此时容易形成周边前粘连）；晶状体接触角膜导致角膜失代偿。只要不存在顽固性疼痛或眼压升高，脉络膜呈对吻征（两叶脱离的脉络膜贴合）通常可长期耐受。

针对性治疗：治疗原发病

1. 浆液性脉络膜脱离

（1）伤口漏或滤过泡漏：包扎 24 小时，减少类固醇用量，加用房水生成抑制剂，缝合渗漏处，采用氰基丙烯酸盐黏合剂，戴用绷带型接触镜或联合使用上述治疗。

（2）睫状体离断：激光光凝、透热治疗、冷冻或手术缝合修复。

（3）葡萄膜炎：如前所述，使用局部睫状肌麻痹剂及类固醇治疗。

（4）炎症性疾病：参见相关章节。

（5）视网膜脱离：手术复位。术后常出现增殖性玻璃体视网膜病变。

2. 出血性脉络膜脱离：对于严重病例，使用眼内灌注联合或不联合玻璃体切除手术引流脉络膜上腔出血。选择出血液化时手术成功率更高，液化通常出现在发病后 7~10 天。否则采用一般治疗。

随访

根据原发疾病确定随访间隔。

11.28 视网膜色素变性和遗传性脉络膜视网膜营养不良

视网膜色素变性

症状

夜间视力减退（常有夜盲）和周边视野丧失。根据视锥或视杆细胞受累，可在疾病早期或晚期出现中心视力降低，色觉也是如此。

体征（图 11.28.1）

1. 主要体征：典型表现为玻璃体细胞（最常见体征）；成簇的色素散布于整个周边视网膜血管旁，通常聚集成“骨细胞”样（骨细胞样色素可阙如）；视网膜色素上皮脱色素区或萎缩区；小动脉变细；晚期视盘蜡样苍白。进行性视野缺损，通常为环形暗点，逐渐进展为管状视野。视网膜电图中度至重度降低。

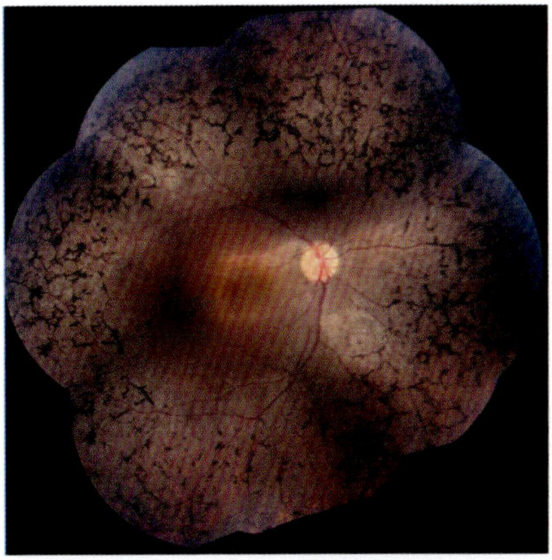

图 11.28.1　视网膜色素变性

2. 其他体征：局限性或象限性色素沉着，黄斑囊样水肿，视网膜前膜，后囊膜下白内障。

遗传模式

1. 常染色体隐性遗传（最常见）：年轻时就出现严重视力下降和夜盲。

2. 常染色体显性遗传（最轻）：发病缓慢，通常见于成年人，外显率不同，白内障发生晚，视力下降不那么严重。

3. X- 连锁隐性遗传（最罕见、最严重）：发病与常染色体隐性遗传相似，女性携带者常有椒盐样眼底，严重视力下降。

4. 散发。

治疗

有证据表明富含维生素 A（每天 15 000IU）和叶黄素（每天 12mg）的饮食有助于减缓不吸烟的视网膜色素变性患者中周部视野缺失，但文献中尚未形成结论。如果给予患者大剂量的维生素 A，需要监测肝功能和维生素 A 水平。近来，视网膜表面及视网膜下植入微芯片已成功用于治疗极晚期视网膜色素变性以改善视力（图 11.28.2）。各种设计方案的临床试验正在进行，以评估视网膜移植技术的安全性和有效性。另外，针对特定类型视网膜色素变性的基因治疗正在研究中。

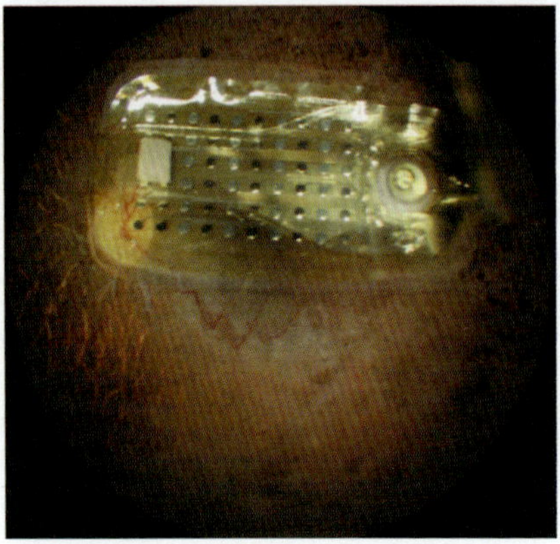

图 11.28.2 晚期视网膜色素变性患者视网膜表面微芯片植入物

与遗传性视网膜变性相关的系统性疾病

Refsum 病（植烷酸辅酶 A 羟化酶缺乏症）

常染色体隐性遗传性视网膜色素变性（常无骨细胞样色素聚集），血清植烷酸水平增高。可有小脑共济失调、周围神经病变、耳聋、皮肤干燥、嗅觉丧失、肝脏疾病和心脏异常。采用低植烷酸、低植醇饮食（尽量减少奶制品、动物脂肪及绿叶蔬菜的摄入）。每 6 个月检查血清植烷酸水平。

遗传性 β-脂蛋白缺乏（Bassen-Kornzweig 综合征）

常染色体隐性遗传性视网膜色素变性（常无骨细胞样色素聚集），伴发脂肪不耐受、腹泻、皱缩红细胞（棘红细胞）、共济失调、进行性眼球运动受限和由于脂蛋白缺乏和脂溶性维生素（维生素 A、维生素 D、维生素 E 和维生素 K）吸收不良而引起的其他神经系统症状。根据血清载脂蛋白 B 缺乏可以诊断。

治疗

1. 水溶性维生素 A 10 000~15 000IU，口服，每日 1 次。
2. 维生素 E 200~300IU/kg，口服，每日 1 次。
3. 维生素 K 5mg 口服，每周 1 次。
4. 饮食中脂肪含量控制到占摄入卡路里总量的 15%。
5. 每半年监测血清维生素 A 和维生素 E 水平，每年进行视网膜电图检查及暗适应检查。
6. 考虑给患者饮食中补充锌。

Leber 先天性黑朦

一组常染色体隐性遗传性视网膜营养不良，是儿童先天性盲最常见的遗传因素。眼底表现多样，但典型表现为色素性视网膜病变。出生时或出生后数月内即可发现中重度视力丧失、婴儿眼球震颤、微弱和（或）矛盾的瞳孔反射、畏光、戳眼征、视网膜电图显著降低或低平。与圆锥角膜有关。Voretigene neparvovec（Luxturna）是首个被 FDA 批准用于遗传性视网膜变性的基因治疗，包括视网膜下注射携带 RPE65 DNA 的 AAV2 病毒载体。

Usher 综合征

存在多种亚型，为常染色体隐性遗传。伴随先天性感觉神经性听力下降，通常很稳定，贯穿整个成年时期。涉及的基因编码一种蛋白复合体，表达于内耳纤毛细胞和视网膜光感受器细胞。目前可以进行某些亚型的分子检测。

Bardet-Biedl 复合体

主要为常染色体隐性遗传的一组疾病，具有共同的体征，包括色素性视网膜病变、性腺发育不良、肥胖、多指 / 趾畸形、智力低下等。Lawrence-Moon 综合征与此病相关，但它是一个独立的疾病，与痉挛性截瘫相关，不伴有肥胖及多指 / 趾畸形。

Kearns-Sayre 综合征

视网膜椒盐样色素变性，小动脉正常，进行性眼球运动受限，不伴复视，上睑下垂，身材矮小及心脏传导阻滞。眼部体征一般出现于 20 岁以前。线粒体遗传。建议患者就诊心脏科。患者可能需要起搏器。参见 10.12 慢性进行性眼外肌麻痹。

其他视网膜色素变性综合征

1. Spielmeyer-Vogt-Batten-Mayou 综合征：伴发癫痫发作、痴呆和共济失调。

2. Alström、Cockayne 和 Alport 综合征：伴发听力丧失。

3. Zellweger 综合征：伴发低眼压、端粒酶增多症及肝大。

4. 其他：色素失调症、Jansky-Bielschowsky 病等。

鉴别诊断

1. 吩噻嗪中毒

（1）硫利达嗪：后极部与赤道部之间色素团块，局部视网膜色素脱失，视网膜水肿，视野异常（中心暗点与视野普遍缩窄），视网膜电图降低或熄灭。症状和体征出现在开始吩噻嗪治疗后的数周内，尤其是大剂量治疗时（≥ 2000mg/d），一般来说，长期服用大于 800mg/d 才会引起中毒。如果出现毒性反应，需停药。每半年复查。

（2）氯丙嗪：眼睑、角膜、结膜（尤其是睑裂区），以及晶状体前囊异常色素沉着；前囊下及后囊下白内障；罕见色素性视网膜病变伴视野和视网膜电图改变，与硫利达嗪引起的改变近似。通常每天使用氯丙嗪

1200~2400mg，持续超过 1 年后才会引起中毒。如果出现毒性反应，需立即停药。每半年复查。

2. 梅毒：血液检测阳性，视野不对称，眼底表现异常，可有复发性葡萄膜炎史，无视网膜色素变性家族史，视网膜电图通常会保留一定程度。

3. 先天性风疹：椒盐样眼底可以合并小眼球、白内障、耳聋、先天性心脏异常或其他全身性异常。视网膜电图多正常。

4. Bietti 结晶样营养不良：常染色体隐性遗传，其特征为角膜周边基质层以及视网膜各层出现成分不明的结晶，可引起脉络膜萎缩、夜视力下降、视力下降及视网膜电图低平。

5. 浆液性视网膜脱离吸收复位后：病史有诊断意义，如妊娠毒血症或原田病。

6. 色素性静脉旁视网膜脉络膜萎缩：静脉旁局限性视网膜色素上皮变性，色素沉着，无明确的遗传模式。视野和视网膜电图可呈现多种改变（通常正常）。

7. 严重的钝挫伤后：常由视网膜脱离自发性复位引起。

8. 眼动脉阻塞后。

9. 眼白化病携带者：参见 13.9 白化病。

*注：由吩噻嗪中毒、梅毒和先天性风疹引起的色素异常位于视网膜色素上皮水平。由视网膜脱离复位引起的色素异常位于视网膜内。

诊断

1. 之前讨论过的有关本病的内科和眼科病史。

2. 用药史。

3. 家族史：包括为诊断和遗传咨询绘制家系图及基因检测。参见上述。

4. 眼底镜检查。

5. 形式化视野检查，如 Humphrey 视野计。

6. 暗适应研究和视网膜电图：有助于静止性视杆功能不良（先天性静止性夜盲症）与视网膜色素变性（一种进展性疾病）的鉴别。

7. 眼底照相。

8. 考虑梅毒检测：快速血浆反应素试验（RPR）或性病研究实验室试验（VDRL）、荧光螺旋体抗体吸收试验（FTA-ABS）或梅毒特异性抗体检测。

9. 如患者为男性且遗传模式未知，可对患者的母亲进行检查，并行视网膜电图检查。X- 连锁疾病的女性携带者常常在中周部眼底有异常色素沉着及暗适应视网膜电图异常。

10. 如有共济失调、多神经病、聋或嗅觉缺失症等神经系统异常，查空腹（至少 14 小时）血清植烷酸水平以排查 Refsum 病。

11. 如果怀疑先天性 β–脂蛋白缺乏综合征，查血清胆固醇和甘油三酯水平（其水平降低），进行血清蛋白和脂蛋白电泳（检测到脂蛋白缺乏），以及外周血涂片（可见棘红细胞增多症）。

12. 如怀疑 Kearn–Sayer 综合征，患者必须由心脏科医生进行续贯心电图检查；患者可死于完全性心脏传导阻滞，所有家族成员都必须进行检查。

治疗

梅毒治疗参见 12.12 梅毒。维生素 A 缺乏症治疗参见 13.8 维生素 A 缺乏症。

对于视网膜色素变性，目前尚无确切的治疗。参见上述，视网膜色素变性。

白内障手术可改善中心视力。局部或口服碳酸酐酶抑制剂，如乙酰唑胺 500mg/d，可能对黄斑囊样水肿有效。

对所有患者进行遗传咨询和指导其如何处理视觉障碍是有意义的。戴有色镜可以增加患者户外视物的舒适度及增强对比度。戴用助视器及职业康复训练对晚期病例有帮助。

遗传性脉络膜视网膜营养不良及其他引起夜盲的原因

回旋性萎缩

夜盲和周边视力下降出现在 10 岁前，进而视野逐渐缩窄。儿童期出现眼底中周部扇形视网膜色素上皮及脉络膜毛细血管萎缩，进而发展到整个眼底，后囊下白内障，高度近视合并散光。视野缩窄，视网膜电图异常，甚至记录不到波形。血浆鸟氨酸水平高至正常水平的 10~20 倍，赖氨酸水平降低。如果鸟氨酸水平未显著升高，可考虑行视网膜电图及眼底荧光血管造影检查。该病为常染色体隐性遗传。

治疗

1. 降低蛋白质的摄入，用不含精氨酸的必需氨基酸人工调味液替代（如限制精氨酸饮食），检测血清氨水平。

2. 补充维生素 B_6（吡哆醇），目前尚无剂量标准。可考虑初始剂量 20mg/d，口服，如果没反应可逐渐增至 500mg/d，口服。监测血清鸟氨酸水平以决定补充维生素 B_6 的总量以及饮食中蛋白质需要限制的程度。血清鸟氨酸水平以 0.15~0.2mmol/L 为宜。

＊注：仅有少部分患者的维生素 B_6 治疗有效。

无脉络膜症

男性在 10~20 岁之前出现夜盲，而后隐伏的周边视力逐渐丧失，中心视力下降发生较晚。男性患者早期表现为周边眼底散在色素颗粒，视网膜色素上皮局灶性萎缩。晚期表现包括整个视网膜色素上皮及脉络膜毛细血管缺失，无骨细胞样表现。疾病晚期出现视网膜小动脉变细及视盘萎缩。视野缩窄、色觉正常及视网膜电图显著降低。女性携带者可有小的、散在的、方形的视网膜内色素颗粒覆于脉络膜萎缩灶之上，中周部眼底最明显。目前尚无有效治疗方法。戴深色太阳镜可改善症状，为 X- 连锁隐性遗传。可考虑遗传学咨询。

维生素 A 缺乏症

显著夜盲，周边视网膜深层可见大量黄白色、境界清楚的小斑点；干眼和（或）结膜出现 Bitôt 斑（白色角化病灶）。参见 13.8 维生素 A 缺乏症。

锌缺乏症

可引起异常暗适应。锌为维生素 A 代谢所必需。

先天性静止性夜盲

出生后即有夜盲，视野正常，眼底可正常或异常，非进展性，矛盾的瞳孔反应。此病一种变异形式为 Oguchi 病，以 Mizuo 现象为特征——在明适应状态下眼底呈现绒毡层外观，但是在暗适应状态（大约需要 12 小时）下眼底颜色表现正常（图 11.28.3，图 11.28.4）。

近视欠矫

引起夜间视力差的最常见原因。

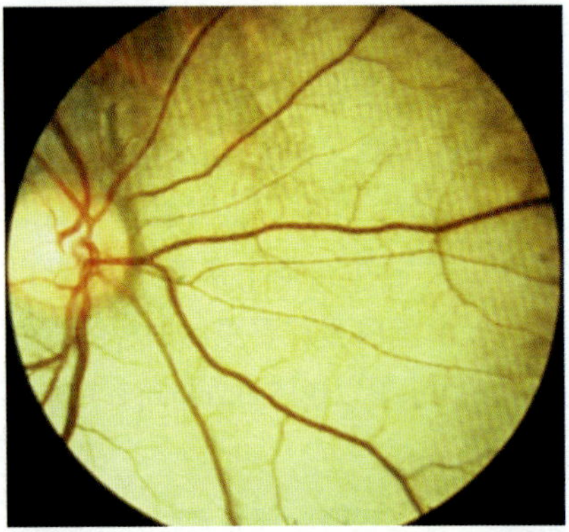

图 11.28.3　Oguchi 病在明适应状态下眼底出现绒毡层外观

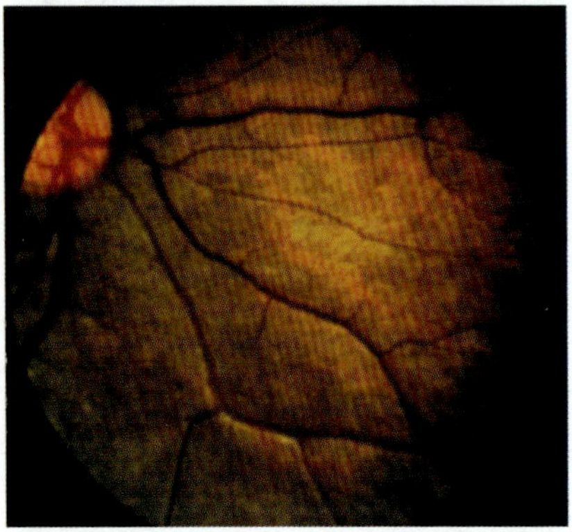

图 11.28.4　Oguchi 病表现为 Mizuo 现象，在暗适应状态下眼底颜色正常

11.29 视锥细胞营养不良

症状

慢性进行性视力下降，畏光，色觉差，30 岁前发病，强光下的视力比昏暗的光线下视力差。

体征

1. 主要体征

（1）早期：即使患者视力很差，眼底检查基本正常。视网膜电图可见视锥功能异常，如单次闪光明响应下降和闪烁光响应下降。

（2）晚期：黄斑呈牛眼样外观或中央视网膜色素上皮和脉络膜毛细血管的地图样萎缩。

2. 其他体征：眼球震颤，视盘颞侧苍白，黄斑区斑点状色素聚集，绒毛状视网膜光泽。随之而来的极少见的视杆变性，导致出现视网膜色素变性样眼底图像，如视锥 – 视杆变性，可能为常染色体显性遗传模式。

遗传特征

常呈散发。通常为常染色体显性遗传，少部分为 X– 连锁遗传。

鉴别诊断

1. Stargardt 病：尤其在疾病早期眼底缺乏淡黄色病灶，视网膜电图通常正常。参见 11.30 Stargardt 病（眼底黄色斑点症）。

2. 氯喹 / 羟基氯喹性黄斑病变：可以产生牛眼样的黄斑外观和色觉减退。有氯喹或羟氯喹用药史，无视锥变性家族史，无眼球震颤。参见 11.32 氯喹 / 羟氯喹中毒。

3. 中心性晕轮状脉络膜营养不良：视网膜色素上皮地图状萎缩，明适应视网膜电图正常。

4. 年龄相关性黄斑变性：可见视网膜色素上皮地图状萎缩，但色觉和明适应视网膜电图正常。参见 11.16 非渗出性（干性）年龄相关性黄斑变性和 11.17 新生血管性或渗出性（湿性）年龄相关性黄斑变性。

5. 先天性色盲：视力正常，出生时发病，非进展性。

6. 视网膜色素变性：夜盲和周边视野缺损。常可见周边视网膜骨细胞样色素沉着。暗适应检查和视网膜电图检查可以鉴别。参见 11.28 视网膜色素变性和遗传性脉络膜视网膜营养不良。

7. 视神经病变或萎缩：视力下降，色觉下降，颞侧或弥漫性视盘苍白或二者兼有。参见 10.17 动脉炎性缺血性视神经病变（巨细胞动脉炎）、10.18 非动脉炎性缺血性视神经病变和 10.20 各种视神经病变。

8. 心因性视力丧失：眼底镜检查、眼底荧光血管造影、光学相干断层扫描、视网膜电图及眼电图结果均正常。通过特殊试验常能诱导患者出现视力提高。参见 10.25 非生理性视力丧失。

诊断

1. 家族史。

2. 全面的眼科检查，包括对色觉障碍的正式评估，如 Farnsworth-Munsell 100 色彩试验。

3. 正式的视野检查。

4. 全视野视网膜电图检查：明适应视网膜电图异常，视杆细胞隔离反应正常。

5. 光学相干断层扫描能够显示外层视网膜破坏，但是电生理异常的患者可能是正常的。

6. 眼底自发荧光（FAF）有助于诊断，尤其对视网膜色素上皮功能紊乱敏感；并能够对这类疾病进行监测随访。

治疗

本病无确切有效的治疗方法，下述方法可减轻症状：

1. 深色眼镜或角膜接触镜有助于获得最好视力。

2. 缩瞳剂，如 0.5%~1% 毛果芸香碱滴眼，每日 4 次，偶可用来提高视力，减轻畏光。

3. 进行遗传咨询。

4. 如果需要，给患者戴用助视镜。

随访

每年随诊。

11.30 Stargardt 病（眼底黄色斑点症）

症状

在儿童或青年时期出现视力下降。疾病早期，视力下降程度常与检眼镜下所见的眼底表现不符。因此，要注意勿认为患儿是诈病。

体征（图 11.30.1~ 图 11.30.3）

1. 主要体征：可有以下任一项表现。

（1）仅中心凹细小颗粒，眼底表现相对正常。

（2）视网膜色素上皮水平出现黄色或黄白色斑点状沉着物，常呈鱼尾样外观。

（3）萎缩性黄斑变性：可出现牛眼样外观，是由于萎缩的色素上皮包绕着黄斑中心正常的色素上皮，“金箔样”外观，有色素团或明显的地图样萎缩。

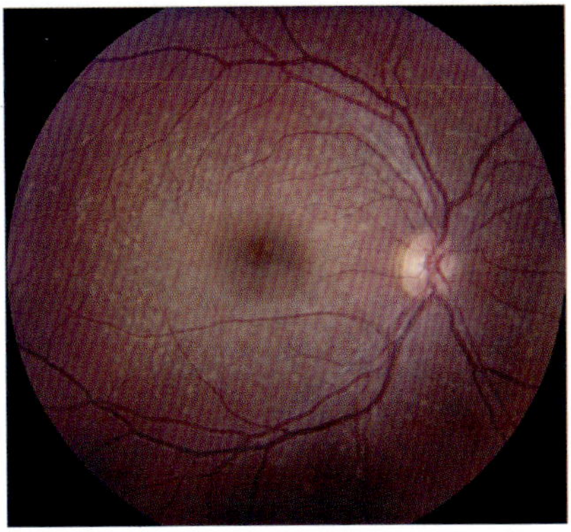

图 11.30.1　Stargardt 病

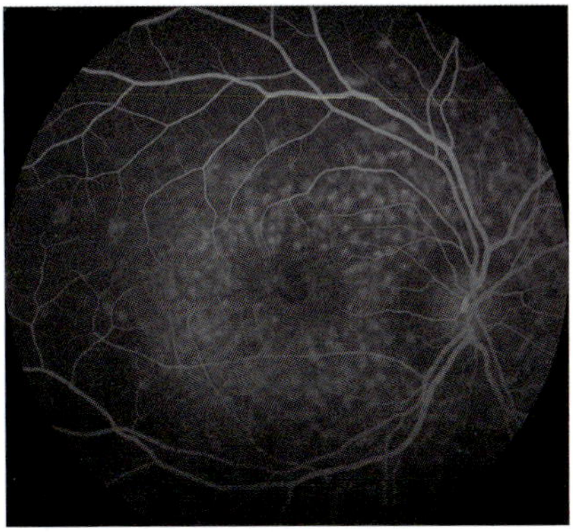

图 11.30.2　Stargardt 病眼底荧光血管造影显示静息的脉络膜

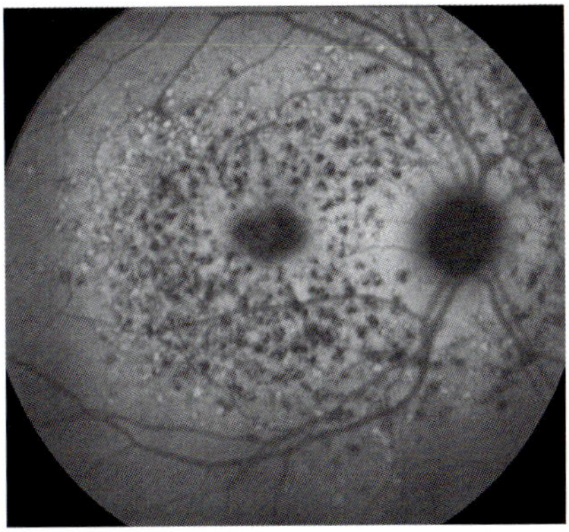

图 11.30.3　Stargardt 病眼底自发荧光表现

＊注：疾病早期，视力下降早于黄斑出现可见病变。

2. 其他体征：大多数病例出现黄斑区外或中周部眼底的色素上皮萎缩，而周边视野正常，极少数可合并视锥或视杆营养不良。疾病早期视网膜电图正常，晚期可异常。眼电图低于正常。

遗传特征

通常为常染色体隐性遗传，偶尔呈常染色体显性遗传（显性遗传病例可为无症状，直到中年才发病）。

鉴别诊断

1. 白点状眼底：弥漫、白色散在小点，主要出现在眼底中周部而很少出现于中心凹；先天性静止性夜盲的变异型；无萎缩性黄斑变性或色素改变。视力和视野保持正常，视网膜电图正常但暗适应时间延长。

2. 白点状视网膜变性：临床表现与白点状眼底相似，但视力、视野、夜盲症状进行性加重。出现显著异常的视网膜电图，为视网膜色素变性的变异型。

3. 玻璃膜疣：位于视网膜深层的黄白色小点，有时有钙化，常在老年期出现。眼底荧光血管造影有助于鉴别（所有的玻璃疣都呈强荧光，而眼底黄色斑点病变可呈不同程度的强荧光表现，并且在一些没有斑点的区域出现强荧光）。

4. 视锥或视锥 – 视杆营养不良：早期眼底正常。可出现牛眼样黄斑病变，但有显著的色觉异常和特征性视网膜电图改变。参见 11.29 视锥细胞营养不良。

5. Batten 病和 Spielmeyer–Vogt 综合征：为常染色体隐性遗传性溶酶体贮积病，典型表现为进行性痴呆、癫痫发作。可有牛眼样黄斑病变；不同程度的视神经萎缩、视网膜血管变细和周边视网膜色素上皮改变。外周血或结膜组织活检的电镜检查显示有特征性的曲线性或指纹样包涵体。视网膜色素变性的变异型。

6. 氯喹 / 羟氯喹性黄斑病变：有用药史。参见 11.32 氯喹 / 羟氯喹中毒。

7. 心因性视力丧失：检眼镜眼底检查、眼底荧光血管造影、光学相干断层扫描、视网膜电图、眼电图检查正常，通过特殊试验常能诱导患者视力提高。参见 10.25 非生理性视力丧失。

诊断

用于诊断不明确或必须确诊时。

1. 病史：发病年龄、药物治疗史、有无家族史。

2. 散瞳检查眼底。

3. 光学相干断层扫描可在疾病早期，甚至眼底检查正常时，显示光感受器结构紊乱、外层视网膜萎缩和视网膜色素上皮改变。

4. 眼底荧光血管造影：常显示脉络膜荧光遮蔽所造成的“静息脉络膜”或“午夜眼底”，由于视网膜色素上皮细胞内脂褐质增多导致。

5. 眼底自发荧光（FAF）有助于诊断和监测疾病的进展。

6. 视网膜电图、眼电图检查。

7. 正式的视野检查，如 Octopus 或 Humphrey 视野计。

8. 考虑基因检测：*ABCA4* 基因测序。许多 Stargardt 患者及其他相关的黄斑病变患者表现异常。

治疗

避免补充维生素 A。户外使用防紫外线眼镜对患者有益。用于帮助视力缺陷患者的助视器和遗传咨询对患者有帮助。

11.31 Best 病（卵黄样黄斑营养不良）

症状

视力下降、盲点、视物变形或无症状。

体征（图 11.31.1）

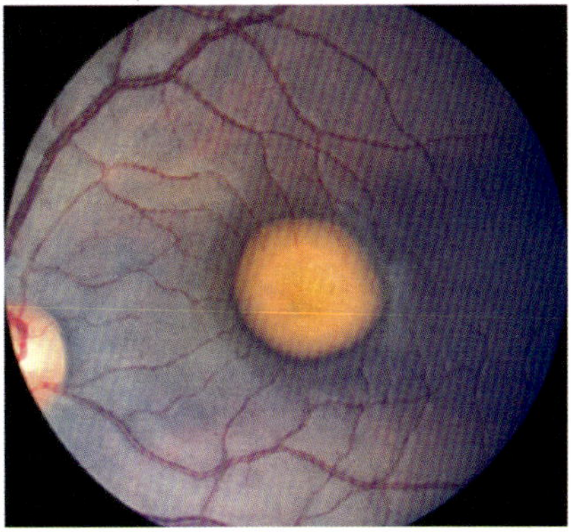

图 11.31.1 Best 病

1. 主要体征：视网膜下卵黄样黄色、圆形病变（脂褐质），或在一些病例中出现假性前房积脓。典型为双眼发病，位于中心凹，1~2 个视盘直径大小。有可能出生时即出现，一般在眼底检查时才被发现。10% 的病变呈多灶性，位于中心凹外。视网膜电图正常，而眼电图异常，表现为光反应重度下降。

2. 其他体征：病变可出现变性，并可形成黄斑区脉络膜新生血管（20% 病例）、出血和萎缩性瘢痕。在瘢痕期，难以与年龄相关性黄斑变性相鉴别。表现为远视，通常由视轴缩短和闭角型青光眼导致，也可以有内隐斜或内斜视。

遗传特征

常染色体显性遗传，外显率和表达多变。由 *BEST1* 基因突变导致。携带者可表现为眼底正常但眼电图异常。

鉴别诊断

1. 图形营养不良：图形营养不良的一种类型，成人起病，黄斑中心凹萎缩，与 Best 病表现相似。卵黄样病变通常较小，在 30~50 岁出现。为显性遗传，眼电图可正常或异常。通常由 *PRPH2* 基因突变而不是 *BEST1* 基因突变导致。在 60 岁之前视力通常正常或轻微下降，随后因地图样萎缩导致中心视力受损，无有效治疗。如果出现脉络膜新生血管，可进行抗 VEGF 治疗。

2. 年龄相关性黄斑变性：参见上述内容及 11.16 非渗出性（干性）年龄相关性黄斑变性。

诊断

1. 家族史，对家庭成员进行检查有助于诊断。

2. 全面的眼科检查，包括散瞳眼底检查，用裂隙灯结合接触式眼底镜或 60D、90D 前置镜仔细检查黄斑区。

3. 眼电图高度特异性，可用于明确诊断或发现疾病携带者。

4. 基因检查以确定 *BEST1* 基因突变。

5. 可考虑眼底荧光血管造影和光学相干断层扫描检查以确定是否存在脉络膜新生血管或勾勒出脉络膜新生血管病变。

治疗

对原发疾病无有效治疗。对脉络膜新生血管的治疗尚存争议，因其可治愈而不造成严重的视力丧失。现在玻璃体腔注射抗 VEGF 药物是治疗脉络膜新生血管的一线药物，但是光动力治疗（PDT）和局部激光治疗也可发挥作用。此外，由于轻微创伤即可造成视网膜下出血，建议全天候戴用聚碳酸酯眼镜，尤其是在运动时。脉络膜新生血管治疗的具体方案参见 11.17 新生血管性或渗出性（湿性）年龄相关性黄斑变性。

随访

有脉络膜新生血管的患者应立即治疗，否则此病无须紧急处理。给予患者阿姆斯勒表(附录 4 阿姆斯勒表)，指导患者使用，并告知如果发现改变应立即就诊。

11.32 氯喹 / 羟氯喹中毒

症状

早期通常没有症状，随后出现视力下降、色觉异常、暗适应下降。

体征

1. 主要体征：牛眼样黄斑（环形脱色素区，周围环以色素沉着。中心凹反射消失）。

2. 其他体征：黄斑区色素增多，小动脉变细，血管鞘，周边部色素沉着，色觉减退，黄斑囊样水肿，视野异常（中心、旁中心或周边暗点）。视网膜电图和眼电图异常，暗适应异常，角膜可见螺纹状改变。

主要危险因素

1. 每日氯喹剂量：>2.3mg/kg。

2. 每日羟氯喹剂量：>5.0mg/kg。

3. 药物应用持续时间：不合并其他危险因素时，>5 年。

4. 肾脏疾病、服用他莫昔芬、合并黄斑疾病。

牛眼样黄斑病变的鉴别诊断

1. 视锥细胞营养不良：有家族史，

发病年龄通常在 30 岁以下，严重畏光，明适应视网膜电图异常甚至记录不到。参见 11.29 视锥细胞营养不良。

2. Stargardt 病：有家族史，发病年龄通常在 25 岁以下，眼底后极部和中周部可见黄白色斑点。参见 11.30 Stargardt 病（眼底黄色斑点症）。

3. 年龄相关性黄斑变性：玻璃膜疣，色素沉着、萎缩灶和新生血管型可见渗出性。参见 11.16 非渗出性（干性）年龄相关性黄斑变性和 11.17 新生血管性或渗出性（湿性）年龄相关性黄斑变性。

4. Batten 病和 Spielmeyer–Vogt 综合征：色素性视网膜病变，癫痫发作，共济失调和进行性痴呆。参见 11.30 Stargardt 病（眼底黄色斑点症）。

治疗

如出现中毒表现，则与内科医生商定停止服药。

基线检查

在药物开始使用的第一年内应该进行基线检查。

1. 最佳矫正视力。

2. 眼底检查：包括散瞳眼底检查，尤其注意色素性改变。

3. 眼底后极部照相。

4. 如果存在黄斑病变，考虑视野和光学相干断层扫描检查。

随访

用药 5 年后（出现主要危险因素时应提前），每年筛查一次。

1. 自动视野：对于非亚洲患者，推荐白色 SITA 测试和 10–2 程序。亚洲患者多黄斑周边受累，因此推荐 24–2 或 30–2 程序。

2. 频域 OCT（SD–OCT）：旁中心凹光感受器层变薄和（或）外层视网膜结构破坏（“飞碟征”），视网膜色素上皮萎缩，中心凹轮廓消失。亚洲患者应使用广角扫描包含血管弓。

3. 如果条件允许或针对疑似病例，可行辅助检查，包括多焦视网膜电图和眼底自发荧光（FAF）（图 11.32.1）。

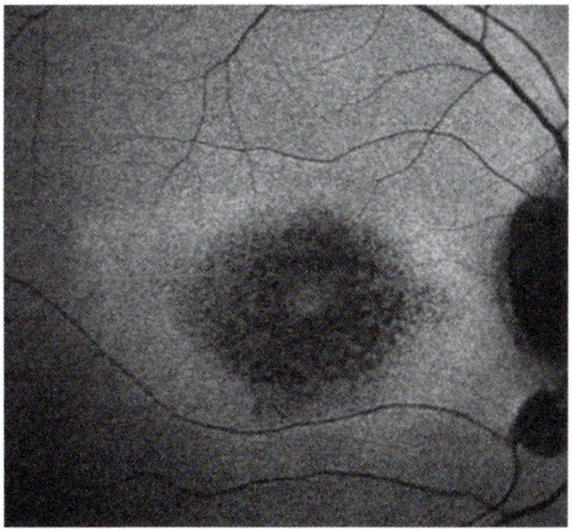

图 11.32.1　羟氯喹中毒的眼底自发荧光像

* 注：一旦出现眼毒性，即使停止服药，通常也不会消退。实际上，即使停用氯喹或羟氯喹，仍可产生新的毒性反应，同时旧的毒性反应仍可进展。

参考文献

Marmor MF, Kellner U, Lai TY, et al; American Academy of Ophthalmology. Recommendations on screening for chloroquine and hydroxychloroquine retinopathy (2016 Revision). Ophthalmology. 2016;123(6):1386-1394.

11.33 结晶样视网膜病变

症状

视力下降或无症状。

体征

1. 主要体征：视网膜内折光物质。

2. 其他体征：如果结晶位于血管内并引起毛细血管无灌注，可形成周边视网膜新生血管和视神经新生血管（多为滑石）、黄斑水肿、黄斑皱褶，也可出现玻璃体积血。皮肤可出现经静脉吸毒的体征。

鉴别诊断

1. 硬性渗出：视网膜内脂质渗出，可见于多种疾病（如糖尿病性视网膜病变、Coats 病、视网膜中央或分支静脉阻塞、视网膜毛细血管扩张症、视网膜大动脉瘤）。硬性渗出不会出现于视网膜血管内。

2. 钙化玻璃膜疣：见于干性年龄相关性黄斑变性。玻璃膜疣位于视网膜下，而非血管内。

病因学

1. 角黄素中毒：口服鞣剂造成视网膜表层的环状沉积。通常无症状，停药数年后可痊愈。通常需要总剂量达到 19g，服用 2 年以上才能产生中毒反应。已有视网膜疾病的患眼或服用 β－胡萝卜素的患者，结晶更加明显。

2. 他莫昔芬：该药用于激素受体阳性的乳腺癌患者。需总量达到 7.7g 才会产生中毒反应。结晶见于视网膜内层，通常围绕黄斑，可引起黄斑水肿。停药后视力可改善，但结晶仍存在。服用他莫昔芬的患者如无症状则无须筛查。若出现中毒反应则应请肿瘤医生考虑更换药物。

3. 视网膜动脉血栓：见于血管内。参见 11.6 视网膜中央动脉阻塞和 11.7 视网膜分支动脉阻塞。

4. 滑石：经静脉吸毒者血管内可见红黄色反光颗粒，通常长期经静脉吸毒经数月至数年后才出现视网膜病变。

5. 甲氧氟烷：一种吸入性麻醉剂。草酸钙结晶全身沉积可造成不可逆的肾功能衰竭。结晶在视网膜色素上皮和内层视网膜均可见。

6. Bietti 结晶样营养不良：成分不明的结晶沉积在角膜周边部基质层和视网膜各层。参见 11.28 视网膜色素变性和遗传性脉络膜视网膜营养不良。

7. 特发性中心凹外 / 旁中心凹毛细血管扩张症：中心凹外或旁中心凹视网膜毛细血管扩张造成渗出和内界膜（ILM）结晶沉积。可以是 Mueller 细胞足盘、钙质或胆固醇沉积。患眼可出现黄斑水肿和（或）脉络膜新生血管，血管的病变与糖尿病性视网膜病变非常相似，一些患者后来被证实患有胰岛素抵抗。

8. 其他：呋喃妥英中毒、Sjögren–Larsson 综合征、西非的结晶样黄斑病变、慢性视网膜脱离等。

诊断

1. 完整的病史及用药史：是否经静脉吸毒；有无心血管高危因素，如高血压、高胆固醇；有无乳腺癌；是否口服鞣剂；肾衰竭患者是否有麻醉史。

2. 全面的眼科检查，包括使用裂隙灯联合 60D、90D 前置镜和间接检眼镜进行散瞳眼底检查，仔细检查结晶的位置、深度、颜色和形态，以及是否有黄斑水肿、视盘和周边视网膜新生血管或视网膜梗死。检查角膜有无结晶。

3. 对于老年患者和具有心血管疾病危险因素者，可以考虑行颈动脉多普勒超声检查和超声心动图检查。

4. 检查患者是否经静脉吸毒。

5. 若怀疑为特发性中心凹或旁中心凹毛细血管扩张症，应行糖尿病相关检查。

6. 眼底荧光血管造影检查有助于显示由于血管内结晶造成的远端无灌注区。光学相干断层扫描有助于确定病变深度。

治疗

1. 如果毒性反应是由他莫昔芬或角黄素造成的，则应停止用药。

2. 停止经静脉吸毒。

3. 如果为胆固醇、钙质或纤维蛋白 – 血小板栓子造成，参见 10.22 一过性视力丧失 / 一过性黑矇、11.6 视网膜中央动脉阻塞和 11.7 视网膜分支动脉阻塞。

4. 若视网膜周边部无灌注区或新生血管形成，则考虑全视网膜光凝

（PRP）或应用抗 VEGF 药物。若视网膜内结晶造成血管阻塞，黄斑区出现无灌注区，可致视力永久丧失。

随访

随访时间依原发疾病而定。

11.34 视盘小凹

症状

孤立存在可无症状，若发生黄斑积液，则可出现直线或物体边缘变形、视物模糊、盲点或视物变小。

体征（图 11.34.1）

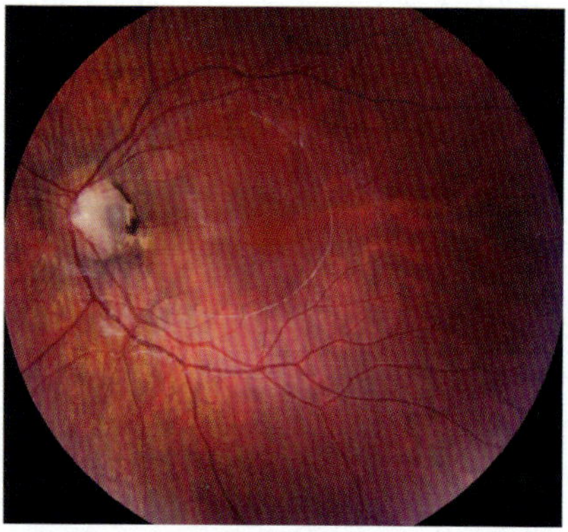

图 11.34.1 视盘小凹伴浆液性黄斑脱离

1. 主要体征：视盘的神经组织内出现圆形小凹陷，通常为灰色、黄色或黑色。大部分位于视盘颞侧，约 1/3 位于中央，也可位于视盘任何部位。

2. 其他体征：视盘周围萎缩，白色或灰色膜覆盖小凹，罕见相对性传入性瞳孔障碍，不同形态的视野缺损。可形成从视盘至黄斑的局限性视网膜感觉上皮层脱离和（或）视网膜劈裂，常为单眼发病。

鉴别诊断

1. 获得性小凹（假性小凹）：有时见于低眼压性青光眼或原发性开角型青光眼患者。参见 9.1 原发性开角型青光眼。

2. 其他引起黄斑囊肿、黄斑积液或黄斑裂孔的原因。光学相干断层扫描检查很关键。参见 11.15 中心性浆液性脉络膜视网膜病变。

诊断

1. 全面的眼科检查，包括裂隙灯联合接触式眼底镜、60D 或 90D 前置镜检查视神经和黄斑，明确有无黄斑积液。

2. 测量眼压。

3. 获得自动视野检查的基线值。

4. 如果存在黄斑积液，可行光学相干断层扫描精准描述其特征，行眼底荧光血管造影检查以排查中心性浆液性脉络膜视网膜病变（CSCR）或脉络膜新生血管。

治疗

1. 孤立视盘小凹：无须治疗。

2. 视盘小凹合并黄斑积液造成视力丧失：多数病例密切观察或行玻璃体切除联合玻璃体腔内注气术。也有学者采用激光光凝视盘的颞侧边缘及黄斑皱褶。

随访

1. 孤立视盘小凹：每年复查眼压，散瞳检查眼底和视野检查，如有症状尽快复诊。应给予患者阿姆斯勒表，嘱其自查。参见附录 4 阿姆斯勒表。如果有弱视，监测并治疗弱视。

2. 视盘小凹合并黄斑浆液性脱离或视网膜劈裂：做视网膜评估。

11.35 日光性视网膜病变

症状

视力下降，中心或旁中心暗点，色觉障碍，视物变形。通常双侧发病。

体征（图 11.35.1）

1. 主要体征：急性表现包括中心凹黄白色斑点，伴或不伴灰色颗粒状色素包绕。典型的晚期表现为黄斑中心凹红色、边界清晰的病变。

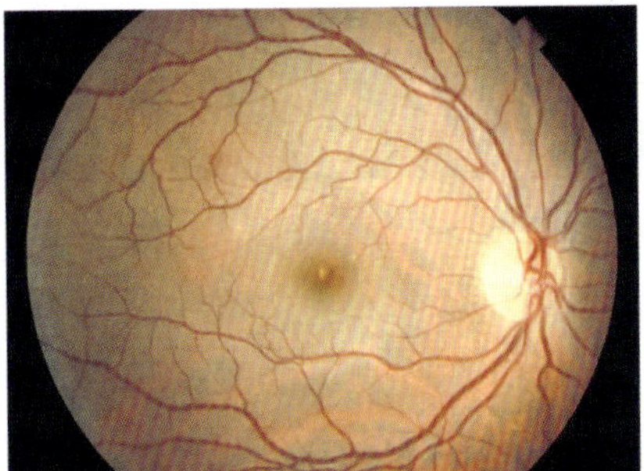

图 11.35.1　日光性视网膜病变

2. 其他体征：视力范围通常为 20/25~20/100。阿姆斯勒表检测可发现中心或旁中心暗点。急性期表现可在数周内缓解，可遗留中心凹的各种表现（如色素紊乱、板层裂孔或正常表现等）。初诊视力好的患眼在随访时更有可能表现为眼底检查无异常。

鉴别诊断

1. 黄斑裂孔或玻璃体黄斑牵拉：参见 11.25 玻璃体粘连 / 玻璃体黄斑牵拉 / 黄斑裂孔。

2. 2 型特发性黄斑毛细血管扩张症：光学相干断层扫描表现与慢性日光性视网膜病变相似，但是眼底荧光血管造影显示中心凹外毛细血管扩张并有渗漏。可能会因脉络膜新生血管而使病情变得复杂。

3. 视网膜内囊肿：如慢性黄斑囊样水肿，可通过光学相干断层扫描鉴别。

4. 图形营养不良：成人发病的黄斑中心凹营养不良。参见 11.31 Best 病（卵黄样黄斑营养不良）。

病因学

无保护措施观察日食；凝视太阳（如与虔诚的宗教仪式、心理疾病、迷幻剂等有关）日光浴；职业性暴露（如航空、军事服务、天文学、电弧焊）。

诊断

1. 病史：是否观察日食或凝视太阳，有无工作性暴露、光敏药物应用史。

2. 全面的眼科检查，包括散瞳眼底检查，使用裂隙灯联合接触式眼底镜、60D/90D 前置镜仔细检查黄斑。

3. 阿姆斯勒表检查可显示中心或旁中心盲点。

4. 眼底荧光血管造影在病程晚期可显示窗样缺损。

5. 光学相干断层扫描在病变急性期可见视网膜色素上皮层低反射光带，偶有受损的视网膜神经感觉层呈高反射光带。慢性期，在光感受器内节与外节连接处可见到中央低反射光带缺损（图 11.35.2）。

治疗

观察：初诊时视力好的患眼恢复更好。长期严重视力减退者罕见。尽管视力可以提高，但中心或旁中心暗点仍可能持续存在。

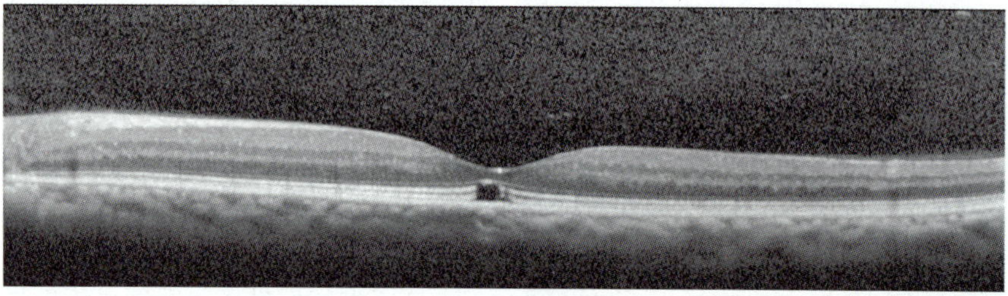

图 11.35.2　日光性视网膜病变的 OCT 表现

11.36 脉络膜痣和脉络膜恶性黑色素瘤

脉络膜痣

症状

通常无症状。罕见症状包括闪光感（如果存在视网膜下液）或视力减退（如果正好位于黄斑中心凹下）。

体征（图 11.36.1）

1. 主要体征：扁平或轻度隆起的色素性或无色素的脉络膜病变。

2. 其他体征：通常厚度小于 2mm，由脉络膜渐进性隆起。随年龄增长，痣表面的玻璃膜疣可以变得更加突出，表现为硬性表皮玻璃膜疣或软性玻璃膜疣。可出现视网膜色素上皮萎缩、增生或脱离。极少见到痣表面覆盖橙色色素（脂褐质）或视网膜下液。数年最小生长量 <1mm。如果短时间内（1 年）生长超过 1mm，则可能转化为黑色素瘤。

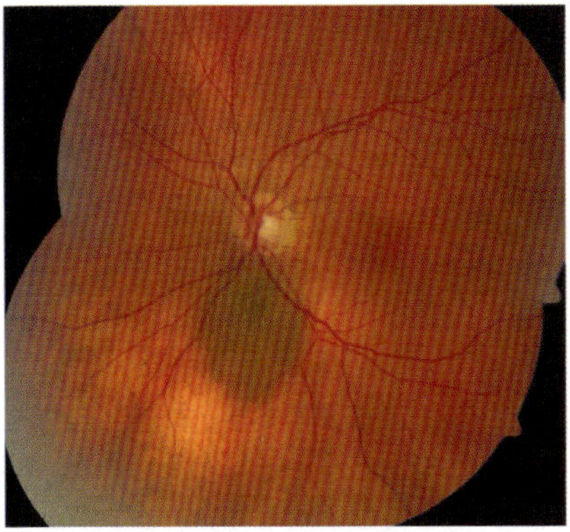

图 11.36.1 脉络膜痣

转变为恶性的危险因素

危险因素的记忆方法："to find small ocular melanoma doing imaging"（使用影像学发现小的眼黑色素瘤）的每个单词的首字母（TFSOM–DIM）代表使用多模式影像发现的危险因素。

T：厚度 >2mm（超声）。

F：视网膜下积液（OCT）。

S：症状（视力丧失、Snellen 视力表检查 <20/50）。

O：橙色色素的高自发荧光（自发荧光）。

M：中空的黑色素瘤（Melanoma hollow）（US）。

DIM：直径 >5mm（眼底照相）

*注：如果出现 4 个或以上危险因素，病灶超过 50% 的概率表现为生长，并且有可能是小的脉络膜黑色素瘤。

鉴别诊断

参见以下色素性 / 无色素性脉络膜病变的鉴别诊断。

诊断

1. 全面的眼科检查，包括散瞳眼底检查，用 20D 前置镜观察病变。

2. 病灶的详细绘图，尤其注意病灶的位置和大小。

3. 病灶基线彩色眼底照片，以协助记录病灶的直径和生长情况。

4. 光学相干断层扫描记录视网膜表面的特征，视网膜下积液（SRF），应用增强深度成像的光学相干断层扫描（EDI-OCT）观察病灶本身。

5. 自发荧光（FAF）记录脂褐质或视网膜色素上皮紊乱的表现。

6. 超声检查，测量肿瘤厚度和内部声影。

治疗

观察。第一次复查应在 3~4 个月后，以确定病变是否稳定，然后每年检查 1~2 次，以记录病灶的变化。

随访

低度危险的病变每年进行散瞳眼底检查，高度危险的病变则应每 3~6 个月复查。

脉络膜恶性黑色素瘤

症状

视力下降，视野缺损，眼前漂浮物，闪光感，罕见眼痛；通常无症状。

体征（图 11.36.2）

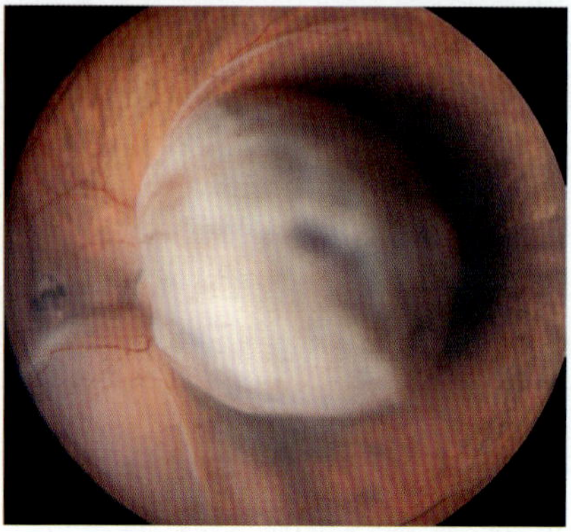

图 11.36.2　脉络膜黑色素瘤

1. 主要体征：灰绿色、棕色（色素性）或黄色（无色素性）脉络膜肿块，常有以下一项或多项表现：

（1）视网膜下积液（SRF）。

（2）肿瘤厚度 ≥ 2mm，特别是有起自脉络膜的陡峭隆起。

（3）病变表面有界限不清、大面积地图样、橙色色素沉着。

（4）肿瘤顶端呈圆顶、蘑菇状或高褶形，血管充盈。

（5）突破 Bruch 膜并伴视网膜下出血。

（6）生长。

*注：弥散性脉络膜黑色素瘤可表现为轻度增厚的暗色脉络膜病变，没有明显隆起的肿块，似脉络膜痣。

2. 其他体征：病变上方视网膜囊样变性，玻璃体积血或玻璃体色素细胞，肿瘤表面玻璃膜疣，脉络膜新生血管，上睑下垂（眼眶受累所致）。脉络膜黑色素瘤罕见于肤色深的个体，更常见于肤色较浅、蓝眼睛或绿眼睛的个体。

色素性病变的鉴别诊断

1. 脉络膜痣：参见上述内容。

2. 先天性视网膜色素上皮肥大：扁平黑色病变，边缘易碎，通常见于周边部眼底。边界清晰，由脱色素的和色素性晕轮围绕，陈旧性病变内常出现脱色素区。无症状（图 11.36.3）。

3. 视网膜色素上皮反应性增生：与既往外伤或炎症有关。病灶黑色、扁平、边缘不规则，常伴有白色神经胶质增生。通常为多灶性。

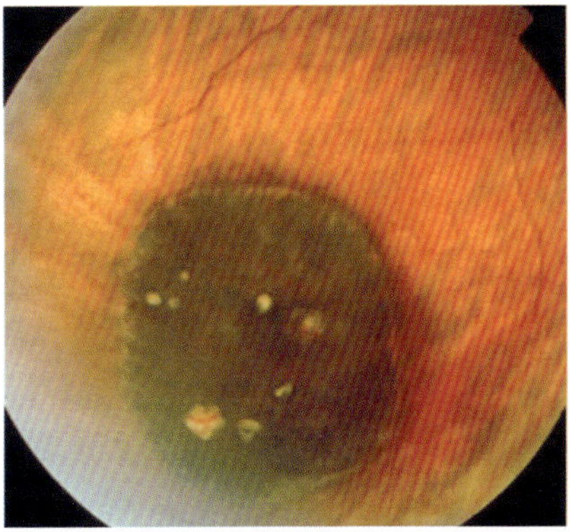

图 11.36.3 先天性视网膜色素上皮肥大

4. 视网膜下出血：由各种可被误诊为黑色素瘤的疾病导致，包括年龄相关性黄斑变性、特发性脉络膜血管息肉样病变（IPCV）、周边渗出性出血性脉络膜视网膜病变（PEHCR）等。眼底荧光血管造影和吲哚青绿脉络膜血管造影可帮助鉴别。参见相关内容。

5. 视神经黑色素细胞瘤：视神经黑色病变，有纤维组织边缘。15% 的病例可有缓慢生长。眼底荧光血管造影可鉴别。

6. 脉络膜脱离：由眼科手术、外伤或其他原因引起的低眼压造成。眼底周边部深色多小叶形包块。无须压迫巩膜即可见锯齿缘。仅靠外观很难区分局限性脉络膜上腔积血和黑色素瘤，巩膜透照可鉴别浆液性脉络膜脱离（非出血性）和脉络膜黑色素瘤。可通过眼底荧光血管造影鉴别二者。参见 11.27 脉络膜渗漏 / 脱离。

无色素性病变的鉴别诊断

1. 脉络膜血管瘤：橙红色，可隆起，但不呈蘑菇状。

2. 转移癌：乳酪状或浅棕色，扁平或轻度隆起，大量视网膜下积液（SRF），多灶性或累及双眼。患者可有癌症病史（特别是乳腺癌或肺癌）。

3. 脉络膜骨瘤：橘黄色，通常紧邻视盘，边缘伪足样突出；常为双眼发病；多见于 13~30 岁年轻女性。超声显示轻度隆起的钙化团块。

4. 后巩膜炎：患者常有脉络膜皱褶、眼痛、眼球突出、葡萄膜炎或前巩膜炎伴有无色素性肿块。在超声图像中寻找“T”征，参见 5.7 巩膜炎。

5. 淋巴瘤：橘黄色浸润，单侧或双侧发病，通常伴有眼眶或结膜淋巴瘤。

6. 巩膜脉络膜钙化：无症状，黄白色，视网膜色素上皮下和脉络膜下斑块。典型为双侧发病，通常在赤道后和颞上方。可隆起。可能为斜肌插入点钙化所致。B 超显示隆起的钙化灶。多为特发性且多见于老年患者。可能与钙磷代谢异常和肾小管低钾代谢性碱中毒有关（如 Gitelman 和 Bartter 综合征）。需要检测肾功能、甲状旁腺激素和血电解质，包括钙和镁。

诊断

1. 病史：有无眼手术或外伤史、癌症史、厌食症病史、体重减轻或全身性疾病史。

2. 散瞳间接检眼镜查眼底。

3. 眼底荧光血管造影：可排查类似黑色素瘤的病变，但无法对脉络膜黑色素瘤与大的脉络膜痣、转移癌或血管瘤进行鉴别。

4. A 超和 B 超：测量包块厚度及证实临床诊断。脉络膜黑色素瘤的超声通常显示为中低度反射和脉络膜挖空征。厚度通常大于 2mm，可呈蘑菇状外观。

5. 光学相干断层扫描：常检测到新发的视网膜下液。

6. 自发荧光（FAF）：通常显示明显的脂褐质覆盖（橙色色素）。

7. 吲哚青绿脉络膜血管造影：显示瘤体内血管丰富，可见双循环征。

8. 可行细针穿刺活检，对肿瘤进行基因分析以预测预后；针对某些病例进行细胞学检查用以确诊。

9. 可考虑眼眶和头颅的 CT 检查或 MRI 检查（用于屈光间质混浊的患者）：

（1）若确诊为脉络膜黑色素瘤，需要根据疾病转移的风险进行系统随访。血液学检查：每年查 2 次乳酸脱氢酶、γ－谷氨酰转移酶、天冬氨酸和丙氨酸氨基转移酶、碱性磷酸酶。如果肝酶升高，考虑进行 MRI 或肝扫描以排查肝脏转移。

（2）每年检查胸部 X 线。

（3）每年检查肝脏 MRI。

（4）每年由内科医生或肿瘤科医生对患者进行全面的体格检查。

10. 如果怀疑脉络膜转移癌，建议患者到内科或肿瘤科行乳腺检查、全身皮肤检查、胸部 CT 和癌胚抗原检测。

治疗

根据转移瘤的检查结果、肿瘤特征、对侧眼的状况、患者的年龄和全身健康状况，脉络膜黑色素瘤的治疗方式包括观察、光凝、经瞳孔温热治疗、放射治疗、局部切除、眼球摘除或眼内容剜出。大多数病例采用敷贴放射治疗。治疗初期，抗 VEGF 药物注射，每 4 个月 1 次，持续 2 年，可最大限度地减少放射性视网膜病变造成的完全性视力丧失。在某些病例中，可加用象限光凝。

参考文献

1. Shields CL, Dalvin LA, Ancona-Lezama D, et al. Choroidal nevus imaging features in 3,806 cases and risk factors for transformation into melanoma in 2,355 cases: the 2020 Taylor R. Smith and Victor T. Curtin lecture. Retina. 2019;39(10):1840-1851.
2. Shields CL, Dalvin LA, Chang M, et al. Visual outcome at 4 years following iodine-125 plaque radiotherapy and prophylactic intravitreal bevacizumab (every 4 months for 2 years) for uveal melanoma in 1131 patients. JAMA Ophthalmol. 2019;138(2):136-146. doi:10.1001/jamaophthalmol.2019.5132

第 12 章

葡萄膜炎

葡萄膜炎简介

葡萄膜炎不是单一病种的疾病，而是由 30~40 种不同的疾病组成的，特征包括临床症状、解剖位置、形态学、有或无关键的解剖学表现（如睫状充血、角膜后沉着物、虹膜结节、虹膜粘连、雪球样混浊、雪堤状渗出、视网膜血管炎、黄斑水肿和视神经病变），以及对治疗的反应。详细的病史及全面的体格检查可将鉴别诊断缩小到更易于管理的可能性诊断，实验室检查基于这些可能性展开。目前并没有特定的"葡萄膜炎检查"。使用"霰弹枪"式的诊断方法不仅不经济实惠，而且基于对给定测试的敏感性、特异性、阳性和阴性预测值的错误理解，可能导致错误的诊断和治疗。

葡萄膜炎命名工作组的标准化工作在评估葡萄膜炎患者的时候，强调疾病的临床表现、偏侧性及炎症发生的解剖位置。

- 病史决定疾病病程
  - 发病（突发或隐匿）
  - 持续时间
    - 短期(<3 个月)或长期(>3 个月)
  - 病程
    - 急性（发病突然及持续时间较短）
    - 复发性（停止治疗 3 个月后突然发病）
    - 慢性（持续存在或在停止治疗后 3 个月之内突然发病）
    - 请注意，根据这些标准，术语"急性或慢性"没有意义，而且得到药物控制的葡萄膜炎应为"抑制"，而不是"缓解"
- 偏侧性
  - 单眼发病
  - 单眼/交替(双眼，且不同时发病)
  - 双侧，且同时发病
- 解剖位置
  - 前葡萄膜炎：炎症细胞仅限于前房（虹膜炎）或伴有前部玻璃体受累（虹膜睫状体炎）
    - 前房细胞必须多于玻璃体细胞
    - 孤立性前葡萄膜炎不能诊断：在没有评估视网膜的情况下
  - 中间葡萄膜炎：玻璃体细胞（玻璃体炎），但不伴有脉络膜视网

膜受累；可能伴前房细胞
  - 玻璃体细胞必须多于前房细胞
- 后葡萄膜炎：孤立性视网膜炎、脉络膜炎，或二者并存
  - 视网膜脉络膜炎：主要累及视网膜，继发脉络膜受累
  - 脉络膜视网膜炎：主要累及脉络膜，继发性视网膜受累
  - 可能存在后部玻璃体细胞
  - 可能存在视盘水肿和充血
  - 神经视网膜炎
  - 视网膜血管炎
    - 静脉炎
    - 动脉炎
    - 静脉 / 动脉混合
  - 病变位于后葡萄膜应包括以下特征：
    - 颜色
      - 白色病变通常为视网膜病变
      - 黄色病变通常为脉络膜病变
      - 色素性病变通常是较长时间的病变
    - 是否存在出血
    - 是否存在视网膜血管炎
    - 边界外观：羊脂状、颗粒状、边界清晰
    - 模式
      - 局灶或少局灶
      - 多灶性
    - 形态学
      - 扁平状
      - 穿凿状
      - 匐行性
      - 变性虫样
      - 卵圆形
      - 点状
- 全葡萄膜炎：同时存在前、中和后葡萄膜炎

> *注：黄斑水肿和周边的视网膜血管炎本身并不能定义为后葡萄膜炎（如睫状体平坦部炎可能伴有黄斑囊样水肿，周边的血管白鞘、渗漏，以及视盘水肿，但它仍然是中间葡萄膜炎）。

前房积脓（白细胞积聚在前房）
- 通常为白色，有液平
- 血性前房积脓常提示疱疹性葡萄膜炎
- 可移动前房积脓（随着头部位置的改变而改变）提示 Behçet 病

考虑葡萄膜炎的不同病因或诱因（注意可能存在大量重叠）
- 感染性
- 系统性炎症性疾病
- 血管病变
- 患者免疫状态
- 遗传性
- 药源性

· 外伤
· 环境因素

葡萄膜炎检查遵循以下原则：

1. 区分感染性和非感染性葡萄膜炎。

2. 区分单纯的眼部葡萄膜炎和全身状况相关的葡萄膜炎。

3. 考虑伪装综合征（如眼内异物存留、肿瘤、陈旧性视网膜脱离等）。

4. 只有在检查结果会影响鉴别诊断、药物选择、手术方案、预后或转诊模式时，才进行附加检测。

5. 高达 40% 的葡萄膜炎是非特异性的（该术语更倾向于“特发性”，因为几乎所有的非感染性葡萄膜炎都没有已知的致病原因），并向患者解释这一点。

6. 影像学检查和实验室检查一样，应以疾病为基础，而不应滥用。检查包括：

· 光学相干断层扫描
· 眼底荧光素血管造影（IVFA）
· 吲哚青绿血管造影（ICGA）
· 眼底自发荧光（FAF）
· 光学相干断层扫描血管成像
· 视野
· 电生理

12.1 前葡萄膜炎（虹膜炎 / 虹膜睫状体炎）

症状

1. 急性：疼痛、眼红、畏光、交感性畏光（光线照射对侧眼引起患眼疼痛）、大量流泪、视力减退。

2. 慢性：由于白内障、玻璃体碎屑、黄斑囊样水肿、视网膜前膜导致视力减退，飞蚊症。可出现发作期和缓解期，几乎没有急性期症状（如幼年特发性关节炎）。

体征

1. 主要体征：前房内细胞和闪辉（表 12.1.1 和表 12.1.2），以及睫状充血。

2. 角膜后沉着物（KP）

（1）细小 KP：单纯疱疹病毒或水痘带状疱疹病毒、巨细胞病毒、Fuchs 异色虹膜睫状体炎。

（2）非肉芽肿性小 KP（NGKP）：见于人类白细胞抗原（HLA）-B27 相关性葡萄膜炎、眼外伤、伪装综合征、幼年特发性关节炎（JIA）、Posner-Schlossman 综合征（青光眼睫状体炎危象）、药源性。肉芽肿性葡萄膜炎如结节病，可表现为非肉芽肿性小 KP（NGKP）；相反，非肉

表 12.1.1　前房细胞分级

分级	1mm × 1mm 范围内细胞数量
0	<1
0.5+	1~5
1+	6~15
2+	16~25
3+	26~50
4+	>50

表 12.1.2　前房闪辉分级

分级	描述
0	无
1+	轻微
2+	中等（虹膜 / 晶体细节清晰可辨）
3+	显著（虹膜 / 晶体细节模糊可见）
4+	致密（纤维蛋白 / 房水凝固）

芽肿性葡萄膜炎则很少出现肉芽肿性 KP。

（3）肉芽肿性 KP（大、脂状、“羊脂状”，多见于下方角膜）：结节病、梅毒、结核病、JIA 相关性、交感性眼炎、晶状体源性、Vogt- 小柳 - 原田综合征（VKH）等。

（4）巨细胞病毒葡萄膜炎多存在特征性“硬币状”KP，而其他疱疹性葡萄膜炎中并不存在。

（5）KP 的位置有助于诊断：①弥漫性 KP 是 Fuchs 异色虹膜睫状体炎和疱疹性葡萄膜的特征。② KP 位于角膜基质混浊区下：提示单纯疱疹性或水痘带状疱疹性角葡萄膜炎。③肉芽肿性 KP 位于下方周边部新月形区域，角膜基质烟雾状混浊区下（常伴有细小的深入基质的血管），高度提示结节病。④肉芽肿性 KP 位于 Arlt 三角（顶点靠近角膜中央，基底位于下方角膜缘），不具有特异性。⑤“圆锯齿”状 KP 散在、透明，通常呈中 - 大型病变，是退行性肉芽肿性前葡萄膜炎的特征表现。

3. 其他体征：低眼压（IOP）更为常见（继发于睫状体分泌不足），也可出现高眼压（如疱疹病毒性、晶状体源性、Fuchs 异色虹膜睫状体炎、青光眼睫状体炎危象），纤维蛋白（如 HLA-B27 相关性葡萄膜炎或眼内炎），前房积脓（如 HLA-B27 相关性葡萄膜炎、Behçet 病、感染性眼内炎、利福布汀性葡萄膜炎、肿瘤），虹膜结节（如结节病、梅毒、结核病），虹膜萎缩（如疱疹病毒性、口服第四代喹诺酮类药物），虹膜异色（如 Fuchs 异色虹膜睫状体炎），虹膜粘连（特别是 HLA-B27 相关性葡萄膜炎、结节病），带状角膜变性（特别是较年轻的幼年特发性关节炎患者、年龄较大的慢性葡萄膜炎患者），“安静的眼睛”的葡萄膜炎（考虑幼年特发性关节炎、Fuchs 异色虹膜睫状体炎、伪装综合征），以及黄斑囊样水肿（图 12.1.1）。

鉴别诊断

1. 中间或全葡萄膜炎累及前房：主要表现为飞蚊症和视力减退，眼底镜检查有阳性发现。参见 12.3 后葡萄膜炎和全葡萄膜炎。

2. 外伤性虹膜炎：参见 3.5 外伤性虹膜炎。

3. Posner–Schlossman 综合征（青光眼睫状体炎危象）：反复发作的极高眼压和轻微炎症反应。多数病例由疱疹性葡萄膜炎引起（单纯疱疹病毒、水痘 – 带状疱疹病毒和巨细胞病毒）。参见 9.8 青光眼睫状体炎危象 / Posner–Schlossman 综合征。

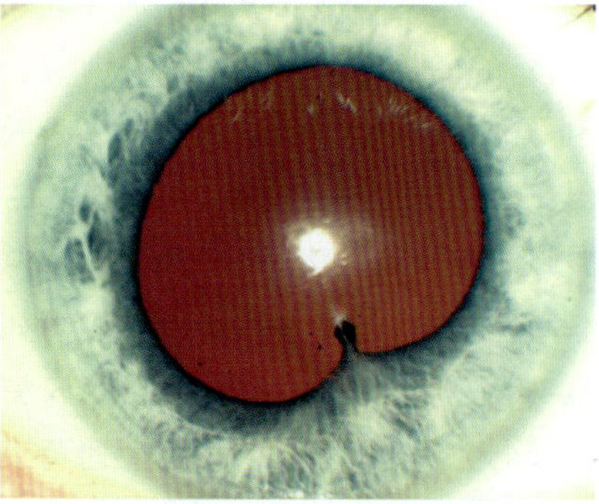

图 12.1.1　前葡萄膜炎合并虹膜后粘连

4. 药源性葡萄膜炎，如利福布汀、西多福韦、磺胺类药物、氨羟二磷酸二钠、全身应用喹诺酮类（特别是莫西沙星）、生物药、肿瘤免疫治疗药物（免疫检查点抑制剂）、某些化疗药物。

5. 巩膜葡萄膜炎：继发于巩膜炎的葡萄膜炎，表现为明显疼痛和触痛。参见 5.7 巩膜炎。

6. CLARE（角膜接触镜相关性红眼）：眼红，角膜水肿，角膜上皮缺损，虹膜炎伴或不伴前房积脓，可能有上皮下缺氧或基质层浸润（常多发）。

7. 感染性角膜葡萄膜炎：表现为角膜浸润，参见 4.11 细菌性角膜炎。

8. 感染性眼内炎：近期手术史（包括玻璃体腔注射）、眼球穿通伤、系统感染（如尿路感染）、近期肠道或口腔手术史，以及皮肤外伤。症状和体征包括疼痛、前房积脓、前房纤维蛋白反应、玻璃体炎、视力减退、眼红；可能是内源性感染伴发热、白细胞计数升高。参见 12.13 至 12.16 眼内炎相关内容。

9. Schwartz–Matsuo 综合征：色素释放自慢性视网膜脱离，阻塞小梁网，引起眼压升高。

10. 肿瘤：儿童的视网膜母细胞瘤和幼年黄色肉芽肿，老年人的原发性眼内淋巴瘤，任何年龄均可发生的转移癌等。

11. 色素播散综合征产生的假性葡萄膜炎：其他表现包括 Krukenburg 梭和虹膜透照缺损。前房中的色素细胞比白细胞小，使用无赤光观察时可消失。

病因学

1. 特发性：30%~50% 的前葡萄膜炎没有明确病因或相关疾病。

2. HLA-B27 相关性葡萄膜炎：相关的全身性疾病包括强直性脊柱炎、反应性关节炎（Reiter 综合征）、银屑病性关节炎、炎性肠病。

> * 注：双眼急性反复交替发作的前葡萄膜炎是 HLA-B27 相关性葡萄膜炎的特征性表现。

3. 晶状体源性葡萄膜炎：晶状体物质引起的免疫反应，多继发于白内障摘除不彻底，外伤致晶状体囊膜破损，或过熟期白内障。参见 9.12 晶状体源性青光眼。

4. 手术后虹膜炎：眼内手术后出现的前房炎症反应。排查急性眼内炎、晶状体碎片残留、虹膜擦伤（人工晶体所致），或既往的前葡萄膜炎复发（如 HLA B27 相关性葡萄膜炎）。少数后房型人工晶状体（IOL）患者（特别是非裔美国人）可能会发生轻度前葡萄膜炎，对类固醇反应良好，当小剂量类固醇逐渐减量时复发。如果炎症反应严重且伴有疼痛，必须考虑眼内炎。参见 12.14 慢性手术后眼内炎。

5. 葡萄膜炎 – 青光眼 – 前房积血（UGH）综合征：多继发于人工晶状体的刺激，特别是闭合襻的前房型人工晶状体或置于睫状沟内的单片式人工晶状体。属于有虹膜擦伤（人工晶体所致）的较为温和的变种，无前房积血（小瞳下可见虹膜透照缺损）。参见 9.16 手术后青光眼。

6. Behçet 病：青年、急性起病，双眼同时、可移动的前房积脓、虹膜炎、口腔溃疡、生殖器溃疡、结节性红斑、视网膜血管炎［动脉和（或）静脉］和眼底出血，可反复发作。

7. Vogt- 小柳 – 原田综合征（VKH）：急性发作，单侧或双侧前葡萄膜炎，见于慢性 VKH 患眼。

8. 莱姆病：可有蜱虫叮咬和皮疹史。参见 13.4 莱姆病。

9. 眼前节缺血：单眼发病。与前房细胞反应不成比例的闪辉。常见角膜水肿、疼痛。继发于颈动脉供血不足、巩膜扣带过紧或既往眼外肌手术。

10. 肾小管间质性肾炎和葡萄膜炎综合征（TINU）：少见，经常被误诊；通常为儿童和青少年的双眼非肉芽肿性葡萄膜炎，女性好发。可能是由口服非甾体抗炎药物造成。全身症状包括腹痛、乏力、不适。尿 β2 微球蛋白、尿管型和血清肌酐升高有助于诊断。

11. 弓形体病：典型表现为单眼肉芽肿性前葡萄膜炎、虹膜后粘连和 Arlt 三角区羊脂状 KP。仅在并发弓形体性视网膜炎时发生。

12. 其他罕见的前葡萄膜炎的感染性病因：流行性腮腺炎、流行性感冒、腺病毒、麻疹、衣原体、钩端螺旋体、川崎病、立克次体病、基孔肯雅病毒等。需询问旅居史。

慢性

1. 幼年特发性关节炎（JIA）：通常见于年轻女性少关节炎患者（≤4 个关节受累）；可表现为无痛、无症状、仅轻度充血，多双眼发病。虹膜炎可先于典型的关节炎出现。最常见抗核抗体（ANA）阳性、类风湿因子阴性、血沉加快。可伴有青光眼、白内障、带状角膜变性和黄斑囊样水肿。葡萄膜炎不常见于多关节型 JIA，罕见于全身性 JIA（Still 病）。

2. 儿童慢性虹膜睫状体炎：通常发生于年轻女孩，症状和体征与幼年特发性关节炎类似，但无关节炎表现。

3. Fuchs 异色虹膜睫状体炎（FHIC）：飞蚊症，伴或不伴视物模糊和眩光，但几乎没有其他症状，弥漫性虹膜基质萎缩，导致虹膜颜色较浅且透照缺损、虹膜纹理减少。前房角镜检查可发现细小血管跨越小梁网。细小、星形 KP 布满整个角膜内皮，轻度前房反应。常见玻璃体混浊、青光眼、白内障，但无黄斑水肿和虹膜后粘连。局部滴用皮质类固醇无效。白内障手术可能导致前房积血，由房角的细小血管破裂造成，但预后通常很好。

4. 结节病：更常见于非裔美国人和斯堪的纳维亚人。常双眼发病，可表现为广泛虹膜后粘连和结膜或虹膜结节。参见 12.6 结节病。

5. 单纯疱疹病毒 / 水痘 – 带状疱疹病毒 / 巨细胞病毒：急性、慢性或复发性。弥漫性 KP，眼压升高，虹膜萎缩（透照缺损）。单眼反复眼红发作病史，偶见皮肤小水泡病史或带状疱疹病史。可出现角膜瘢痕伴有角膜知觉减退。单纯疱疹和带状疱疹病毒性前葡萄膜炎需长期口服阿昔洛韦、伐昔洛韦或泛昔洛韦；巨细胞病毒性前葡萄膜炎需口服缬更昔洛韦。三种药物均需联合局部长期滴用小剂量皮质类固醇。

6. 梅毒：前葡萄膜炎和中间葡萄膜炎最常见。可表现为斑丘疹、虹膜玫瑰疹（虹膜上的血管性丘疹），角膜基质炎晚期并发影子血管。眼部任何结构均可出现炎症反应。鳞状脉络膜视网膜炎是其特征性表现。神经梅毒可引起假性脑膜炎。参见 12.12 梅毒。

7. 结核病："黏性"葡萄膜炎，伴广泛的虹膜后粘连，常双眼发病。结核菌素试验（PPD）和（或）干扰素释放试验（IGRA）（如 QuantiFERON-TB Gold 试验）阳性，典型胸片表现（有助于疾病诊断，但非必需，大部分结核性葡萄膜炎发生在无肺结核的患者），偶见角膜小疱或角膜基质炎，有时表现为后葡萄膜炎。参见 12.3 后葡萄膜炎和全葡萄膜炎。

8. 其他：麻风、布鲁杆菌等传染性疾病。

诊断

1. 全面询问病史和系统回顾。尤其是询问是否有发热、寒战、乏力、不适、咳嗽、呼吸急促、关节疼痛 / 肿胀 / 僵硬、腹泻、血尿 / 便血、皮疹、口腔或生殖器溃疡。

＊注：自身免疫性疾病在年龄极小或年龄很大的患者中不常见，应考虑伪装综合征。

2. 全面的眼科检查，包括测眼压、前房角镜检查、散瞳眼底检查。观察玻璃体腔内是否有细胞。

3. 实验室检查在以下情况下非必须：

（1）首次发作、症状较轻、单眼、非肉芽肿性葡萄膜炎，病史和查体不支持系统性疾病或疱疹性葡萄膜炎。

（2）葡萄膜炎发生在已知患有系统性疾病，如结节病或使用可引起葡萄膜炎的药物（如利福布汀）的情况下。

（3）对于某些特定的疾病，临床表现具有典型性（如疱疹性角膜葡萄膜炎、Fuchs 异色虹膜睫状体炎、弓形体病）。

4. 对于所有需要实验室检查或诊断性检测的情况，建议进行定向检查。如果进行过多不必要的检查，其中一部分可能出现假阳性结果，干扰诊断。见表 12.1.3。然而，如果患者表现为双眼、肉芽肿性或复发性葡萄膜炎，未确诊，至少应排查以下疾病：结节病、梅毒、结核病（在高危患者）。根据病史和查体结果考虑是否需要附加其他检查。

（1）梅毒试验，参见 12.12 梅毒。

（2）结核菌素试验（PPD）和（或）干扰素释放试验（IGRA）。结核分枝杆菌试验限制使用于以下患者：①存在结核分枝杆菌感染风险（如来自印度等高危地区的移民、人类免疫缺陷病毒阳性患者），无家可归的患者或囚犯。②接受免疫抑制治疗（特别是

表 12.1.3　建议用于前葡萄膜炎的诊断性检查

强直性脊柱炎	HLA–B27、骶髂关节平片、风湿科会诊
反应性关节炎	HLA–B27、骶髂关节平片（如果有症状）、衣原体涂片
银屑病性关节炎	HLA–B27、风湿科和（或）皮肤科会诊
莱姆病	莱姆抗体免疫荧光试验（如 ELISA）
幼年特发性关节炎或儿童的任何疑似葡萄膜炎	类风湿因子、抗核抗体、HLA–B27、受累关节 X 线平片、尿液分析和肾功能检查、风湿科会诊
结节病	胸片和（或）胸部 CT、PPD 或 IGRA、ACE、溶菌酶
梅毒	RPR 或 VDRL，FTA–ABS 或梅毒螺旋体特异性试验；如果阳性需行 HIV 试验
眼缺血综合征	眼底荧光血管造影、颈动脉多普勒检查

生物制剂）的患者。③抗感染治疗无效的患者。

（3）胸片或胸部 CT，排查结节病和肺结核。

（4）血管紧张素转化酶（ACE）± 溶菌酶（实用性可疑）。

（5）莱姆抗体：在莱姆病流行地区需考虑。

（6）HLA–B27：急性单眼或双眼交替发作的前葡萄膜炎；特别是存在眼前房积脓时；询问血清反应阴性的脊柱关节病患者症状。

（7）前房穿刺用于聚合酶链反应（PCR）检测：怀疑疱疹病毒相关的前葡萄膜炎（巨细胞病毒、单纯疱疹病毒、水痘 – 带状疱疹病毒）。传染病血清学试验的阳性结果预测价值较低，是由于在普通人群中呈血清高阳性率，但阴性结果（如弓形虫 IgM 和 IgG）有助于排查疾病。

＊注：儿童葡萄膜炎中，结节病和梅毒很少见，除非病史及查体提示患有该病，不建议常规做实验室检查。请儿科风湿病学专家进行系统性疾病的评估（如幼年特发性关节炎、肾小管间质性肾炎葡萄膜炎综合征）。

治疗

1. 睫状肌麻痹剂，如 1% 环戊通，每日 3 次，用于轻中度炎症；1% 阿托品每日 2~4 次，用于重度炎症。

2. 局部激素治疗，如 1% 醋酸泼尼松龙，每 1~6 小时一次，根据炎症的严重程度。多数中重度急性葡萄膜炎初始需每 1~2 小时给药一次。0.05% 双氟泼尼酯给药的频率可少于醋酸泼尼松龙。可给予负荷剂量：1% 醋酸泼尼松龙，每分钟 1 滴，共 5 分钟，在就寝时间和醒着的时间。或夜间用 0.1% 氟米龙眼膏。如果前葡萄膜炎严重，单眼发病且对局部激素治疗无效，可考虑眼周激素留存，如曲安奈德（40mg/mL），筋膜囊下注射 0.5~1.0mL。参见附录 10 球后注射 / 筋膜囊下注射 / 球结膜下注射技术。

*注：眼周使用曲安奈德是超适应证使用，必须与患者沟通。足量局部应用激素数周，可测试患者是否会由于激素造成眼压升高。另外，巩膜炎患者眼周留存激素应十分谨慎，可能会导致巩膜溶解。

3. 如果最大量局部激素和眼周激素留存均无改善，或葡萄膜炎为双眼、重度，可考虑给予全身激素或免疫抑制剂治疗。请葡萄膜炎专家和风湿科会诊。

*注：在眼周注射激素前，必须排查传染性疾病；在这些病例启动治疗原发感染后 1~2 天再开始口服激素。

4. 房水生成抑制剂治疗继发性青光眼。避免使用毛果芸香碱。青光眼可能源于：

（1）细胞阻塞小梁网，参见 9.7 炎症性开角型青光眼。

（2）虹膜后粘连继发房角关闭，参见 9.4 急性闭角型青光眼。

（3）虹膜和房角新生血管生成，参见 9.14 新生血管性青光眼。

（4）激素反应，参见 9.9 激素性青光眼。

（5）虽然局部使用前列腺素罕见造成葡萄膜炎，但在抗青光眼手术前，应在其他降眼压药物无效时考虑使用前列腺素类药物。

5. 如果确诊造成前葡萄膜炎的病因，应增加相应的眼部和（或）全身治疗。

（1）强直性脊柱炎：通常需要全身应用抗炎药（如非甾体抗炎药，如萘普生），请风湿科、理疗科、心脏科（心脏肥大、传导异常及主动脉瓣关闭不全均高发）会诊。

（2）炎症性肠病（IBD）：全身应用激素、磺胺类药物或其他免疫抑制剂有效。请内科或消化内科会诊。

（3）反应性关节炎（以前称 Reiter 综合征）：有尿道炎的患者，应对患者及其性伴侣进行抗衣原体治疗（如单剂量阿奇霉素 1g，口服）。请内科和（或）风湿科或泌尿科会诊。

（4）银屑病性关节炎：请风湿科和（或）皮肤科会诊。

（5）青光眼睫状体危象：参见 9.8 青光眼睫状体危象/Posner–Schlossman 综合征。

（6）晶状体源性葡萄膜炎：通常需要清除晶状体物质。参见 9.12 晶状体源性青光眼。

（7）疱疹病毒性葡萄膜炎：单纯疱疹病毒通常需要局部或口服抗病毒药物，激素滴眼液治疗非上皮性角膜病变。疱疹性虹膜睫状体炎多通过局部激素和全身应用抗病毒药物（如阿昔洛韦/伐昔洛韦/泛昔洛韦）控制病情。局部抗病毒药物治疗葡萄膜炎通常无效，是由于眼内穿透性差。参见 4.15 单纯疱疹病毒和 4.16 眼带状疱疹/水痘–带状疱疹病毒。

（8）葡萄膜炎–青光眼–前房积血综合征（UGH）：参见 9.16 手术后青光眼。

（9）Behçet 病：参见 12.7Behçet 病。

（10）莱姆病：参见 13.4 莱姆病。

（11）幼年特发性关节炎（JIA）：眼局部使用激素可非常有效地减轻前房细胞及闪辉，但应避免长期使用，以降低发生白内障和青光眼的风险，二者在儿童患者很常见。全身激素治疗会抑制儿童生长发育，应尽可能避免。需要长期给予睫状肌麻痹治疗，有必要给予适当的屈光矫正。需请风湿科、儿科和（或）葡萄膜炎专家共同会诊，因为经常需要进行免疫调节治疗（如氨甲蝶呤、阿达木单抗和英夫利西单抗）。鉴于闪辉可无症状，需要定期随访。反复发作或慢性病程可导致不可逆损伤和各种后遗症，包括虹膜粘连、青光眼（或低眼压）、黄斑囊样水肿、视网膜前膜以及白内障形成。

*注：幼年特发性关节炎相关的葡萄膜炎患者的白内障手术并发症高发。患者应在前房炎症消退至少 3 个月后才可以接受白内障手术。在某些情况下可植入人工晶体，病情控制良好的病例推荐不植入人工晶体。

（12）儿童慢性虹膜睫状体炎：治疗同幼年特发性关节炎。

（13）Fuchs 异色虹膜睫状体炎：通常不需要激素治疗或激素治疗反应不佳。可尝试给予激素，但如果无效应快速减量。不需要给予睫状肌麻痹剂。

*注：Fuchs 异色虹膜睫状体炎患者的白内障手术效果通常很好，但可能发生前房积血。

（14）结节病：参见 12.6 结节病。

（15）梅毒：参见 12.12 梅毒。

（16）结核病：请内科医师、传染病专家或公共健康官员考虑系统性治疗。眼结核患者通常没有肺部表现，但仍需全身应用四联抗结核治疗。可同时口服激素或氨甲蝶呤。

随访

1. 急性期根据炎症的严重程度，每 1~7 天随访 1 次；病情稳定后，每 1~3 个月随访 1 次。

2. 每次随访需观察前房炎症反应，测量眼压。

3. 对于所有突发病例进行玻璃体和眼底检查：当视力受损时或每 3~6 个月检查一次。黄斑水肿是视力下降的常见原因，甚至在葡萄膜炎得到控制之后。光学相干断层扫描有助于诊断。

4. 如果前房炎症反应消退，激素滴眼液可以缓慢减量，并间断性检查，以确保在激素减量期间不会出现炎症反弹。通常每 3~7 天减 1 滴。如每日 4 次，持续 1 周；改为每日 3 次，持续 1 周；然后每日 2 次，持续 1 周。当前房安静后，激素通常在减量后停药。偶尔需要每日或隔日小剂量激素治疗，防止炎症复发。泪小点栓塞可增加药效并减少全身吸收。若前房炎症反应减轻且没有新发的虹膜后粘连，睫状肌麻痹剂可逐渐减量直至停药。

*注：局部激素应缓慢减量，以避免严重的炎症反弹。如果使用口服激素，需同时服用钙 600mg、维生素 D 400IU，每天 2 次，以降低骨质疏松的发生风险。病情严重患者，应注意泼尼松大于 60mg/d 会增加缺血性骨坏死的风险，应考虑更改为静脉注射甲强龙 1g/d，连用 3 天。如需长期口服激素治疗，初级保健医生或风湿科医生应定期监测血糖、血压、血脂和骨密度。

12.2 中间葡萄膜炎

症状

无痛性飞蚊症、视力下降。极少程度的畏光或外部炎症。最常见双眼受累。患者通常为 15~40 岁。

体征（图 12.2.1）

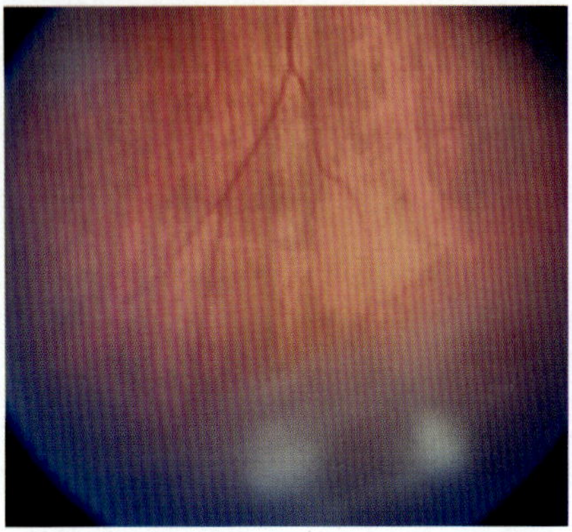

图 12.2.1 睫状体平坦部炎 / 中间葡萄膜炎的雪球样病变

1. 主要体征：玻璃体细胞和细胞性聚集物，主要漂浮在下方玻璃体（雪球）。年轻患者可有玻璃体积血。白色渗出物覆盖于下方锯齿缘和睫状体平坦部（雪堤）提示睫状体平坦部炎。

*注：雪堤通常位于下方玻璃体，需使用间接眼底镜和巩膜压迫才可见。

2. 其他体征：周边视网膜血管白鞘、周边视网膜新生血管、轻度前房炎症反应、黄斑囊样水肿、后囊下白内障、带状角膜变性、继发性青光眼、视网膜前膜（ERM）和渗出性视网膜脱离。虹膜后粘连在睫状体平坦部炎不常见，如果有，通常出现在疾病早期。脉络膜新生血管罕见。

病因学

1. 睫状体平坦部炎（>70%）：青少年（13~19 岁）和青年患者不明原因的自身免疫性疾病；起病隐匿；累及双眼，但可能为非对称性；无显著的性别偏好。黄斑囊样水肿是导致视力丧失的最常见原因；玻璃体积血可导致急性视力丧失。

2. 结节病：参见 12.6 结节病。

3. 多发性硬化：参见 10.14 视神经炎。

4. 莱姆病：参见 13.3 莱姆病。

5. 梅毒：参见 12.12 梅毒。

6. 肾小管间质性肾炎 – 葡萄膜炎综合征（TINU）：葡萄膜炎的罕见病因，多见于青年女性，年龄分布广泛。眼部病变常发生在肾脏病变之后，偶有先发或并发。多表现为前葡萄膜炎。需要与肾脏病医师共同管理患者；肾炎消退后，眼部病变可能持续很长时间。

7. 原发性眼内淋巴瘤：中间葡萄膜炎可为首发表现。老年患者需问诊神经系统症状；中枢神经系统成像阈值低。转诊至视网膜专家或眼肿瘤专家进行经平坦部诊断性玻璃体切除术，玻璃体标本应未经稀释直接送经验丰富的眼细胞病理学家；可行白细胞介素 10 和 MyD88 突变的检测。活检前口服激素可能导致阳性检出率降低。

8. 弓蛔虫病：参见 12.3 后葡萄膜炎和全葡萄膜炎、8.1 白瞳症。

9. 其他：炎症性肠病（IBD）、巴尔通体（猫抓病）、Whipple 综合征、原发性干燥综合征等。

10. 伪装综合征包括发生在儿童的视网膜母细胞瘤、陈旧性玻璃体积血和星辉样玻璃变性。

诊断

1. 全面的眼科检查，包括前房角镜检查是否存在新生血管。

2. 相应的检查包括胸片和（或）胸部 CT、结核菌素试验（PPD）和（或）干扰素释放试验（IGRA）、血管紧张素转化酶（ACE）± 溶菌酶、快速血浆反应素试验（RPR）或性病研究实验室检测（VDRL）、荧光梅毒螺旋体抗体吸附试验（FTA-ABS）或梅毒螺旋体特异性试验。如果怀疑肾小管间质性肾炎 - 葡萄膜炎综合征（TINU），应行尿 β2 微球蛋白、血红蛋白、肌酐和尿常规检查。

3. 眼底荧光血管造影和（或）光学相干断层扫描用于记录黄斑囊样水肿或视网膜血管炎。

4. 根据临床查体结果，实验室检查针对莱姆病、弓形体病、猫爪病。对于老年患者，考虑行恶性肿瘤或淋巴瘤相关检查。

5. 颅脑 ± 眼眶的 MRI 及钆增强检查是否有脱髓鞘病变：如果系统回顾发现当前检查结果阳性或既往存在局部神经功能障碍。必要时请神经科医生行多发性硬化检查。

治疗

若疾病具有活动性，患者有症状，所有威胁视力的并发症均应治疗，如黄斑囊样水肿、玻璃体炎。非感染性中间葡萄膜炎病例，若无症状仅有少许玻璃体细胞，黄斑囊样水肿或无视力损害，可以观察。

1. 局部 1% 醋酸泼尼松龙或 0.05% 双氟泼尼酯，每 1~2 小时 1 次。可给予激素筋膜囊下注射：如曲安奈德（40mg/ mL）0.5~1.0 mL，每 6~8 周重复 1 次，直到视力和黄斑囊样水肿稳定。可逐渐降低注射频率。对于激素性青光眼患者，激素筋膜囊下注射必须谨慎。参见附录 10 球后注射 / 筋膜囊下注射 / 球结膜下注射技术。

2. 间隔 1~2 个月注射 1 次激素，3 次注射后若无明显改善，可考虑给予全身激素治疗，如泼尼松 40~60mg 口服，每日 1 次，持续 4~6 周。根据患者的反应逐渐减少激素用量。全身大剂量激素治疗不应超过 2~3 个月，然后逐渐减量至每日不超过 5~10mg。其他治疗包括缓释激素植入物，如地塞米松 0.7mg 玻璃体腔植入，醋酸氟轻松 0.19mg 或 0.59mg 玻璃体腔植入；免疫调节治疗（抗代谢物、钙调神经磷酸酶抑制剂和抗肿瘤坏死因子药物）。通常需联合风湿科医生。

*注：双眼发病患者，多选择全身激素治疗而非眼周激素注射。然而，针对儿童和青少年患者，除长期全身激素治疗的常见并发症之外，生长抑制是主要问题。

3. 对于口服或筋膜囊下注射激素无效的患者和新生血管患者，可考虑在雪堤区进行透巩膜冷冻。

4. 经平坦部玻璃体切除用于全身激素治疗无效的难治性病例，或治疗玻璃体混浊、牵拉性视网膜脱离、视网膜前膜（ERM）等并发症。此外，对怀疑伪装综合征特别是眼内淋巴瘤的患者，可通过玻璃体切除术行玻璃体活检。

*注：

1. 一些医生观察局部应用激素后患者眼压是否升高（激素反应），数周后再考虑是否激素注射。如果出现严重激素反应，应避免注射可留存的激素。

2. 对葡萄膜炎性黄斑囊样水肿，玻璃体腔注射无防腐剂曲安奈德和地塞米松或醋酸氟轻松植入物比眼周曲安奈德注射更有效。

3. 玻璃体注射抗血管内皮生长因子（VEGF）药物（如雷珠单抗、贝伐单抗和阿柏西普）可有效治疗葡萄膜炎性黄斑囊样水肿，但前提是葡萄膜炎得到控制。

4. 口服乙酰唑胺 250mg，每天 2~4 次，可减轻黄斑囊样水肿，但会引起恶心、腹泻、乏力、不适、厌食或低钾血症，患者难以耐受。

5. 局部非甾体抗炎药治疗通常无效：葡萄膜炎性黄斑囊样水肿患者。

6. 白内障是中间葡萄膜炎的常见并发症。患者应至少 3 个月无炎症表现才可行白内障摘除手术。可以在术前 2~5 天给予患者泼尼松 60mg 口服，每日 1 次，手术后 1~4 周逐渐减量。围手术期积极使用局部非甾体抗炎药如 1% 酮咯酸或迪非，每日 4 次，或局部激素（1% 如醋酸泼尼松龙，每 2 小时 1 次，或 0.05% 二双氟泼特钠，每天 6 次），术前 2~5 天开始，术后至少持续 4~6 周，可降低人工晶体性黄斑囊样水肿和复发性葡萄膜炎的风险。如果存在明显的玻璃体混浊，可考虑在白内障手术同时联合玻璃体切除术。

随访

1. 急性期，根据病情的严重程度，每 1~4 周复查。

2. 慢性期，每 3~6 个月复查，监测新生血管、黄斑囊样水肿、视网膜前膜（ERM）、青光眼和白内障。

导致玻璃体细胞的其他原因

1. 眼缺血。

2. 前葡萄膜炎累及玻璃体。

3. 伪装综合征：极年长患者或极年幼患者应考虑此病。

（1）大细胞淋巴瘤：50 岁以上患者持续玻璃体细胞，全身激素治疗无效。可表现为黄白色视网膜下浸润、视网膜水肿和出血、前房炎症或神经系统体征。

（2）脉络膜恶性黑色素瘤：视网膜脱离以及并发的玻璃体炎可遮挡潜在的肿瘤。参见 11.36 脉络膜痣和脉络膜恶性黑色素瘤。

（3）视网膜色素变性：玻璃体细胞和黄斑水肿可伴有视盘蜡样苍白，“骨细胞”样色素改变和视网膜血管变细。参见 11.28 视网膜色素变性和遗传性脉络膜视网膜营养不良。

（4）孔源性视网膜脱离：少量色素性前玻璃体和前房细胞常伴有孔源性视网膜脱离。慢性视网膜脱离引起的葡萄膜炎（Schwartz-Matsuo 综合征）是伪装综合征的一种。参见 11.3 视网膜脱离。

（5）眼内异物留存（IOFB）：穿透性眼外伤后的持续性炎症。可有虹膜异色症。通过间接眼底镜、前房角镜、B 超、超声生物显微镜（UBM）或眼部 CT 可诊断。参见 3.15 眼内异物。

（6）视网膜母细胞瘤：多见于幼儿。可表现为假性前房积脓和玻璃体细胞。通常表现为一个或多个隆起的白色视网膜病变，但并非所有患者都有。参见 8.1 白瞳症。

（7）白血病：白血病患者可伴发单侧视网膜炎和玻璃体炎。相应实验室检查（全血细胞计数加分类）和前房穿刺（如存在前葡萄膜炎）用于组织学和免疫染色，通常可明确诊断。

（8）淀粉样变性：晶状体后踏板样沉积物、玻璃体球状物或膜状物，不伴眼前节炎症。血浆蛋白电泳和诊断性玻璃体切除可确诊。罕见。

（9）星辉样玻璃变性：小的、白色反光颗粒（钙化灶）黏附于胶原纤维，漂浮在玻璃体内。通常无症状，且无临床意义。

诊断

1. 全面询问病史和系统回顾：询问有无全身疾病或传染病、皮疹、文身、经静脉吸毒、导管置留、是否存在感染艾滋病的危险因素、近期眼外伤或手术史、旅行史（特别是俄亥俄 -

密西西比河河谷、美国西南部、新西兰、大西洋中部）和接触史（如蜱叮咬）。

2. 全面的眼科检查，包括测眼压、详细的眼底检查、间接检眼镜联合巩膜顶压检查锯齿缘。

3. 眼底荧光血管造影用于明确诊断或制定治疗计划。

4. 血液检查（根据疑似诊断进行以下检查，但“鸟枪”法检查不可取）：弓形体滴度、血管紧张素转化酶水平（ACE）、血浆溶菌酶、快速血浆反应素试验（RPR）或性病研究实验室检测（VDRL）、荧光梅毒螺旋体抗体吸附试验（FTA–ABS）或梅毒螺旋体特异性试验、血沉、抗核抗体（ANA）、抗中性粒细胞胞浆抗体（ANCA）、HLA–B51（Behçet 病）、HLA–A29（鸟枪弹样视网膜脉络膜病变）、弓蛔虫滴度、干扰素释放试验（IGRA）± 结核菌素衍生蛋白反应（PPD）和（或）莱姆抗体检测。对于新生儿或免疫功能低下的患者，考虑检测单纯疱疹病毒、水痘带状疱疹病毒、巨细胞病毒和风疹病毒的滴度。怀疑感染性病因时可进行血培养或静脉注射部位培养。聚合酶链式反应技术（PCR）可用于检测单纯疱疹病毒、水痘－带状疱疹病毒、巨细胞病毒和弓形体。

> *注：“鸟枪法”（shotgun）的基本技术路线是针对液体或 SDS–PAGE 条带的复杂混合物用酶（Trypsin）酶解成肽段混合物，然后对肽混合物进行多维毛细管液相色谱分离和串联质谱分析以及数据库检索，从而确定蛋白质的种类，译者按。

5. 胸部 X 线或 CT 检查。

6. 颅脑 CT、MRI 和腰椎穿刺：当怀疑淋巴瘤或由于人类免疫缺陷病毒相关的机会性感染造成中枢神经系统受累时。

7. 必要时行诊断性玻璃体切除术，参见相关章节。

8. 更多关于诊断和治疗的指南，参见相关章节。

12.3 后葡萄膜炎和全葡萄膜炎

症状

视物模糊、飞蚊症。视野暗点和视物变形常见。后葡萄膜炎常见闪光感。眼痛、眼红和畏光常见，是由于前房炎症。

*注：全葡萄膜炎是眼前段和后段的严重、弥漫性炎症。常双眼发病。后葡萄膜炎伴明显疼痛常提示眼内炎或后巩膜炎。

体征

1. 主要体征：后玻璃体细胞、玻璃体混浊、视网膜或脉络膜炎症病灶、视网膜血管炎（血管鞘和血管周围渗出）。

2. 其他体征：前葡萄膜炎和中间葡萄膜炎（全葡萄膜炎的征兆）、视网膜新生血管、黄斑囊样水肿、视网膜前膜（ERM）以及脉络膜新生血管膜。

鉴别诊断

全葡萄膜炎

引起全葡萄膜炎的病因如下：

1. 结节病：参见 12.6 结节病。

2. 梅毒：参见 12.12 梅毒。

3. Vogt–小柳–原田综合征（VKH）：参见 12.11 Vogt–小柳–原田综合征。

4. Behçet 病：参见 12.1 前葡萄膜炎（虹膜炎 / 虹膜睫状体炎）和 12.7 Behçet 病。

5. 晶状体源性葡萄膜炎：参见 9.12 晶状体源性青光眼。

6. 交感性眼炎：参见 12.18 交感性眼炎。

7. 结核病：临床表现多样。通常通过实验室检查和患者抗结核治疗的反应来确诊。粟粒性肺结核可表现为多灶性、小的、黄白色脉络膜病变。多数患者并发肉芽肿性或非肉芽肿性前葡萄膜炎。

8. 文身相关性葡萄膜炎：类似结节病的前、中间或全葡萄膜炎，与文身处而非相邻皮肤的硬化和瘙痒有关。常见虹膜后粘连及对激素治疗抵抗。常需免疫抑制治疗。去除文身通常无效，而且往往是不可行的。

白点综合征

1. 急性后部多灶性鳞状色素上皮病变（APMPPE）：年轻患者视力急剧下降，多发生在病毒性疾病之后。双眼多发、黄白色或灰色奶油状、斑片状视网膜下病灶（图 12.3.1）。眼底荧光血管造影中表现为早期荧光遮蔽和晚期荧光着染。通常于数周或数月后自行缓解。可能与脑血管炎有关（如果患者出现头痛或其他神经系统症状可考虑行 MRA 检查），这种情况需全身激素治疗。

2. 多发性一过性白点综合征（MEWDS）：闪光感和单眼视力急剧下降，通常发生在病毒性疾病之后，多见于年轻女性。可出现闪烁暗点。罕见双眼、双眼先后发病或复发。典型表现为深层视网膜或视网膜色素上皮水平的多发、小的白色病灶，伴黄

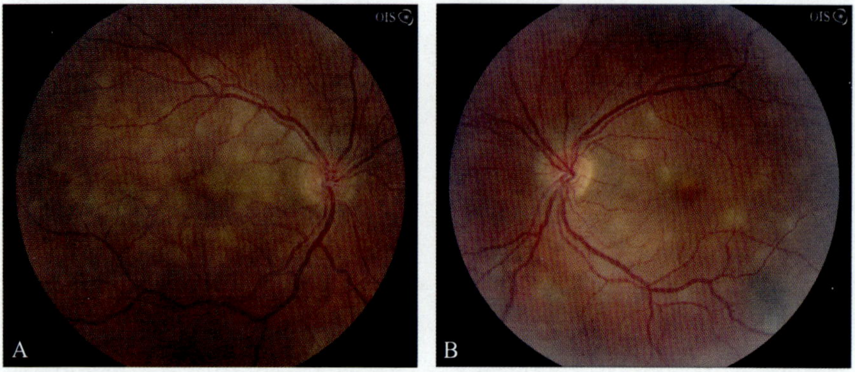

图 12.3.1　右眼（A）和左眼（B）眼底照片显示 APMPPE 黄色奶油状视网膜下病灶。注意左眼沿颞下血管弓走向的脉络膜色素痣

斑中心凹颗粒和偶发玻璃体细胞。眼底荧光血管造影可出现典型的中心凹周围“花环样”图案。视野检查通常有生理盲点扩大。无须治疗，视力通常可在 6~8 周内恢复正常。

3. 鸟枪弹样视网膜脉络膜病变：通常见于中年患者，双眼、多发、椭圆形、乳黄色斑点，深达视网膜，直径约 1mm，分散于整个眼底，但大部分位于下方象限。可表现为轻中度玻璃体炎。也可表现为视网膜血管炎、黄斑囊样水肿、视神经水肿。吲哚青绿血管造影（ICGA）表现为特征性弱荧光斑点，但眼底荧光血管造影仅表现为视网膜血管炎、黄斑囊样水肿和荧光素淬灭。95%~100% 的患者 HLA-A29 阳性。推荐早期应用全身免疫抑制剂治疗。

4. 多灶性脉络膜炎合并全葡萄膜炎：年轻近视女性的视力下降比男性常见，常双眼发病。在色素上皮层和脉络膜毛细血管层可见多发、小的、圆形、苍白色炎症病灶（类似于组织胞浆菌病）。与组织胞浆菌病不同，98% 的患者存在玻璃体炎。病变主要发生在黄斑区和视网膜中周部，口服或眼周激素治疗有效，但通常在激素减量期间复发，所以通常需要免疫抑制剂治疗。大约 1/3 的患者发生脉络膜新生血管，如果患者出现视力下降或视物变形，应及时就诊。

5. 点状内层脉络膜病变（PIC）：视物模糊、旁中心暗点和（或）闪光感，通常见于年轻近视女性。多发、小圆形、黄白色点状病灶，主要位于后极部，伴有轻微眼内炎症。几周内病灶变为边界清楚的萎缩性瘢痕。最高达 40% 的患者可出现脉络膜新生血管。通常需要全身免疫抑制剂治疗。

6. 匍行性脉络膜病变：典型表现为双眼、反复发作的脉络膜视网膜炎，特征为急性病灶（黄白色视网膜下病灶，边界模糊）与陈旧性萎缩性瘢痕相邻。脉络膜视网膜病变通常从视盘向周边延伸；然而，1/3 的病变始于黄斑区。患者年龄通常为 30~60 岁。可出现脉络膜新生血管。建议使用全身免疫抑制剂。必须与结核性脉络膜视网膜炎的"匍行"表现相区别。

7. 弓蛔虫病：常单眼发病，好发于儿童。最常见的表现是黄斑肉芽肿（隆起的白色视网膜或视网膜下病变）伴视力下降，单眼中间葡萄膜炎伴周边肉芽肿或眼内炎。周边病变可存在纤维条带延伸至视盘，有时可导致黄斑区血管牵拉移位。可存在严重的玻璃体炎和前葡萄膜炎。对于免疫力正常的患者，未稀释的弓蛔虫滴度阴性可排除本病。参见 8.1 白瞳症。

8. 拟眼组织胞浆菌病综合征（POHS）：穿凿样脉络膜视网膜瘢痕，视盘周围萎缩，常见脉络膜新生血管。无玻璃体细胞。参见 11.24 眼组织胞浆菌病。

视网膜炎

1. 巨细胞病毒性（CMV）视网膜炎：白色斑片状视网膜坏死，伴颗粒状边界，间杂视网膜出血。约 20% 患眼可出现血管鞘（继发于霜样树枝状视网膜血管炎）。通常有轻度玻璃体炎和前葡萄膜炎。见于免疫功能低下的患者（最常见于晚期人类免疫缺陷病毒感染 / 艾滋病），但也有遗传性或医源性免疫功能失调，极少继发于眼周或玻璃体内激素注射和先天感染的新生儿。参见 12.9 巨细胞病毒性视网膜炎。

2. 急性视网膜坏死（ARN）：单眼或双眼周边白色斑片状、增厚并坏死的视网膜伴血管鞘，进展迅速。通常存在重度玻璃体炎和前葡萄膜炎。参见 12.8 急性视网膜坏死。

3. 进展性外层视网膜坏死（PORN）：临床表现与急性视网膜坏死类似，但可能没有玻璃体细胞。早期即累及后极部或视神经，通常血管不受累。仅见于严重免疫功能不全的患者，尤其是人类免疫缺陷病毒 / 艾滋病晚期患者，在数天内迅速进展。参见 12.8 急性视网膜坏死。

4. 弓形体病：单眼视网膜病变，伴或不伴有邻近的色素性脉络膜视网膜瘢痕或瘢痕团块。局部致密的玻璃体炎位于白色视网膜炎区域表面，构成"雾中的前灯"。参见 12.5 弓形体病。

5. 念珠菌：早期为散在的玻璃膜疣样脉络膜病变，进展为黄白色、绒毛状视网膜或视网膜前病灶。参见 12.17 念珠菌性视网膜炎 / 眼内炎。

血管炎

视网膜血管鞘，可出现视网膜分支静脉阻塞、视网膜分支动脉阻塞。

1. 静脉周围炎（主要累及静脉）

（1）结节病：围绕静脉的黄色蜡滴样渗出。

（2）梅毒。

（3）睫状体平坦部炎：通常下方周边部显著，可出现新生血管。

（4）Eales 病：周边视网膜新生血管和（或）无血管区。

（5）多发性硬化。

（6）鸟枪弹样视网膜脉络膜病变。

2. 动脉炎（主要累及动脉）

（1）巨细胞动脉炎。

（2）结节性多动脉炎。

（3）霜样树枝状视网膜血管炎。

（4）Churg–Strauss 血管炎。

（5）急性视网膜坏死（ARN）。

（6）IRVAN（特发性视网膜血管炎、动脉瘤和视神经视网膜炎）。

（7）Susac 综合征。

3. 动静脉均受累

（1）系统性红斑狼疮。

（2）肉芽肿性多血管炎（GPA，曾名 Wegener 肉芽肿）。

（3）Behçet 病。

（4）HLA–B27 相关性血管炎（罕见）。

手术后 / 外伤

参见 12.13 手术后眼内炎、12.14 慢性手术后葡萄膜炎、12.15 外伤性眼内炎、12.18 交感性眼炎。

后葡萄膜炎的其他感染性因素

1. 猫抓病：单眼黄斑星状渗出、视盘水肿、玻璃体细胞、巴尔通体血清学检测阳性。参见 5.3 Parinaud 眼腺性结膜炎。

2. 弥漫性单侧亚急性视神经视网膜炎：儿童和年轻人单眼视力下降，常见由线虫引起。最初表现为视神经水肿、玻璃体细胞、灰白色深层视网膜病变，病变可很小。晚期表现为视神经萎缩、视网膜血管狭窄和视网膜色素上皮萎缩。随病程延长，出现视力、视野、视网膜电图恶化。治疗方式为激光光凝线虫。

3. 莱姆病：表现为多种形式的后葡萄膜炎。参见 13.4 莱姆病。

4. 诺卡菌、球孢子菌属、曲霉菌、隐球菌、脑膜炎球菌、眼蝇蛆病、盘尾丝虫病、猪囊虫病（多见于非洲、中南美洲）。

治疗

中国食品药品监督管理总局批准 0.18mg 氟轻松玻璃体内植入剂（商品名优施莹®）治疗眼后段的慢性非感染性葡萄膜炎。以预填充装置（25G

针头）做玻璃体腔注射，注射位点为距角巩膜缘 4mm 处颞下方巩膜。优施莹®美国三期临床研究结果显示，能够降低葡萄膜炎复发率（12 个月优施莹组 27.6% 与对照组 85.7%，36 个月优施莹组 56.3% 与对照组 92.9%）、持续改善视力。

12.4 人类白细胞抗原（HLA）–B27 相关性葡萄膜炎

症状

急性疼痛、视物模糊、畏光。相关的全身症状可包括下背部疼痛、颈部疼痛或足跟痛（晨起时加重）、关节炎、口腔溃疡、排尿疼痛、胃肠道症状、皮疹。

体征

1. 主要体征：反复发作的单眼（或双眼交替）非肉芽肿性前葡萄膜炎。

2. 其他体征：严重的前房反应伴有细胞、闪辉和纤维蛋白。单眼前房积脓的最常见原因。早期即可出现虹膜后粘连，睫状充血。男性比女性多见。

鉴别诊断

1. 其他前房积脓性葡萄膜炎：Behçet 病（比 HLA–B27 相关性葡萄膜炎更易累及后节）、感染性眼内炎、视网膜母细胞瘤、转移瘤、药物源（如利福布汀）、结节病、伪装综合征。

2. 特发性前葡萄膜炎。

HLA–B27 疾病的类型

1. HLA–B27 相关性葡萄膜炎，不伴有全身疾病。

2. 强直性脊柱炎：青年男性，常见下背部疼痛或强直，骶髂关节片异常，血沉增快，HLA–B27 阳性，类风湿因子阴性（血清阴性脊柱关节病）。

3. 炎症性肠病（IBD）：Crohn 病和溃疡性结肠炎。表现为慢性腹泻、血便、痉挛性腹痛。有炎症性肠病和 HLA–B27 阴性的患者比葡萄膜炎患者更易出现巩膜角膜炎或周边溃疡性角膜炎。

4. 反应性关节炎（Reiter 综合征）：青年男性，结膜炎、尿道炎、多发性关节炎，偶有角膜炎，血沉增快、HLA–B27 阳性。可反复发作。关节炎倾向于侵犯下肢。

5. 银屑病性关节炎：特征性的皮肤表现，关节炎多累及上肢。

*注：超过半数 HLA–B27 阳性的急性前葡萄膜炎患者有潜在的血清阴性脊柱关节病。在这些患者中，超过半数是在葡萄膜炎出现后才确诊。

诊断

1. HLA-B27 可明确诊断。

2. 强直性脊柱炎：骶髂关节片或 CT 扫描显示硬化和关节间隙狭窄。血沉增快，但非特异性。

3. 炎症性肠病（IBD）：请内科或消化内科会诊。

4. 反应性关节炎：怀疑本病时进行结膜和尿道分泌物刮片查找衣原体。请内科或风湿科会诊。

5. 银屑病性关节炎：请风湿科或皮肤科会诊。

治疗

参见 12.1 前葡萄膜炎（虹膜炎 / 虹膜睫状体炎）。HLA-B27 相关性葡萄膜炎常反复发作，特别严重的复发病例可考虑长期使用免疫调节治疗以替代激素。通常需请风湿科联合治疗。

12.5 弓形体病

症状

视物模糊和飞蚊症，可出现眼红和畏光。依伴发的虹膜睫状体炎的严重程度出现不同程度的疼痛。

体征（图 12.5.1）

1. 主要体征：单眼新发黄白色视网膜病变，通常伴有陈旧性色素性脉络膜视网膜瘢痕。中重度局部玻璃体炎症反应，直接位于病灶上方。新发的获得性弓形体病患者可无瘢痕。

2. 其他体征

（1）前节：轻度前房受累，10%~20% 患眼眼压升高。

（2）后节：玻璃体碎屑；视盘水肿，是由于视盘周边病变常合并水肿延伸至视网膜；视神经视网膜炎伴或不伴黄斑星芒状渗出、视神经炎伴显著玻璃体炎、视网膜血管炎；炎症区罕见视网膜动脉或静脉阻塞。Kyrieleis 动脉炎指动脉周围的渗出聚集，可出现在视网膜炎区域，也可出现在视网膜其他部位。眼底荧光血管造影不显示血管阻塞。未受累的眼偶可出现脉络膜视网膜瘢痕。可出现黄斑囊样水肿。

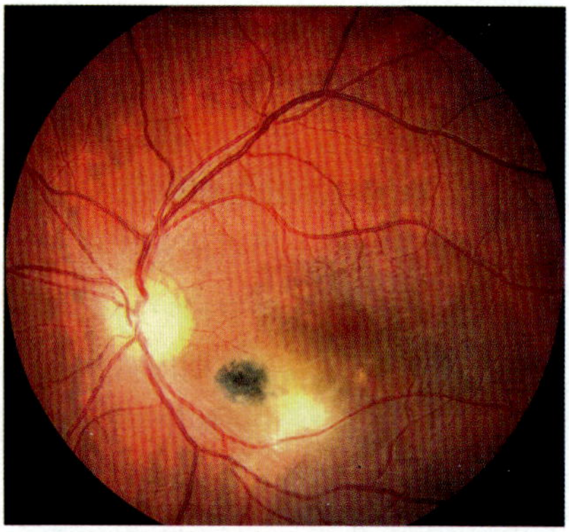

图 12.5.1　弓形体病

＊注：弓形体病是后葡萄膜炎最常见的病因，约 90% 的局灶坏死性视网膜炎由弓形体病引起。

弓形体病也可累及视网膜深层（点状外层视网膜弓形体病），伴有少量或无玻璃体细胞。常见于人类免疫缺陷病毒感染的患者。参见本节末免疫力低下患者的特别注意事项。

鉴别诊断

详细列表参见 12.3 后葡萄膜炎和全葡萄膜炎。下列疾病罕见非常类似弓形体病的表现。

1. 梅毒（参见 12.12 梅毒）和结核病。

2. 弓蛔虫病：常见于儿童，通常无脉络膜视网膜瘢痕。参见 12.3 后葡萄膜炎和全葡萄膜炎、8.1 白瞳症。

3. 急性视网膜坏死（ARN）：参见 12.8 急性视网膜坏死（见表 12.8.1）。

4. 进展性外层视网膜坏死（PORN）：参见 12.8 急性视网膜坏死（见表 12.8.1）。

诊断

当无法确诊时，应进行诊断性检查，参见 12.3 后葡萄膜炎和全葡萄膜炎。

1. 病史：危险因素包括是否处理或进食过生肉（如鹿肉），是否接触过猫尤其是小猫（获得性感染的来源），猎人们是否自己打扮自己的猎物。对非典型病例（如多灶性视网膜炎），应询问人类免疫缺陷病毒的高危因素。曾有报道弓形体病通过水和空气传播的疫情。

2. 全面的眼科检查，包括散瞳查眼底。

3. 血清抗弓形体抗体滴度提示既往（IgG）或现在（IgM）感染（通常非必须）。初始感染后 2 周至 6 个月 IgM 阳性可检测到，在此之后只有 IgG 呈阳性。

4. 房水或玻璃体样本的 PCR 检测用于弓形体，特异性高于血清学检测人群中血清阳性率较高，降低了阳性滴度的阳性预测价值，但阴性结果可以排除该病。

＊注：需 1 ∶ 1 稀释，因为在有典型眼底改变时，血清抗体的任何滴度均有意义。

5. 对于模棱两可的病例，可对房水或诊断性玻璃体切除的样本行弓形体抗体滴度和 PCR 检测。

6. 不能确诊时，可考虑行快速血浆反应素试验（RPR）或性病研究实验室检测（VDRL）、荧光梅毒螺旋体抗体吸附试验（FTA-ABS）或梅毒螺旋体特异性试验、结核菌素试验

（PPD）或干扰素释放试验（IGRA）、胸片或胸部 CT、弓蛔虫 ELISA 检测。

7. 对非典型病例或高危患者考虑行人类免疫缺陷病毒检查。详见下文。

治疗

1. 轻度周边视网膜脉络膜炎

（1）免疫功能正常的患者该病具有自限性，仅有周边病变时可以观察。

（2）抗青光眼药物治疗高眼压，局部睫状肌麻痹剂治疗前葡萄膜炎，如 1%~2% 环戊通，每日 3 次，同时使用或不用局部激素，如 1% 醋酸泼尼松龙，每 2 小时 1 次。

2. 病变位于黄斑区、距离视盘 2~3mm 以内、视网膜大血管受累、伴发引起视力下降的玻璃体炎，或患者免疫力低下的情况，应给予治疗。免疫力低下者可延长治疗时间。

（1）经典的一线三联治疗（治疗周期 4~6 周）：①乙胺嘧啶负荷量 200mg 口服，或 100mg 间隔 12 小时口服 1 次，共 2 次；然后 25~50mg 口服，每日 1 次。孕妇或哺乳期妇女禁用。孕期血清转化的患者给予螺旋霉素 1g 口服，每日 3 次。②叶酸 10mg 口服，隔日 1 次，以减少乙胺嘧啶的骨髓毒性。③磺胺嘧啶负荷量 2g 口服，然后 1g 口服，每日 4 次。药品昂贵且难以获得。甲氧苄啶 / 磺胺甲噁唑（160mg/800mg），每日 2 次，可作为替代治疗，方案如下。④在开始抗微生物治疗至少 24 小时后，增加泼尼松 20~60mg 口服，每日 1 次，在停止抗生素治疗前 10 天逐渐减量。不要眼周使用激素。

全身激素治疗只在极少数情况下用于免疫力低下患者。在治疗前，应测空腹血糖 / 糖化血红蛋白（HbA1C），并排查结核病。

*注：因为有潜在的骨髓抑制风险，使用乙胺嘧啶的患者应每周进行全血细胞计数。如果血小板计数低于 100 000，应减少乙胺嘧啶剂量并增加叶酸剂量。服用乙胺嘧啶的患者不应服用含有叶酸的维生素。饭中服药以减轻厌食症。

（2）替代方案：①克林霉素 150~450mg 口服，每日 3~4 次（每日最大剂量 1.8g），可单独使用，以乙胺嘧啶作为替代治疗（如果患者对磺胺类药物过敏），或作为附加治疗（四联治疗）。服用克林霉素的患者应警惕假膜性结肠炎，如果发生腹泻应立即停药。玻璃体腔注射克林霉素（0.1mg/0.1 mL）用于治疗黄斑受累的病例，或不能耐受全身药物治疗患者。有报道显示玻璃体腔联合注射克林霉素（0.1mg/0.1 mL）和地塞米松

（0.4mg/0.1 mL）有效。②阿托伐醌 750mg 口服，每日 4 次，用作类似克林霉素的替代品。③甲氧苄啶 / 磺胺甲噁唑（160mg/800mg），1 片口服，每日 2 次；联合或不联合克林霉素和泼尼松。④阿奇霉素负荷量 1g（第 1 天），然后 250~500mg 口服，每天 1 次。可单独服用或联合乙胺嘧啶（50mg，每天 1 次）。⑤孕妇考虑螺旋霉素 400mg 口服，每日 3 次，但必须行全血细胞计数。⑥前节炎症反应治疗同前。

3. 玻璃体切除术用于治疗不吸收、致密的玻璃体炎或其他并发症。

4. 维持治疗（用于免疫缺陷患者）

（1）甲氧苄啶 / 磺胺甲噁唑（160mg/800mg），1 片口服，每周 3 次。

（2）如果对磺胺类药物过敏（常见于人类免疫缺陷病毒感染者），可给予克林霉素 300mg 口服，每日 4 次。

5. 预防：弓形体病既往史患者如果行白内障摘除或屈光手术，围手术期使用甲氧苄啶 / 磺胺甲噁唑，每日 2 次。

随访

3~7 天后进行血液检查和（或）眼科检查，然后治疗期间每 1~2 周复查。

免疫力低下患者的特别注意事项

玻璃体炎通常不显著。病变临近的视网膜脉络膜瘢痕也可不出现。病变可以是单发或多发，散发或弥散，单眼或双眼。本病与中枢神经系统疾病高度相关，因此中枢神经系统影像学检查很重要（如 HIV 患者的弓形体脑病）。由于多种疾病的表现类似，实验室诊断性检查结果变异度大，有必要行诊断性玻璃体切除术。AIDS 患者的眼弓形体病在应用全身激素治疗时应格外谨慎。

12.6 结节病

症状

单眼或双眼疼痛、畏光、视力下降。可隐匿发病，尤其是老年慢性病患者。全身症状包括呼吸短促、腮腺肿大、发热、关节痛和罕见的神经系统症状，包括脑神经麻痹。最多见于 20~50 岁人群。最常见于非裔美国人和斯堪的纳维亚人。

体征

1. 主要体征：虹膜结节、大的羊脂状 KP［特别是位于下方角膜内皮，呈三角形分布（Arlt 三角）］、周边视网膜静脉血管鞘（蜡滴样）。

2. 其他体征：结膜结节、泪腺增大、干眼、虹膜后粘连、青光眼、白内障、中间葡萄膜炎、黄斑囊样水肿、玻璃体炎、圆形苍白色脉络膜病变类似于多灶性脉络膜炎或鸟枪弹样视网膜脉络膜病变、脉络膜视网膜炎、视神经肉芽肿、视盘或周边视网膜新生血管（图 12.6.1）。

3. 全身体征：呼吸急促、面神经麻痹、唾液腺或泪腺增大、胸片或胸部CT示双侧对称性肺门淋巴结肿大、结节性红斑（红斑、软结节位于皮肤下，多见于小腿）、狼疮性冻疮（位于鼻和脸颊的暗紫色皮疹）、关节炎、淋巴结病变、肝脾肿大。

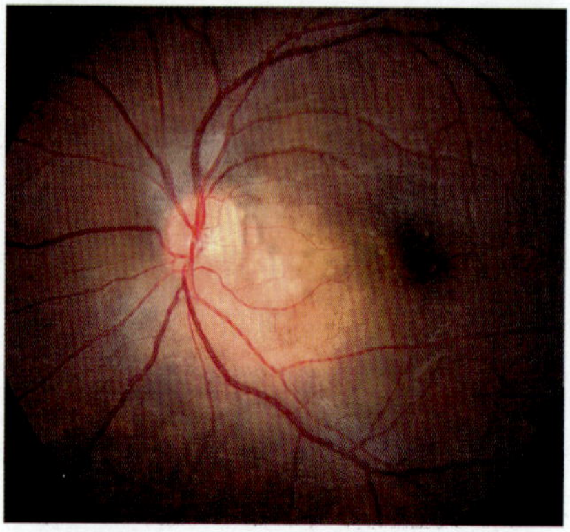

图 12.6.1　结节性脉络膜肉芽肿

*注：葡萄膜炎、继发性青光眼、白内障、黄斑囊样水肿是眼结节病最常见的威胁视力的并发症。

鉴别诊断

1. 其他引起羊脂状 KP 和虹膜结节的原因：梅毒、结核病、交感性眼炎、文身相关性葡萄膜炎和晶状体源性葡萄膜炎。参见 12.1 前葡萄膜炎（虹膜炎 / 虹膜睫状体炎）。

2. 中间葡萄膜炎可以是特发性或继发于结节病、多发性硬化、莱姆病等。参见 12.2 中间葡萄膜炎。

3. 后葡萄膜炎伴多发性脉络膜视网膜病变可源于鸟枪弹样视网膜脉络膜病变、眼内淋巴瘤、梅毒、交感性眼炎、多灶性脉络膜炎、Vogt- 小柳 - 原田病等。参见 12.3 后葡萄膜炎和全葡萄膜炎。

诊断

1. 临床怀疑结节病应做以下检查。其他葡萄膜炎相关的检查参见 12.1 前葡萄膜炎（虹膜炎 / 虹膜睫状体炎）和 12.3 后葡萄膜炎和全葡萄膜炎。

（1）胸部 X 线平片：可显示双侧对称性肺门淋巴结肿大和（或）浸润（提示肺纤维化），但许多患者胸片检查正常或结果阴性，因此不能作为有效的筛查手段。胸部 CT 更敏感，但费用较高。单侧或不典型的肺部病变应考虑恶性肿瘤。

（2）血清血管紧张素转换酶（ACE）：60%~90% 的活动性结节病患者 ACE 升高。与胸部 X 线检查（CXR）一样，ACE 正常不能排除结节病，ACE 升高不具有特异性。HIV、结核病、组织胞浆菌病、麻风病也可出现 ACE 水平升高。原发性肺部疾病患者（如慢性阻塞性肺疾病）或口服激素和（或）使用 ACE 抑制剂的患者均可表现为假性 ACE 低水平。儿童患者的 ACE 水平无诊断意义。

（3）组织活检：明确诊断需要组织活检发现非干酪样肉芽肿性炎症。在易于取材的病变处取材，包括淋巴结、皮肤斑块或结节的边缘。在结节性红斑中没有结节性肉芽肿病变，这些病变无须取材。抗酸染色和六胺银法染色可以排查结核病和真菌感染。在没有可见病灶的情况下，进行非定向结膜活检出现阳性结果的可能性较小，因此不推荐。文身的皮肤硬化合并葡萄膜炎提示文身相关性葡萄膜炎；当胸部 X 线检查正常时，皮肤活检可检出非干酪样肉芽肿。

（4）结核菌素试验（PPD）或干扰素释放试验（IGRA）：当出现肺部表现时，用于鉴别结核病和结节病。高达 50% 的结节病患者为无变应性，对 PPD 或对照无反应。

（5）其他：有些专家推荐检测血清和尿钙水平、肝功能和血清溶菌酶。如果这些检查中的一项出现阳性结果，但胸片或其他检查均无阳性发现，通常无法据此确诊。儿童患者的血清溶菌酶可用于诊断，其 ACE 水平通常是正常的。

2. 如果实验室检查和胸片支持结节病，或临床高度怀疑，但实验室检查结果阴性，可考虑行以下检查：

（1）胸部 CT 比胸片更加敏感。

（2）全身镓扫描对结节病敏感。“熊猫征”提示泪腺、腮腺、下颌下腺受累，“Lambda 征”提示双肺门和右支气管旁淋巴结受累。镓扫描阳性和 ACE 水平升高对诊断结节病的敏感性为 73%，特异性为 100%。缺点是费用较高、不便捷。

（3）请胸科专家检测肺功能，经支气管肺活检。

（4）需权衡侵入性诊断性检查和放射线暴露对检查结果的影响，这些结果将对治疗产生影响。

治疗

请内科或呼吸科医生做系统评估并确定药物治疗方案。复杂病例应尽早请葡萄膜炎专家会诊。据报道，视力预后差与后葡萄膜炎、青光眼、延误治疗或存在威胁黄斑的并发症如黄斑囊样水肿有关。

1. 前葡萄膜炎

（1）睫状肌麻痹剂，如 1% 阿托品，每日 2 次，或 1% 环戊通，每日 3 次。

（2）局部激素，如 1% 醋酸泼尼松龙，每 1~6 小时 1 次。

2. 后葡萄膜炎

（1）补充钙与维生素 D（如 600mg 和 400IU）每日 1~2 次；组胺 H_2 受体阻滞剂，如雷尼替丁 150mg 口服，每日 2 次；或质子泵抑制剂，如泮托拉唑 40mg，每日 1 次。

（2）眼周激素注射，如曲安奈德（40mg/mL），注射 0.5~1.0mL，可作为全身激素治疗的替代方案，特别是在单眼或非对称性发病的病例。每 3~4 周注射 1 次。参见附录 10 球后注射 / 筋膜囊下注射 / 球结膜注射技术。

3. 免疫抑制剂，如氨甲蝶呤、硫唑嘌呤、麦考酚酸酯、环孢霉素、环磷酰胺、英夫利西，作为激素替代治疗。治疗方案的确定应根据已知的每种方案的不良反应情况进行个体化选择。

＊注：后葡萄膜炎单纯应用局部激素治疗是不够的。

4. 黄斑囊样水肿：参见 11.14 黄斑囊样水肿。

5. 青光眼：根据青光眼的发病原因，参见 9.7 炎症性开角型青光眼、9.9 激素性青光眼、9.4 急性闭角型青光眼、9.14 新生血管性青光眼。

6. 视网膜新生血管：可能需要全视网膜激光光凝治疗。

7. 眼眶疾病：全身激素治疗，治疗方案同前。

8. 视神经肉芽肿需咨询神经眼科学专家，全身激素治疗。

9. 肺部疾病、面神经麻痹、中枢神经系统疾病和肾脏疾病需全身激素治疗，由内科医师或神经科医生确定方案。

随访

1. 根据炎症的严重程度，1~7 天后复查。根据疗效调整激素的用量。炎症控制后，逐渐减少激素和睫状体肌麻痹剂的用量。每次复查需测量眼压及重新评估眼底。

2. 疾病静止期的患者每 3~6 个月检查 1 次。

3. 接受激素或全身免疫抑制剂治疗的患者，根据临床反应，每 2~6 周复查 1 次。

4. 激素治疗不敏感的患者，应立即进行葡萄膜炎的其他病因相关检查，或请专科医生会诊。

12.7 Behçet 病

症状

突然发生的双眼视力下降、飞蚊症、畏光，轻中度疼痛。

体征

1. 主要体征：疼痛性口腔溃疡（边界清楚，黄白色坏死中心，常有红斑包绕，见于 98%~100% 的患者中），每年至少发生 3 次，并发以下中的 2 项：生殖器溃疡、皮肤损害、Behçet 试验（过敏反应）阳性（皮肤针刺后 48 小时后出现局部脓疱）和眼部病变。也可出现其他皮肤表现，包括结节性红斑、假性毛囊炎、可触及的紫癜、浅表血栓性静脉炎或皮肤划痕症。

2. 其他体征：其他系统损害包括关节炎、源于肺动脉受累的咯血、肾损害、胃肠疾病伴肠溃疡、附睾炎、神经 Behçet（如血管炎、脑炎、大脑静脉血栓形成、神经精神症状）。

眼部体征

1. 前节：双眼前房积脓、前房炎症反应，偶有巩膜炎。

> ＊注：Behçet 病患者即使前房反应严重，几乎不会有纤维蛋白，因此前房积脓表现为活动性（“可移动”），与 HLA-B27 相关性葡萄膜炎不同。

2. 后节：玻璃体炎、同时累及动脉和静脉的视网膜血管炎、静脉阻塞、动脉变细、视网膜新生血管形成、局灶性坏死性视网膜炎、滴蜡样视神经苍白和视网膜脱离。

流行病学

好发于 20~40 岁；高发于日本、土耳其或中东裔人群。

鉴别诊断

1. 结节病：偶可见口腔溃疡。参见 12.6 结节病。

2. HLA-B27：通常表现为单眼或双眼交替发作的葡萄膜炎。严重的纤维蛋白性葡萄膜炎。口腔溃疡较轻且疼痛较轻。参见 12.4 人类白细胞抗原（HLA）-B27 相关性葡萄膜炎。

3. 急性视网膜坏死（ARN）：周边视网膜白色病灶融合，疼痛较 Behçet 病重。参见 12.8 急性视网膜坏死。

4. 肉芽肿性多血管炎（GPA）：肾炎、眼眶炎症、鼻窦炎、肺炎。

5. 梅毒：参见 12.12 梅毒。

6. 系统性红斑狼疮和其他胶原血管病。

诊断

1. 胸部 X 线检查或胸部 CT、ACE 水平、结核菌素试验（PPD）或干扰素释放试验（IGRA）、快速血浆反应素试验（RPR）或性病研究实验室检测（VDRL）、荧光梅毒螺旋体抗体吸附试验（FTA-ABS）或梅毒螺旋体特异性试验。

2. 年轻男性患者，系统回顾有阳性表现，提示患有血清阴性脊柱关节病者，需检查 HLA-B27。

3. 如果怀疑肉芽肿性多血管炎，则检查颗粒着色胞浆抗中性粒细胞胞浆抗体（c-ANCA）。

4. Behçet 病可检查 HLA-B51 和 HLA-DR5，阳性预测值和阴性预测值的意义不确定。

5. Behçet 试验（过敏反应）：用 20G 针刺入皮肤，深达 5mm，48 小时后出现直径为 2mm 甚至更大的丘疹，诊断为阳性。

治疗

如果不治疗，常在发病后 3~4 年内双眼失明，中枢神经系统受累可导致死亡。适当地转诊进行免疫抑制剂治疗是关键。

1. 局部激素治疗，用于治疗眼前节炎症：如 1% 醋酸泼尼松龙，根据炎症的严重程度，每 1~6 小时 1 次；睫状肌麻痹剂，1% 阿托品，每日 2 次。

2. 须全身激素治疗：泼尼松 1mg/kg 口服，每日 1 次；或甲泼尼龙琥珀酸钠 1g 静脉注射，每日 1 次，连用 3 天，随后改为泼尼松。激素可延缓失明的发生，但不能改变远期结果。全身免疫抑制治疗之前，应先排查梅毒、结核病和肝炎。

3. 所有 Behçet 病合并后葡萄膜炎的患者均应请专家确定免疫抑制剂治疗方案。肿瘤坏死因子（TNF）拮抗剂，如英夫利西或阿达木单抗，现今已作为 Behçet 病的一线治疗药物。钙调神经磷酸酶抑制剂（他克莫司、环孢霉素）和抗代谢药物（如麦考酚酸酯、氨甲蝶呤、硫唑嘌呤）也可使用，但达到最佳效果需要 1~2 个月。

随访

急性发作期每日随访，观察炎症反应和眼压。请葡萄膜炎专家做进一步随访。

12.8 急性视网膜坏死

症状

视物模糊、飞蚊症、眼痛、畏光。患者通常免疫功能正常。

体征（图 12.8.1）

1. 主要体征：美国葡萄膜炎协会的标准包括周边视网膜一个或多个视网膜坏死病灶，具有不连续的边界，未使用抗病毒药物治疗的情况下，病情进展迅速，向周围扩展，血管闭塞以及动脉受累，严重的前房和玻璃体炎症反应。如果不治疗，坏死病灶环形进展并可能融合，向后极部进展。疾病早期黄斑通常不受累。

2. 其他体征：前房反应；KP；结膜充血；表层巩膜炎或巩膜炎；眼压升高；视网膜动脉鞘，有时为静脉鞘，特别是在周边部视网膜；视网膜出血（较小的出血）；视盘水肿；约 70% 患者因大的不规则的后部裂孔而出现迟发性孔源性视网膜脱离。常单眼起病，但 1/3 患者在几周至几个月内出现对侧眼受累。有时可见视神经病变伴视盘水肿或苍白。

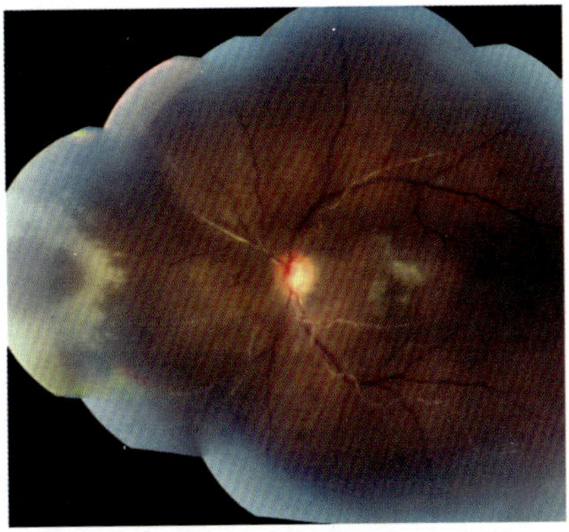

图 12.8.1　急性视网膜坏死

病因学

急性视网膜坏死（ARN）是由疱疹病毒家族引起的一种临床综合征：水痘 – 带状疱疹病毒（老年患者）、单纯疱疹病毒（年轻患者），偶有巨细胞病毒和 EB 病毒。

鉴别诊断

参见 12.3 后葡萄膜炎和全葡萄膜炎。

1. 巨细胞病毒性视网膜坏死（表 12.8.1）。

2. 进展性外层视网膜坏死（PORN）：快速进展性视网膜炎，特征性表现为玻璃体清亮，片状混浊深达正常的视网膜血管，偶有自发性玻璃体积血。进展性外层视网膜坏死通常见于免疫力低下人群，且可迅速导致双眼失明，原因为感染本身或继发的视网膜脱离，及时诊断和治疗尤为重要。与急性视网膜坏死（ARN）

表 12.8.1 巨细胞病毒性视网膜炎与急性坏死性视网膜炎、进展性外层视网膜坏死与弓形体病的对比

	巨细胞病毒性视网膜炎	急性坏死性视网膜炎	进展型外层视网膜坏死	弓形体病
视网膜出血	常见	不常见	不常见	通常无
玻璃体炎	轻微	明显	无	明显
疼痛	无	明显	无	中度
免疫状态	免疫力低下	通常健康	免疫力低下	免疫力正常或低下
表现	"山林火灾"边界，病灶前缘为活动性视网膜炎和坏死视网膜，病灶尾部为视网膜色素上皮斑驳样改变	病灶边界清晰，具有近乎均匀的外观	多灶性片状深层视网膜坏死，快速进展且累及黄斑	"雾中前灯"样致密玻璃体炎，病灶边界光滑

不同，本病眼痛和玻璃体炎症较轻，疾病早期即可累及黄斑。

3. 梅毒。

4. 弓形体性脉络膜视网膜炎。

5. Behçet 病。

6. 结节病。

7. 真菌或细菌性眼内炎。

8. 大细胞淋巴瘤：年龄大于 50 岁，难治性单侧玻璃炎、黄白色视网膜下浸润物，不伴有眼痛的患者，考虑本病。

诊断

葡萄膜炎的非特异性检查参见 12.3 后葡萄膜炎和全葡萄膜炎。

1. 病史：是否存在艾滋病高危因素或免疫力低下（医源性、自身免疫性、恶性肿瘤、遗传）；如果是，鉴别诊断应包括巨细胞病毒性视网膜炎与进展性外层视网膜坏死。询问有无带状疱疹（特别是眼带状疱疹）或单纯疱疹感染史。头部创伤（包括神经外科手术）和眼科手术可使急性视网膜坏死突然发生。偶见急性视网膜坏死继发于眼周或玻璃体腔激素注射。大部分患者没有明确的诱因。

2. 全面的眼科检查：评估前房和玻璃体的细胞情况，测量眼压，散瞳间接检眼镜查眼底，巩膜外压迫操作需轻柔，坏死视网膜可增加发生脱离的风险。

3. 全血细胞计数加分类、快速血浆反应素试验（RPR）或性病研究实验室检测（VDRL）、荧光梅毒螺旋体抗体吸附试验（FTA-ABS）或梅毒螺旋体特异性试验、血沉、弓形体滴度、结核菌素试验（PPD）或干扰素释放试验（IGRA）、胸片或胸部CT，用以排除其他致病因素。

4. 人类免疫缺陷病毒检测。

5. 前房穿刺取材进行疱疹病毒和弓形体的 PCR 检测来确定致病病毒，具有高度特异性但敏感性多变。参见附录 13 前房穿刺。

6. 眼底荧光血管造影检查以确诊视网膜血管炎和缺血区域。

7. 怀疑视神经功能异常者，行颅脑和眼眶 MRI。

8. 如果怀疑大细胞淋巴瘤、三期梅毒或脑炎，应行颅脑 CT 或 MRI 和腰椎穿刺检查。

治疗

*注：所有急性视网膜坏死患者都应交由专科医生诊治。

1. 立即治疗，住院或门诊。目的是降低对侧眼的发病概率。治疗并不能降低发病眼视网膜脱离的发生率。

2. 口服抗病毒药物（首选伐昔洛韦 1~2g、每日 3 次，或泛昔洛韦 500mg、每日 3 次；阿昔洛韦 800mg、每日 5 次，作为二线药物，可降低玻璃体内病毒水平），联合玻璃体腔注射膦甲酸（2.4mg/0.1mL）或更昔洛韦（2mg/0.1mL），每周 1~2 次。替代治疗包括静脉注射阿昔洛韦 10mg/kg，每日 3 次，连用 5~14 天（肾功能不全者应调整剂量），联合如上所述的药物玻璃体腔注射；然后改为伐昔洛韦 1g 口服，每日 3 次，或阿昔洛韦 400~800mg，每日 5 次。以上任何一种治疗方案在开始应用后应维持 14 周。初次感染后 6 周内另一眼可受累。有文献表明，初始治疗采用口服抗病毒药物联合上述药物玻璃体腔注射的疗效与静脉注射类似。视网膜炎稳定和早期消退多出现在治疗后 4 天内。治疗最初的 48 小时病变可能会进展。口服抗病毒治疗的最佳持续时间尚未经证实，但由于在发病后 2 个月内可发现前房内有病毒复制，因此建议抗病毒治疗至少 2 个月，一些专家建议终身治疗以降低对侧眼受累的风险（尤其当患眼已经丧失视功能时）。

3. 局部使用睫状肌麻痹剂（1% 阿托品，每日 3 次）或激素（1% 醋酸泼尼松龙，每 2~6 小时 1 次）：用于眼前节炎症。

4. 抗血小板治疗（如阿司匹林 81~650mg，每日 1 次）可使血栓形成的概率降到最低，但尚未证实是否可以阻止视网膜缺血的进展。

5. 可全身激素治疗，特别是视神经受累时。激素治疗应在开始抗病毒治疗至少 24 小时后开始，或当视网膜坏死开始明显消退时开始。最经典的口服激素方案是泼尼松 60~80mg/d，连用 1~2 周，然后逐渐减量，用时应超过 2~6 周。曲安奈德（40mg/1mL）筋膜囊下注射需在抗病毒治疗达到足够负荷剂量后考虑使用，但可干扰眼内病毒的清除。

6. 治疗高眼压，参见 9.7 炎症性开角型青光眼。

7. 在活动视网膜炎后方行预防性激光光凝以形成堤坝，隔离病灶，或预防继发性孔源性视网膜脱离（疗效不明）。

8. 经睫状体平坦部玻璃体切除联合长效气体或硅油填充是治疗并发的复杂孔源性视网膜脱离的最佳方案。常见增殖性玻璃体视网膜病变。

随访

1. 患者最初应每日检查，在随后的 1 年内每隔数周至数月复查，应检查双眼。

2. 每次复查均应仔细检查眼底，以排除视网膜裂孔，其可导致视网膜脱离。如果已行激光隔离，但视网膜炎越过激光带后缘，可考虑再行补充激光治疗。

3. 如果视网膜病变不足以解释视力下降的程度，应行瞳孔检查，并考虑视神经病变。

12.9 巨细胞病毒性视网膜炎

巨细胞病毒是艾滋病患者最常见的眼部机会性感染，但在联合抗逆转录病毒治疗（cART）的时代，其感染概率降低了 80%~90%。$CD4^+$ 细胞计数 <100/mm^3 时才能检测到巨细胞病毒。由于活动性视网膜炎通常无症状，$CD4^+$ 细胞计数 <100/mm^3 的患者应至少每 3~6 个月复查 1 次。巨细胞病毒性（CMV）视网膜炎也可见于其他免疫功能低下的情况，如白血病和移植术后。眼局部免疫抑制治疗（眼部激素注射）可能在健康患者中诱发 CMV 视网膜炎。

症状

单眼或双眼，暗点或视力下降，飞蚊症或闪光感。眼痛和畏光少见。通常无症状。

体征

1. 主要体征

（1）惰性型：视网膜周边颗粒状混浊，伴或不伴出血。无出血不能排除巨细胞病毒性视网膜炎。

（2）爆发型：坏死病灶融合成片伴有严重出血，沿视网膜大血管弓开始。进展性视网膜萎缩可能提示活动性的巨细胞病毒（图 12.9.1）。

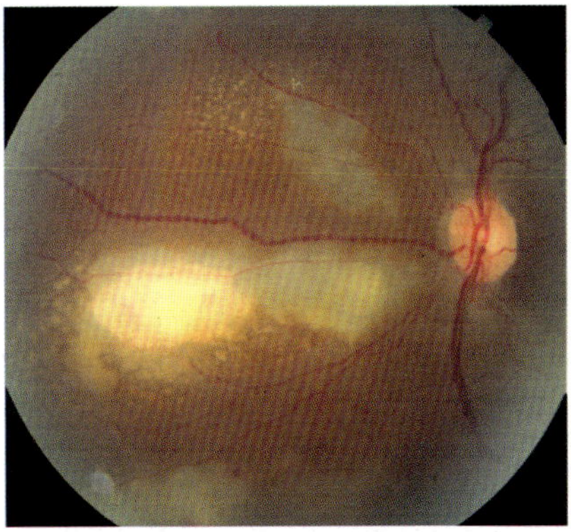

图 12.9.1 巨细胞病毒性视网膜炎

2. 其他体征：非肉芽肿性前葡萄膜炎，常出现星状 KP，但轻度。玻璃体炎多表现为轻度。活动期病变消退，则出现视网膜色素上皮萎缩和色素沉着。当 >25% 视网膜受累时，约 1/3 的巨细胞病毒性视网膜炎患者发生孔源性视网膜脱离的风险增加。

诊断

1. 病史和全面的眼科检查。

2. 对模棱两可病例，考虑前房穿刺行病毒 PCR 检查。参见附录 13 前房穿刺。

3. 请内科或传染病专家会诊进行系统评估和治疗。

治疗

详细治疗见表 12.9.1。

1. 缬更昔洛韦 900mg 口服，每日 2 次，作为引导期（21 天），继之以 900mg 口服，每日 1 次，维持治疗。或静脉注射更昔洛韦 5mg/kg，每日 2 次，或膦甲酸 90mg/kg，每日 2 次（根据肾功能调节剂量），继之以口服缬更昔洛韦（引导期 900mg 口服，每日 2 次，连用 3 周，然后改为 900mg 口服，每日 1 次）。接受引导治疗后视网膜炎仍进展或疾病威胁到黄斑区的患者，可通过玻璃体腔注射抗病毒药物获益，但系统治疗仍是必需的，用以阻止对侧眼受累。治疗的目的在于使视网膜炎静止（视网膜色素上皮萎缩区无进展，混浊边界稳定无扩大）。

2. 在内科或传染病专家的指导下，应启动或优化高活性抗逆转录病毒治疗（HAART）；免疫恢复伴持续 $CD4^+$ 细胞计数 $>200/mm^3$ 可使视网膜脱离、对侧眼受累、抗病毒药物耐药、死亡风险降低。而且，需监测抗巨细胞病毒治疗的毒性：缬更昔洛韦和更昔洛韦引起骨髓毒性；膦甲酸具有肾

表 12.9.1　巨细胞病毒性视网膜炎的治疗

药物	剂量	毒性	禁忌证
更昔洛韦[a]	引导期：5mg/kg 静脉注射，每日 2 次，连用 14 天	中性粒细胞减少[b]、血小板减少、贫血	绝对中性粒细胞计数 <500/mm^3，血小板 <25 000/mm^3
	维持期：5mg/kg 静脉注射，每日 1 次	终止护理	潜在胚胎毒性
缬更昔洛韦	引导期：900mg 口服，每日 2 次，连用 21 天	中性粒细胞减少[b]、血小板减少、贫血	绝对中性粒细胞计数 <500/mm^3，血小板 <25 000/mm^3
	维持期：900mg 口服，每日 1 次	终止护理	潜在胚胎毒性
膦甲酸	诱导期：90mg/kg 静脉注射，每日 2 次，每周 2 次 维持期：90~120mg/kg 静脉注射，每日 1 次[c]（监测血肌酐和电解质，必要时调整剂量）	肾损害、中性粒细胞减少、贫血、电解质紊乱	肾功能受损或电解质紊乱者慎用
西多福韦	引导期：5mg/kg 静脉注射，每周 1 次，连用 3 周 维持期：3~5mg/kg 静脉注射，每 2 周 1 次	剂量和疗程依赖性肾毒性、低眼压（必须停药）、虹膜炎（激素有效）、须同时使用羧苯磺丙胺	复发性葡萄膜炎、中重度肾脏疾病、不能耐受羧苯磺丙胺

a. 与单独玻璃体腔注射治疗相比，在全身抗巨细胞病毒治疗的患者中，死亡风险（50%）、全身疾病风险（90%）和对侧眼受累风险（80%）均下降。而且，单独玻璃体腔注射治疗的患眼，视网膜炎进展的风险显著增加。

b. 与更昔洛韦静脉注射相比，6 个月后全身疾病发病风险（30%）、对侧眼受累风险（50%）均增加。然而复发的时间间隔显著延长。

c. 在引导期，每剂加入 500mL 生理盐水，在维持期需 1000mL 生理盐水。

毒性，可引起电解质紊乱和癫痫发作；静脉注射更昔洛韦和膦甲酸需放置留置管，可引起管路感染和败血症。

3. 小的、未累及黄斑的孔源性视网膜脱离可采用激光光凝隔离脱离区，但是多发视网膜裂孔为典型表现，且可能漏诊；经睫状体平坦部玻璃体切除联合硅油填充适用于大多数视网膜脱离，尤其是累及黄斑的视网膜脱离。

4. 因其潜在的毒性，不推荐将口服缬更昔洛韦作为高风险患者的一级预防方案（预防巨细胞病毒性视网膜炎），但移植患者除外。

随访

1. 更昔洛韦抵抗（表现为血液或尿液巨细胞病毒培养阳性）可能随着治疗时间的延长而发生。

2. 所有目前可用的抗巨细胞病毒治疗药物均为抑制病毒而非杀灭病毒，并且如果没有接受高活性抗逆转录病毒治疗（HAART），几乎所有的患者最终都会复发。连续眼底照相有助于在随访中对比。

3. 复发定义为复发或新发视网膜炎、混浊边界移动或萎缩区域扩大。

4. 复发可能由于药物抵抗或眼内药物水平低于治疗剂量引起。采用与先前相同的药物，重新引导是一线治疗方案。

5. 临床抵抗定义为即使使用引导剂量的药物治疗 6 周，视网膜炎仍持续或进展。低阶 UL97（病毒磷酸转移酶）或高阶 UL54（病毒 DNA 聚合酶）基因突变可通过实验室检查证实。

6. 如果发现药物抵抗，应更换抗病毒药物。可考虑用西多福韦 5mg/kg 静脉注射，每周 1 次，连用 2 周；继之以 3~5mg/kg 静脉注射，每 2 周 1 次。西多福韦自身可引起葡萄膜炎和肾损害，因此必须给予丙磺舒降低肾毒性。由于引起葡萄膜炎和低眼压的风险很高，禁忌玻璃体内注射西多福韦。因为 3 种抗巨细胞病毒药物都是巨细胞病毒 DNA 聚合酶抑制剂，因此可能出现交叉药物抵抗。

7. 对于 $CD4^+$ 细胞计数 $>100/mm^3$ 持续 6 个月以上，且完全静止的巨细胞病毒性视网膜炎接受高活性抗逆转录病毒治疗（HAART）患者，可考虑停止抗巨细胞病毒的维持治疗。这些患者的免疫系统可控制巨细胞病毒，停止维持治疗可防止药物的毒性损害和产生耐药微生物。医源性免疫缺陷患者，需要长期控制巨细胞病毒性视网膜炎，可能需终止或减少免疫抑制剂的剂量。

8. 免疫恢复性葡萄膜炎（IRU）：发生于既往免疫功能低下（人类免疫缺陷病毒感染 / 医源性）伴有巨细胞

病毒感染的患者，在 $CD4^+$ 细胞计数增加或免疫系统重建之后。免疫系统有功能时，巨细胞病毒抗原可引起以后节为主的炎症反应，如玻璃体炎、视神经乳头炎、黄斑囊样水肿、视网膜前膜（ERM）。治疗包括局部滴用、眼周、眼内激素治疗。对于 $CD4^+$ 细胞计数为边界值的患者应继续使用抗病毒药物，以防止巨细胞病毒再激活。

12.10 非感染性视网膜微血管病变 /HIV 视网膜病变

非感染性视网膜病变是人类免疫缺陷病毒感染 / 艾滋病最常见的眼部表现。50%~70% 艾滋病患者发病。

症状

罕见症状：局灶性暗点、对比度下降。

体征

棉绒斑、视网膜内出血、微血管瘤。3% 患者出现缺血性黄斑病变伴有严重的视力损害。

诊断

人类免疫缺陷病毒视网膜病变患者的 $CD4^+$ 细胞计数明显降低。应注意筛查并发的机会感染。参见 12.9 巨细胞病毒性视网膜炎。当出现无法解释的棉绒斑时，应排查其他病因。参见 11.5 棉绒斑。

治疗

不需要特殊的眼科治疗，但视网膜病变会随着抗逆转录病毒治疗（cART）和 $CD4^+$ 细胞的增加而缓解。

随访

$CD4^+$ 细胞计数低于 50/mm^3 的患者，应每隔 3~4 个月检查。

12.11 Vogt- 小柳 – 原田综合征

以含黑色素细胞的组织炎症为特征的自身免疫性疾病。

症状

视力下降、畏光、眼痛、眼红，可同时出现或先行出现的头痛、颈强直、恶心、呕吐、发热和乏力。常见听力受损，引起耳痛及耳鸣的噪音。常双眼发病。

> *注：Harada 病是指仅有孤立的眼部表现，不伴有 Vogt- 小柳 – 原田（VKH）综合征的全身表现。

体征

诊断标准：①无眼外伤病史；②无其他疾病过程的证据；③双眼前葡萄膜炎或全葡萄膜炎；④神经系统异常/听觉异常（通常先于眼部疾病发生）；⑤皮肤表现异常（通常在眼部疾病之后出现）。

完全 VKH 包括以上①~⑤，不完全 VKH 包括①~③和④或⑤，疑似 VKH（仅有孤立眼部疾病）包括①~③（图 12.11.1）。

1. 主要体征

（1）前节：前房闪辉和细胞，肉芽肿性（羊脂状）KP，角膜缘周白癜风（如围绕角膜缘脱色素）。

（2）后节：双眼浆液性视网膜脱离，伴有其下脉络膜增厚，玻璃体细胞和混浊，视盘水肿。

（3）系统（4 个阶段）：①前驱期，高频听力下降、耳鸣、假性脑膜炎、脑病、皮肤对触摸过敏。②葡萄膜炎期，急性眼部表现，见前述。③恢复期，脱发、白癜风、白发症，“晚霞状”眼底（视网膜色素上皮和脉络膜的色素脱失导致眼底橙黄色表现）。④慢性复发期，前葡萄膜炎复发、视网膜下纤维形成、新生血管形成、青光眼、白内障。

（4）眼底荧光血管造影：视网膜色素上皮水平的多个点状强荧光渗漏区域（图 12.11.2）。

2. 其他体征

（1）前节：虹膜结节、周边虹膜前粘连或后粘连、巩膜炎、低眼压或睫状突前旋导致的眼压升高。

（2）后节：晚霞状眼底（浆液性视网膜脱离平复后视网膜色素上皮斑驳和萎缩）、视网膜血管炎、脉络膜新生血管、脉络膜视网膜瘢痕。

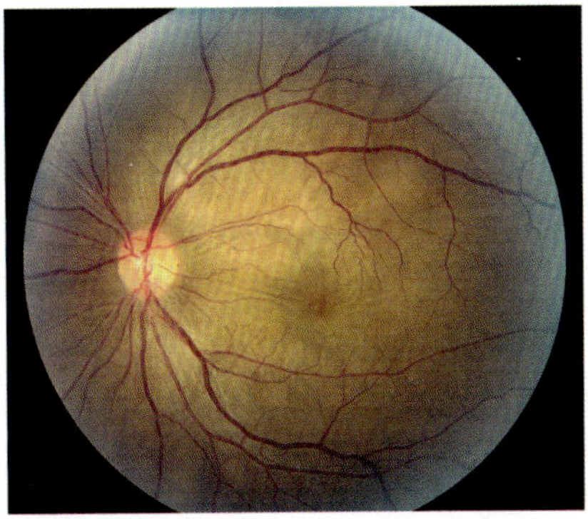

图 12.11.1 Vogt-小柳-原田（VKH）综合征

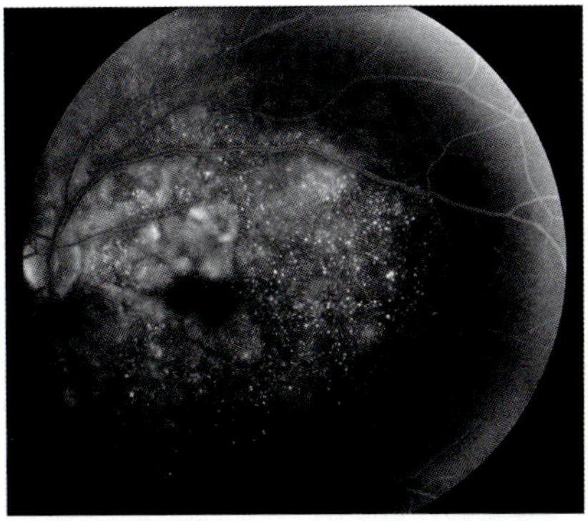

图 12.11.2 Vogt-小柳-原田（VKH）综合征的眼底荧光血管造影

（3）全身：神经系统表现，包括意识丧失、瘫痪和癫痫发作。

流行病学

患者常在 20~50 岁间，女性（77%），有色皮肤，特别是亚洲人、中东人、西班牙人和美国土著多见。

鉴别诊断

见表 12.11.1 浆液性视网膜脱离的鉴别诊断和 12.3 后葡萄膜炎和全葡萄膜炎。特别考虑以下疾病：

1. 交感性眼炎：对侧眼的外伤或手术史（特别是重复性玻璃体视网膜手术）。通常不伴有全身表现。参见 12.18 交感性眼炎。

表 12.11.1　浆液性视网膜脱离的鉴别诊断

原田病
恶性高血压
妊娠毒血症
弥漫性血管内凝血
特发性葡萄膜渗出综合征
交感性眼炎
后巩膜炎
中心性浆液性脉络膜视网膜病变
脉络膜肿瘤（包括转移瘤）
脉络膜新生血管形成
先天性视盘小凹
真性小眼球

2. 急性后部多灶性鳞状色素上皮病变（APMPPE）：检眼镜和眼底荧光血管造影所示的眼底表现非常类似，但玻璃体炎症反应较轻且前节不受累。参见 12.3 后葡萄膜炎和全葡萄膜炎。

3. 后巩膜炎：常单眼发病，通常与神经系统及皮肤病表现无关。与超声检查的“T”征有关。

4. 系统性动脉性高血压和妊娠期高血压：血压急剧升高可致多灶性浆液性视网膜脱离。

5. 其他肉芽肿性全葡萄膜炎，如梅毒、结节病、结核病。

诊断

非特异性葡萄膜炎的检查参见 12.3 后葡萄膜炎和全葡萄膜炎。

1. 病史：有无神经系统症状、听力下降或脱发，既往有无眼部手术或外伤史。

2. 全面的眼科检查，包括散瞳查视网膜。

3. 全血细胞计数、快速血浆反应素试验（RPR）或性病研究实验室检测（VDRL）、荧光梅毒螺旋体抗体吸附试验（FTA–ABS）或梅毒螺旋体特异性试验、血管紧张素转化酶（ACE）、结核菌素试验（PPD）或干扰素释放试验（IGRA）、血压、胸片或胸部 CT，用以排查类似表现的疾病。

4. 行 B 超检查排查后巩膜炎。

5. 对有神经系统表现的患者考虑行颅脑 CT 或 MRI 联合或不联合增强，以排查中枢神经系统疾病。

6. 存在脑膜刺激症状的发作期间行腰椎穿刺，检查脑脊液的细胞计数和分类、蛋白质、葡萄糖、性病研究实验室检测（VDRL）、革兰 – 亚甲六胺银染色、脑脊液培养。Vogt– 小柳 – 原田（VKH）综合征和急性后部多灶性鳞状色素上皮病变（APMPPE）患者常见脑脊液细胞增多。

7. 眼底荧光血管造影用于评估在视网膜色素上皮水平的针尖样荧光渗漏区域。

治疗

初始应使用激素控制炎症，剂量根据炎症的严重程度确定。在中重度病例中，可使用以下治疗方案。随病情好转，激素减量应非常缓慢。

1. 局部激素，如 1% 醋酸泼尼松龙，每 1 小时 1 次。

2. 全身激素，如泼尼松 60~80mg 口服，每日 1 次；或甲基强的松龙琥珀酸钠，每天 1g 静脉注射，连用 3 天，继之口服激素治疗；同时补充钙 / 维生素 D，预防胃溃疡。

3. 局部睫状肌麻痹剂，如 1% 环戊通，每日 3 次，或 1% 阿托品，每日 2 次。

4. 治疗任一特定的神经系统病变，如癫痫发作或昏迷。

5. 对长期口服激素不耐受或治疗无效的患者，考虑免疫抑制剂治疗，如抗代谢药物、钙调磷酸酶抑制剂、细胞毒性药物、肿瘤坏死因子抑制剂。

随访

1. 如果开始静脉注射激素，最初可能需住院治疗。

2. 初期每周随访，之后每月复查，检查炎症是否复发和眼压是否升高。

3. 激素减量应非常缓慢，绝大多数患者需停用激素，过渡到免疫抑制剂进行长期治疗。炎症在停止使用激素后最长 9 个月仍可复发，如果复发，应重新使用激素治疗。

12.12 梅毒

获得性梅毒

体征

1. 全身体征：大多数梅毒患者不会累及眼部。应明确性传播疾病、HIV 或高危性行为病史。男性之间发生性行为的患病风险更高。

（1）一期：硬下疳（无痛性溃疡病变），局部淋巴结病变。

（2）二期：皮肤或黏膜病灶、全身性淋巴结病变、躯体症状（如咽喉痛、发热）、有症状或无症状的脑膜炎。

（3）潜伏期：无临床症状。

（4）三期：心血管病（如主动脉炎），中枢神经系统疾病（如脑膜脑血管病、精神错乱或麻痹性痴呆的全身性瘫痪、脊髓痨）。

2. 眼部体征

（1）一期：眼睑和结膜可出现硬下疳，睫毛脱落（睫毛或眉毛脱落）。

（2）二期：葡萄膜炎（后葡萄膜炎和全葡萄膜炎较前葡萄膜炎常见）、视神经炎、脉络膜视网膜炎、浆液性视网膜脱离、视网膜炎、视网膜血管炎、结膜炎、泪腺炎、泪囊炎、表层巩膜炎、巩膜炎、角膜基质炎等（图 12.12.1）。

（3）三期：视神经萎缩、陈旧性脉络膜视网膜炎、角膜基质炎、慢性前葡萄膜炎、Argyll Robertson 瞳孔（参见 10.3Argyll Robertson 瞳孔），此外，二期梅毒的表现也可出现在三期。

*注：以下表现强烈提示梅毒感染：虹膜斑片状充血和肥厚、虹膜括约肌附近粉红色结节、急性后部鳞状脉络膜视网膜炎（后极部多灶性白色鳞状病变）、点状内层视网膜炎（浅层点状乳白色病变）。

鉴别诊断

参见 12.1 前葡萄膜炎（虹膜炎/虹膜睫状体炎）和 12.3 后葡萄膜炎和全葡萄膜炎。

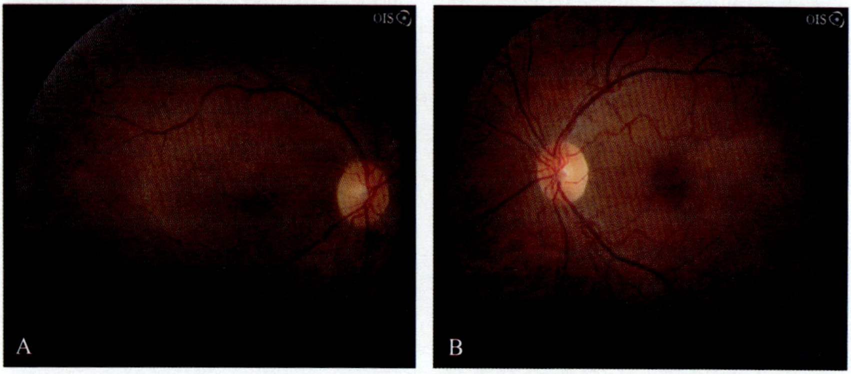

图 12.12.1　右眼（A）和左眼（B）眼底照片显示二期梅毒的鳞状视网膜病变

诊断

葡萄膜炎的一般性检查参见 12.1 前葡萄膜炎（虹膜炎 / 虹膜睫状体炎）和 12.3 后葡萄膜炎和全葡萄膜炎。

1. 全面的眼科检查，包括瞳孔检查和散瞳查眼底。掌部皮肤病变临床常见且易于临床评估。

2. 使用“反向算法”，首先进行梅毒螺旋体试验以明确诊断，如果结果呈阳性，再进行非梅毒螺旋体试验以评估治疗反应。梅毒螺旋体试验采用酶免疫法（EIA）、化学免疫法（CIA）、荧光梅毒螺旋体抗体吸附试验（FTA-ABS）或梅毒螺旋体微量血细胞凝集试验（MHA-TP），在除初发期以外的梅毒的各个时期都有高度的敏感性和特异性，在此期间眼部受累非常罕见。然后进行定量的非梅毒螺旋体试验如快速血浆反应素试验（RPR）或性病研究实验室检测（VDRL）等，以评估感染的活动性；在治疗后应定期重复检查，以确认感染缓解。一旦出现反应，梅毒螺旋体试验的结果就不会正常，也不能用来评估患者对治疗的反应。

3. 性病研究实验室检测（VDRL）和快速血浆反应素试验（RPR）不能用于筛查，是由于敏感度低，早期一期梅毒、潜伏期梅毒或晚期梅毒可出现假阴性结果。假阴性结果也可能是由于滴度过高（前带反应）。假阳性结果可能是由于病毒性疾病、妊娠，以及与自身免疫性疾病或胶原血管疾病的交叉反应造成的。性病研究实验室检测（VDRL）和快速血浆反应素试验（RPR）滴度测定可用于追踪治疗反应。

4. 若患者的表现与梅毒相符，但没有治疗梅毒的记录，梅毒螺旋体试验阳性而非梅毒螺旋体试验阴性，仍然需要治疗。

5. 对梅毒患者行人类免疫缺陷病毒（HIV）检测，因为 HIV 感染的患者梅毒的进展相对较快，且混合感染的频率较高。

6. 应检查患者有无并发的性传播疾病，如果有，应通知当地卫生部门。

7. 所有确诊为梅毒性葡萄膜炎的患者，应同神经梅毒一致，行腰椎穿刺检查性病研究实验室检测（VDRL）或荧光梅毒螺旋体抗体（FTA）、蛋白、细胞计数加分类。脑脊液性病研究实验室检测（VDRL）滴度持续稳定或升高与治疗不完全或再感染有关。

治疗指征

在葡萄膜炎与梅毒共存的情况下：

1. 梅毒螺旋体试验阴性：梅毒可能性较低，如果高度怀疑和（或）评估葡萄膜炎的其他病因，考虑再次检查。

2. 梅毒螺旋体试验阳性和非梅毒螺旋体试验阴性：

（1）如果既往无相应的治疗记录，需治疗梅毒。

（2）如果既往有相应的治疗记录，确认另有其他病因，并且治疗有效，无须治疗梅毒。

3. 梅毒螺旋体试验阳性和非梅毒螺旋体试验阳性：应治疗梅毒。

*注：并发 HIV 和活动性梅毒的患者可因免疫功能低下而出现血清学检查阴性（梅毒螺旋体和非梅毒螺旋体）。表现为进展性、顽固性梅毒，应按照神经梅毒的剂量采用更长的治疗周期。建议请传染病科专家会诊。同时治疗并发的 HIV 感染非常重要。

治疗

1. 梅毒性葡萄膜炎表示血脑（眼）屏障破坏，应按神经梅毒治疗：水晶型青霉素 G（3~4）$\times 10^6$U，每 4 小时 1 次，连用 10~14 天，之后改为苄星青霉素 2.4×10^6U 肌肉注射，每周 1 次，连用 3 周。

2. 如果存在前节炎症反应，应该开始给予睫状肌麻痹剂（如 1% 环戊通，每日 2 次）和局部激素（如 1% 醋酸泼尼松龙，每 2 小时 1 次）治疗。

3. 口服激素应在青霉素引导治疗后 24~48 小时开始，可促进视力恢复，但尚未显示会影响最终视力结果。口服激素有助于预防与 Jarisch–Herxheimer 反应相关的全身性炎症并发症。

*注：

1. 可能出现对青霉素肌内注射的反应不完全，但完整疗程的静脉注射治疗多有效；因此，静脉注射被认为是决定性的治疗方法。

2. 治疗衣原体感染通常需要单剂量阿奇霉素 1g 口服。

3. 对青霉素过敏的患者，应请传染科专家会诊。疾病预防控制中心（CDC）建议对青霉素严重过敏的神经梅毒患者入院接受脱敏治疗。替代治疗包括头孢曲松，每日 2g，静脉注射或肌内注射，连用 10~14 天，或多西环素 200mg 口服，每日 2 次，连用 21~28 天。值得注意的是，头孢菌素类药物在青霉素过敏患者中发生交叉反应的风险很小。

随访

1. 葡萄膜炎（脑脊液性病研究实验室检测阴性）：治疗后每 3 个月复查血清性病研究实验室检测（VDRL）/ 快速血浆反应素试验（RPR）。如果滴度在 1 ∶ 8 或以上且 6 个月内未降低 4 倍，滴度升高 4 倍，或梅毒临床症状或体征持续或复发，则应重复腰椎穿刺检查 VDRL，并建议再次治疗。如果治疗前 VDRL/RPR 的滴度 <1 ∶ 8，则仅当滴度增加或当梅毒体征复发时才需再次治疗。

2. 葡萄膜炎和神经梅毒（脑脊液 VDRL 阳性）：由传染病专家随访。每 6 个月重复腰椎穿刺，持续 2 年，如脑脊液细胞计数迅速回到正常，可降低腰椎穿刺的频率。在这个时期脑脊液细胞计数应恢复到正常，脑脊液 VDRL 滴度应在 6~12 个月内降低 4 倍。显著升高的脑脊液蛋白的下降更缓慢。如果上述指标未得到改善，考虑为治疗不完全或再次感染。

先天性梅毒

眼部表现包括双侧角膜基质炎、继发性白内障、椒盐状脉络膜视网膜炎和慢性前葡萄膜炎。先天性梅毒的 Hutchinson 三联征包括切牙呈钉型及间距宽、角膜基质炎和耳聋。血液学检查与获得性梅毒相类似。标准治疗方案是青霉素 G，剂量应请儿科或传染病专家确定。

12.13 手术后眼内炎

急性眼内炎（手术后数日内发生）

症状

手术后突然发生的视力下降和眼痛加重。

体征（图 12.13.1）

1. 主要体征：前房积脓、纤维蛋白、严重的前房炎症反应、玻璃体细胞和混浊、眼底红光反射减弱。

2. 其他体征：眼睑水肿、角膜水肿、严重的结膜充血、结膜水肿（所有这些都高度可变）。

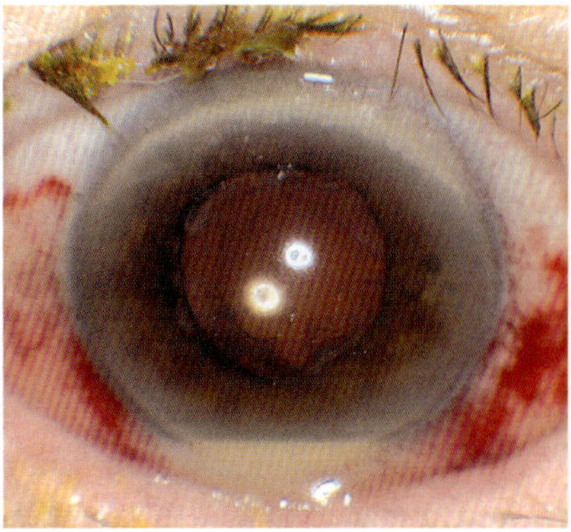

图 12.13.1　手术后眼内炎合并前房积脓

病原微生物

1. 白内障摘除术后

（1）最常见：表皮葡萄球菌。

（2）常见：金黄色葡萄球菌、链球菌（肺炎球菌除外）。

（3）少见：革兰氏阴性菌（包括假单胞菌、产气杆菌、变形杆菌、克雷白杆菌、芽孢杆菌、肠杆菌、流感嗜血杆菌、大肠杆菌）和厌氧菌。

2. 滤过泡相关：链球菌或革兰氏阴性菌。

3. 玻璃体切除术后：表皮葡萄球菌。

4. 玻璃体腔内注射后：表皮葡萄球菌和口腔菌群（尤其是链球菌属）。

鉴别诊断

1. 眼前节毒性综合征（TASS）：发生于白内障术后 6~24 小时。弥漫性角膜水肿伴 KP。手术器械或液体的内毒素所致。通常局部强化激素和睫状肌麻痹剂治疗有效，但由于持续角膜水肿，可能需角膜内皮移植术或穿透性角膜移植术。

2. 急性非感染性葡萄膜炎闪辉：询问既往是否有葡萄膜炎病史，HLA–B27 相关的前葡萄膜炎可因创伤包括手术而诱发。

3. 无菌性（非感染性）眼内炎，如继发于玻璃体腔注射曲安奈德或抗 VEGF 药物。

4. 晶体颗粒性葡萄膜炎：残留于房角或玻璃体内的晶状体碎片或残留于囊袋中的晶体皮质。

5. 参见 12.14 慢性手术后眼内炎。

诊断

1. 全面的眼科病史询问和检查：寻找伤口 / 滤过泡渗漏、暴露的缝线、玻璃体嵌顿于伤口、睑缘炎或眼内炎的其他易感因素。

2. 若后节窥不见可考虑行 B 超检查，可确诊显著的玻璃体炎和（或）增殖膜形成，并作为基线资料，用以评价治疗效果。

3. 如果白内障手术后视力为光感，考虑行诊断（和治疗）性玻璃体切除。培养（血、巧克力培养基、沙氏培养基、巯基乙酸盐培养基）和涂片（革兰氏染色和吉姆萨染色），玻璃体腔注射抗生素。如果手动及以上视力，可行玻璃体抽吸术或前房穿刺（如果玻璃体样本无法获得 0.2mL）分别送培养。参见附录 13 前房穿刺。

治疗

1. 预防：所有病例的结膜和眼睑在术前使用 5% 聚维酮碘准备，已被证实可降低眼内炎风险。手术中（如前房内）使用抗生素也可降低眼内炎发生的风险。围手术期局部使用广谱抗生素可降低细菌负荷，但并未证实可降低眼内炎发生率，而且可提高抗生素耐药性。

2. 前房或玻璃体取材进行革兰氏染色、培养和药物敏感性检测，联合及时行玻璃体腔注射广谱抗生素（通常为万古霉素和头孢他啶，如果青霉素过敏则使用阿米卡星）。参见附录 11 玻璃体抽吸和注射、附录 12 玻璃体注射用抗生素。某些严重玻璃体炎症病例可行玻璃体腔注射激素（如地塞米松 0.4mg/0.1mL）。

3. 考虑住院观察。

4. 局部强效激素（如 1% 醋酸泼尼松龙，每小时 1 次，持续 24 小时）用于控制眼前节炎症。

5. 应考虑局部强化抗生素治疗（如万古霉素和妥布霉素，每小时 1 次，持续 24~48 小时），用于滤过泡渗漏、伤口渗漏和暴露的缝线患者。参见附录 9 局部强化抗生素 / 抗真菌药物。

6. 1% 阿托品，每日 2~3 次。

7. 对于白内障摘除术后眼内炎，如果视力为光感，立即行经睫状体平坦部玻璃体切除术。其他原因引起的眼内炎（如滤过泡相关、外伤后或内源性），玻璃体切除术对某些病例可能有效。

8. 可给予全身抗生素治疗。静脉注射抗生素非常规治疗方法。特殊情况（如滤过泡相关性眼内炎或外伤性眼内炎）可考虑氟喹诺酮类（如莫西沙星）静脉注射。一些口服抗生素（如莫西沙星 400mg 口服，每日 1 次）可达到玻璃体的治疗浓度，可作为静脉注射抗生素的替代治疗。

9. 球结膜下注射抗生素（万古霉素和头孢他啶）曾用于眼内炎玻璃体切除术研究；然而，其使用已经不再普遍。

随访

1. 早期监测临床病程，每 12~24 小时 1 次。

2. 疼痛缓解是治疗有效的早期表现。

3. 早期泼尼松 60mg 口服，每日 1 次，连用 5 天，是眼内炎玻璃体切除治疗方案的一部分。激素的使用取决于致病微生物、患者的并存疾病（如糖尿病），以及疾病的严重程度和持续时间。一旦感染被控制，眼内炎后的炎症可能会更严重，应进行积极的局部激素治疗及偶尔的口服激素治疗。

4. 治疗 48 小时后，患者应出现临床症状改善（如疼痛缓解、炎症减轻、前房积脓减少）。如果症状未改善或革兰氏染色发现不同寻常的微生物可再次注射抗生素。如果患者病情持续恶化，考虑行玻璃体切除术。

5. 抗生素方案根据治疗反应、培养结果和培养敏感性进行改进。

6. 如果治疗有效，局部抗生素和

激素可缓慢减量。强调门诊患者应密切随访。

亚急性眼内炎（手术后数周至数月发生）

症状

变化较大。隐匿性视力下降，逐渐加重的眼红、眼痛。

体征

1. 主要体征：前房和玻璃体炎症，晶体囊膜混浊斑，前房积脓，前房、虹膜表面或沿瞳孔缘团块状渗出，玻璃体积脓，玻璃体炎。

2. 其他体征：不同程度结膜充血，KP，角膜水肿，滤过泡炎。

病原微生物

1. 表皮葡萄球菌或其他常见细菌（如滤过泡相关的链球菌感染）。痤疮表皮杆菌（原痤疮丙酸杆菌）或其他罕见的惰性细菌：复发的前葡萄膜炎常伴有前房积脓和肉芽肿性 KP，但结膜充血和疼痛较轻。晶体囊白斑或混浊可能很明显。激素治疗仅有短暂效果。

2. 真菌（曲霉菌、念珠菌、头孢菌、青霉菌属等）。

鉴别诊断

1. 晶状体颗粒性葡萄膜炎：行前房角镜检查和散瞳检查，寻找残留于房角或玻璃体的晶体碎片。

2. 人工晶体性葡萄膜炎（虹膜摩擦）：有无虹膜透照缺损和人工晶体偏位。最常见于睫状沟内植入的一片式丙烯酸人工晶体（襻边缘厚，呈方形），以及任何接触虹膜或睫状体的人工晶体。

3. 参见 12.14 慢性手术后眼内炎。

诊断

1. 全面询问眼部病史和全面检查。

2. 抽吸玻璃体，用于涂片（革兰氏、吉姆萨、亚甲基六胺银）和培养（血、巧克力、沙氏培养基、巯基乙酸盐培养基和固体厌氧菌培养基）。

参见附录 11 玻璃体抽吸和注射。玻璃体腔注射抗生素的内容同前。参见附录 12 玻璃体注射用抗生素。

> *注：必须采用适当的厌氧菌培养并延长培养时间（14 天），否则将错过痤疮丙酸杆菌。

治疗

1. 初始治疗与急性手术后眼内炎相同，如前所述，但不要开始使用激素。

2. 立即行经睫状体扁平部玻璃体切除术可使患者受益：如果白内障手术后 6 周内视力为光感，立即行玻璃体切除术治疗因其他原因引起的眼内炎尚未在大型随机试验中进行研究。

3. 如果怀疑真菌感染，可行玻璃

体腔注射两性霉素 B（5~10μg/0.1mL）或伏立康唑（100μg/0.1mL）。

4. 应去除人工晶体和囊膜残留物质，用于诊断和治疗痤疮丙酸杆菌性眼内炎，这种微生物对玻璃体腔注射青霉素、头孢西丁、克林霉素或万古霉素敏感。

5. 如果分离出表皮葡萄球菌，仅眼内注射万古霉素（包括晶状体囊袋灌洗）即可有效。

6. 抗微生物治疗应根据培养结果、药敏结果、临床病程和对治疗的耐受性进行调整。

7. 应考虑玻璃体切除联合有限囊膜切除术去除囊膜斑块：针对玻璃体抽吸培养呈阴性或临床反应不完全患者。对于临床反应不完全的病例，应考虑移除整个囊膜及人工晶状体，并同时行玻璃体内抗生素注射。

随访

1.根据病原微生物调整随访方案。

2. 一般说来，急性手术后眼内炎的随访方案如前所述。

12.14 慢性手术后眼内炎

手术后常规炎症通常较轻，对激素反应迅速，通常在 6 周内缓解。若手术后炎症不典型，可考虑以下病因。

病因学

1. 手术后早期严重的眼内炎症

（1）感染性眼内炎：视力下降、前房纤维蛋白或前房积脓、玻璃体炎。参见 12.13 手术后眼内炎。

（2）残存的晶状体物质：严重的肉芽肿性炎症伴有羊脂状 KP，是由术中晶状体蛋白暴露引起的超敏反应，可能导致眼压升高。参见 9.12 晶状体源性青光眼。

（3）无菌性眼内炎：严重的非感染性手术后葡萄膜炎，由于手术中注射（如曲安奈德）或过度组织操作，尤其是对玻璃体的操作。可表现为前房积脓和轻度的玻璃体细胞反应。通常不以明显的或进行性加重的疼痛或视力下降为特征。纤维蛋白样反应通常是不存在的。眼睑肿胀和球结膜水肿不典型。无结膜充血。通常局部激素治疗可解决。

（4）眼前节毒性综合征（TASS）：急性、无菌性炎症，发生在手术顺利进行之后，手术后 6~24 小时内迅速发展。前房细胞和闪辉为特征性表现，可伴有纤维蛋白或前房积脓，严重角膜水肿超出手术后的预期。眼压可升高。可能由手术中带入眼内的任何物质引起，包括冲洗液或注射溶液（如因防腐剂的存在或溶液的 pH 值或浓度不当）或未正确清洗的器械。

（5）急性虹膜睫状体炎闪辉：HLA–B27 相关性葡萄膜炎和疱疹病毒性葡萄膜炎，可由手术创伤诱发。

2. 手术后持续炎症反应（如超过 6 周）：

（1）局部激素治疗依从性差。

（2）激素滴眼液减量过快。

（3）残存的晶状体物质。

（4）伤口虹膜或玻璃体嵌顿。

（5）葡萄膜炎 – 青光眼 – 前房积血（UGH）综合征：眼内人工晶体刺激虹膜或睫状体，表现为高眼压、前房红细胞伴有眼前节炎症。参见 9.16 手术后青光眼。

（6）视网膜脱离：通常产生轻度前房炎症反应。参见 11.3 视网膜脱离。

（7）亚急性眼内炎（如痤疮丙酸杆菌和其他惰性细菌、真菌或部分治疗的细菌性眼内炎）。

（8）上皮植入：角膜或结膜上皮细胞通过角膜伤口长入眼内，可见于角膜后表面和虹膜。植入膜从前房角蔓延到虹膜从而造成虹膜平坦，细节不清。前房内可见大细胞，可出现青光眼。通过观察中等功率的氩激光治疗植入膜覆盖的虹膜区域即刻出现白斑，可确诊为上皮植入。前房样本可检出大量上皮细胞。

（9）既往存在慢性葡萄膜炎：参见 12.1 前葡萄膜炎（虹膜炎 / 虹膜睫状体炎）。

（10）交感性眼内炎：穿通性外伤或手术后出现的双眼弥漫性肉芽肿性炎症。参见 12.18 交感性眼炎。

检查与治疗

1. 病史：患者是否正确使用激素滴眼液；患者是否突然停用激素滴眼液；是否存在导致上皮植入的手术后伤口渗漏；既往是否有葡萄膜炎病史。

2. 全面的双眼眼科检查，包括裂隙灯评估前房炎症反应，前房内是否存在玻璃体或晶状体残留，检查晶体囊膜是否存在混浊（如痤疮丙酸杆菌引起的囊膜混浊）。房角镜检查（观察伤口是否有虹膜或玻璃体嵌顿或小的残存的晶状体碎片），眼压测量，评估玻璃体是否有炎症细胞，散瞳检查后极及周边眼底（用以排除残存的晶状体物质位于下方睫状体扁平部，视网膜脱离或脉络膜视网膜炎征象）。

3. 如果眼底窥不清可行 B 超检查。UBM 检查用于明确人工晶体的位置、虹膜 – 晶体是否接触，以及是否残留晶状体。

4. 亚急性术后眼内炎：行玻璃体抽吸取样（参见附录 11 玻璃体抽吸

和注射）进行厌氧菌培养，同时使用固体培养基和肉汤培养基分离不典型微生物如痤疮丙酸杆菌（也可获取常规培养，参见 12.13 手术后眼内炎）。厌氧菌培养应尽快在厌氧环境下孵育，并保存较长的孵育期（14 天）。

5. 考虑前房穿刺用于诊断性涂片和培养。参见附录 13 前房穿刺。

6. 怀疑上皮植入虹膜的病例，对该区域虹膜给予中等功率的氩激光诊断性治疗。

如果存在囊膜斑块，激素治疗炎症可一过性改善，且上述检查结果阴性，则应考虑通过手术进行诊断和治疗亚急性眼内炎，如痤疮丙酸杆菌所致。最初，应考虑玻璃体切除术，对囊膜斑块进行有限的切除，并在玻璃体内注射抗生素。如果反应不完全，可能需要去除整个晶状体囊袋和人工晶状体，因为这样通常能成功根除感染。

更多的诊断和治疗信息参见 12.1 前葡萄膜炎（虹膜炎 / 虹膜睫状体炎）、12.3 后葡萄膜炎和全葡萄膜炎、12.13 手术后眼内炎和 12.18 交感性眼炎。

12.15 外伤性眼内炎

属于急诊，需立即处理。

症状和体征

与 12.13 手术后眼内炎症状和体征相似。必须排查隐匿或漏诊的眼内异物（IOFB）。参见 3.15 眼内异物。

> *注：芽孢杆菌性眼内炎患者可表现为高热、白细胞增多、眼球突出、角膜环形溃疡和视力急剧下降。

病原微生物

葡萄球菌属、链球菌属、革兰氏阴性菌、真菌、芽孢杆菌属等。可存在混合感染。了解致伤机制对预测感染的病原微生物种类很有帮助（例如植物外伤史增加真菌感染的风险）。

鉴别诊断

1. 晶状体蛋白过敏性炎症：由于晶状体蛋白暴露引起的无菌性过敏反应，与前房反应、KP 有关，有时眼压升高。参见 9.12 晶状体源性青光眼。

2. 晶状体皮质：晶状体皮质蓬松、水化，特别是在年轻患者，晶状体囊膜损伤后的晶状体核较软，伴有前房内较大的晶状体颗粒，但无 KP。

3. 眼内异物（IOFB）存留、玻璃体积血、视网膜脱离或手术操作，引起无菌性炎症反应。

检查

同 12.13 手术后眼内炎。另外，眼眶 CT 检查（轴位、冠状和旁矢状位），扫描厚度为 1mm，以及 B 超检查，评估是否存在眼内异物（IOFB）。

治疗

1. 收入院治疗。

2. 如有眼球破裂伤或眼球穿通伤，应及时处理。参见 3.14 眼球破裂伤和眼球穿通伤。

3. 外伤性眼内炎的眼内异物取出是控制感染的关键。参见 3.14 眼内异物。

4. 玻璃体腔注射抗生素（如头孢他啶 2.2mg/0.1mL 和万古霉素 1mg/0.1mL；克林霉素 1mg/0.1mL 或阿米卡星 0.4mg/0.1mL 也可考虑用于覆盖厌氧菌，特别是高度怀疑芽孢杆菌、眼内异物或青霉素过敏的情况下）。玻璃体腔注射氨基糖苷类抗生素需谨慎，因其有潜在黄斑梗死的风险。根据病情需要，这些药物可每 48~72 小时重复治疗。参见附录 12 玻璃体腔注射用抗生素。

5. 全身用抗生素，如环丙沙星 400mg 静脉注射，每 12 小时 1 次，或莫西沙星 400mg 口服或静脉注射，每日 1 次；以及头孢唑林 1g 静脉注射，每 8 小时 1 次。特殊病例请传染科会诊指导。肾功能不全患者或患儿需调整剂量。

6. 对于没有眼内异物的外伤性眼内炎行玻璃体切除术的疗效不确定。然而经睫状体平坦部行玻璃体切除术可减轻整体感染和炎症负担，并且可提供足够标本用于诊断性培养和病理学检查。

7. 如果免疫不及时，则给予破伤风类毒素 0.5mL 肌内注射。参见附录 2 破伤风预防。

8. 只有排除真菌感染后才可应用激素治疗，尽管近期报道局部激素治疗并不像之前认为的那样是有害的。局部和口服激素治疗由专家决定，在感染控制后用以控制炎症。

随访

同 12.13 手术后眼内炎。

12.16 内源性细菌性眼内炎

症状

视力下降，见于急性疾病（如败血症）或近期住院治疗的患者、免疫功能不全患者、留置导管患者、经静脉吸毒者或近期存在全身手术史（如心脏瓣膜置换或修复术）的患者。近期内无眼内手术史。

体征

1. 主要体征：脉络膜视网膜炎，玻璃体细胞和碎屑，前房细胞和闪辉和（或）前房积脓。

2. 其他体征：虹膜微脓肿，红光反射消失，视网膜炎性浸润，火焰状视网膜出血伴或不伴有白色中心，视网膜、视网膜下、脉络膜脓肿，角膜水肿，眼睑水肿，球结膜水肿，结膜充血，全眼球炎伴眼眶受累（上睑下垂、眼球运动受限）。可双眼发病。

病原微生物

蜡样芽孢杆菌（特别是经静脉吸毒者）、链球菌、脑膜炎双球菌、金黄色葡萄球菌、流感嗜血杆菌、东亚的克雷白杆菌等。

鉴别诊断

1. 内源性真菌性眼内炎：可见玻璃体绒毛状白色混浊。病原微生物包括曲霉菌和念珠菌。参见 12.17 念珠菌性视网膜炎 / 眼内炎。

2. 病毒性视网膜炎：单个或多个视网膜白色病灶，伴不同程度玻璃体炎。参见 12.8 急性视网膜坏死。

3. 视网膜脉络膜感染（如弓形体和弓蛔虫）：黄色或白色视网膜脉络膜病变。

4. 非感染性后或中间葡萄膜炎（如结节病、睫状体平坦部炎）：一般第一次发作很少在败血症期间出现。

5. 肿瘤，如大细胞淋巴瘤和视网膜母细胞瘤。

诊断

1. 病史：症状持续时间；有无潜在的疾病或感染的全身症状；有无留置导管；是否经静脉吸毒；是否免疫力低下；近期诊疗经过。

2. 全面的眼科检查，包括散瞳查眼底。

3. 如果眼底窥不入，可行 B 超检查，以评估是否有玻璃炎、脓肿。

4. 请传染病科专家完成内科检查。

5. 胸片，血培养、尿培养、所有留置导管和静脉注射管道培养，所有分泌物革兰氏染色。考虑经食管或经胸行超声心动图检查以排查心内膜炎。如果出现脑膜刺激征，应行腰椎穿刺检查。

治疗

所有的治疗都应与内科医师协调。

1. 住院治疗。

2. 在取材行相应的涂片和培养后，开始使用广谱抗生素［静脉注射和（或）口服］。根据败血症感染的疑似起源（如胃肠道、泌尿生殖系统、心源性）选择抗生素，并在感染科专家指导下确定治疗方案。药物剂量推荐治疗脑膜炎和严重感染使用的剂量。如果使用口服抗生素，应确保该方案包含的抗生素有良好的玻璃体穿透性。

＊注：经静脉吸毒的患者应给予氨基糖苷类和克林霉素来消除蜡样芽孢杆菌。

3. 局部睫状肌麻痹剂，如 1% 阿托品，每日 2~3 次。

4. 局部激素，如 1% 醋酸泼尼松龙，每 1~6 小时 1 次，根据前节炎症的严重程度调整。

5. 如玻璃体炎症显著或加重，应考虑玻璃体腔注射抗生素（如头孢他啶 2.2mg/0.1mL 和万古霉素 1mg/0.1mL；克林霉素 1mg/0.1mL，或阿米卡星 0.4mg/0.1mL，可用于治疗厌氧菌感染，特别是对于高度怀疑芽孢杆菌、眼内异物或青霉素过敏的情况下）。玻璃体腔注射氨基糖苷类，包括阿米卡星，可导致黄斑梗死。玻璃体腔注射抗生素的时机是有争议的，尽管玻璃体腔注射抗生素可提供更高的眼内药物浓度。如果临床怀疑真菌感染，可考虑玻璃体腔注射抗真菌药物。参见附录 11 玻璃体抽吸和注射、附录 12 玻璃体注射用抗生素。

6. 病情严重或初始治疗无效的患者，可考虑行经睫状体平坦部玻璃体切除术。玻璃体切除可有效减轻感染和炎症负荷，并且提供足够材料进行诊断性培养和病理检查。而且，可在手术同时进行玻璃体腔抗生素注射。

7. 有时可行眼周（如结膜下或筋膜囊下）抗生素注射。参见附录 10 球后注射 / 筋膜囊下注射 / 球结膜下注射技术。

随访

1. 住院患者每天检查。

2. 每隔数日检测某些抗生素的峰谷浓度。在氨基糖苷类药物治疗期间需监测肾功能。根据培养和药敏结果，以及患者对治疗的临床反应调整治疗方案。静脉注射抗生素应维持至少 2 周（等待确定临床致病源和患者对治疗的反应）。

12.17 念珠菌性视网膜炎 / 眼内炎

症状

视力下降、飞蚊症、眼痛，通常双眼发病。患者常有近期住院史或近期腹部手术史，可有免疫力低下，或长期留置管路或导管（如静脉高营养、血液透析或抗生素），或经静脉吸毒史。

体征（图 12.17.1）

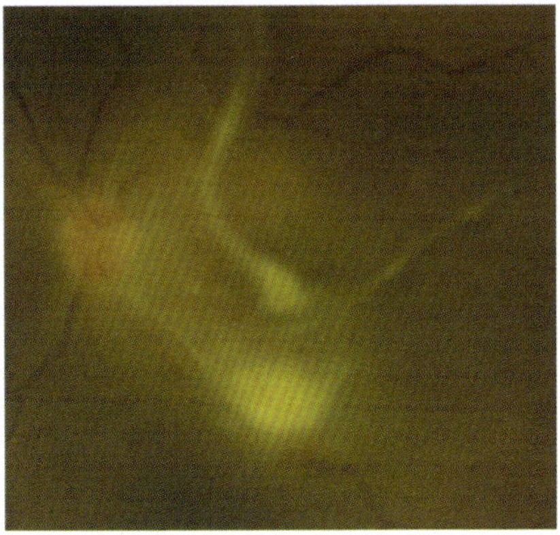

图 12.17.1　念珠菌性视网膜脉络膜炎累及玻璃体

1. 主要体征：广泛的、多灶性、黄白色脉络膜至脉络膜视网膜绒毛状病变，由 1 个视盘直径到数个视盘直径大小。随时间延长，病灶逐渐增大，可蔓延至玻璃体腔形成“棉球样”或“串珠样”病灶。

2. 其他体征：玻璃体细胞和混浊，玻璃体积脓，伴或不伴有白心的视网膜出血，前房细胞，前房积脓。可出现视网膜脱离。

鉴别诊断

免疫力低下的患者应考虑以下情况。

1. 巨细胞病毒性视网膜炎：多灶性颗粒状视网膜变白，伴极轻至轻度玻璃体反应，可能与视网膜出血相关。参见 12.9 巨细胞病毒性视网膜炎。

2. 弓形体病：黄白色视网膜病灶，多毗邻脉络膜视网膜瘢痕。参见 12.5 弓形体病。

3. 肺囊虫性脉络膜病变：广泛播散型卡氏肺孢子虫感染的罕见表现。常见于艾滋病患者。通常无症状。既往卡氏肺孢子虫病史和接受戊脘脒雾化治疗。后极部可见 1/2~2 个视盘直径大小的多灶性、深层脉络膜黄色圆形病灶。无玻璃体炎。患者通常身体极消瘦。治疗需在传染病科指导下，静脉注射甲氧苄啶 / 磺胺甲噁唑或戊脘脒。

4. 其他：疱疹病毒性视网膜炎；卡诺氏菌，曲霉菌，隐球菌属；非结核分枝杆菌，球孢子菌等。

诊断

1. 病史：是否有细菌或真菌感染史；有无潜在的内科疾病；用药史；有无留置导管；有无经静脉吸毒；其他致免疫力低下的危险因素。

2. 皮肤检查寻找经静脉吸毒的体征。

3. 由于眼部受累多无症状，因此大多数医生建议所有念珠菌血症患者应行全面散瞳眼底检查（最好在发病 72 小时内）。建议在初始眼底检查阴性后 2 周再次检查眼底。

4. 血、尿、导管的端口真菌培养；

这些检查常需重复多次，尽管眼念珠菌病诊断明确，仍可能出现阴性结果。血培养需 7 天，可能在第 3~4 天时出现念珠菌阳性。

5. 考虑玻璃体切除术获取样本并清除混浊的玻璃体。培养和涂片可明确诊断。玻璃体切除术后给予两性霉素 B 5~10μg/0.1mL，或伏立康唑（50~100μg/0.1mL）玻璃体腔注射。

6. 基线全血细胞计数、肾功能、肝功能检查。

治疗

1. 没有明确来源的可疑真菌性眼内炎应考虑播散性感染的可能，需进一步系统评估和检查。

2. 依从性差的患者、存在系统疾病的患者，以及中重度玻璃体受累的患者，应住院治疗。

3. 请传染病科专家进行系统检查，寻找感染源及排除其他部位受累。

4. 通常，不伴玻璃体受累的脉络膜视网膜炎可仅用以下方案之一成功地进行系统治疗：氟康唑负荷量 800mg，口服，然后以 400~800mg 口服，每日 1 次。可选择方案：伏立康唑 400mg 静脉注射，每日 2 次，然后 300mg 静脉注射或口服，每日 2 次，也可考虑用于氟康唑耐药患者。对氟康唑和伏立康唑均耐药的患者，建议使用两性霉素 B，3~5mg/kg 静脉注射，每日 1 次。根据培养和药敏结果指导治疗方案的确定。其他可用药物包括卡泊芬净、伊曲康唑、米卡芬静。

5. 如果玻璃体受累，可如上所述玻璃体腔内注射抗真菌药物（两性霉素 B 或伏立康唑）。根据疗效和视网膜受累的位置（前或后），可重复注射药物。

6. 局部睫状肌麻痹剂，如 1% 阿托品，每日 2~3 次。

7. 眼压的控制参见 9.7 炎症性开角型青光眼。

随访

1. 早期患者每日复查。评估视力、眼压、前房和玻璃体炎症反应。

2. 接受唑类抗真菌药物治疗的患者应根据临床要求每 1~2 周复查肝功能。接受两性霉素 B 治疗的患者，需由传染病科专家监测血电解质、肾功能和全血细胞计数。

12.18 交感性眼炎

症状

双眼疼痛、畏光、视力下降、眼红。既往有一眼（通常 4~8 周前，但也可从几天至几十年不等，90% 发生在 1 年以内）眼球穿通伤或眼内手术史（最常见的是玻璃体视网膜手术）。交感性眼炎很少发生（文献报告年发生率 0.03/10 万）。

体征

1. 主要体征：一眼外伤或手术后，未受累眼出现炎症，则怀疑本病。双侧严重的前房反应伴大的羊脂状 KP；可出现双眼受累程度不对称，通常未受伤眼反应更重。眼后节表现包括视网膜色素上皮水平小的脱色素结节（组织病理学称为 Dalen–Fuchs 结节）和弥漫性脉络膜增厚。一眼通常有外伤史或手术史。在发达国家，眼外伤后反复玻璃体视网膜手术是最常见的危险因素。

2. 其他体征：虹膜结节样浸润，周边虹膜前粘连，虹膜新生血管形成，瞳孔闭锁或膜闭，白内障，渗出性视网膜脱离，视神经乳头炎。早期表现可为未受伤眼失去调节能力，或轻度前或后葡萄膜炎。

鉴别诊断

1. Vogt- 小柳 – 原田综合征：体征类似，但无眼外伤及手术史。其他全身症状。参见 12.11 Vogt- 小柳 – 原田综合征。

2. 晶状体抗原性（曾名晶状体过敏症）眼内炎：晶状体囊膜损伤造成严重的前房炎症反应。对侧眼不受累。参见 9.12 晶状体源性青光眼。

3. 结节病：常伴有肺部及皮肤相关全身症状，血管紧张素转化酶（ACE）升高，或胸部 CT 上的特征性肺部改变。可引起双眼肉芽肿性全葡萄膜炎。参见 12.6 结节病。

4. 梅毒：梅毒螺旋体特异性试验和反射性非梅毒螺旋体试验阳性。可引起双眼肉芽肿性全葡萄膜炎。参见 12.12 梅毒。

5. 结核病：结核菌素衍生蛋白反应（PPD）或干扰素释放试验（IGRA）阳性，胸片或胸部 CT 可有特征性表现。可引起双眼肉芽肿性全葡萄膜炎。

6. 多灶性脉络膜炎合并全葡萄膜炎：常双眼发病，无外伤史。

诊断

1. 病史：有无既往眼部手术或外伤史，有无性病或高危性行为史，有无呼吸困难。

2. 全面的眼科检查，包括散瞳查眼底。

3. 对全身表现进行评价，排查 Vogt- 小柳 – 原田综合征（如神经系统、皮肤或听力变化）。

4. 如果阳性应行全血细胞计数、酶免疫测定，或梅毒螺旋体特异性试验及反射性非梅毒螺旋体试验。

5. 胸片和（或）胸部 CT 检查，以排查结核病和结节病。

6. 眼底荧光血管造影或B超检查，或二者均做，以明确诊断。

治疗

1. 预防：根据既往经验，建议在出现外伤后 14 天摘除失明的外伤眼，以降低交感性眼炎患病风险。然而，这种观点缺乏文献支持，当患眼无法挽救时才考虑摘除眼球。一旦出现交感性眼炎，摘除交感眼没有益处。

2. 初始治疗使用大剂量口服激素（如强的松 1mg/kg，口服，每日 1 次）联合补充钙 / 维生素 D，以及预防胃溃疡，以控制眼内炎症。

3. 大部分病例需长期全身或局部使用免疫抑制剂。局部控制可通过玻璃体内植入激素来实现（如地塞米松 0.7mg 玻璃体植入，或氟新诺龙 0.19 或 0.59mg 玻璃体植入）。炎症也可采用通过不使用激素的全身性免疫抑制剂来实现。选择特定的局部或全身免疫抑制剂应在葡萄膜炎专家指导下进行，并为每位患者个体化定制。

4. 存在前房活动性炎症者应使用睫状肌麻痹剂，如 1% 环戊通，每日 2 次。

5. 局部使用激素用于活动性前房炎症（如 1% 醋酸泼尼松龙，每 1~2 小时 1 次，或 0.05% 二氟泼尼酯，每 2 小时 1 次）。在病情好转后要缓慢减量。

6. 眼周或玻璃体内激素注射（如球结膜下注射曲安奈德 40mg/1mL），可用于长期用药前控制局部炎症。参见附录 10 球后注射 / 筋膜囊下注射 / 球结膜下注射技术。

随访

1. 最初每 1~7 天复查，监控治疗效果和眼压。

2. 随病情缓解，随访间隔时间可延长至每 3~4 周 1 次。

3. 口服激素在最初可用于控制炎症，快速、相继开始长期使用局部或非激素全身免疫抑制剂，实现口服激素逐渐减量。目标是 3 个月内将口服泼尼松缓慢减量至 5mg 或以下，以避免全身应用激素导致的不良反应。因存在复发可能，应定期检查。

4. 使用免疫抑制剂治疗的患者长期预后良好，81% 患眼在最后一次随访时视力≥ 20/40。

第 13 章

眼科一般性疾病

13.1 获得性白内障

症状

缓慢进展的视力下降或视物模糊，病程通常持续数月至数年，单眼或双眼发病。眩光，特别是在明亮的阳光下或是夜晚开车对面车的前灯迎面而来时，可有色觉改变，但与视神经病变所致的程度不同。白内障的不同特征决定了其症状各异。

体征（图 13.1.1）

1. 主要体征：正常的透明晶状体发生混浊或颜色改变。

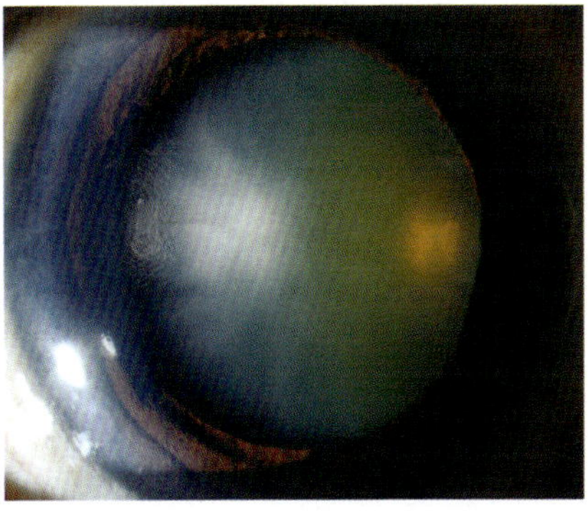

图 13.1.1　白内障早期的皮质改变和核硬化

2. 其他体征：眼底镜观察眼底模糊，红色反光变暗或消失。核硬化引起的近视漂移会提高近视力，称为“第二视力”。单纯白内障不会引起相对性传入性瞳孔障碍。

病因学

1. 年龄相关：最常见。晚期类型包括成熟期、过熟期和 Morgagnian 白内障。

2. 外伤：穿通伤、震荡伤（Vossius 环）和电击伤。

3. 毒性：任何给药途径使用类固醇（包括玻璃体腔注射）、缩瞳剂和抗精神类药物（如吩噻嗪类）等。

4. 继发性

（1）慢性前葡萄膜炎。参见 12.1 前葡萄膜炎（虹膜炎 / 虹膜睫状体炎）。

（2）玻璃体切除史。

（3）反复玻璃体腔注射（如果术中发生晶状体损伤）。

（4）电离辐射。

（5）肿瘤（睫状体）。

（6）急性闭角型青光眼：可出现青光眼斑。参见 9.4 急性闭角型青光眼。

（7）退行性眼病：视网膜色素变性、Leber 先天性黑矇、回旋状脉络膜视网膜萎缩，伴后囊下白内障的 Wagner 玻璃体视网膜变性和 Stickler 综合征等。

5. 内分泌 / 代谢性 / 染色体性

（1）糖尿病：青少年型表现为前囊和后囊下快速增长的白色“雪花状”混浊。年龄相关性白内障的发生早于非糖尿病患者。

（2）低钙血症：表现为细小的、白色、彩虹色皮质混浊。常见手足抽搐。

（3）Wilson 病：前囊下皮质红棕色色素沉着（“向日葵样”白内障），参见 13.10 肝豆状核变性（Wilson 病）。

（4）强直性肌营养不良：多彩的双光混浊，前囊膜下的“圣诞树样”白内障。

（5）其他：Down 综合征、神经纤维瘤病 2 型（后囊下白内障）、特应性皮炎（前囊下白内障）等。

分型

1. 核性：晶状体中央呈黄色或棕色。远视力下降程度重于近视力（近视漂移）。

2. 后囊下性：晶状体后部的斑块状混浊，后照法观察见以红色反光为背景的阴影。常见主诉为眩光和阅读困难。散瞳后症状可改善。与眼部炎症、类固醇的使用、糖尿病、外伤、辐射或过度饮酒相关。通常发生于年龄小于 50 岁的患者，起病较快。

3. 皮质性：位于晶状体周边皮质的空泡、放射状或轮辐状混浊，病情进展后累及晶状体前部和后部。眩光是最常见的主诉。在病变累及晶状体中央前常无自觉症状。

*注：传统意义的成熟白内障被定义为晶状体混浊至完全无法窥见晶状体后部和眼后节。侧照法在瞳孔缘看不到虹膜阴影。极少数情况下，晶状体皮质液化，核在囊袋内自由飘浮，称为过熟期或 Morgagnian 白内障。如果液化的皮质渗漏到完整的囊膜外，可见皱缩的晶状体囊膜，并可发展为晶状体溶解性青光眼。参见 9.12.1 晶状体溶解性青光眼。视觉上有意义的白内障为患者主观感觉到令人困扰的视觉症状。

诊断

确定发病原因、白内障是否是视力下降的原因、手术是否可以提高视力。

1. 病史：明确用药史［如使用

坦洛新和其他用于治疗尿潴留的药物（α-1 受体拮抗剂）］是否与术中出现虹膜松弛综合征密切相关；是否有全身性疾病；是否外伤；白内障发生前是否有眼部疾病或视力低下。

2. 全面的眼科检查，包括远、近视力，瞳孔检查，验光。最佳矫正视力为≥ 20/30 时，眩光试验可用于检查视力下降情况。散瞳后裂隙灯下直接照明和后照射法观察白内障。仔细检查眼底尤其是黄斑区对排除其他原因造成的视力下降至关重要。

3. 术前准备时，应注意瞳孔散大的程度、白内障的致密程度、有无假性剥脱综合征、有无晶状体震颤（晶状体颤动表明悬韧带损伤或无力），以及有无角膜小滴。

4. 如果眼底窥不入，可行 B 超检查排查超声可探及的眼后节疾病。

5. 潜在视力仪（PAM）或激光干涉测量仪可用来预估术后视力：用于一眼合并后节病变，需行白内障摘除术前。

> *注：潜在视力仪或激光干涉测量仪往往会高估黄斑裂孔或黄斑色素上皮脱离患眼的潜在视力。激光干涉测量仪亦会高估弱视患者的潜在视力。如果白内障不是非常致密，近视力检查通常是评估黄斑功能最准确的方法。尽管如此，潜在视力仪和激光干涉测量仪均为非常重要的临床工具。

6. 术前测量角膜曲率及眼轴长度，用以计算拟植入的人工晶状体（IOL）度数。如合并角膜小滴，角膜厚度测量或内皮细胞计数有时会有帮助。

治疗

1. 白内障手术适应证

（1）改善视力低下患者的视功能。

（2）作为眼病的手术治疗方法（如晶状体性青光眼或葡萄膜炎）。

（3）便于治疗眼病（如为了观察眼底以监测或治疗糖尿病视网膜病变或青光眼）。

2. 若患者拒绝白内障手术，应矫正所有的屈光不正（如戴矫正眼镜）。

3. 对于希望非手术治疗的患者，可行散瞳试验（如 1% 环戊通，每日 2~3 次），可能对某些患者能够提高视力，但只是暂时的。此方法对后囊下白内障患者最有效。

随访

除非引起并发症（如青光眼），白内障本身不需要紧急处理。若患者需要双眼进行白内障手术，首先对症状更严重一眼进行手术。拒绝接受白内障手术的患者可每年复查，若症状加重需尽快复诊。

如为先天性白内障，参见 8.8 儿童白内障。

13.2 晶状体半脱位或脱位

定义

1. 半脱位：晶状体悬韧带部分断裂，晶状体偏位但瞳孔区仍可见部分晶状体。

2. 脱位：晶状体悬韧带全部断裂，晶状体完全脱离瞳孔区。

症状

视力下降，遮盖一眼时出现单眼复视。

体征（图 13.2.1）

1. 主要体征：晶状体偏心或完全脱位，虹膜震颤，晶状体震颤。

2. 其他体征：屈光度改变、显著散光、白内障、瞳孔阻滞引起的闭角型青光眼、前房内玻璃体、双眼前房深度不对称。

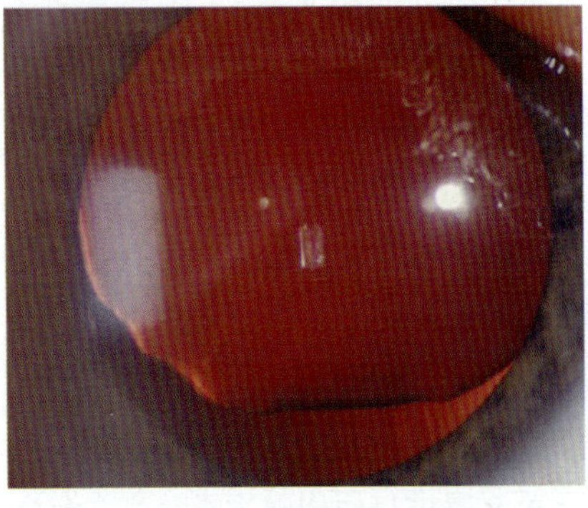

图 13.2.1　晶状体异位

病因学

1. 外伤：最常见。晶状体悬韧带断裂超过 25% 导致半脱位。需要排除其他易感因素，参见其他病因。

2. 假性剥脱综合征：碎片状剥脱物卷曲呈“箭靶样”沉积在晶状体前囊，合并青光眼，散瞳困难。由于晶状体悬韧带脆弱，白内障手术中并发症发生率较高。参见 9.11 假性剥脱综合征 / 剥脱性青光眼。

3. Marfan 综合征：双眼晶状体半脱位，常见于颞上方。视网膜脱离风险高。常染色体显性遗传，伴有心肌病、主动脉瘤、主动脉夹层，身材高，四肢细长，脊柱后侧凸。

4. 同型胱氨酸尿症：双侧晶状体半脱位，常见于鼻下方。视网膜脱离风险高。常染色体隐性遗传，常伴有智力发育迟缓、骨骼畸形、血栓栓塞症发生率高（特别是全身麻醉时）。晶状体半脱位可能是轻症患者的首发症状。

5. Weill–Marchesani 综合征：晶状体较小，可脱位至前房，导致反向瞳孔阻滞。常染色体隐性遗传，身材矮小、短指、癫痫发作、小球形晶状体（晶状体小而圆）、近视、无智力发育迟缓。

6. 其他：获得性梅毒、先天性晶状体异位、单纯晶状体异位、无虹膜症、Ehlers–Danlos 综合征、Crouzon 综合征、高赖氨酸血症、亚硫酸盐氧化酶缺乏症、高度近视、慢性炎症、过熟期白内障等。

诊断

1. 病史：有无外伤史；是否有所列疾病家族史；有无全身疾病（如梅毒）；有无神经系统症状（如癫痫发作）。

2. 确定单眼还是双眼发病。确定晶状体脱位的方向，观察眼球前后扫视时是否有轻微晶状体震颤。检查是否有假性剥脱体征。观察是否有急性或远程的眼外伤体征，包括前房积血、房角后退、虹膜根部离断、睫状体脱离、视网膜撕裂孔和脱离。

3. 全身检查：检查身材、四肢、手和手指；通常和内科医生联合，行血和尿检查以排除同型胱氨酸尿症，对可疑 Marfan 综合征的患者行超声心动图检查排除主动脉瘤。如果需要且有条件，可行基因检测。

4. 梅毒筛查试验：快速血浆反应素试验（RPR）或性病研究实验室试验（VDRL）和梅毒螺旋体抗体荧光素吸收试验（FTA–ABS）或梅毒螺旋体特异性试验。

治疗

1. 晶状体脱入前房

（1）散瞳，患者取仰卧位，通过头部操作使晶状体复位至后房。可行表面麻醉后用蔡司前房角镜或棉拭子压迫角膜使晶状体复位。晶状体复位至后房后用 0.5%~1% 毛果芸香碱（每日 4 次）缩瞳，并行激光周边虹膜切开以防止瞳孔阻滞。

（2）手术摘除晶状体并植入人工晶状体（适用于显著白内障、角膜失代偿、前述治疗失败、脱位复发或存在毛果芸香碱依从性问题者）。

2. 晶状体脱入玻璃体

（1）晶状体囊膜完整，患者无自觉症状，无炎症反应：可观察，或经睫状体平坦部切除晶状体，如有可能，植入人工晶状体。

（2）晶状体囊破裂，并发眼内炎症反应：经睫状体平部切除晶状体，如有可能，行人工晶状体植入术。

3. 晶状体半脱位

（1）成人如无症状或屈光状态稳定，可以观察。儿童应及时矫正屈光不正，预防弱视。

（2）无法矫正的散光、不稳定的屈光状态或单眼复视：手术摘除晶状体，如有可能，行人工晶状体植入术。

（3）白内障症状明显：选择方案包括手术摘除晶状体；散瞳（如 1% 阿托品，每日 1 次）及矫正无晶体眼的屈光状态（如对侧眼有晶状体或为人工晶体眼，为防止屈光参差，可配戴隐形眼镜）；缩瞳（4% 毛果芸香碱凝胶，每晚睡前用），并进行有晶状体眼的屈光矫正；或在远离晶状体的位置行大范围光学虹膜切除术，并行无晶状体眼的屈光矫正。

4. 瞳孔阻滞：治疗同无晶状体眼的瞳孔阻滞。参见 9.16 手术后青光眼。

5. 如果怀疑 Marfan 综合征，转诊心内科，每年进行超声心动图检查，治疗心脏相关病变。患者手术或口腔操作时要全身预防性使用抗生素，以防止心内膜炎。

6. 如果怀疑同型胱氨酸尿症：转诊内科。常规治疗包括：

（1）吡哆醇（维生素 B_6）口服，每日 1 次，饮食中限制蛋氨酸，补充半胱氨酸。

（2）由于存在发生血栓栓塞并发症的风险，尽可能避免手术。如必须手术，联合内科医生抗凝治疗。

随访

根据病因、晶状体半脱位或脱位的程度，以及症状决定随访时间。

13.3 妊娠

眼前节改变

一过性调节力下降、角膜厚度、水肿和曲率均增加。屈光改变由体液或激素水平的变化所致，在分娩后恢复正常。更换新的眼镜应推迟到产后数周。硬性接触镜戴用者可由于角膜变化而无法耐受戴用的接触镜。角膜屈光手术应至少在妊娠或停止哺乳 3 个月后再进行。

先兆子痫 / 子痫

世界范围内造成产妇、胎儿、新生儿发病率和死亡率的主要原因。孕妇发生率 2%~5%，发展中国家可达 10%。发生在妊娠 20 周后，多见于初次妊娠者。

症状

头痛，视力模糊，闪光感，复视，暗点。

体征

1. 全身体征

（1）先兆子痫或妊娠高血压：正常血压的女性妊娠期发生高血压和蛋白尿，其他体征包括外周水肿、肝衰竭、肾衰竭及 HELLP 综合征（溶血、肝酶升高和血小板减少）。

（2）子痫：先兆子痫伴癫痫发作。

2. 眼部体征：局灶性视网膜动脉痉挛、狭窄，视神经乳头周围或局部视网膜水肿，视网膜出血、渗出、神经纤维层梗死，玻璃体积血继发于新生血管，1% 先兆子痫患者和 10% 子痫患者发生浆液性视网膜脱离，急性非动脉性炎性缺血性视神经病变，双侧枕叶梗死，后部脑水肿，即后部可逆性脑病综合征（PRES）。后部可逆性脑病综合征的鉴别诊断包括后循环脑卒中、感染性脑炎、凝血障碍引起颅内静脉血栓形成、颅内出血、隐匿性肿瘤继发出血、偏头痛、非典型癫痫发作或脱髓鞘病。

自然病程

1. 血压控制 1~2 周后，MRI 的异常表现可恢复，同时神经系统症状可完全恢复。

2. 浆液性视网膜脱离，往往为双侧、球形，产后可恢复，残留色素上皮改变（图 13.3.1）。

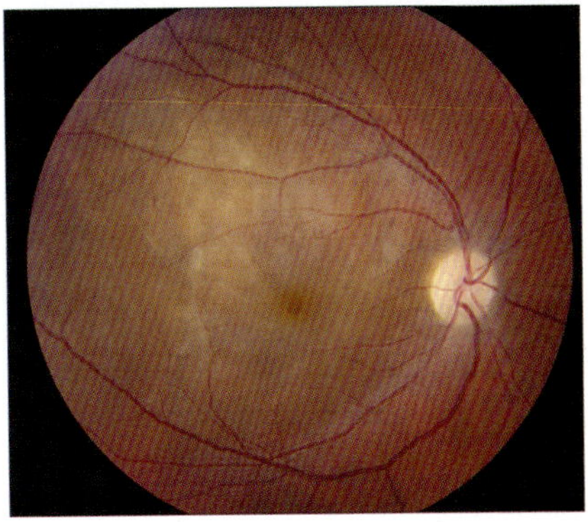

图 13.3.1　先兆子痫患者黄斑浆液性脱离

3. 视网膜血管改变亦可在产后恢复正常。

诊断

1. 全面的神经眼科和眼底检查。视力差但瞳孔对光反应灵敏、无相对性传入性瞳孔障碍者提示枕叶病变。

2. 后部可逆性脑病综合征（PRES）患者的 MRI 改变包括两个大脑半球顶枕区的血管源性水肿，累及皮层下白质，可蔓延至灰白质连接部、皮层表面、外囊和基底节。

3. 对于有典型表现的患者不建议做有创检查。

4. 与妇产科医生合作，进行全身检查，包括血压监测和尿检。

治疗

1. 控制血压和维持电解质平衡。

2. 尽快分娩。

血管阻塞性疾病

妊娠造成机体高凝状态，可能造成视网膜动静脉阻塞、弥漫性血管内凝血（DIC）、血小板减少性紫癜的发生。眼 DIC 表现为广泛小血管血栓形成，尤其在脉络膜，伴出血、组织坏死和浆液性视网膜脱离。

妊娠期脑膜瘤

脑膜瘤在妊娠期间可迅速生长，难以控制。病变可能在产后消退，但可能在再次妊娠时复发。

*注：所有主诉头痛的孕妇均应测量血压，检查视野和眼底（尤其注意是否有视盘水肿）。若疑似出血或大脑皮质静脉血栓，常需行 MRI/MRV 或腰椎穿刺检查。

其他受妊娠影响的病变

妊娠可影响诸多情况。参见 3.20 远达性视网膜病变（Purtscher 视网膜病变）、10.10 海绵窦及相关综合征（多发性眼球运动神经麻痹）、10.16 特发性颅内压升高 / 假性脑瘤、10.27 偏头痛、11.12 糖尿病性视网膜病变，以及 11.15 中心性浆液性脉络膜视网膜病变。应特别注意妊娠期使用的药物，如滴眼液。2015 年，FDA 改用妊娠与哺乳标示规则（PLLR）代替之前的妊娠期危险性分级系统（A、B、C、D、X）。在旧系统中，用于常规检查的滴眼液，如局部麻醉的 0.5% 盐酸丙美卡因、用作散瞳的 0.5% 或 1% 托吡卡胺和 2.5% 盐酸脱氧肾上腺素被划分为妊娠期 C 类药物。因为缺乏充分及严格的人体试验，此类药物的影响尚不可知。许多滴眼液尚未使用新的 PLLR 系统重新分类。医生应熟悉当前的标签系统，参考药物包装说明书，并（或）在使用前咨询妇产科医生。如果在怀孕期间使用滴眼液，建议患者在滴注后用手指进行泪点闭塞数分钟，从而减少全身吸收。

13.4 莱姆病

症状

眼部表现包括视力下降、复视、疼痛、畏光，虚弱面容。全身症状可有头痛、不适感、乏力、发热、寒战、心悸或肌肉 / 关节痛。数月内可有蜱叮咬史。

体征

1. 眼部体征：结膜炎（最常见）、巩膜外层炎、暴露性角膜炎（面神经麻痹引起）、基质性角膜炎、虹膜炎、玻璃体炎、脉络膜炎、视神经炎或视神经周围炎、双侧视神经水肿（常见于患有播散性疾病的儿童）、脑神经麻痹和特发性眼眶炎性综合征。参见相关章节。

2. 主要全身体征：一个或多个扁平、红斑状或“牛眼样”皮肤损害，向各方向扩大（游走性红斑）；单侧或双侧面神经麻痹；多关节游走性关节炎。可不与眼部体征同时出现。

3. 其他全身体征：脑膜炎、周围神经根神经病、滑膜炎、关节渗出和心脏病变。

鉴别诊断

1. 梅毒：梅毒螺旋体抗体荧光素吸收试验（FTA-ABS）滴度强阳性可引起伯氏疏螺旋体抗体滴度的弱假阳性。参见 12.12 梅毒。

2. 其他：立克次体感染、急性风湿热、青少年特发性关节炎、结节病、结核病、疱疹病毒感染等。

诊断

1. 病史：患者是否生活在疫区；既往有无蜱叮咬、皮疹、面神经麻痹、关节或肌肉痛、流感样疾病史；有无脑膜刺激症状；既往有无莱姆抗体试验阳性。

2. 全面的全身、神经系统和眼科检查。

3. 两步法诊断：筛查试验和蛋白质印迹法（Western blot）确诊试验检测伯氏疏螺旋体。

*注：如果 10 个 IgG 区带有 5 个阳性，或 3 个 IgM 区带中有 2 个阳性，则考虑阳性。IgM 急性期升高（<4 周）。IgG 抗体可能需要 4~6 周才能产生。

4. 血清快速血浆反应素试验（RPR）或性病研究实验室试验（VDRL）和梅毒螺旋体抗体荧光素吸收试验（FTA-ABS）或梅毒螺旋体特异性试验。血清血管紧张素转换酶（ACE）、胸片、旧结核菌素试验（PPD）和（或）干扰素释放反应检测（IGRA），如 QuantiFERON-TB 金。

5. 当怀疑脑膜炎或出现神经系统症状、体征时，考虑行腰椎穿刺。

治疗

早期莱姆病（包括莱姆相关性葡萄膜炎、角膜炎或面神经麻痹）

1. 多西环素 100mg 口服，每日 2 次，共 10~21 天。

2. 儿童、孕妇及其他不能使用多西环素者，使用以下药物替代：阿莫西林 500mg 口服，每日 3 次；头孢呋辛酯 500mg 口服，每日 2 次；克拉霉素 500mg 口服，每日 2 次，或阿奇霉素 500mg 口服，每日 1 次。

合并神经眼科体征或顽固性感染或反复发作的患者

头孢曲松钠 2g 静脉注射，每日 1 次，共 2~3 周。

另可选择青霉素 G，2000 万单位静脉注射，每日 1 次，共 2~3 周。

随访

每 1~3 天复查，直到症状缓解，然后每周复查直到痊愈。

13.5 集合功能不足

症状

阅读或近距离工作时眼部不适或视物模糊。最常见于年轻人，也可见于老年人。

体征

主要体征：视近时外隐斜，近融合性集合幅度过小，调节性集合 / 调节（AC/A）较低，集合近点较远。

鉴别诊断

1. 未矫正的屈光不正：远视或近视过矫。

2. 调节功能不足（AI）：常见于老视前期，包括未矫正的低度远视或过度矫正的近视。在阅读时眼前加戴 $4^{\triangle}$ 基底向内的棱镜，调节功能不足者视物模糊，而集合功能不足（CI）者视物清晰度改善。极少数时，青少年可出现一过性调节功能麻痹，需要戴阅读眼镜或双焦点眼镜。这种特发性症状在数年后恢复。

3. 集合功能麻痹：急性起病的外斜视和仅在看近物时出现的复视；内收和调节功能正常。通常是由于四叠体和动眼神经核病变造成，可能与 Parinaud 综合征相关。

* 注：集合功能麻痹的诊断提示应行神经影像学检查以排除颅内病变。

病因学

1. 疲劳或疾病。
2. 药物（副交感神经阻滞剂）。
3. 葡萄膜炎。
4. 眼镜诱发基底向外棱镜效果。
5. 病毒后脑炎。
6. 脑外伤。
7. 帕金森病。
8. 特发性。

诊断

1. 显然验光（不使用睫状肌麻痹剂）。

2. 测定集合近点：嘱患者注视于一可调节目标，如一块橡皮，将目标向患者移动，出现复视时患者报告，正常的集合近点小于 8cm。

3. 使用遮盖试验检查看远和看近时的外斜视或内斜视（参见附录 3 遮盖 / 去遮盖和交替遮盖试验），或行马氏杆试验。

4. 检查患者视近时的融合功能。嘱患者注视位于阅读距离的一可调节目标，在患者一眼前加置条形棱镜，缓慢增加基底向外的棱镜度数，直到患者出现复视，此为破坏点，然后缓慢减小棱镜度数，直到恢复单视，此为恢复点。破坏点低（$10^{\triangle}$~$15^{\triangle}$）、恢复点低或二者都有，则符合集合功能不足。

5. 患者阅读时一眼前加置 $4^{\triangle}$ 基底向内的棱镜，观察字迹变清晰还是更加模糊，以排除调节功能不足。

6. 在以上检查完成后进行睫状肌麻痹验光。

*注：如果患者看近时需要配戴眼镜，上述检查应在患者戴镜时进行。

治疗

1. 矫正屈光不正。远视应轻度欠矫，而近视应充分矫正。

2. 近点训练，如推动铅笔：患者注视一个铅笔擦，将其从一臂远处缓慢移动到面前，患者需集中注意力保持橡皮擦的单视，当复视出现时则重复练习。尝试在保持单视的情况下每次都将铅笔移动得更近一些。每天重复此训练 5 组，每组 15 次。

3. 戴基底向外的棱镜进行近点训练，适用于集合近点尚可或不戴棱镜已能掌握推动铅笔训练的患者：患者于一眼前置 $6^{\triangle}$ 基底向外的棱镜进行上述推动铅笔训练。

4. 在近距离工作的间歇期应有良好的照明和放松时间。

5. 对于老年患者，或者近点训练后症状无缓解的患者，阅读眼镜加用基底向内的棱镜可能有所帮助。

6. 转诊给斜视矫正专家，比起铅笔近点训练，视觉治疗更能有效减轻儿童集合不足的症状和体征。

随访

非紧急，可在 1 个月后复查。

13.6 调节痉挛

症状

双眼视远模糊、视力波动、从视近到视远转变时视物模糊、头痛、阅读时眼睛疲劳。常见于压力状态下的十余岁少年。症状可能在长时间、高强度、近距离工作后发生。

体征

1. 主要体征：与非散瞳验光（显然验光）相比，睫状肌麻痹剂散瞳验光的近视度数较小（或远视度数较大）。显然近视可高达 10D。近反射痉挛伴过度调节、过度集合和瞳孔缩小，需与展神经麻痹相鉴别（参见 10.8 孤立性展神经麻痹）。

2. 其他体征：集合近点异常近、瞳孔缩小、原本正常的调节幅度表现为降低。

病因学

1. 睫状肌不能松弛。表现为无意识、与压力状态或功能性神经症有关。

2. 疲劳。

3. 长时间阅读可诱发。

鉴别诊断

1. 远视未矫正：显然验光时可接受加戴正镜片。

2. 其他原因的假性近视：高血糖、药物诱发（如磺胺药物和抗胆碱酯酶药物）、晶状体虹膜隔前移。

3. 虹膜睫状体炎的表现。

诊断

1. 全面的眼科检查。显然验光结果可能变异很大，但对于确定达到清晰远视力所需要的最小负镜度数或最大正镜度数很重要。

2. 睫状肌麻痹验光。

治疗

1. 矫正真性屈光不正。如果视近时有明显的内隐斜，应在阅读眼镜或双焦点眼镜上增加正镜度数，如 +2.50D。

2. 建议患者及父母提供一个更加放松的氛围，避免压力过大。

3. 睫状肌麻痹剂可用于解除痉挛，但仅限于顽固病例。

随访

数周后复查。

13.7 多形性红斑、Stevens–Johnson 综合征和中毒性表皮坏死松解症

多形性红斑（EM）与 Stevens–Johnson 综合征（SJS）和中毒性表皮坏死松解症（TEN）不同。SJS 和 TEN 是同一疾病谱的不同变异。这三种情况都会导致皮肤黏膜病变，累及眼部。

症状

流感样前驱症状（发热、不适感、关节痛、吞咽困难）、红眼、眼睛疼痛 / 灼痛和皮疹。

体征

1. 全身性体征：典型的“靶样”皮肤损害（中央红色斑丘疹，由灰 / 白色区域呈同心圆包绕，外周为红斑边缘），非典型的“靶样”皮肤损害，暗色红斑，大疱性病变，累及口腔（如溃疡性口腔炎、唇部出血结痂）、胃肠道、呼吸道或生殖道的脆性红斑性皮肤黏膜病变。

2. 眼部体征

（1）急性期：黏液脓性或假膜性结膜炎，表层巩膜炎，虹膜炎，角膜点状糜烂、上皮缺损和溃疡，睑缘溃疡。

（2）晚期并发症：重度干眼，倒睫，结膜瘢痕，睑球粘连和睑缘粘连，眼睑畸形（如睑内翻），泪液分泌不足，角膜新生血管，溃疡、穿孔或瘢痕。

分型

1. 多形性红斑

（1）轻型多形性红斑：主要皮肤受累，黏膜无病变或轻度受累，无全身症状。

（2）重型多形性红斑：皮肤受累伴中度至重度黏膜受累，通常有全身症状。

2. Stevens–Johnson 综合征和中毒性表皮坏死松解症有严重的黏膜受累，根据皮肤脱离的体表面积（BSA）分型。

（1）Stevens–Johnson 综合征：表皮脱离 <10% BSA。

（2）Stevens–Johnson 综合征 – 中毒性表皮坏死松解症复合型：表皮脱离 10%~30% BSA。

（3）中毒性表皮坏死松解症：表皮脱离 >30% BSA。最严重的类型，广泛的水疱样大泡破裂和表皮脱落，多见于儿童和免疫抑制患者。

病因学

免疫复合物介导的超敏反应，可由多种因素引起。

多形性红斑

1. 传染性病原体（最常见）：单

纯疱疹病毒、肺炎支原体和腺病毒。

2. 药物暴露少见。

Stevens－Johnson 综合征和中毒性表皮坏死松解症

1. 药物暴露（最常见）：抗生素（磺胺类、青霉素类、头孢菌素类）、抗惊厥药（卡马西平、苯妥英、巴比妥类）、非甾体抗炎药（奥西康类）、别嘌呤醇、皮质类激素等。疗程的前 2 个月发生的风险最高。

2. 过敏和自体免疫性疾病。

3. 遗传学：在亚洲人群中，HLA–B *15 ：02 和卡马西平可增加疾病风险，另包括 HLA–B*58 ：01 和别嘌呤醇。

4. 放射治疗。

5. 恶性肿瘤。

6. 特发性（50% 病例）。

诊断

1. 病史：查找致病原因（如药物暴露、近期疾病）。

2. 裂隙灯检查，包括翻转眼睑检查穹隆部。

3. 若怀疑感染，行结膜或角膜培养。参见附录 8 角膜刮片培养流程。

4. 请内科医生做相关化验检查，皮肤科医生进行全身检查，皮肤组织活检有助于诊断。

治疗

1. 多形性红斑：支持治疗，必要时治疗原发感染。

2. Stevens–Johnson 综合征和中毒性表皮坏死松解症

（1）住院治疗，可能的话应住烧伤科病房。

（2）去除（如药物）或治疗（如感染）诱发因素。

（3）支持治疗是最主要的治疗。

（4）与内科和皮肤科共同诊治。

3. 眼部治疗

（1）眼表炎症：局部激素滴眼液（如 1% 醋酸泼尼松龙或 0.05% 二氟泼尼酯，每日 4~8 次）。

（2）泪液分泌不足：积极给予不含防腐剂的人工泪液（如润丽 / 润尔乐）、凝胶（如速高捷 / 兹养 / 立宝舒）或眼膏。局部应用 0.05%~2% 环孢素（如兹润），泪点封闭，眼部湿房或眼睑缝合术。

（3）虹膜炎：局部激素点眼（如 1% 醋酸泼尼松龙或 0.05% 二氟泼尼酯，每日 4~8 次），以及睫状肌麻痹剂（如 1% 阿托品，每日 2 次）。

（4）感染：治疗参见 4.11 细菌性角膜炎。

（5）结膜和（或）睑缘缺损：每天用湿棉签剥去假膜。睑球粘连松解和羊膜移植（如 Prokera、AmnioGraft）以减少瘢痕。对于严重病例可在超急性期（发病 72 小时内）

在睑缘、睑结膜和穹隆缝合羊膜。如果存在结膜、睑缘和（或）角膜上皮缺损，预防性使用局部抗生素防止感染。

（6）其他的可能性治疗：①全身或局部使用维生素 A。②静脉注射免疫球蛋白。

4. 全身治疗：按烧伤科方案处理，包括保湿、伤口护理，以及全身应用抗生素。

随访

1. 住院期间：每天复查，监测感染情况和眼压。

2. 门诊患者：最初每周复查，观察长期的眼部并发症。

（1）治愈后持续局部使用类固醇和抗生素 48 小时，随后逐渐减量。

（2）如果存在严重的结膜瘢痕，需要长期使用人工泪液（如润丽 / 润尔乐，唯地息）和润滑眼膏（如速高捷 / 兹养 / 立宝舒）。

3. 可能需要的晚期手术干预

（1）倒睫：反复拔除、电解、冷冻、手术修复。

（2）颊黏膜移植修复睑内翻。

（3）穿透性角膜移植：由于原发的功能缺陷，如干眼症和角膜缘干细胞功能异常，即使联合角膜缘干细胞或羊膜移植仍预后不佳。

（4）永久性人工角膜（预后有保障）。

预后

多形性红斑通常是自限性的，但可复发。Stevens–Johnson 综合征和中毒性表皮坏死松解症可能是致命的，SJS 的平均死亡率为 1%~5%，TEN 的平均死亡率高达 25%~35%。眼部预后取决于结膜损伤的严重程度。早期羊膜移植覆盖眼睑和球结膜表面，可大大改善预后。

13.8 维生素 A 缺乏症

参见表 13.8.1。

症状

夜盲（最早期和最常见的症状）；干眼、眼痛、严重的视力下降。

体征

1. 眼部体征：Bitôt 斑（位于角膜缘，由角质化的结膜碎屑形成的三角形灰色泡沫斑）；泪膜破裂时间缩短；双眼角结膜干燥；角膜上皮缺损、无菌性或感染性溃疡（溃疡周边呈凿出样外观）、穿孔或瘢痕形成；角膜软化（常出现于胃肠道、呼吸道感染或麻疹感染后）；眼底异常（周边视网黄色或白色小点状病变，为局部视网

表 13.8.1 WHO 关于维生素 A 缺乏症的分级

XN	夜盲
X1A	结膜干燥症
X1B	Bitôt 斑
X2	角膜干燥症
X3A	角膜溃疡或角膜软化累及 <1/3 角膜
X3B	角膜溃疡或角膜软化累及 ≥ 1/3 角膜
XS	角膜瘢痕
XF	病干燥症眼底

膜色素上皮缺损）。

2. 全身体征：儿童生长迟缓；皮肤干燥，过度角化；容易感染。

鉴别诊断

参见 4.3 干眼综合征和 11.28 视网膜色素变性和遗传性脉络膜视网膜营养不良。

病因学

1. 原发性：营养缺乏或慢性酒精中毒（发达国家相对少见）。出生 6 个月以后，维生素 A 缺乏的母亲给予婴儿母乳喂养，无法维持婴儿的维生素 A 储备。

2. 继发性：脂类吸收不良，如囊性纤维化、慢性胰腺炎、炎症性肠病、乳糜泻、胃切除术后或小肠分流术后、慢性肝病、β－脂蛋白缺乏症（Bassen–Kornzweig 综合征）。

诊断

1. 病史：是否营养不良，有无不良饮食，有无胃肠道或肝脏疾病，是否曾行胃肠道手术，是否曾患麻疹。

2. 详细的眼科检查，包括仔细检查睑缘和下穹隆。

3. 治疗有效是简单而经济的确诊方法。

4. 治疗前检查血清维生素 A 水平。要考虑到可同时存在其他维生素缺乏，可能也需检测。

5. 可考虑结膜印记细胞学检查，观察是否存在杯状细胞密度降低。

6. 考虑行暗适应检查和视网膜电图，比检测血清维生素 A 水平更敏感。

7. 怀疑有感染时做角膜培养。参见附录 8 角膜刮片培养流程。

治疗

1. 对于有临床症状的干眼综合征立即补充维生素 A，首选口服或肌注，采用 WHO 推荐剂量。

（1）<12 个月的婴儿：100 000 IU，每日 1 次，持续 2 日，2 周后重复。

（2）成人以及大于 12 个月的儿童：200 000 IU，每日 1 次，持续 2 日，2 周后重复。

（3）育龄期女性（由于可能有致畸作用应减量）：夜盲或只有 Bitôt

斑时 10 000 IU，每日 1 次，持续 2 周，或 25 000 IU 每周 1 次，持续 4 周；出现任何角膜损害时均应给予前述的成人剂量。

2. 频繁润滑眼球，使用无防腐剂人工泪液（如润丽 / 润尔乐，唯地息），每 15~60 分钟 1 次，睡前用无防腐剂的人工泪液眼膏（如速高捷 / 兹养 / 立宝舒）。

3. 如果有营养不良或原发疾病应予治疗。

4. 患者饮食中补充锌和维生素 A。

5. 对于视力预后可能较好的角膜瘢痕，可考虑角膜手术（穿透性角膜移植或人工角膜）。

6. 疾病流行区的预防措施如下。

（1）婴儿：50 000IU。

（2）6~12 个月：100 000IU，每 4~6 个月 1 次。

（3）>12 个月的儿童：每 4~6 个月 200 000IU 。

（4）发展中国家采用棕榈酸视黄醇强化食用糖。

随访

根据临床表现和对治疗的反应，决定是否需要住院治疗或者是每日复诊或每周复诊。

13.9 白化病

症状

视力下降，有些患者有光敏感。

体征

最佳矫正视力 20/40~20/400；可出现屈光不正，斜视，立体视下降，眼球震颤，斜视或屈光参差导致的弱视，虹膜透照缺损，视网膜脱色素并透见脉络膜血管，黄斑中心凹发育不全，伴或不伴视网膜血管不能围绕中心凹。

*注：白化病患者的视力、屈光、眼球震颤和弱视变化很大。

相关疾病

1. Hermansky–Pudlak 综合征：常染色体隐性遗传，特征为血小板功能异常导致易淤血或出血。有些患者合并肺纤维化或结肠炎。波多黎各裔和瑞士裔更常见。多基因致病。

2. Chédiak–Higashi 综合征：常染色体隐性遗传，造成白细胞功能障碍，导致易感染及易患淋巴瘤样疾病。致病基因是位于染色体 1q42.1–q42.2 的 *LYST* 基因。

3. 其他综合征：部分患者存在耳聋或免疫缺陷。

分型

1. 眼皮肤白化病：常染色体隐性遗传，毛发、皮肤和眼的色素减少。

（1）酪氨酸酶基因突变（OCA1）：包括重度、中度和温度敏感表型。

（2）P 基因突变（OCA2）：色素沉着差异很大。

2. 眼白化病：临床表现只有眼色素减少。通常是 X- 连锁隐性遗传。女性携带者可有虹膜局部透照阳性、皮肤色素减退斑块、中周及周边视网膜色素沉着斑（泥板样眼底）

诊断

1. 病史：是否易淤血，是否经常流鼻血，是否口腔治疗后出血时间延长，是否有肺纤维化和（或）结肠炎的症状，是否经常感染，是否听觉困难，是否有家族史，是否波多黎各裔或瑞士裔。

2. 外观检查，包括毛发、皮肤颜色。

3. 对患者及家庭成员进行详细的眼科检查。

4. 检查血小板聚集功能、超微结构（尤其在术前），以及多形核白细胞功能。以上检查基于相关症状。请初级保健医生或血液科医生会诊。

5. 眼遗传学咨询。

治疗

白化病目前尚无有效治疗，但以下几点对患者有所帮助：

1. 治疗弱视、斜视和屈光不正可能会减轻眼球震颤。见 8.7 弱视。

2. 对低视力患者提供咨询。

3. 对于严重斜视的患者或眼球震颤造成的异常头位，可行眼肌手术。但患有白化病和斜视的患者手术矫正之后很难获得双眼视觉。通过手术减轻眼球震颤也能对患者提供帮助。

4. 遗传咨询。

5. 建议做好紫外线防护。

6. 血液科会诊。Hermansky–Pudlak 综合征患者手术前可能需要输血小板。

13.10 肝豆状核变性（Wilson 病）

症状

眼部症状很少见。患者的症状包括肝硬化、神经系统疾病、精神问题或肾脏疾病。起病年龄在 5~40 岁之间。

体征

1. 主要体征：Kayser–Fleischer 环，宽 1~3mm，呈棕色、黄色、绿色或红色带状，代表铜沉积于周边部的角膜

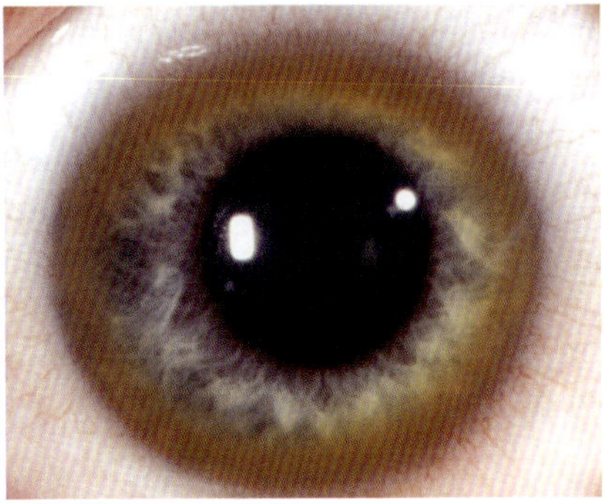

图 13.10.1 Wilson 病的 Kayser-Fleischer 环

后弹力层（图 13.10.1）。50%~60% 仅有肝脏受累的患者、超过 90% 合并神经疾病患者可见 Kayser-Fleischer 环。首发于上方（可仅见于房角镜下），最终形成累及整个角膜周边部的环，并向角膜缘延伸。前节光学相干断层扫描（OCT）可能有助于检测在裂隙灯检查中不易检测到的早期 Kayser-Fleischer 环；表现为角膜后弹力层的线性高反射。

2. 其他体征："向日葵"型白内障，晶状体囊膜下铜沉积形成的黄色、棕色或红色的环状或星状前囊膜混浊。

鉴别诊断

1. 类 Kayser-Fleischer 环：罕见于原发性胆汁性肝硬化、慢性活动性肝炎、进展性肝内胆汁淤积和多发性骨髓瘤。这些患者血铜蓝蛋白含量正常。

2. 老年环：周边角膜基质脂质沉积引起的白色、灰色或蓝色环状混浊，最初出现在角膜上方和下方，随后延伸。在老年环和角膜缘之间隔有宽 1mm 的透明角膜带。小于 40 岁的患者应检查空腹血脂。

3. 铜质沉着症：铜沉积于基底膜，包括角膜后弹力层，继发于含铜的眼内异物。如果合金异物含铜量高于 85% 可引起严重炎症反应，含量低者可造成视网膜毒性。角膜沉积更弥散。

病因学

铜代谢的常染色体隐性先天缺陷，导致铜代谢受损并在多个器官系统（如肝脏、脑、角膜、肾脏）中的毒性蓄积。13 号染色体上的 *ATP7B* 基因。

诊断

1. 裂隙灯检查：在窄光带下后弹力层沉积物清晰可见。

2. 如裂隙灯检查 Kayser-Fleischer 环不明显，应行房角镜检查。

3. 检测血铜和血铜蓝蛋白含量、尿铜含量（血清铜、血浆铜蓝蛋白降低，尿铜水平升高结合眼部表现有诊断意义）。

4. 转诊到相应科室。

治疗

1. 由相应科室的医生确定系统性终生治疗方案（如锌盐、D- 青霉胺、三亚基四胺）。对于爆发性肝衰竭或药物治疗后疾病仍进展的患者，需要肝移植。

2.眼部体征通常不需要特殊治疗。

随访

1. 系统治疗和随访。

2. 尽管治疗后可有角膜周边病变残留，成功的治疗能够使角膜铜沉积吸收和 Kayser–Fleischer 环消退，这一变化可用于监测治疗效果。Kayser–Fleischer 环重新出现提示对治疗的依从性不好。

3. 建议家庭成员进行基因检测，以早发现和早预防。

13.11 低眼压综合征

定义

与低眼压相关的视功能减退和其他眼部症状。

症状

轻度到重度疼痛，视力减退，或无症状。近期青光眼滤过手术后患者主诉“大量流泪”。

体征

1. 主要体征：低眼压，常低于 5mmHg，但眼压 10mmHg 时也可发生。

2. 其他体征：角膜水肿褶皱、角膜失代偿、房水细胞和闪辉、前房浅或消失、视网膜水肿、低眼压性黄斑病变、脉络膜视网膜褶皱、浆液性脉络膜脱离、脉络膜上腔出血、视盘肿胀、视网膜血管迂曲。

病因学

1. 手术后：切口渗漏，滤过泡滤过过强（更常见于手术中使用抗代谢药），或青光眼引流装置植入后，睫状体脱离（睫状体与巩膜突分离），巩膜穿孔（如上直肌固定缝线或球后注射造成穿孔），虹膜睫状体炎，视网膜或脉络膜脱离等。

2. 外伤后：原因同手术后。

3. 孔源性视网膜脱离。

4. 药物：常因口服碳酸酐酶抑制剂联合应用 β 受体阻滞剂点眼所致，也与西多福韦有关。

5. 全身因素（双眼低眼压）：造成血高渗的疾病（如脱水、尿毒症、高血糖）、强直性肌营养不良、妊娠等。罕见。

6. 血管阻塞性疾病（如眼缺血综合征、巨细胞动脉炎、视网膜中央静脉或动脉阻塞）：通常轻度低眼压是由于睫状体低灌注导致房水产生减少所致。罕见。

7. 葡萄膜炎：继发于睫状体休克。

诊断

1. 病史：有无近期眼科手术或外伤史，有无全身症状（如恶心、呕吐、嗜睡、多尿），有无肾脏病病史、糖尿病或强直性肌营养不良，有无用药史。

2. 详细的眼科检查：包括裂隙灯评估手术切口或外伤伤口，测眼压，前房深度评级，房角镜检查以排除睫状体脱离，观察黄斑是否有皱褶，间接检眼镜检查排查视网膜或脉络膜脱离。

3. Seidel 试验（轻加压或不加压）以排除伤口渗漏。见附录 5 Seidel 试验检查伤口渗漏。

4. 行 OCT 检查黄斑皱褶（RPE 呈波纹状外观）。

> *注：伤口渗液可引流至结膜下，不产生明显的滤过泡。可见于陈旧性囊外白内障摘除切口，切口很大，有时不能完全闭合。Seidel 试验呈阴性。

5. 眼底无法窥及时行 B 超检查。超声生物显微镜或眼前节 OCT 评估前房，特别观察是否有睫状体脱离。黄斑 OCT 可用于确诊和监测治疗效果。

6. 双眼发病患者需行包括基础代谢在内的全身检查。

治疗

如果症状明显或进展，需要治疗原发疾病。低眼压，甚至低至 2mmHg，可能不会出现问题或症状，可观察。

伤口渗漏

1. 大的伤口渗漏：缝合关闭伤口。

2. 小的伤口渗漏：缝合关闭伤口，加压包扎或使用软性绷带型角膜接触镜覆盖联合涂抗生素眼膏（如红霉素，或迪友 / 迪可罗）过夜，使伤口自行关闭。偶可使用氰基丙烯酸酯胶水用于小的伤口渗漏，并以软性绷带型角膜接触镜覆盖角膜。同时使用房水抑制剂以减少房水从伤口流出。

3. 结膜瓣下的伤口渗漏：只有影响视力或继发眼部并发症，如前房消失或感染时才需要修复。

前房浅

前房极度浅或消失：局部使用睫状肌麻痹剂（如 1% 环戊通，每日 3 次，或 1% 阿托品，每日 1 次）和激素（1% 醋酸泼尼松龙或 0.05% 二氟泼尼酯，每 2 小时 1 次），只要没有感染的征象即可使用。这将向后旋转虹膜 - 晶状体复合体，并可以加深前房以防止角膜内皮损伤。

滤过泡过滤

使用大号接触镜并加压有时可减少滤过泡的滤过功能。可能需要在手术室进行手术修复，包括加压缝合（经结膜或直接缝合巩膜瓣）、将角膜或巩膜补片移植物移植到收缩的巩膜瓣，或从前房取出房水引流装置。

睫状体脱离

通过长期阿托品治疗、透热疗法、缝合、冷冻、激光光凝、外充填术等，使睫状体复位至巩膜。见 3.7 虹膜根部离断和睫状体脱离。

巩膜穿孔

可通过缝合或冷冻治疗使穿孔闭合。

虹膜睫状体炎

局部使用激素（如 1% 醋酸泼尼松龙或 0.05% 二氟泼尼酯，每 1~6 小时 1 次）；局部睫状肌麻痹剂（如 1% 环戊通，每日 3 次）。见 12.1 前葡萄膜炎（虹膜炎 / 虹膜睫状体炎）。

视网膜脱离

手术修复。见 11.3 视网膜脱离。

脉络膜脱离

见 11.27 脉络膜渗漏 / 脱离。出现以下情况中的任一种时需手术引流脉络膜渗液并重建眼球和前房：

1. 视网膜隆起接触对侧视网膜（“对吻状”脉络膜脱离）。

2. 晶状体角膜接触（需急诊处理）。

3. 前房消失或持续浅前房，伴滤过泡无效或眼部炎症。

4. 角膜失代偿。

若不存在这些体征，脉络膜渗漏可保守处理，局部使用睫状肌麻痹剂和激素点眼，观察一段时间。

药物

减量或停止使用降眼压药物。

全身疾病

转诊内科。

> *注：强直性肌营养不良患者的低眼压很少严重到引起眼部损害，从眼科角度讲，无须治疗低眼压。

随访

如果视力良好，前房形成可，无伤口渗漏、视网膜脱离或“对吻状”脉络膜脱离，那么低眼压就不会造成眼部急症，无须紧急治疗和密切随访。但是长期低眼压会导致黄斑区固定皱褶。

13.12 失明和眼痛

患者一眼已无视力或视力已无法挽救，可有多种原因引起的轻度至重度的眼痛。

眼痛原因

1. 角膜失代偿：裂隙灯检查可见角膜荧光染色缺损，局部滴用表麻药后疼痛缓解。

2. 葡萄膜炎：前房或玻璃体白色细胞。角膜混浊可能影响观察炎症反应。

3. 青光眼眼压升高。

4. 低眼压：睫状体休克、视网膜脱离、脉络膜脱离和睫状体脱离。参见 13.11 低眼压综合征。

诊断

1. 病史：明确失明的病因和持续时间。

2. 眼科检查：荧光素染色检查是否有上皮缺损；测量眼压，如果角膜表面不规则需要用 Tono-Pen 眼压计测量。如果角膜清亮，使用房角镜检查是否有虹膜或房角新生血管。检查前房是否有细胞和闪辉。散瞳查眼底，排除眼内肿瘤或视网膜脱离。

3. 如眼底不能窥及，需做眼后节 B 超，以排除眼内肿瘤、视网膜脱离、脉络膜或睫状体脱离。

治疗

1. 无菌性角膜失代偿（如果出现感染，参见 4.11 细菌性角膜炎）。

（1）抗生素眼膏（如红霉素或杆菌肽－多黏菌素 B，或迪友 / 迪可罗），或润滑眼膏（速高捷 / 兹养 / 立宝舒），每日 1~4 次，持续数周到数月（或终生使用）。可加用睫状肌麻痹剂（如 1% 阿托品）以增加患眼的舒适。可考虑夜间粘贴眼睑。

（2）难治性病例可考虑睑缘缝合术、羊膜移植或 Gunderson 结膜瓣覆盖。

2. 葡萄膜炎

（1）睫状肌麻痹剂（如 1% 阿托品，每日 2 次）。

（2）局部用激素（如 1% 醋酸泼尼松龙，每 1~6 小时 1 次。参见 12.1 前葡萄膜炎（虹膜炎 / 虹膜睫状体炎）。

（3）如果存在严重的葡萄膜炎或前房积脓，应注意排除眼内炎。

3. 眼压显著升高

（1）局部应用 β 受体阻滞剂（如 0.5% 噻吗洛尔，每日 1~2 次），联合或不联合肾上腺素激动剂（如 0.1%、0.15% 或 0.2% 溴莫尼定，每日 2~3 次）。碳酸酐酶抑制剂（如 2% 多佐胺，每日 3 次），但潜在的全身不良反应可能限制其应用于缓解疼痛；缩瞳药和前列腺素类似物会增加眼部刺激感。

（2）如果眼压显著升高，并被认为是引起疼痛的原因，可尝试睫状体破坏手术（如半导体激光睫状体光凝）。但必须考虑到交感性眼炎的可能性。

（3）如以上治疗仍不能止痛，可球后注射乙醇。

*注：步骤为球后注射 2~3mL 利多卡因，针头固定不动，将含利多卡因的注射器换成含 95%~100% 乙醇的 1mL 注射器（部分医生使用 50% 乙醇），球后注射乙醇。再次交换注射器，可使用少量利多卡因将残留乙醇推出。拔出针头。告知患者可能会有一过性眼睑下垂或肿胀、眼球运动受限或麻木。也可球后注射氯丙嗪（25~50mg，剂量为 25mg/mL）；或使用苯酚。参见附录 10 球后注射 / Tenon 囊下注射 / 结膜下注射技术。

4. 低眼压：解决低眼压的致病原因（如修复伤口渗漏，治疗葡萄膜炎或睫状体脉络膜脱离）。如果发现视网膜脱离，视网膜复位后可缓解低眼压。

5. 疼痛原因不明

（1）睫状肌麻痹剂（如 1% 阿托品，每日 3 次）。

（2）局部用激素滴眼液（如 1% 醋酸泼尼松龙，每 1~6 小时 1 次）。

（3）可球后注射破坏神经的药物。参见附录 10 球后注射 /Tenon 囊下注射 / 结膜下注射技术。

6. 局部药物治疗和（或）球后注射无法缓解的眼痛

（1）眼球摘除术或眼内容物剜除术。如果怀疑眼内恶性肿瘤，禁行眼内容物剜除术。眼球摘除术不能缓解面部感觉异常。

（2）如怀疑为感染后或手术后神经痛，应转诊至疼痛治疗医生。

*注：所有单眼患者应一直戴用护目镜（如聚碳酸酯眼镜），以保护健康眼免受伤害。

随访

根据眼痛程度和临床表现。疼痛缓解后患者每 6~12 个月复查。如果看不清后极部，需定期复查 B 超（通常每 3 年复查），以排查眼内肿瘤。

13.13 母斑病

神经纤维瘤病 1 型（von Recklinghausen 综合征）

诊断标准

见表 13.13.1。

*注：Lisch 结节（深色虹膜表面浅棕色隆起病变或蓝色 / 淡褐色虹膜表面的棕色病变）发病率大约为年龄 ×10%（如五岁时为 50%）。约 98% 患者青春期后出现 Lisch 结节。

体征（图 13.13.1，图 13.13.2）

1. 眼部体征：Lisch 结节、视路胶质瘤（12%~15%）、角膜神经隆凸、多灶性脉络膜痣、脉络膜错构瘤（可通过近红外高频 OCT 检测）、脑神经病变（如上斜肌麻痹）、青光眼（通常与同侧上眼睑丛状神经瘤有关）、继发于蝶骨大翼缺失、葡萄膜外翻和虹膜黑变病的搏动性突眼。

2. 全身体征（表 13.13.1）：发育迟缓、癫痫、脊柱侧弯、白血病、青少年性黄色肉芽肿、主动脉和动脉血管异常及其他癌症。

遗传学

常染色体显性遗传，表型多变：

表 13.13.1　神经纤维瘤病 1 型和 2 型的诊断标准

神经纤维瘤病 1 型	神经纤维瘤病 2 型
具备以下至少两项：	A 或 B：
1. 至少有 6 个牛奶咖啡斑 青春期前最大直径 5mm 或 青春期后 15mm	A. 双侧听神经瘤（CT 或 MRI）
2. 神经纤维瘤 1 个丛状神经纤维瘤或 至少 2 个其他类型的神经纤维瘤	B. 一级亲属受累 1. 单侧听神经瘤 2. 以下至少 2 个： 神经纤维瘤 脑膜瘤 胶质瘤 神经鞘瘤 青少年后囊下性白内障
3. 腋窝 / 腹股沟雀斑	
4. 视路胶质瘤	
5. 至少 2 个 Lisch 结节	
6. 明显的骨骼发育不良（蝶骨翼或胫骨）	
7. 一级亲属受累	

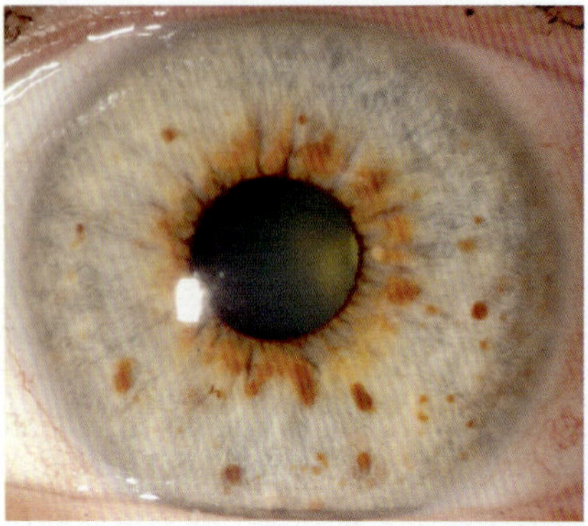

图 13.13.1　Lisch 结节

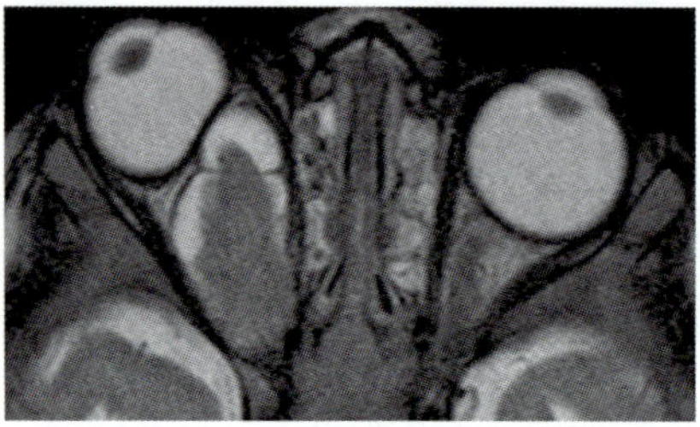

图 13.13.2　视神经胶质瘤

染色体 17q11.2。

诊断

1. 家族史。检查父母是否有 Lisch 结节。如果儿童受累，考虑行全身检查和眼科检查。

2. 眼眶和颅脑 MRI 检查适应证：视神经功能障碍、视神经苍白 / 水肿 / 短路血管或眼球突出。

3. 其他：非眼科体征，根据相应医生的建议。

治疗 / 随访

依据检查结果。6 岁前每年随访直到视路胶质瘤风险消失，之后每 2 年随访。更频繁的随访用于患有神经胶质瘤或其他眼部或眼眶受累疾病的患者，尤其是存在弱视危险因素（如丛状神经纤维瘤造成的上睑下垂）的情况下。

神经纤维瘤病 2 型

诊断标准

见表 13.13.1。

体征

眼部体征：青少年起病后囊下性白内障，合并视网膜色素上皮错构瘤，视网膜前膜、视神经鞘脑膜瘤和脑神经麻痹。

遗传学

常染色体显性遗传，表型多样：染色体 22q12.2。

诊断

1. 家族史。如果儿童受累，考虑全身检查和眼科检查。

2. 需行大脑和听觉通路的听力学检查和增强 MRI。

3. OCT 检查视网膜前膜。

4. 其他：如症状和体征所示。

治疗 / 随访

依据检查结果决定。

Sturge–Weber 综合征（软脑膜血管瘤）

体征（图 13.13.3）

1. 眼部体征：弥漫性脉络膜血管瘤（“番茄酱”样眼底，呈均匀的红色背景，遮蔽脉络膜血管）、青光眼（上眼睑或上、下眼睑葡萄酒色胎痣或脉络膜血管瘤的患病风险增加）、虹膜异色症、房角镜检查可见 Schlemm 管充血和继发性浆液性视网膜脱离。眼部体征与葡萄酒色胎痣同侧。

2. 全身体征：单侧或双侧（10%）葡萄酒色胎痣（沿三叉神经分布）、发育迟缓、癫痫发作、同侧面部肥大、软脑膜血管瘤病和脑钙化。

遗传学

体细胞突变：位于 *GNAQ*，极少遗传。

诊断

全面的全身检查及眼科检查，并针对青光眼和弱视进行筛查。如果存在脉络膜血管瘤，定期行黄斑 OCT。颅脑影像学检查（CT 或 MRI）。

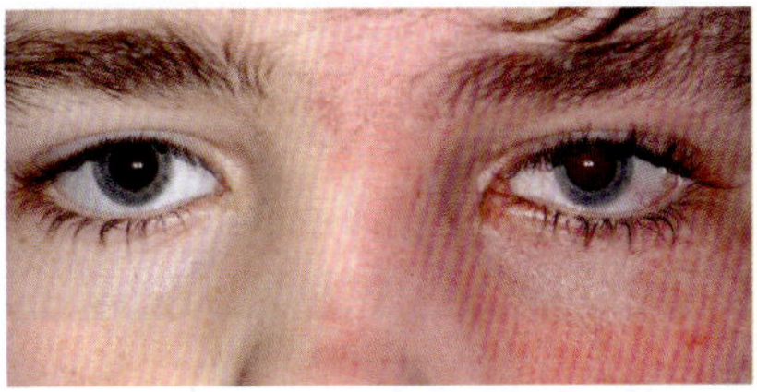

图 13.13.3　鲜红斑痣

治疗

1. 治疗青光眼：早发病例（<4 岁）通常由房角发育不全引起（参见 8.11 先天性 / 婴儿性青光眼）。迟发病例通常由表层巩膜静脉压升高引起。软脑膜血管瘤病是局部使用 α 受体激动剂的相对禁忌证。

2. 治疗原发性脉络膜血管瘤引起的浆液性视网膜脱离。激光光凝的成功率低，但光动力治疗可成功治疗较小且边界清楚的肿瘤。巩膜敷贴低剂量放射治疗，通常能促使视网膜下液吸收。

随访

青光眼每 6 个月复查或更频繁，每年行视网膜 OCT 检查。

结节性硬化症（Bourneville 综合征）

体征（图 13.13.4，图 13.13.5）

1. 眼部体征：视网膜或视盘的星形细胞错构瘤（白色半透明或桑葚样肿瘤，位于视网膜表面，随年龄增长可发生钙化；无明显滋养血管，不伴有视网膜脱离；通常为多灶性，双眼发病）。凿出样脉络膜视网膜色素脱失。

2. 全身体征：皮脂腺瘤（上颊部蝶形分布的红黄色血管纤维瘤）、癫痫发作、室周错构瘤、发育迟缓、甲下血管纤维瘤、鲨革斑、灰叶点（Wood 灯照射下可见皮肤脱色素病灶）、肾细胞癌或肾血管肌脂瘤；心内横纹肌肉瘤或脂肪瘤；胸膜囊肿和可能出现的自发性气胸；骨囊样病变；肝、甲状腺、胰腺或睾丸错构瘤。

星形细胞错构瘤的鉴别诊断

视网膜母细胞瘤。参见 8.1 白瞳症。

遗传学

常染色体显性遗传，表型多样：

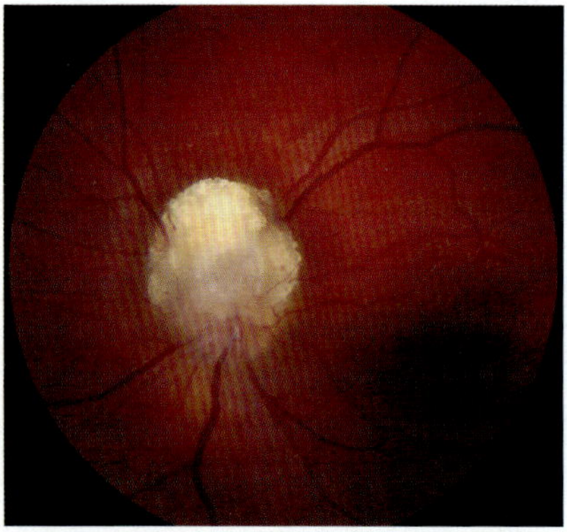

图 13.13.4 视网膜星形细胞错构瘤

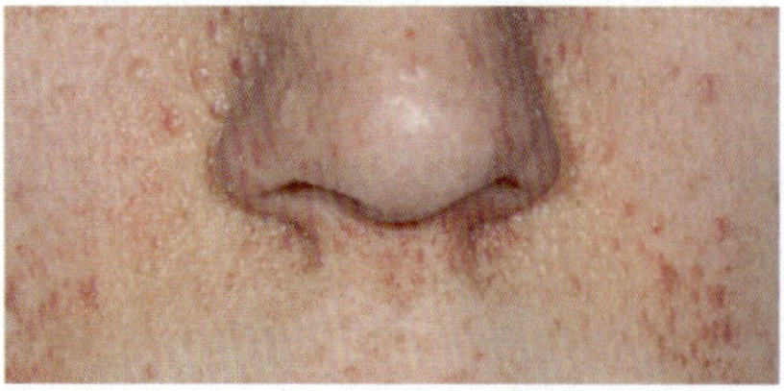

图 13.13.5 皮脂腺瘤

位于染色体 9q34 的 *TSC1* 基因或染色体 16p13 的 *TSC2* 基因。

诊断

1. 家族史：患儿的父母应先做全身及眼部检查。如父母一方阳性，应检查受累父母的兄弟姐妹。

2. 脑 CT 或 MRI 及其他系统检查：如症状和体征所示，或如筛查方案所示。

治疗 / 随访

视网膜星形细胞瘤通常不需要治疗，但确诊后需要每 6 个月到 1 年复查。

Von Hippel–Lindau 综合征

体征（图 13.13.6）

1. 眼部体征：视网膜毛细血管瘤 / 成血管细胞瘤（小圆形橙红色肿瘤，伴有明显扩张的滋养动脉及引流静

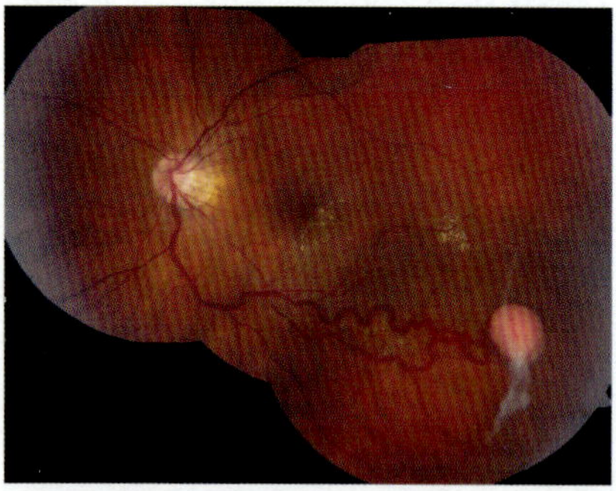

图 13.13.6 视网膜毛细血管瘤 / 成血管细胞瘤

脉）；有时伴有视网膜下渗出、视网膜下积液和全视网膜脱离。50% 病例为双侧发病。可引发黄斑牵引和视网膜前膜。周围病变常伴有黄斑区渗出。

2. 全身体征：中枢神经系统成血管细胞瘤（小脑和脊髓最多见，占 25%）、肾细胞癌、肾囊肿、嗜铬细胞瘤（可能存在恶性高血压）、胰腺囊肿和附睾囊腺瘤、内淋巴囊肿瘤伴听力损失、阔韧带肿瘤（女性患者）。

遗传学

常染色体显性遗传，表型多样：染色体 3p2 的 *VHL* 基因。

视网膜成血管细胞瘤鉴别诊断

1. Coats 病：血管的动脉瘤样扩张伴显著的视网膜下渗出，没有可辨识的肿瘤。参见 8.1 白瞳症。

2. 蔓状血管瘤病：粗大、扩张、迂曲的血管构成不经毛细血管床的动静脉交通，无渗出或视网膜下液。

3. 视网膜海绵状血管瘤：视网膜静脉周围小血管扩张（呈特征性“葡萄簇”样外观），无滋养血管，通常无症状。

4. 视网膜血管增生性肿瘤：血管性肿瘤，表现为黄红色视网膜肿物，最常见于老年患者的下方周边视网膜。视力下降通常与黄斑水肿或视网膜前膜有关。滋养血管可轻度扩张迂曲，但程度不及视网膜成血管细胞瘤。

5. 视网膜粗大血管：单独走行、不迂曲、无动静脉吻合的大血管，供应或引流黄斑区，越过水平中线。静脉比动脉常见。

6. 先天性视网膜血管迂曲：迂曲的视网膜血管，无蔓状结构。

7. 家族性渗出性玻璃体视网膜病变：双眼、颞侧、周边渗出，伴视网膜血管异常和牵引。参见 8.3 家族性渗出性玻璃体视网膜病变。

诊断

所有视网膜成血管细胞瘤患者均应进行系统检查。可发生孤立肿瘤而无 Von Hippel–Lindau 病，但多发或双侧肿瘤可确诊 Von Hippel–Lindau 病。

1. 家族史：先对患者父母进行全身检查和眼科检查。如父母有一方受累，受累父母的兄弟姐妹需进行全面检查。

2. 定期行眼底荧光素血管造影。

3. 幼儿可能需要在麻醉下进行检查以排查周边部视网膜肿瘤。

4. 定期全身检查，包括测量血压、尿儿茶酚胺检测、颅脑 MRI 和腹部超声。

5. 其他检测：针对症状和体征。

治疗 / 随访

1. 如果视网膜成血管细胞瘤影响或威胁视力，根据肿瘤大小选择激光光凝、冷冻治疗、经瞳孔温热治疗、维替泊芬光动力治疗或放射治疗。

2. 每年散瞳检查眼底，或视检查结果决定增加复诊频率。

Wyburn–Mason 综合征（蔓状血管瘤病）

体征（图 13.13.7）

1. 眼部体征：视网膜血管极度扩张、迂曲，可见动静脉吻合，但不经过毛细血管床，无瘤体或渗出。偶见眼眶蔓状血管造成的眼球突出。

2. 全身体征：中脑蔓状血管瘤、颅内钙化、癫痫发作、偏瘫、智力改变、面部色素痣、同侧翼窝、下颌骨或上颌骨血管瘤。

遗传学

非遗传性。

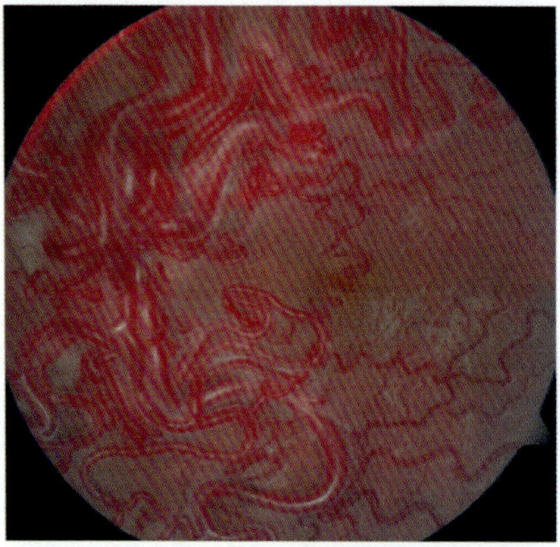

图 13.13.7　蔓状血管瘤

蔓状血管瘤的鉴别诊断

参见 Von Hippel–Lindau 综合征。

诊断

全身检查和眼科检查，颅脑 MRI。

治疗 / 随访

视网膜病变无须治疗。并发症包括失明、偶有眼内出血、视网膜血管阻塞和新生血管性青光眼。需警惕同侧口腔手术和面部手术有出血风险。每年随访复查。

共济失调毛细血管扩张症（Louis–Bar 综合征）

体征

眼部体征：结膜毛细血管扩张、水平或垂直眼球运动障碍（无法快速扫视，可正常追踪）。

全身体征：进行性小脑性共济失调伴运动功能逐渐恶化、皮肤毛细血管扩张。复发性鼻窦和肺部感染、各种免疫学功能异常（如 IgA 缺乏症和 T 细胞功能障碍）。恶性肿瘤的发生率高（主要为白血病和淋巴瘤）；发育迟缓和运动能力下降；白癜风；少白头；睾丸或卵巢萎缩；胸腺发育不全或萎缩；急性放射敏感性。

遗传学

常染色体隐性遗传：染色体 11q22 的 *ATM* 基因。

诊断

1. 家族史：评估患者的兄弟姐妹。
2. 可行颅脑 MRI 检查。
3. 根据症状及体征行全身检查。

治疗 / 随访

眼科无特殊治疗。每年随访。根据需要进行常规皮肤病学检查和切除全层病灶。

第 14 章

眼科影像学检查

14.1 X 线平片

概述

将特殊的感光胶片暴露于电离射线后得到射线不能透过组织的影像。

在眼科的应用

普通平片在眼科中的应用有限。可用于确定或排除 X 线不能透过的眶内或眼内异物。但由于 CT 较常规 X 线片具有更好的对比敏感度，故是确诊异物的最佳选择。如怀疑存在隐匿性金属异物，平片可用于 MRI 检查前筛查。平片不能用于外伤眼或诊断眼眶骨折，因为平片不能提供足够的眼眶骨和软组织的细节，并且使患者暴露在不必要的辐射下。

14.2 计算机断层扫描

概述

CT 使用电离射线和计算机辅助产生多个横断面的平面图像。随着多排技术的使用，CT 可以提供直接轴位、冠状位和旁矢状位图像，而不需要患者改变体位或重新格式化数据。骨窗和软组织窗应在轴位、冠状位和旁矢状位等方位观察（图 14.2.1~ 图 14.2.3）。眼眶检查须使用诊断所需的最低辐射剂量（as low as reasonably acceptable，ALARA），这点对儿童患者尤其重要。美国放射学院认定，医疗机构必须遵循特定的儿童 CT 检查标准。不能透过射线的碘化造影剂

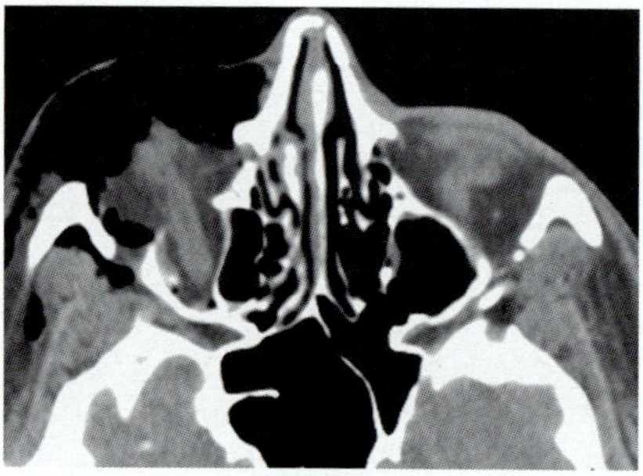

图 14.2.1　轴位软组织窗，可见眶下壁异常，这种异常在轴位软组织窗难以探及

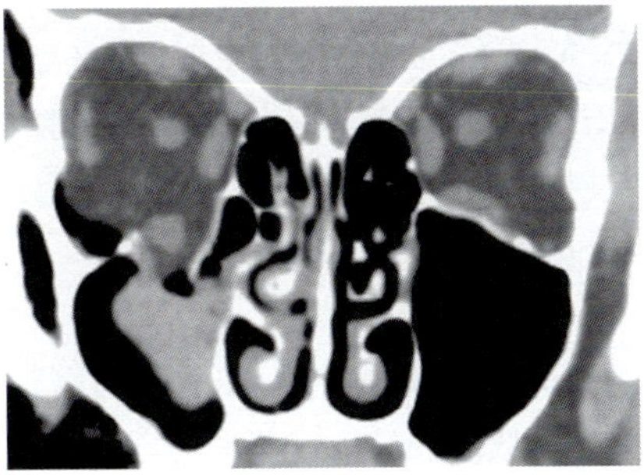

图 14.2.2　冠状位软组织窗显示眶底大范围爆裂性骨折。图 14.2.1 的轴位片中看不到，说明同时拍摄轴位和冠状位的重要性

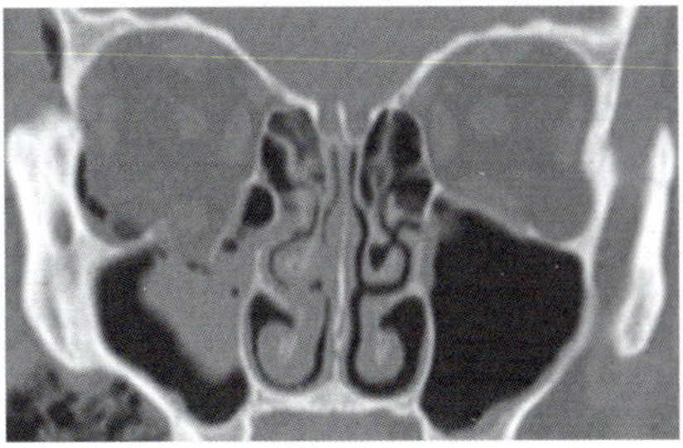

图 14.2.3　冠状位骨窗再次显示上述骨折。在骨窗中软组织细节弱化，骨组织细节得以加强，从而更好地检查骨组织的解剖结构

有助于更细致地观察血管结构和毛细血管内皮屏障破坏的部分，如炎症所致。

在眼科的应用

1. 显示骨骼异常非常出色，如眼眶或视神经管骨折、钙化或软组织肿物对骨的侵蚀。

2. 定位眶内或眼内金属异物。玻璃、木质和塑料易透过射线，因此在 CT 上难以分辨。

3. 软组织窗可用于检查某些病理情况，包括眶蜂窝织炎或脓肿、炎症和肿瘤。当临床检查不能确诊后巩膜裂伤时，CT 可有一定帮助，但 B 超更敏感。CT 不能用以确诊是否眼球破裂，临床检查和（或）手术探查更敏感。

4. 显示鼻旁窦解剖和病变非常出色。

5. 头部 CT 非常敏感，用于定位急性或亚急性期的脑实质、蛛网膜下腔、硬膜下或硬膜外出血。尽管 CT 可能将眼眶出血显示为可透光的眼眶脂肪内的非特异性混浊，但它对眼眶出血的敏感性明显低于中枢神经系统出血。

6. 可作为大多数甲状腺眼病的影像学检查方法。参见 7.2.1 甲状腺眼病。

7. 所有病史不明的意识丧失或无旁观者的头部外伤均需行颅脑 CT 检查，或接受神经外科医生建议。

8. 需要注意的是颅脑 CT 不能显示足够的眼眶解剖细节，并且眼眶 CT 也不能提供全部脑组织的影像。每个部位的 CT 检查都具有相应的检查流程。

预约指南

1. 当怀疑有眼球或眼眶病变时，应预约详细的眼眶影像学检查，通常应包括鼻旁窦和海绵窦。

2. 如果使用老机器，需预约直接轴位和直接冠状位扫描。新型多排 CT 扫描可以呈现完美的冠状位和旁矢状位扫描，扫描时间短，患者不需要改变体位。在绝大多数医院和影像中心，多排 CT 已经取代旧技术。

3. 当评估外伤性视神经病变时，应对眶尖和视神经管进行层厚 1mm 的扫描，以排除视神经的骨性损伤。参见 3.11 外伤性视神经病变。

4. 如行眼内或眶内异物定位，行层厚 1mm 的扫描。

5. 如怀疑感染或炎症，需使用经静脉造影剂。造影剂有助于鉴别眶蜂窝织炎和脓肿。但为排除眼眶炎症或眶隔后病变并非必须使用造影剂。造影剂相对禁忌证包括：肾脏衰竭、糖尿病、充血性心力衰竭、多发性骨髓瘤或其他蛋白血症、镰状细胞病、多发性重症过敏和哮喘。对怀疑肾功能不全的患者，应检查肾功能并与放射科医师讨论。对贝类动物过敏非 CT 造影剂的禁忌证。

> *注：如需使用造影剂，且怀疑有过敏史，放射科医生可能建议预先使用皮质类固醇和抗组胺药。应遵循放射科提供的方案。

6. 育龄女性在行 CT 检查前需行妊娠试验。

7. CTA 有助于诊断颅内血管疾病，包括动脉瘤。所有的多排 CT 均有此功能，在某些特定情况下其敏感性高于 MRA。但需要静脉注射含碘造影剂。并且 CTA 比 CT 使用更多的放射线。如有可能儿童应避免行 CTA，推荐儿童患者行 MRA 检查。

8. 儿童行 CT 检查前应仔细比较放射线暴露的风险和 CT 检查的收益。根据使用诊断所需的最低辐射剂量（ALARA）原则（CT 检查须使用诊断所需的最低辐射剂量），除非没有其他的替代检查方式，儿童应尽量避免 CT 检查。与放射科医生确定应用儿童检查流程以减少儿童的射线暴露。儿童每次 CT 扫描的辐射剂量可累积，可能增加其一生中患恶性肿瘤的风险。如需对儿童进行 CT 连续扫描，更应特别注意 CT 扫描造成的射线暴露。在这些病例，因扫描时间显著延长，可能需要静脉使用镇静药物或全身麻醉，但 MRI、MRA 更适合于儿童患者。

*注：CT 是一种非常有价值的工具，若病情需要，CT 对于儿童患者是可接受的影像学检查。由于易获取、扫描快速、卓越的骨质分辨率、可诊断急性颅内出血等特性，CT 可用于诊断所有年龄人群的头部和眼眶外伤，包括儿童。

14.3 磁共振成像

概述

1. MRI 使用大型磁场激发人体水分子中的质子。质子回到平衡态所释放出的能量经特殊的接收器（线圈）检测，此信息重建后形成计算机影像。

2. MRI 可获得多层面的影像而无分辨率的丢失。

3. MRI 的基本原理见表 14.3.1。图 14.3.1~ 图 14.3.3 提供具体示例。

*注：一般来说，常规的闭合式 MRI 扫描与开放式扫描相比，可提供更好的分辨率和脂肪抑制，除非开放式扫描含强磁。因此，作为原则，常用常规的闭合式扫描行眼眶检查。

4. 钆是一种耐受性好、不含碘的顺磁性的物质，可用于增强扫描。

5. 弥散加权成像（diffusion weighted imaging，DWI）是一种测量组织内水的布朗运动的技术。若病变由高细胞核与细胞质比的细胞紧紧包裹，布朗运动会减少，并“限制弥散”。DWI 常合并表观弥散系数（ADC）图像。由于眼眶邻近中枢神经系统和分辨率的限制，DWI/ADC 在眼眶中的应用受限，但可用于某些疾病，如淋巴瘤。

在眼科的应用

1. 可确定眶内、中枢神经系统肿物的范围。某些病理情况具有特征性信号，有助于诊断（见表 14.3.2）。

2. 对骨骼显像较差，如骨折。

3. 擅长诊断颅内、海绵窦和眶尖病变，其中很多病灶造成神经眼科传导通路受损。

4. 钆对于显示可疑神经源性肿瘤的病灶范围至关重要，如脑膜瘤、神经胶质瘤。

5. 所有具有视神经炎临床症状或体征的患者，如果怀疑是由脱髓鞘病变造成，均应进行钆增强颅脑 MRI 检查。流体衰减反转恢复（FLAIR）图像特别有助于诊断。图 14.3.4 及 10.14

表 14.3.1　MRI 序列概要 *

	T1	脂肪抑制像	钆增强	T2
特征	适用于观察眶内结构，如视神经、眼外肌和眶内血管等。眶内的强脂肪信号使泪腺的分辨率较差，同时也可能遮蔽眼内结构	T1 加权像中眶内明亮的脂肪信号被抑制，便于观察解剖结构细节。所有眼眶 MRI 检查均应同时做该检查。与造影剂（钆）一起使用	是一种顺磁性物质，分布于细胞外间隙且不能透过正常的血 - 脑屏障。钆最适用于 T1 加权像及脂肪抑制像。钆可强化泪腺、眼外肌和大部分眼眶疾病。所有眼眶 MRI 检查均应同时做该检查。在眼眶检查时通常与脂肪抑制像一起做	眼内组织对比欠佳。脱髓鞘病灶（如多发性硬化）为高信号。脑脊液信号可能有助于解释视神经病变 / 进展
图像解读	脂肪明亮（高信号密度），玻璃体和脑室为暗区	玻璃体和脂肪为暗区，眼外肌为亮区	大多数眶内肿物在 T1 像呈暗区，钆强化后变亮。例外情况见表 14.3.2	含液体的结构，如玻璃体和脑脊液为亮区。黑色素为暗区 T2 像的流体衰减反转恢复序列（FLAIR）抑制脑脊液的高信号，特别有助于发现脱髓鞘疾病的室周病变

* 高流速的区域呈暗区，即“流空现象”，有助于识别动脉结构，如海绵窦内的颈动脉虹吸。

视神经炎。

6. 眼眶检查，脂肪抑制（也称为脂肪饱和度）应与钆增强联合使用，有助于显示原发病变，如视神经炎、含脂肪的病变。需注意的是，使用钆增强而不联合脂肪抑制，会导致病变“消失”于周围的眶脂肪中。

7. DWI 可以帮助辨别脑梗死的各个阶段，例如超急性期、急性期、亚急性期及慢性期。DWI 也有助于鉴别是排列紧密的多细胞肿瘤（如淋巴瘤）而非炎症。

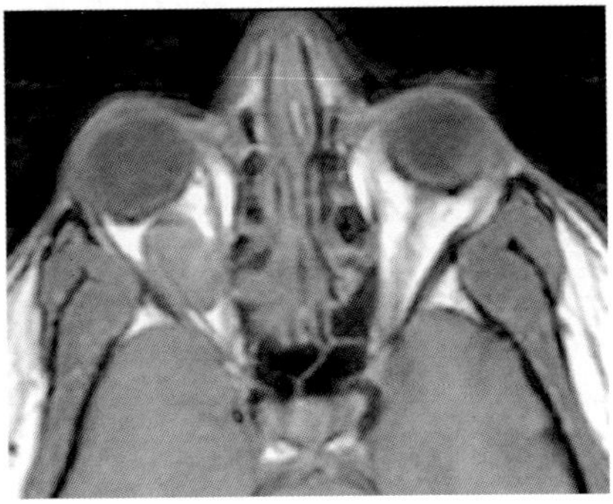

图 14.3.1　轴位 T1 加权像，无脂肪抑制或钆增强。与高信号的脂肪相比，玻璃体为暗区（低信号）。右眼眶内可见一低信号、边界清楚的肿物。多数眶内病变在注射钆前，T1 加权像呈低信号。例外情况见表 14.3.2

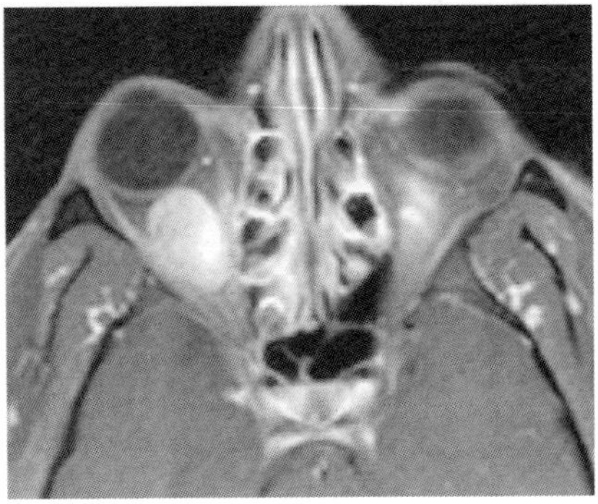

图 14.3.2　轴位 T1 像，脂肪抑制和钆增强。可见玻璃体和脂肪均为低信号，而眼外肌为高信号。眶内肿物清晰可见。所有眼眶 MRI 检查均应进行脂肪抑制及钆增强检查

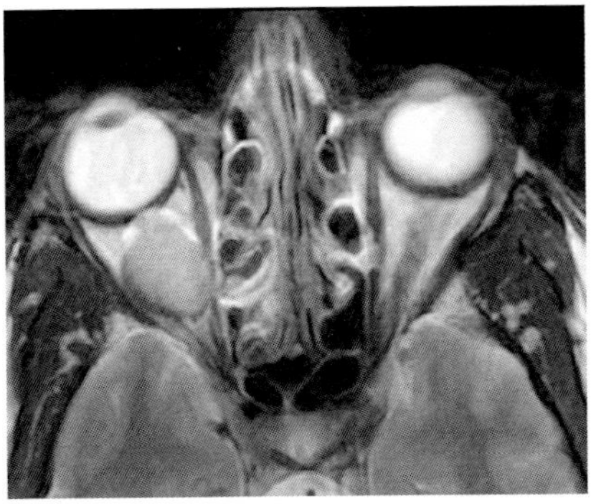

图 14.3.3　轴位 T2 加权像。与眶脂肪相比，玻璃体为高信号（亮区）。病灶也表现为高信号，但有些病例会与周围的脂肪等信号

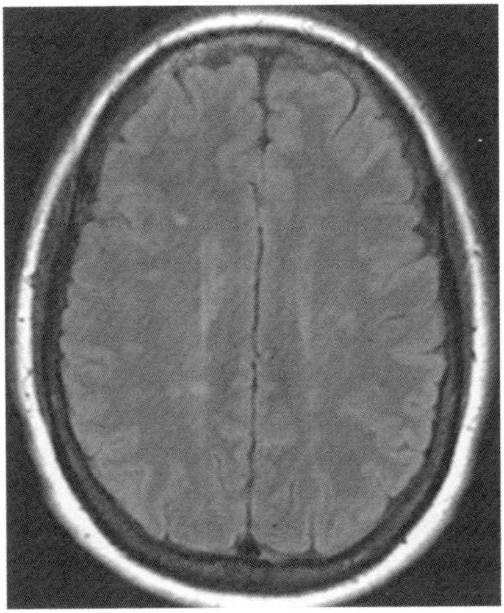

图 14.3.4　MRI 联合 FLAIR 序列显示多发性硬化的脱髓鞘病变

表 14.3.2 注射钆前 T1 相对于玻璃体而言的高亮（高信号）组织 / 病变 *

组织 / 病变	示例
脂肪	脂肪瘤、脂肪肉瘤
黏液 / 蛋白物质	皮样囊肿、黏液囊肿、泪囊、颅咽管瘤
黑色素	黑色素瘤
亚急性出血（3~14 天）	淋巴管瘤伴血肿、出血性脉络膜脱离、自发性眶内血肿
某些真菌感染（铁净化剂）	曲霉菌

* 注：大多数眶内病变在注射钆后成为高信号。

预约指南

1. 多数眼眶 MRI 检查应放置头部线圈，以显示双侧眼眶至视交叉的影像。

2. 静脉注射钆有助于诊断眼部、眼眶和神经周围的肿物。患有肾衰竭、败血症、近期曾行大手术、可能出现肾源性系统性纤维化（NSF）的患者禁用钆。NSF 是使用钆的罕见但严重的并发症，发生于使用钆数周或数月后。NSF 的特点是皮肤出现硬皮症样纤维化，尤其是四肢和躯干，还有可能累及内脏。目前没有有效的治疗方法或预防措施。因此，对可疑肾功能不全的患者必须进行肾功能检查，并与放射科或肾脏科医生讨论。最近，在接受系列成像的患者中注意到钆沉积在大脑特定区域。这一发现的临床意义尚不清楚，FDA 正在评估，尚无结果。

3. MRI 检查禁忌证：重度幽闭恐惧症、重度肥胖、部分心脏起搏器、某些心脏瓣膜、可疑眼内或眶内磁性异物、脊髓刺激器、迷走神经刺激器、镫骨植入物和特定的乳房和阴茎植入物。钛板、新型动脉瘤夹、植入眼睑的黄金重和白金重均为 MRI 安全物。如有疑问，请放射科医生在 MRI 安全目录中查找确认。所有患者，如有无法确认的植入装置，禁行 MRI 检查。偶尔，某些类型的起搏器必须关闭并重置以进行 MRI 检查。

14.4 磁共振血管造影

概述

磁共振血管造影（magnetic resonance angiography，MRA） 是 MRI 技术的特殊应用，可放大流动的血流信号，抑制静止的组织信号。MRA 可三维动态重建。需要注意的是，磁共振血管成像没有使用钆，因此可用于有肾病病史、其他钆或 CT 造影剂禁忌证的患者。

在眼科的应用

1. 疑为颈动脉狭窄、阻塞、动脉瘤或夹层。

2. 疑为颅内和眼眶动脉瘤，如累及瞳孔的动眼神经麻痹、动静脉畸形和获得性动静脉交通。

3. 疑为眶内或颅内血管肿物。需注意 MRA 最适用于高流速和大管径病变的成像。血流速度低的病变（如静脉曲张）显示欠佳。CTA 和 MRA 显示海绵窦瘘的能力均有限；彩色多普勒超声更敏感，但常规动脉造影仍是最敏感和特异的检查方法。

预约指南

常规脑动脉造影仍是诊断血管病变的金标准，但在某些人群中有潜在的致病率和死亡率。目前，MRA 仅用于大于 2mm 的动脉瘤。然而，其灵敏性高度依赖于以下几个因素：硬件、软件、有足够的临床病史以及神经放射科医生的经验。一项大型研究表明，MRI、MRA 漏诊后交通动脉瘤（posterior communicating artery aneurysm，PCOM）的两个关键因素是缺少相关医生提供的临床病史和读片的放射科医生未经神经放射学培训。还要注意的是，大多数表现为动眼神经麻痹或瘫痪的 PCOM 动脉瘤，其直径至少 4mm。尽管有这些潜在的限制，MRA 仍然是一种安全和敏感的筛查方法，尤其是结合 MRI 同时观察软组织影像。

14.5 磁共振静脉造影

磁共振静脉造影（magnetic resonance venography，MRV）有助于诊断中央静脉窦血栓。对于双眼视盘水肿患者，MRI 和 MRV 是不可或缺的检查手段。参见 10.15 视盘水肿。

14.6 常规动脉造影

概述

常规动脉造影为介入性检查，需向动脉内注入不能透过射线的造影剂，通过高速序列 X 射线成像来评估某一区域内血管的血流情况。与 MRA 或 CTA 不同，导管动脉造影能通过血管内技术同时治疗病变。脑动脉造影是诊断颅内动脉瘤的金标准，但在许多中心已被 CTA 取代。需要注意的是与经导管动脉造影不同，CTA 只是一种诊断手段。即使患者无一过性缺血发作或中风病史，颅脑动脉造影仍有 0.3%~1.8% 的概率导致中风。

在眼科的应用

1. 疑为动静脉畸形、颈动脉 – 海绵窦瘘、海绵窦瘘、动脉瘤和血管性肿物（如静脉曲张）。

2. 用于诊断由疑为颈动脉粥样硬化、主动脉弓及眼动脉阻塞性疾病所引起的眼缺血综合征和一过性黑朦。通常颈动脉超声多普勒、MRA 或 CTA 即可诊断。

> *注：常规的动脉造影技术禁用于疑为颈动脉夹层的患者，因导管的置入可能扩大夹层。但在一些中心应用动脉造影扩张颈动脉夹层范围。

14.7 核医学

概述

核医学成像使用放射性造影剂（放射性核素）发出的伽马射线，由伽马射线探测器接收。眼科医生熟知的放射性核素扫描包括骨扫描、肝脾扫描及镓扫描。正电子发射断层扫描（positron emission tomography，PET）用于观察病灶内代谢活动，通常联合 CT 检查观察解剖细节。

在眼科的应用

1. 闪烁扫描，如使用锝 –99：用于评估泪道冲洗试验结果矛盾患者的泪道生理功能。

2. 全身镓扫描：可用于检测眼外的结节病和干燥综合征。使用镓扫描诊断结节病已基本被其他方法取代，包括血清血管紧张素转换酶和胸部 CT。参见 12.6 结节病。

3. 锝 –99m 标记的红细胞检查：有时用以区分海绵状血管瘤与其他眶内实性肿物。这种方法已基本被特殊的 MRI 技术取代。

4. PET–CT：使用 PET–CT 对眼眶疾病进行诊断和治疗仍在使用中。限制因素包括：邻近的中枢神经系统的代谢活动呈现高背景，可能会掩盖眼眶病变，眼眶病变的大小（当前 PET 扫描仪的分辨率大约 7mm），大多数眶内淋巴瘤相对不活跃（减弱 PET 信号密度）。PET 对诊断和监测全身性疾病极其有用，包括转移癌和淋巴瘤的活跃亚型。目前，PET 在眼眶疾病的应用主要是诊断，以及监测疾病治疗过程中全身系统对治疗的反应。PET 很少单独使用，通常联合低分辨率的 CT 检查以提供解剖信息。

14.8 眼科超声检查

A 型超声

概述

A 型超声或称调幅超声（Amplitude-modulated ultrasonography，US），采用 8~12MHz 的超声波以不同的速率穿过不同组织，对拟观察的眼球和眼眶组织生成线性距离对比反射曲线的振幅。A 型超声是一维图像，它利用反射曲线来测量和确定组织的构成。并非所有的 A 超设备都是标准化的（图 14.8.1）。

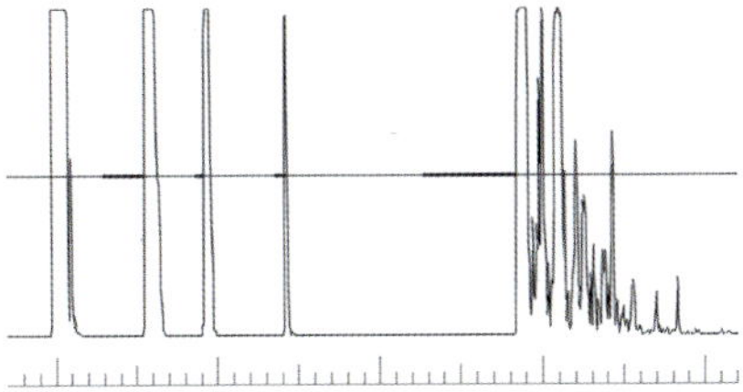

图 14.8.1　正常的 A 型超声图像

在眼科的应用

1. 在眼科的应用主要是测量眼轴长度。这些信息对于白内障手术所需的人工晶状体度数计算是至关重要的。眼轴长度也可用于诊断某些先天性疾病，如小眼畸形、小眼球、眼内肿瘤的大小、先天性肿瘤的血管分布及先天性青光眼。A 型超声可用于随访先天性青光眼。

2. 可利用标准化 A 超探头测量 S 曲线的口径以识别球内或者眶内肿物的回声特征。

3. 特殊的 A 模式超声可用于角膜厚度测量。

预约指南

1. 用于计算人工晶状体度数时，应检查双眼。双眼相差一般在 0.3mm 以内。

2. 波峰从基线应呈 90° 直线上升。

3. 如需进行角膜曲率检查，应该在 A 型超声检查前或检查后 30 分钟进行，以获得精确检查结果。

B 型超声

概述（图 14.8.2）

B 型超声扫描，或称亮度调节超声，能呈现角膜后至眼球后部的实时二维图像，即横断面图像。B 超探头可以直接放在眼球上（在麻醉后），也可以放在闭合的眼睑上，推荐用于外伤患者或合作欠佳的患者。

在眼科的应用

1. 屈光间质混浊时明确眼球解剖状况：如成熟期白内障、前房积血、角膜混浊、玻璃体积血、外伤，从而评估视网膜和（或）脉络膜病变。

2. 诊断眼肌附着点之后的巩膜破裂伤，或者屈光间质混浊而影响直视检查。

3. 诊断眼内异物，特别是金属或玻璃异物（球形异物有特殊声影）；木质或植物性异物回声信号多变；如果异物邻近巩膜壁，可精确定位。

4. 观察眼内肿瘤 / 肿物密度和血管分布、视网膜脱离、脉络膜脱离（鉴别浆液性还是出血性），以及视盘玻璃疣、视盘缺损等视盘异常。也用来长期监测眼内肿瘤 / 肿物治疗后的反应。

5. 在盲眼的眼内容剜除手术前筛查眼内病变，尤其是脉络膜黑色素瘤。

6. 在疑有后巩膜炎的病例观察后巩膜和眼眶前部有无炎症体征。

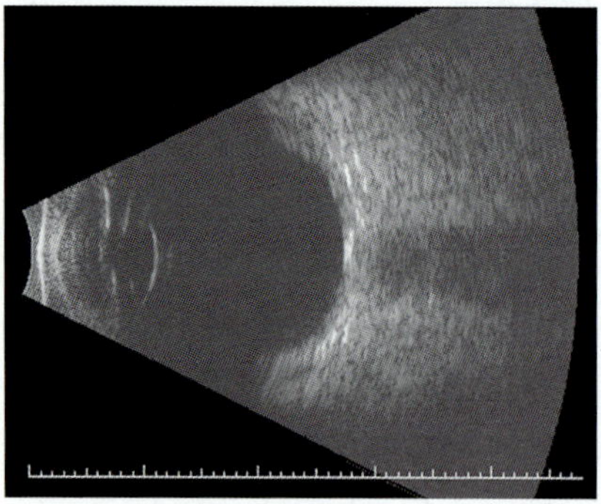

图 14.8.2　正常的 B 型超声图像

预约指南

1. 针对外伤眼检查有无巩膜破裂伤时，嘱患者闭眼，探头置于闭合的眼睑上，使用大量无菌甲基纤维素作耦合剂，并确保检查时不压迫眼球。此时，应提高增益来克服眼睑所吸收的超声能量。已确诊的眼球破裂伤是 B 型超声检查的相对禁忌证。

2. 确定巩膜完整时，应行动态 B 型超声检查以鉴别不同的疾病状态，如是视网膜脱离还是玻璃体后脱离；为确定视网膜病变的确切位置，如视网膜撕裂、肿瘤，应直接在眼球上扫描。

3. 眼内致密的钙化灶可导致低质量的图像，如眼球痨患眼。

4. 玻璃体腔内的硅油和眼内气体会造成扫描图像扭曲，因此患者应处于直立位接受检查，以提高图像质量。

超声生物显微镜

概述（图 14.8.3）

超声生物显微镜（UBM）采用超高频（50~100MHz）B 型超声，在眼球前 1/5 呈现接近显微镜分辨率的横断面图像。检查采用水浴眼睑探头，水浴器中置黏弹液体。

在眼科的应用

1. 可出色显示以下解剖位置：角巩膜或角膜缘、前房角、虹膜、睫状体和睫状沟。可用于显示眼前节组织的细节。辨别各种病理状态，如眼前节小异物、睫状体肿物或囊肿、高褶虹膜、人工晶状体位置。

2. 原因不明的单侧房角狭窄或关闭。

3. 疑似睫状体离断。

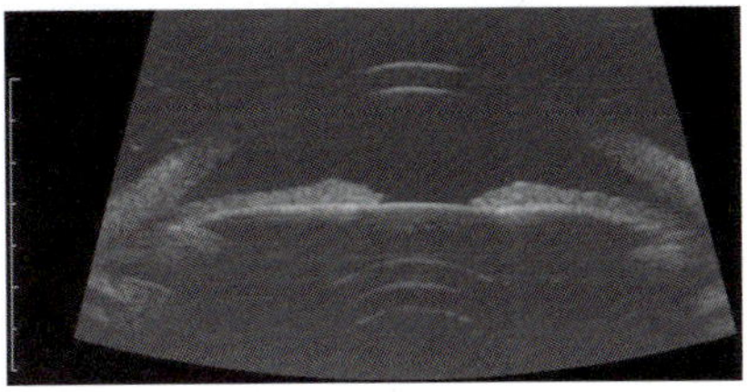

图 14.8.3　正常眼前节超声生物显微镜图像

预约指南

已确诊的眼球破裂伤是 UBM 检查的禁忌证。

眼眶超声检查 / 多普勒超声检查

概述

采用 B 型超声联合多普勒技术观察眼眶血管内的血流状况。

在眼科的应用

1. 眼上静脉病变：海绵窦瘘、眼上静脉血栓。

2. 眼眶静脉曲张。

3. 动静脉畸形。

4. 血管性疾病，包括视网膜中央动脉阻塞、视网膜中央静脉阻塞、眼缺血综合征和巨细胞动脉炎。

14.9 眼科照相

概述

使用白光或不同波长的光给予眼或眼部特定区域拍照。

眼科照相的种类

1. 记录成像：面部、外眼、角膜、眼前节和眼底（白光或无赤光）的彩色照片（图 14.9.1）。

2. 眼底自发荧光（FAF）：一种利用眼底在自然和病理情况下发生荧光的成像方式。评估视网膜色素上皮的健康情况，非常敏感，可早期发现并监测以下情况：年龄相关性黄斑变性、黄斑营养不良及药物毒性。此外，FAF 可用于诊断某些眼部肿瘤，特别是脉络膜痣和黑色素瘤（图 14.9.2）。

3. 角膜内皮镜：接触式或非接触式照相技术，用于角膜内皮成像。图像用来评估内皮细胞的数量和质量。

4. 自适应光学成像：是一种超高分辨率的视网膜成像方式，可以识别视杆细胞和视锥细胞的形态，用于诊断视网膜营养不良。

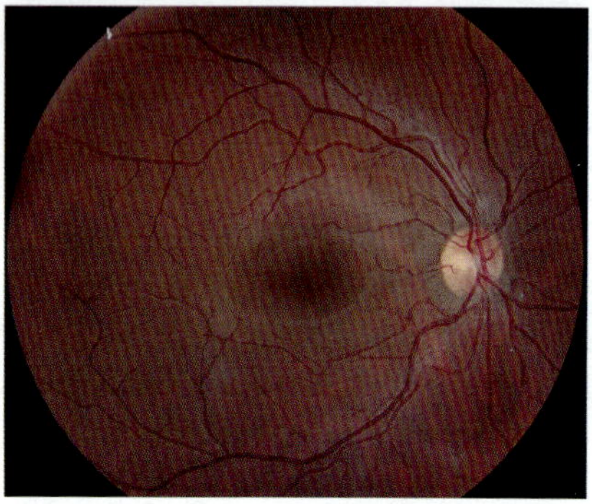

图 14.9.1　正常眼底像

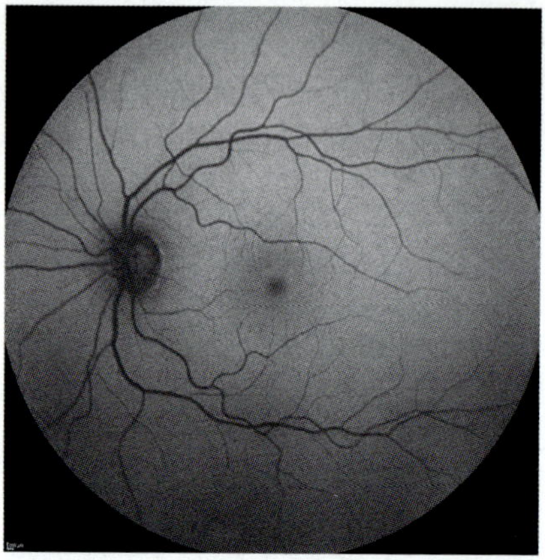

图 14.9.2　正常眼底自发荧光像

14.10 荧光素血管造影

概述（图 14.10.1）

荧光素血管造影是一种血管造影成像技术，不依赖于电离辐射或含碘造影剂。通常在手或臂静脉注射荧光素液后，使用带有光谱激发和屏障滤波器的相机进行快速连续拍照。荧光素钠吸收蓝光，吸收峰和激发峰波长在 465~490nm。荧光则出现在黄绿色波长 520~530nm。荧光素分子 80% 与蛋白结合，不能通过健康的血 – 视网膜屏障紧密连接。色素上皮和视网膜毛细血管无渗漏，而 Bruch 膜和脉络膜毛细血管缺乏紧密连接，可自由通过。

荧光素血管造影的不同时相

1. 脉络膜充盈期（背景荧光）：注射后 8~15 秒开始，造影剂在组织

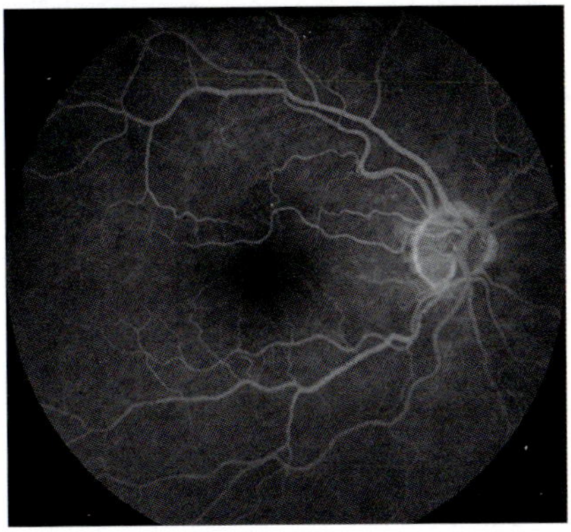

图 14.10.1　正常眼底荧光素血管造影图像

出现后 5 秒内脉络膜通常出现完全充盈。

2. 动脉期：脉络膜充盈后 1~2 秒开始。

3. 动静脉期：出现层流期。

4. 静脉期：动静脉充盈时间是从视网膜动脉的颞侧动脉弓开始出现造影剂至静脉完全充盈，正常 <11 秒。

5. 再循环期：动脉期后 45~60 秒。

6. 晚期：注射后 10~30 分钟。

中心凹暗区是因为外丛状层叶黄素或视网膜色素上皮层细胞含有较多的黑色素或脂褐素。中心凹无血管区是指没有视网膜毛细血管的中心区域，直径 300~500 微米。

异常结果的描述

强荧光

1. 渗漏：荧光素穿过血 – 视网膜屏障，积聚在视网膜下、视网膜内或者视网膜前。强荧光范围和亮度随时间增加，如脉络膜或视网膜新生血管、中心性浆液性脉络膜视网膜病变（CSCR）、黄斑囊样水肿。

2. 荧光着染：晚期弱荧光，但边界保持荧光充盈（如瘢痕）。

3. 荧光积存：荧光素积聚在视网膜或脉络膜充满液体的空间内。积聚荧光素的空间的边界清晰，如色素上皮脱离（PED）、中心性浆液性脉络膜视网膜病变（CSCR）。

4. 窗样缺损或透见荧光：病灶强荧光、无渗漏，通常是由于视网膜色素上皮萎缩，造影早期出现，亮度稳定。如地图样萎缩、RPE 撕裂、激光瘢痕。

5. 自发荧光：拍摄到在静脉注射荧光素前可自行发出荧光的结构，如视盘玻璃疣和脂褐素。

弱荧光

1. 荧光遮蔽：由于出血、色素、纤维组织等不透光的物质位于相机和脉络膜毛细血管之间所致。

2. 无灌注：血管无荧光充盈引起的相对或绝对弱荧光，如视网膜中央动脉阻塞。毛细血管和大血管均可出现。

在眼科的应用

1. 用于视网膜、脉络膜、视盘、虹膜血管的成像。用于诊断和确定治疗计划，如视网膜激光。

2. 从注射荧光素到染料出现在脉络膜、视网膜动脉和静脉的时间可用于评价血流情况。臂 – 视网膜循环时间没有视网膜内循环时间准确。

3. 疑有视网膜缺血（毛细血管无灌注）和各种原因造成的新生血管，如糖尿病。

4. 疑有产生脉络膜新生血管的各种疾病，如年龄相关性黄斑变性。

预约指南

1. 静脉注射荧光素的不良反应为恶心（10%）、呕吐（2%）、荨麻疹、瘙痒和血管迷走神经反应。真正的过敏反应罕见。每 220 000 次注射可能出现 1 个死亡病例。荧光素在注射部位外渗到细胞外间隙可产生局部坏死，可冷敷治疗。荧光素在 24~36 小时内可经尿排出体外，尿液呈明黄色。要告知患者这种情况。

2. 因其是一种照相技术，必须有适度清晰的屈光间质才可进行。

14.11 吲哚青绿血管造影

概述

吲哚青绿血管造影（indocyanine green angiography，ICGA）是眼血管成像技术，类似于荧光素血管造影，使用的三碳菁染料是含碘染料。吲哚青绿激发光为 805nm，荧光素出现在红外光谱（835nm），能透过色素、液体和血液，更好地显示脉络膜血管。吲哚青绿分子大约 95% 与蛋白结合。

在眼科的应用

1. 疑有隐匿性脉络膜新生血管（CNV）。

2. 疑有治疗后复发性 CNV。

3. 疑有 CNV 伴视网膜色素上皮脱离。

4. 疑有息肉状脉络膜血管病变（PCV）。参见 11.18 特发性息肉样脉络膜血管病变。

5. 其他用途：在年龄相关性黄斑变性中识别视网膜血管瘤样增生的滋养血管；慢性中心性浆液性脉络膜视网膜病变（CSCR）；某些炎症，如鸟枪弹样脉络膜病变；有时对诊断后节肿瘤有所帮助。

预约指南

1. 对碘或贝类过敏者禁用。

2. ICG 染料最常见的不良反应是血管迷走神经反应。

3. 由肝实质细胞经胆汁排泄。

14.12 光学相干断层扫描

概述（图 14.12.1）

光学相干断层扫描（optical coherence tomography，OCT）是一种通过测量光的反射来呈现二维或三维图像的无创、非接触检查方法。OCT 类似于超声检查，但 OCT 是基于光的反射，而非声波。OCT 扫描仪利用超发光二极管向被检测的组织和参照光束发出低相干光（用于眼后节成像的 820nm 波长和用于眼前节成像的 1310nm 波长），干涉仪记录视网膜反射光的延迟时间。参照镜将这些反射光转换成分辨率高达 3 微米的图像。反射最高的结构是神经纤维层和视网膜色素上皮层。高反射性病变包括致密的色素沉着、瘢痕组织、视网膜前出血、硬性渗出。在病理情况下低反射状况包括视网膜内或视网膜下积液。

频域 OCT 很大程度上代替了时域 OCT，因其图像分辨率更高、获取图像时间更短、伪影更少。增强深度成像 OCT 是一种用来提高脉络膜成像细节的技术。更新的技术包括扫频 OCT 和炫彩激光成像系统也在临床使用中。扫频 OCT 在同一扫描平面对视网膜和脉络膜组织提供更高的分辨率。炫彩成像是 OCT 的补充，利用红、绿和蓝色激光对外层、中层和内层视网膜分别提供地形图。OCT 血管造影（OCT-A）可以对视网膜微血管进行快速、非侵入性成像，也可以应用于眼前节。OCT-A 的局限性包括成像范围小、检查时需要患者的配合。

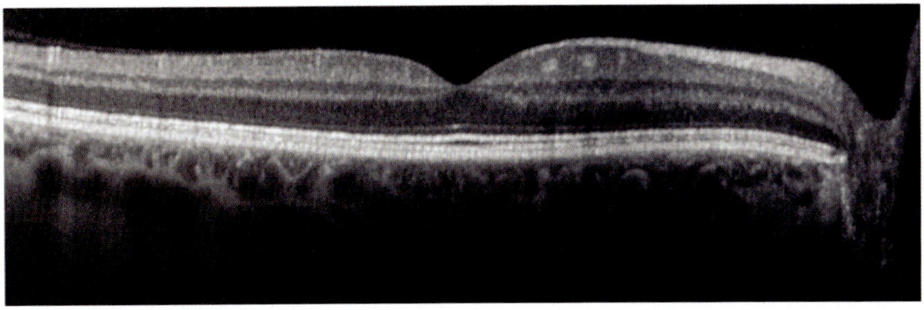

图 14.12.1　正常的光学相干断层扫描图像

在眼科的应用

1. 视网膜疾病，包括黄斑水肿、黄斑萎缩、中心性浆液性脉络膜视网膜病变（CSCR）、年龄相关性黄斑变性、脉络膜新生血管、黄斑囊样水肿、视网膜脱离、视网膜色素上皮脱离（PED）、视网膜肿瘤、玻璃膜疣和硬性渗出。

2. 玻璃体视网膜交界面的异常，包括黄斑裂孔、囊肿、视网膜前膜、视网膜前出血和玻璃体视网膜条索或牵引。

3. 疑有青光眼，包括神经纤维层厚度、黄斑厚度的定量测量和视杯评估。

4. 疑有视神经炎、其他视神经病变、视神经玻璃膜疣、视盘水肿和多发性硬化。

5. 眼前节的病理改变，例如水肿性角膜的后弹力层脱离。

预约指南

要求患者能够固视及具有相对透明的屈光间质。

14.13 共焦激光扫描检眼镜

概述

共焦激光扫描检查是一种无创成像技术，能获得高分辨率的光学图像，提供眼部结构的地形图。此共焦光学系统通过被称为“光学断层”的方式提供所需的结构轮廓图。该系统是从一个非常薄的光学平面检测反射光，此光学平面称为焦平面。一系列的“焦平面” 或图像被记录并组合形成三维图像，如海德堡视网膜断层扫描。

在眼科的应用

1. 疑有视神经疾病，包括青光眼及视盘水肿。

2. 疑有眼底异常隆起，包括黄斑水肿和脉络膜痣。

预约指南

1. 要求患者能够固视及具有相对透明的屈光间质。

2. 由于此检查方法的特点是提供比较性的数据，同一患者的后续检查需要精确对位在同一焦平面才能提供有用的信息。

14.14 共焦显微镜

概述

共焦显微镜将角膜进行光学切割，从而无创性地收集到角膜不同层面的结构信息。

在眼科的应用

角膜结构成像的高度细节化有助于检测角膜微生物，如棘阿米巴和真菌。并可用于观察角膜非感染性改变，如角膜营养不良、虹膜角膜内皮综合征、角膜神经病变和上皮内生。在显示角膜内皮成像和测量内皮细胞密度方面表现出色。

14.15 角膜地形图和断层成像

概述

标准的角膜曲率测量是测量角膜曲率半径，然后将其转换成角膜屈光度。电脑化的角膜地形图是利用多种技术，包括 Placido 盘分析和立体光栅成像法。这些技术将图像投射到角膜上，最常用一系列同心环，并分析反射结果来确定角膜曲率。能够提供角膜前表面曲率和规则度的信息。可生成模拟角膜曲率读数并以地形图表示，如各种彩色地形图。

角膜地形图是对角膜的多组图像的计算机重建，可提供角膜前、后曲率和角膜厚度的详细信息。这些技术包括扫描裂隙、旋转 Scheimpflug 照相和前节 OCT。扫描裂隙和旋转 Scheimpflug 成像特别有助于记录角膜后表面的隆起。旋转 Scheimpflug 成像和前节 OCT 可以观察角膜和眼前节解剖结构。

在眼科的应用

检查继发于圆锥角膜、透明角膜缘变性、角膜手术、角膜外伤、角膜接触镜翘曲所致的不规则散光，评估遗传性角膜营养不良的混浊深度、角膜炎症或感染所致瘢痕的混浊深度。正常或异常的角膜和眼前节结构均可成像。可用于识别患者不明原因的视力下降的原因。对于屈光手术的筛查和角膜屈光术后的角膜成像都非常有用。序列成像对于观察角膜扩张症是否进展至关重要。

附　录

附录 1　散瞳药

散瞳药和睫状肌麻痹剂

	最大效果起效时间	持续作用时间
散瞳药		
2.5%、10% 去氧肾上腺素	20 分钟	3 小时
睫状肌麻痹剂 / 散瞳药		
0.5%、1% 托吡卡胺	20~30 分钟	3~6 小时
0.5%、1%、2% 环戊通	20~45 分钟	24 小时
2%、5% 后马托品	20~90 分钟	2~3 天
0.25% 东莨菪碱	20~45 分钟	4~7 天
0.5%、1%、2% 阿托品	30~40 分钟	1~2 周

常规散瞳流程如下。

1. 成人：2.5% 去氧肾上腺素和 1% 托吡卡胺。15~30 分钟后如果瞳孔未散大，再次滴用。

2. 儿童（>1 岁）与足月出生的婴儿（考虑以下任意两种药物联合使用）：2.5% 去氧肾上腺素、1% 托吡卡胺、1%~2% 环戊通。30 分钟后如果瞳孔未散大，再次滴用。

3. 早产儿与新生儿（考虑以下任意两种药物联合使用）：1% 去氧肾上腺素、1% 托吡卡胺、0.2%~0.5% 环戊通。如果瞳孔未散大，可于 35~45 分钟后再次滴用。

*注：

1. 散瞳药禁用于大多数类型的闭角型青光眼和房角重度狭窄的患眼。

2. 同等浓度的散瞳药对于色素较重的眼睛作用较弱。

附录 2 破伤风预防

破伤风免疫史（次数）	清洁的小伤口		其他伤口	
	破伤风类毒素 *	免疫球蛋白	破伤风类毒素	免疫球蛋白
不明或少于 2 次	是	否	是	是
2 次	是	否	是	否 [a]
≥ 3 次	否 [b]	否	否 [c]	否

* 破伤风类毒素剂量：0.5mL 肌内注射。

a. 除非受伤 >24 小时。

b. 除非距离上次使用时间 >10 年。

c. 除非距离上次使用 >5 年。

附录 3 遮盖 / 去遮盖和交替遮盖试验

遮盖 / 去遮盖试验

主要目的是检查有无斜视（当双眼都睁开时的偏斜）和（或）隐斜（当双眼融合被破坏时出现的潜在偏斜）。最理想状态为患者视力得到充分矫正，从而有足够的视力注视一个目标。

要求

患者眼球运动自如，视力足以看清固视目标，双眼均有黄斑注视，能够配合检查。本试验应先于交替遮盖试验进行（见下文）。

方法

1. 要求患者注视远处的非调节目标（如视力表上的某个字母）。

2. 遮盖患者一眼同时观察未遮盖眼。若未遮盖眼有重新注视的过程，表示该眼存在显斜。遮盖对侧眼，重复这一操作。如果未遮盖眼是优势眼或固视眼，可能不会发生注视的转移。三棱镜可用于定量检查斜视度。

3. 如果双眼均无移动，则认为双眼睁开时没有斜视。

4. 要求患者注视近处的调节性目标。双眼重复上述检查。

> ＊注：在向颞侧重新注视过程中可发现内隐斜（被观察眼向颞侧移动）。在向鼻侧重新注视过程中可发现外隐斜（被观察眼向鼻侧转动）。向下重新注视运动可发现上斜视。

交替遮盖试验

患者未表现为斜视时，交替遮盖试验可用来发现双眼融合破坏或暂停时眼位的偏斜（隐斜）。当通过遮盖 / 去遮盖试验已确诊斜视时，需通过交替遮盖试验打破双眼融合，并进一步定量总斜视度（显斜和隐斜的总和）。交替遮盖试验无法区分显斜还是隐斜。

要求

同遮盖 / 去遮盖试验。

方法

1. 要求患者注视远处的非调节性目标，为了确保患者注视目标，要求患者读出字母或描述图片。

2. 遮盖一眼再快速改为遮盖另一眼，重复上述过程。未遮盖眼可因重新注视目标而出现移动，表示有斜视存在。然后让患者注视近处目标，重复检查过程。

使用棱镜交替遮盖试验

测量总斜视度，无论隐斜或显斜。

方法

1. 为测量斜视度，将棱镜置于一眼前，基底位于眼球重新固视的运动方向。如前所述，继续交替遮盖，并不断增加棱镜度数直至眼球停止运动，消除眼球运动的最小棱镜度数即为斜视度。

2. 可以在任一注视眼位进行测量：使患者头部远离注视目标，同时要求患者保持固视目标，如向右注视时的斜视度测量为要求患者头转向左肩并要求患者注视目标。

3. 一般而言，测量斜视度需要在第一眼位（包括视远及视近）、向右注视、向左注视、向下注视（要求患者向上抬头同时保持注视目标）、向上注视（要求患者向下低头同时保持注视目标）、分别向右肩或左肩歪头时眼位。在第一眼位时需要分别测量裸眼和戴镜时的斜视度。

附录 4 阿姆斯勒表

用于检查黄斑功能及探查中心或旁中心暗点。

1. 让患者戴镜，遮左眼，将阿姆斯勒表置于右眼前 30cm（12 英寸）处（图 A.4.1）。

2. 询问患者表格中心是什么，看不见中心点可能表示中心暗点。

3. 要求患者注视中心点（如果看不见中心点，就注视表格中央）。询问表格四角是否都可见，以及是否缺少任何方框。

4. 再次要求患者注视中心点，询问是否所有的线条都是平直而且连续的，或者有些线条是否扭曲和中断。

5. 要求患者用铅笔在表格上标出任何缺失或扭曲区域。

6. 重复上述检查过程，遮右眼，检查左眼。

＊注：

1. 监测患者眼睛是否有任何偏离中心点的运动十分重要。

2. 通过红色阿姆斯勒表可能会发现更细小的缺损。

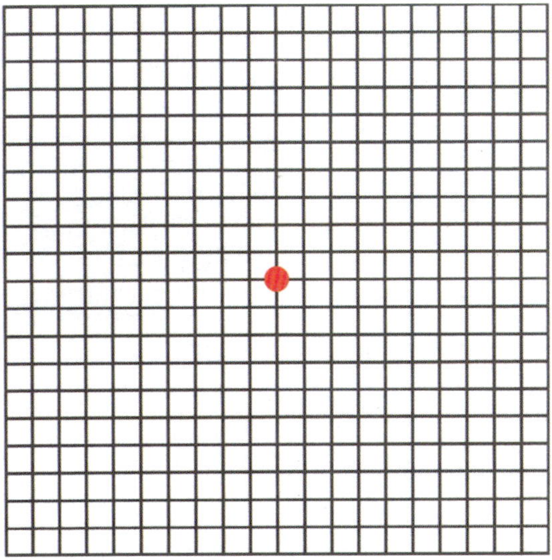

图 A.4.1　阿姆斯勒表

附录 5 Seidel 试验检查伤口渗漏

将浓缩的荧光素（湿润的荧光素条）直接置于潜在的穿孔处，用裂隙灯观察该处（图 A.5.1）。如果有穿孔及渗漏存在，荧光素会被房水稀释，在深橘色（浓缩）染料中呈现出绿色（稀释）溪流。用裂隙灯的钴蓝光观察房水溪流征效果最好。

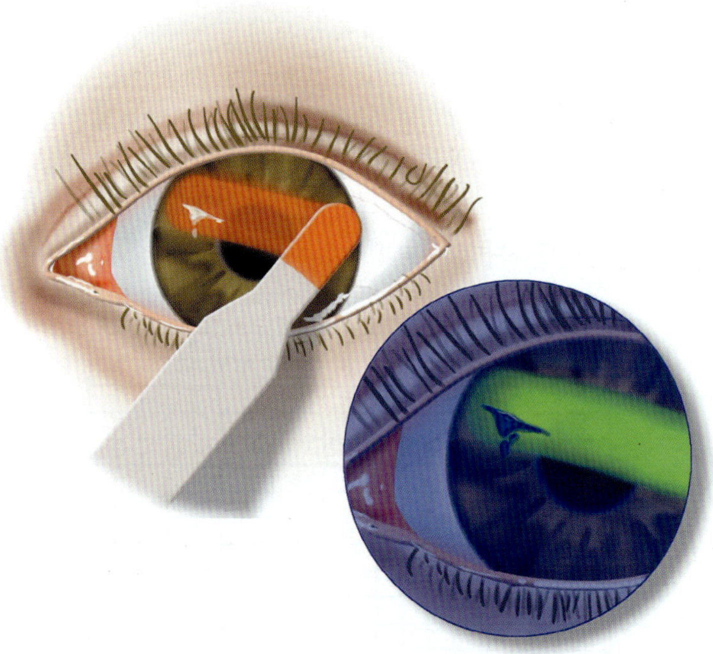

图 A.5.1 Seidel 试验

附录 6 被动牵拉试验和主动收缩试验

被动牵拉试验（图 A.6.1）

此试验用于区分眼球运动减少的限制性原因并与其他眼球运动障碍区分开来。检查方法如下：

1. 将 1 滴表面麻醉药（如丙美卡因）滴入眼内。

2. 使用利多卡因凝胶进一步麻醉受检眼。

3. 使用有齿镊（如 Graefe 固定镊）在垂直于所需运动方向的两个位置牢牢固定角巩膜缘附近的 Tenon 囊。这样做有助于防止镊子滑脱擦伤角膜。使被检眼向"麻痹"方向转动，如果在被动转动过程中感到阻力，则诊断为限制性病变。该检查不要求患者意识清醒。

主动收缩试验

要求患者看向"麻痹"方向，将无菌棉签置于同侧角巩膜缘下。将"麻痹侧"肌肉产生的肌力与对侧健眼进行比较。该检查只能用于意识清醒、能够配合的患者。

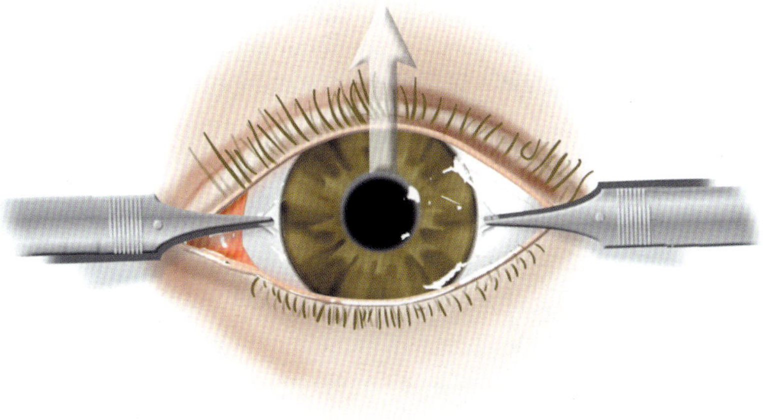

图 A.6.1 被动牵拉试验

附录 7 泪道系统的诊断性探查和冲洗技术

1. 被检眼滴 1 滴表面麻醉剂（如丙美卡因），考虑将浸有表麻药的棉签或利多卡因凝胶置于受累的泪小点数分钟，以获得额外的舒适度。

2. 用泪点扩张器扩张泪小点（图 A.7.1）。

3. 轻轻将 #00 号 Bowman 探针轻轻地垂直插入泪小点 2mm，然后向鼻侧水平进入 8mm。避免使用过小的探针以防形成假道。向水平方向缓慢探入时，横向拉动受累的眼睑，以使进针顺利，并避免形成假道。

4. 在眼睑撕裂的情况下，在眼睑裂伤处发现探针外露，即可诊断为泪小管撕裂。参见 3.8 眼睑裂伤。

5. 移除探针后，以与插入探针相同的方式插入冲洗套管，进行冲洗泪道。冲洗前告知患者可能有吞咽反射。将 2~3mL 生理盐水缓缓推入泪道。通过裂伤的眼睑有渗漏，即可诊断为泪小管断裂。若推注有阻力、泪囊隆起或从任何一个泪点溢出，都可能是泪道阻塞所致。若在冲洗过程中出现软组织水肿，立即停止——可能已经有假道形成。通畅的泪道通常很容易引流生理盐水入咽喉，患者可能会注意到生理盐水的到来。患者尝到液体即停止冲洗。

＊注：如果仅评估泪道的通畅性，不需要排除裂伤，可在泪点扩张后立即进行泪道冲洗。

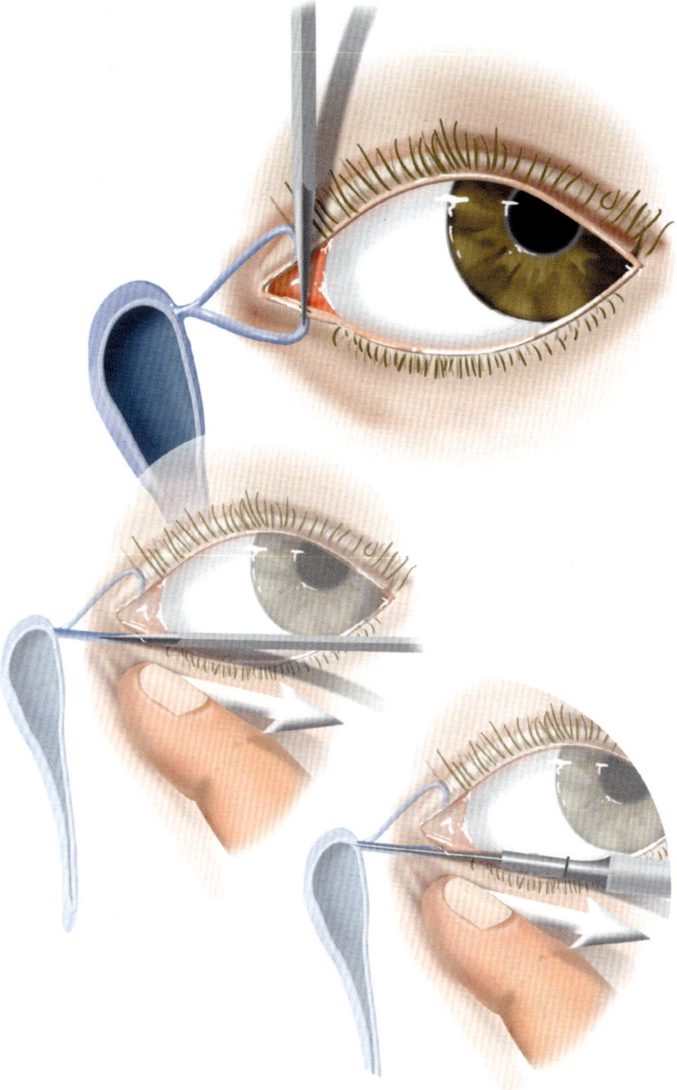

图 A.7.1 探查及冲洗：眼表面麻醉后，用泪点扩张器扩张泪点。将扩张器垂直插入 2mm，向外侧拉开眼睑。将扩张器旋转 90° 向水平方向继续推进。使用类似的插入技术，推进冲洗套管

附录 8 角膜刮片培养流程

适应证

小的浸润（小于 1mm）可先不做刮片，使用广谱抗生素进行经验性治疗。当浸润灶大于 1~2mm、位于视轴、初始治疗无效、根据病史或查体怀疑为特殊病原时，进行常规角膜刮片培养。参见 4.11 细菌性角膜炎。

仪器

裂隙灯；无菌 Kimura 刮刀，刀片或湿润的藻酸钙拭子（如使用未保存的无菌生理盐水、巯基乙酸酯或胰酶解酪蛋白大豆肉汤）；培养基；显微镜载玻片；酒精灯。

方法

1. 表麻药麻醉角膜。最好使用丙美卡因，因与其他药物相比，其杀菌作用相对小。

2. 在裂隙灯下，用刮刀、刀片或拭子刮溃疡基底部（除非角膜明显变薄）及浸润前缘。首先将样本涂于载玻片上，然后再涂抹于培养基中。每一次接触玻片或培养基前，需先将刮刀置于酒精灯火焰上灭菌。确认刮刀已降至室温后，再接触角膜。

培养基

常规

1. 血琼脂：大部分细菌。

2. 沙氏葡萄糖琼脂（不含环己酰亚胺），置于室温下：真菌。

3. 巯基乙酸盐肉汤培养基：需氧及厌氧菌。

4. 巧克力琼脂，置于实验室 CO_2 罐中：嗜血杆菌属、奈瑟淋球菌。

可选

1. 罗氏培养基（分枝杆菌、诺卡菌属），应用于有 LASIK 手术史或非典型溃疡表现的患者。

2. 覆盖大肠杆菌的无营养性琼脂（如果有的话）：棘阿米巴。

载玻片

常规

1. 革兰氏染色：细菌、真菌。

2.Calcofluor 荧光增白，需要使用荧光显微镜：棘阿米巴、真菌。

可选

1. Giemsa 染色：细菌、真菌、棘阿米巴。

2. 抗酸染色：分枝杆菌属、诺卡菌属。

3. Gomori 六胺银染色和过碘酸—希夫（PAS）染色：棘阿米巴、真菌。

4. 氢氧化钾（KOH）湿涂片：真菌、诺卡菌属、棘阿米巴。

5. 额外的玻片送当地机构做病理检查。

*注：当怀疑真菌感染时，必须向溃疡基底部深刮。有时角膜活检是必要的，以获取真菌、非结核分枝杆菌及棘阿米巴感染的诊断信息。

附录 9　局部强化抗生素 / 抗真菌药物

强化杆菌肽（10 000U/mL）

50 000 单位杆菌肽干粉加入足量无菌水（无防腐剂）中配成 5mL 溶液。浓度为 10 000U/mL。冷藏。保质期 7 天。

强化头孢唑林（50mg/mL）

500mg 头孢唑啉干粉加入足量无菌水（无防腐剂）中配成 10mL 溶液。浓度 50mg/mL。冷藏。保质期 7 天。

强化头孢他啶（50mg/mL）

lg 头孢他啶加入 10mL 无菌水，取出 7.5mL 加入无菌滴瓶中。然后向滴瓶中加入 7.5mL 无菌水，以产生浓度 50mg/mL 的溶液。冷藏。保质期 7 天。

强化妥布霉素（或庆大霉素）（15mg/mL）

用注射器将 2mL 妥布霉素（40mg/mL）直接注入 5mL 0.3% 妥布霉素滴眼液中，配成 7mL 强化妥布霉素溶液（浓度约为 15mg/mL）。冷藏。保质期 14 天。

强化万古霉素（25mg/mL）

500mg 万古霉素干粉加入足量无菌水（无防腐剂）形成 10mL 溶液，浓度为 50mg/mL。如需浓度 25mg/mL，取 5mL 浓度为 50mg/mL 的溶液，加入 5mL 无菌水。冷藏。保质期 7 天。

强化伏立康唑（0.5mg/mL）

用 19mL 无菌水稀释 lmL 静脉注射用伏立康唑（10mg/mL）。浓度为 0.5mg/mL。冷藏。保质期为 7 天。局部应用前先过滤溶液。

附录 10 球后注射 /Tenon 囊下注射 / 结膜下注射技术

球后注射

1. 用酒精拭子清洁下眶缘周围的区域，包括下睑及上颊皮肤。

2. 要求患者以第一眼位注视，用长 3cm（1.25 英寸）、25 或 27G 针头（推荐短斜面、较钝的球后针头）从下眶缘上沿刺入皮肤，与外侧角膜缘保存一致。

3. 平行眶底进针，越过眼球赤道部后，向鼻上方进针直至肌锥。

4. 横向移动针头，确认没有穿透巩膜。如果穿透，针头无法移动。

5. 回抽注射器以确定没有穿透血管组织。如果没有回血，缓慢推注注射器内的药物。若注射成功，因为球后压力，眼球可能会轻度前移。

6. 沿原进针方向回撤针头。可以按压眶部至少 2 分钟。

Tenon 囊下注射

1. 在需注射的部位进行表面麻醉［如局部应用丙美卡因和（或）浸有丙美卡因的棉签置于注射部位 1~2 分钟］。在眼表滴 1 滴 5% 聚维酮碘，若需注射的药物为激素，需在注射前几分钟先用下述方法注射 0.1mL 利多卡因。颞下象限通常是最易操作的部位。

2. 将 25G，1.5cm（5/8 英寸）针朝向巩膜，由穹隆向结膜刺入 2~3mm，避免伤及结膜血管。

3. 在进针过程中，针的横向运动是为了确保针没有穿透巩膜。如穿透巩膜，将无法横向运动。

4. 顺着眼球弧度方向进针，尽量让针头靠近后巩膜。

5. 当进针到最大程度时，回抽注射器以确定针头不在血管内。

6. 推注药物，然后拔针。

结膜下注射

1. 表面麻醉及消毒同上。

2. 用镊子提起结膜，用 25G、1.5cm（5/8 英寸）针头穿入结膜下间隙。进针至 4 或 8 点位距角膜缘下几毫米，针孔面朝向巩膜，针指向穹隆下方。

3. 当针头的整个尖端都在结膜下时，回抽注射器以确保针头不在血管内。

4. 推注药物，然后拔针。

＊注：在进行 Tenon 囊下注射和结膜下注射时，开睑器可能有助于开大眼睑。

附录 11 玻璃体抽吸和注射

物品准备

1. 眼用丙美卡因或丁卡因。

2. 5% 聚维酮碘。

3. 开睑器。

4. 1% 或 2% 利多卡因（不含肾上腺素）。

5. 酒精湿巾。

6. 按需准备棉签。

7. 1mL 或 3mL 注射器（18G 针头）抽取利多卡因，换 30G 针头［长度 1.2~1.5cm（1/2~5/8 英寸）］进行结膜下注射。

8. 在 3mL 注射器放置 25G 或 27G 针头［长度 1.2~1.5cm（1/2~5/8 英寸）］用于玻璃体腔抽吸。如患者曾行经平坦部玻璃体切除术，可能需要使用 30G 针头。

9. 在 1mL 注射器放置 30G 针头［长度 1.2~1.5cm（1/2~5/8 英寸）］用于前房抽吸。

10. 1mL 注射器或卡尺用于标记穿刺点。

11. 在 1mL 注射器放置 30G 针头［长度 1.2~1.5cm（1/2~5/8 英寸）］用于玻璃体内注射。

12. 样本帽。

步骤

1. 表麻药如丙美卡因或丁卡因麻醉术眼。

2. 眼表滴 1 或 2 滴 5% 聚维酮碘。

3. 放置开睑器。

- 提示：可以使用钢丝开睑器或者板式开睑器，如果患者眼睛疼痛，板式开睑器舒适度更好。

4. 使用 1mL 注射器（30G 针头）结膜下注射大约 0.5mL 利多卡因（我们建议在注射利多卡因之后，抽吸和注射之前至少等待 5 分钟。对于有严重炎症的患眼，等待时间更久会更好。等待时可将开睑器拿开，然后等进行下一个步骤时再放入），注射部位应处于准备做玻璃体抽吸和注射的区域。

- 提示：①利多卡因注射后至少等待 5 分钟使麻醉效果达到最佳状态。②结膜下注射利多卡因可能不会产生完全的眼部麻醉，特别是在有严重炎症的眼中。手术过程中若出现任何不适，医生和患者都应该为患者可能的移动做好准备。

5. 用 1mL 注射器的针尖在眼球表面做一个印记来标记注射部位，将注射器针尖的一个边缘置于角膜缘颞下侧，用针尖外侧缘在距角膜缘 4mm 处做标记。

- 提示：①对于有晶体眼，进针点为距角膜缘 4mm 处，而对于人工晶体眼，进针点位于距角膜缘 3.5mm 处。②可以使用卡尺测量准确的距离。

6. 再滴 1~2 滴 5% 聚维酮碘。

7. 使用装有 25G 或 27G 的 3mL 注射器，从标记部位朝视神经方向进入眼内。

- 提示：对于有晶体眼，保持与入口平面垂直至关重要，以避免碰到晶状体。

8. 小心将针栓拉回形成真空，抽取 0.1~0.3mL 样本。

- 提示：可能无法立即获得样本，以下小技巧可以用来优化结果。①首先在一个位置抽吸，如果没有液体回流，松开吸引器，慢慢将针头转向稍有不同的位置，然后再次尝试抽吸。②针头插入玻璃体腔之后，小心将针头缓慢移入和移出，以寻找液化的玻璃体。

9. 如果玻璃体抽吸没有成功，则改为前房抽吸。使用 1mL 注射器（30G 针头），将针头斜面向上，经由颞下象限的透明角膜插入前房，越过虹膜。轻轻向后拉针栓，以获得 0.1~0.2mL 房水样本。

- 提示：如果是有晶体眼，将针保持在虹膜平面以上，以避免碰到晶状体囊膜。如果是人工晶体眼，可以在角膜缘进针，将针头对准更中心的位置，同时仍然需要注意避免接触虹膜、人工晶体或角膜内皮。可以使用无菌棉签来稳定眼球，方法是将棉签的尖端抵住眼球鼻侧以提供反作用力。

10. 将样本帽放在注射器上。

11. 眼球表面滴 1~2 滴 5% 聚维酮碘以准备玻璃体注射。

12. 用 1mL 注射器（30G 针头）在之前的穿刺部位进行玻璃体注射。

13. 移除开睑器。

附录 12 玻璃体注射用抗生素

玻璃体注射用头孢唑啉（2.25mg/0.1mL）

将 500mg 头孢唑啉溶于 2mL 无菌水。用 Tb 注射器取 1mL 溶液注入 30mL 灭菌空瓶。加入 9mL 无菌水，混匀。再用 Tb 注射器取 0.2mL 溶液。取下 Tb 针头，换上 30G 针头。排出 0.1mL，注射器中保留 0.1mL 的 2.25mg/0.1mL 头孢唑啉溶液。

玻璃体注射用万古霉素（1mg/0.1mL）

将 500mg 万古霉素溶于 10mL 无菌水。取 1mL 溶液注入 10mL 灭菌空瓶。加入 4mL 无菌水。混匀。用 Tb 注射器取 0.2mL 万古霉素溶液。取下 Tb 针头，换上 30G 针头。排出 0.1mL，注射器中保留 0.1mL 的 1mg/0.1mL 万古霉素溶液。

玻璃体注射用阿米卡星（400μg/0.1mL）

从 100mg/2mL 的阿米卡星溶液瓶中抽取 0.8mL（40mg）注入 10mL 灭菌空瓶，加入 9.2mL 现配制的氯化钠溶液并混匀。用 Tb 注射器取 0.3mL 该溶液。取下 Tb 针头，换上 30G 针头。排出 0.2mL，注射器中保留 0.1mL 的 400 μg/0.1mL 阿米卡星溶液。

玻璃体注射用头孢他啶（2mg/0.1mL）

在 1g 头孢他啶注射液中加入 9.4mL 无菌水（在灭菌空瓶中）。溶解后，打开玻璃瓶。取出 2mL 置入 10mL 灭菌空瓶，加入 8mL 现配制的 0.9% 氯化钠溶液。用 Tb 注射器取出 0.3mL，取下 Tb 针头，换上 30 G 针头。排出 0.2mL，注射器中保留 0.1mL 的 2mg/0.1mL 头孢他啶溶液。

附录 13 前房穿刺

1. 将 1 滴表面麻醉药（如丙美卡因）滴在眼球表面。

2. 用无菌开睑器开睑。

3. 将 1 滴 5% 聚维酮碘滴在眼球表面，让其在眼球表面停留至少 30~60 秒。

4. 如果有条件，使用手术显微镜或裂隙灯。

5. 若眼压正常或升高，无须使用固定镊。

6. 当眼压低于 8mmHg 时，可能需要使用固定镊。用浸有表面麻醉药的棉签在外直肌止端放置 1 分钟，在麻醉部位用固定镊抓住外直肌止端。

＊注：为提供最好的牵拉和最大限度地减少眼球旋转，将眼球向进针侧固定。

7. 将 30G 短针头安装于注射器上，并拔掉针栓。

8. 选择前房形成充分的区域进针，保持针头的斜面朝前（朝向角膜上皮）并远离晶状体。进入前房时保持针尖在虹膜（非晶状体）之上（图 A.13.1）。

＊注：确保针与虹膜表面保持平行。

9. 将针尖停留在前房内 2~3 秒，房水会自动进入无针栓的注射器。

＊注：在某些情况下（如需要房水样本），可能需要抽取房水。这会极大增加并发症的发生风险，如果可能，应该避免。

10. 拔出针头，滴 1 滴抗生素眼液（如加替沙星或莫西沙星）。考虑局部应用抗生素，每日 4 次，持续 4~7 天。

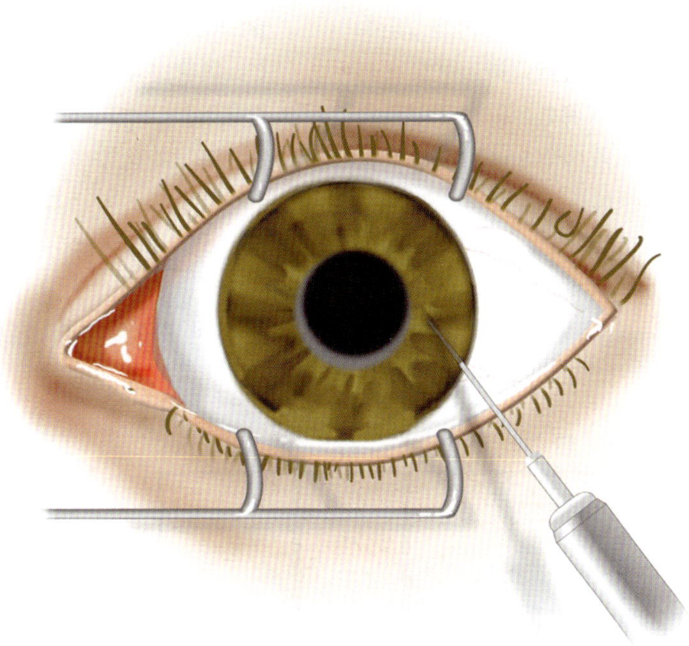

图 A.13.1 前房穿刺

附录 14 前房角分级

要正确评价前房角的构型，至少需使用 3 个描述要点：周边虹膜在角膜或葡萄膜的附着处、前房深度及周边虹膜曲度。前房角 Spaeth 分级系统考虑了这 3 个属性。

Spaeth 分级（图 A.14.1）

虹膜插入

A：Schwalbe 线（SL）之前。

B：SL 和巩膜突之间。

C：巩膜突可见（黑色人种和亚洲人常见）。

D：深，睫状体可见（白种人常见）。

E：极深，睫状体可见部分大于 lmm。

必要时压迫前房角镜以区分虹

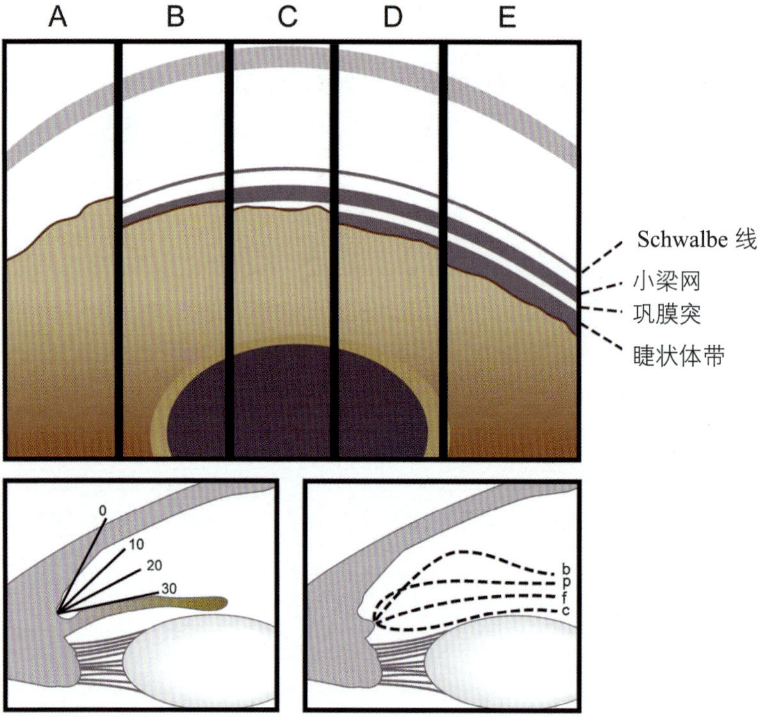

图 A.14.1　Spaeth 前房角分级

膜角膜角的虹膜错位与真正的虹膜插入。首先，记录不压迫前房角镜时能看到的眼球内壁的最后面的部分。然后压迫角膜使虹膜后移，以确认真正的虹膜插入。若真正的虹膜插入与压迫前表现不同，压迫前表现置于括号中，例如（B）D指不压迫无法观看巩膜突或睫状体，经压迫可见睫状体。

前房角

所测量的前房角宽度是在Schwalbe线处平行于角膜内皮的线与平行于虹膜前表面线之间的夹角。

虹膜曲度

b：向前膨隆。

p：高褶型。

f：平坦型。

c：后凹型。

后部小梁网色素沉积（PTM）

从6点钟位置观察12点钟前房角，色素分级从0（未见PTM色素）至4+（重度PTM色素）。

一般原则

1. 可关闭的前房角包括以下情况：

（1）任一小于10° 的前房角。

（2）任一p形前房角。

2. 有可能关闭的前房角包括：

（1）任一小于20° 的前房角。

（2）任一B型插入。

3. 异常虹膜插入包括：

（1）任一A型插入。

（2）任一B型插入。

（3）某些人群的C型附着。

4. 虹膜膨隆 >1+，通常表示瞳孔阻滞。

5. 色素 >2+，通常为病理状态，尽管在皮肤重度色素的患者也可以是生理性的。

Spaeth 分级示例

1. C15b 2+ ptm：前房角开放但狭窄，可关闭。

2. A40f：关闭的前房角。

3. （B）D30p 0pm：开放、非典型窄角，散瞳可致关闭。

4. D40c 4+ ptm：近视及虹膜色素播散综合征患者的开角特征。

Shaffer 分级（图 A.14.2）

0级：前房角关闭。

1级：前房角极窄（10° ）。仅见Schwalbe线，也许还有小梁的顶端可见。前房角可能关闭。

2级：前房角中度狭窄（20° ）。仅见小梁网。前房角可能关闭。

3级：中度开角（20°~35° ）。可见巩膜突。前房角不会关闭。

4级：宽开角（35°~45° ）。睫状体可很容易显示出来。前房角不可能关闭。

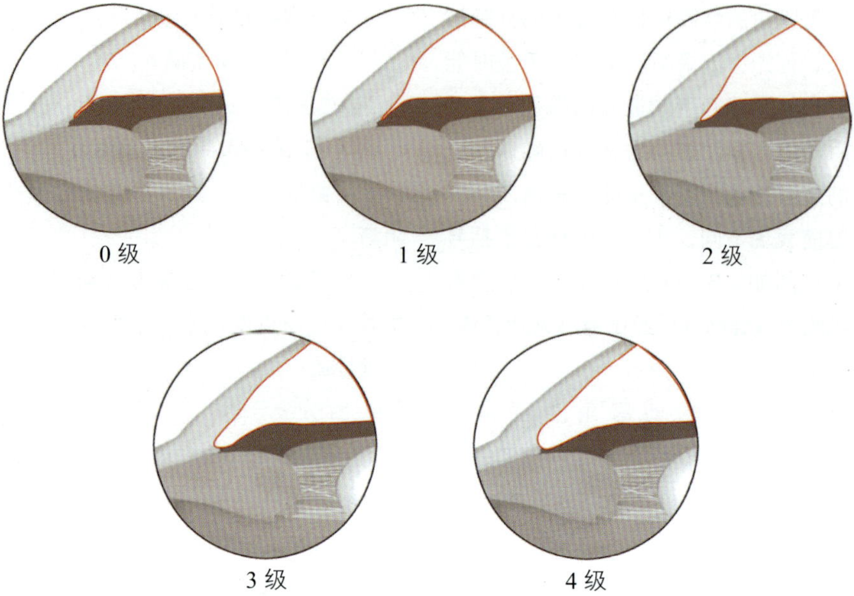

图 A.14.2　Shaffer 前房角分级

Van Herick 角深度估计

＊注：Van Herick 裂隙灯评估方法仅允许估计前房深度，不能代替正规的前房角镜检查。对于 Van Herick 分级，使用距眼睛的颞侧偏移约 60° 的窄而明亮的裂隙光线聚焦角膜颞侧。角膜厚度与周边前房的深度相比较。

1 级：前房深度小于 1/4 角膜厚度。提示前房角狭窄，关闭的风险增加。

2 级：前房深度等于 1/4 角膜厚度。提示前房角有可能关闭。

3 级：前房深度为 1/4~1/2 角膜厚度。提示前房角关闭的可能性较小。

4 级：前房深度≥角膜厚度。提示开角，没有关闭的风险。

附录 15 YAG 激光周边虹膜切除术

也可参见9.4急性闭角型青光眼。

1. 在激光周边虹膜切除术（LPI）前进行前房角镜检查以评估基线前房角。

2. 告知患者，因为新出现的虹膜缺损，其可能在 LPI 后经历鬼影成像。倾向于在 3 点和 9 点进行 LPI，以避免睑缘和棱镜泪膜效应从理论上造成鬼影图像。不推荐上方的 LPI，由于术后视功能障碍发生率高，即使是被上眼睑完全覆盖。

3. 治疗前给予术眼 1% 阿可乐定及毛果芸香碱各 1 滴（1% 用于浅色虹膜，2% 用于深色虹膜）。作为毛果芸香碱的替代，一些眼科医生更喜欢在使用激光前立即将明亮的光线照射对侧眼，或使用明亮的环境光。这使术眼瞳孔产生生理性收缩。

4. 推荐激光参数

（1）功率：4~7mJ（通常总量为 12~21mJ）。

（2）光斑大小：10~70mm。

（3）激发点数 / 脉冲：3。

*注：颜色较深的虹膜通常需要更高的总功率。始终从较低的功率开始，并根据每个患者的需要进行滴定。对于虹膜颜色较深、较厚或者担心术中出血的患者，可在 YAG 激光治疗之前使用氩激光进行预处理。氩激光凝固组织以减少出血，并使虹膜变薄，从而以更少的能量使 YAG 激光更容易穿透虹膜。激光光斑直径 50μm，功率从 300mJ、50 个激光斑开始递增，至 600mJ、50 个激光斑，最终到 900mJ、50 个激光点，继而进行 YAG 激光（如下所示）。

5. 麻醉术眼，如丙美卡因。

6. Abraham YAG 虹膜切除接触镜内放置 2.5% 羟丙基甲基纤维素或利多卡因凝胶，将放大按钮放至虹膜穿透的预期位置上方。

*注：保持激光镜垂直于 YAG 光束，以保证良好的聚焦及激光集中度。

7. 将 YAG 光束集中于虹膜的目标位置（见上述第 2 条），如果可能，聚焦于虹膜隐窝（图 A.15.1）。

8. 激发激光。当虹膜被完全击穿时，会有一股虹膜色素涌出。若没有击穿，将 YAG 光束重新聚焦于新产生的虹膜凹陷中，重新激发激光，直到虹膜完全穿透。

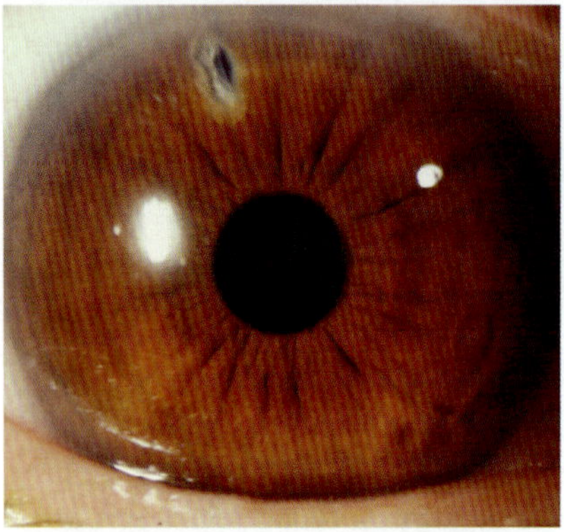

图 A.15.1　激光周边虹膜切除术

9. 激光治疗后，1% 泼尼松龙和 1% 阿可乐定各 1 滴滴眼。

10. 检查术后眼压。

11. 治疗炎症使用 1% 泼尼松龙，每日 4 次，共 4~7 天。若激光周边虹膜切除术（LPI）需要相当大的能量（如超过 6 次三连击），在停用激素前应逐渐减量，以防止炎症反弹。

12. 让患者 1~2 周内复诊，测量眼压，评估虹膜切除术效果，检查前房角镜。

眼科缩略词和缩写词

A

ABK　Aphakic bullous keratopathy 无晶状体眼大泡性角膜病变

ABMD 或 ERMD　Anterior （or Epithelial）basement membrane dystrophy 前（或上皮）基底膜营养不良

AC　Anterior chamber 前房

AC/A　Accommodative convergence/accommodation angle 调节性集合 / 调节角

ACIOL　Anterior chamber intraocular lens 前房型人工晶体

AFB　Acid fast bacillus 抗酸杆菌

AFGE　Air–fluid gas exchange 气 – 液气交换

AFX　Air–fluid exchange 气 – 液交换

AGIS　Advanced Glaucoma Intervention Study 晚期青光眼干预性研究

AION　Arteritic ischemic optic neuropathy 动脉炎性缺血性视神经病变

AK　Astigmatic keratotomy 散光性角膜切开术

ALT　Argon laser trabeculoplasty 氩激光小梁成形术

AMD　Age–related macular degeneration 年龄相关性黄斑变性

AMT　Amniotic membrane tissue or transplant 羊膜组织或移植

APMPPE　Acute posterior multifocal placoid pigment epitheliopathy 急性后部多灶性鳞状色素上皮病变

Anti–VEGF　Anti–vascular endothelial growth factor 抗血管内皮生长因子

APD 或 RAPD（Relative）　afferent papillary defect（相对性）传入性瞳孔障碍

ARC　Abnormal retinal correspondence 异常视网膜对应

ARN　Acute retinal necrosis 急性视网膜坏死

ASC　Anterior subcapsular cataract 前囊下白内障

ASP　Anterior stromal puncture 前基质穿刺

AV　Arteriovenous 动静脉的

AZOOR　Acute zonal occult outer retinopathy 急性带状隐匿性外层视网膜病变

B

BCVA　Best corrected visual acuity 最佳矫正视力
BDR　Background diabetic retinopathy 背景型糖尿病性视网膜病变
BRAO　Branch retinal artery occlusion 视网膜分支动脉阻塞
BRVO 或 BVO　Branch retinal vein occiusion 视网膜分支静脉阻塞
BSCL　Bandage soft contact lens 绷带式软性接触镜
BSS　Balanced salt solution 平衡盐溶液
Bx　Biopsy 活组织检查

C

C_3F_8　Perfluoropropane 全氟丙烷
CACG　Chronic angle-closure glaucoma 慢性闭角型青光眼
CAI　Carbonic anhydrase inhibitor 碳酸酐酶抑制剂
CAR　Cancer-associated retinopathy 肿瘤相关性视网膜病变
CB　Ciliary body 睫状体
CBC　Complete blood count 全血细胞
CCF　Carotid-cavernous （sinus）fistula 颈动脉海绵窦瘘
CCT　Central corneal thickness 角膜中央厚度
C/D　Cup/disc radio 杯盘比
CE　Cataract extraction 白内障摘除术
C/F　Cell/flare 细胞 / 闪辉
CF　Count fingers 数指（视力检查）
CHED　Congenital hereditary endothelial dystrophy 先天性遗传性内皮营养不良
CHRPE　Congenital hypertrophy of retinal pigment epithelium 先天性视网膜色素上皮肥大
CIN　Conjunctival intraepithelial neoplasia 结膜上皮内瘤
CL　Contact lens 角膜接触镜
CLW　Contact lens wearer 角膜接触镜戴用者
CME　Cystoid macular edema 黄斑囊样水肿
CMV　Cytomegalovirus 巨细胞病毒
CN　Cranial nerve 脑神经
CNV 或 CNVM　Choroidal neovascularization or Choroidal neovascular membrane 脉络膜新生血管或脉络膜新生血管膜

CPA　Cerebellopontine angle 桥小脑角

CPC　Cyclophotocoagulation 睫状体光凝

CPEO　Chronic progressive external ophthalmoplegia 慢性进行性眼外肌麻痹

CRA　Chorioretinal atrophy or Central retinal artery 脉络膜视网膜萎缩或视网膜中央动脉

CRAO　Central retinal artery occlusion 视网膜中央动脉阻塞

CRVO 或 CVO　Central retinal vein occlusion 视网膜中央静脉阻塞

CSCR 或 CSR　Central serous （chorio）retinopathy 中心性浆液性（脉络膜）视网膜病变

CSM　Central，steady and maintained fixation 中心性、稳定的可维持的固视

CSME　Clinically significant macular edema 临床显著的黄斑水肿

CSNB　Congenital stationary night blindness 先天性静止性夜盲

CVF　Confrontation visual field 面对面视野（检查）

CVOS　Central Vein Occlusion Study 中央静脉阻塞研究

CWS　Cotton–wool spot 棉绒斑

CXL　Corneal crosslinking 角膜交联

D

DALK　Deep anterior lamellar keratoplasty 深部前板层角膜移植术

DBD　Diamond burr debridement 钻石刷清创术

DCR　Dacryocystorhinostomy 泪囊鼻腔吻合术

DDT　Dye disappearance test 染料消失试验

DD　Disk diameter 视盘直径

DES　Dry eye syndrome 干眼综合征

DFE　Dilated fundus examination 散瞳检查眼底

DLK　Diffuse lamellar keratitis 弥漫性板层角膜炎

DM　Diabetes mellitus 糖尿病

DMEK　Descemet membrane endothelial keratoplasty 后弹力层内皮角膜移植术

D/Q　Deep and quiet 位于深层且安静

DR　Diabetic retinopathy 糖尿病性视网膜病变

DRS　Diabetic Retinopathy Study 糖尿病性视网膜病变研究

DS(A)EK　Descemet stripping （automated） endothelial keratoplasty 后弹力层撕除（自动）内皮角膜移植术

DSO　Descemet stripping only 仅后弹力层撕除

DUSN　Diffuse unilateral subacute neuroretinitis 单侧弥散性亚急性视神经视网膜炎
DVD　Dissociated vertical deviation 分离性垂直性偏斜

E

E　Esophoria 内隐斜
EBMD　Epithelial basement membrane dystrophy 上皮基底膜营养不良
ECCE　Extracapsular cataract extraction 白内障囊外摘除术
ECD　Endothelial cell density 内皮细胞密度
EDTA　Ethylenediamine tetraacetic acid 乙二胺四乙酸，依地酸
EKC　Epidemic keratoconjunctivitis 流行性角结膜炎
EL　Endolaser 眼内激光
EOG　Electrooculogram 眼电图
EOM　Extraocular muscles or motility 眼外肌或运动
ERG　Electroretinogram 视网膜电图
ERM　Epiretinal membrane 视网膜前膜
ESR　Erythrocyte sedimentation rate 血沉
ET　Esotropia 内斜视
ETDRS　Early Treatment Diabetic Retinopathy Study 早期治疗糖尿病性视网膜病变研究
EUA　Examination under anesthesia 麻醉下检查

F

FA　Fluorescein angiography 荧光素血管造影术
FAF　Fundus autofluorescence 眼底自发荧光
FHIC　Fuchs heterochromic iridocyclitis Fuchs 异色性虹膜睫状体炎
FAZ　Foveal avascular zone 中心凹无血管区
FB　Foreign body 异物
FBS　Fasting blood sugar or foreign body sensation 空腹血糖或异物感
FEVR　Familial exudative vitreoretinopathy 家族性渗出性玻璃体视网膜病变
FNA　Fine needle aspiration 细针抽吸
FTA-ABS　Fluorescent treponemal antibody absorption 梅毒螺旋体抗体荧光素吸收试验
FTFC　Full to finger counting 达到指数（视力）

FTN Finger tension normal 手指张力正常

G

GA Geographic atrophy 地图样萎缩
GC Gonococcus 淋球菌
GCA Giant cell arteritis 巨细胞动脉炎
GLT Glaucoma Laser Trial 青光眼激光试验
GPC Giant papillary conjunctivitis 巨乳头性结膜炎

H

HA Headache 头痛
HM Hand movement 手动（视力检查）
HSV Herpes simplex virus 单纯疱疹病毒
HT Hypertropia 上斜视
HVO Humphrey visual field Humphrey 视野
HZO Herpes zoster ophthalmicus 眼带状疱疹

I

ICCE Intracapsular cataract extraction 白内障囊内摘除术
ICE Iridocorneal endothelial syndrome 虹膜角膜内皮综合征
ICG Indocyanine green 吲哚青绿
IGRA Interferon–gamma release assay 干扰素释放试验
IK Interstitial keratitis 基质性角膜炎
ILM Internal limiting membrane 内界膜
INO Internuclear ophthalmoplegia 核间性眼肌麻痹
IO Inferior oblique 下斜肌
IOFB Intraocular foreign body 眼内异物
IOIS Idiopathic orbital inflammatory syndrome 特发性眼眶炎症综合征
IOL Intraocular lens 人工晶体
IOO Inferior oblique overaction 下斜肌功能过强
IOP Intraocular pressure 眼内压
IR Inferior rectus muscle 下直肌

IRMA Intraretinal microvascular abnormality 视网膜内微血管异常
IVFA Intravenous fluorescein angiography 经静脉荧光素血管造影

J

JOAG Juvenile-onset open-angle glaucoma 青少年起病的开角型青光眼
JIA Juvenile idiopathic arthritis 青少年性特发性关节炎
JXG Juvenile xanthogranuloma 青少年性黄色肉芽肿

K

K Keratometry or cornea 角膜曲率计或角膜
K-pro Keratoprosthesis 人工角膜
KCN keratoconus 圆锥角膜
KP Keratic precipitate 角膜后沉着物

L

LASER Light amplification by stimulated emission of radiation 受激辐射式光频放大器
LASIK Laser in-situ keratomileusis 激光原位角膜磨镶术
LASEK Laser subepithelial keratomileusis 激光上皮下角膜磨镶术
LL Lower lid 下眼睑
LF Levator function 提上睑肌功能
LP Light perception 光感（视力检查）
LPI Laser peripheral iridotomy 激光周边虹膜切除术
LR Lateral rectus 外直肌
LTG Low-tension glaucoma 低眼压性青光眼

M

MA Microaneurysm 微血管瘤
MAR Melanoma-associated retinopathy 黑色素瘤相关性视网膜病变
MCE Microcystic corneal edema 微囊样角膜水肿
ME Macular edema 黄斑水肿

MEWDS　Multifocal evanescent white dot syndrome 多发性一过性白点综合征
MG　Myasthenia gravis 重症肌无力
MGD　Meibomian gland dysfunction 睑板腺功能障碍
MHA–TP　Microhemagglutination assay–Treponema pallidum 梅毒螺旋体微量血细胞凝集试验
MIGS　Microinvasive glaucoma surgery 青光眼微创手术
MM　Malignant melanoma 恶性黑色素瘤
MMC　Mitomycin C 丝裂霉素 C
MMP　Mucous membrane pemphigoid 黏膜类天疱疮
MP　Membrane peel 剥膜
MPS　Macular Photocoagulation Study 黄斑光凝研究
MR　Medial rectus muscle 内直肌
MRD　Margin to reflex distance 角膜缘至角膜映光的距离
MRSA　Methicillin–resistant Staphylococcus aureus 抗甲氧西林金黄色葡萄球菌
MS　Multiple sclerosis 多发性硬化

N

NAION　Nonarteritic ischemic optic neuropathy 非动脉炎性缺血性视神经病变
Nd–YAG　Neodymium–doped yttrium–aluminum–garnet laser 掺钕钇铝石榴石激光
NFL　Nerve fiber layer 神经纤维层
NI　No improvement 无改善
NK　Neurotrophic keratopathy or keratitis 神经营养性角膜病变或角膜炎
NLDO　Nasolacrimal duct obstruction 鼻泪管阻塞
NLP　No light perception 无光感（视力检查）
NPA　Near point of accommodation 调节近点
NPC　Near point of convergence 集合近点，辐辏近点
NPDR　Nonproliferative diabetic retinopathy 非增殖性糖尿病性视网膜病变
NRC　Normal retinal correspondence 正常视网膜对应
NS　Nuclear sclerosis 核硬化
NTG　Normal tension glaucoma 正常眼压性青光眼
NV（A, D, E 或 I）　Neovascularization［angle, disc, elsewhere (in retina) or iris］新生血管形成（前房角、视盘、视网膜其他部位或虹膜）
NVG　Neovascular glaucoma 新生血管性青光眼

O

OCP　Ocular cicatricial pemphigoid 眼瘢痕性类天疱疮
OCS　Orbital compartment syndrome 眶骨筋膜室综合征
OCT　Optical coherence tomography 光学相干断层扫描
OD　Oculus dexter or right eye 右眼
OHT　Ocular hypertension 高眼压症
OIS　Ocular ischemic syndrome 眼缺血综合征
OKN　Optokinetic nystagmus 视动性眼球震颤
ON　Optic nerve 视神经
OS　Oculus sinister，or left eye 左眼
OU　Oculus uterque，or both eyes 双眼

P

P　Pupils 瞳孔
PAM　Primary acquired melanosis or potential acuity meter 原发性获得性黑色素沉着病或潜在视力测量仪
PAS　Peripheral anterior synechia 虹膜周边前粘连
PBK　Pseudophakic bullous keratopathy 人工晶体眼大泡性角膜病变
PC　Posterior chamber（眼）后房
PCIOL　Posterior chamber intraocular lens 后房型人工晶体
PCO　Posterior capsular opacity 后囊混浊
PD　Prism diopter or pupillary diameter 棱镜屈光度或瞳孔间距
PDR　Proliferative diabetic retinopathy 增殖性糖尿病性视网膜病变
PDS　Pigment dispersion syndrome 色素播散综合征
PDT　Photodynamic therapy 光动力治疗
PE　Phacoemulsification or physical examination 晶状体超声乳化术或体格检查
PED　Pigment epithelial detachment 色素上皮脱离
PERRL（A）　Pupils equal，round，react to light（and accommodation）瞳孔等大、圆，对光（和调节）反应
PF　Palpebral fissure 睑裂
PFAT　Preservative-free artificial tear 不含防腐剂的人工泪液
PFV　Persistent fetal vasculature 永存胚胎血管
PH　Pinhole 针孔

PI　Peripheral iridectomy/iridotomy 周边虹膜切除术 / 虹膜切除术
PK　Penetrating keratoplasty 穿透性角膜移植术
PLE　Pen light examination 笔式光检查
PMD　Pellucid marginal degeneration 颗粒状边缘性角膜变性
PMMA　Polymethylmethacrylate 聚甲基丙烯酸甲酯
POAG　Primary open–angle glaucoma 原发性开角型青光眼
POHS　Presumed ocular histoplasmosis syndrome 眼拟组织胞浆菌病综合征
PORN　Progressive outer retinal necrosis 进行性外层视网膜坏死
PPCD　Posterior polymorphous corneal dystrophy 后部多形性角膜营养不良
PPD　Purified protein derivative 结核菌素纯蛋白衍化物试验
PPL　Pars plana lensectomy 经睫状体平坦部晶状体切除术
PPV　Pars plana vitrectomy 经睫状体平坦部玻璃体切割术
PRP　Panretinal photocoagulation 全视网膜光凝
PRK　Photorefractive keratectomy 光屈光性角膜切削术
PSC　Posterior subcapsular catract 后囊下白内障
PTK　Phototherapeutic keratectomy 光治疗性角膜切削术
PVD　Posterior vitreous detachment 玻璃体后脱离
PVR　Proliferative vitreous retinopathy 增殖性玻璃体视网膜病变
PXE　Pseudoxanthoma elasticum 弹性（纤维）假黄瘤
PXF　Pseudoexfoliation 假性剥脱

R

RA　Rheumatoid arthritis 类风湿关节炎
RAPD 或 APD　Relative afferent papillary defect 相对性传入性瞳孔障碍
Rb　Retinoblastoma 视网膜母细胞瘤
RCE　Recurrent corneal erosion 复发性角膜糜烂
（R）RD　（Rhegmatogenous）retinal detachment（孔源性）视网膜剥离
RGP　Rigid gas permeable（contact lens）硬性透气性（角膜接触镜）
RK　Radial keratotomy 放射状角膜切开术
ROP　Retinopathy of prematurity 早产儿视网膜病变
RP　Retinitis pigmentosa 视网膜色素变性
RPR　Rapid plasma reagin 快速血浆反应素试验
RPE　Retinal pigment epithelium 视网膜色素上皮

S

SB Scleral buckle 巩膜扣带术

SCH Subconjunctival hemorrhage 球结膜下出血

SEI Subepithelial （anterior stromal）infiltrates 上皮下（前基质层）浸润

SF_6 Sulfur hexafluoride 六氟化硫

SLE Slit lamp examination or Systemic lupus erythematosus 裂隙灯检查或系统性红斑狼疮

SLK Superior limbic keratoconjunctivitis 上方角膜缘角结膜炎

SLT Selective laser trabeculoplasty 选择性激光小梁成形术

SMILE Small incision lenticule extraction 飞秒激光小切口微透镜取出术

SO Superior oblique muscle or sympathetic ophthalmia or silicone oil 上斜肌或交感性眼炎或硅油

SPK Superficial punctate keratopathy or keratitis 表层点状角膜病变或角膜炎

SR Superior rectus muscle 上直肌

SRF Subretinal fluid 视网膜下液

SS Scleral spur 巩膜突

SVP Spontaneous venous pulsation 自发性静脉搏动

T

T（a,t） Tension or tonometry (applanation, palpation or pen, Tonopen) 压力或眼内压测量（压平眼压计、触诊或笔式眼压计、Tonopen 眼压计）

TBUT Tear break-up time 泪膜破裂时间

TED Thyroid eye disease 甲状腺眼病

TIA Transient ischemic attacks 一过性缺血发作

TID Transillumination defect（虹膜）透照缺损

TM Trabecular meshwork 小梁网

TRD Tractional retinal detachment 牵拉性视网膜脱离

TTT Transpupillary thermotherapy 经瞳孔温热治疗

U

UCVA Uncorrected visual acuity 未矫正视力

UGH Uveitis-glaucoma-hyphema syndrome 葡萄膜炎 – 青光眼 – 前房积血综合征

UBM　US biomicroscopy 超声生物显微镜
UL　Upper eyelid 上睑

V

VA（cc or sc）　Visual activity.（with correction or without correction）视力（矫正或未矫正）
VDRL　Venereal Disease Research Laboratory 性病研究实验室试验
VER　Visual-evoked response 视觉诱发反应
VF　Visual field 视野
VH　Vitreous hemorrhage 玻璃体积血
VKH　Vogt-Koyanagi-Harada syndrome Vogt- 小柳 – 原田综合征
VZV　Varicella zoster virus 水痘 – 带状疱疹病毒

W

WEBOF　White-eyed blowout fracture 白眼样爆裂性骨折

X

X　Exophoria 外隐斜
XT　Exotropia 外斜视

Y

YAG　Yttrium aluminum garnet（laser）钇铝石榴石（激光）

索引

K

L

M

N

O

P

Q

R

S

T

U

V

W

X

Y

Z

This is a translation of “The Wills eye manual: office and emergency room diagnosis and treatment of eye disease, 8e”.

Published by arrangement with Wolters Kluwer Health Inc., USA.

版权登记号：图字 15–2021–306